普通高等教育规划教材
国家"十一五"重点出版计划项目

内外科护理学

（下　册）

主　编　李　杨　梁晓坤

副主编　林　征

主　审　丁霞芬　刘　波　朱以诚

中国协和医科大学出版社

图书在版编目（CIP）数据

内外科护理学. 下册／李杨、梁晓坤主编. —北京：中国协和医科大学出版社，2012. 8
ISBN 978 - 7 - 81136 - 718 - 8

I. ①内… Ⅱ. ①李… ②梁… Ⅲ. ①内科学 - 护理学 ②外科学 - 护理学 Ⅳ. ①R473

中国版本图书馆 CIP 数据核字（2012）第 132534 号

普通高等教育规划教材
内外科护理学（下册）

主　　编：李　杨　梁晓坤
责任编辑：高青青　谢　阳

出版发行：**中国协和医科大学出版社**
　　　　　（北京东单三条九号　邮编100730　电话65260378）
网　　址：www. pumcp. com
经　　销：新华书店总店北京发行所
印　　刷：北京佳艺恒彩印刷有限公司

开　　本：787×1092　1/16 开
印　　张：45
字　　数：1000 千字
版　　次：2012 年 8 月第 1 版　　2012 年 8 月第 1 次印刷
印　　数：1—3000
定　　价：98.00 元

ISBN 978 - 7 - 81136 - 718 - 8/R · 718

内外科护理学（下册）

主　编　李　杨　梁晓坤

副主编　林　征

主　审　丁霞芬[1]　刘　波[2]　朱以诚[3]

编者（按汉语拼音排序）：

陈亚萍	北京协和医院	刘建芬	北京协和医学院护理学院
董俐俐	北京协和医院	孙　红	北京医院
高小雁	北京积水潭医院	沈　杰	北京积水潭医院
高凤莉	北京协和医院	王　玲	首都医科大学附属北京宣武医院
黄宝延	北京协和医学院护理学院	许　柯	北京协和医学院护理学院
林　征	南京医科大学护理学院	许　岩	北京协和医学院继续教育学院
李　峥	北京协和医学院护理学院	张海燕	北京大学人民医院
李　菁	北京协和医学院护理学院	张　欢	北京协和医学院护理学院
李　杨	北京协和医学院护理学院	张　欣	北京协和医学院护理学院
梁晓坤	北京协和医学院护理学院	赵桂京	北京医院
梁艳彩	北京协和医院	赵　雁	北京协和医学院护理学院
刘华平	北京协和医学院护理学院	邹海欧	北京协和医学院护理学院

---

1. 南京医科大学第一附属医院
2. 北京积水潭医院
3. 北京协和医院

前　言

　　进入 21 世纪，随着医学科学的飞速发展和人民生活水平的不断提高，人们的健康意识和健康需求也日益增高，这就对病人的主要照顾者——护理人员提出了更高的要求，也对护理教育提出了新的挑战。为培养适应临床需求的高素质的护理人才，北京协和医学院护理学院在国家教育部、卫生部、美国 CMB 基金的支持下，进行了课程设置改革并配套编写了教材。

　　本教材参照美国、加拿大等国采用的以生命周期和人的基本需要为主线构建护理课程的模式，将内科护理学、外科护理学合并为《内外科护理学》。在"21 世纪护理人才培养模式改革与实践"课题系列教材的基础上，邀请相关专家，尤其是临床护理专家介绍了罹患内、外科常见疾病患者的护理。教材内容具体、详实，实用性强，更加贴近临床，更加突出整体护理。教材内容适合高等医学院校护理学专业的学生和教师使用，同时适用于临床内外科护士使用。

　　本教材是普通高等教育规划教材、国家新闻出版总署"十一五"重点出版计划项目临床护理学丛书中的一本。教材编写过程中，得到了北京协和医学院护理学院、北京协和医院、北京积水潭医院、北京医院、首都医科大学附属北京宣武医院、北京大学人民医院、南京医科大学护理学院等护理同仁们的大力支持。教材审定过程中得到中国协和医科大学出版社的悉心指导，在此一并表示感谢。

　　由于时间仓促和编者的水平有限，教材中难免存在不足之处，恳请护理界同仁及广大读者批评指正。

李　杨　梁晓坤

2012 年 7 月

目 录

营养/排泄篇

活动/休息篇

营养/排泄篇

第四十三章 绪 论

》关键词

absorption	吸收
digestion	消化
energy	能量
metabolize	代谢
nutrient	营养素
nutrition	营养
defecate	排便
elimination	排泄
urinate	排尿

第一节 营 养

人类通过营养这一重要的过程有效地从食物中获取产生、维持、修复机体细胞所必需的能量和化学物质。人的营养状况与其健康情况密切相关，特殊的健康状态有不同的营养需求。营养是护理的一个重要方面，护士要与营养师、药剂师、医师、患者（服务对象）合作制订计划以满足患者的营养需求，在这一合作中，护士的参与是中心环节，因为护士往往在执行营养护理计划中负主要责任。

一、营养状况

营养的过程与人的方方面面都相关，从食物摄入、消化、吸收、代谢的生理过程，到进食的情绪、社会环境，都可以感受到营养的影响。

（一）能量平衡

能量是人工作的动力，人是与大的能量系统——环境相互作用的一个能量系统。人需要能量摄入以维持生命过程和活动。一般情况下，健康成人摄入的热能与消耗的热能保持着平衡状态；一旦平衡失调，摄入能量过多或过少就会引起人体体重加重或减轻，而不利于人体健康。

（二）基本营养素

食物是维持人体正常功能的营养来源，有六种主要的营养素：碳水化合物、蛋白质、脂肪、维生素、矿物质和水。其中，碳水化合物、蛋白质和脂肪是能量营养素，因为它们提供热量；维生素、矿物质和水是人体构造、维持和代谢调节非常重要的物质。

（三）消化、吸收和代谢

食物在消化道内被分解为小分子，这一过程称为消化，从口腔就开始了。食物经过消化后，通过消化道的黏膜，进入血液和淋巴循环的过程，称为吸收。营养物质经消化转变成可吸收的小分子营养物质而被吸收入血。在细胞中，这些营养物质经过同化作用（合成代谢），构筑机体的组成成分或更新衰老的组织，同时经过异化作用（分解代谢）分解为代谢产物。合成代谢和分解代谢是物质代谢过程中互相联系、不可分割的两个方面。

二、影响营养状况的因素

（一）基础代谢率和能量需求

许多因素可导致基础代谢率的变化，如体表面积、年龄和性别、环境温度和气候等，寒冷的环境导致代谢率增高以产生更多的热量保持体温，温暖的环境导致代谢率减低。发热时，体温每升高1℃，代谢率升高13%。如果个体的肌肉组织相对脂肪所占比例超过正常，代谢率就会较高。特殊的生长发育阶段（婴儿期、儿童早期、孕期等）代谢率会增高，衰老会使代谢率下降。许多疾病也会引起代谢率的异常，如癌症、甲状腺功能亢进（简称甲亢）会使代谢率升高，甲状腺功能减退（简称甲减）、营养缺乏会使基础代谢率明显下降。代谢率增高，能量需求会增加以维持个体的体重，如果能量摄入不增加，体重就会下降。相反，如果代谢率降低，能量摄入不降低，体重就会增加。

（二）年龄

年龄会使代谢率以及能量需求产生变化，此外，不同年龄组的人对一些特殊的营养素有不同的需求。如果这些与年龄有关的特殊营养素不能满足，个体的生长发育就会受到影响，可能会发育迟滞或引起疾病。

1. 婴儿期　生命的第一年，营养十分重要。人脑在出生后10个月内还要发育，快速的生长和代谢需要大量能量。蛋白质的需求比其他任何生长发育阶段都高；脂肪也是必需的，与神经系统的发育有关；碳水化合物是婴儿能量的主要来源。婴儿的消化系统尚未成熟，因此不能进食所有的营养物质。母乳是最理想的食物来源。

2. 儿童期　儿童期是建立饮食习惯的重要时期，父母应该注意培养孩子对不同食品的爱好和兴趣，要使其对新的食物乐于接受，要限制甜食，定时进餐，平衡膳食。避免养成不良饮食习惯，如偏食、零食、用食物满足情绪需要、用食物作为奖励或惩罚等。

3. 青春期　青春期是一个迅速成长的时期，对热量、蛋白质、矿物质和维生素的需求都很高。月经初期会使女孩基础代谢率和能量需求增加，此时食物中如果含铁量不足会导致铁缺乏。青春期的个体，特别是女孩常常受到快餐的引诱，大量摄入快餐食品会导致严重的营养失衡，如热卡、脂肪、盐和糖进食过多；维生素、矿物质和碳水化合物进食过少。由此会导致肥胖，身体形象紊乱；继而不正确的减肥又可能导致营养不良、神经性厌食等问题。

4. 青年及中年期　营养的需求主要是为了机体的维持和修复，而不再是生长，例外的是孕期，需要增加300kcal/d（1cal＝4.184J）的热量。其他营养素如蛋白质、铁、钙、锌、维生素（A、B、C和D）的摄入都应增加。哺乳期需要额外的500～600kcal/d热量供给以及新鲜水果、蔬菜和充足液体的供应。

5. 老年期　食物的需求随基础代谢率和活动的减少而减少。每日1800～2200kcal的热量即能满足需求。应避免摄入过多的脂肪，因为吸收功能已经减低。对妇女而言，钙每日应摄入至少1200mg以预防骨质疏松。铁的补充也是十分必要的。牙的缺失以及味、嗅觉的减低，胃液的减少都会影响进食和食物的选择。寡居的人可能缺少动力去做平衡的饭食，经济状况的窘迫可能限制食物的选择，缺少爱、行动不便、不熟悉新环境可能造成情绪上的不快而进食不好。

（三）健康状况

健康的变化常常会导致特殊的营养需求和严重的营养问题。手术、创伤、情绪压力是常见的影响个体营养需求的相关因素。

1. 重症　急性重症感染可造成能量需求增加和特殊营养素需求增加。这是一般应激反应的作用。

2. 慢性疾病　慢性病患者需要合理膳食以维持较高质量的生活，预防潜在的严重的威胁生命的并发症。然而由于疼痛、抑郁、疾病或治疗的影响，食欲缺乏是一个严重的问题。

3. 手术　手术中和手术后血液和体液的丢失会导致严重的水电解质失衡乃至休克。用以帮助患者恢复的主要营养素是蛋白质，蛋白质可帮助抗体形成和伤口愈合。同时需要增加热卡，维生素A、K、C的摄入。

4. 严重创伤　烧伤是一个明显的例子，如果没有营养的支持，不提供蛋白质、能量及其他营养素，患者很难康复。

5. 情绪应激　情绪应激与生理应激一样会导致一般应激反应。长期情绪应激能削弱蛋白质的贮存和机体免疫力。食欲的下降又使恢复蛋白质的贮存十分困难。

（四）社会文化的影响

1. 文化　食物选择和进食习惯受文化的影响非常深刻。文化对人对食物的态度、看法、做法都会产生巨大影响。另外，食物选择和进食习惯还与宗教传统、社会结构和历史等文化有关。不同文化的人群对食物有不同的偏好。

2．宗教　如伊斯兰教教徒不吃猪肉，不允许喝酒；犹太教教徒只吃按教规处理的清洁食物；佛教教徒在斋日只进素食等等。

3．有关营养的知识　理想情况下，人们有关营养的知识应该是从专业人员的教育中获得。然而事实上人们常常是从繁多的产品广告上，家庭、宗教、同伴的影响中获得。护士有责任向公众提供正确的信息咨询。有了基本的营养知识，人们会做出合适的选择。

4．生活方式　生活方式对食物摄入的量、种类和方式有特别的影响。最近有许多研究探讨改变生活方式以减少慢性病如癌症、心脏病的发病率。生活方式影响着一个人吃什么、在哪儿吃、跟谁吃、是否自己做、多久买一次食品、吃饭占多长时间等等。

5．个人爱好　许多人以自己的信仰、价值观为基础有意识地选择吃什么、如何吃，素食主义者就是一个例子。

6．经济状况　收入、生活环境对营养摄入有影响，但并不是高收入的人就不会有营养不良的情况，这还与知识、习惯有关。

三、营养状况的评估

营养状况的评估离开服务对象（患者）的合作是不可能完成的。营养评估牵涉到许多心理社会的问题，因此良好护患关系的建立尤为重要。只有护士表现出对服务对象的尊重、帮助、信任，服务对象才可能暴露其进食习惯和营养状态的全部细节。营养状况的评估包括：营养史、身体评估、相关的辅助检查。

（一）营养史

营养史涉及以下内容：进食习惯，既往营养问题，目前或潜在的营养问题，有关食物和营养的知识和态度。

1．主诉　一些患者可以有直接的主诉，如有关食欲、进食、体重的问题；多数患者可主诉疲乏、皮肤问题、胃肠道不适、全身不适。

2．既往健康问题　护士需要知道患者既往的健康问题对其营养状况所产生的影响；要注意营养问题出现后持续的时间、治疗的效果、有无遗留问题；要识别目前用药对营养状况的影响，如抗生素、利尿剂、化疗药物。

3．个人、家庭、社会史　收集肥胖史，食物过敏史，高血压、心脏病、肿瘤、结肠炎病史，进食障碍病史。这些疾病与遗传因素有关，因此家庭史会提示护士许多东西。食物及进食的社会文化和心理层面是十分重要的，护士应很好地理解这一点，有针对性地提出问题：

（1）职业：从事什么工作，每日工作多长时间，工作是否耗费体力，工作是否常常影响正常的进餐时间和种类等。

（2）家庭：自己生活还是与他人一起，是否与家人一同进餐，是否爱做饭，在家谁买菜做饭，独自吃饭的时间多不多等。

（3）休闲、文化、精神：喜爱什么休闲活动，是否每周都有娱乐时间，是否常与朋友一起吃饭、吃什么、在何处，是否常在外面吃饭，宗教信仰或文化是否影响对食物的选择等。

（4）习惯：①锻炼：喜欢动还是静，是否有规律地锻炼，做什么锻炼等；②饮食：

通常一天都吃些什么，是否进餐规律，每天吃几顿，在家和工作时是否一样，进餐环境如何（吵闹、轻松、拥挤、干净、脏等等），喜欢什么特别的食物，什么食物不喜欢等；③饮料：吃饭中是否喝水，喝什么、喝多少，平时喝什么饮料，是否喝酒，喝酒是否影响吃饭，有没有过只喝酒不吃饭等；④烟：是否吸烟、什么牌子，是否戒过，吸烟是否影响你对食物的味觉，戒烟后食欲有何变化等；⑤其他：是否有过药物滥用或吸毒，对进食是否有影响等。

（5）心理：①应对：什么情况使你的食欲增加或减低，不饿时你吃不吃东西，为什么，是否是因为紧张、生气，紧张或情绪变化是否会使你食欲减退，你对食物的一般看法是什么等；②自我形象：你对目前的体重是否满意，你是否想改变你的身体形象，是否节食，饭后是否呕吐过。

（二）身体评估

1. 测量 测量身高、体重和其他人体指标对判断个体的营养状况非常关键。体重变化是营养状态变化的重要指标，研究表明6%的体重下降是外科手术后与营养相关的并发症，如营养不良、感染和呼吸问题。体重（以千克为单位）除以身高（以米为单位）的平方得出的是身体质量指数（BMI），它是判断肥胖的指标。中臂周围（MAC）、三头肌皮皱（TSF）以及由上述两值计算出的中臂肌肉周围（MMC）是判断机体脂肪和蛋白质贮存的指标。

2. 一般观察 观察个体是否肥胖或消瘦，体型是否匀称，精神状况好不好，呼吸有无异常和怪味，从动作、体态、手势上看是否有腹痛。个体是否对自我形象感到满意或窘迫，穿着是否与年龄、气候相符，是否整齐、干净。个体的情绪和语言情况如何。

以下发现可能提示有营养问题：体重过高或过低，精神不振，眼中无神，口臭，有腹痛的表现，对自己身体形象的自我意识过强，衣着不得体，不整洁，言语不清，颤抖或抽动，缺乏警觉性，易激惹，冷漠。

3. 皮肤 注意皮肤、头发、指甲的一般情况。观察是否有与营养有关的问题，如水肿、苍白或黄疸、皮肤破损、皮肤弹性差、头发枯黄、皮肤淤斑、皮肤干且粗糙、指甲呈匙状或脆或硬。

4. 头、眼、耳、鼻、喉 注意眼睛是否明亮、结膜情况、巩膜颜色、眼睑是否有破损，视力情况。营养问题反映到眼睛上可能有：结膜苍白、发红、干、有炎症，角膜浑浊，有炎性分泌物。观察牙齿数目，是否配戴义齿，口唇、口腔黏膜、舌是否有破损或肿物，甲状腺能否触及。

5. 腹部 观察腹部是否对称，能否看到蠕动波，有无肿块，有无造瘘口、瘢痕、有无静脉曲张、黄疸、淤点。听诊肠鸣音的频率、音高。触诊有无肌紧张，肝脾大小情况及质地。

6. 肌肉骨骼 评估发育状况；肌肉的弹性、紧张度，皮下脂肪情况，骨骼有无畸形。

7. 神经系统 评估神经反射情况、感觉情况，有无抽动或抽搐情况。维生素缺乏往往会造成神经功能异常。

（三）辅助检查

实验室、X线和内镜检查是最常用的。护士要向患者解释这些检查和操作的目的、意义，帮助患者做好准备，记录检查结果。

1. 实验室检查 淋巴细胞计数、清蛋白、球蛋白、血红蛋白、转铁蛋白是常用的重要数据。血、尿的检查有时有特殊饮食要求。粪便检查是诊断胃肠道疾病的一种简便易行的手段。

2. X线检查 腹部X线和扫描，常需要清洁肠道并进食不透X线的物质（钡剂）。使患者理解这一点是十分重要的。

3. 内镜检查 内镜检查是侵入性操作，从口腔或肛门插入，进入消化道。胃镜和结肠镜是最常用的两种。检查前的宣教和准备工作需要护士参与。

4. 活组织和脱落细胞检查 在消化道内镜直视下，可用活检针、钳、刷取得食管、胃、结肠、直肠黏膜病变组织，也可通过腹腔镜取肝、腹膜等组织作病理学检查。

5. 超声显像、放射性核素检查、磁共振成像。

四、营养对人体其他需要的影响

一个人营养状态良好，精力充沛，就有信心去面对工作、学习和生活中的各种压力和挑战，在工作中完成自我实现。相反，如果一个人营养状态很差，身体虚弱，就连自我生理需要都难以满足，那么就更谈不上满足人体更高层次的需要了。例如营养过剩导致的肥胖可引发心脑血管疾病，进而影响人的氧合需求和活动情况；营养素摄入不足可导致皮肤病、感官如眼科疾病，影响人的感觉和知觉；营养不良导致的贫血可以影响孕妇正常的妊娠，影响人的生殖需求。

人类生活离不开衣、食、住、行，其中"食"就与营养有关，它是人体最基本的需要，只有这个基本需要得到满足，人们才能从事社会劳动和活动，才能满足人体的其他需要。

（李 峥）

第二节 排 泄

排泄是机体排出废物的过程，这一过程十分复杂，与健康关系密切。排泄包含着生理、心理的相互作用，受到年龄、生活方式、健康状况和情绪的影响。排便是将身体消化的食物残渣排出体外，排尿是控制机体的水电平衡并排出代谢终产物。排泄的变化影响健康，同时也是健康状态变化的标志。

一、排便

排便的功能主要是在下消化道完成，包括结肠、直肠和肛管。大肠在排便上起主要作用，当然全胃肠道都有各自的影响。

（一）影响排便的因素

1. 年龄

（1）婴儿（从出生到1岁）：由于神经肌肉成熟度不够，不能自己控制排便。排便的频率、性状与喂养方式有关。母乳喂养者，粪便较稀、瓣状、金黄色，不刺激皮肤，通常在每次进食后排出。人工喂养者，粪便较硬、黄白色，对皮肤有刺激，每日1~2次。

（2）幼儿（1~3岁）：18~24个月的孩子在生理上开始具备控制排便的能力。30个月时通常能控制排便。过早的如厕训练和责备孩子便溺，会造成压力和自主控制排便延迟，此外，住院患儿可能会出现退缩和暂时性自主排便丧失。

（3）学龄前及学龄儿童（3~5岁及6~12岁）：建立起了自己的排便型态。便秘是这一年龄段孩子的通病，可能与饮食变化、情绪和环境变化有关。要提醒家长不要总用缓泻剂进行治疗，要增加饮水及蔬菜、水果和谷物的摄入。

（4）青少年（13~18岁）：是生长发育的高峰期，胃和结肠都增大以容纳增加的食物摄入，因此排便的次数和量都有所增加。

（5）中青年（18~35岁及35~65岁）：个人的排便状态与饮食、生活方式及其他后面提及的因素有关。

（6）老年（65岁以上）：常会便秘，与诸多因素有关。常用多种药物治疗慢性病，由于牙齿缺失或咬合不好进食少，活动量减少，渴感降低以致水摄入减少，结肠、腹肌弹性减弱。许多老年人常用缓泻剂来解决问题而造成缓泻剂依赖。年老以后肛门内括约肌变得松弛，使得很难控制排便。另外一些老人由于神经冲动受阻，对排便的需求缺乏意识。

2. 生活方式

（1）饮食：规律饮食有助于规律排便。适量的纤维摄入可保持粪便较软且通过肠道的速度快。含纤维丰富的食物：全麦，新鲜水果，根状蔬菜（胡萝卜、小萝卜、芹菜）、绿色蔬菜（生菜、菠菜）等。有些食物，如豆类、洋葱、圆白菜是产气的，会引起肠胀气，导致肠痉挛和肠活动活跃。有些人对有些食物很难消化，会引起消化不良和腹泻，如牛奶。

（2）锻炼：锻炼对于维持腹肌和盆底肌肉的弹性很重要，规律运动有利于规律排便。

（3）排泄习惯：排泄习惯受到许多因素的影响，如厕所设施、作息时间、对自我身体的态度、排便的训练等。一般人都习惯用自家的厕所，如厕有固定的时间。忙碌或变换作息时间会打乱排便习惯，有可能导致便秘。住院时，缺乏隐私，日常生活节奏被打乱，进食进水改变，活动减少，摄入影响排泄的多种药物等，这些都会干扰建立起的排泄习惯。

3. 健康状况

（1）水合：成人正常情况下每日需要1400~2000ml的水。液体对于肠内容物的运动和营养物质、电解质的吸收是必需的。液体同时会进入唾液、胃液、胰液、胆汁。胃肠道有保持体液平衡的功效，但如果机体其他系统有体液丢失，肠道会吸收更多的液体，帮助维持细胞外、细胞间的液体容量，这样肠蠕动就会减慢，粪便就会秘结。

（2）疼痛：痔疮、直肠手术、腹部手术都会使排便不适，患者往往压抑便意而导致便秘。

（3）组织完整性：溃疡性结肠炎导致的腹泻，痔溃烂和出血都会累及组织完整性；溃疡和肛裂有时会引起肛周发红、擦破，会引起疼痛而致便秘。

（4）药物：许多药物会引起肠功能紊乱，如抗生素可致腹泻和肠痉挛，麻醉剂会减低肠蠕动，导致便秘。利尿剂、铁剂也会导致便秘。过多使用缓泻剂会引起腹泻或便秘。

（5）麻醉：一般麻醉后会导致短暂的肠蠕动减低或停止，持续24~48小时，所以多数手术后都要禁食直至肠鸣音恢复。

（6）诊断检查：许多检查需要肠道排空，检查后正常的排便要经过一段时间才能恢复。

4. 情绪　情绪变化会影响全身功能，胃肠道是最容易受累的。焦虑、恐惧、烦躁会加速消化过程，增加肠蠕动，引起肠胀气和腹泻；但在某些人却可致蠕动停滞导致便秘。某些疾病的症状会由于情绪变化而加重，如溃疡性结肠炎、胃溃疡、克罗恩病。

（二）异常排便

1. 便秘　指粪便干燥坚硬或排便次数异于常人。有些人数天 1 次，有些人一天排便 1~2次，因此评估排便习惯是判断便秘之前所必需的。便秘常因锻炼不够，排便不规律，过度使用缓泻剂，饮食不当，情绪变化，生病或服药而发生；孕妇可由于孕激素水平升高，平滑肌松弛，粪便在肠道内停滞过久而发生便秘。便秘会造成不舒适的症状，如恶心、上腹灼热感、背痛、头痛、肠道不适。排便困难，用力排便可能会导致痔出血，可能使刚刚完成的腹部或直肠手术伤口破裂。用力排便时的憋气常会给心脏病、脑损伤、呼吸系统疾病的患者造成危险。

2. 腹泻　指肠蠕动亢进，造成频繁排出稀便、水便，大便中可能有黏液或血。食物中毒、食物不能耐受、感染、生病、服用抗生素或其他药物均可导致腹泻，情绪压力也可造成腹泻。腹泻会造成水、电解质平衡失调，可能伴随恶心、呕吐、肠痉挛、虚弱等症状。腹泻常会使人很窘迫，增加人的焦虑感，也会影响人的正常活动，引起全身不适、食欲下降、浑身无力。

3. 便失禁　指失去排便的自我控制能力。昏迷的患者常有便失禁。一些神经肌肉疾病、脊髓肿瘤、影响到肛门括约肌功能或神经支配的肿瘤可引起便失禁。精神疾患如痴呆、精神分裂症、抑郁都可能造成无力识别排便需求。便失禁会严重影响个体的自我形象，还有可能导致社交孤立。便失禁还会造成肛周皮肤破损，便中的消化酶会刺激肛周发红、出血、疼痛。因此便失禁患者易遭受躯体上和心理社会上的双重损害。

4. 腹胀　指胃肠道内气体积聚过多。当肠的运动性减弱时，气体积聚使肠壁牵拉、扩张，引起腹部胀满、腹痛和痉挛。细菌作用于食糜，在胃肠道内形成气体，扩散入血流。气体可从口或肛门排出，24 小时内成人形成 10L 气体应属正常现象。食用一些食物如豆类、洋葱、圆白菜、花椰菜容易产气，饮用碳酸饮料也是引起腹胀的一个原因。人在焦虑时、嚼口香糖时、用吸管喝水时也容易吞入多余的气体。

5. 造瘘口排便　当由于癌症或其他疾病或创伤使经肠、肛门排便受阻时，就需要通过外科手术在腹壁上建立人工的开口。一般胃造瘘和空肠造瘘是用来进食的，回肠和结肠造瘘是用来排便的。结肠造瘘分永久性和暂时性两种。从回肠造瘘口和升结肠造瘘口排出的便通常是液体的，而且无法建立起排便状态；横结肠、乙状结肠造瘘口排出的多为成形便，通常降结肠和乙状结肠造瘘术后可建立起规律的排便状态。有造瘘口的患者会面临身体形象改变、低自尊无能为力等问题，同时性功能也是要考虑的一个主要问题。患者及重要关系人必须要学会如何应对与造瘘有关的问题。

二、排尿

排尿的目的是保持体液平衡，排出代谢终产物。这一工作主要是靠肾脏来完成的，其他三个重要的结构是输尿管、膀胱、尿道。

尿液的形成和排出与生理、社会文化、生长发育等因素有关。血容量、血流、食物与液体的摄入影响尿液的形成；个体的神经肌肉状况、排尿姿势、隐私情况、环境的清洁程度和年龄影响尿液的排出过程。

（一）正常排尿状态

正常的排尿状态因人而异，一般人在觉醒状态下每日排尿5次，通常在刚睡醒时、饭后和睡前。

正常尿液的颜色为淡黄，由于比重不同，正常尿液可以是几乎无色到深黄的。尿液应该是清亮的，排泄的废物应该见不到。服药、生病、特殊饮食的摄入可能会改变尿液颜色和澄清度，尿液可能呈现粉色、红色或橙色、深棕色、黑色。新鲜尿液有轻微的芳香味，有臭味可能是因用药、吃某些食物或尿路感染而导致。尿量与年龄、液体摄入、健康状况有关。成人正常情况每日排尿1200~1500ml，通常每次150~600ml。每小时尿量少于30ml要通知医师，液体摄入过多、肾脏疾病、内分泌疾病、使用利尿剂等会造成每小时尿量多于55ml或每日尿量多于2000ml。

（二）影响排尿的因素

1. **液体摄入** 液体摄入影响排尿。液体摄入多，循环血量增多，肾小球滤过量增多，排尿增多。一些饮料，如可乐、茶、咖啡、酒会抑制抗利尿激素的释放，使排尿增加。另外，一些食物，如水果、蔬菜含水量大，也会增加排尿。如果出汗、呼吸道、消化道丢失水分过多，水的重吸收及尿液浓缩会加强，排尿就会减少。

2. **年龄**

（1）婴儿：不能有效地浓缩尿液，相对地排尿较多。

（2）儿童：1~2岁后，孩子浓缩尿液的功能与成人一样；能控制排尿从2岁半到3岁开始，但控制夜尿要到4~5岁。

（3）青少年及成人：肾脏的滤过与排尿功能可以持续其全部功能50年，但尿道疾病、代谢疾病及心血管疾病会影响肾功能。

（4）老年：65岁以后排尿常常有问题，因为肾脏的适应能力减弱了。肾血流减少，肾小球滤过率减低，尿浓缩能力降低，因此老年人需要大量液体摄入以清除代谢废物。年老以后，膀胱容量减少加上尿液浓缩能力很差，会产生尿频，常常影响睡眠，而且夜间如厕增加了外伤的危险性。老年女性膀胱炎和压力性尿失禁的发生率很高，老年男性由于前列腺肥大常发生排尿困难。

3. **健康状况**

（1）疾病：心血管疾病、呼吸系统疾病、神经肌肉系统的疾病会影响尿液生成、排尿和如厕。

（2）手术：外科手术会刺激血管紧张素、肾上腺素、肾素水平增加，这些激素会使血管阻力增加，液体潴留，尿量减少。手术期间禁食，手术中失血会引起尿量过少。麻醉剂、镇静剂的使用也会干扰手术后的排尿。

（3）药物：一些药物会增加肾毒性，使血尿素氮、血肌酐水平增高，尿量减少，水肿，体重增加，血尿、蛋白尿出现。

4. **情绪状况** 有压力时，常常会有尿急、尿频；承受压力时间过久，尿液生成又会受到抑制。对某些人来说，在医院环境中缺乏隐私或焦虑会干扰正常排尿状态，膀胱不能完全排空或无法排尿十分常见。

（三）异常排尿

1. 尿失禁　是对排尿缺乏控制，个体不能停止尿液从膀胱排出的过程。尿失禁可以是暂时性的，也可以是永久性的。造成尿失禁的危险因素包括尿路感染，创伤，生产后肌肉组织的弹性变化，衰老，体重增加或丢失，支配排尿的感觉、运动神经损伤，服药，心理因素如焦虑、恐惧、定向力障碍等。尿失禁常使个体或家庭感到窘迫，社交孤立、抑郁、焦虑、皮肤完整性受损。尿失禁可发生于任何年龄段，但最常见于老年人。

2. 遗尿和夜尿　遗尿是夜间排尿失去自主控制，夜尿是指夜间排尿过多。遗尿和夜尿都与年龄、疾病和用药有关，但遗尿与遗传关系比较密切。

3. 尿频、尿急和尿痛　尿频是指24小时内排尿次数增加，尿急是指突然的排尿欲望，尿痛是指排尿困难或疼痛。妊娠、摄入液体过多、尿路感染是引起尿频的常见原因。紧张或尿路感染是尿急的原因。膀胱和输尿管的损伤和炎症常导致尿痛。尿频、尿急、尿痛属膀胱刺激症状。

4. 少尿、无尿和多尿　少尿是每天尿量少于400ml，无尿是每日尿量少于100ml，多尿为每天尿量超过2500ml。肾脏疾病、心力衰竭、严重烧伤、休克能引起少尿或无尿。糖尿病、肾脏疾病、利尿剂使用、摄入液体过多特别是含酒精及咖啡因的液体会引起多尿。

5. 尿潴留　是尿液存留在膀胱中不能排出的状态。急性尿潴留发生在手术后、尿道诊断性检查之后、分娩过后、泌尿系梗阻等情况下。慢性尿潴留与逼尿肌收缩无力、膀胱出口梗阻有关。

三、排泄状况的评估

排泄习惯是个人的、隐私的事情。理解、信任是护士收集相关资料的保证。一定要保持评估环境的安全、不被打扰。让患者感到安心、不窘迫。

（一）排泄史

排泄状态受个体的生理、心理、社会、文化因素影响，排泄问题同时影响个体的生活方式、个人观念、每日活动。

1. 主诉　便秘、腹泻、尿烧灼感、尿滴沥是直接与排泄有关的主诉，头痛、恶心、腹痛也是与排泄有关的主诉。腹部外伤会影响排泄，循环、呼吸问题会引起活动减少、疲乏，由此也会影响排泄。

2. 目前状况　如果患者的主诉是排泄改变，这会为获取有益的信息起到辅助作用。要继续询问不适的性质、患者认为导致的原因、诱发及改善因素、处理过程。

3. 既往身体状况　要询问患者是否常规服用影响排泄的药物（如抗高血压药、缓泻剂、铁剂等），询问是否对食物、药物过敏。

4. 个人、家庭及社会史　生活方式可影响排泄，如三餐规律、每日锻炼。排泄又影响个人对健康和生活质量的感觉，护士可向患者询问如下问题：

（1）职业：做什么工作，工作时数是否影响排泄。

（2）家庭：是否因家庭设施不足、不好，而抑制排泄，家庭成员中是否有人有排泄问题。

（3）社会、休闲：最喜欢的休闲形式、排泄方式是否影响休闲活动。

（4）性：对性关系是否满意、性交后是否有排尿问题。

（5）习惯：①锻炼：是否规律锻炼，做什么运动，锻炼与排泄状态是否相互影响；②饮食：每天进几餐，是否用特殊饮食，列出每天进食内容、造成排泄困难的食物；③饮料：每天摄入液体量、种类，是否饮酒，饮多少，是否喝茶、咖啡、软饮料，这些是否影响排尿或排便；④睡眠：每晚睡多长时间，夜间是否有尿急情况，每晚排尿几次；⑤用药：是规律服药，还是偶尔服药，药物是否影响排泄。

（6）心理：最近是否有压力，是否由于压力而使排泄状态发生了变化，是否由于最近排泄状态的变化而感到紧张。

（二）身体评估

1. 测量　与排泄相关的监测内容包括出入量、体重、体表面积、腹围、血压。

（1）出入量：判断体液状况和肾功能的主要指标。监测出入量可协助判定不正常情况的出现，如少尿、多尿、尿频、无尿等。所有形式的出量都应准确记录，包括尿、便、呕吐物、引流液。

（2）体重：短时期内体重的变化能反应体液的变化。心、肾疾病会使体重在几周内迅速增加，因此每日在同一时间穿同样多的衣服，用同一个秤测量体重可以帮助发现问题。

（3）腹围：腹腔积液、腹胀、便秘、肠梗阻都会造成腹围增加，每日监测可发现其变化。

（4）血压：血压也与排泄相关，尤其可反应肾功能情况。血压低，肾血流不足，尿量减少；血压升高常与血管紧张收缩有关，造成肾血流减少，尿量下降。治疗高血压的药物会影响肾功能，治疗肾脏问题的药物有时也会影响血压。

2. 客观资料　包括一般情况、皮肤、腹部、生殖器、肛周评估，尿液、粪便的观察。如果一般观察中发现了运动或定向力的问题，还要进一步进行运动及神经系统的评估。

（1）一般观察：包括体态、面部表情、活动情况等。例如，一个手捂着腹部、紧皱眉头的人提示可能有腹痛，而腹痛又往往与排泄问题有关，如腹泻或肠梗阻。意识模糊提示有失禁的危险，异样的气味也提示可能有失禁的情况。

（2）皮肤：皮肤、黏膜干燥，舌苔变厚，缺乏唾液，毛细血管充盈差提示体液不足，这就可能与腹泻或尿多有关。同时体液不足又会造成便秘。水肿是排泄障碍的又一个指征，常发生在肾功能改变之时。

（3）腹部：排泄评估的一个重要方面。包括视、触、叩、听的检查。

（4）生殖器：观察是否有尿道分泌物，是否有红、肿、组织破损。

（5）肛周：观察是否有痔，痔是否有红、肿、破溃、出血。

（6）神经运动：虚弱、平衡失调、下肢骨折、活动不方便需要辅助器械都会造成如厕困难，影响排泄。瘫痪患者可能有便失禁，需要使用尿管，需要进行排便训练等情况。

（7）尿便性状：要观察颜色、状态、气味、形状、量、异物。

（三）实验室及辅助检查

包括血、尿、便标本化验，腹部 X 线，肾、膀胱、尿道造影，B 超，CT 等。

四、排泄对人体其他需求的影响

不能正常排出废物会直接影响到食物和液体的进一步摄入，使正常的新陈代谢发生紊乱。有毒物质在体内的积聚会导致神经系统的异常，改变人的正常认知和感知功能。体液的潴留会加重循环系统的负担，导致氧合异常。异常的排泄，如失禁会影响人的正常社交活动和休息。

（李　峥）

第四十四章 消化系统概论

关键词

abdominal pain	腹痛
abdominal distention	腹部膨隆
abdominal retraction	腹部凹陷
ascites	腹腔积液
constipation	便秘
diarrhea	腹泻
dysphagia	吞咽困难
fluid thrill	液波震颤
hematemesis	呕血
hematochezia	便血
jaundice	黄疸
nausea	恶心
rebound tenderness	反跳痛
shifting dullness	移动性浊音
succussion splash	振水音
tenderness	压痛
vomiting	呕吐

第一节 消化系统解剖与生理

消化是人体重要的功能之一，通过消化吸收，摄入的食物转变成为人体内的物质，供全身组织利用，未被吸收利用的残渣形成粪便被排出体外。消化系统还具有清除有毒物质或致病微生物的功能，并参与机体的免疫功能。消化系统还分泌多种激素参与本系统和全身生理功能的调节。

消化系统由消化管和消化腺组成。消化管包括：口腔、咽、食管、胃、小肠（十二指肠、空肠、回肠）、大肠（盲肠、阑尾、升结肠、横结肠、降结肠、乙状结肠、直肠、肛管）。消化腺包括涎腺（主要是舌下腺、腮腺、下颌腺）、肝（含胆）、胰（图44-1）。

一、口腔

口腔由牙齿、颌骨、唇、颊、腭、舌、口底和涎腺等组织器官组成。

口腔是消化道的起端，唇、舌用以吮吸进食，牙齿用以咀嚼食物，涎腺分泌大量唾液，

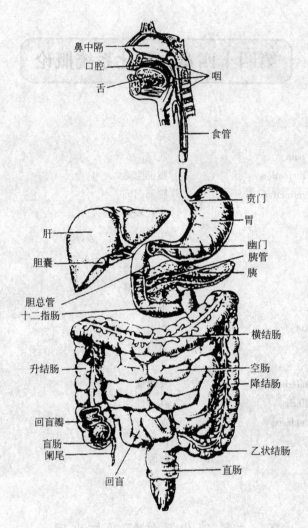

鼻中隔
口腔
舌
咽
食管
贲门
胃
肝
幽门
胰管
胆囊
胰
胆总管
十二指肠
横结肠
升结肠
空肠
降结肠
回盲瓣
盲肠
阑尾
乙状结肠
直肠
回盲

图 44-1　消化系统模式图

用以润滑口腔黏膜和食物，并通过其中的淀粉酶对食物进行初步糖化作用。进食时，舌和双颊的活动，可将食物与唾液拌匀，送入上下牙齿间进行咀嚼，把食物研细拌匀以利吞咽，还可借舌的味觉器辨别食物的味。此外，口腔由唇、舌、齿、腭的协调动作，对完成发音和语言的清晰起到很大作用。在鼻腔堵塞时，口腔还能辅助呼吸。

二、咽

咽是上宽下窄，前后略扁的漏斗形肌性管道，长约 12cm，其内腔称咽腔。咽分为鼻咽、口咽和喉咽。咽肌为骨骼肌，包括咽缩肌和咽提肌。当吞咽时，咽缩肌收缩，将食团推向食管，咽提肌收缩时，食团越过会厌，经喉咽进入食管。

三、食管

食管是连接口腔、咽腔和胃的通道，全长 25～30cm，分为颈、胸、腹三段。食管全长口径大小不一，其中有 3 个狭窄部位。第一个狭窄在食管起始端，相当于环状软骨下缘水平，距门齿约 15cm；第二个狭窄在与左支气管交叉处，相当于胸骨角水平，距门齿约 24cm；第三个狭窄在膈的食管裂孔处，距门齿约 40cm。这三个狭窄处容易滞留异物、形成瘢痕，也是肿瘤的好发部位。

食管的管壁从内向外由黏膜、黏膜下层、肌层和外膜四层构成。食管下端的肌组织具有括约肌功能，称食管下括约肌。人体在静息状态时，食管内的压力为负压，压力约为 12～40mmHg，食管下括约肌处为一高压区带，具有防止胃内容物向食管反流的生理功能。食管上端的静脉主流汇入奇静脉和半奇静脉，下端的静脉与胃冠状静脉汇合入门静脉系统，当门静脉高压时，食管静脉可因压力增高而出现静脉曲张。

口腔咀嚼后的食物团通过吞咽动作进入食管。食管肌有节律的收缩和舒张，产生蠕动，将食物从咽推进到胃。如果是流食，吞咽过程仅需 3～4 秒钟即可完成，而固体食物则需 6～8秒钟。

四、胃

胃是消化系统中最膨大的部分，上接食管，下通十二指肠，形状和大小随其内容物的多少而有所不同，充满时胀大，空虚时可缩成管状。

胃有两个口，入口叫贲门，出口叫幽门。胃由前后两壁组成，前后壁相连处呈弯曲状，上缘较短，叫胃小弯，凹向右上方，胃小弯近幽门处有切迹，叫角切迹，也叫胃角，是肿瘤的好发部位；下缘长，称作胃大弯，凸向左下方。胃可分为贲门部、胃底、胃体和幽门部四部分。贲门部是接近贲门的部分；胃底是位于贲门切迹以上，向左上方的膨隆部分，人体直立时，可有少量气体聚集于此；胃体是指胃的最大部分，位于胃底与幽门部之间；幽门部以自角切迹画至胃大弯的直线与胃体分界。幽门部又分为幽门管和幽门窦（图 44-2）。胃的贲

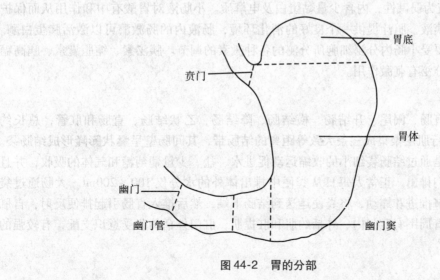

图 44-2　胃的分部

门比较固定，而幽门是可活动的，当胃下垂时，幽门部常可垂入盆腔。

胃壁可分为黏膜、黏膜下、肌层和浆膜四层。黏膜层由单层柱状上皮细胞组成，能分泌黏液。胃黏膜的上皮细胞及其分泌的黏液共同组成胃的黏膜屏障，具有防止氢离子的逆弥散以及抵抗酸和胃蛋白酶对胃黏膜的侵蚀、消化作用。黏膜上皮细胞具有较强的修复能力，一般认为在其受损后的24~48小时内即可修复。胃的肌层主要行使胃蠕动的功能。浆膜位于胃的最外层，表面光滑，可减少胃运动时产生的摩擦。

胃的主要功能有三方面：①贮存食物，食物经过口腔的咀嚼通过食管进入胃腔要在胃里停留一段时间；②使食物与胃液相混合；③从胃的中部开始有节律地向幽门方向进行的收缩活动，有节奏地推动胃内的食糜通过幽门进入十二指肠。此外，胃还能吸收少量水、酒精和一些脂溶性物质。胃排空的时间大约是4小时。

五、小肠

成人的小肠长约3~5m，是消化管中最长的一段，在腹腔与盆腔内迂回蟠曲形成肠袢，是食物消化和吸收最重要的场所。小肠的上端与胃的幽门部相接，下端经回盲瓣连接大肠。根据小肠的解剖与生理特点又分为十二指肠、空肠和回肠三段。十二指肠是小肠的起始部分，长约25cm。十二指肠呈半环形，包绕着胰腺的头部，自近端至远端又可分为球部、降部、横部（又称水平部）和升部。壶腹部位于距幽门2.5~5cm的范围内，此处好发溃疡。在升部末端有一起自膈肌的肌纤维索与十二指肠空肠曲相连，称为十二指肠悬韧带，此为空肠起端的标志。回肠的末端于右髂窝连接盲肠。空肠和回肠仅通过肠系膜附着于腹后壁，活动度比较大。空、回肠之间没有明显的分界，一般认为近侧的2/5为空肠，远侧的3/5是回肠。空肠大部分位于脐区和左外侧区，而回肠大部分位于脐区和右腹股沟区，部分位于盆腔内，回肠末端形成回盲瓣突入盲肠，内有括约肌能防止盲肠内的液体反流，并保证营养物质在回肠内的吸收。

小肠是人体营养物质吸收的主要部位。小肠通过其运动使食物与肠腔内的消化液充分混合，并使食糜与小肠黏膜吸收面不断接触以利于食物成分的消化及吸收。小肠每天分泌约2~3L肠液，肠液为弱碱性，内含少量黏蛋白及电解质。小肠液对胃酸有中和作用从而保护小肠黏膜，并给胰液、胆汁提供一个良好的消化环境，肠液内的肠激酶可以激活胰蛋白酶。小肠液的分泌主要受小肠内分泌细胞所分泌的各种激素的调节。胰泌素、缩胆囊素、胰高糖素等对小肠液的分泌有刺激作用。

六、大肠

大肠可分为盲肠、阑尾、升结肠、横结肠、降结肠、乙状结肠、直肠和肛管，总长约1.5m。结肠的纵行肌层聚集成三条大致等距离的结肠带，其间肠壁呈囊状膨隆形成结肠袋。结肠的主要功能是通过结肠袋细小的收缩运动促进水、盐、少量葡萄糖和气体的吸收，并且形成粪便并将它们排出。正常人每日从粪便中排出体外的水分仅100~200ml。大肠通过袋状往返运动，分节推进和蠕动，将粪便运送到结肠下端，然后推入直肠引起排便反射，自肛门排出体外。肛管周围有肛门内、外括约肌和肛提肌，肛门外括约肌受意识支配，有较强的控制排便功能。

七、肝脏

肝脏是人体最大的腺体，也是维持人生命的重要器官，同时还是人体新陈代谢的枢纽。

肝脏位于腹腔的右上部，呈楔形，红褐色、质地较脆。成年人的肝脏横径约为 15～20cm，纵径约为 12～15cm，重约 1400～1600g。以镰状韧带为分界线，分为肝右叶和肝左叶。肝脏通过韧带与其他脏器相连接并固定于腹腔。肝的结构单元为肝小叶，由排列成索的肝细胞构成。

肝脏是人体重要的代谢和防御器官，其生理、生化功能主要有：

（一）胆汁代谢

胆汁由肝细胞分泌而成，胆汁中的胆盐对脂肪的消化与吸收具有重要作用。胆汁每日的分泌量因摄入食物的质和量而变化，平均每日约 500ml。胆汁的主要成分有水、胆盐、胆色素，此外还有胆固醇、蛋白质、黏液蛋白、脂肪酸、磷脂酰胆碱（卵磷脂）等。胆汁自肝脏排出后，一部分进入十二指肠，另一部分在胆囊中进行浓缩并且贮存起来。排到肠道的胆汁酸可以经小肠重吸收后通过门静脉重新返回到肝脏，而肝脏又可以将游离的胆汁酸再合成为结合胆汁酸，肝脏便将这些新合成的胆汁酸与重吸收的胆汁酸一起再排到肠道，这就形成了所谓的"胆汁酸的肝肠循环"。脂肪酸、胆固醇以及脂溶性的维生素 A、D、E、K 等也必须在胆汁酸存在的条件下才能被肠黏膜所吸收。

（二）脂肪代谢

脂类食物的吸收要通过胆汁中的胆汁酸盐的乳化作用才能进行，而肝脏也是合成和清除胆固醇并使之转变为胆汁酸的重要场所。

（三）蛋白质代谢

人体内的一些非常重要的蛋白质，如血浆清蛋白、凝血酶原、纤维蛋白等，都是由肝脏合成的，而血浆中的球蛋白，如 α_2 球蛋白、β 球蛋白及一部分的 α_1 球蛋白也是由肝脏制造。因此，肝脏在蛋白质的代谢中起着非常重要的作用。

（四）糖代谢

肝脏能使葡萄糖、某些氨基酸、脂肪中的甘油变成糖原储存，并且对糖原的分解以及血糖浓度的变化具有调节作用。肝脏对稳定血糖浓度起着重要的作用。

（五）其他

肝脏是机体重要的解毒器官，具有解除有毒化合物毒性的能力。肝脏还具有维持机体内水、电解质的代谢和激素平衡的作用。在酶系统的调节、吞噬免疫功能等方面也起着重要作用。

八、胆道

胆道系统起始于肝细胞之间的毛细胆管，在肝内逐渐汇合成肝内胆管，在第一肝门处形成左、右肝管，左、右肝管再汇合成肝总管，肝总管下行再与胆囊管汇合共同形成胆总管。胆总管在胰头与十二指肠降部间与胰总管汇合形成 Vater 壶腹并开口于十二指肠乳头（图44-3）。

胆囊位于肝脏的胆囊窝内，外观呈梨形，可容纳 40～60ml 的胆汁。胆囊全长约 8～12cm，分为底、体、颈三部分，颈部稍膨大的部分为 Hartmann 袋，胆囊管为膨大颈部的延

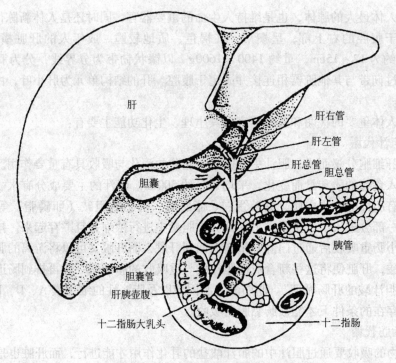

图 44-3　肝、胆道、胰腺模式图

续，长约 2~4cm，管壁内有黏膜皱襞，具有调节胆汁流动的作用。胆囊的体表投影相当于锁骨中线与第九或者第十肋软骨交界处。

胆囊与胆管的生理功能密切相关，肝细胞分泌的胆汁经肝内、肝外胆管流入胆囊，胆囊黏膜具有吸收水分的功能，将胆汁至少浓缩 5~10 倍，贮存于胆囊内。进食时，食物及酸性胃液进入十二指肠后，刺激肠黏膜分泌缩胆囊素，胆囊随即收缩，贮存于胆囊内的胆汁排空。进食时刺激迷走神经，也参与了胆汁排空。

九、胰腺

胰腺是一长条状腺体，位于腹上区和左季肋区，大部分位于左中上腹的腹膜后面，紧贴着后腹壁，胃在胰腺的前上方。胰腺全长约 10~15cm，宽约 3~9cm，厚 1.5~2.5cm，重量约为 65~75g。

胰腺分头、颈、体、尾四部分，这几部分之间并无明显界限。其左侧端为胰头部分，被十二指肠所环抱，后面与胆总管、门静脉和下腔静脉相邻，胰腺前面有胃、十二指肠动脉通过。胰的颈为头、体之间的移行部分，其前上方为十二指肠上部和幽门，其后面有肠系膜上静脉和脾静脉合成门静脉。胰体较长，为胰腺中间的大部分。胰体横过脊柱相当腰椎 1~2 的水平，其前面隔小网膜囊与胃后壁相邻，后面与主动脉、肠系膜上动脉、左肾及左肾上腺等相邻。胰尾为胰体向左逐渐移行变细的部分，位于两层脾肾韧带之间，紧邻脾门。胰腺的血液供应十分丰富，来自前、后上胰十二指肠动脉以及前、后下胰十二指肠动脉。这两部分动脉分别由肠系膜上动脉和肠系膜下动脉发出。静脉血则汇入门静脉系统。胰腺的神经来自迷走神经及交感神经丛。

胰腺外分泌液的排出管为胰管和副胰管，胰管开口多与总胆管共同开口于 Vater 壶腹的乳头；副胰管开口于乳头上方的副乳头。

胰腺为混合性分泌腺体，由外分泌腺和内分泌腺两部分组成，兼有外分泌和内分泌两大功能。外分泌腺由腺泡和导管组成，分泌的主要成分是胰液。胰液为透明、略有黏性含有碱性的碳酸氢钠和各种消化酶的液体，正常人每天分泌量约 1000ml，其功能是中和胃酸，消化糖、蛋白质和脂肪。胰腺中具有内分泌功能的胰岛系内分泌细胞团，散布于胰腺中，分泌的激素有胰岛素、胰高血糖素、生长抑素、肠血管活性肽、促胃液素等。

第二节 消化系统疾病患者的评估

一、健康史

（一）评估患者的生活方式和饮食习惯

了解患者日常生活是否规律，从事何种职业，职业对规律生活的影响。平时的饮食习惯，餐次，每餐的进食量和种类，进食时间，饮食方面有无特殊的嗜好，如喜好辛辣刺激性食物，偏食、挑食等，食欲如何。有无烟酒嗜好，吸烟、饮酒的时间和量。

（二）评估患者有无药物和食物过敏史。

（三）询问患者的既往健康状况，有无心脏病、高血压、糖尿病等慢性病史，是否曾患消化系统的疾病，接受了哪些治疗，疗效如何。

二、消化系统常见的临床症状和体征

（一）恶心与呕吐

恶心与呕吐可以单独发生，也可以二者兼而有之，多数情况下会相继出现，先恶心后呕吐。

恶心是指人存在于咽或上腹部的一种急迫的欲吐感和特殊不适感。当出现恶心时，有上腹部胀满不适感，对食物感到厌恶，并常伴有干呕及自主神经功能紊乱，如出汗、头痛、头晕、面色苍白、心率加快等。恶心和短暂的干呕之后，可以发生连续不断且不自主的内脏和身体的运动，结果形成呕吐。

呕吐是指经口腔强有力地将胃内容物或一部分小肠内容物，通过食管逆流出口腔的一种反射动作。它的产生是由一系列复杂而协调的反射动作组成。呕吐过程可分为三个阶段，即恶心、干呕与呕吐。但有时也可以没有恶心或干呕的先兆。呕吐时，首先是幽门收缩与关闭，胃逆蠕动，胃底充盈，继而贲门开放，同时腹肌收缩、膈肌下降、腹压增高，迫使胃内容物通过食管、咽部而排出体外。如果胃的逆蠕动比较弱，或贲门不开，胃内容物无从排出，使患者有欲吐的感觉，则为恶心。呕吐发生的机制是当位于延髓的呕吐中枢接受到来自消化道、其他器官、大脑皮层、前庭器官等传入的有一定强度的冲动时就会产生由呕吐中枢支配的呕吐动作。在呕吐动作中胃起着比较被动的作用，腹肌则提供了主要的喷射力量。因

而在一些严重的、频繁的呕吐后，患者往往会出现上腹部的肌肉疲劳和酸痛不适。有的时候呕吐可以将胃内的有害物质吐出来，是一种自我保护性动作，但剧烈的呕吐大多可以引起严重的不适及损害，如可以引起食管、贲门黏膜撕裂症，如果长时间或者频繁的呕吐可以导致脱水、电解质紊乱等。昏迷情况下发生呕吐还可以引起吸入性肺炎。

消化系统常见的呕吐原因为：①胃源性呕吐：胃黏膜的炎症或胃黏膜受物理、化学、细菌毒物的刺激，幽门痉挛与梗阻等引起；②反射性呕吐：腹腔内感觉神经受刺激引起，见于急性胆道疾病、急性胰腺炎等；③精神因素：如胃肠神经症等，呕吐常与情绪有关。

（二）吞咽困难

吞咽困难是指患者自觉吞咽费力，食物通过口腔、咽部或者食管时的梗阻感觉或疼痛，严重时不能咽下食物。正常人的吞咽过程是很容易的。吞咽流质食物从口腔到胃大约只需3~4秒钟，固体食物也只需要6~8秒，而发生了吞咽困难的患者，除了会感到梗阻和疼痛外，还会感到吞咽的时间延长，感觉到有食团梗阻在食管内，并可准确感知梗阻的部位。

引起吞咽困难常见的消化系统疾病有：

1. 口腔部疾病　常见的有口腔溃疡、扁桃体炎、扁桃体周围炎、各种咽炎、咽壁脓肿、咽部肿瘤、急性喉炎、喉头水肿、喉癌等。

2. 食管疾病　最多见于食管的肿瘤，还常见于食管炎、食管溃疡、食管狭窄、食管异物及先天性食管异常；也可见于弥漫性食管痉挛、贲门失弛缓症、食管裂孔疝等。

（三）反酸与嗳气

反酸是指酸性胃液反流到口腔的现象。在正常情况下，由于食管下端存在着括约肌，此处的压力比胃高，在不进食的时候，贲门口保持关闭状态，另外，胃的蠕动是从胃底向幽门方向进行的，这样能防止胃里的食糜向食管反流。当胃或者食管出现病变，如炎症、溃疡、肿瘤等，胃或者食管的正常功能遭到破坏，此时胃酸分泌增多，贲门口松弛，胃的逆蠕动增加，使胃内酸性液体得以反流进入口腔，造成患者反酸现象，尤其是十二指肠球部溃疡的患者，胃酸分泌明显增多，更容易反酸。经常反酸的患者，酸性胃液可以破坏食管黏膜，容易引起反流性食管炎，使患者产生胸骨后烧灼感。

嗳气是指进入胃内的空气过多而自口腔喷出的现象，通常是一种生理现象，或是一些不良的饮食习惯，如进食或是喝水过急过猛，也可以因为吞咽动作过多，比如因口水过多或过少时引起。嗳气还可以因为消化道，特别是胃、十二指肠、胆道疾病所引起。

（四）呕血

呕血是指患者呕吐血液。可根据患者吐出血液的颜色分为鲜红色、暗红色或者是咖啡样液体。咖啡样液体多指深褐色或是黑色絮状的血液，这是经过胃酸作用后的陈旧血液。呕血通常是上消化道，主要指屈氏韧带以上，包括食管、胃、十二指肠球及十二指肠出血的症状和体征。

患者出现呕血的症状，可由以下消化系统疾病引起：

1. 食管疾病　肝硬化或其他原因引起的门静脉高压致食管中下段静脉曲张破裂造成的出血。食管炎、食管癌、食管裂孔疝、食管贲门黏膜撕裂等疾病也可以引起呕血。

2. 胃和十二指肠疾病　最常见的是消化性溃疡，其次是急性胃黏膜损伤、应激性溃疡、胃癌等。偶见于胃息肉、胃黏膜脱垂、胃平滑肌瘤等疾病。

3. **胰胆系统疾病** 可见于急性出血性胆管炎、壶腹癌、胰腺结石、胰腺癌等，但这些疾病相对少见。

（五）便血

便血是指消化道出血时，血从肛门排出。便血颜色可因出血部位，出血量的多少，以及血液在肠腔内停留时间的长短而异。下消化道出血，如出血量多则呈鲜红，若停留时间较长，则可为暗红色；上消化道出血或小肠出血并在肠内停留时间较长，则因红细胞破坏后，血红蛋白在肠道内与硫化物结合形成硫化亚铁，粪便呈黑色，更由于附着有黏液而发亮，类似柏油，故又称柏油便。少量的消化道出血，无肉眼可见的粪便颜色改变者称为潜血便，黑粪的出现，提示出血量每日在 50~80ml 甚至更多。出血量达到 5ml 以上时潜血试验为阳性。引起便血的常见病因有：

1. **所有可以引起呕血的上消化道疾病等** 此类患者可能会一部分血呕吐出来，还有一部分血从下消化道排出去。

2. **肠道疾病** 如菌痢、阿米巴痢疾、溃疡性结肠炎、克罗恩病、肠结核、急性坏死出血性肠炎、肛瘘、肛裂、直肠损伤等。另外还有内痔、绞窄性肠梗阻、肠套叠、肠系膜动脉栓塞、缺血性肠病、肠黏膜血管畸形等肠道血液循环障碍的疾病。在肠道肿瘤中，引起便血最多的是肠息肉和结肠癌。

（六）腹泻

腹泻是消化系统疾病中常见的一种症状。一般正常人每天排便一次，大便成形。但也有的健康人一天要排便一次以上或是 2~3 天才排一次大便，这也属于正常现象。腹泻是指原来排便习惯改变，排便次数增多，并且粪便变稀薄或含有脓血。腹泻可分为急性与慢性两种，病程超过 2 月以上者属慢性腹泻。腹泻是肠道内保持的水分过多或者是肠内容物通过肠道的时间太快，其水分来不及吸收的结果。腹泻的发生机制很复杂，与肠道内水分吸收过少或分泌过多、肠黏膜功能障碍、肠腔的有效吸收面积缩小、黏膜和血管的通透性改变、肠内容物及分解产物造成渗透压增高、消化不完全，以及肠蠕动过快等因素密切相关。而肠道运动过快除精神因素外，也受肠内容物水分过多、消化不完全、物理、化学性刺激和肠道激素分泌紊乱的影响。

急性腹泻可以分成两大类型，即痢疾样腹泻和水样泻。痢疾样腹泻的特点是肠黏膜有破坏，频频排出脓血样大便，常伴有腹痛和里急后重感；水样泻则黏膜无破坏，多见排出大量水样大便，粪便中不含红细胞和脓细胞，不伴有腹痛和里急后重感。急性腹泻在临床上较为常见，通常与进食感染源或有毒物质相关。感染性急性腹泻，包括细菌、病毒、真菌以及寄生虫等的感染。其中常见的有由细菌引起的菌痢，还有致病性大肠杆菌、沙门菌、变形杆菌以及轮状病毒、肠病毒、阿米巴原虫等引起的感染。

慢性腹泻常见于肠道本身的感染、炎症和吸收功能的异常，例如肠结核、各种慢性的肠道细菌感染、阿米巴痢疾以及溃疡性结肠炎和克罗恩病，还有吸收不良综合征和肠道肿瘤性疾病。有些慢性胃、胰腺和肝胆疾病也可引起腹泻。

（七）便秘

便秘是指人比健康状态时的排便次数减少、粪质坚硬、患者有不适的感觉。在正常情况下，食物通过胃肠道，经过消化、吸收所余残渣的排泄通常需要 24~48 小时，排出的大便是成形的，并且容易排出。若排便间隔超过了 48 小时，大便异常坚硬，排便很困难，称作便秘。

便秘的原因可以分为急性和慢性两种。急性便秘多数由于肛周疾患、肠梗阻、肠麻痹、急性腹膜炎等，或由于疾病卧床活动减少，还有因为喝水太少、饮食结构不协调而引起便秘。慢性便秘又可分为结肠性和直肠性便秘两类。结肠性便秘是结肠内或者结肠外的机械梗阻，结肠的蠕动减弱或丧失以及结肠痉挛所致；直肠性便秘多由于肛门周围或直肠病变引起，还有生活习惯的改变、排便姿势不正确，经常服用强泻药及灌肠等，均可造成直肠黏膜感受器的敏感性降低，使粪块堆在直肠或乙状结肠内，导致慢性粪便嵌塞的急性发作。直肠性便秘更常见于老年人以及久病卧床的患者。便秘还可见于精神抑郁或过于激动，使条件反射发生了障碍而导致。

（八）腹痛

腹痛在临床上是常见的一种症状和主诉，腹痛可以是由器质性疾病引起，也可能为功能性的。腹痛分为急性腹痛和慢性腹痛。慢性腹痛一般起病比较缓慢，病程也比较长，也有的是在急性起病后转为间歇性或是慢性腹痛的。引起腹痛的常见病因可见于：

1. 腹腔脏器的炎症　如急性及慢性胃肠炎、急慢性胰腺炎、胆囊炎、阑尾炎等。

2. 腹腔脏器的扭转、梗阻或扩张　如胃肠道扭转、胆道梗阻等。

3. 腹腔内血管的狭窄与梗阻　如肠系膜动、静脉血栓，门静脉血栓等。

4. 腹膜或脏器包膜的炎症、牵张　如由于胃肠穿孔引起的腹膜炎，急性肝、脾肿大引起的肝脾包膜牵张等。

5. 与神经精神因素相关的肠易激综合征。

（九）腹腔积液

腹腔内的液体过量积聚，旧称腹水。腹腔积液的外观可呈浆液性、血性、脓性和乳糜性，由不同的病因所产生。腹腔积液又分为渗出性和漏出性，它们的区别是根据腹腔积液中蛋白的含量、腹腔积液的比重及含细胞数的多少来划分的。渗出液的外观颜色常混浊呈深黄或脓性、血性、乳糜性，比重高于 1.018，蛋白定性试验阳性，蛋白定量高于 30g/L，内含清蛋白、球蛋白、纤维蛋白原等。葡萄糖定量往往低于血液的含量，细胞计数可大于500 × 10^6/L，在化脓性炎症时，中性粒细胞占优势，细菌学检查常可找到细菌。漏出液外观常为淡黄色，清晰或微混浊，比重低于 1.018，蛋白定性试验呈阴性，蛋白定量低于 30g/L，主要含清蛋白，葡萄糖定量大约与血液的含量相等，细胞计数常少于 100 × 10^6/L，以内皮细胞为主，细菌学检查很少找到细菌。引起腹腔积液常见的病因有肝硬化、布加综合征、重症肝炎、结核性腹膜炎、化脓性腹膜炎、原发性腹膜炎等。

（十）黄疸

胆红素代谢障碍造成血液中胆红素浓度升高，渗入组织导致皮肤、巩膜、黏膜黄染，称为黄疸。正常人血清总胆红素为 8.55～17.1μmol/L（0.5～1.0mg/dl），当血清总胆红素超过 34.2μmol/L（2.0mg/dl）时，临床上便可观察到黄疸。如血清总胆红素已升高，而临床上未出现黄疸者，称为隐性黄疸。

常见的病因有肝细胞性黄疸，如病毒性肝炎、中毒性肝炎；溶血性黄疸，如自身免疫溶血性贫血、败血症；阻塞性或淤胆性黄疸，如胆道结石造成的梗阻、胆管狭窄、胰头癌、壶腹周围癌、胆管细胞癌和肝脏肿瘤等。

三、身体评估

（一）视诊

观察患者的精神状况；体型是否匀称，有无过胖或过瘦；身体姿态，有无强迫体位；皮肤、黏膜有无水肿、黄染；重点观察腹部情况，主要包括腹部外形、腹壁状态、脐部改变、蠕动波及腹部搏动等。腹部外形应注意观察腹部是否对称，有无局部肿胀、隆起或凹陷。腹壁皮肤除检查皮肤的颜色、湿度、水肿，注意有无发白、发红、黄染，还应检查有无色素，如急性出血性胰腺炎腰部呈蓝色。有无瘢痕、疝气，腹壁静脉有无扩张或曲张。仔细观察蠕动波，正常人一般在腹部看不到蠕动波，当胃肠道发生梗阻时，梗阻近端的胃肠道产生阵发性蠕动加强，此时常可看到蠕动波。

（二）触诊

通过触诊进一步了解皮肤的弹性，水肿情况，重点进行腹部触诊。腹部触诊主要检查腹壁紧张度、有无压痛和反跳痛、腹部包块、液波震颤以及肝脾等腹内脏器的情况。

1. 腹壁紧张度　正常人腹壁紧张度适中，触之柔软。炎性或化学性物质刺激腹膜引起腹肌反射性痉挛，腹壁紧张度增加。全腹高度紧张多见于胃肠道穿孔或实质脏器破裂所致急性弥漫性腹膜炎，此时腹壁不仅紧张，而且强直，严重者出现板状腹。结核性腹膜炎，触之为揉面感。右下腹壁紧张多见于急性阑尾炎，右上腹壁紧张多见于急性胆囊炎。

2. 压痛及反跳痛　压按由浅入深，发生疼痛，称为压痛。正常腹部在浅触诊时一般不引起疼痛。出现疼痛的部位多为病变部位，多由炎症、结核、结石、肿瘤引起。左季肋部压痛，见于脾、胰尾、左肾、结肠脾曲和降结肠病变；右季肋部压痛，见于肝、胆、结肠肝曲和升结肠病变；上腹部压痛，见于肝、胆、胃、十二指肠、胰、横结肠病变；脐部压痛见于小肠、肠系膜、横结肠的病变。压痛局限于一点时，称为压痛点。消化性溃疡患者在上腹部剑突下处有明显压痛；胆囊病变时，位于右侧腹直肌外缘与肋弓交界处有明显压痛，称为胆囊点；阑尾炎时，在右髂前上棘与脐连线的外 1/3 与内 2/3 交界处常有压痛，称为阑尾点，又称 McBurney 点。触诊腹部出现压痛后，手指可于原处稍停片刻，给患者适应的时间，然后迅速将手抬起，如此时患者感觉腹痛加重，并有痛苦表情，称为反跳痛。反跳痛是腹膜壁层受炎症累及的征象，多见于腹内脏器的病变累及邻近腹膜时，也见于原发性腹膜炎。

3. 腹部包块　腹部包块多由肿大或异位的脏器、肿瘤、囊肿、炎性组织或肿大的淋巴结所形成。触诊腹部包块时，应注意包块的位置、大小、形态、硬度、质地、移动度、与邻近脏器的关系以及有无压痛和搏动。

4. 液波震颤　腹腔内有大量游离液体时，可有液波震颤，如门脉高压出现腹水时。

（三）叩诊

叩诊可以进一步证实视诊和触诊所得的结果，通过叩诊可知脏器的大小和叩痛的情况，如胃的扩大程度，胃肠道充气情况，腹腔内有无积气、积液和包块等。如肝浊音界消失或代之以鼓音，多见于急性胃肠穿孔；当腹腔内游离腹腔积液在 1000ml 时，可叩得移动性浊音。

（四）听诊

腹部听诊的主要内容有肠鸣音、振水音、摩擦音等。

1. **肠鸣音**　正常情况下，肠鸣音大约每分钟 4~5 次，肠鸣音每分钟 10 次以上称为肠鸣音活跃，见于急性肠炎或胃肠道大出血；肠鸣音响亮、高亢甚至金属音，称为肠鸣音亢进，见于机械性肠梗阻；肠鸣音减弱或消失，见于急性腹膜炎、电解质紊乱等。

2. **振水音**　振水音为胃内气体与液体相撞击发出的声音，空腹或饭后 6~8 小时以上出现振水音，表示胃内液体潴留，见于幽门梗阻、胃扩张等。

3. **摩擦音**　见于脾梗死、脾周围炎、肝周围炎或胆囊炎累及局部腹膜时。

四、辅助检查

（一）粪便检查

粪便检查可以了解消化道及肝、胆、胰腺等器官炎症、出血和寄生虫感染等情况；根据粪便的性状和组成，了解消化情况，借以判断胰腺外分泌功能；粪便潜血检查了解有无消化道出血。

正常成人粪便为黄褐色成形。黏液便可见于肠道炎症；脓性及脓血便见于下段肠道的炎症或肿瘤，如溃疡性结肠炎、局限性肠炎、结肠或直肠癌；鲜血便可见于痔疮或肛裂；柏油样便见于上消化道出血；白陶土样便主要见于各种原因所致的阻塞性黄疸；直条状便说明有直肠狭窄，多见于直肠癌。

显微镜检查用于检查粪便中的细胞，如白细胞、红细胞、肠黏膜上皮细胞、肿瘤细胞；食物残渣，如淀粉颗粒、脂肪小滴和肌肉纤维。

（二）胃液检查

胃液分析作为胃分泌功能的一种检查手段，目的在于了解胃的分泌和运动功能，以及胃液中有无病理性成分。胃液分析主要包括一般性状检查，如胃液的量、色、味、黏液和分层，化学检查和显微镜检查。

基础胃酸分泌量为（BAO）3.90 ± 1.98mmol/h，最大胃酸分泌量（MAO）为 $3~23$mmol/h，高峰胃酸分泌量（PAO）为 20.6 ± 8.77mmol/h。临床上十二指肠壶腹部溃疡胃酸分泌增加，胃酸分泌减少见于胃癌、萎缩性胃炎。正常胃液多为清晰无色，如含有相当量的黏液可呈稍混浊的灰白色，有胆汁反流则呈黄色或黄绿色混浊。咖啡残渣样外观，表示胃内有陈旧性出血，常见于胃癌。正常胃液略带酸味，消化不良或明显胃内容物潴留，有机酸增加时，则有发酵味。晚期胃癌时可有恶臭，小肠低位梗阻时可有粪臭。正常胃液中有少量均匀分布的黏液，慢性胃炎时常见增多而使胃液黏稠度增大。胃液抽出后，静止片刻可形成三层，上层为黏液，中间层为胃液，底层为食物残渣及一些有形成分。病理情况下可见中间层混浊不清或底层增多现象。

胃液的化学检查包括游离盐酸、总酸度和乳酸测定以及潜血试验。胃溃疡患者其酸度可增高，但也可正常，十二指肠溃疡患者增高，而酸度减少主要见于萎缩性胃炎和胃癌的患者。胃癌、胃扩张和幽门梗阻时，乳酸定性试验可呈阳性反应。急性胃炎、消化性溃疡、胃癌时，潜血试验阳性。

正常胃液显微镜检查无红细胞，如果发现红细胞，可见于炎症、溃疡和肿瘤，需进一步将胃液离心找癌细胞。

（三）血液、尿液检查

通过血液和尿液的检查，可以帮助了解消化系统各个器官的病变。常用的检查项目的正常值和临床意义见表44-1。

（四）X线钡餐检查

对消化道溃疡、肿瘤均有诊断意义。

表 44-1　消化系统常用的检查项目

测定项目	参考值	意义
丙氨酸氨基转移酶（ALT）	<30IU/L	肝细胞受损 ALT、AST 均升高
天门冬酸氨基转移酶（AST）	<40IU/L	在肝炎受损时，ALT 灵敏度及特异性大于 AST。当 AST > ALT 时提示重症肝炎
碱性磷酸酶（ALP）	15~40IU/L（Bodansky 法）	各种胆道病变致胆道阻塞时 ALP 增高
血清清蛋白（Alb）	35~55g/L	肝损害时血浆清蛋白（清蛋白、α 和 β 球蛋白）合成减少，γ 球蛋白可以增加，总蛋白通常无显著变化
血清球蛋白（Glb）	20~30g/L	
血清总蛋白（TP）	60~80g/L	
清蛋白/球蛋白（A/G）	1.5~2.5:1	A/G 比值下降常表示慢性肝病肝硬化
甲胎蛋白（AFP）	<25μg/L（血凝法）	主要用于原发性肝癌的诊断和监测，阳性率 80%~90%，100μg/L 以上肝癌可疑，>400μg/L 可做肝癌诊断，动态观察极为重要
血淀粉酶	<20μg/L（RIA） 40~180IU/L	急性胰腺炎血淀粉酶 24h 达高峰，持续 3~5 天。淀粉酶高低与病变严重程度不完全一致，胰外疾病尤其急腹症也可升高
尿淀粉酶	<1000IU/L（Somogi 法）	急性胰腺炎时尿淀粉酶可持续 1 周以上
血清总胆红素	5.1~19.0μmol/L	总胆红素、直接、间接胆红素均增高，常见于肝细胞性黄疸
血清直接胆红素	1.7~6.8μmol/L	总胆红素和直接胆红素增高，见于阻塞性黄疸
血清间接胆红素	3.4~12μmol/L	总胆红素和间接胆红素增高，见于溶血性黄疸

（五）B超检查

通过超声波发射到人体内，利用超声波良好的指向性，遇界面引起反射、折射，在组织中吸收和衰减等物理特性，通过影像的形式，提供脏器的形态、大小、位置和边缘等情况，为临床疾病的诊断提供依据。

（六）CT检查

利用身体每一薄层断面组织密度的不同，构成对 X 线的吸收差别，形成明暗不同的影像，协助临床疾病的诊断。CT 敏感性高，可达到早期诊断的目的，尤其是对实质性脏器的检查，但对某些空腔脏器，如胃、小肠、大肠的炎症、溃疡、出血等病变则无检查意义。

（七）内镜检查

通过内镜可直接观察到病变位的情况。临床常用的内镜检查有胃镜、结肠镜、内镜逆行胰胆管造影（ERCP）。用于胃肠道、胰腺、胆道系统炎症、溃疡、结石、肿瘤的诊断和治疗。

五、心理社会评估

消化系统疾病常为慢性过程，给患者带来身体上的不适和心理方面的痛苦。疾病的不良预后和恶性肿瘤给患者心理上带来很大的压力，会产生悲观、抑郁、焦虑等不良情绪反应。护士应评估患者对疾病的认识程度，对疾病的接受处于哪一阶段（不相信、否认、抑郁、愤怒、重视、接受）。评估患者是否存在焦虑，焦虑的程度，以及引起焦虑的原因。评估患者的个人应对能力，所采用的应对方式。了解患者的社会支持系统，包括家庭成员对患者所患疾病的认识程度，对患者的关心和支持程度。家庭的经济情况，患者接受医疗的付费方式，患者所在工作单位可能提供的支持情况。

（梁晓坤）

第四十五章　食管疾病患者的护理

关键词

gastroesophageal reflux disease（GERD）	胃食管反流病
hiatus hernia	食管裂孔疝
lower esophageal sphincter（LES）	下食管括约肌
non-erosive reflux esophagitis（NERD）	非糜烂性食管炎
reflux esophagitis（RE）	反流性食管炎
transient LES relaxation（TLESR）	一过性下食管括约肌松弛
dysphagia	吞咽困难
esophageal carcinoma	食管癌

第一节　胃食管反流病患者的护理

一、概述

胃食管反流病是指胃十二指肠内容物反流入食管而产生胃灼热、反酸等症状，可引起食管黏膜组织损害和咽、喉、气道等食管以外的组织损伤。反流症状伴有内镜下食管炎表现者称为反流性食管炎；有反流症状但内镜下无食管炎表现者称为非糜烂性食管炎。反复慢性炎性刺激后食管原有鳞状上皮可被化生的柱状上皮增殖所替代，称为 Barrett 食管，这些柱状上皮可出现肠上皮化生，有发展为腺癌的潜在危险。

胃食管反流病在西方国家比较常见，人群中约 7%~15% 有胃食管反流症状；我国北京、上海两地流行病学调查结果显示胃食管反流病发病率为 5.77%，其中反流性食管炎为 1.92%。发病率随年龄增加而增加，40~60 岁为高峰发病年龄，男女胃食管反流病发病比例接近，但男性更易形成反流性食管炎和 Barrett 食管。

二、病因及发病机制

胃食管反流病是多种因素造成的消化道动力障碍性疾病，其发病与食管抗反流机制减弱和反流物对食管黏膜攻击作用有关。

（一）食管抗反流机制减弱

食管抗反流机制包括抗反流屏障、食管对反流物的清除及黏膜对反流物攻击作用的抵抗力。

1. 抗反流屏障减弱　正常时，胃食管交界的解剖结构有利于抗反流，包括下食管括约肌、膈肌脚、膈食管韧带、食管与胃底间的锐角（His 角）等，其中最主要的是下食管括约肌的功能状态。

下食管括约肌是食管末端约 3～4cm 长的环形肌束，正常人静息时下食管括约肌为高压区，其静息压为 10～30mmHg，可防止胃内容物反流入食管；吞咽时下食管括约肌松弛，使食物通过进入胃腔。下食管括约肌张力主要受迷走神经调控，下食管括约肌结构受到破坏或功能下降时，易出现胃食管反流。某些胃肠道激素（如缩胆囊素、胰高血糖素、血管活性肠肽等）、食物（如高脂肪、巧克力等）、药物（如钙离子通道阻滞剂、地西泮等）、腹内压升高（如妊娠、腹腔积液、呕吐等）及胃内压增高（如胃扩张、胃排空延迟等）均可使下食管括约肌压降低而导致胃食管反流。

最新研究表明，一过性下食管括约肌松弛，即非吞咽情况下下食管括约肌自发性松弛也是导致胃食管反流的重要因素，并且发现胃底扩张是引起一过性下食管括约肌松弛的最主要机制。

2. 食管对反流物的清除能力下降　正常情况下食管内容物由食管的推进性蠕动和重力作用排入胃内。遇有反流物时，通过神经反射，立即引起食管继发性蠕动，可有效清除反流物；唾液对食管的冲刷作用和酸碱化学作用以及坐位或立位时反流物的自重影响，都能清除反流物，不损伤食管黏膜。长期平卧位、食管运动缺乏或不协调、唾液分泌障碍等都可削弱食管的清除功能，致反流物在食管内的停留时间延长，导致反流物对黏膜造成损伤而引起或加重胃食管反流病。食管裂孔疝是部分胃经膈食管裂孔进入胸腔的疾病，可破坏 His 角、下食管括约肌和膈脚的抗反流机制，引起胃食管反流并降低食管对酸的清除，从而导致胃食管反流病。

3. 食管黏膜抵抗力下降　食管黏膜的屏障功能包括黏液层、不移动水层和表面 HCO_3^-、复层鳞状上皮及黏膜血液供应等。长期吸烟、饮酒、浓茶以及抑郁、紧张等心理障碍可导致食管黏膜屏障功能受损，黏膜抵抗力下降，不能抵御反流物中的攻击因子如酸、胃蛋白酶、胰酶的损害。

（二）反流物对食管黏膜攻击作用

胃酸与胃蛋白酶是反流物中损害食管黏膜的重要成分，可引起食管黏膜充血、水肿、糜烂和溃疡。但反流物中的胆汁、胰液所产生的损伤较胃酸和胃蛋白酶更甚，其中胆汁可以改变胃黏液特性，使胃黏膜上皮细胞溶解，破坏胃黏膜屏障；胆汁还可使胃窦分泌促胃液素增加并激活卵磷脂酶 A，使胰液中卵磷脂变为溶血卵磷脂，破坏胃黏膜上皮细胞膜。当碱性十二指肠液和酸性胃液中和，pH 值接近中性时，胰酶激活也可引起黏膜损伤，从而形成碱性反流性食管炎。另外，胃食管反流病患者常常有胃排空延迟，使近端胃扩张，易诱发一过性下食管括约肌松弛，导致胃食管反流。

三、病理

长期反复胃食管反流可引起食管黏膜充血、水肿、糜烂、溃疡等病理改变。反流性食管炎的病理组织学改变有：①复层鳞状上皮细胞层增生；②黏膜固有层乳头向上皮腔面延长；③固有层内中性粒细胞和淋巴细胞浸润；④黏膜糜烂或溃疡形成。在 Barrett 食管，可见到齿状缘上移，食管下段鳞状上皮被化生的柱状上皮所替代。

四、护理评估

（一）健康史

询问患者症状出现的时间、频率和严重程度；了解患者饮食习惯如有无进食高脂食物、含咖啡因饮料等；有无烟酒嗜好；有无肥胖及其他疾病，是否服用对下食管括约肌压力有影响的药物等。

（二）身体评估

胃食管反流病的临床表现多样，轻重不一。

1. 反流症状　反酸、反食、嗳气等。常于餐后特别是饱餐后、平卧时发生，有酸性液体或食物从胃及食管反流到口咽部。反酸常伴胃灼热，是胃食管反流病最常见的症状。

2. 反流物刺激食管引起的症状　胃灼热、胸痛、吞咽痛等。胃灼热是一种胸骨后发热、烧灼样不适，常于餐后（尤其是饱食或脂肪餐）1h 出现，躯体前屈或用力屏气时加重，站立或坐位时或服用抗酸药物后可缓解。一般认为是由于酸性反流物刺激食管上皮下的感觉神经末梢所致。反流物也可刺激机械感受器引起食管痉挛性疼痛，严重者可放射到颈部、后背、胸部，有时酷似心绞痛症状。部分患者可有吞咽痛和吞咽困难，常为间歇性发作，系食管动力异常所致，晚期可呈持续性进行性加重，常提示食管狭窄。

3. 食管以外刺激的临床表现　如咽部异物感、咳嗽、咽喉痛、声音嘶哑等。部分患者以咳嗽、哮喘为主要症状，系因反流物吸入呼吸道，刺激支气管黏膜引起炎症和痉挛；或因反流物刺激食管黏膜感受器，通过迷走神经反射性引起支气管痉挛所致。

4. 并发症

（1）上消化道出血　由于食管黏膜炎症、糜烂和溃疡所致，多表现为黑便，呕血较少。

（2）食管狭窄　重度反流性食管炎可因食管黏膜糜烂、溃疡，使纤维组织增生，瘢痕形成致食管狭窄，患者表现为渐进性吞咽困难，尤以进食固体食物时明显。

（3）Barrett 食管　食管黏膜因受反流物的慢性刺激，食管与胃交界处的齿状线 2cm 以上的鳞状上皮被化生的柱状上皮替代，称为 Barrett 食管，是食管腺癌的主要癌前病变。

（三）辅助检查

1. 内镜检查　内镜检查是诊断反流性食管炎的最准确方法，并能判断反流性食管炎的严重程度和有无并发症。内镜下可见食管下段黏膜充血、水肿、糜烂，伴有浅表性溃疡和渗出物，晚期可见瘢痕形成和狭窄。

2. 食管 X 线钡餐检查　可见食管蠕动变弱，食管下段黏膜皱襞粗乱，有时可见小龛影及狭窄现象；头低位时可显示胃内钡剂反流入食管。其对胃食管反流病诊断的敏感性及特异性均较内镜检查低。

3. 24h 食管 pH 监测　有助于明确在生理活动状态下有无过多的胃食管反流，且有助于明确患者的症状是否与酸反流有关，也可以用来监测正在治疗中的患者酸反流的控制情况。目前常用的观察指标是 24h 食管内 pH <4 的百分比、pH <4 的次数、持续 5min 以上的反流次数以及最长反流持续时间。胆汁反流可用 24h 胆汁监测仪（Bilitec-2000）测定。

4. 食管内测压　正常人下食管括约肌压力 10～30mmHg，下食管括约肌压力低于 10mmHg 提示可能出现胃食管反流。

5．质子泵抑制剂（PPI）试验性治疗　PPI 试验是应用较高剂量 PPI 在较短时间内对怀疑胃食管反流病的患者进行诊断性治疗。PPI 试验的敏感性与 pH 监测相似，可达 80%。

（四）心理社会评估

重点评估患者的心理状况、工作及生活中的压力及其对生理心理状况的影响。如有无严重的焦虑或抑郁，对疾病知识的了解程度等。精神紧张、情绪变化和抑郁等均可影响食管动力和感觉功能，并影响患者对症状和疾病行为的感知能力，从而表现出焦虑、抑郁和躯体化精神症状。

五、护理诊断及医护合作性问题

1．疼痛　与反流物对食管黏膜的刺激有关。

2．营养失调：低于机体需要量　与反流所致的食欲减退或吞咽困难有关。

3．焦虑　与症状反复发作有关。

4．知识缺乏　有关疾病方面的知识缺乏。

六、计划与实施

通过治疗和护理，患者能复述疾病相关知识，自觉采取良好的生活方式和饮食习惯，坚持服药，症状缓解或消失，体重维持正常，患者主诉焦虑减轻。

（一）指导患者改变不良生活方式和饮食习惯

1．卧位时将床头抬高 10～20cm，避免餐后平卧和睡前 2h 进食。

2．少量多餐，避免过饱；食物以高蛋白、高纤维、低脂肪、易消化为主，应细嚼慢咽；避免进食可使下食管括约肌压降低的食物，如高脂肪、巧克力、咖啡、浓茶等；戒烟酒。

3．避免剧烈运动以及使腹压升高的因素，如肥胖、紧身衣、束腰带等。

4．避免使用使下食管括约肌压降低的药物，如 β 肾上腺素能激动剂、α 肾上腺素能受体阻断剂、抗胆碱能制剂、钙离子通道阻滞剂、茶碱等。

（二）用药指导

抑制胃酸是胃食管反流病治疗的主要手段，根据医嘱给患者进行药物治疗，注意观察疗效及不良反应。常用药物有：

1．抑制胃酸药物　质子泵抑制剂（如奥美拉唑 20mg BID，兰索拉唑 30mgqd，泮托拉唑 40mg BID，雷贝拉唑 10mg BID 或埃索美拉唑 40mg BID）可有效抑制胃酸分泌，最快速地缓解症状。一天一次应用 PPI 的患者应该在早餐前服用，而睡前服用 PPI 可更好控制夜间酸分泌，通常疗程在 8 周以上，部分患者需要长期服药。也可选用 H_2 受体阻断剂，如西咪替丁、雷尼替丁、法莫替丁等，疗程 8～12 周。适用于轻、中症患者。

2．促动力药物　可增加下食管括约肌压力，改善食管蠕动功能，促进胃排空，减少胃食管反流，改善患者症状，可作为抑酸剂的辅助用药。常用药物有甲氧氯普胺或多潘立酮，餐前半小时服用，服药期间注意观察有无腹泻、便秘、腹痛、恶心等不良反应。

3．黏膜保护剂　可以在食管黏膜表面形成保护性屏障，吸附胆盐和胆汁酸，阻止胃酸、胃蛋白酶的侵蚀，防止其对食管黏膜的进一步损伤。常用药物包括硫糖铝、铋剂、铝碳酸镁等。硫糖铝片需嚼碎后成糊状，餐前半小时用少量温开水冲服，但长期使用可抑制磷的吸收而致骨质疏松。

（三）手术治疗患者的护理

手术治疗的目的是使食管下段形成一个高压带，提高下食管括约肌的压力，阻止胃内容物的反流。适应证包括：①由于不良反应，患者不能耐受长期 PPI 治疗；②PPI 疗效不佳；③患者因不愿长期服药要求手术；④并发出血、狭窄、Barrett 食管等；⑤反流引起严重呼吸道疾病等。通常采用胃底折叠术，近年来开展了腹腔镜下胃底折叠术和内镜下贲门黏膜缝扎术，均取得较好的近期疗效。

1. 术前护理　术前评估患者的生命体征和临床症状、营养状态、心理状态及患者手术有关的知识和术后配合的知识的了解程度；讲解手术操作方法、各项检查目的、配合方法，使患者树立战胜疾病的信心，更好地配合治疗。

2. 术后护理　指导患者深呼吸、有效咳嗽，避免呼吸道并发症；密切观察病情，若观察到胸骨后及上腹部剧烈疼痛、发热等情况，考虑手术并发症的可能，应及时与医师联系。

（四）心理护理

关心体贴患者，告知疾病与治疗有关知识，消除患者紧张情绪，避免一些加重本病的刺激因素，使患者主动配合治疗，保持情绪稳定。

七、预期结果与评价

1. 患者能复述疾病相关知识，自觉采取良好的生活方式和饮食习惯，坚持服药，症状缓解或消失。

2. 患者体重维持正常。

3. 患者主诉焦虑减轻。

（林　征）

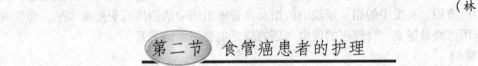

第二节　食管癌患者的护理

一、概述

食管癌是较常见的一种恶性肿瘤，是我国"三大恶性肿瘤"之一。食管癌的患病率有明显的地区性差异。全球范围内，食管癌的高发区分布于中亚一带、非洲、法国北部和中南美。我国是世界上食管癌高发区之一。在我国，以太行山地区、秦岭地区、闽粤交界地区以及湖北、山东、江苏、陕西、甘肃和内蒙古、新疆等省、自治区的部分地区集中高发。食管癌的发病年龄以高年龄组为主。35 岁以前的较少发生，35 岁以后随年龄增高而增高，80%的患者发病在 50 岁以后。我国食管癌发病率和死亡率通常男性高于女性。男女之比约为1.3～3∶1，但高发区男女比例接近。食管癌发生还存在一定的种族差异，我国新疆地区哈萨克居民的食管癌发病率最高，其次是蒙古族、维吾尔族和汉族。我国也是食管癌高死亡率的国家之一，年平均死亡率为 1.3～90.9/10 万，世界人口标化死亡率为 2.7～110.6/10 万。

二、病因及发病机制

食管癌的病因目前尚不清楚，但可能与下列因素有关。

（一）亚硝胺

亚硝胺化合物是一种很强的致癌物，动物实验已证实亚硝胺可诱发食管癌。亚硝胺主要从饮水中进入体内，食管癌高发区居民多饮用亚硝胺污染严重的池塘水。实验证实，高发区居民饮用水经浓缩后有明显的致畸变、突变作用，可诱发食管癌。

（二）霉菌

目前已发现10余种霉菌毒素能诱发动物不同器官的肿瘤。科学研究已发现，用发霉玉米面作饲料喂养大鼠，经过445～649天，5只大鼠中3只发生了食管癌，其余两只大鼠有食管上皮增生。流行病学调查发现，食管癌高发区粮食霉菌污染率高于食管癌低发区粮食霉菌污染率。发霉食物在食管癌发生上除产生霉菌毒素作用外，还可协同食物中的硝酸盐还原成亚硝酸盐，后经胃酸的作用，形成具有致癌作用的亚硝胺。

（三）饮食

食管癌多发生在经济状况较差、较贫困的人群中。一般认为，摄入动物蛋白、维生素C、维生素 B_2 和新鲜蔬菜较少是世界上食管癌高发区的主要特点，也是促进食管癌发生的因素。我国对食管癌高发区居民的膳食营养状况调查发现，高发区居民膳食比较简单，常以玉米、小米、红薯等为主粮，而很少吃新鲜蔬菜、水果和动物类食物。我国食管癌高发区患者维生素 B_2、维生素 A 缺乏是较普遍的。实验证明，维生素 C 在体内或体外能阻断胺类的亚硝基化，并能抑制甲基苄基硝胺对食管的致癌作用。体内维生素 C 的缺乏对食管癌的发生有一定促进作用。热食、粗食、快食均可引起食管黏膜机械性及物理性的刺激和损伤，为致癌物质的进入创造条件。

（四）微量元素

一些微量元素缺乏如铁、锌、铜等缺乏会引起食管上皮增生，实验已证明缺乏锌能促进对小鼠食管癌的诱发。食管癌患者的头发、血清和癌组织中的锌含量常较低。文献报道，高发区人群中血清钼、头发中的钼、尿液中的钼及食管癌组织中的钼均低于正常水平，而钼对癌的抑制作用已经被证实。食管癌的发生与硒的缺乏也有一定的关系。

（五）吸烟

许多流行病学调查发现，食管癌高发区居民吸烟相当普遍，食管癌患者大部分有吸烟史，而一些地区的居民不吸烟，食管癌的发生则很少，故认为，食管癌的发生与吸烟有明显的关系。吸烟能增加食管癌的发生，并随着吸烟量的增加，吸烟时间的延长，发生食管癌的危险性也增加。

（六）饮酒

调查发现，许多食管癌患者有大量饮酒史。我国山东、河北、山西、天津等地调查发现，食管癌患者有饮酒习惯者占40%左右。

（七）遗传因素

人群的易感性与遗传和环境条件有关。我国食管癌高发区普查发现该病有明显的家族倾向，60%以上的食管癌患者有家族史。

（八）人乳头状瘤病毒

研究发现食管上皮增生与乳头状瘤病毒感染有关，食管上皮增生则与食管癌有一定的关系，但两者确切的关系尚待进一步的研究证实。

三、病理

食管癌大多数为鳞癌，少部分为腺癌和未分化癌。病理上可分为：①原位癌；②黏膜内癌或最早期浸润癌；③黏膜下癌或早期浸润癌；④中晚期食管癌。

早期食管癌病灶很小，局限于食管黏膜内（原位癌）。黏膜红肿、隆起、凹陷或糜烂，也可形成颗粒样斑块。按病理形态特征可分为：①隐匿型；②糜烂型；③斑块型；④乳头型或隆起型。

中晚期食管癌按病理形态特征分为四型：①髓质型：食管呈管状肥厚，癌肿浸润食管壁各层及全周，恶性程度高，切面灰白色如脑髓；②蕈伞型：癌肿向腔内生长，边缘明显，突出如蘑菇；③溃疡型：癌肿形成凹陷的溃疡，深入肌层，阻塞程度较轻；④缩窄型：癌肿环行生长，造成管腔狭窄，常较早出现阻塞。

食管癌在黏膜下向食管全周及上、下扩散，也向肌层浸润，并侵入邻近组织。癌的转移主要通过淋巴途径，血行转移发生较晚。

根据食管癌的临床症状、X线表现、手术所见和术后病理检查结果，1976年全国食管癌工作会议上制定了食管癌的临床分期（表45-1）。

表45-1　食管癌临床病理分期

分期	病变长度（cm）	病变范围内	转移
早期0期	不定	限于黏膜层（原位癌）	无
Ⅰ期	<3	侵及黏膜下层（早期浸润）	无
中期Ⅱ期	3~5	侵犯部分肌层	无
Ⅲ期	>5	侵透肌层或有外侵	区域淋巴结转移
晚期Ⅳ期	>5	明显外侵	远处淋巴结转移或有器官转移

四、护理评估

（一）健康史

评估患者的居住地区，是否为食管癌高发区；家族中有无食管癌发病；询问患者的饮食习惯及特点，有无快食、热食、粗食等特殊喜好；是否有吸烟、饮酒的习惯；了解有无慢性疾病，如糖尿病、冠心病、高血压和肝、肾疾病等，并要询问患者是否曾经接受过手术治疗。

（二）身体评估

1. **早期食管癌的临床表现**　早期食管癌患者绝大多数都具有不同程度的自觉症状，而且一个患者可以出现一种或几种症状，常是间歇出现，反复发作，并可受饮食、情绪等多种因素的影响，这些症状可持续数月，甚至2~3年或更长的时间，且一般健康状况不受影响。

（1）吞咽食物梗噎感：早期病例中，该症状最常见，患者多由于大口进食干硬食物或其他不易咀嚼的食物而引起。一般第一次出现梗噎后，不经治疗，症状自行消失，隔数日或数月后再次出现，并逐渐加重。因该症状常与患者情绪波动有关，患者常把该症状的发生与生气联系在一起而忽略病情。

（2）胸骨后疼痛：早期患者此种症状也较多，患者常主诉咽下食物时胸骨后有轻微疼痛，并能指出疼痛的部位。疼痛的性质为烧灼样、针刺样或牵拉摩擦样疼痛。疼痛的程度与食物的性质有关，粗糙、热或有刺激性的食物疼痛较重，而流质、温食则疼痛较轻，一般吞咽时疼痛，而食后减轻或消失。

（3）食管内异物感：患者经常感觉有类似米粒或食物碎片附着于食管壁，吞咽不下，但不感疼痛，常与进食无关，即使不做吞咽动作也有异物感。

（4）进食时食物咽下有停滞感：食物咽下时，自觉下行缓慢或有停留的感觉，该症状只在吞咽时出现，食后消失，与食物的性质无关。

（5）咽喉部干燥与紧缩感：部分患者主诉咽喉部干燥发紧，吞咽食物不利，在吞咽粗糙食物时尤为明显，该症状也常与患者的情绪波动有关。

2. 中、晚期食管癌的临床表现

（1）吞咽困难：进行性吞咽困难是中、晚期食管癌最常见的典型症状，患者最初在大口吃干硬食物时感到梗噎，逐渐可发展到吃普通饮食也需要细嚼慢咽，或用汤、水送下，后来在进食面条、稀饭等半流质饮食时也发生困难，最后连流质饮食、水甚至唾液都无法咽下。

（2）呕吐：由于食管癌变引起病理性分泌物增多，食管狭窄引起食管完全或不完全梗阻，使分泌物、唾液及食物不能完全进入胃内，潴留在食管狭窄上部，刺激食管逆蠕动而发生呕吐，吐出物多为食物、黏液或反流的胃内食物，少数患者可呕出肿瘤的溃烂组织。

（3）疼痛：进食时疼痛最为明显，其性质为持续性钝痛，或向颈部或肩部放射，有时呈突发性疼痛。疼痛多因晚期癌组织外侵，引起食管周围炎、纵隔炎，甚至累及邻近器官、神经及椎旁组织或转移压迫胸腔所致。

（4）体重减轻：患者由于长期进食困难伴有呕吐及疼痛不适，营养状况差，出现不同程度的脱水、消瘦和体重下降。有的患者出现贫血貌、高度脱水、皮肤干燥、极度虚弱、无力等恶病质的表现。

（5）转移灶症状及体征：颈部肿块常发生在锁骨上窝，多为无痛性进行性增大，质地硬。声音嘶哑，当癌肿或转移灶侵及或压迫喉返神经时导致声带麻痹，轻者音调不正常，继之声音嘶哑，重者发音困难，甚至失音。压迫颈交感神经节，则产生颈交感神经综合征。压迫气管、支气管时引起气急和刺激性干咳。侵犯膈神经时，可引起持续性膈肌痉挛，甚至膈肌麻痹。侵犯迷走神经，可使心率加速。压迫上腔静脉，引起上腔静脉综合征。累及臂丛神经可引起上肢发酸，不能上举，由肩背部向手指放射性疼痛，局部感觉异常等。癌细胞侵及气管、支气管或肺组织，发生食管、气管或支气管瘘，引起呛咳、咯血或肺的化脓性炎症，有时出现严重呼吸困难。

（三）辅助检查

1. 食管吞钡 X 线检查 早期食管癌的 X 线表现有：局限性黏膜皱襞增粗和断裂；局限性血管壁僵硬；局限、小的充盈缺损；小龛影。晚期食管癌的 X 线表现一般为充盈缺损、管腔狭窄和梗阻。

2. 食管拉网细胞学检查 患者将双腔管带网气囊咽入胃内，然后给气囊充气，使之膨胀，再慢慢将气囊拉出，食管黏膜表面的细胞随网囊拖出，经过适当的染色，来辨别有无癌细胞，此方法早期病例阳性率可达90%，是一种简便易行的诊断方法，主要用于食管癌高发区现场普查。

3. 内镜检查　对临床高度怀疑而又不能明确诊断的患者，应尽早作食管镜检查，可直接观察病变的部位、范围和形态，并可采取活体组织作病理学检查。

4. 其他检查　放射性核素检查有助于食管癌的早期的诊断；CT 检查可了解食管癌向腔外扩展的情况和有无纵隔、腹内或淋巴转移；超声内镜能准确判断食管癌的壁内浸润深度、异常肿大的淋巴结、肿瘤对周围器官的浸润情况，对肿瘤的分期、治疗方案选择及预后的判断有重要意义。

（四）心理社会评估

1. 评估患者对疾病的认识程度和反应，是否知道自己所患疾病，患者有哪些不良的心理反应，如焦虑、恐惧、愤怒、悲伤等。

2. 评估家庭成员的情况，他们与患者的关系，对患者的关心程度，能否给患者物质和精神上的支持。

3. 评估患者的工作、医疗付费和社会经济情况，能否承受手术和治疗的费用。

五、护理诊断及医护合作性问题

1. 营养失调：低于机体需要量　与食管癌所致的食物摄入不足，机体消耗大有关。

2. 吞咽障碍　与癌肿所致的梗阻有关。

3. 恐惧　与面对恶性疾病的威胁有关。

4. 知识缺乏　与缺乏食管癌治疗、护理和康复方面的知识有关。

5. 疼痛　与手术所致的组织损伤有关。

6. 清理呼吸道无效　与患者术后疼痛不敢咳痰及分泌物黏稠有关。

7. 潜在并发症　出血、肺不张、吻合口瘘、乳糜胸。

六、计划与实施

通过治疗和护理，患者能够正确面对疾病，积极配合治疗和护理，焦虑、恐惧程度减轻；患者能够得到足够的营养，以维持机体正常的代谢；患者能够说出食管癌治疗、护理以及康复方面的知识；术后患者恢复过程中，疼痛得到很好的控制，痰液能够及时排除，呼吸道通畅；护士及时发现并发症的发生。

（一）术前护理

1. 饮食护理　食管癌患者均存在不同程度的吞咽障碍而导致患者出现营养不良，水电解质紊乱，机体抵抗力下降，对手术的耐受力降低。因而，护士应很好地评估患者的吞咽障碍的程度以及营养状况，制定合理、可行的饮食计划，指导患者合理饮食。术前，患者应进食高热量、高蛋白质、富含维生素的半流质或流质饮食，如牛奶、蒸鸡蛋、藕粉、鱼汤、肉汤、菜汤、米汤等。进食过程中，护士应注意观察患者的反应。对于进食非常困难，营养状况差的患者，可进行静脉高营养，或空肠造瘘。

2. 心理护理　食管癌患者术前因进食困难进行性加重，身体日渐消瘦而感到焦急，有些不知道诊断结果的患者会存在猜疑，而已经知道食管癌诊断的患者则会有焦虑、恐惧、愤怒、悲伤等不良情绪，这些心理上的不良反应会使机体免疫力下降，影响疾病的治疗与康复。随着手术的临近，患者会表现出紧张、恐惧，对手术的治疗效果，手术与麻醉是否顺利，术后有无并发症，今后的生活质量均存在疑虑。不同的患者往往存在着不同的表现，有些患者会直接表达出自己的想法，而有些患者则竭力掩饰内心的紧张、恐惧、焦虑等，表现出情绪低落、失眠和食欲下降等。护士应仔细观察患者的反应，并加强和患者及家属间的沟通，及时了解患者和家属对疾病及其治疗的认知和态度，及时了解他们的心理反应，进行耐心的心理疏导，并鼓励家属给予患者以心理支持。对于患者及家属有疑虑的问题给予耐心、详细解答，如术前准备、手术的大致过程、术后的注意事项、手术室及麻醉恢复室的情况等。另外，护士还应为患者提供安静舒适的环境，以保证患者的休息。同时，高质量的护理操作，护理过程中良好的态度对患者的心理调适均起着积极的作用。

3. 术前宣教　护士应评估患者对疾病及其治疗方面知识了解的程度，及时进行讲解和指导，以解除患者顾虑，积极配合治疗和护理。

（1）护士根据患者的具体情况，包括患者对病情的知晓程度、学习的需求和能力，给患者讲解食管癌的治疗方法。

1）手术治疗：手术是食管癌的首选方法。

手术的适应证：①早期食管癌；②中期Ⅱ，中下段食管癌，病变在5cm内，上段在3cm内，全身情况好；③中期Ⅲ，病变在5cm以上，无明显远处转移，全身条件允许，可采用术前放射和术后综合疗法；④放射治疗后复发，病变范围尚不大，无远处转移，全身情况良好者。

手术禁忌证：①临床及X线造影示食管癌病变广泛转移或累及邻近器官，如气管、肺、纵隔等；②已有锁骨上淋巴结等远处转移；③有严重心、肺、肝、肾功能不全；④严重恶病质。

手术的方法根据病变大小、部位、病理分型及患者的全身情况而定，原则上应切除食管的大部分。中、晚期食管癌浸润至黏膜下，食管切除范围应在距肿瘤5~8cm，可以胃、结肠或空肠做食管重建术。对于晚期不能切除肿瘤的病例，进食困难者，可作姑息性减症手术，如食管腔内置管术、胃造瘘术、食管胃转流术或食管结肠转流吻合术，以解决患者进食问题，改善一般状况。

我国食管癌手术效果较好，手术切除率为56.3%~92.9%，5年生存率为18.1%~40.8%，早期食管癌5年生存率为90%。

2）放射疗法：①与手术疗法综合应用：术前照射缩小癌肿及转移的淋巴结，癌肿周围小血管和淋巴管缩小，提高切除率，减少术中癌的播散。对术中切除不完全的病变，术后2~4周再作放射治疗；②单纯放射疗法：用于不能手术，无极度吞咽困难，一般情况尚好的患者；③上段食管癌患者多采用放射治疗作为首选。

3）化学药物治疗：一般用于食管癌切除术后，为提高疗效，以顺铂配平阳霉素、氟尿嘧啶、甲氨蝶呤、长春地辛、或丝裂霉素等二联或四联等组合。

4）内镜介入治疗：①早期食管癌：对于高龄或因其他疾病不能进行外科手术的患者，内镜治疗是一种有效的手段，可行内镜下黏膜切除术或内镜下消融术；②进展期食管癌：可行单纯扩张、食管内支架放置术或内镜下实施癌肿消融术。

（2）向患者介绍手术室、麻醉恢复室的概况及麻醉的方式。食管癌患者手术需进行全麻，术后患者将在麻醉恢复室，待麻醉清醒后，再返回病房或监护室。

（3）告诉患者返回病房后，会带有胃管、胸管和鼻导管，并带有胸带。

4. 术前准备

（1）呼吸道的准备：许多食管癌患者为老年男性患者，有多年吸烟史，多伴有慢性支气管炎、肺气肿且肺功能较差。另外，术后常因伤口疼痛、虚弱无力不愿做深呼吸、咳嗽排痰，而且术后患者长时间卧床，容易导致呼吸道分泌物潴留、肺部感染和呼吸功能不全。因此术前应教育患者戒烟，加强排痰，必要时使用抗生素控制呼吸道炎症。术前要教会患者进行腹式深呼吸和有效咳嗽、排痰，以达到预防术后肺部感染，促进肺的扩张。

（2）口腔卫生：口腔细菌可随食物或唾液进入食管，在梗阻和狭窄部位停留繁殖，增加局部感染的机会，影响术后吻合口的愈合。术前应保持口腔的清洁卫生，每天早晚、进食后、呕吐后均应漱口，刷牙2～3次，以减少随唾液咽下的细菌量。有口腔疾病的患者应积极治疗。

（3）食管准备：食管癌常引起食管梗阻和近端食管炎症、水肿，影响术后吻合口的愈合。对于梗阻不重者，告诉患者每晚饮温开水2杯，以达到食管冲洗的目的。梗阻严重者，术前1周常规应用庆大霉素、甲硝唑分次口服。对于进食后滞留或进食后反流的患者，术前1日晚给予甲硝唑100mg、庆大霉素16万U加生理盐水100ml经鼻胃管冲洗食管和胃，以减轻局部充血水肿、减少术中污染，防止吻合口瘘。

（4）肠道准备：需行结肠代食管手术的患者，术前3天进少渣饮食，并服庆大霉素、甲硝唑等药物，术前晚行清洁灌肠或全肠道灌洗后禁食。

（二）术后护理

患者术后安返病房后，护士应对患者的情况进行仔细评估，评估的内容应包括患者的意识状况，生命体征是否平稳，伤口有无渗血，各种引流管道是否通畅；患者接受了何种手术方式、术中出血、输血及补液情况如何；患者术后心理状况如何，有无焦虑、恐惧、紧张等不良情绪，自我感觉如何，能否配合术后的各项医疗护理措施。

1. 呼吸道护理　术后护士应密切观察患者呼吸的情况，有无呼吸困难，缺氧等征兆，定时听诊双肺呼吸音，有无干、湿啰音。术后第1天，每1～2小时鼓励患者进行深呼吸、吹气球或吸深呼吸训练器，以促进肺的膨胀。对于痰多、痰液黏稠、咳痰无力的患者，可协助患者拍背，进行雾化吸入。若患者出现呼吸浅快、发绀、呼吸音减弱等痰液阻塞现象，应立即吸痰。必要时，可行纤维支气管镜吸痰或气管切开吸痰。

2. 引流管的护理

（1）胸腔闭式引流管的护理：胸腔闭式引流管的放置，有利于胸腔内积液和气体的及时排出，从而防止胸腔内积液、积气对肺和心脏的压迫，影响循环功能，同时有利于保持胸腔内负压，促进肺的复张。胸腔闭式引流管勿扭曲、折叠、受压，以保持胸腔引流管的通畅。护士应定时挤压引流管，并注意观察引流管内水柱的波动情况。正常情况下，水柱随呼吸运动而上下波动。若水柱无波动，说明引流管不通畅，可能是因引流管被血块堵塞，或引流管扭曲、折叠、受压，可适当调整引流管的位置，用手挤压引流管等。若水柱波动范围过大，提示胸腔内有较大空腔存在，这是肺不张和肺扩张不全的信号，应加强呼吸道的护理，应多鼓励患者多做深呼吸、咳嗽、排痰。患者取半卧位，利于肺膨胀，利于引流。护士应密切观察引流液的量、颜色和性状，以了解胸腔内有无出血、感染等情况。若术后引流量在每小时 100ml 以上，呈鲜红色且有较多血凝块，患者出现烦躁不安、血压下降、脉搏加快、尿量减少等血容量不足的表现，应考虑为活动性出血，应立即通知医师，及时采取措施。若引流量多，由清亮转为浑浊，则提示出现乳糜胸，应立即明确诊断，及时采取措施。术后 2～3 天后，引流液的颜色逐渐变浅，量减少至少于 50ml/24h，术侧肺呼吸良好，X 线示肺扩张良好者，可拔除引流管。拔管后护士应注意伤口有无渗出，患者有无胸闷、气促的表现，如有异常，及时报告医师，经 X 线证实后，可行胸穿排液。

（2）胃管的护理：术后患者进行持续胃肠减压，应注意保持胃管的通畅，并妥善固定，防止脱出。胃管脱出后不应盲目再插入，以免造成吻合口瘘。严密观察引流液的量、颜色、性状和气味并准确记录。术中吻合时，在吻合处可有少量渗出性出血，因而术后 6～12 小时可从胃管内吸出少量血性或咖啡样液体，以后颜色会逐渐变浅，转为正常胃液。术后第一个 24 小时引流液约 100～200ml，术后第 2 个 24 小时约 300ml 左右。若引流出大量鲜血或血性液，患者出现烦躁不安、血压下降、脉搏加快、尿量减少等，可能发生吻合口出血，应立即通知医师及时配合处理。胃管不通畅时，可用少量生理盐水冲洗，压力不宜过高，并及时回抽，避免吻合口张力增加，并发吻合口瘘。

3. 饮食护理 食管癌患者术后 1～3 天吻合口处充血水肿，胃肠蠕动尚未完全恢复，需禁食并进行胃肠减压，通过静脉给予葡萄糖、氨基酸、脂肪乳、维生素和矿物质等维持营养需求。术后 3～4 天，胃肠蠕动恢复，肛门排气后，可拔除胃管。停止胃肠减压 24 小时后，可少量饮水，若患者无呼吸困难、胸内剧痛、患侧呼吸音减弱、叩诊浊音及高热等吻合口瘘的症状，可开始进食。患者取半卧位，以防止进食后呕吐。一般在术后 5～6 天开始进流食，包括水、果汁、牛奶、菜汤等，每次 100～200ml，分多次进食，总量在 1500ml 左右，并逐渐加入肉汤、鱼汤。进食期间，护士应严密观察有无吻合口瘘的症状，一旦出现，应立即停止进食，及时通知医师采取措施。术后 7 天可不限量进流食，并逐渐加入半流质饮食，如麦片糊、米粥、烂面、蛋花等。术后 2 周左右，可逐渐过渡至软食，如软饭、鱼、嫩猪肉、蔬菜等。术后患者饮食的供给要根据病情，不要强求一致。约术后 1 个月，患者无不适可进食普食，但应注意细嚼慢咽。食管吻合术后，因胃已拉入胸腔，压迫肺脏，患者可能有胸闷或进食后呼吸困难，护士应指导患者少食多餐，进食量不宜过多，进食速度不宜过快，避免生、冷、硬的食物，特别要注意勿将鱼刺、碎骨头食入。另外，在吃药时也应特别注意大而硬的药片最好研碎再吃。患者进食后应散步 15～20 分钟，以减少胃食管反流。因进食量过多、过快或吻合口水肿所致严重呕吐时，应禁食并给予静脉营养，待水肿消退后再进食。术后 3～4 周如再次出现吞咽困难，应考虑吻合口狭窄，可行食管扩张术。

4. 结肠代食管患者护理 术后护士要严密观察结肠的血运情况，保持置入结肠襻内的减压管的通畅，如出现全身中毒症状，从减压管内吸出大量血性液或呕吐出大量咖啡样液时，应怀疑吻合结肠襻坏死，应立即报告医师进行抢救。如患者出现急性腹膜炎征象，应考虑有无吻合口瘘并及时通知医师。结肠代食管患者因结肠液逆蠕动进入口腔，患者常嗅到粪便气味，护士应向患者解释原因，并告知一般经半年后，此症状会逐步缓解，同时指导患者做好口腔卫生。

5. 吻合口瘘的护理 吻合口瘘是食管手术后最严重的并发症，死亡率高达 50%。吻合口瘘多因缝合技术不佳，吻合口张力太大，吻合不严密，血运被破坏以及患者发生感染、营养不良、贫血、低蛋白血症有关。吻合口瘘的临床表现有呼吸困难、胸腔积液、全身中毒症状，包括黄疸、高热、休克、白细胞增多，甚至菌血症。吻合口瘘多发生在术后 5～10 天，护士应密切观察，一旦发现异常，应立即让患者禁食，及时通知医师并配合处理。吻合口瘘处理的原则是禁食，行胸腔闭式引流，加强抗感染治疗及静脉营养支持，严密观察患者生命体征，出现休克症状时应积极抗休克治疗。吻合口愈合之前应严格禁食，一般吻合口愈合时间为 6 周，护士应向患者解释清楚，并取得患者的理解和配合。因吻合口瘘需再次手术时，护士应积极配合，完善术前准备。

6. 乳糜胸的护理　是食管癌术后较严重的并发症，多因损伤胸导管所致。多发生在术后 2～10 日，护士应严密观察病情，注意患者有无胸闷、气急、心悸、血压下降，观察胸腔闭式引流的量和性状。术后早期因患者进食，乳糜液含脂肪量很少，为淡血性或淡黄色液体，量较多；进食后乳糜液漏出量增加，大量积聚在胸腔内，可压迫肺及纵隔偏向健侧。若乳糜胸未得到及时治疗可造成患者全身消耗、衰竭而死亡，应积极预防和及时处理。诊断成立后应及时吸引胸腔内乳糜液，使肺膨胀，给予肠外营养支持治疗。

7. 放、化疗患者的护理　食管癌患者常常要接受综合的治疗方案，护士应向患者解释治疗的目的，讲清放、化疗过程中可能出现的不良反应，如疲乏、食欲不振、恶心、呕吐、白细胞减少、机体抵抗力下降。为患者提供饮食指导，保证安静、清洁的环境，以保证患者充分的休息，合理的营养，减少感染机会。为放疗患者提供皮肤护理的具体方法，如放射部位勿用手抓挠，勿在放射部位随便涂抹霜、膏等，内衣应柔软，不要将放疗标记擦掉，若不清晰，及时让医师描记清楚。

七、预期结果与评价

1. 患者自述焦虑、恐惧程度减轻，能够正确面对疾病，积极配合治疗和护理。
2. 患者能够得到足够的营养，维持机体正常的代谢。
3. 患者能够说出食管癌治疗、护理以及康复方面的知识。
4. 术后患者恢复过程中，疼痛得到很好的控制。
5. 患者能够及时排除痰液，呼吸道通畅，无肺部并发症的发生。
6. 护士能够及时发现并发症的发生，如出血、肺不张、吻合口瘘。

（梁晓坤）

第四十六章 胃炎患者的护理

》关键词

acute gastritis	急性胃炎
acute erosive and hemorrhagenic gastritis	急性糜烂出血性胃炎
antacids	制酸剂
chronic gastritis	慢性胃炎
chronic non-erosive gastritis	慢性非糜烂性胃炎
dysplasia	不典型增生
gastritis	胃炎
helicobacter pylori	幽门螺杆菌
intestinal metaplasia	肠腺化生
non-steroid anti-inflammatory drug	非甾体类消炎药
prostaglandin	前列腺素

第一节 急性胃炎患者的护理

一、概述

急性胃炎是指胃黏膜的急性炎症，以糜烂和出血为主要改变，故又称为急性糜烂出血性胃炎，病变累及胃窦、胃体，或弥漫分布于全胃。

二、病因及发病机制

（一）急性应激

大手术、大面积烧伤、休克和各种严重的脏器疾病如中枢神经系统病变、肝硬化、门脉高压等均可导致机体发生急性应激，确切机制目前尚未完全明了。一般认为胃黏膜缺血和胃酸反弥散进入黏膜为主要的致病因素，同时有反流的胆汁和胰酶的共同作用。在上述情况下，应激胃黏膜的微循环受到阻碍，出现黏膜相对缺氧，黏液分泌减少，前列腺素合成不足，最终导致胃黏膜屏障破坏，氢离子反弥散，pH 值下降，损伤血管和黏膜，而发生糜烂和出血。部分患者可发生较大出血，少数患者发生急性溃疡出血。

（二）药物性损伤

药物主要是通过损伤胃黏膜的防御功能而引起急性胃炎的。引起胃黏膜损害的机制包括两个方面。第一，药物对胃黏膜的直接损害，胃黏膜层破坏可出现糜烂病灶，从而加强了胃酸对胃黏膜的损害。绝大多数药物对胃黏膜的损害是通过这一作用。第二，药物通过抑制前列腺素的合成造成胃黏膜损害，这类药物主要是非甾体抗炎药和糖皮质激素。常见的引起急性胃炎的药物有非甾体抗炎药，如阿司匹林、吲哚美辛（消炎痛）等，其可能的机制为抑制前列腺素的合成，使黏膜的细胞失去前列腺素的保护而发生出血、糜烂。另外，铁剂、氯化钾口服液等均可引起黏膜发生浅表损伤。

（三）胆汁反流

胃、十二指肠因功能失调出现逆蠕动、频繁恶心、呕吐。Billroth Ⅱ式胃大部切除术后，可出现胆汁反流。胆汁和胰液中的胆盐、磷脂酶 A 和其他胰酶使残胃黏膜发生多发性糜烂。

（四）幽门螺杆菌感染

幽门螺杆菌（Helicabacter pylori，Hp）感染可导致急性胃炎，多发生于慢性胃炎的基础上。

（五）食物

食用过量的茶、咖啡、芥末、红辣椒、丁香、胡椒等均会造成胃黏膜的损伤。粗糙的食物或进食过热的食物，也会损伤胃黏膜。酒的有效成分为乙醇，它能直接破坏胃黏膜屏障，使胃腔内的酸（氢离子）反向弥散进入胃黏膜，引起胃黏膜充血、水肿、糜烂，尤其在大量饮酒或饮烈性酒之后。很多人过量饮酒后出现胃部不适症状，其实是乙醇引起的急性胃炎的表现。

三、病理

急性胃炎发生黏膜破损，但不穿过黏膜肌层，黏膜下或黏膜内血液外渗而无黏膜上皮的破坏，常同时伴有黏膜水肿和脆弱。病变可累及胃窦、胃体，或弥漫分布于全胃。组织学可见在黏膜固有层有中性粒细胞和单核细胞浸润，以中性粒细胞为主，有不同程度的上皮细胞丧失，并见血液渗入，腺体歪曲，渗出物含蛋白质样物质和中性粒细胞。

四、护理评估

（一）健康史

评估患者当前的身体状况，是否存在大手术、大面积烧伤、休克和各种严重的脏器疾病如中枢神经系统病变、肝硬化、门脉高压等急性应激的情况。了解患者有无幽门螺杆菌感染、胃及十二指肠功能失调、Billroth Ⅱ式胃大部切除术史。详细了解患者的用药情况，是否长期服用非甾体抗炎药，是否长期服用铁剂、氯化钾口服液等药物。询问患者的饮食情况，了解其是否喜芥末、红辣椒、丁香、胡椒等辛辣刺激性的调味品。饮食是否粗糙、过热，是否常饮浓茶、咖啡，有无大量饮酒的嗜好等。

（二）身体评估

多数患者无明显临床症状，少数患者可出现上腹不适、饱胀、恶心、呕吐、反酸、嗳气等消化不良的症状。患者以消化道出血为主要表现，一般为间歇性少量出血，可自行停止，也可发生大出血引起呕血和黑便。持续少量出血可引起贫血，并可伴有上腹隐痛、烧灼痛、腹胀、恶心、呕吐等。大量出血可导致昏厥或休克。查体时，患者可有贫血貌，脉搏加快，上腹部或脐周轻压痛，肠鸣音亢进。

（三）辅助检查

1. 胃镜检查　胃体、胃窦部黏膜充血、水肿，并可见多发性糜烂、出血灶。

2. 病理组织学检查　示急性炎症表现，以中性粒细胞浸润为主。

（四）心理社会评估

急性胃炎患者发病急，特别是当患者发生呕血、黑便时，患者常常不知道自己发生了什么问题，会有恐惧和焦虑心理。

五、护理诊断及医护合作性问题

1. 潜在并发症　水、电解质、酸碱平衡失调。
2. 有体液不足的危险　与出血、频繁呕吐、摄入量减少有关。
3. 焦虑　与不知呕血、黑便原因有关。
4. 知识缺乏　与缺乏疾病的治疗和预防的知识有关。

六、计划与实施

护士及时发现患者水、电解质、酸碱平衡失调的发生，通知医师，积极采取措施。患者自述焦虑程度减轻，患者能够复述出急性胃炎的病因、治疗和预防方面的知识。

（一）病情观察

监测生命体征，询问患者有无上腹部不适，观察患者呕吐情况，了解呕吐次数、呕吐物性状。准确记录患者出入量，观察患者皮肤颜色、温度、弹性，及有无消化道出血，是否出现呕血、黑便等。遵医嘱建立静脉通道，必要时配血、输血，以及时补充水、电解质，维持有效循环血量。

（二）保证患者休息

护士应提供安静、舒适的环境，以利于患者休息。嘱患者卧床休息，伴大出血者应绝对卧床休息。除身体上的休息外，还要指导患者精神放松，特别是因急性应激所导致出血的患者，以保证患者身心两方面得以充分休息。

（三）饮食指导

急性期因呕吐、腹泻失水较多，饮食宜少量多次。饮水可补充体液，以防止和改善脱水。可食用米汤、果汁、藕粉、杏仁茶等含碳水化合物高的流食。病情缓解后逐渐过渡到低脂少渣半流食，如白粥、蛋羹、细挂面、蛋花、薄面片、面包等。为避免胃肠道发酵胀气，急性期忌用牛奶、豆浆、蔗糖等产气食品，禁食含纤维较多的各种蔬菜、水果及各种对胃黏膜有刺激的调味品、酒类。病情稳定后宜补充适量易消化的蛋白质食物，如鱼、瘦肉，烹调方法以蒸煮烩等为主，并逐渐增加食物内容和食物量。要注意少食多餐，每日 5～6 餐，防止食入过多造成消化不良。进餐时应细嚼慢咽。告诫患者饮食中避免摄入芥末、红辣椒、丁香、胡椒等辛辣刺激性的调味品和浓茶、浓咖啡等饮料。食物勿过粗糙、过热，嗜酒者应戒酒。

（四）用药护理

向患者解释说明目前所用药物的名称、作用、剂量和用法。急性胃炎的患者可采用下列药物进行治疗：

1. 抑制胃酸分泌的药物　①多选用 H_2 受体阻断剂，能抑制基础胃酸分泌，如西咪替丁，每次 400mg，每日 2 次；雷尼替丁，每次 150mg，每日 2 次；法莫替丁，每次 20mg，每日 2 次。主要的不良反应有腹胀、腹泻、便秘等消化道症状，还可出现面部潮红、骨髓抑制等；②质子泵抑制剂，能有效抑制胃酸分泌，如奥美拉唑，每次 20mg，每日 1～2 次。主要的不良反应有头痛、恶心、呕吐、腹胀、腹泻、便秘、皮疹、眩晕等；③抗酸剂，如胶体铝－镁合剂，每次 20ml，每日 3～4 次。

2. 保护胃黏膜药物　胃黏膜保护剂硫糖铝为首选药物，每次 1.0g，每日 3～4 次，饭前 1 小时及睡前服用。主要不良反应有口干、恶心、胃痛、便秘等。

3. 止血药物　对于出血患者，可采用局部止血治疗，如冰盐水 200ml + 去甲肾上腺素 8～16mg 口服，每次 30～40ml，每 4～6 小时 1 次。大量出血也可用凝血酶直接口服，首次 10000～20000U，以后每次 4000U，每 4～6 小时 1 次，出血停止即可停药。

护士应向患者说明以后用药的注意事项，非甾体抗炎药如果必须使用，应与抗酸剂同时服用，以减少药物对胃黏膜的损害。

（五）心理护理

护士要及时安慰患者，特别是出血的患者，使他们消除紧张情绪。结合患者实际情况介绍导致急性胃炎的原因、如何治疗、将来日常生活中如何预防等方面的知识。护士要做到在执行每一项操作前，给患者详细解释说明操作的目的和意义，以便患者有心理准备，积极配合治疗。

七、预期结果与评价

1. 护士及时发现患者水、电解质、酸碱平衡失调，并通知医师及时处理。

2. 患者情绪稳定，自述焦虑程度减轻。

3. 患者能够复述出急性胃炎的病因、治疗和预防方面的知识，遵从饮食和用药指导，积极配合治疗护理。

第二节　慢性胃炎患者的护理

一、概述

慢性胃炎是指不同病因引起的胃黏膜的慢性炎症或萎缩性病变。一般无黏膜糜烂，也称慢性非糜烂性胃炎。其病理特点为淋巴细胞和浆细胞的黏膜浸润为主，存在少量中性粒细胞和嗜酸性粒细胞。本病十分常见，约占接受胃镜检查患者的 80%～90%，男性多于女性，并随着年龄的增长，发病率逐渐增高。慢性胃炎的分类方法很多，按照病变的解剖部位分可分为慢性胃窦炎（B 型胃炎）和慢性胃体炎（A 型胃炎）。按胃镜形态学观察将慢性胃炎分为浅表性、萎缩性、肥厚性和伴随其他疾病的胃炎。

二、病因及发病机制

慢性胃炎的病因尚未完全阐明，不同类型的胃炎其病因可不同。

（一）慢性胃窦炎

1. 幽门螺杆菌感染　90% 的慢性胃窦炎是幽门螺杆菌（Hp）感染所致。细菌进入胃后借助鞭毛的运动，穿过黏液层定居于胃黏膜小凹处及其邻近上皮表面，附着于上皮细胞膜上。细菌含尿素分解酶分解尿素产生氨，能损伤上皮细胞膜。细菌分泌的毒素引起胃黏膜的炎症，但炎症不引起黏膜糜烂。随着炎症由浅入深，不断加重而形成慢性萎缩性胃炎。

2. 胆汁反流 在幽门括约肌功能不全时，十二指肠内的液体反流入胃内，这些液体含有胆汁、肠液、胰液等，他们对胃黏膜可造成明显的损害而产生炎症，表现为胃黏膜充血、水肿、糜烂或出血。

3. 药物 长期大量服用非甾体抗炎药如阿司匹林、吲哚美辛等，可抑制前列腺素的合成，破坏胃黏膜屏障。另外，长期服用糖皮质激素、铁剂、抗高血压药物等均可造成胃黏膜的刺激。

4. 饮食 长期饮用浓茶、咖啡、烈酒，进食过热、过冷、粗糙的食物，会造成胃黏膜的损伤。

5. 吸烟 烟草中的尼古丁可影响胃黏膜的血液循环，还可导致幽门括约肌的功能紊乱，造成胆汁反流，从而导致胃黏膜的损害。

6. 全身性疾病 肝脏疾病主要是门脉血流受阻，门脉高压造成胃肠道淤血。心脏疾病，如右心功能不全、缩窄性心包炎等导致静脉回流受阻，胃肠道淤血。高血压、糖尿病、动脉硬化等可引起胃肠道缺血，造成胃黏膜损害。肾功能不全、尿毒症患者，体内毒性物质蓄积造成胃黏膜损害。

（二）慢性胃体炎

主要是由自身免疫反应引起。患者血清中能检出抗壁细胞自身抗体（APCA）和抗内因子抗体（AIFA）。APCA破坏黏膜细胞，AIFA的存在影响维生素 B_{12} 的吸收。慢性胃体炎的发病常有遗传素质的参与。

三、病理

慢性胃炎有一个发展的过程。炎症从浅表逐渐向深层扩展到腺体，继之出现腺体的破坏、减少而出现萎缩。病理的改变可有炎性细胞浸润，炎性细胞主要是浆细胞、淋巴细胞，偶有嗜酸性粒细胞。固有膜常见水肿、充血、灶性出血。不同类型慢性胃炎腺体的受损不同，腺体可正常，也可发生萎缩，数目减少。由于腺体萎缩或消失，胃黏膜有不同程度的变薄。随着腺体的萎缩，炎症细胞逐渐减少，黏膜表面上皮细胞萎缩并失去分泌黏液的能力。慢性胃炎的进展，可使胃腺细胞发生形态上的变化，出现幽门腺化生和肠腺化生。幽门腺化生是指胃体腺转变成胃幽门腺的形态。肠腺化生是指胃腺转变成肠腺样，含杯状细胞。胃小凹处上皮可发生增生，增生的上皮和肠化上皮可发育异常，形成不典型增生，中度以上不典型增生与胃癌的发生有关。

四、护理评估

（一）健康史

询问患者的饮食情况，是否长期饮用浓茶、咖啡、烈性酒，进食过热、过冷、粗糙的食物。是否吸烟。了解用药情况，是否长期大量服用非甾体抗炎药，是否经常服用糖皮质激素、铁剂、抗高血压药物等。了解患者家族中有无同类疾病，患者曾患哪些疾病，如门脉高压、右心功能不全、缩窄性心包炎、高血压、糖尿病、动脉硬化、肾功能不全、尿毒症等疾病。评估患者的心理状态，有无长期抑郁、精神紧张、情绪波动等。

（二）身体评估

慢性胃炎病程迁延，并且病情多有反复。患者可有胃肠道症状，少数患者可有长期症状。

胃肠道症状主要表现为消化不良，多数患者有上腹部疼痛，呈持续性胀痛或钝痛，多数与饮食有关，可在进食后出现，空腹时较舒适。饮食不当时，如进食冷食、硬食、辛辣等刺激性食物后，可引起上腹部饱胀、疼痛，有时疼痛剧烈。有的患者可表现为上腹隐痛、嗳气、反酸、呕吐等。有些患者在天气变化时可出现上腹部不适。病程较长的患者可出现全身症状，如乏力、消瘦、头晕、舌炎、神经衰弱等。A 型胃炎可出现明显厌食和体重减轻，可伴有贫血。有典型恶性贫血时，可出现舌萎缩和周围神经病变，如四肢感觉异常等。

（三）辅助检查

1. 胃镜检查 浅表性胃炎时，胃镜可见胃窦黏膜呈红白相间或花斑状，黏液分泌增多，表面有白色渗出物附着。萎缩性胃窦炎时，可见黏膜苍白或灰白色，也可见红白相间，皱襞变细平坦，黏膜薄，可见黏膜下血管纹，上皮增生处可见颗粒状小结节。A 型胃炎病变多位于胃体。

2. 幽门螺杆菌检查 幽门螺杆菌检查阳性，可通过活体组织进行微氧环境下的细菌培养、病理染色，快速尿素酶试验，^{13}C-尿素呼气试验进行检查。

3. 胃液分析 B 型胃炎不影响胃酸分泌，有时反增多。若有 G 细胞受损，胃酸分泌减少。A 型胃炎有胃酸缺乏，严重者无胃酸分泌。

4. 血清学检查 A 型胃炎血清促胃液素水平明显升高，血清中可有抗壁细胞抗体和抗内因子抗体，维生素 B_{12} 水平明显减低。

（四）心理社会评估

慢性胃炎病程长，反复迁延不愈，患者会对治疗失去信心。有些患者需定期进行胃镜检查，以监测病情的变化。因胃镜检查会带来一定的不适，令患者产生紧张、害怕的心理。另外，有些患者会担心检查结果，害怕癌变，因而产生焦虑情绪。

五、护理诊断及医护合作性问题

1. 疼痛 与胃黏膜的慢性炎症有关。

2. 营养失调：低于机体需要量 与慢性炎症所致胃酸分泌减少、消化不良、呕吐有关。

3. 焦虑 与疾病的慢性过程及担心癌变有关。

4. 知识缺乏 与缺乏慢性胃炎治疗和预防复发的知识有关。

六、计划与实施

患者主诉疼痛减轻，焦虑程度减轻，积极配合医疗和护理；患者能够得到所需热量，体重保持在标准体重的 10% 左右；患者能够复述胃炎治疗的方法和在生活中如何减少致病因素，预防胃炎的复发。

（一）饮食护理

通过饮食护理，指导患者合理饮食，这对于慢性胃炎的治疗、康复有着非常重要的意义。护士应告诉患者避免吃各种刺激性食物，如烈酒、浓咖啡、生蒜、芥末等对胃黏膜有损伤的食物。同时应避免吃过硬、过酸、过辣、过冷和过分粗糙的食物，并注意少用油炸、油煎等烹调方法，食物宜清淡软烂。饮食应注意选择营养价值高的食物和含维生素丰富的软食，如牛奶、豆腐、胡萝卜和发酵的食品。贫血者应食用含铁丰富的、肉类、鸡蛋等。饮食要有规律，定时定量，不暴饮暴食，每餐勿过饱，细嚼慢咽，养成良好的饮食习惯，以减轻胃的负担。三次正餐食量少时可于餐间定时加餐。胃酸过多的患者禁用浓肉汤和肉汁，胃酸过少的患者可给浓肉汤和肉汁，或食用酸性食物，如山楂、食用醋等。

（二）活动与休息

慢性胃炎的患者应注意平时生活规律，合理安排工作、学习与休息的时间，保证充足的睡眠，注意劳逸结合，避免过度劳累。

（三）用药护理

幽门螺杆菌感染所致的慢性胃炎，需灭菌治疗。常用的药物有枸橼酸铋钾，其药理作用为胶体铋与炎症渗出物和黏蛋白络合形成复合体，包绕细菌使之失去贴附上皮细胞的能力，继而铋离子进入细菌体内，而致细菌死亡。用法为 110～120mg，每日 4 次，一般需连服 2～4 周。单独使用此种药物远期根除细菌的效果不够理想，故常与其他抗菌药联合使用，如羟氨苄青霉素、替硝唑或呋喃唑酮。对于非幽门螺杆菌感染所致胃炎，可去除病因，对症治疗。有消化不良症状者，可给予胃黏膜保护剂，如硫糖铝等；腹胀、恶心呕吐的患者可用胃动力药，如甲氧氯普胺、多潘立酮；有高酸症状的患者可给乐得胃或西咪替丁；有胆汁反流的患者可给予硫糖铝及胃动力药，以中和胆汁，防止反流。护士要告诉患者药物的正确使用方法：抗幽门螺杆菌药物应餐后服用；解痉镇痛药，如阿托品、丙胺太林等应餐前 1 小时服用；西咪替丁、雷尼替丁、法莫替丁等宜餐后 1.2～2 小时服用；胃动力药餐前半小时服用。同时护士应告诉患者服药后可能出现的不良反应，如上腹部不适、食欲减退、恶心呕吐、口干、心悸、头晕、大便变黑、药物过敏等，停药后上述症状可消失。

（四）心理护理

护士应安慰患者，稳定患者的情绪，说明慢性胃炎经积极治疗预后是良好的，以树立患者战胜疾病的信心，使其消除顾虑，积极配合治疗。对有中度以上不典型增生的患者，告诉他们要定期随访，定期进行胃镜检查，以及时发现病情的变化，及时治疗和处理，如有恶变应及时进行手术及综合治疗，可获得满意的疗效。

七、预期结果与评价

1. 患者主诉疼痛减轻。
2. 患者主诉焦虑程度减轻，积极配合医疗和护理。
3. 患者能够得到所需热量，体重保持在标准体重的 ±10%。
4. 患者能够复述胃炎治疗的方法和在生活中如何减少致病因素，合理饮食，规律生活，预防胃炎的复发。

（梁晓坤）

第四十七章　消化性溃疡患者的护理

>> 关键词

cimetidine	西咪替丁
colloidal bismrth subcitrate（CBS）	枸橼酸铋钾
duodenal ulcer	十二指肠溃疡
famotidine	法莫替丁
gastric ulcer	胃溃疡
H_2-receptor blocker	H_2 受体阻断剂
Helicobacter pylori（Hp）	幽门螺杆菌
nonsteroidal anti-inflammatory drug	非甾体类抗炎药
omeprazole	奥美拉唑
peptic ulcer	消化性溃疡
proton pump inhibitor	质子泵阻滞剂
ranitidine	雷尼替丁

一、概述

消化性溃疡主要是指发生在胃和十二指肠的慢性溃疡，即胃溃疡和十二指肠溃疡，因溃疡的形成与胃酸/胃蛋白酶的消化作用有关而得名。溃疡的黏膜缺损超过黏膜肌层，不同于糜烂。

消化性溃疡是全球性常见病。西方国家资料显示，自 20 世纪 50 年代以后，消化性溃疡发病率呈下降趋势。我国临床统计资料提示，消化性溃疡患病率在近十年来亦开始呈下降趋势。本病可发生于任何年龄，但中年最为常见，十二指肠溃疡好发于青壮年，而胃溃疡多见于中老年，后者发病高峰比前者约迟 10 年。男性患病比女性较多。临床上十二指肠溃疡较胃溃疡多见，两者之比约为 2～3：1，但有地区差异，在胃癌高发区胃溃疡所占的比例有增加。

二、病因及发病机制

消化性溃疡是一种多因素疾病，其中幽门螺杆菌（Hp）感染和服用非甾体类抗炎药是已知的主要病因。溃疡发生是黏膜侵袭因素和防御因素失平衡的结果，胃酸在溃疡形成中起关键作用。对胃、十二指肠黏膜有损伤的侵袭因素包括胃酸和胃蛋白酶的消化作用、Hp 感染、非甾体类抗炎药，以及其他如胆盐、胰酶、乙醇等，其中 Hp 感染和非甾体类抗炎药是损害胃黏膜屏障，导致消化性溃疡的最常见病因。胃、十二指肠黏膜的自身防御 - 修复因素包括黏液/碳酸氢盐屏障、黏膜屏障、黏膜血流量、细胞更新、前列腺素和表皮生长因子等。

一般而言，胃、十二指肠黏膜的这一有效的防御－修复机制，足以抵抗胃酸/胃蛋白酶的侵蚀，只有当某些因素（如 Hp 感染、非甾体类抗炎药）损害了这一机制，才可能发生胃酸/胃蛋白酶侵蚀黏膜而致溃疡形成。少数情况下，胃酸分泌过度远远超过黏膜的防御作用时亦致溃疡形成。

1. 幽门螺杆菌感染　大量研究表明 Hp 感染是消化性溃疡的主要病因。其主要证据为：①消化性溃疡患者 Hp 检出率显著高于对照组的普通人群，在十二指肠溃疡的检出率约为90%、胃溃疡约为 70%～80%；②大量临床研究肯定，成功根除 Hp 后溃疡复发率明显下降，用常规抑酸治疗后愈合的溃疡年复发率 50%～70%，而根除 Hp 可使溃疡复发率降至5% 以下，这就表明去除病因后消化性溃疡可获治愈。但为何在感染 Hp 的人群中仅 15% 左右的人发生消化性溃疡，一般认为这是 Hp（不同毒力菌株）、宿主（遗传及机体状态）和环境因素三者相互作用的不同结果。

2. 非甾体类抗炎药　非甾体类抗炎药如阿司匹林、吲哚美辛等是引起消化性溃疡的另一重要原因。大量研究资料表明，服用非甾体类抗炎药患者发生消化性溃疡及其并发症的危险性显著高于普通人群。非甾体类抗炎药可直接作用于胃、十二指肠黏膜，透过细胞膜弥散入黏膜上皮细胞内，细胞内高浓度非甾体类抗炎药产生细胞毒而损害胃黏膜屏障。此外，非甾体类抗炎药还可通过抑制胃黏膜生理性前列腺素 E 合成，削弱后者对黏膜的保护作用。

3. 胃酸和胃蛋白酶　消化性溃疡的最终形成是由于胃酸/胃蛋白酶对黏膜自身消化所致。因胃蛋白酶活性是 pH 依赖性的，在 pH >4 时便失去活性，因此在探讨消化性溃疡发病机制和治疗措施时主要考虑胃酸。无酸情况下罕有溃疡发生以及抑制胃酸分泌药物能促进溃疡愈合的事实均确证胃酸在溃疡形成过程中的决定性作用，是溃疡形成的直接原因。胃酸的这一损害作用一般只有在正常黏膜防御和修复功能遭受破坏时才能发生。

4. 其他因素　下列因素可能对消化性溃疡的发生有不同程度的影响：①吸烟：吸烟者消化性溃疡的发生率比不吸烟者高，其机制尚不明确，可能与吸烟增加胃酸分泌、减少十二指肠碳酸氢盐分泌、降低幽门括约肌张力和增加黏膜损害性氧自由基等因素有关；②遗传因素：消化性溃疡有家庭聚集现象，O 型血者易患十二指肠溃疡等，被认为也可能与幽门螺杆菌感染因素有关，故遗传因素的作用仍不能肯定；③胃十二指肠运动异常：部分胃溃疡患者胃排空延缓，可引起十二指肠液反流入胃而损伤胃黏膜；部分十二指肠溃疡患者胃排空增快，可使十二指肠酸负荷增加。上述原发病因能加重幽门螺杆菌或非甾体类抗炎药对胃黏膜的损伤；④应激：急性应激可引起应激性溃疡，长期精神紧张、焦虑或情绪容易波动的人或过度劳累，可能通过神经内分泌途径影响胃十二指肠分泌、运动和黏膜血流调节，而使溃疡发作或加重。

三、病理

消化性溃疡大多为单发，也可多个，呈圆形或椭圆形。十二指肠溃疡多发生于壶腹部，前壁较常见；胃溃疡多发在胃角和胃窦小弯。十二指肠溃疡直径多小于 10mm，胃溃疡则稍大。溃疡浅者累及黏膜肌层，深者则可贯穿肌层，甚至浆膜层，穿破浆膜层时可致穿孔，血管破溃引起出血。溃疡边缘常有增厚，基底光滑、清洁，表面覆有灰白或灰黄色纤维渗出物。

四、护理评估

（一）健康史

患者有腹痛、消化不良症状，且呈现以下特点：①慢性过程反复发作，病史可达几年或十几年；②周期性发作，发作期与缓解期相交替。发作有季节性，常发生于秋冬或冬春之交；③节律性上腹痛。

（二）身体评估

1. 症状　上腹痛为主要症状。可为钝痛、灼痛、胀痛或剧痛，也可仅有饥饿样不适感。疼痛部位多位于上腹中部、偏右或偏左。多数患者疼痛有典型的节律，与进食有关。十二指肠溃疡的疼痛常在餐后 3~4h 开始出现，如不服药则持续至下次进餐后才缓解，即疼痛－进餐－缓解，故又称空腹痛。约半数有午夜痛，患者常被痛醒。胃溃疡也可出现节律痛，但餐后出现较早，约在餐后 1/2~1h 出现，下次餐前自行消失，即进餐－疼痛－缓解。午夜痛也可发生，但不如十二指肠溃疡多见。

部分患者无上述典型症状，仅表现为无规律性的上腹隐痛不适，伴胀满、厌食、嗳气、反酸等症状，多见于胃溃疡患者。

2. 体征　溃疡活动期可有上腹部固定而局限的轻压痛，十二指肠溃疡压痛点常偏右。缓解期则无明显体征。

3. 并发症

（1）出血：消化性溃疡是上消化道出血的最常见病因，约占所有病因的50%。出血所致表现取决于出血的速度和量。轻者仅表现为黑便、呕血，重者可出现周围循环衰竭，甚至低血容量性休克，应积极抢救。

（2）穿孔：溃疡病灶向深部发展穿透浆膜层则并发穿孔。消化性溃疡穿孔的表现形式有三种：①急性穿孔：临床常见，溃疡常位于十二指肠前臂或胃前壁，穿孔后胃肠内容物渗入腹膜腔而引起急性弥漫性腹膜炎，又称游离穿孔；②慢性穿孔：溃疡穿透并与邻近器官、组织粘连，穿孔时胃肠内容物不流入腹腔，又称穿透性溃疡；③亚急性穿孔：邻近后壁的穿孔或游离穿孔较小时，只引起局限性腹膜炎。急性穿孔引起突发的剧烈腹痛，多自上腹开始迅速蔓延至全腹，腹肌强直，有明显的压痛和反跳痛，肝浊音区消失，肠鸣音减弱或消失，部分患者出现休克。慢性穿孔所致的症状不如急性穿孔剧烈，往往表现为腹痛规律发生改变，变得顽固而持久，疼痛常放射至背部。亚急性穿孔症状较急性穿孔轻且体征较局限。

（3）幽门梗阻：约见于 2%~4% 的病例。幽门梗阻主要由十二指肠或幽门管溃疡引起。幽门梗阻使胃排空延迟，上腹胀满不适，疼痛于餐后加重，常伴蠕动波，并有恶心、呕吐，大量呕吐后症状可暂缓解，呕吐物含发酵酸性宿食。严重呕吐可致失水、低氯低钾性碱中毒、营养不良和体重减轻。上腹部空腹振水音、胃蠕动波以及空腹抽出胃液量大于200ml 是幽门梗阻的表现。

（4）癌变：少数胃溃疡可癌变，癌变率在1%以下，十二指肠溃疡则极少见。长期胃溃疡病史，年龄45岁以上，症状顽固，经正规治疗无效，粪潜血持续阳性，应考虑癌变的可能。

（三）辅助检查

1. 胃镜和胃黏膜活组织检查　是确诊消化性溃疡的首选检查方法。胃镜检查可直接观察溃疡部位、病变大小、性质，并可在直视下取活组织做病理检查和幽门螺杆菌检测。内镜下，消化性溃疡多呈圆形、椭圆形或呈线形，边缘光滑，底部有灰黄色或灰白色渗出物，溃疡周围黏膜可充血、水肿，可见皱襞向溃疡集中。

2. X线钡餐检查　适用于对胃镜检查有禁忌或不愿接受胃镜检查者。溃疡的X线征象有直接和间接两种；龛影是直接征象，对溃疡有确诊价值；局部压痛、十二指肠壶腹部激惹和球部畸形、胃大弯侧痉挛性切迹均为间接征象，仅提示可能有溃疡。

3. 幽门螺杆菌检查　其结果可作为选择根除幽门螺杆菌（Hp）治疗方案的依据。可通过侵入性（如快速尿素酶测定、组织学检查和Hp培养等）和非侵入性（如^{13}C或^{14}C尿素呼气试验、粪便Hp抗原检测等）方法检测出Hp。其中^{13}C或^{14}C尿素呼气试验检测Hp感染的敏感性及特异性均较高而无需胃镜检查，常作为根除治疗后复查的首选方法。

4. 粪潜血试验　活动期消化性溃疡常有少量渗血，使粪便潜血试验阳性，但一般短暂，经治疗1～2周转阴。如果持续阳性，应怀疑有癌肿可能。

（四）心理社会评估

患者的生活方式、职业、家庭、社会、休闲活动会对溃疡病有影响，如职业压力、无法表达敌意、情绪紧张、A型人格特质倾向（责任感重、事事追求完美、自我期望高的人）等是溃疡病的促发因素，因此护士要对患者的生活方式、职业及家庭状况进行评估，同时要判定患者生活环境中的压力源及患者应对压力的能力，要了解患者常用的应对方式及解决问题的策略。由于饮食因素，如进食匆忙，喜欢刺激性食物，进餐不定时，暴饮暴食，吸烟过多，饮酒或饮用咖啡过多也是溃疡病的促发原因，故这些方面也是护士要评估的重点。

五、护理诊断及医护合作性问题

1. 疼痛　与胃十二指肠黏膜受侵蚀、刺激有关。
2. 潜在并发症　出血、穿孔、幽门梗阻、癌变。
3. 知识缺乏　缺乏防止疾病复发的知识，不了解日常生活中的注意事项，缺乏手术前后的有关知识。
4. 焦虑　与担心疾病过程及预后有关。
5. 营养不良　低于机体需要量，与疾病的慢性过程和反复发作有关。
6. 自理能力缺陷　与并发症发生有关。
7. 活动无耐力　与并发症发生有关。

六、计划与实施

消化性溃疡治疗和护理的目的在于消除病因、控制症状、促进溃疡愈合、预防复发和避免并发症发生。

（一）一般护理

首先要确保患者获得充分的休息，保持情绪稳定。通过培养和发展娱乐方式、锻炼方式、放松技巧，通过学习如何安排时间、如何建立和谐的人际关系，使其身心压力源去除，减少胃酸的分泌，以增进溃疡组织的修复。精神紧张、情绪波动时可用安定药如氯氮（利眠宁）、地西泮（安定）、多赛平（多虑平），以稳定情绪、解除焦虑，但不宜长期使用。

帮助患者戒烟、戒酒也是治疗和护理的一部分。患者应禁用非甾体类抗炎药如阿司匹林、吲哚美辛、保泰松等。

（二）饮食护理

评估患者的营养状况，饮食上要强调进餐的规律性，鼓励细嚼慢咽，避免粗糙、过冷过热和刺激性大的饮食，活动期限制粗粮、杂豆、硬果、多纤维食物（竹笋、芹菜、韭菜、豆芽、生萝卜、苤蓝、洋葱、菠菜、草莓、山楂）、油炸食物、干辣椒、芥末、胡椒、咖喱、浓茶、咖啡、汽水等，应摸索并排除某些引起胃部不适或疼痛的食物。症状严重者可暂时进流食或半流食，少食多餐，以减轻对胃部的刺激。牛乳和豆乳虽能稀释胃酸于一时，但其所含钙质吸收后能反过来刺激胃酸分泌，故不宜多饮。

（三）药物治疗与护理

护士要评估、记录疼痛发作的次数、时间、性质、部位、节律、诱发因素和缓解方法。为患者安排安静、不受干扰且无压力的环境，提供减轻疼痛的方法，如听音乐、沐浴、背部按摩等松弛身体的方法。护士应遵医嘱给予患者药物治疗。

1. 降低对黏膜侵袭力的药物

（1）H_2 受体阻断剂：H_2 受体阻断剂能阻止组胺与其 H_2 受体相结合，使壁细胞胃酸分泌减少。常用的药物有西咪替丁、雷尼替丁、法莫替丁。西咪替丁作用最弱，法莫替丁作用最强，雷尼替丁介于两者之间。有观察显示，如果一天有 18 小时胃酸分泌显著受抑，则溃疡一般能愈合，一日量分 2～3 次给予，可达到此目的；一日量夜间一次给予，也可收到良好治疗效果。一日量西咪替丁 800mg，雷尼替丁 300mg，法莫替丁 40mg。十二指肠溃疡在服药后 4 周溃疡愈合率约为 80%，余者半数经服药 6～8 周愈合。不论愈合与否，大多数患者的症状 1～2 周内消失。胃溃疡愈合较十二指肠溃疡慢，治疗时间一般需要 8～12 周。H_2 受体阻断剂不良反应很少，主要为头痛、乏力、嗜睡、腹泻。血清肌酐可以升高，但不严重影响肾功能，也可引起血清转氨酶升高，但在停药后可恢复正常。

（2）质子泵阻滞剂：壁细胞分泌酸的最后一个环节是微泌管膜上的质子泵（H^+-K^+ ATP 酶），能推动胞质内的 H^+ 与管腔内的 K^+ 交换，使 H^+ 排出细胞外。质子泵被阻断后，抑制胃酸分泌的作用远较 H^+ 受体阻断剂为强。现最常用的质子泵阻滞剂是奥美拉唑，常用剂量 20～40mg/d，能抑制 24 小时胃酸分泌的 90%。此药抑酸作用强而时间长，可在 2～3 天控制症状，并使溃疡很快愈合。奥美拉唑的另一优点是能抑制幽门螺杆菌的生长，作用机制不明。同 H_2 受体阻断剂相比，奥美拉唑对胃溃疡的愈合作用不如对十二指肠溃疡，需要服用较长时间。

（3）制酸剂：是传统的治疗消化性溃疡的药物。由于新的有效药物的产生，已较少使用。不溶性的制酸剂如胶体铝镁合剂（氢氧化铝和镁乳合剂）仍被应用，餐间服中和胃酸作用可达 3～4 小时，小剂量 15～30ml，3 次/日即有效。

2. 增强黏膜防御力的药物

（1）枸橼酸铋钾（CBS）：CBS 在酸性胃液中能与溃疡面渗出的蛋白质相结合，形成一层保护膜覆盖溃疡，使之不受胃酸侵袭，让黏膜的修复不受胃酸干扰。此外 CBS 还有促进上皮重建、加强胃黏膜黏液 HCO_3^- 屏障的作用。CBS 的另一个特点是能杀灭幽门螺杆菌。临床用量一次 120mg，4 次/日，餐前服，服药可使粪便变黑。此药所含铋的吸收量虽少，但有积蓄作用，应避免长期服用以防中毒。

（2）硫糖铝：硫糖铝的抗溃疡作用与 CBS 相似，但不能杀灭幽门螺杆菌。硫糖铝能引起便秘。由于铝能被少量吸收，因此对肾衰竭者不宜长期使用。

（3）前列腺素：前列腺素有细胞保护作用，能促进上皮细胞 DNA 的合成，并能促进黏液和 HCO_3^- 分泌而加强胃黏膜屏障；前列腺素还可与壁细胞膜上受体结合，抑制腺苷酸环化酶，减少 cAMP 的生成，继之抑制胃酸分泌。现有两种合成的前列腺素：米索前列醇和恩前列素。此药服用后约 1/3 病例可发生腹绞痛和腹泻，且价格昂贵，故不作为治疗的首选药。

3. 根除幽门螺杆菌的药物　根除幽门螺杆菌（Hp）的治疗方案大体上可以分为以 PPI 为基础和以 CBS 为基础的方案两大类。一种 PPI 或一种铋剂加上克拉霉素、羟氨苄青霉素（阿莫西林）、甲硝唑（或替硝唑）等抗生素中的两种组成三联治疗方案（表 47-1）。疗程一周，Hp 根除率 90% 以上。对于三联疗法失败者，一般用 PPI + 铋剂 + 两种抗生素组成的四联疗法。

表 47-1　根除幽门螺杆菌的三联疗法方案

PPI 或胶体铋剂	抗菌药物
奥美拉唑　40mg/d	克拉霉素　500～1000mg/d
兰索拉唑　60mg/d	阿莫西林 1000～2000mg/d
枸橼酸铋钾　480mg/d	甲硝唑　800mg/d
选择一种	选择两种
上述剂量分 2 次服，疗程 7 天	

4. 中医疗法　祖国医学认为消化性溃疡属"胃脘痛"范畴。辨证分类和治则如下：①脾胃虚寒型，治则为温脾健胃、益气建中，代表方为黄芪建中汤加减；②肝郁气滞型，治则为疏肝理气，和胃止痛，代表方为柴胡疏肝散加减；③火郁伤阴型，治则为养阴柔肝，消火解郁，代表方为化肝煎合一贯煎加减；④血瘀型，治则为化瘀通络，代表方为失笑散合海浮散加减。

（四）并发症护理

1. 上消化道大出血　消化性溃疡是上消化道大出血（多于 1000ml）最常见的病因，约占患者的 10%～25%。临床表现为黑粪伴或不伴呕血，同时有失血性周围循环衰竭的症状如头晕、心悸、出汗、恶心、口渴、晕厥等。青壮年虽无消化性溃疡史而突然发生黑粪或呕血时，也应首先考虑消化性溃疡为病因。

慢性、周期性、节律性上腹痛提示出血来自消化性溃疡，特别是在出血前疼痛加剧，出血后减轻或缓解，更有助于消化性溃疡的诊断。急性出血后血白细胞计数常有增高。内镜检查是上消化道出血病因确诊的重要检查手段，一般主张出血后 24～48 小时内进行紧急内镜检查，同时还可以经内镜做紧急的止血治疗。X 线钡餐检查可在出血已经停止和病情基本稳定数天后进行。

为防止大出血的发生，护士要严密监测是否有出血征象，如血压下降、脉搏速率加快、皮肤湿冷、脸色苍白、排黑便或呕血等。护士要学会判断出血量：粪潜血试验阳性者提示每日出血量在5ml以上；黑粪的出现一般须每日出血量在50~70ml以上；胃内储积血在250~300ml可引起呕血；一次出血量不超过400ml时，一般不引起全身症状。

抢救出血患者须让其卧床休息，保持安静，取平卧位并将下肢抬高。保持呼吸道通畅，必要时吸氧，要避免呕血时血液吸入引起窒息。对患者的观察包括：呕血和黑便情况，神志变化，脉搏、血压、呼吸情况，皮肤、甲床色泽，周围静脉特别是颈静脉充盈情况，每小时尿量，红细胞计数、血红蛋白、血细胞比容、血尿素氮，中心静脉压测定。护士应立即配血，尽快用大号针进行静脉输液，或经锁骨下静脉插管输液与测量中心静脉压。输液开始宜快，用生理盐水、林格液、右旋糖酐或其他血浆代用品，尽快补充血容量。

止血可用去甲肾上腺素8mg加入100ml水中分次口服，或做鼻胃管滴注。也可用西咪替丁静脉滴注400mg，每6~8小时1次，或雷尼替丁静脉滴注50mg，每6~8小时1次，也可用法莫替丁或奥美拉唑静脉滴注。

可经内镜对出血灶喷洒止血药，用8%去甲肾上腺素使血管收缩，或用孟氏溶液起收敛作用，也可用凝血酶，均能暂时止血。

2. 消化性溃疡穿孔　可引起三种后果：①溃疡穿破入腹腔引起弥漫性腹膜炎；②溃疡穿透至毗邻实质脏器如肝、脾、胰等；③溃疡穿透入空腔脏器如结肠、胆管、胆囊等。约6%~10%的十二指肠溃疡和2%~5%的胃溃疡可发生游离穿孔。十二指肠溃疡穿孔多发生于前壁，胃溃疡穿孔多发生于小弯。穿孔主要表现为突发剧烈腹痛，持续而加剧，先出现于上腹，继之逐步延及满腹，腹壁成板样僵直，有压痛和反跳痛，半数有气腹症，肝浊音区消失，部分出现休克状态。护士一旦发现上述征象，应建立静脉通路，输液以防止休克；插入鼻胃管进行抽吸引流，以减轻腹胀，并预防消化液流入腹腔造成腹膜炎。

3. 幽门梗阻　约见于2%~4%的病例，主要发生在十二指肠球部溃疡或幽门管溃疡。溃疡急性发作时可因炎症水肿和幽门平滑肌痉挛引起暂时性梗阻，可随炎症的好转而缓解。慢性梗阻主要由于瘢痕收缩而呈持久性。幽门梗阻使胃排空延迟，上腹胀满不适，疼痛于餐后加重，常伴蠕动波，并有恶心、呕吐，大量呕吐后症状可暂时缓解，呕吐物含发酵酸性宿食。严重呕吐可致失水和低氯低钾性碱中毒，常发生营养不良和体重减轻。如果清晨空腹时检查胃内有震水声，插胃管抽液量大于200ml，则应考虑本症的存在，应进一步作X线或胃镜检查。

对于幽门梗阻的患者应准确记录出入量，行血清钾、钠、氯测定和血气分析，及时补充液体和电解质，保证尿量在每日1000~1500ml。插入胃管连续72小时胃肠减压，抽吸胃内容物和胃液。患者病情好转后可进流食，但同时要测量胃内潴留量，记录潴留物的颜色、性质和气味。禁止患者吸烟、饮酒和进刺激性食物，禁用抗胆碱能药物，如阿托品等，以防减少胃、肠蠕动，加重梗阻症状。

4. 癌变　少数胃溃疡可发生癌变，十二指肠溃疡则否。胃溃疡癌变发生于溃疡边缘，癌变率估计在1%以下。长期慢性胃溃疡病史，年龄在45岁以上，症状顽固而经严格的8周治疗无效，且粪潜血持续阳性者，应考虑癌变可能，须作进一步检查。

（四）手术治疗与护理

没有并发症的消化性溃疡绝大多数无需手术治疗。鉴于手术本身有时出现术后并发症和后遗症，决定手术治疗和采取何种手术应持谨慎态度。一般手术治疗的指征有：①大量出血经内科紧急处理无效；②急性穿孔；③器质性幽门梗阻；④胃溃疡疑有癌变；⑤胃溃疡经积极内科治疗而毫无疗效者。

手术的类型包括：①幽门成形术；②迷走神经切断术；③胃大部切除术；④全胃切除术。胃大部切除术和迷走神经切断术是我国最常用的方法。

1. 胃大部切除术　切除范围是：胃远侧2/3～3/4，包括胃体的大部，整个胃窦部、幽门和部分十二指肠壶腹部，胃大部分切除之所以能够治愈溃疡，是因为：①切除了整个胃窦部黏膜，消除了由于促胃液素引起的胃酸分泌；②切除了大部分胃体，使分泌胃酸和胃蛋白酶原的腺体数大为减少，使神经性胃酸分泌也有所减少；③切除了溃疡的好发部位，绝大多数溃疡发生在邻近幽门的十二指肠壶腹部、胃窦部；④切除了溃疡本身，解决了慢性不易愈合的问题。胃大部切除术的手术方式很多，但基本上可分为两大类，毕Ⅰ式和毕Ⅱ式，毕Ⅰ式是指胃大部切除后，将残留胃直接和十二指肠吻合，多用于胃溃疡。毕Ⅱ式是指胃大部分切除后，将残留胃和上端空肠吻合，而将十二指肠残端自行缝合，适用于各种情况的胃十二指肠溃疡。

2. 迷走神经切断术　是治疗十二指肠溃疡的方法。切断了迷走神经，消除了神经性胃酸分泌，也就从根本上消除了导致十二指肠溃疡发生的主要因素；消除了迷走神经引起的促胃液素分泌，从而减少了体液性胃酸分泌。迷走神经切断术是通过完全消除胃酸分泌来达到治愈十二指肠溃疡的目的，手术类型有：①迷走神经干切断术；②选择性胃迷走神经切断术；③高选择性胃迷走神经切断术。

3. 手术前护士应向患者解释接受的手术方式，指导深呼吸，有效咳嗽运动，并告知术后执行此项运动的重要性。向患者讲明术前肠道准备及手术相关部位清洁的重要性。告知患者术后须禁食，直到肠蠕动恢复为止，将插上鼻胃管进行抽吸引流，禁食期间将采用静脉输液方式供给营养，告诉患者术后引流管的目的，如自己发现有鲜红血液引流出，须立即报告医护人员。

4. 手术后护士除密切监测血压、脉率、尿量、皮肤温度等变化外，还须观察鼻胃管引流液的量及性状，监测电解质、血红蛋白、血细胞比容的变化，注意伤口情况，预防感染发生。护士要鼓励患者早期活动以增加肠蠕动，预防术后肠粘连。

此外，手术后护士要注意是否有并发症发生，胃大部切除后常见的并发症有：术后胃出血、十二指肠残端破裂、胃肠吻合口破裂或瘘、术后梗阻、倾倒综合征、碱性反流性胃炎、吻合口溃疡、营养性并发症（营养不良、贫血、腹泻与脂肪泻、骨病）、残胃癌。迷走神经切断术后并发症常见的是：胃潴留、吞咽困难、胃小弯坏死穿孔，其他与胃大部切除术后相似。

手术后24小时内可以从胃管流出少量暗红或咖啡色胃液，一般不超过100～300ml，量逐渐减少而自行停止乃属手术后正常现象。胃内大出血系指术后短期内从胃管内流出大量鲜血，甚至呕血或黑便，持续不止，趋向休克的情况。十二指肠残端破裂、胃肠吻合口破裂或瘘如果发生，多在术后1～2日内，或1周左右。患者会有腹膜炎的症状，出现右上腹突发剧烈疼痛，局部压痛、反跳痛，肠麻痹，毒血症等症状。术后梗阻的表现是大量呕吐（呕胆汁或不含胆汁），不能进食。处理包括禁食、胃肠减压、输液、输血等。倾倒综合征在进食，特别是在进甜的流质后 10～20 分钟发生。患者觉得剑突下不适、心悸、乏力、出汗、头晕、恶心、呕吐以致虚脱，并有肠鸣和腹泻等，平卧几分钟后缓解。低血糖综合征发生在进食后 2～4 小时，表现为心悸、无力、眩晕、出汗、手颤、嗜睡，也可导致虚脱。其他的胃大部切除术后并发症多发生于手术后 2 年以后。

（五）健康教育与出院指导

护士应将有关本病的知识教给群众，使之树立良好的生活饮食习惯。注意劳逸结合，节制烟酒，放宽心胸，降低精神应激，是有效的预防措施。精神紧张不易控制者，必要时应服西泮类药物以消除焦虑和精神紧张。消化性溃疡容易复发，故在缓解期应采取某些预防措施，包括：①下决心戒除烟酒；②在好发季节特别要注意有规律的饮食起居，一有症状，立即服药；③慎用非甾体类抗炎药。

有关预后方面的信息也要告诉患者：消化性溃疡易复发，第一次治愈后两年内复发率高达 60%～80%，发作之间的缓解期长短不一。一般认为胃溃疡的复发率低于十二指肠溃疡者。本病的死亡率较低，一般在 2% 以下。30 岁以下患者的病死率几乎等于零。年长患者的死亡主要由于并发症，特别是大出血和急性穿孔。此外，胃手术后残胃发生癌肿的可能性较一般人群高出一倍左右，影响预后。残胃之所以易发生癌肿是由于：①幽门切除后，胆汁容易反流到残胃，引起炎症，而在此基础上易发生癌肿；②胃窦切除使促胃液素分泌大为减少，影响到胃黏膜上皮的营养；③腔内细菌因酸少而易繁殖，使胃内亚硝胺含量增加。

护士应指导出院患者和家属或重要关系人识别促发溃疡的因素，帮助其改变生活方式，护士还要教会患者注意留意一些症状，如腹痛、恶心、呕吐、黑便或柏油便，头晕乏力。

对于手术后的患者，护士要告诉患者少食多餐的必要性，提醒患者不要在进餐时喝水，进餐时间要规律，不要吃辛辣食物，戒烟戒酒。护士还应帮助安排出院后的随诊时间，告知患者如果没有医师的处方，不要随便自行服药。

护士还应该鼓励患者学习一些放松技巧，如太极、幽默、生物反馈技术等，以帮助患者应对压力，保持情绪稳定、心情舒畅。

七、预期结果与评价

1. 患者陈述疼痛减轻、舒适感增加。
2. 患者能识别溃疡病复发的原因和危险因素。
3. 患者遵从饮食规定。
4. 护士及时报告复发或并发症的早期症状。
5. 患者遵从治疗护理计划，6～8 周恢复健康状态。

（李　峥）

第四十八章 胃癌患者的护理

关键词

gastric cancer 胃癌

一、概述

我国癌肿发病中消化道肿瘤最多，其中胃癌又是最常见的消化道恶性肿瘤。近30年来，胃癌的发病在世界范围内有明显下降的趋势，已自原来占恶性肿瘤的第1位降至第2位，多数国家胃癌死亡率下降40%以上。发病年龄以40～60岁多见，男女比例约为2∶1。胃癌的临床表现缺乏特异性，早期诊断率低于10%，我国胃癌男女性死亡率为20.9/10万和10.2/10万（中国人口标化），分别占恶性肿瘤死因的26.1%和18.7%，死亡率居我国恶性肿瘤的第一位。在不同国家与地区胃癌的发病率和死亡率有明显区别，有的会相差10倍。日本、智利、奥地利、芬兰、匈牙利等地高发，北美、印度、印尼、马来西亚、埃及等地发病率较低。在我国胃癌的发病存在明显的地区差异，以西北地区的青海、宁夏、甘肃三省区最高，其次为东南沿海的江苏、浙江、福建等省市，而云南、贵州、广东、广西等地发病最低。

二、病因及发病机制

胃癌的病因尚不清楚，但一般认为与下列因素有关：

（一）环境因素

近年来许多学者认为环境因素，特别是环境中很多化学物质与肿瘤的发生关系极为密切。世界卫生组织（WHO）的一个专家委员会早在1964年已表示确信绝大部分人类的肿瘤可以归之于他们的外环境中有致癌作用的化学物质。近年来从多方面的研究和胃癌高发国家发病率下降的变化，表明环境因素，特别是饮食因素对胃癌的综合影响，既有食物中的致癌物及其前体的作用，又有食物中的促癌物和抑癌物的作用。事实上，饮食与胃癌的发病关系是非常密切的。进食熏烤食物、腌制食品、含亚硝酸盐以及添加防腐剂的食物，可能诱发胃癌。饮水中亚硝酸盐含量高的地区胃癌发病率也高。我国西北地区土壤、饮水和食物中硝酸盐含量较高。萎缩性胃炎及肠上皮化生时，胃液不能破坏硝酸盐，在空腹胃液 pH 升高的情况下，硝酸盐受胃内细菌硝酸盐还原酶的作用，形成亚硝酸盐类物质。食物中还可能含有某些致癌物或其前身，在体内通过代谢或胃内菌群的作用转化为致癌物质，如油煎食物在加热过程中产生的某种多环碳氢化合物，熏制的鱼肉含较多的3，4-苯并芘，发霉的食物含有较多的真菌毒素，上述物质均被认为有致癌作用。饮酒在胃癌发病中的作用尚未有定论，吸烟可能增加患胃癌的危险。水果、蔬菜及奶制品等食物可能具有抗癌作用。维生素 C 可能因阻断体内亚硝酸与胺或酰胺的结合而发挥抗癌作用。食盐可能是外源性胃癌诱发因素之一，居民摄入食盐多的国家，胃癌发病率也高。流行病学调查也证实饮水中亚硝酸盐含量高的地区胃癌发病率也高。此外，胃癌的发生还与人的饮食方式、生活习惯、营养情况、精神状况和胃黏膜组织是否受损等多种因素有关。在饮食因素中，诱发胃癌的化学致癌物究竟属何种物质，各国学者进行了很多研究，提出一些病因假设。大多数学者认为 N-亚硝基化合物可能是引起胃癌的主要化学致癌物，在胃癌发病中起着重要作用。

自 1956 年发现亚硝胺类化合物具有致癌作用以来，其与胃癌发病的关系受到普遍的重视，尤其是近年来应用多种不同化学结构的亚硝胺类化合物，在多种动物体内成功地诱发了胃癌，而且观察到其癌变的诱发过程与人体的胃癌发生过程甚为相似。亚硝胺类化合物虽然在自然界存在不多，但该化合物的前身二级胺及亚硝酸盐在自然界分布甚广，人类与其接触的机会甚多，并且在适宜的酸度（pH 为 1~3）或细菌的作用下易合成亚硝胺类化合物，所以目前认为亚硝胺类化合物很可能是人类胃癌的主要病因。

（二）疾病因素

近年来大量流行病学调查显示，胃癌高发地区萎缩性胃炎发病率也高，慢性萎缩性胃炎与胃癌的发生率有显著的正相关。如全国 60 多个单位胃癌病理协作组分析 3146 例胃外科检查标本及 112 例尸检材料，结果显示萎缩性胃炎、肠上皮化生、异型增生等病变的检出率在胃癌高发区均较低发地区为高，提示这些病变与胃癌的发病成正相关。但一般认为萎缩性胃炎仅是发生胃癌的背景性疾病，当萎缩性胃炎的黏膜上皮出现明显的不典型增生时才能视为癌前病变。至于萎缩性胃炎患者胃癌发生率较高的原因，首先可能是由于胃腺体萎缩，导致胃酸的缺乏或低下，同时由于胃黏膜炎症而使胃内细菌数尤其是硝酸盐还原菌数增加，这样就为从饮食中进入胃内的硝酸盐或亚硝酸盐与胺类结合创造了良好的条件，从而就有可能在胃内合成具有致癌性的亚硝胺，而目前认为亚硝胺类化合物很可能是胃癌的主要致癌物。其次胃黏膜上皮发生肠上皮化生后，不但具有肠上皮的吸收功能，还能吸收某些脂溶性致癌物。但这种化生的肠上皮是发育不全的细胞，其功能有异于正常细胞，虽能吸收但缺乏转输功能，因此被吸收的致癌物便滞留于黏膜内而易导致胃癌的发生。另外，胃息肉、胃部幽门螺杆菌感染等患者均为胃癌的高发人群。

（三）精神因素

有关研究发现，受过精神刺激或性格内向者患胃癌的相对危险性高，而开朗、乐观、活泼者相对危险性低。

（四）遗传因素

我国曾对几个大城市进行调查对比，发现家族中有胃癌史或肿瘤史者，其胃癌发病率明显高于无肿瘤病史的家庭；孪生兄弟中单卵双生较二卵双生兄弟要高。这说明胃癌发病可能与遗传有一定的关系。

（五）吸烟

长期以来吸烟与胃癌发病的关系存在不同的意见，曾有人认为吸烟可能与贲门癌有关，但均缺乏令人信服的依据。

三、病理

（一）胃癌发生的部位

胃癌可发生在胃的任何部位，半数以上发生在胃窦、胃小弯及前后壁，其次在贲门部，胃体部相对较少。

（二）胃癌大体形态分型

早期胃癌病变仅限于黏膜及黏膜下层，可分为隆起型、平坦型、凹陷型，以上各型可有不同的组合。中晚期胃癌也称为进展期胃癌，病变侵及肌层或全层，常有转移，有息肉样型、溃疡型、浸润型、混合型。

（三）转移途径

癌肿浸润和转移是导致恶性肿瘤患者死亡的主要原因。转移是癌肿最基本的生物学特征之一。

1. 直接蔓延　浸润型胃癌可沿黏膜或浆膜直接向胃壁内、食管或十二指肠浸润。癌肿一旦侵及浆膜即容易向周围邻近器官或组织如肝、胰、横结肠、空肠、膈肌、大网膜及腹壁等浸润。

2. 淋巴结转移　占胃癌转移的70%。胃下部癌肿常转移至幽门以下、胃下及腹腔淋巴结，与胸导管直接交通，因此也可转移至左锁骨上淋巴结，有时成为临床上首先出现的症状和体征。

3. 血行转移　部分患者外周血中可发现癌细胞，可通过门静脉转移至肝脏，并可达肺、骨、肾、脑、脾、皮肤等处。

4. 种植转移　当癌肿侵至浆膜层后，癌细胞可脱落种植于腹膜及其他脏器的浆膜上，形成多个转移性结节。腹腔的种植多见于黏液癌。胃癌易发生卵巢转移，即所谓 Krukenberg 瘤，因此临床上在诊断卵巢肿瘤时应考虑到胃癌转移的可能。

四、护理评估

（一）健康史

评估患者一般资料如年龄、性别、职业、教育程度、婚姻状况、出生地等有关资料。虽然胃癌的发病原因尚不确定，但患者有关胃癌发病相关因素方面的资料，护士应当了解，如患者饮食。应询问患者过去的疾病史、家族史、药物治疗情况、住院的情况及有无过敏反应等。这些资料可帮助护士了解患者过去的健康状况、治疗的经过及患者对待疾病的态度。护士还应了解患者烟酒嗜好，如烟龄、吸烟的量；饮食习惯，如是否喜进食熏烤、腌制食物，及摄入食盐的情况等。

（二）身体评估

1. 早期胃癌　早期胃癌指病变局限而深度只累及黏膜层及黏膜下层的胃癌，而不论有无淋巴结之转移。它包括小胃癌及微小胃癌。1978 年日本消化器及内镜学会规定病灶最大直径在 0.5cm 以下的称微小胃癌，直径在 0.5～1.1cm 者称小胃癌。早期胃癌往往无明显的症状，患者的全身情况一般良好，局部体征很少，故常常不足以引起患者及检查者的足够重视而发生误诊。自纤维胃镜被广泛应用以来，这类癌肿越来越多被发现，日本有报道其占胃癌总数的 30% 以上。

早期胃癌的临床表现　多见于 30 岁以上的青壮年，40 岁以上者可占 80% 以上。绝大部分病例有多年胃痛或类似溃疡病史，最长的可达数十年。部分患者虽无胃痛史，但有上腹饱满、食欲不振、腹泻、贫血、乏力、嗳气、恶心、呕吐等。约 7% 以上的患者在查体时有轻微的上腹部压痛。

70%以上早期胃癌通常毫无症状，即使有症状也常不典型，易被忽略，待症状明显已属晚期。开始患者常见上腹不适、隐痛、反酸、嗳气、食欲不振等类似为溃疡或慢性胃炎的症状。随着病情的进展，可出现上腹持续疼痛、消瘦、体重减轻、贫血等。胃癌的疼痛常与进食无明确关系或进食后加重。有的疼痛类似胃溃疡的疼痛，进食或服用抗酸剂可缓解，持续一段时间后疼痛会逐渐加重而持续。发生溃疡或梗阻后，可出现相应的症状，如进食哽噎、呕吐、消化道出血、穿孔等。肿瘤出血时表现为大便潜血试验阳性、呕血、黑便。

2. 进行期（中晚期）胃癌　胃镜发现的早期胃癌患者，多数无显著症状，致使早期诊断不易。然而，癌肿的部位和性质亦能影响症状出现的迟早，位于幽门和贲门附近或属于赘生型或溃疡型的癌肿其症状出现得早也较显著；位于胃底或属于浸润型的癌其症状出现得较晚，且较隐蔽。一般患者来医院求诊时多已属中晚期。上腹疼痛、食欲不振、腹胀和体重减轻为进行期胃癌的常见症状。这些症状无特异性，与肿瘤的大小关系也不密切。部分病例消化道症状尚不明显，而以腹部肿块或转移灶的症状为主诉，甚或初次发病就表现为急腹症而求医诊治。根据对2000余例胃癌治疗结果分析，患者症状以上腹部疼痛、饱胀为最常见，二者合计占73.7%；其次为上腹部不适占10.6%；其他有吞咽困难、反酸、呕吐、食欲不振、黑便及肿块等。

（1）上腹胀痛：上腹胀痛是胃癌最常见的症状，但无特异性，易被忽视。该症状出现较早，是大部分胃癌患者均有的症状。初起时仅感上腹部不适，或有膨胀、沉重感，有时隐隐疼痛，常常被认为是饮食不节、胃炎、消化性溃疡等，给予相应的对症治疗后，症状缓解。胃部癌肿常常可引起十二指肠的功能改变，而出现节律性疼痛，更易被误认为溃疡而被忽视，当病情进一步发展，疼痛发作频繁、症状持续，疼痛加重甚至出现黑便或发生呕吐时，才会引起重视，但此时多已是胃癌中晚期，失去了最佳根治的时机。因此，对40岁以上者，必须警惕上腹痛这一常见而又无特异的症状，应积极进行进一步检查。当临床上出现疼痛持续加重且向腰背部放射时，则常是癌肿波及胰腺的症状。一旦疼痛性质发生变化，剧烈难忍，面色苍白，心悸气短，以及被迫卧床，疼痛可向后背或右肩部放射且伴随有恶心、呕吐或呕出物中带有鲜血等症状时提示因肿瘤所致胃穿孔。

（2）消瘦、乏力、食欲减退：是胃癌另一组常见而又不特异的症状。有时这些也是胃癌的首发症状，在排除肝炎的情况下，与上腹痛结合起来容易联想到此病的可能。不少患者厌油腻饮食，或餐后饱胀不通，嗳气等而自动限制饮食，消瘦可日渐明显，并相继伴有乏力、贫血、恶病质等。

（3）恶心、呕吐：初时仅有食后不适，饱胀及轻度恶心感，随着病程的进展，肿瘤引起的梗阻及胃功能紊乱的症状日渐加重。贲门部癌可导致幽门梗阻等，可出现频繁呕吐、吐前疼痛、腹部包块、吐后疼痛缓解，呕吐物中有隔夜食糜，并有腐败臭味。

（4）出血和黑便：此症状的出现有迟有早，大约有20%的病例出现在早期浅表型胃癌，出血量在30ml以下者仅有大便潜血阳性，出血量较大量可有呕血和黑便。必须警惕一些平常没有胃病史的中老年患者，一旦出现黑便时应考虑到胃恶性肿瘤的可能，要作进一步的检查。

（5）其他症状：患者有时可能有腹泻和/或便秘及下腹部不适，也可有发热等。有些病例可先出现转移灶的症状，如卵巢或脾周围肿块等。

晚期随着癌肿增长，会引起能量消耗与代谢障碍，导致患者机体抵抗力低下、营养不良、维生素缺乏等。主要表现为乏力、食欲不振、恶心、消瘦、贫血、水肿、发热、皮肤干燥、毛发脱落等。癌肿转移可引起腹腔积液、肝大，肺、脑、骨、卵巢转移的相应症状。

护士要通过询问、交谈、观察、查阅病例等方式，评估患者有关疾病的症状、体征，如腹痛、消瘦、体重减轻、贫血、消化道出血等情况出现的时间、持续的程度、影响因素等，并判断疾病的进展程度及对患者、家属的影响。

（三）辅助检查

1．X 线钡餐检查　是诊断胃癌的重要方法之一。尤其是钡剂、空气双重对比方法，可显示黏膜细微的变化，对于检出胃的微小病变很有价值。它可检出直径小于 1cm 的早期胃癌，正确率达 90% 以上。

2．纤维胃镜检查　对胃癌的诊断有重要价值。可直接观察病变的颜色、性状、部位及范围，同时根据需要，可取活检进行病理检查。对早期发现小于 0.5cm 的微小胃癌很有帮助。合用胃液细胞学检查可提高诊断的准确率。

3．实验室检查　多数患者有大便潜血试验阳性；胃液分析胃酸减低或缺失。

4．其他　B 超及 CT 检查也有助于诊断和分期。

（四）心理社会评估

由于胃癌早期症状常不明显，易被患者忽视而延误诊断。一旦症状明显，常常已是晚期。患者从就诊到确诊，往往只有几个月甚至更短，许多患者难以接受这一痛苦现实，出现恐惧、愤怒、否认、绝望、消沉等情绪，甚至不配合治疗、护理。同时疾病诊断、治疗所带来的医疗费用也给患者及家庭带来经济上的负担。护士要注意评估患者及家属对疾病、治疗的心理反应、所关心的问题。

五、护理诊断及医护合作性问题

1．焦虑或恐惧　与环境改变、手术治疗、与恶性疾病诊断预后不佳和死亡威胁有关。

2．疼痛　与肿瘤侵袭组织、手术创伤有关。

3．营养失调：低于机体需要量　与胃肠消化功能减退进食不足、术后禁食、机体代谢率增加有关。

4．有体液不足的危险　与呕吐、胃肠减压、术后禁食、出汗较多有关。

5．潜在的并发症　上消化道出血、消化道穿孔、吻合口瘘、消化道梗阻、倾倒综合征、感染、伤口裂开与肿瘤侵袭或手术创伤有关。

6．知识缺乏　与缺乏胃癌治疗和护理的知识有关。

六、计划与实施

通过治疗和护理，患者能够心态平稳地面对疾病，配合医护人员的治疗和护理。维持适当的营养状态及体液酸碱平衡，减轻焦虑。医护人员能预防并及时发现、处理并发症。患者及家属能得到健康指导和心理上的支持。

（一）术前护理

1．心理护理　关心尊重患者，耐心倾听患者及家属表达自己的想法。介绍手术的必要性，取得家人的理解、合作，并介绍类似的成功病例，增强患者对治疗的信心，积极配合治疗和护理。

2. 饮食护理　增加营养的摄入，给予高蛋白、高热量、高维生素、低脂肪、易消化和少渣的食物，应注意合乎患者口味，又能达到身体基本热量的需求，采用少食多餐的方法，维持营养状态。胃癌患者往往食欲不佳，有时会恶心、呕吐，因此餐前清洁口腔，创造一个口腔清新、洁净的就餐环境，可以帮助患者进食。必要时采用胃肠外营养支持。护士要注意患者的进食状况，纠正水电解质紊乱。重度营养不良、贫血者可酌情补充蛋白质或输血。

3. 术前有幽门梗阻的患者，应在术前三天安置胃管，每天用 300~500ml 温高渗盐水洗胃，以减轻胃黏膜的肿胀。

4. 介绍手术治疗的知识　外科手术是治疗胃癌的主要手段，确诊为胃癌后，应尽早手术治疗。要根据胃癌的发展程度，选择手术的种类。一般只要患者体质条件允许又无远处转移，都应行剖腹探查，力争切除。常见的术式有：

（1）根治性手术：彻底切除胃癌原发灶、转移淋巴结及受浸润的组织，是胃癌根治手术的基本要求。一般根治性胃次全切除术范围包括原发病灶在内的胃近侧或远侧的 2/3~3/4、全部的大小网膜、肝胃和胃结肠韧带及横结肠系膜前叶、十二指肠第一部分以及胃的区域淋巴结。常见的术式为 Billroth Ⅰ 式和 Billroth Ⅱ 式（图 48-1，图 48-2）。有时对于胃体部癌为了清除贲门旁、脾门、脾动脉周围淋巴结，须行全胃及胰体、尾与脾胆一并切除的扩大根治术。扩大根治术的手术死亡率和术后并发症的发生率都较高。

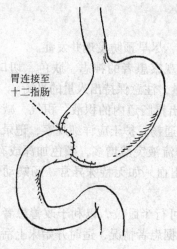

图 48-1　Billroth Ⅰ 式

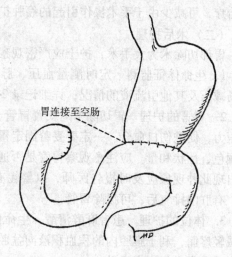

图 48-2　Billroth Ⅱ 式

（2）姑息性手术：姑息性手术包括两类。一类是不切除原发病灶的各种短路手术，此类手术仅能缓解患者的幽门梗阻、出血、疼痛等症状，暂时提高患者的生活质量；另一类是切除原发病灶的姑息性切除术，此类手术有一定的 5 年生存率。

（3）胃癌手术治疗的结果：早年胃癌治疗的效果非常差。1960 年国外 5 年生存率为

7%，国内 1962 年北京、天津、上海三市综合 1686 例胃癌切除患者，5 年生存率为 13.8%。20 世纪 70 年代以后由于气钡双重造影以及纤维胃镜的应用，使胃癌的早期诊断的病例不断增加，上海瑞金医院 1961～1987 年共收治 2192 例，能切除者 1573 例，其中 I 型胃癌 106 例，占切除病例的 6.7%，占全部病例的 4.8%。因此，提高早期胃癌诊断率是提高胃癌切除术后 5 年生存率最为有效的首要措施。其次是早期手术和改进治疗的方法。此外手术方法的改进、化疗、放疗及免疫治疗等的综合治疗已是目前治疗癌肿公认的方式。①胃癌切除率：胃癌切除率与胃癌诊断的早晚有关。国内报道手术切除率为 51.4%～65.43%。日本报道手术切除率为 71.8%～86.5%；②胃癌手术死亡率：通常为胃癌手术后 1 个月内死亡者。由于病变早晚不同，手术范围和术式以及医院与术者的技术经验等因素，胃癌手术死亡率常常不尽相同。如 1881 年 Billroth 首次行胃癌部分胃切除获得成功，当时胃癌手术死亡率 64.3%，20 世纪初手术死亡率降至 30%～15%。胃癌根治手术死亡率现在已降到 1% 左右，而胃癌全胃切除术死亡率下降至 5% 以下，但胃癌合并脏器切除术的手术死亡率为 5.9%。

5. 介绍化学治疗的知识　化学疗法在胃癌治疗中也是重要的治疗手段之一。用于胃癌患者术前、术中、术后和晚期胃癌或其他原因不能手术者。作为外科辅助治疗，化疗可减少术中癌细胞播散和种植的机会；配合手术，杀灭体内残留的微小癌灶，防止术后的复发和转移。对姑息性手术的患者，可控制癌肿生长。但化疗也带来一定的毒副作用，如消化道反应与造血系统功能抑制，此外，还有肝脏损害、脱发与皮肤反应。

6. 介绍放射治疗的知识　由于胃癌细胞对放射治疗并不很敏感，而正常胃肠道黏膜上皮细胞极易被放射线损伤，目前一般不对胃癌进行单独的放射治疗。但其作为术前、术中辅助治疗，可减少由于手术操作引起的癌肿扩散和转移。

（二）术后护理

胃部切除术为大手术，护士应严密观察、细心护理，尽早预防发现并发症。

1. 生命体征监测　定时测量血压、脉搏、呼吸；观察患者的神志、肤色、切口敷料、胃肠减压及其他引流液的情况；详细记录 24 小时出入量，注意保持出入量的平衡。

2. 胃管的护理　胃切除术后安置胃管，可以引流出胃肠道内的积液、积气，减轻局部的压力，促进伤口愈合。一定要妥善固定胃管并保持其通畅。护士应详细观察、记录引流液的颜色、性状和量。应注意观察胃管是否通畅，有无引流液突然增多，颜色加深或有鲜血，如出现此种现象应及时报告医师，以警惕有无吻合口出血。如无特殊异常，肠蠕动恢复正常，有肛门排气后，可拔除胃管。

3. 体位的护理　患者麻醉清醒、生命体征平稳，可行半卧位，以利于改善患者的呼吸并减轻疼痛，利于腹腔内的积血积液向盆腔的引流。根据患者情况，适时开始床上活动，第二天可适当进行床旁活动。

4. 饮食护理　胃癌切除术后，肠蠕动恢复后，可拔除胃管，尝试经口进食。一般拔除胃管当日可进少量清水，每次 4～5 汤匙，1～2 小时 1 次。第 2 日进半量流质，每次 50～80ml，第三日全量流食，每次 100～150ml，应选择避免胀气的食物，以蛋汤、藕粉等为好。根据患者术后恢复情况，逐渐由清流、清流全量、改为半流食。一般第 4 日可进稀饭，10～14 日后可进软饭。胃癌术后患者应少食多餐，循序渐进，主食与配菜应选软烂易于消化，忌进生硬、油炸、辛辣等刺激性食品。一定注意观察患者进食后有无腹痛、腹胀、体温升高等吻合口梗阻和吻合口瘘的情况发生。一旦出现异常情况，立即禁食。在患者不能经口进食或经口进食不能满足营养需要时，需要采用静脉营养支持。

手术后，特别是基本恢复饮食后，应合理安排膳食，包括术后饮食要量少而精。选择高营养食品，如乳、鱼、蛋等，辅以富含维生素 C 的新鲜水果及蔬菜。摄入维生素 C 含量高的食物如橘子、柠檬、苹果、桃、杏等水果，西红柿、大白菜、油菜、芹菜、芥菜、葱、韭菜等蔬菜可减少胃癌发病率。经常吃些适量生葱生蒜有利阻断胃内亚硝胺致癌物的合成。主食以软饭、面类为宜。主食与配菜应充分煮熟，以柔软易消化为准；食品搭配注意科学性，尽量扩大食物范围，以保证多种营养素的摄入。不吃发霉变质、过咸、油炸、烤熏过度的食物，忌浓茶、忌烟酒。要养成良好的饮食习惯，定时定量、少食多餐、细嚼慢咽。进食时保持精神上的平和状态。每日分 5～6 次进食。术后 6～8 个月可逐步恢复为每日三餐。为了解营养状态，要定期测体重。可请示医师是否需服助消化剂。

5. 术后并发症护理

（1）出血：多为术后早期发生。分为消化道内出血（吻合口部位止血不善、缝合线脱落、术后应激性溃疡等所致），及腹腔内出血（多为术中血管结扎脱落或止血不善所致）。如出现鲜红血液自胃管流出，或患者出现脉速、血压下降、出冷汗等休克症状应及时报告医师进行处理。

（2）吻合口瘘：是胃切除术后最严重的并发症，多系吻合口生长不良引起。术后 5～6 日仍有发热，且无肺部感染者应警惕。如诉上腹部疼痛、肛门排气减少、腹部膨胀也应考虑吻合口瘘之可能。吻合口瘘发生者应及时引流、禁食，抗感染、给予静脉高营养。

（3）吻合口梗阻：胃切除术后吻合口梗阻多为手术操作所致吻合口部炎症、水肿、血肿形成等有关，多发生于术后 7～14 天，经保守治疗大部分病例可以改善。输入袢空肠梗阻主要表现为上腹部胀饱、疼痛、恶心、呕吐，呕吐物不含胆汁；输出袢空肠梗阻主要表现为上腹部阵发性绞痛，伴有频繁呕吐，吐出物为含有胆汁的食物；机械性吻合口梗阻是指 Billroth I 式术后吻合口梗阻，表现为上腹部饱胀，呕吐食物不含胆汁。

（4）倾倒综合征：多在术后 7～14 天发生。餐后出现出汗、心悸、头晕、腹痛等。这是由于胃大部切除术后丧失幽门括约肌功能，使食物过快进入空肠，在短时间内将大量细胞外液吸入肠腔，致使血容量一时性减少。食后 2～3 小时后的低血糖症状是由于食物迅速进入空肠后，葡萄糖迅速被吸收成高血糖，刺激胰腺迅速释放胰岛素所致低血糖症。护士应指导患者术后早期少食多餐，避免进甜的过热流质饮食，如甜牛奶、甜饮料等。进餐后平卧 10～20 分钟。多数患者在半年到一年内逐渐自愈。

（5）腹泻：进食后水样便，多因术后胃排空过快或肠蠕动增加所致，两三周后可自然消失，不需特殊处理。注意餐间不饮用液体、不进食乳糖类食品。

（6）碱性反流性胃炎：可有上腹持续性钝痛，可合并恶心呕吐，呕吐物含胆汁。患者可因此减少进食，导致体重减轻。这是由于胆汁、胰液、肠液等十二指肠内容物反流入食管引起其黏膜发生损害性炎症所致。多于术后 6 月内发生。患者可采取半卧位，尽量避免弯腰屈身和过劳，避免食用辛辣等刺激性食物。

（7）功能性胃排空障碍：又称胃瘫，发病原因不明，可能是手术创伤或迷走神经切断后胃运动功能紊乱所致。表现为上腹饱胀压迫感、恶心、呕吐，吐出物为大量含胆汁的胃液，无排气排便，肠鸣音减弱，给予留置胃管减压、静脉补充水、电解质和肠外营养支持，多数患者在 3～4 周后可症状缓解。

（8）胃切除术后贫血：胃切除后常见由于铁缺乏导致的低血红蛋白小细胞贫血，缺乏维生素 B_{12} 常合并巨幼细胞性贫血，在全胃切除 2～5 年内不可避免发生恶性贫血。故术后三年以内要定期补充消化酶、铁剂、维生素 B_{12}、叶酸等。

七、预期结果与评价

1. 患者焦虑减轻，心态平稳地面对疾病，配合医护人员治疗和护理。
2. 患者维持适当的营养状态及体液酸碱平衡。
3. 患者的并发症能得到预防或及时发现并处理。
4. 患者及家属能得到健康指导，掌握手术后自我照顾能力。

（高凤莉）

第四十九章　炎性肠病患者的护理

》**关键词**

Crohn disease（CD）	克罗恩病
inflammatory bowel disease（IBD）	炎性肠病
SASP	水杨酸柳氮磺胺吡啶
ulcerative colitis（UC）	溃疡性结肠炎

一、概述

克罗恩病过去译为克隆病，又称局限性肠炎、节段性肠炎或肉芽肿性小肠结肠炎，是病因未明的胃肠道慢性炎性肉芽肿性疾病。病变多见于末段回肠与邻近结肠，但从口腔至肛门各段消化道均可受累，常呈节段性或跳跃式分布。临床上以腹痛、腹泻、体重下降、腹块、瘘管形成和肠梗阻为特点，可伴有发热、贫血、营养障碍及关节、皮肤、眼、口腔黏膜、肝脏等肠外损害。重症患者迁延不愈，预后不良。溃疡性结肠炎又称慢性非特异性溃疡性结肠炎，是一种病因不明的直肠和结肠慢性非特异性炎性疾病。主要临床表现为腹泻、黏液脓血便、腹痛和里急后重。病情轻重不等，多反复发作。目前已将克罗恩病和溃疡性结肠炎统称为炎性肠病。

克罗恩病发病年龄多在 15～30 岁，男女患病率近乎相等。本病在欧美较多见，且呈增多趋势，国内以往认为少见，但并非罕见。

溃疡性结肠炎可发生在任何年龄，多见于青壮年，亦可见于儿童或中年。男女发病率无明显差别。本病在我国比欧美少见，且病情一般较轻，但近年患病率有明显增加，重症也有报道。

二、病因

炎性肠病的病因尚未明确，已知肠道黏膜免疫系统异常反应所导致的炎症反应在炎性肠病发病中起重要作用，目前认为这是由多因素相互作用导致，主要包括环境、遗传、感染和免疫因素。

（一）环境因素

近几十年来，炎性肠病（溃疡性结肠炎和克罗恩病）的发病率持续增高，这一现象首先出现在社会经济高度发达的北美、北欧，继而是西欧、南欧，最近才是日本人、南美。这一现象反映了环境因素微妙但却重要的变化，如饮食、吸烟、卫生条件或暴露于其他尚不明确的因素。

（二）遗传因素

炎性肠病发病的另一个重要现象是其遗传倾向。炎性肠病患者一级亲属发病率显著高于普通人群，而患者配偶的发病率不增加。克罗恩病发病率单卵双生显著高于二卵双生。近年来全基因组扫描及候选基因的研究，发现了不少可能与炎性肠病相关的染色体上的易感区域及易感基因。NOD2/CARD15基因突变已被肯定与克罗恩病发病有关，进一步研究发现该基因突变通过影响其编码的蛋白的结构和功能而影响NF-κB的活化，进而影响免疫反应的信号传导通道。NOD2/CARD15基因突变普遍见于白种人，但在日本、中国等亚洲人并不存在，反映了不同种族、人群遗传背景的不同。目前认为，炎性肠病不仅是多基因病，而且也是遗传异质性疾病（不同人由不同基因引起）。

（三）感染因素

微生物在炎性肠病发病中的作用一直受到重视，但至今尚未找到某一特异微生物与炎性肠病有恒定关系。有研究认为副结核分枝杆菌及麻疹病毒与克罗恩病有关，但证据缺乏说服力。近年关于微生物致病性的另一种观点正日益受到重视，这一观点认为炎性肠病（特别是克罗恩病）是针对自身正常肠道菌群的异常免疫反应引起的。有两方面的论据支持这一观点。一方面来自炎性肠病动物模型，用转基因或敲除基因方法造成免疫缺陷的炎性肠病动物模型，在肠道无菌环境下不会发生肠道炎症，但如重新恢复肠道正常菌丛状态，则出现肠道炎症。另一方面来自临床观察，临床上见到细菌滞留易促发克罗恩病发生，而粪便转流能防止克罗恩病复发；抗生素或微生态制剂对某些炎性肠病患者有益。

（四）免疫因素

肠道黏膜免疫系统在炎性肠病肠道炎症发生、发展、转归过程中始终发挥重要作用。炎性肠病的受累肠段产生过量抗体，但真正抗原特异性自身抗体在组织损伤中所起作用的证据尚有限。黏膜T细胞特异功能在炎性肠病发病中起重要作用，研究证明克罗恩病患者的Th1细胞存在异常激活。除了特异性免疫细胞外，肠道的非特异性免疫细胞及非免疫细胞如上皮细胞、血管内皮细胞等亦参与了免疫炎症反应。免疫反应中释放出各种导致肠道炎症反应的免疫因子和介质，包括免疫调节性细胞因子如IL-2、IL-4，促炎症性细胞因子如IL-1、IL-6、IL-8和TFN-α等。此外，还有许多参与炎症损害过程的物质，如反应性氧代谢产物和一氧化氮可以损伤肠上皮。随着对炎性肠病免疫炎症过程的信号传递网络研究的深入，近年不少旨在阻断这些反应通道的生物制剂正陆续进入治疗炎性肠病的临床应用或研究。

目前对炎性肠病病因和发病机制的认识可概括为：环境因素作用于遗传易感者，在肠道菌群的参与下，启动了肠道免疫及非免疫系统，最终导致免疫反应和炎症过程。可能由于抗体的持续刺激或免疫调节紊乱，这种免疫炎症反应表现为过度亢进和难于自限。一般认为溃疡性结肠炎和克罗恩病是同一种疾病的不同亚类，组织损伤的基本病理过程相似，但可能由于致病因素不同，发病的具体环节不同，最终导致组织损害的表现不同。

三、病理

（一）克罗恩病

可有淋巴管闭塞、淋巴液外漏、黏膜下水肿、肠壁肉芽肿性炎症等病理特征。超过半数患者病变同时累及回肠末段与邻近右半结肠；病变只涉及小肠者占其次，主要在回肠，少数见于空肠；局限在结肠者约占10%，又称为肉芽肿性结肠炎，以右半结肠为多见，但可涉及阑尾、直肠、肛门；病变在口腔、食管、胃、十二指肠者少见。受累肠管的病变呈节段性分布，和正常肠壁的分界清楚。

在病变早期，受累肠段有黏膜充血、水肿，浆膜有纤维素性渗出物，相应的肠系膜充血、水肿，肠系膜淋巴结肿大。组织学表现呈全壁性炎症，肠壁各层水肿，以黏膜下层为最明显，有充血、炎性细胞浸润、淋巴管内皮细胞增生与淋巴管扩张。

随着病变的发展，肠黏膜面有多数匐行沟槽样纵行溃疡，可深达肌层，并融合成窦道。有时见散在的炎性息肉。由于黏膜下层水肿与炎性细胞浸润，使黏膜隆起呈铺路卵石状。受累肠段因浆膜有纤维素性渗出，常和邻近肠段、其他器官或腹壁粘连。肠壁的肉芽肿性病变及纤维组织增生使肠壁呈皮革样增厚、肠腔狭窄，其近端肠腔明显扩张。肠系膜也增厚，淋巴结肿大变硬，腹膜粘连并形成不规则肿块。溃疡可穿孔引起局部脓肿，或穿透至其他肠段、器官、腹壁而形成内瘘或外瘘。组织学改变为肠壁各层细胞浸润，以淋巴细胞、浆细胞为主，可见有诊断意义的非干酪性肉芽肿，其中心是类上皮细胞、多核巨细胞及纤维结构，但无干酪样坏死，和结核结节迥然不同。

（二）溃疡性结肠炎

病变位于大肠，呈连续性非节段分布。病变多在乙状结肠、直肠，可扩展至降结肠、横结肠，少数可累及全结肠。偶见涉及回肠末段，称为"倒灌性回肠炎"。

病变早期有黏膜弥漫性炎症改变，可见水肿、充血与灶性出血，黏膜面呈弥漫性细颗粒状，组织变脆，触之易出血。黏膜与黏膜下层有淋巴细胞、浆细胞、嗜酸性粒细胞及中性粒细胞浸润。以后肠腺隐窝底部聚集大量中性粒细胞，即形成小的隐窝脓肿。当隐窝脓肿融合、溃破，黏膜随即出现广泛的浅小不规则溃疡。这些溃疡可沿结肠纵轴发展，逐渐融合成不规则的大片溃疡。由于结肠病变一般限于黏膜与黏膜下层，很少深达肌层，所以并发结肠穿孔、瘘管形成或结肠周围脓肿者少见。少数暴发型和重症患者的病变累及全结肠，可发生中毒性巨结肠，肠腔膨大，肠壁变薄。溃疡累及肌层甚至浆膜层，常并发急性穿孔。

结肠炎症在反复发作的慢性过程中，大量新生肉芽组织增生，常出现炎性息肉。黏膜因不断破坏和修复，其正常结构丧失，纤维组织增加，有腺体变形、排列紊乱、数目减少等萎缩性改变。由于溃疡愈合和瘢痕形成，黏膜肌层与肌层肥厚，使结肠变形缩短、结肠袋消失及肠腔变窄。少数病例可有结肠癌变，以未分化型为多见，恶性程度高，预后较差。

四、护理评估

（一）健康史

护士应重点评估家族史、疾病既往史及目前的治疗情况，要仔细评估患者的饮食状态、排泄状态。

克罗恩病起病缓慢，病程较长，可达数月或数年。腹痛、腹泻为常见症状，多伴有体重减轻。早期有长短不等的活动期与缓解期，随后呈进行性发展。少数呈急性起病，可表现为急腹症，酷似急性阑尾炎或急性肠梗阻，本病的临床表现、病情轻重、病程发展在各例差别较大，多和病变部位、病期与并发症有关。

溃疡性结肠炎起病多数缓慢，少数可急性起病。病程呈慢性经过，迁延数年至十余年，常发作期与缓解期交替，或持续性逐渐加重，偶见急性暴发过程。精神刺激、劳累、饮食失调为本病的发病诱因。临床表现和病程长短、病变范围、病期早晚及有无并发症等有关。

（二）身体评估

1. 克罗恩病

（1）腹痛：为最常见症状。常位于右下腹或脐周，可于餐后发生，一般为痉挛性阵痛，伴有肠鸣音增加，排便或肛门排气后暂时缓解。可呈持续性腹痛，压痛明显，提示炎症波及腹膜或有腹腔内脓肿形成。有时表现为全腹剧痛，同时有腹肌紧张，系病变肠段急性穿孔所致。腹痛也常由部分或完全性肠梗阻引起。

（2）腹泻：病变肠段的炎症、蠕动增加及继发性吸收不良是腹泻的主要原因。腹泻先是间歇性发作，病程后期转为持续性。粪便糊状，一般无脓血或黏液；病变累及结肠下段或肛门直肠者，则有黏液血便，常伴有里急后重。

（3）发热：间歇性低热或中等度热常见，少数呈弛张高热，伴有毒血症。有时先出现发热，数天至一周后才有肠道症状，给诊断带来困难。发热系由肠道炎症或继发性感染引起。

（4）瘘管形成：克罗恩病的特征性临床表现，溃疡穿孔至肠外组织或器官，形成瘘管。内瘘可通向其他肠管、肠系膜、膀胱、输尿管、阴道、腹膜后等处，外瘘则通向腹壁或肛周皮肤。肠管间瘘形成可导致腹泻加重，营养不良及全身情况恶化。肠瘘通向的组织与器官因粪便污染而引起继发性感染。外瘘或通向膀胱、阴道的瘘均可见粪便与气体排出。

（5）腹块：约见于 10%~20% 的患者，由于肠粘连、肠壁与肠系膜增厚、肠系膜淋巴结肿大、内瘘形成或局部脓肿形成，常可扪到腹块，以右下腹与脐周为多见。肿块边缘一般不很清楚，质地中等硬度，有压痛，因粘连而多固定。固定的腹块提示有粘连，多已有内瘘形成。

（6）肛门直肠周围病变：部分患者合并有肛门直肠周围瘘管、脓肿形成及肛裂等病变。有时这些病变已存在多年，然后才出现腹部症状。肛门直肠周围病变的活组织检查可发现肉芽肿性炎症病理变化。

（7）全身性与肠外表现：严重患者有明显消瘦，因慢性失血或铁、叶酸缺乏可引起贫血，肠道持续丧失蛋白质导致低清蛋白血症，营养不良与缺钙造成骨质疏松。急性发作与重症患者可有水、电解质平衡紊乱。儿童与少年患者常见生长发育障碍。国内患者的肠外表现不如国外多见，在部分患者可有杵状指、关节炎、虹膜睫状体炎、葡萄膜炎、结节性红斑、坏疽性脓皮病、口腔黏膜溃疡、小胆管周围炎、硬化性胆管炎、血管炎、慢性活动性肝炎或脾肿大等。

（8）并发症：肠梗阻最常见，其次是腹腔内脓肿，可出现吸收不良综合征，偶可并发急性肠穿孔或大量血便。肠外并发症有泌尿系结石，系肠内草酸盐吸收过多所致。在少数严重毒血症者，因结肠麻痹性扩张，可发生中毒性巨结肠，但远比溃疡性结肠炎少见。直肠或结肠受累者有时可发生癌变。

2. 溃疡性结肠炎

（1）消化系统表现：

1）腹泻和黏液脓血便：见于绝大多数患者，腹泻系因炎症刺激使肠蠕动增加及肠腔水、钠吸收障碍所致。腹泻程度轻重不一，轻者每日排便 3~4 次，或腹泻与便秘交替出现。重者排便频繁，可每 1~2 小时 1 次。粪质多糊状，混有黏液、脓血，也可只排黏液、脓血，而无粪质，里急后重常见。

2）腹痛：轻型患者或在病变缓解期可无腹痛或仅有腹部不适。一般诉有轻度至中度腹痛，系左下腹或下腹的阵痛，亦可累及全腹，有疼痛－便意－便后缓解的规律。若并发中毒性巨结肠或炎症波及腹膜，呈持续性剧烈腹痛。

3）其他症状：常有腹胀。严重病例有食欲不振、恶心、呕吐。

4）体征：轻型患者除左下腹有轻压痛外，无其他阳性体征。重症和暴发型患者可有明显腹胀、腹肌紧张、腹部压痛或反跳痛。在有些患者可触及痉挛或肠壁增厚的乙状结肠或降结肠。

（2）全身表现：发热较少见，急性期或急性发作期常有低度或中度发热，重症可有高热、心率加快等中毒性症状。病程进展者可出现衰弱、消瘦、贫血、水与电解质平衡紊乱、肠道蛋白质丢失所致的低清蛋白血症及营养障碍等表现。

（3）肠外表现：同克罗恩病所见的肠外表现，但在本病的发生率较低。

（4）并发症

1）中毒性巨结肠：在国外约见于5%的患者，国内则少见，据报道占2.5%。多发生在暴发型或重型患者，结肠病变广泛严重，累及肌层与肠肌神经丛，肠壁张力减退，结肠蠕动消失。肠内容物与气体大量聚集，引起急性结肠扩张，一般以横结肠最严重。常因低钾、钡剂灌肠、使用抗胆碱能药物或阿片酊而诱发。临床表现为病情急剧恶化，毒血症明显，有脱水与电解质紊乱，出现肠管扩张、腹部压痛，肠鸣音消失。血常规白细胞计数显著升高。腹部X线平片可见结肠扩张，结肠袋形消失。预后很差，易引起急性肠穿孔。

2）直肠结肠癌变：癌变主要发生在重型病例、病变累及全结肠和病程漫长的患者。国外有报道起病20年和30年后癌变率分别为7.2%和16.5%。

3）其他并发症：包括直肠结肠大量出血、急性穿孔、肠梗阻，偶见瘘管形成、肛门直肠周围脓肿等。

（三）辅助检查

1. 克罗恩病

（1）血液检查：常见贫血、白细胞增多、红细胞沉降率加速。严重者血清清蛋白、钾、钠、钙等均降低，凝血酶原时间延长，病变活动者血清溶菌酶浓度可增高。

（2）粪便检查：粪便潜血试验常呈阳性。有吸收不良综合征者的粪便脂肪含量增加。病变累及左半结肠、直肠者，粪便中有黏液、脓血。

（3）胃肠X线钡餐检查：主要X线表现是节段性肠道病变，呈"跳跃"征象，病变部位多见于回肠末段与右半结肠，但可累及其他肠段。病变黏膜皱襞粗乱，有铺路卵石样充盈缺损，肠腔轮廓不规则，边缘呈小锯齿状。因病变肠壁和肠系膜水肿增多，可见肠袢相互分开。典型的X线征象是回肠下段肠腔狭窄，肠壁僵硬，黏膜皱襞消失，呈现细的条状钡影，称为线样征。部分患者有瘘管肠梗阻的X线征象。

（4）结肠镜检查：直肠乙状结肠镜检查只对乙状结肠下段或直肠病变者有诊断价值。一般需采用纤维结肠镜，检查整个结肠直至回肠末端，可见黏膜慢性炎症、铺路卵石样表现、沟槽溃疡、肠腔狭窄、炎性息肉，病变肠段之间的黏膜正常。活组织检查可找到炎性肉芽肿。

2. 溃疡性结肠炎

（1）血液检查：可有贫血、白细胞计数增高及红细胞沉降率加速。严重者凝血酶原时间延长、凝血因子Ⅷ活性增加、血清清蛋白及钠、钾、氯降低。血沉加快和C反应蛋白增加是活动期的标志。

（2）粪便检查：常有黏液脓血便，显微镜检有红、白细胞与巨噬细胞，反复检查包括常规、培养、孵化等均无特异病原体发现。

（3）结肠镜检查：是有价值的诊断方法，直肠乙状结肠镜检查适用于病变局限在直肠与乙状结肠下段者，病变向上扩展时纤维结肠镜检查可确定病变范围，有重要临床意义。镜检可见黏膜弥漫性充血、水肿，正常所见的黏膜下树枝状小血管变成模糊不清或消失，黏膜面呈颗粒状，脆性增加，轻触易出血。常有糜烂或浅小溃疡，附着黏液或脓性渗出物。重型患者的溃疡大，呈多发性散在分布，可大片融合，边缘不规则。后期可见炎性息肉，黏膜较苍白，有萎缩斑片。肠壁僵直而呈膨胀性，结肠袋消失。对重型患者进行检查应谨慎，避免发生结肠穿孔。

（4）X线钡剂灌肠检查：应用气钡双重对比造影，有利于观察黏膜形态。本病急性期因黏膜水肿而皱襞粗大紊乱；有溃疡和分泌物覆盖时，肠壁边缘可呈毛刺状或锯齿状。后期肠壁纤维组织增生，结肠袋形消失，肠壁变硬，肠管缩短，肠腔变窄，可呈铅管状。有炎性息肉时，可见圆或卵圆形充盈缺损。重型或暴发型患者一般不宜作钡剂灌肠检查，以免加重病情或诱发中毒性巨结肠。

溃疡性结肠炎与克罗恩病鉴别要点见表49-1。

表49-1　溃疡性结肠炎和克罗恩病的鉴别

		溃疡性结肠炎	克罗恩病
症状与体征	发热	较少见	常见
	腹痛	较轻，常在左下腹	较重，常在右下腹或脐周
	腹块	罕见	常见
	粪便	含有黏液、脓血	一般无黏液、脓血
	里急后重	常见	少见
X线检查发现		受累肠段肠腔狭窄少见	多见
直肠结肠镜检查	部位	常见直肠乙状结肠病变	
	正常黏膜	病变弥漫，其间无正常	见于病变肠段之间
	黏膜病变	细颗粒状，有糜烂与浅溃疡	卵石样，有较深的沟槽样溃疡
	黏膜脆性	增加，触之易出血	一般不增加
	炎性息肉	常见	可见
活检病理发现	肠壁炎症	主要在黏膜与黏膜下层	全壁性
	肠腺隐窝脓肿	多见	少见
	非干酪性肉芽肿	无	多见
癌变		可见	少见

（四）心理社会评估

护士要评估患者对疾病的理解，评估疾病对患者生活方式的影响，同时要就以下问题与患者一起探究：生活事件与病情恶化的关系，工作压力造成的不适症状，吸烟、饮酒对排便次数的影响，疼痛及腹泻对睡眠的影响，家庭、社会支持系统的状况。

很多患者对频繁排便和便血感到恐慌，疾病症状，特别是腹泻的不可控制感几乎能让患者崩溃。疾病到了严重的时候，患者出外活动受到限制，几乎全部时间都花在上厕所上，进食往往也与痉挛、疼痛、频繁如厕相关联，因而成为一件痛苦的事。所有的这些苦痛不仅涉及患者，往往祸及家庭。

五、护理诊断及医护合作性问题

1. 腹泻　与肠黏膜的炎症有关。

2. 疼痛　与肠黏膜的炎症有关。

3. 营养失调：低于机体需要量　与腹泻和吸收不良有关。

4. 体液不足　与腹泻有关。

5. 自我形象紊乱　与机体功能变化有关。

6. 皮肤完整性受损　与大便刺激皮肤、瘘口、肛裂有关。

7. 活动无耐力　与虚弱有关。

8. 自我应对无效　与患病和住院有关。

9. 有感染的危险　与肠道炎症的继发感染有关。

六、计划与实施

通过治疗及护理，患者腹泻次数减少，腹痛减轻，维持理想体重，保持体液平衡，完成皮肤及造瘘口的自我护理，逐渐恢复体力，从而能够良好地应对疾病。

1. 急性发作期和有活动性病变者宜卧床休息，给予高营养低残渣饮食。低渣饮食中要避免的食物有全麦食品、壳果类食品、生的水果、生的蔬菜、油炸鸡蛋和油炸土豆片等。此外护士要告诉患者戒烟、戒酒，避免饮用含咖啡因的饮料，以减少对胃肠道的刺激。

病情严重者应禁食，及时纠正水电解质平衡紊乱，给予胃肠外高营养治疗，深静脉滴注葡萄糖、复方氨基酸、脂肪乳剂、维生素及必需的微量元素等，逐步过渡到口服要素饮食。贫血患者宜补充维生素 B_{12}、叶酸、输血，血清清蛋白过低者可输血清清蛋白或血浆。缓解期患者要注意劳逸结合，鼓励患者进行适当的娱乐活动，指导患者进行适当的放松活动。

2. 观察患者腹痛、腹泻症状，可遵医嘱给予阿托品，但要注意大剂量抗胆碱能药物可诱发中毒性巨结肠。阿片酊、复方苯乙哌啶也应慎用。

为控制肠道继发感染，可选用广谱抗生素，对肠道厌氧菌感染可加甲硝唑治疗。

水杨酸柳氮磺胺吡啶（SASP）是治疗炎性肠病的首选药物。本药在结肠内经肠菌分解为5-氨基水杨酸（简称5-ASA）与磺胺吡啶，前者是主要的有效成分，能消除炎症。用药方法在发作期4g/d，分4次口服；用药3~4周病情缓解后改为维持量2g/d，分次口服，维持1~2年。需观察磺胺的不良反应如恶心、呕吐、皮疹、白细胞减少、溶血反应等。直接口服5-ASA由于在小肠近段大部被吸收，结肠内浓度低，达不到治疗目的。有采用乙烯纤维素或丙烯酸树脂外衣的5-ASA，使药物在肠道缓慢释放。保持回肠与结肠内有效浓度，效果较好。在病变限于直肠、乙状结肠者，可用 5-ASA 1~2g 灌肠，每天一次，或同时加肾上腺糖皮质激素灌肠，但 5-ASA 灌肠液药性不稳定，须用前新鲜配制。

肾上腺皮质激素适用于克罗恩病的活动期，对控制症状有效，特别在以小肠病变为主及有肠外表现者效果较明显，但远期疗效不肯定，不能防止复发，长期用药的不良反应较多，有腹腔化脓者不宜使用，有瘘管形成者也应慎用，一般给予泼尼松每日 40~60mg，分次口服，待病情缓解后递减药量，维持半年以上。严重者可每日静脉滴注氢化可的松 200~300mg 或地塞米松 10mg，病情缓解后改用口服。病变以左半结肠为主者可用激素保留灌肠。

肾上腺皮质激素适用于溃疡性结肠炎暴发型或重型患者，用以控制炎症、抑制自体免疫过程、减轻中毒症状，一般有较好疗效。常用氢化可的松 200~300mg 或地塞米松 10mg 每日静脉滴注；一周后可改用泼尼松每日 40~60mg 分次口服，病情控制后药量递减为每日 10~15mg，可维持月余或数月，再逐渐减量至停药。维持治疗或停药后可给水杨酸偶氮磺胺吡啶，以免复发。

病变主要局限在直肠、左半结肠的患者，如排便次数不多，可用半琥珀酸钠氢化可的松 100mg、21-磷酸泼尼松龙 20mg 或地塞米松 5mg，加生理盐水 100ml，做保留灌肠，每日一次，病情好转后改为每周 2~3 次，疗程 1~3 个月。本法可减少激素的不良反应。

另外，可遵医嘱试用免疫抑制剂硫唑嘌呤，一般 1.5mg/（kg·d）分次口服，其在体内形成 6-巯基嘌呤，发挥免疫抑制作用；也可口服 6-巯基嘌呤，剂量同上。适用于慢性持续性或反复发作的患者，疗程约一年，可使病情改善或缓解。应注意药物不良反应，包括胃肠道反应、白细胞减少等骨髓抑制表现。通常在持续使用肾上腺糖皮质激素的基础上，用本药联合治疗，可减少二者的剂量与不良反应。

3. 克罗恩病的手术适应证限于完全性肠梗阻、瘘管与脓肿形成、经内科治疗无效的顽固病例、急性穿孔或不能控制的大量出血。一般采用病变肠段切除。克罗恩病手术应切除病变部位包括远近侧正常肠管 5~10cm，做端端吻合。手术后复发率达 50%，复发部位多在肠吻合口附近。在剖腹探查中发现本病者，不宜施行阑尾切除术，以免在术后发生肠瘘。

溃疡性结肠炎并发癌变、肠穿孔、脓肿与瘘管形成、顽固性全结肠炎或中毒性巨结肠经内科治疗无效者，是手术的适应证。一般采用全结肠切除术加回肠肛门小袋吻合术。

术前尽量将患者的营养和心理调整到最佳状态，了解患者的心肺和肝肾功能。对手术后饮食、体位、尿便、给氧、胃肠减压、导尿和各种引流，可能出现的切口痛及其他不适，都要向患者讲清楚。

回肠造瘘术后，开始阶段的流出物是稀的，黑绿色液体，可能带血。过一段时间以后，小肠吸收水、钠的量会增加，以替代从前大肠的功能，这时大便量会减少并成为糊状，颜色转为黄绿或棕黄，略带少许气味，但如有臭的、令人不快的气味要警惕是否有梗阻或感染。回肠瘘袋每次都要更换。保护皮肤不受刺激、腐蚀，具体护理要领参见结肠直肠癌患者护理一节。

4. 克罗恩病常有瘘管形成，给患者带来感染、皮肤营养不良、水电解质平衡失调等问题。因此对这样的患者，护士要认真评估瘘管的部位、流出物的量和性状，准确记录出入量及生命体征。由于胃肠道分泌物量多，且含电解质、酶等物，丢失后极容易造成营养不良、脱水、低钾。护士要仔细监测患者的饮食状况，保证每日 3000 卡的热量摄入。外瘘的瘘口周围要用膜保护皮肤，或者使瘘袋或插入引流管，否则流出物中的酶、胆汁会严重损伤肌肤。瘘口可用生理盐水清洁，然后用无菌纱布轻轻拭干。由于肠瘘极容易造成继发感染，护士要注意观察患者是否有发热、腹痛、意识变化，要遵医嘱给患者使用抗生素，协助医师进行瘘口冲洗。

5. 出院前，护士应有针对性地对患者进行有关炎性肠病发病、复发、症状控制等方面的教育。强调良好的自我护理是防止复发的关键。另外要帮助炎性肠病患者识别压力源和减轻压力的方法，鼓励患者表达自己的感受，鼓励其学习解决问题的策略，培养其自尊、自立的思想。对于有造瘘的患者要教会患者和家属自我护理的方法。

七、预期结果与评价

1. 患者腹泻、腹痛次数减少。
2. 患者疼痛减轻，舒适感增强。
3. 患者有充足的营养摄入。
4. 患者水电解质平衡。
5. 患者保持皮肤完整性，认同自我形象。

（李　峥）

第五十章　肠结核患者的护理

》关键词

tuberculosis of intestine　　　　肠结核

一、概述

肠结核是结核杆菌侵犯肠道引起的慢性特异性感染，绝大多数继发于肺结核（特别是开放性肺结核），称继发性肠结核。少数无肠外结核病灶者称为原发性肠结核。在 20 世纪早期，肠结核非常普遍，尸检发现死于肺结核的患者中 80% 合并肠结核。但是到了 20 世纪中期，随着巴氏灭菌法的推广，抗结核化学治疗的应用，结核的发病率有了大幅度的下降。近年来由于人免疫缺陷病毒（HIV）的感染率上升，免疫抑制剂的使用，肠结核发病率又出现回升趋势。国内统计占综合医院收住患者的 0.49%，多见于中青年，40 岁以下占 91.7%，女性多于男性，约为 1.85∶1。

二、病因及发病机制

肠结核主要由人型结核杆菌引起，少数因饮用未经消毒的带菌牛奶或乳制品，可以发生牛型结核杆菌肠结核。结核杆菌主要经口感染肠道，如开放性肺结核或喉结核患者，因吞下含结核杆菌的痰液，或者经常和开放性肺结核者一起进餐，餐具消毒不严等。此外，肠结核也可由腹腔内结核病灶直接蔓延引起，肠外结核经血行播散侵犯肠道较少见。

结核杆菌是抗酸杆菌，被吞咽后，能够抵抗胃酸的破坏，到达小肠以后，可依次在空肠、回肠、阑尾、结肠和直肠发生病变。由于含结核杆菌的肠道内容物在回盲部停留时间较长，而且这部分肠管蠕动和逆蠕动较强烈，容易引起局部组织机械性损伤，这样就使肠道内的结核杆菌有充分的时间和机会接触肠黏膜而发生感染。此外，回盲部有丰富的淋巴组织，而结核杆菌易侵犯淋巴组织，所以回盲部是肠结核的主要侵犯部位。

三、病理

病理变化取决于人体对结核杆菌的免疫力与过敏反应的情况。

1. 溃疡型肠结核　若感染菌量多，毒力大，则出现干酪样坏死，形成溃疡，称为溃疡型肠结核。早期病变开始于肠壁的集合淋巴结和孤立的淋巴滤泡，呈灰色半透明的小结节，进一步发展，结节中心坏死、干酪化，并相互融合，表面黏膜坏死脱落形成深浅不一的小溃疡，溃疡边缘不规则，沿肠壁淋巴管道顺肠管周径发展。在溃疡修复的过程中大量纤维组织增生，造成肠管环形瘢痕挛缩使肠管狭窄。溃疡累及周围的腹膜及邻近肠系膜的淋巴结，引起局限性腹膜炎和肠系膜淋巴结结核。结核结节增大时常伴发闭塞性动脉内膜炎，因此引起大出血的机会较少。由于溃疡性结核病变发展过程缓慢，受累肠段往往已与周围组织紧密粘连，因此较少出现溃疡性穿孔。

2. 增生型肠结核　若患者的免疫力强，入侵细菌的毒力低，则表现为肉芽组织增生，进一步可出现纤维化，称为增生型肠结核。病变多局限于盲肠，少数可涉及回肠末段和升结肠近段。黏膜层可有多个小溃疡，黏膜下层高度纤维增生和大量结核性肉芽组织，导致肠壁局限性增厚和变硬，肠腔狭窄，引起肠梗阻。

3. 溃疡增生型肠结核（混合型）　在临床中，实际上兼有前两种病变者并不少见，其病理所见是两型的综合。

四、护理评估

（一）健康史

询问患者有无结核史，家族中有无同类患者，饮食种类，患者的年龄，生长发育阶段，有无精神刺激、工作生活压力过大等。

（二）身体评估

1. 腹痛　为常见症状，可因病变部位不同、病理改变不同及有无外科并发症而有所不同。多位于右下腹，也可有脐周或全腹部疼痛，一般为隐痛或钝痛。常因进餐而诱发，因进餐引起回肠或胃结肠反射亢进，使病变肠曲痉挛或蠕动加强，从而出现疼痛和排便，便后疼痛有不同程度的缓解。增生型肠结核或并发肠梗阻时呈绞痛，伴腹胀、肠鸣音亢进、肠型与蠕动波。

2. 排便异常　腹泻是溃疡型肠结核的主要表现之一，多数出现在腹痛后，每日 2～4 次，多时可达 10 余次，呈糊状，常无黏液或脓血，不伴有里急后重。病变严重、病变范围广泛者，每日排便达 10 余次，有时粪便中含少量黏液、脓液，但便血极少见。增生型肠结核以便秘为主，有时便秘与腹泻交替出现。

3. 腹部肿块　主要见于增生型肠结核。常位于右下腹，比较固定，质中等，轻度压痛。

4. 全身症状　溃疡型肠结核常有结核毒血症，表现为发热、盗汗、乏力、消瘦和贫血等。

5. 并发症　晚期可出现肠梗阻、肠穿孔、腹部脓肿、局限性腹膜炎、瘘管形成及肠出血等。

（三）辅助检查

1. 血液检查　溃疡型肠结核可有中度贫血，白细胞计数一般正常，淋巴细胞增多。血沉多有明显增快，是判断结核病是否活动的指标。

2. 粪便检查　常规镜检可见少量红细胞和白细胞，粪便浓缩找到结核杆菌及粪便抗酸杆菌培养阳性有助于诊断。

3. 结核菌素试验　强阳性对诊断肠结核有意义，但是阴性结果不能排除本病。

4. X 线检查　对肠结核的定性和定位诊断具有重要意义。可疑肠梗阻者钡餐检查应慎重，最好在解除肠梗阻后应用。由于病期和类型不同，X 线表现各异。病变肠段早期主要表现为黏膜增粗、紊乱或破坏。溃疡型者肠壁可见细小溃疡、充盈不佳、缺损或龛影，肠腔病变段有激惹现象，即钡剂排空迅速、充盈不佳。而在病变上下部分的肠段则充盈良好，称为跳跃现象（Stierlin 征象）。增生型者则见肠壁肥厚、黏膜紊乱呈结节状变形，或为数目不等的息肉样改变，与增生型肿瘤难以鉴别。晚期则多见肠管狭窄或肠管梗阻。

5. 结肠镜检查　肠镜能对全结肠和回肠末端进行直接观察，如能发现病变并进行组织活检对本病的确诊最有价值。内镜下可见结肠黏膜出现溃疡、假息肉和增生结节、狭窄、回盲瓣全周性或次周性溃疡等表现。

（四）心理社会评估

由于慢性病程，常可导致患者心情烦躁、压抑、焦虑等。评估患者对疾病的认识及产生的心理反应，以及患者的支持系统，患病后能否得到关心、支持与帮助。

五、护理诊断及医护合作性问题

1. 疼痛　腹痛，与结肠痉挛肠蠕动增加有关。
2. 排便异常　腹泻/便秘，与肠结核病变所致肠功能紊乱有关。
3. 营养失调：低于机体需要量　与结核毒血症及消化吸收障碍有关。
4. 焦虑　与病程及知识缺乏有关。
5. 潜在并发症　肠穿孔、肠梗阻、肠出血。

六、计划与实施

通过治疗和护理，患者主诉腹痛、腹泻或便秘症状缓解；能够得到所需热量，营养需求得到满足，体重维持在标准体重的±10%；患者能复述疾病相关知识，焦虑程度减轻；护士能够及时发现并发症，通知医师并及时处理。

（一）指导患者休息

休息能降低代谢，减少机体消耗，减少毒素吸收，减轻毒血症状。结核毒血症不明显的患者不必过多限制其活动，但应避免疲劳；活动性肠结核，全身毒血症状严重者需卧床休息。居住环境应避免潮湿、拥挤，以阳光充足空气新鲜的环境为宜。提供一个能够使患者身心均得到休息的环境，帮助患者身心放松，对于患者疾病的恢复起着非常重要的作用。

（二）饮食护理

积极改善营养状况，宜给予高热量、高蛋白、高维生素易消化的食物。腹泻严重者予以低脂低纤维饮食，腹胀者少食易发酵食物如豆制品。严重营养不良者可行静脉内高营养治疗，每周测体重，观察营养状况改善情况。

（三）病情观察

护士每天监测患者的体温、脉搏、血压；观察腹痛的部位、性质、时间、与进餐的关系；腹泻的次数、粪便的性状、有无血液；观察腹部体征的变化；准确记录每日饮水量、食欲与进食量、尿量及液体量出入平衡情况，尽早发现和处理并发症。

（四）对症护理

腹痛明显者可遵医嘱适当应用抗胆碱能药物，如颠茄、阿托品、山莨菪碱等，并指导患者缓解疼痛的方法；腹泻严重应补液，注意纠正水、电解质紊乱；对不完全性肠梗阻者，应进行胃肠减压以缓解症状。

（五）心理护理

为患者提供多方位的心理支持。开阔患者眼界，多读一些健康的书籍。增加其娱乐项目，如一些轻松的活动。培养其多方面的兴趣爱好，分散其注意力，鼓励家人与其一起努力，共同战胜疾病。

（六）用药指导

药物治疗需较长时间，护士应鼓励患者坚持就是胜利。用药原则是早期、联合、规则、足量、全程，其中以联合和规则用药最为重要。随着结核病治疗的发展，短程化疗和间歇化疗方案已越来越显示出它的优越性。抗结核药物对肝肾功能均有一定的损害。护士在督促患者按时按量服药的同时，应告诉患者用药期间监测血象及肝肾功能变化。

（七）手术治疗患者的护理

手术指征包括：①发生穿孔合并急性腹膜炎；②慢性穿孔造成局限性肠瘘；③增生病变形成肠狭窄和急慢性完全或部分性肠梗阻；④经内科治疗难以控制的大出血；⑤虽经长时间抗结核治疗，结核症状不改善，有持续腹泻腹痛腹胀等。

1. 术前护理　术前应评估患者的生命体征和临床症状、营养状态、心理状况及患者对手术有关的知识和术后配合知识的了解程度。

2. 术后护理　术后患者返回病室后，护士应注意评估患者的生命体征、伤口敷料，以及有无并发症肠梗阻的发生。

（八）做好消毒隔离和预防工作

患者用过的餐具与物品应进行消毒处理，以免结核菌扩散、传播；对有开放性肺结核患者应采取隔离措施，并告知不可吞咽痰液；提倡用公筷进餐，牛奶应消毒灭菌。

七、预期结果与评价

1. 患者主诉腹痛、腹泻或便秘症状缓解。

2. 患者能够得到所需热量，营养需求得到满足，体重维持在标准体重的±10%。

3. 患者能复述疾病相关知识，焦虑程度减轻。

4. 护士能够及时发现并发症，通知医师并及时处理。

（林　征）

第五十一章　肠梗阻患者的护理

》 关键词

intestinal obstruction	肠梗阻
mechanical intestinal obstruction	机械性肠梗阻
paralytic ileus	麻痹性肠梗阻

一、概述

任何原因造成的肠腔内容物正常运行或通过发生障碍，即称为肠梗阻。它是外科常见的急腹症，它不仅引起肠壁形态和功能改变，更重要的是引起全身性生理紊乱。随着对肠梗阻病理生理的深入了解和各种诊疗措施的应用，对本病的诊治有很大进展。死亡率也从 20 世纪初的高于 50% 降到目前低于 10%，但重症肠梗阻死亡率仍很高。

二、病因

根据肠梗阻发生的基本原因，可将病因分为三类：

（一）机械性肠梗阻

临床上最常见，主要是各种原因引起肠腔变窄，肠内容物通过障碍。

1. 肠腔堵塞　粪便、胆石、异物、寄生虫等。
2. 肠管受压　粘连压迫、肠管扭转、嵌顿疝或受肿瘤压迫。
3. 肠壁病变　先天性肠道闭锁、狭窄、炎症和肿瘤等引起。

（二）动力性肠梗阻

无器质性肠腔狭窄，主要由于神经反射或毒素刺激引起肠壁肌层功能紊乱，肠蠕动丧失或肠管痉挛，以致肠内容物停止运行。

1. 麻痹性肠梗阻　常由于腹膜炎，腹部大手术等引起。
2. 痉挛性肠梗阻　可见于急性肠炎、肠道功能紊乱或慢性铅中毒等，较少见。

（三）血运性肠梗阻

肠系膜血栓使肠管血运障碍，继而发生肠麻痹，肠内容物不能通过。

三、病理

肠梗阻尽管发生原因不同，但都将出现肠管局部和全身一系列病理及病生理变化。

1. 肠膨胀　由梗阻部位以上的气体、液体造成。液体主要来自胃肠道分泌液；气体大部分是咽下的空气，部分由血液弥散入肠腔内及肠道内容物经细菌分解、发酵产生。梗阻部位越低，时间越长，肠膨胀越明显；当肠管不断扩张，肠腔内压力不断升高，肠壁变薄，肠壁血供障碍。表现为肠壁静脉回流受阻，肠壁充血水肿，增厚，呈暗红色。由于组织缺氧，毛细血管通透性增加，肠壁上有出血点，并有血性渗出液进入肠腔和腹腔。随着血运障碍进一步加重，肠管可出现缺血、坏死引起溃疡穿孔。

2. 水和电解质丧失 大量液体丢失是急性肠梗阻引起的一个重要病生理改变，胃肠道的分泌物每日达 7000～8000ml，正常时绝大部分通过小肠再吸收回到全身循环系统。肠梗阻时回吸收停止加上液体自血液内向肠腔内渗出，大量积存在肠腔内，等于丧失体外，再加上呕吐，不能进食，可迅速导致血容量减少和血液浓缩。胆汁、胰液及肠液均为碱性，同时组织灌注不良，酸性代谢产物增加，尿量减少，易引起严重代谢性酸中毒。大量的 K^+ 丢失可使肠壁肌活力减退，加重肠腔膨胀。

3. 感染和中毒 梗阻以上肠腔内细菌大量繁殖，产生大量毒素。小肠壁通透性增加，引起腹腔感染，并经腹膜吸收引起全身性中毒。

4. 休克及多功能器官丧失 严重的体液丧失，使血液浓缩，血容量降低，电解质紊乱，酸碱失衡，细菌感染、毒血症等都可引起休克。当病情进一步加重，发生肠穿孔、腹膜炎时，患者可因感染性休克，急性肾功能、呼吸及循环功能衰竭而死亡。

四、护理评估

（一）健康史

1. 评估患者一般资料，包括年龄、性别、饮食习惯。

2. 了解患者腹痛、腹胀等症状出现的时间及动态变化；是否有排便排气，最后一次排便的时间等；呕吐的时间、频度，呕吐物的量、颜色和性质；患者有无水电及酸碱失衡的症状、体征，患者神志及生命体征的情况及动态变化，以及患者的各项检查结果。

3. 询问患者既往是否有腹部手术史、克罗恩病、溃疡性结肠炎、结肠憩室、疝气、肿瘤的情况。

4. 询问患者是否有结肠直肠肿瘤的家族史。

（二）身体评估

肠梗阻虽有不同分类，但有着一些共同的表现，即腹痛、腹胀、呕吐及停止排便排气。

1. 腹痛 一般阵发性绞痛伴高调肠鸣音考虑为机械性肠梗阻。当患者出现腹痛间歇期缩短，腹痛持续、剧烈时，应考虑为可能出现绞窄性肠梗阻。晚期的麻痹性肠梗阻可出现持续性胀痛。

2. 呕吐 早期可出现反射性呕吐，呕吐物多为食物或胃液。晚期因为梗阻部位不同，呕吐出现的时间和性质有所不同。高位小肠梗阻呕吐出现早、频繁。呕吐物主要是胃液、胆汁、胰液、十二指肠液等。低位肠梗阻出现晚，呕吐物呈"粪样"。绞窄性肠梗阻呕吐物为血性或棕褐色液体。

3. 腹胀 腹胀一般出现较晚。高位梗阻腹胀不明显，低位梗阻腹胀明显，遍及全腹。若出现不对称性腹胀，腹部触及有压痛的包块，有腹膜刺激征，可能出现了绞窄性肠梗阻。

4. 停止排便排气 完全性肠梗阻的患者不再有排便排气，但不全性肠梗阻可有多次少量的排便排气，绞窄性肠梗阻可排出黏液性血便。

护士在评估患者的临床表现时，应注意是否有肠型、蠕动波，腹胀是否对称。注意单纯性肠梗阻可有轻度压痛，但无腹膜刺激征；绞窄性肠梗阻时会有固定压痛及腹膜刺激征。当有绞窄性肠梗阻时，腹腔有渗液，可有移动性浊音。听诊时有肠鸣音亢进，气过水声，为机械性肠梗阻；麻痹性肠梗阻时听诊肠鸣音减弱或消失。还应注意患者全身情况。梗阻晚期或出现绞窄性肠梗阻时，患者可出现口唇干燥，眼窝内陷，皮肤弹性丧失，尿少或无尿等明显的缺水症。还可出现脉搏细弱，血压下降，面色苍白，四肢冰冷等中毒休克表现。

（三）辅助检查

1. 实验室检查　无特异性检查。晚期由于失水和血液浓缩，白细胞计数、血红蛋白、血细胞比容都有增高，尿比重增高。由于体液、电解质丢失，血钾、钠、氯浓度降低。出现酸中毒时，可出现血 pH 增高，二氧化碳结合力下降。

2. X 线检查　怀疑有肠梗阻时，应拍左侧卧位及立位的 X 线片。X 线片中可见多数液平面及气胀肠袢。横膈下有游离气体时表示有肠穿孔。

（四）心理社会评估

患者可能对诊断过程中的检查产生紧张。肠梗阻引起的腹痛、腹胀、呕吐等症状会使患者出现烦躁、焦虑及恐惧。护士应帮助患者表达自己的情绪，并帮助患者了解检查结果和治疗方法。

五、护理诊断及医护合作性问题

1. 疼痛　与肠道局部缺血或肠道肌层强烈收缩有关。
2. 腹胀　与肠梗阻、肠腔积液积气有关。
3. 体液不足　与呕吐及肠腔积液造成体液丢失有关。
4. 焦虑　与患者身体严重不适、疲倦，对检查及治疗不了解有关。
5. 潜在的并发症　感染、休克与肠梗阻有关。
6. 知识缺乏　与缺乏肠梗阻治疗、护理方面的知识有关。

六、计划与实施

通过治疗和护理，患者因肠梗阻引起的全身的生理紊乱能得到矫正，梗阻得到解除。患者主诉疼痛不适及腹胀减轻，焦虑减轻，维持体液酸碱平衡，不发生并发症或并发症得到及时发现处理。

（一）基础治疗和护理

肠梗阻的基础治疗原则是应用胃肠减压、静脉补液及应用抗生素防治感染等措施，纠正水电解质紊乱、酸碱失衡，改善患者一般情况，防治感染和中毒。

（二）非手术治疗患者的护理

1. 禁食并维持有效的胃肠减压　胃肠减压是肠梗阻治疗中重要的措施，护理中应注重妥善固定胃管；注意保持引流管的通畅，并记录引流液的颜色、性状及量；当出现血性引流液时，应考虑为绞窄性肠梗阻，及时报告医师。

2. 静脉补液以纠正水电解质失衡及酸中毒

（1）监测并记录每日出入量：包括呕吐、胃肠减压出量，并估计肠腔积液的情况。必要时安置尿管，记录每小时尿量。

（2）严格遵医嘱正确补充液体，注意静脉补充的量和成分，以纠正水电解质失衡及酸中毒。

3．患者生命体征平稳，取半卧位，有利于膈肌下降，减轻腹胀对呼吸循环的影响。

4．明确诊断无绞窄性肠梗阻后可用阿托品等抗胆碱类药物缓解疼痛，禁用吗啡类镇痛药，以免掩盖症状，贻误治疗。

5．密切观察患者病情变化，当患者出现以下情况时应考虑是否出现绞窄性肠梗阻。

（1）腹痛持续并加剧，腹痛间隙缩短。

（2）腹胀不对称，腹部有压痛性包块。

（3）有明显的腹膜刺激征，白细胞计数逐渐上升，体温增高。呕吐物、胃肠减压及排便中有血性液体出现。

（三）手术治疗患者的护理

手术是肠梗阻重要治疗手段。绞窄性肠梗阻及由肿瘤、先天性畸形引起的肠梗阻，以及非手术治疗无效的患者均需要进行手术治疗。手术方法可有肠切除肠吻合术、肠造口术或肠外置术，或对于晚期肿瘤患者，局部不能切除可行短路手术以解除梗阻。

1．禁食并维持有效的胃肠减压　应注重妥善固定胃管；注意保持引流管的通畅，并记录引流液的颜色、性状及量；当出现血性引流液时，应考虑为绞窄性肠梗阻，及时报告医师。向患者及家属讲解胃肠减压对治疗疾病的意义，取得配合。

2．监测并记录每日出入量　包括呕吐、胃肠减压出量，并估计肠腔积液的情况。必要时安置尿管，记录每小时尿量。严格遵医嘱正确补充液体，注意静脉补充的量和成分，以纠正水电解质失衡及酸中毒。

3．肠蠕动恢复后，可拔除胃管，根据患者情况逐渐恢复经口的饮食。进食不足时，应注意经静脉补充营养。

4．密切观察患者的体温、有无腹胀、腹痛的情况，及早发术后并发症：肠梗阻或出现瘘。当患者主诉体温增高，出现腹痛、腹胀等异常情况时，及时报告医师。

5．维持正确的体位，患者生命体征平稳取半卧位，有利于膈肌下降，减轻腹胀对呼吸循环的影响。

6．鼓励患者术后早期下地活动，以促进胃肠道功能的恢复。

7．出院后注意饮食调节，勿暴饮暴食。注意保持排便通畅。有腹痛、腹胀等不适症状及时就医。

七、预期结果与评价

1．患者因肠梗阻引起的全身的生理紊乱能得到矫正，维持体液酸碱平衡。

2．患者主诉疼痛不适及腹胀减轻。

3．患者主诉焦虑减轻。

4．护士及时发现并发症并通知医师及时处理。

（高凤莉）

第五十二章　阑尾炎患者的护理

关键词

appendix	阑尾
acute appendicitis	急性阑尾炎
appendectomy	阑尾切除术
chronic appendicitis	慢性阑尾炎
McBurney point	麦氏点

一、概述

急性阑尾炎是外科常见病，是最多见的急腹症。多发生于青年人，其中 20～30 岁间发病率最高，而 5 岁以下和 50 岁以上者少见。急性阑尾炎发病的初期，其症状和体征颇似内科胃肠炎，易被忽视。目前，由于外科技术、麻醉、抗生素的应用及护理等方面的进步，绝大多数病人能够早期就医、早期确诊、早期手术，收到良好的治疗效果。

慢性阑尾炎常继发于急性阑尾炎，少数也可开始即呈慢性过程。急性阑尾炎经非手术治疗缓解后，会遗留下一些组织改变，如阑尾壁纤维组织增多，阑尾管腔狭窄，阑尾周围粘连等，这些病变妨碍炎症完全消失，使急性炎症转变为慢性。

二、病因和发病机制

（一）急性阑尾炎

1. 阑尾管腔阻塞　是急性阑尾炎最常见的病因。阑尾是一个细长的管状结构，其远端是盲端，近端开口狭小。阑尾管腔狭窄，壁内有丰富淋巴组织，系膜短使阑尾卷曲成弧形，阑尾本身的解剖学特点导致其管腔容易阻塞。淋巴滤泡的明显增生是阑尾管腔阻塞的最常见原因，约占 60%；其次粪石也是阻塞的原因之一，约占 35%。异物、炎性狭窄、食物残渣、蛔虫、肿瘤等则是较少见的病因。阑尾管腔阻塞后，阑尾黏膜分泌黏液积聚，腔内压力上升，血运发生障碍，使阑尾炎症加剧。

2. 细菌入侵　阑尾管腔阻塞后，内容物排出受阻，管腔内致病菌（多为各种革兰阴性杆菌）繁殖并分泌内毒素和外毒素，损伤黏膜上皮并使黏膜形成溃疡，细菌穿过溃疡的黏膜进入阑尾肌层。阑尾壁间质压力升高，妨碍动脉血流，造成阑尾缺血，最终造成梗死或坏疽。

此外，胃肠道的一些疾病，如炎性肠病、急性肠炎等，都可直接蔓延至阑尾引起急性阑尾炎，或引起阑尾管壁肌肉痉挛，出现血运障碍而导致炎症。

（二）慢性阑尾炎

大多数慢性阑尾炎由急性阑尾炎转变而来，少数开始即呈慢性过程。多数慢性阑尾炎病人的阑尾腔内有粪石、虫卵，或者阑尾粘连，淋巴滤泡过度增生，使阑尾管腔变窄而发生炎性变化。

三、病理

（一）急性阑尾炎

根据急性阑尾炎发病过程的病理解剖学变化，可分为四种病理类型。

1. **急性单纯性阑尾炎**　属轻型阑尾炎或病变早期，病变多只限于黏膜和黏膜下层。阑尾外观轻度肿胀，浆膜充血并失去光泽，表面附有少量纤维素性渗出物，腔内亦有少量渗液。镜下，阑尾各层都有水肿和中性粒细胞浸润，黏膜表面有小溃疡和出血点。临床症状和体征均较轻。

2. **急性化脓性阑尾炎**　也称急性蜂窝织炎性阑尾炎，常由单纯性阑尾炎发展而来。此时炎症加重，阑尾肿胀明显，浆膜高度充血，表面有脓性渗出物附着。镜下，阑尾黏膜的溃疡面加大并深达肌层和浆膜层，管壁各层有小脓肿形成，腔内有积脓。阑尾周围的腹腔内有稀薄脓液出现，形成局限性腹膜炎。临床症状和体征较重。

3. **坏疽性及穿孔性阑尾炎**　阑尾管壁坏死或部分坏死，呈暗紫色或黑色。管腔梗阻合并管壁坏死时，2/3 的病例发生穿孔，穿孔部位多在阑尾根部和近端。穿孔后如果感染继续扩散，可引起急性弥漫性腹膜炎。

4. **阑尾周围脓肿**　急性阑尾炎化脓坏疽或穿孔时，如果此过程进展较慢，大网膜可移至右下腹部，将阑尾包裹并形成粘连，出现炎性肿块或形成阑尾周围脓肿。

急性阑尾炎的转归有以下几种：①炎症消退：一部分单纯性阑尾炎经及时药物治疗后炎症消退。大部分转为慢性阑尾炎，易复发。②炎症局限化：坏疽或穿孔性阑尾炎后，阑尾被大网膜包裹粘连，炎症局限，形成阑尾周围脓肿，需要大量抗生素或中药治疗，治愈缓慢。③炎症扩散：阑尾炎症重，发展快，未予及时手术切除，炎症扩散，可发展为弥漫性腹膜炎、化脓性门静脉炎，甚至感染性休克。

（二）慢性阑尾炎

主要病变为阑尾壁不同程度的纤维化及慢性炎性细胞浸润，以淋巴细胞和嗜酸性粒细胞浸润为主。

四、护理评估

（一）健康史

询问病人有无肠道蛔虫病；是否吞食异物，如果核；有无盲肠或阑尾部位肿瘤；有无胃肠道疾病，如急性肠炎、炎性肠病等；有无全身其他部位感染，如上呼吸道感染、盆腔感染；以前是否患过阑尾炎以及治疗情况。了解病人有无手术、外伤史；有无高血压、心脏病、糖尿病等慢性病史以及家族性遗传病史。

（二）身体评估

1. **腹痛**　腹痛是急性阑尾炎最早出现的症状，典型的腹痛发作始于上腹，逐渐移向脐周，开始疼痛不严重，位置不固定，呈阵发性。数小时（6～8 小时）后，腹痛转移并固定在右下腹部，疼痛持续性加重。早期疼痛是由于阑尾梗阻后，管腔扩张和管壁肌收缩引起的内脏神经反射性疼痛；后期当阑尾炎症侵及浆膜层，壁层腹膜受到刺激引起体神经定位疼痛。转移性右下腹痛是急性阑尾炎特征性的症状，约70%~80%的病人具有这种典型的转移性腹痛的特点，但也有一部分病例发病开始即出现右下腹痛。另外不同类型的阑尾炎其腹痛也有差异。如单纯性阑尾炎表现为轻度隐痛；化脓性阑尾炎呈阵发性胀痛和剧痛；坏疽性阑尾炎呈持续性剧烈腹痛；穿孔性阑尾炎因阑尾腔压力骤减，腹痛可暂时缓解，但并发腹膜炎后，腹痛又会持续加剧。

2. **胃肠道症状** 发病早期可能会出现厌食、恶心、呕吐，但程度较轻，有的病人可能发生便秘和腹泻。盆腔位阑尾炎时炎症刺激直肠和膀胱，出现排便里急后重和排尿尿痛症状，并发腹膜炎时，麻痹性肠梗阻可出现腹胀和持续性呕吐。

3. **全身症状** 早期有乏力、头痛，体温大多正常。炎症加重如阑尾化脓、坏死时，出现全身中毒症状，心率增快，体温可升至38℃~39℃。阑尾穿孔并发腹膜炎时，病人出现寒战，体温可升至39℃以上。如发生门静脉炎时可出现轻度黄疸。

4. **体征**

（1）右下腹压痛：是急性阑尾炎最常见的重要体征。压痛点通常在麦氏点（右髂骨上棘至脐连线的中外1/3处），可随阑尾位置变异而改变，但压痛点始终在一个固定的位置上。当炎症扩散到阑尾以外时压痛范围也随之扩大，但仍以阑尾部位压痛最为明显。

（2）腹膜刺激征：有腹肌紧张、反跳痛、肠鸣音减弱或消失等，常提示阑尾炎已发展到化脓、坏疽或穿孔的阶段。但小儿、老人、孕妇、肥胖、虚弱者或发生盲肠后位阑尾炎时，腹膜刺激征可不明显。

（3）右下腹包块：部分阑尾炎形成阑尾脓肿的病人，右下腹可扪及一边界不清、位置固定的压痛性包块。

（4）其他体征

1）结肠充气试验：病人仰卧位，用右手压住左下腹部降结肠，左手反复压迫近侧结肠部，结肠内积气可传至盲肠和阑尾部位，右下腹疼痛者为阳性。

2）闭孔内肌试验：病人仰卧位，右侧屈髋、屈膝90°，并将右股向内旋转，引起右下腹疼痛为阳性，提示阑尾位置较低，靠近闭孔内肌。

3）腰大肌试验：病人左侧卧位后将右下肢向后过伸，引起右下腹疼痛为阳性，说明阑尾在盲肠后位靠近腰大肌处。

4）直肠指诊：当阑尾位于盆腔或炎症已波及盆腔时，直肠指诊直肠右前方触痛。如发生盆腔脓肿，可触及痛性肿块。

慢性阑尾炎的临床特点为：①既往常有典型的急性阑尾炎发作病史；②右下腹经常疼痛，剧烈活动或饮食不节可诱发急性发作；③有的病人有反复急性发作的病史；④重要的体征是阑尾部位的局限性压痛，这种压痛经常存在，位置较固定；⑤X线钡餐检查可见阑尾不充盈或钡剂排出缓慢。

（三）辅助检查

1. **实验室检查** 多数急性阑尾炎病人的白细胞计数及中性粒细胞比例增高。部分病人白细胞可无明显升高，多见于单纯性阑尾炎或老年病人。少数盲肠后位阑尾炎，尿中可出现少量红细胞和白细胞。

2. **影像学检查** 腹部平片可见盲肠扩张和液气平面；B超检查有时可发现肿大的阑尾

或脓肿；必要时可做螺旋 CT 检查。

（四）心理社会评估

评估病人对患病的反应，采取的态度和接受程度，对疾病知识的了解程度，病人会出现哪些不良的心理反应，如紧张、不安、焦虑等。评估病人家庭及社会支持系统情况，病人与家庭成员之间的关系，家庭成员对病人的态度，能否给予病人生活上的照顾和精神上的支持。评估病人工作和社会经济情况，对承担医疗费用有无困难等。

五、护理诊断和医护合作性问题

1. 腹痛　与阑尾炎症有关。
2. 焦虑　与即将手术有关。
3. 知识缺乏　缺乏阑尾炎的治疗和护理知识。
4. 疼痛　与手术所致的组织损伤有关。
5. 潜在的并发症　切口感染、出血、腹腔脓肿、粪瘘、粘连性肠梗阻。

六、计划与实施

通过治疗和护理，术前病人腹痛症状得到缓解，内心焦虑感减轻，能够说出有关急性阑尾炎的治疗、护理知识；术后病人伤口疼痛得到较好控制，术后并发症能够得到及时发现、及时处理。

（一）术前护理

1. 心理护理　术前病人常会出现紧张、不安、焦虑、甚至恐惧等不良心理反应，担心麻醉和手术过程是否顺利，术中会不会出现意外，术后有无并发症，手术的疗效如何等等。这些不良心理反应会影响机体的免疫功能，使机体抗病能力和对手术的耐受力大为下降，不利于疾病的治疗与康复。因此，做好术前心理护理，使病人处于接受手术的最佳心理状态十分重要。

术前护士应多与病人及家属沟通，了解他们对疾病、治疗，特别是对手术的认识和态度，了解他们的内心感受，鼓励病人及家属表达出内心的担忧和疑虑。护士应根据病人不同的年龄、职业、文化程度等，结合其病情，耐心、具体地讲解有关疾病治疗的知识，强调手术有关的事项，如术前准备、手术的大致过程、麻醉方式、术后注意事项等，以争取病人的主动配合，保证手术的顺利进行。另外护士严谨的工作态度和娴熟的技术操作，会增加病人对疾病治疗的安全感和信心。

2. 术前宣教　术前护士应了解病人及家属对疾病及其治疗方面知识的了解程度，评估病人及家属对学习的需求和能力，根据病人的具体情况，给予讲解和指导。

（1）急性阑尾炎的手术方法：急性阑尾炎诊断明确后，应早期手术治疗，可防止并发症发生。①急性单纯性阑尾炎：行阑尾切除术，切口一期缝合；②急性化脓性或坏疽性阑尾炎：行阑尾切除术，如腹腔内已有脓液，可清除脓液后关腹。注意保护切口，一期缝合；③穿孔性阑尾炎：切除阑尾，清除腹腔脓液，根据情况放置腹腔引流；④阑尾周围脓肿：阑尾脓肿尚未破溃穿孔时按急性化脓性阑尾炎处理。如阑尾穿孔已被包裹形成阑尾周围脓肿，应使用抗生素治疗或同时联合中药治疗促进脓肿吸收消退。若肿块增大、疼痛不减轻、无局限趋势，应行脓肿切开引流术。若阑尾显露方便，也应切除阑尾。术后加强支持治疗，合理使用抗生素。

（2）慢性阑尾炎诊断明确后，需手术切除阑尾。

（3）阑尾切除术的麻醉方式：一般采用硬脊膜外麻醉，病人术中是清醒的。

（4）急性阑尾炎的非手术疗法：仅适用于早期单纯性阑尾炎且又因伴其他严重器质性疾病而有手术禁忌证者。包括禁食、补液、应用抗生素，中药以清热、解毒、化瘀为主。

3. 术前准备　包括血、尿的常规检验，手术区皮肤准备，对老年病人要特别注意检查心、肺、肾等脏器功能。如果已有脱水或中毒现象存在，应立即补液。

（二）术后护理

手术后病人返回病房后，护士应对病人的情况进行评估，评估的内容包括：病人接受了何种手术，手术是否顺利，病人的意识状况，生命体征是否平稳，伤口情况，有无安置引流管，术后心理状态如何。

1. 疼痛护理　护士应评估病人疼痛的部位、性质、程度及持续时间，注意倾听病人的主诉。告诉病人麻醉作用消失后会感到伤口疼痛，术后 24 小时内疼痛较明显，24 小时后会逐渐减轻，这是正常现象，不必紧张。可遵医嘱给予镇痛剂。

2. 伤口、引流管的护理　术后护士应每日观察伤口情况，伤口有无出血、渗血、渗液及红肿等感染征象，保持伤口清洁、干燥、定时更换敷料。

如置有引流管，应注意保持引流管通畅，待血压平稳后应采取半卧位，以利于引流和防止炎性渗出液流向腹腔。并严密观察和记录引流液的性状，有异常情况及时通知医师，及时处理。

3. 饮食护理　手术当天禁食，术后第一天进流食如米汤，第二天进软食面条、蛋羹，一般术后第 3～4 天可进普食。应鼓励病人进食，以增加营养摄入，增强机体抵抗力，促进机体康复。术后 3～5 天禁用强泻剂和刺激性强的肥皂水灌肠，术后便秘可口服轻泻剂。鼓励病人早期下床活动，可促进肠蠕动恢复，防止肠粘连发生。

4. 术后并发症的观察与护理

（1）切口感染：是最常见的术后并发症，多因手术时污染切口、存留血肿和异物、引流不畅所致。临床表现为手术后 2～3 天体温升高，切口局部胀痛，局部红肿、有压痛。定期更换切口敷料，保持切口敷料清洁和干燥。一旦发现切口感染，应及时通知医师，及时处理。

（2）腹腔脓肿：多发生在化脓坏疽性阑尾炎病人，坏死组织、阑尾组织残留所致。多因阑尾残端扎结不牢，缝线脱落所致。病人表现为术后持续高热、腹痛、腹胀，全身中毒症状加剧。诊断明确后应积极行手术引流或穿刺引流，同时加强抗生素治疗。

（3）出血：阑尾系膜的结扎线松脱可引起腹腔内大出血，表现为腹痛、腹胀、出血性休克等症状。应立即让病人平卧、吸氧，静脉补液，给予精神安慰，并做好输血准备。及时与医师联系，及时手术止血。

（4）粪瘘：阑尾残端结扎线脱落、盲肠壁损伤等原因均可导致粪瘘。一般在形成粪瘘时炎症已局限化，故不会发生弥漫性腹膜炎。形成的粪瘘位在结肠，又不致造成水、电解质紊乱或营养障碍，应用非手术支持治疗后大多可闭合自愈。经久不愈时，可再次手术切除瘘管。

七、预期结果与评价

1. 术前病人腹痛症状得到缓解。

2. 术前病人主诉内心焦虑感减轻。

3. 病人能够说出有关急性阑尾炎的治疗、护理知识。

4. 术后病人伤口疼痛得到较好控制，主诉疼痛减轻。

5. 护士及时发现术后并发症，及时处理。

（李　杨）

第五十三章　结、直肠癌患者的护理

❯❯ 关键词

cancer of colon	结肠癌
cancer of rectum	直肠癌
colostomy	结肠造口术

一、概述

结、直肠癌是发生在结肠和直肠的肿瘤，是常见的消化道恶性肿瘤，在美国结、直肠癌是癌症死亡原因的第二位。男性仅次于肺癌，而女性仅次于乳癌。结、直肠癌发病显示了较强的地理分布特征。西方工业国家如美国、加拿大及西欧等国家的结肠癌发病率高于日本、芬兰及非洲国家，结、直肠癌发病率非洲、亚洲及部分拉美地区较低。而且美国的非洲人中发病率明显低于美国其他人种。这种地理分布特征，可能是与饮食习惯不同有关。本病在发达国家里，过去20年中，发病率或死亡率没有大的变化。在发病率中等或低度的国家中，结、直肠癌则显示增加之势。我国结、直肠癌患者也在逐年增多。在我国一些省市，结、直肠癌年死亡率占全部恶性肿瘤死亡率的第5~6位。结、直肠癌男女发生比率约为1.5~2：1，发病年龄在30~60岁。

二、病因及发病机制

结、直肠癌的病因尚不确定，但饮食及粪便在肠内通过的时间已被证实为发病因素。

1. 高脂肪饮食可使肠内的胆酸和胆固醇量增加，在肠内细菌作用下，此两者的代谢产物被视为致癌因素。进食大量高脂肪饮食，可使大便在肠内通过时间延长，从而使肠道与致癌物质接触时间延长，会增加癌症发生的概率。食物中的大量不饱和脂肪酸也可能是致癌因素之一。

2. 蔬菜中的纤维素可加快粪便自肠道排空，使胆酸、胆固醇与细菌作用时间缩短。因此，经常食用蔬菜和水果，可减少结、直肠癌的发生。

3. 临床及组织病理上，均已证实结肠腺瘤可恶变。因此，腺瘤可视为结、直肠癌最危险的因素之一。

4. 慢性结肠炎症也可能通过慢性炎症刺激肠道上皮增生，形成假性息肉而发生恶变；慢性血吸虫病引起的肠道黏膜增生和息肉形成，也可恶变；血吸虫卵可沉积在直肠壁，诱发癌症。

5. 其他如亚硝胺类化合物、放射线等也被认为与结肠癌发病有关。

6. 家族性多发性结肠息肉及 Gardar 综合征患者中，结肠癌发病率高达50%。

三、病理

结、直肠癌可发生在结肠、直肠的任何部位。有资料表明，在我国，发生在直肠和乙状结肠的癌肿占75%~80%。绝大多数癌肿为单个，少数病例（约0.7%）有同时或先后一个以上的癌肿发生。

（一）结、直肠癌从形态上分类

1. 隆起型 癌体大、软，呈菜花样，向肠腔内生长，易破溃、出血、坏死，细胞分化程度高，恶性程度低，预后较好。

2. 溃疡型 癌体小，早期形成溃疡，向肠壁深部组织浸润生长，可深达肌层，穿透肠壁达到邻近组织和器官，恶性程度高，转移早，预后差。

3. 浸润型 沿肠壁蔓延浸润，使肠壁增厚，形在环状狭窄，易引起肠梗阻。恶性程度高，转移早，预后差。

（二）结、直肠癌转移途径

1. 直接转移 结、直肠癌可直接向周围组织和器官侵犯和扩展，癌细胞浸润浆膜层，侵及邻近组织和器官，如腹膜、腹膜后组织、膀胱、子宫旁。

2. 淋巴转移 淋巴扩散多沿肠系膜脉管到腹膜后和主动脉旁淋巴结。先转移到结肠旁淋巴，再至肠系膜血管周围淋巴结及肠系膜根部淋巴结，晚期也可转移到腹股沟，直肠前凹和锁骨上淋巴结。

3. 血行转移 癌细胞侵入肠壁毛细血管内和小静脉，通过肠系膜下静脉至门静脉至肝脏，再经血循环转移全身，肝脏转移最常见，其次为肾上腺、肾、皮肤、骨骼、脑等器官转移。

4. 癌细胞脱落后种植 种植到所接触的组织，如腹膜、直肠膀胱或直肠子宫凹陷。

四、护理评估

（一）健康史

了解患者一般资料如年龄、性别、饮食习惯、居住的地理环境。是否应用了影响肠道功能的药物，如导泻或缓泻剂的情况。目前健康状态，如有无大便习惯改变，腹泻或便秘是否出现，有无黑便或大便带血或黏液。有无厌食、体重下降及恶心呕吐的情况，有无腹胀，腹部及腰背部疼痛等。既往健康状况，包括患者既往是否有溃疡性结肠炎、克罗恩病、腺瘤，有无其他部位肿瘤。家族中是否有类似疾病的患者。

（二）身体评估

早期结、直肠癌常无自觉症状，随着肿瘤增大及继发的病理生理改变，才出现症状。结、直肠癌主要的症状是排便习惯改变和粪便性质改变，腹痛、腹部肿块，晚期还可出现贫血、消瘦、发热、肠梗阻等表现。

排便习惯改变和大便带血往往是最早出现的症状，多表现为排便次数增多，稀便，便中带血。便血也可是潜血，患者往往是因大便带血或黏液来就诊。

1. 便血 肿瘤表现与正常黏膜不同，与粪便摩擦后易出血，低位大肠癌中，粪便较干硬，故便血常见。

2. 脓血便和黏液便 几乎所有的肛肠肿瘤发生出血时粪便检查都不是单纯的血便，粪便中混有脓细胞和黏液则是最常见的表现。

3. 排便习惯改变 排便习惯改变包括便秘、腹泻或二者交替，排便不尽，排便困难等。

4. 排便形状改变 肛肠肿瘤在生长到一定大小时常使粪便形状改变，表现为粪便变细变形。

病程发展有轻度梗阻时，则可腹泻与便秘相交替，梗阻加重后，便秘明显。结、直肠癌引起的肠梗阻表现为慢性低位肠梗阻，可进食，但腹胀、便秘明显。由于肿瘤局部侵犯，肿瘤所致的肠道刺激，肿瘤致肠梗阻穿孔等原因，腹痛和腹部不适，也是结、直肠癌患者的常见症状。

大肠癌腹部肿物的发生率为 47.7% ~ 80%，随着肿瘤的增长，可在腹部检查时扪及肿块，质硬，初期尚可移动，伴有炎症时可有压痛。当肿瘤侵及周围组织器官时，则变得固定。

随着疾病的进展，患者可以出现慢性消耗性表现，如贫血、消瘦、乏力等。晚期患者可呈恶病质状态。慢性消耗性表现。

肿瘤转移可引起的一些其他的表现，如直肠癌盆腔有广泛浸润时，可引起腰部及骶部的酸痛、胀坠感；当肿瘤浸润或压迫坐骨神经、闭孔神经根时可出现坐骨神经和闭孔神经痛；肿瘤向前侵及阴道及膀胱黏膜时，可出现阴道流血和血尿，肿瘤累及两侧输尿管时出现尿闭、尿毒症。

结、直肠癌依肿瘤位置不同，临床表现也有一些差异。

1. 右半结肠癌 右侧肠腔大，壁薄，癌肿向肠腔内发展可生长较大，易导致肿瘤远端缺血、坏死、溃破、出血和继发感染。临床上常表现为原因不明的贫血、乏力、疲劳、食欲减退、消瘦、消化不良、发热等症状，并无肠道症状，偶有腹部隐痛不适。由于早期这些症状缺乏特异性，常不引起注意，但此时粪便潜血试验多呈阳性，后期在60% ~ 70%患者中右侧腹部可扪及一质硬肿块，这是提示右半结肠癌可能的一个征象，可惜已不是早期征象。

2. 左半结肠癌 左半结肠肠腔窄，乙状结肠肠腔也很狭小，加之粪便在左侧肠腔已经形成，所以当在左半结肠出现肿瘤时，往往容易发生肠腔狭窄和梗阻。早期临床上可表现为排便习惯改变，可出现腹泻、便秘或腹泻与便秘交替出现。当肠腔变细，癌肿浸润浆膜层时，患者常有左侧腹部或下腹部隐痛，并随着肠腔狭窄的发展出现进行性便秘，排便困难，腹胀以及最后发生梗阻。

3. 直肠癌 患者大便次数增多，里急后重，有排便不尽感。随着肿瘤增大，肠腔变窄，粪便逐渐变细，若直肠癌侵及邻近组织如骶丛神经、前列腺、膀胱、女性内生殖器，可形成内瘘并出现相应症状。

结、直肠癌急性穿孔时，可引起急性腹膜炎症状。

（三）辅助检查

1. 实验室检查

（1）血常规检查：了解有无贫血。

（2）粪便常规检查：注意有无红细胞、脓细胞。

（3）粪便潜血试验：结肠癌早期常无任何症状，却可能有少量出血，故潜血试验阳性有利于早期诊断。结肠癌大便潜血试验多为阳性，此法简便易行可作为大肠癌普查初筛方法和结肠疾病的常规检查。试验方法：试验前三天素食并禁用含铁丰富的药物、食物、绿叶蔬菜、含维生素 C、阿司匹林等药物以免影响化验结果。连续留取三天粪便标本，每次于粪便的不同部位取材，作两次试验，三天之内，共做六次潜血检查，持续阳性结果表示恶性肿瘤可能性很大。对粪便潜血试验阳性者，应进一步做钡剂灌肠和内镜检查；若粪便潜血试验阴性，并不能排除肿瘤的存在。如临床上高度怀疑为结肠癌时，应重复检查或作 X 线钡灌肠检查。

（4）粪便血红蛋白测定：比粪便潜血试验更敏感，是早期发现无症状结、直肠癌的有效方法，但操作复杂，不易普查应用。

（5）血清癌胚抗原（CEA）测定：CEA 测定对结、直肠癌不具特异性，但手术治疗前后 CEA 值比较，有助于判断预后和是否复发。

2. X 线检查　X 线检查是诊断结肠癌的重要方法之一，钡剂灌肠检查可观察肠蠕动、结肠袋的形态，肠腔有无狭窄或扩张，肠腔内有无肿块等。钡灌肠、特别是稀钡及气钡对比的检查方法，对显示结肠内的形态异常有很高准确性。但对诊断直肠癌无用，尤其对早期或较小的病变。因为进行灌肠时，插入肛管往往已通过或超越病变，X 线中无法显示病变，容易给人造成假象。灌肠后应给予缓泻剂或洗肠使钡剂及时排出，以防注入狭窄近侧肠腔内的钡剂干结，加重梗阻。

3. 纤维结肠镜　通过纤维结肠镜检查，不仅可以看到癌肿的存在，并可以观察其大小、位置、局部浸润的范围以及肠壁和周围组织是否已有黏着等情况，从而判定病程的早晚及病变的程度，通过结肠镜取病变组织做病理切片检查，还可以确定肿瘤的性质和分化程度。对钡剂灌肠不易发现的微小病变，结肠镜检查有非常重要的价值。

4. 乙状结肠镜　可直接观察肛管、直肠和乙状结肠中段以下的肿瘤，仍是目前简便有效的检查方法。

5. 直肠指诊　约 80% 的直肠癌可以在直肠指诊时被发现，而在延误诊断的病例中，约有 80% 是由于未做直肠指诊。

6. CT 诊断　当肿瘤向肠壁外生长，扩张到邻近结构，使肠壁外侧轮廓模糊时，CT 有助于做出诊断；对于升部、降部结肠癌，CT 可显示肠腔内肿块及其累及周径的范围、肠壁厚度、肿瘤侵犯肠壁的深度及向壁外蔓延的范围、是否侵及血管及邻近器官，对术前分期和切除均有帮助。CT 还用于发现肝内有无转移癌，以及腹主动脉旁有无肿大淋巴结。

7. 超声显像检查　直肠内超声显像检查是以探查直肠癌外侵和肿瘤对直肠壁的浸润程度的一种新的诊断方法。

（四）心理社会评估

结、直肠癌症状涉及排泄等个人隐私，患者往往不愿向人倾吐，有些患者因害怕是肿瘤而延误诊治。早发现早诊断是控制结、直肠癌的关键，而延误诊治会大大降低生存的机会，带给患者和家庭极大的损失和痛苦。

患者在得知患病后，可能会感到打击和无助，无所适从。而且诊断过程中，费用比较昂贵，检查有时令患者难堪，这些都会使患者产生较严重的焦虑和烦恼。护士应帮助患者表达，认识焦虑和烦恼，适应疾病状态。

若病情需要做人工肛门时，患者承担的打击将会更大，患者会感到失去自尊，自我形象受损及对工作、对生活失去信心，因此在心理社会的评估时，应注意收集评估患者的心理反应及应对，以及疾病对家人、亲友的影响。

五、护理诊断及医护合作性问题

1. 腹泻与便秘交替　与结直肠肿物引起肠道功能改变有关。
2. 腹痛　与肿瘤引起部分或全部梗阻造成粪便通过障碍有关。
3. 恐惧　与癌症诊断、手术及其他治疗措施中出现的不适有关。
4. 个人应对无效　与癌症诊断及治疗不良反应有关。
5. 有肛周皮肤完整性受损的危险　与瘘口分泌物腐蚀有关。
6. 自我形象紊乱　与腹部结肠造口存在及不正常排便形态有关。
7. 营养失调：低于机体需要量　与不能合理摄取饮食有关。
8. 有体液不足的危险　与较多的液体丢失及液体摄入量不足有关。
9. 知识缺乏　与缺乏结、直肠癌治疗和护理方面的知识有关。

六、计划与实施

通过治疗和护理，结、直肠癌患者应能够恢复一定的排泄方式，解除疼痛，享有与疾病阶段相适应的良好生活质量。感到舒适和健康，瘘口周围皮肤正常，能够说出皮肤保护的方法并能实施，适应改变了的身体形象，能对排便做到满意的控制，选择食物，制定合理饮食计划以维持正常体重，具有正常的体液电解质，正常的生命体征，良好的皮肤弹性并保证每小时尿量多于 $0.5ml \times$ 体重（kg）。

（一）手术前护理

1. 介绍结、直肠癌的外科治疗方法

（1）结肠癌的外科治疗原则：①切除全部恶性组织；②全部切除或大部切除患癌的器官；③消除淋巴扩散的主要途径；④为了预防手术中触摸肿瘤时肿瘤细胞形成栓子，应及早的控制静脉血流。结肠癌切除术包括右半结肠切除术、左半结肠切除术、横结肠切除术。

（2）直肠癌的外科治疗原则：根治的原则是将全部癌肿、足够的两端肠管，连同直肠周围组织和有转移可能的淋巴引流区一并切除。根治的方法分为两类，一类是将直肠肛管完全切除再行人工肛门；一类是将直肠部分切除保留肛门括约肌，选择手术的因素包括以下几点：

1）肿瘤位置：肿瘤位于直肠上 1/3，即直肠上段、中段，经充分游离直肠后其下缘距肛门10cm 以上者，可行保留肛门的前切除术；下 1/3 即直肠下段癌，肛管癌，癌灶下缘距肛门缘6cm 以下者，宜行永久性结肠造口的迈尔（Miles）手术。

2）性别、体型及年龄：女性骨盆宽，分离切除吻合比较容易，也就容易保留肛门。男性骨盆窄小，吻合困难，保留肛门的手术操作困难。瘦高型患者易做保肛手术，而矮胖型患者则不易。青年人直肠癌易早期出现转移，恶性程度一般较高。尽量选择迈尔术式，60 岁以上的患者由于全身情况差，宜选择姑息性治疗。

3）分化及固定程度：低分化癌局部复发率高，需切除较多边缘及进行彻底淋巴结扫除，中高分化恶性程度相对好，肿瘤边缘切除可以少一些；如癌与周围组织器官固定应一并切除，然后根据切除器官进行重建或改道。

4）晚期直肠癌出现远处转移不宜做根治术，考虑行姑息切除或癌肿上段造瘘解除梗阻。姑息性手术即对癌症晚期、有远处转移，但局部肿瘤尚能切除者，可作癌肿所在肠段局部切除与肠吻合术。结肠造口术即对癌肿晚期，局部不能切除癌肿时，为解除梗阻，可于梗阻近端作结肠造口术。

2. 心理护理 应该让患者知道手术治疗带给患者的身体改变。心理上的准备和支持十分重要。患者及家属会有许多所关心的问题，护士应与其他有关人员一起与患者交谈这些问题，护士还应在术前评估患者自我照顾的能力，确定支持系统情况，并寻求可能的支持以帮助患者今后的康复与生活。

3. 肠道准备 肠道准备是结直肠切除手术前极为重要的一个部分，它是保证手术后吻合口一期愈合的关键，包括机械性肠道清洁与抗生素准备两部分。可是当前对这种认识出现了全盘否定，认为准备与否差异不大的观点。但在目前国内外尚未完全一致认同时，仍应重视术前肠道准备。术前肠道准备使患者体能消耗较大，护士在进行肠道准备过程中，随时注意患者的反应，给予及时的身体及心理上的帮助。

（二）结、直肠癌患者手术后的护理

结、直肠癌行腹会阴联合肿瘤切除术后，患者会有腹、会阴两个伤口，并在下腹部一侧做结肠造口，以不同于常人的方式排泄。

1. 伤口护理 术后会阴伤口因组织切除广泛而且很深，以纱布填塞止血，可能会有骶尾引流管来引流积血。护士应注意伤口渗血情况及骶尾引流液的量、性质和颜色、气味。纱布填塞一般3~4天，填塞时间过长会使会阴伤口周围组织压迫产生硬化或坏死，会延缓伤口愈合。术后3~4天，根据患者情况遵医嘱安排坐浴，每天3~4次。水温在38~41℃，以加速血液循环，促进伤口愈合并缓解疼痛。每次约10~20分钟，超过20分钟或更长时间，会使血管扩张，造成充血引起不适。

2. 饮食护理 术后鼻胃管在肠鸣音恢复后可拔除。患者可先少量饮水，没有不适，才能逐渐增加清流、流食、半流食等。食物以高热、高蛋白、少渣易消化为主。

3. 结肠造口的护理 结肠造口一般在术后2~3天打开，术后对结肠造口的护理重点是：观察造瘘口、保持造口周围皮肤干燥、帮助选择假肛袋及帮助患者从心理上适应身体的改变。

（1）结肠造口后周围皮肤护理：肠壁上的结肠造口应是粉红色，蓝紫色说明局部缺血，当为黑、棕色时，表明有坏死。护士应每8小时评估一次。造瘘口在术后2、3周内可有轻度水肿。造口周围皮肤应以氧化锌软膏或硼锌糊等保护剂涂抹。因早期结肠造口分泌液（物）中，未吸收的消化液较多，易腐蚀皮肤产生炎症破溃。护士应观察并记录造口引流物的量、颜色和是否持续。

结肠造口开放初期，许多未吸收的消化液流出，加之患者自护能力差，易造成造口周围皮肤受腐蚀。进食后会排出更多较稠的分泌物，弱酸气味，分泌物也会腐蚀皮肤。

皮肤受腐蚀后，可出现发红、皮炎甚至破溃。念珠菌感染是引起皮肤感染的主要病因。可以通过以下方法防止造口周围皮肤受损：①造瘘口一般超出腹壁1~2cm，尽量使造瘘口流出的液体不沾染周围皮肤，或及时洗净沾染在周围皮肤的液体；②在造口周围皮肤上涂抹屏蔽物，如氧化锌软膏，或粘贴氢氧化铝胶，以阻断分泌物与皮肤的直接接触；③待患者能有效管理由造瘘口排便后，就可更好地避免皮肤的破损。

（2）结肠造瘘袋的更换和清洁：患者一般可备3～4个假肛袋以备更换，更换的次数因人而异。一般餐前、餐后2～4小时以及睡前应更换假肛袋。每次更换前，应备好要用的干净的用品。

使用过的袋子要用肥皂和清水洗净，应注意去除残存的粪渣等废物，可用中性清洗剂。避免使用漂白剂或其他强效清洁剂，袋子洗净后要擦干、晾干。

（3）结肠造口术后饮食的合理安排：有结肠造口的患者，需要了解下列饮食对排出物的影响：①下列食物使排出物有臭味：鸡蛋、大蒜、洋葱、鱼、芦笋、甘蔗、大白菜等；②易产气的食物有豆类、奶酪、洋葱、啤酒、碳酸饮料；③易引起腹泻的食物有酒、绿豆、咖啡、辛辣食物、菠菜及主食、水果等。

合理搭配食物并保证足够的液体摄入对有造口的患者非常重要。建议有结肠造口患者，加入造口患者协会，学习交流彼此的体验，学习控制新的排便方式，获取自信，在另一个起点开始新的完好的生活。

七、预期结果与评价

1. 患者能够恢复一定的排泄方式，能对排便做到满意的控制。

2. 患者瘘口周围皮肤正常。

3. 患者能够说出皮肤保护的方法并能实施，适应改变了的身体形象。

4. 患者能适当选择食物，制定合理饮食计划以维持正常体重，具有正常的体液电解质，正常的生命体征，良好的皮肤弹性。

（高凤莉）

第五十四章　肛管疾病患者的护理

关键词

anal fistula	肛瘘
hemorrhoid	痔

　　肛管疾病是近年来常见多发病之一，常见的肛管疾病有痔、肛周脓肿、肛裂、肛瘘、肛乳头状纤维及肛乳头肥大等，本章重点介绍肛瘘及痔。

第一节　肛瘘患者的护理

一、概述

　　肛瘘是直肠下段、肛管与肛门周围皮肤形成的感染性管道，由内口、瘘管、外口三部分组成，是常见的直肠肛管疾病之一。本病可发生在任何年龄，但以 30～40 岁中年人易患，男性多于女性。

二、病因及发病机制

　　绝大多数肛瘘由肛门直肠周围脓肿发展而来，以化脓性感染多见，少数为结核性感染，其他如直肠肛管外伤继发感染、直肠肛管恶性肿瘤溃破感染等，很少见。

三、病理生理

　　肛瘘的内口即原发感染灶，位于齿状线上的肛窦处；外口位于肛周皮肤，为脓肿破溃处或手术切开引流部位。肛门直肠周围脓肿自行破溃或经切开引流换药处理后，脓肿逐渐缩小，但肠内容物仍不断进入脓腔，在愈合缩小的过程中，常形成迂曲的腔道，引流不畅不易愈合，日久后腔道周围有许多瘢痕组织，形成慢性感染性管道，中间遗留之空隙，这就是瘘道，脓液经常顺从瘘道流出，反复感染，反复发作，经久不能自愈，而成为瘘管。

　　根据瘘管外口位置，肛瘘分为：①外瘘：肛瘘外口在肛门周围皮肤上；②内瘘：肛瘘的两个开口均在直肠肛管内。

　　根据瘘管位置高低，肛瘘分为：①低位肛瘘：瘘管位于外括约肌深部以下；②高位肛瘘：瘘管在外括约肌深部以上。

　　根据瘘管的多少可分为：①单纯性肛瘘：内口、外口及瘘管各一；②复杂性肛瘘：有多个瘘口和瘘管。

四、护理评估

（一）健康史

评估患者有无肛周脓肿自行溃破或切开排脓的病史，平时排便习惯，主要的不适以及检查情况。

（二）身体评估

1. 流脓　肛瘘的主要症状是反复自外口流出少量脓液，污染内裤；有时脓液刺激肛周皮肤，有瘙痒感。脓液多少与瘘管长短、多少有关。一般来说，新生瘘管流脓较多，脓汁黏稠、色黄、味臭；陈旧瘘管的排脓相对较少，或时有时无，比较稀淡；若脓量增多，则表示有新瘘管形成。较大较高位的肛瘘，常有粪便或气体从外口排出。

2. 疼痛　瘘管通畅无炎症时，一般无疼痛，只有肛门局部略有肿胀感，行走时可加重。若瘘管外口阻塞或假性愈合，瘘管内脓液积存，或粪便进入瘘管，则出现局部肿胀疼痛，甚至发热，以后封闭的瘘口破溃，症状方始消失。

3. 瘙痒　肛门部皮肤由于脓液及其他排出物刺激，常感觉有皮肤瘙痒。

4. 硬结或瘢痕　由于瘘管壁及瘘口的反复刺激，使纤维组织增生所致，直肠指诊在病变区可触及硬结或条索状物，有触痛，随索状物向上探索，有时可扪及内口。

（三）辅助检查

1. 直肠指诊　在内口处有轻度压痛，少数可扪到硬结。

2. 肛镜检查　直视下有时可发现内口。

3. 染色检查　将干纱布放入直肠内，将亚甲蓝 1~2ml 由外口徐徐注入，然后拉出纱布，如有染色，即证明有内口存在。

（四）心理社会评估

评估患者对疾病的认识，部分患者因症状反复发作影响正常生活而表现为焦虑、烦躁，有些患者会担心出现癌变，应建立良好的护患关系，了解患者的健康需求。

五、护理诊断及医护合作性问题

1. 便秘　与疼痛惧怕排便有关。

2. 皮肤完整性受损　与肛周皮肤瘙痒有关。

3. 焦虑　与症状反复发作影响正常生活有关。

4. 潜在并发症　伤口感染、肛门狭窄、尿潴留等。

六、计划与实施

通过治疗和护理，患者症状缓解，排便恢复正常；患者主诉焦虑减轻；护士能够及时发现并发症，并及时通知医师及时处理并发症。

（一）保持排便通畅

1. 指导患者养成良好的膳食习惯　以清淡富含维生素的食物如新鲜蔬菜、水果为主，多饮水，少进油腻饮食，忌辛辣食品和饮酒。

2. 指导患者养成定时排便的习惯，适当活动，防止粪便干结损伤肛管皮肤，造成感染。如出现排便困难及时去医院就诊。

（二）手术患者的护理

肛瘘一旦形成，必须采取手术方法将瘘管切开，由管道变为敞开的创面，方能愈合。手术方法包括肛瘘切开术、肛瘘切除术和挂线治疗。

1. 术前护理　向患者讲解手术方式、麻醉方式；讲解术前检查的内容及普通灌肠的意义，解除患者紧张的心理。

2. 术后护理

（1）指导患者休息与活动：指导患者适当活动，避免久坐、久蹲，避免频繁过强的活动，可随时进行提肛及缩肛练习以改善局部血液循环，增强肛门括约肌的功能。

（2）饮食：术后第 1 天进流质，第 2 ~ 3 天进半流质，忌食辛辣刺激性强的食物及饮料。

（3）加强肛周皮肤清洁：手术第 2 天始每日早晚及便后用 1∶5000 高锰酸钾溶液坐浴，局部用清水洗净。有便意应及时排便。

（4）挂线后护理：嘱患者每 5 ~ 7 天至门诊收紧药线，直到药线脱落。脱线后局部涂抗生素软膏，以避免感染，促进伤口愈合。

（5）并发症预防与观察：定期行直肠指检，观察伤口愈合情况；术后 6 ~ 8 小时应嘱患者排尿，如发生尿潴留应及时导尿；为防止肛门狭窄，术后 5 ~ 10 天内可用示指扩肛，每日一次。

七、预期结果与评价

1. 患者症状缓解，排便恢复正常。

2. 患者主诉焦虑减轻。

3. 护士能够及时发现并发症，并及时通知医师及时处理并发症。

第二节　痔患者的护理

一、概述

痔的传统概念是人体直肠末端黏膜下和肛管及肛缘皮下静脉丛发生扩张和迂曲形成的柔软静脉团。痔的现代概念是肛垫病理性肥大下移及肛周皮下血管丛血流淤滞形成的团块。痔俗称痔疮，是临床常见病、多发病，据流行病学统计，人群中痔的发生率高达 86%（包括有症状或无症状的人群），并可随年龄的增加而逐渐加重。任何年龄都可发病，其中 20 ~ 40 岁的人较为多见，可影响生活和工作。

二、病因及发病机制

痔的发生与多种因素有关，包括：

1. 解剖学因素　直肠静脉是门静脉系统的属支，其解剖特点是无静脉瓣；其次，直肠上下静脉丛管壁薄、位置表浅，局部血管弹性纤维少。任何引起腹内压增高的因素如久坐久立、用力排便、妊娠、腹腔积液及盆腔巨大肿瘤等均可阻滞直肠静脉回流，导致血液淤滞、静脉扩张，致痔形成。

2. 职业因素　久坐久立、长期负重远行，肛门位置较低，受重力作用，直肠部血液回流不畅，易充血成痔。同时，长期久坐不动会令肛门部缺乏活动，使肛门部肌肉弹性下降、收缩力减弱，直肠黏膜下滑，致痔疮生成或痔疮加重。

3. 遗传因素　有报道约44%患者有痔疮家族史。静脉壁先天性薄弱，抗力减低，不能耐受血管内压力，因而逐渐扩张。

4. 感染因素　肛门局部或肠道炎症，引起直肠下部周围组织炎症、血管脆化、继发血管扩张充血引起或加重痔疮。

5. 饮食因素　喜食辛辣、烟酒过度等可刺激肛门和直肠，使静脉丛充血，影响静脉血液回流。

6. 门静脉高压　肝硬化、门静脉血栓炎等引起门静脉高压、引起痔静脉丛内压增高、屈曲扩张。

三、病理和分类

痔核主要由扩张静脉、疏松结缔组织和结缔组织间质构成。静脉扩张弯曲，静脉壁变薄，外膜和中层萎缩，壁内弹力纤维组织变成纤维组织。静脉内可有血栓形成，静脉外有血块。

痔根据其所在部位不同分为3类：

（一）内痔

是直肠上静脉丛的曲张静脉团块，位于齿线以上，表面覆盖黏膜，常有便血及脱垂史。根据轻重程度又分为4期：

1. Ⅰ期内痔　一般无明显症状，仅在排便时见大便带血或滴、射鲜血。肛门镜下见齿线上直肠黏膜下呈结节状突起，质软、色红。

2. Ⅱ期内痔　排便时痔核可脱出肛门外，便后可自行回纳肛门内，排便时周期性、无痛性从肛门内滴鲜血或喷射鲜血。

3. Ⅲ期内痔　痔核脱出，不能自行回纳，需用手或休息后回纳肛门内。

4. Ⅳ期内痔　因脱出的痔核日久不能及时回纳，造成痔核嵌顿、充血、水肿、坏死、感染，疼痛剧烈，也叫嵌顿痔。

（二）外痔

是直肠下静脉丛的曲张静脉团块，位于齿线以下，表面为肛管皮肤所覆盖，常因静脉内血栓形成而突出在肛门口或肛门外。

（三）混合痔

由直肠上、下静脉丛互相吻合，互相影响，在齿线附近，表面同时为直肠黏膜和肛管皮肤所覆盖，有内痔和外痔两种特性。

四、护理评估

（一）健康史

评估患者症状出现的时间及主要症状特点，确认初发或复发、发病原因或诱因。

（二）身体评估

患者多有便秘、饮酒或进刺激性食物等诱因，主要症状有：

1. 便血　无痛性、间歇性、便后有鲜红色血是其特点，也是内痔或混合痔早期常见的症状。便血多因粪便擦破黏膜或排便用力过猛使扩张血管破裂所致，轻者多为粪便或便纸上带血，继而滴血，重者为喷射状出血，便血数日后常可自行停止。

2. 痔块脱垂 常是晚期症状，多先有便血后有脱垂，因晚期痔体增大，逐渐与肌层分离，排粪时被推出肛门外所致。轻者只在大便时脱垂，便后可自行回复，重者需用手推回，更严重者是稍加腹压即脱出肛外，回复困难，无法参加劳动。

3. 疼痛 当内痔或混合痔脱出嵌顿，出现水肿、感染、坏死时，可有不同程度的疼痛。

4. 瘙痒 晚期内痔、痔块脱垂及肛管括约肌松弛，常有分泌物流出，刺激肛门，往往有瘙痒不适，甚至出现皮肤湿疹。

体检时单纯初期内痔者肛门外观无异常，晚期脱出嵌顿者可见肛门外肿物肿胀，色紫暗，表面有渗出物，甚至表面溃烂、坏死，触痛明显。

（三）辅助检查

肛门镜检查可见齿线上方肛管处黏膜隆起，状如草莓，大小不等，隆起区黏膜色鲜红或紫红，有时可见黏膜表面糜烂、溃疡或渗血、出血点。

（四）心理社会评估

肛肠疾病与精神紧张、情绪焦虑有关，评估患者对疾病的认识程度，有无因症状反复发作所致的焦虑、紧张，以及担心患癌的恐惧心理。

五、护理诊断及医护合作性问题

1. 疼痛 与痔块脱出嵌顿或手术有关。

2. 便秘 与肛周疼痛惧怕排便有关。

3. 潜在并发症 尿潴留、肛门失禁、肛门狭窄、感染、内出血。

4. 知识缺乏 与缺乏有关疾病治疗的知识及术后预防复发的康复知识有关。

六、计划与实施

通过治疗和护理，患者主诉疼痛减轻，能够正常排便，能够复述有关疾病治疗的知识及术后预防复发的康复知识；护士及时发现并发症，并通知医师及时处理。

（一）保持排便通畅

1. 养成每日定时排便的习惯，缩短每次排便的时间，防止肛垫下移和局部充血。

2. 调整饮食 多吃新鲜蔬菜、水果及多饮水，少吃辛辣食物，避免饮酒。

3. 经常锻炼身体，保证每日一定的运动量，尤其对久站久坐者，年老体弱者可适当散步，常做提肛锻炼。

4. 保持肛门部清洁，及时治疗肛管直肠炎性疾患。

（二）有效缓解疼痛

1. 局部热敷或温水坐浴 可有效改善局部微循环，减轻疼痛症状。便后及时清洗，保持局部清洁舒适，必要时用 1：5000 高锰酸钾溶液温水坐浴。

2. 遵医嘱用药 可局部应用抗生素软膏。肛门内可用栓剂，如痔疮栓，有消炎、滑润、收敛的作用。也可以药物加水煮沸，先熏后洗，或用药液做湿热敷，主要用于痔脱出嵌顿的肿痛。

3. 及时回纳痔 嵌顿性痔应尽早行手法复位，注意动作轻柔，避免损伤。

（三）手术患者的护理

手术疗法主要适用于Ⅲ期、Ⅳ期内痔，混合痔及包括外痔血栓形成或血肿在内的非手术治疗无效者。手术方法包括痔单纯切除术、痔上黏膜环切吻合术、多普勒引导下痔动脉结扎术等。

1. 术前护理

（1）戒烟戒酒：吸烟及饮酒易致咳嗽，引起胃肠道及肛门部位充血，易导致术后并发症或加重肛门疼痛。

（2）肠道准备：术前1日口服洗肠液，术晨清洁灌肠，以清除直肠腔内粪便，保持手术野清洁。

（3）皮肤准备：做好手术野皮肤准备，保持肛门皮肤干净，女性已婚患者术前冲洗阴道。

（4）术前晚22时开始禁食，术晨禁食禁饮以防止麻醉后反应。

2. 术后护理

（1）体位与活动：术后平卧2h，后可侧卧或半边臀部着力坐。术后当日以卧床休息为主，术后第1天起可适当活动，并逐渐增加活动量。但术后7~10天痔核脱落期易出血应适当减少活动。

（2）饮食：术后2h内禁食水，后可进流质、半流质饮食，逐渐改为无渣或少渣饮食。为防止手术当日排便，当日不宜进大量粗纤维食物。

（3）病情观察：监测生命体征变化，观察伤口出血或渗血情况，注意观察有无并发症的发生。常见并发症有：

1）疼痛：肛门手术后末梢神经受刺激、肛管括约肌痉挛或肛管内填塞敷料过紧，或术中操作粗暴造成组织水肿或伤口感染等，均可引起疼痛。因此，术后2天内可适当应用镇痛剂和抗菌药物，伤口水肿可温水坐浴。

2）尿潴留：多因术后疼痛反射引起尿道括约肌痉挛或肛门内填塞纱布过多、过紧有关。术后镇痛，多饮水，解除恐惧情绪，一般能自行排尿。也可针刺治疗，必要时导尿。

3）出血：多与术中结扎不紧、线头滑脱或止血不完善有关，也可因创面大、渗血多或硬化剂注射过深、量过多，造成过多组织坏死而出血。24h内出血多为原发出血，与术中止血不完善有关，7~10天后出血为继发出血，与缝线脱落有关，一旦发生，应及时处理。

4）感染：多与术中局部消毒不严或注射污染的硬化剂于痔团黏膜下层所致。当伤口发生红、肿、热、痛时，应及时处理，缝合的伤口可作间断拆线，肛门部可理疗或热敷、坐浴，必要时抗菌治疗，一旦脓肿形成，尽早切开引流。

5）肛门狭窄：多与术后瘢痕挛缩所致。为防止肛门狭窄，术后5~10日内可用示指扩肛，每日1次，并鼓励患者有便意时即排便。注意观察患者有无排便困难及粪便变细等征兆。

（4）指导排便：术后第2日早晨开始排便，便后将肛门冲洗干净，开始换药，每日可用温热水或高锰酸钾（1:5000）溶液坐浴后换药。术后第3~4日起每晚服液体石蜡，保持大便松软，有利创面愈合，减少疼痛和出血。肛门括约肌松弛者，手术后3日可做肛门收缩舒张运动。

（四）心理护理

向患者及家属介绍手术方式、术后应注意和配合的事项，指导患者自我调节、自我放松，消除紧张情绪，减轻精神压力。说明术后可能出现的问题，如局部疼痛、短时间的排尿困难、首次排便一过性疼痛等，以增强患者对手术的耐受力。

七、预期结果与评价

1. 患者主诉疼痛减轻。
2. 能够正常排便。
3. 能够复述有关疾病治疗的知识及术后预防复发的康复知识。
4. 护士及时发现并发症，并通知医师及时处理。

（林　征）

第五十五章 肝脏疾病患者的护理

≫ 关键词

acute liver failure	急性肝衰竭
acute-on-chronic liver failure	慢加急性肝衰竭
alpha fetoprotein（AFP）	甲胎蛋白
hepatitis	肝炎
liver cancer	肝癌
cirrhosis of liver	肝硬化
portosystemic encephalopathy	门体脑病
subacute liver failure	亚急性肝衰竭

第一节 病毒性肝炎患者的护理

一、概述

病毒性肝炎是由多种肝炎病毒引起的、以肝脏炎症和坏死病变为主的一组传染性疾病。根据病原不同，迄今明确的肝炎病毒至少可分为五型，分别命名为甲型、乙型、丙型、丁型、戊型肝炎病毒（HAV、HBV、HCV、HDV、HEV）。这组疾病传染性强，传播途径复杂、流行面广、发病率高，严重危害人类健康。它们的临床表现、生化改变、组织形态特征虽很相似，但病原学、发病机制、疾病的发展与转归却明显不同。

世界范围内每年有一千万甲型肝炎病例发生，在发展中国家，儿童几乎全部受到过感染。乙型肝炎在中国的发病率是 8% ~20%，乙型肝炎病毒的携带者高达 1.2 亿。丙型肝炎在中国也不少见，其中 8% ~33% 的丙型肝炎患者会慢性化。肝炎患者通常会康复，但是可能遗留一定的肝脏损害。尽管肝炎的死亡率相对较低，但严重的肝炎也可导致死亡。

二、病因及发病机制

肝炎的致病因素包括病毒感染，药物、化学物质和毒素，饮酒，肝胆疾病导致的胆汁淤积，继发于全身的病毒感染如带状疱疹，甲状腺功能亢进症等。

病毒导致的肝炎是最常见的类型。甲型肝炎是由甲型肝炎病毒引起，乙型肝炎是乙型肝炎病毒导致的，丙型肝炎的病毒还没有被完全确认，丁型肝炎只发生在有乙型肝炎病毒感染的患者身上，戊型肝炎是由戊型肝炎病毒引起。

（一）甲型肝炎病毒

甲型肝炎病毒是通过粪 – 口途径传播的 RNA 病毒。它常常由于食物和饮用水被粪便污染而引起小的暴发流行。当粪便中的病毒为阴性时，血清中出现抗 HAV IgM。抗 HAV IgM 的出现表明是急性肝炎，抗 HAV IgG 的出现表明曾经感染过肝炎。IgG 抗体提示患者获得了终身免疫。

甲型肝炎病毒主要通过粪口传播，很少经过肠外途径传播。卫生条件差、人口拥挤和恶劣的卫生状况与甲型肝炎密切相关。甲型肝炎的传播发生于家庭成员之间、各种组织机构中的个体间。

甲型肝炎病毒没有慢性携带者。在潜伏期，病毒存在于粪便中，此时患者没有明显的临床症状，处于亚临床感染状态。在临床症状出现之前，病毒传染性最强。患有非黄疸型甲型肝炎的患者也具有一定的传染性。甲型肝炎的潜伏期是 2~6 周，平均 4 周，该病很少致命。

（二）乙型肝炎病毒

乙型肝炎病毒是双链脱氧核糖核苷酸（DNA）病毒，由核心抗原（HBcAg）、表面抗原（HBsAg）和 e 抗原（HBeAg）组成，存在血液中。

乙型肝炎主要通过血液和血液制品传播，也可以通过黏膜传播。例如，接触感染的体液，如精液、唾液和血液；直接接触开放性伤口；处理感染的仪器和物品。乙型肝炎的传播可以发生于下列情形：针刺（有意的或意外的）；污染的伤口、小切口和擦伤；在冲洗伤口过程中污染了口或眼睛；口腔科手术或牙科操作中。

乙型肝炎也可以通过性接触蔓延，尤其是在男性同性恋患者中。病毒还可以借由文身感染或穿耳洞传播；共用吸毒的随身用品、接吻、共用杯子、牙刷和香烟也可传播。

乙型肝炎经常发生在有获得性免疫缺陷综合征的患者身上。乙型肝炎病毒比引起艾滋病的人类免疫缺陷病毒更有传染性。基于上述原因，乙型肝炎病毒引起了健康保健人员的极大关注。

乙型肝炎的临床过程可以不同，可以是伴有轻微症状和体征的隐匿性发生，也可以是有严重并发症的急性重型肝炎、慢性活动性肝炎或慢性迁延性肝炎、肝硬化和肝细胞癌。潜伏期通常 40~180 天，但是乙型肝炎普遍在感染后 60~90 天中发生。5% 的乙型肝炎患者发展为慢性肝病。

（三）丙型肝炎病毒

丙型肝炎病毒是单链 RNA 病毒。通过血液和血制品传播，也可以通过性接触在男性同性恋患者中传播。症状发生于接触病毒后 40~100 天，潜伏期是 2~22 周，平均潜伏期是 8 周。

目前流行病学家和肝病学家正在研究一个人同时患有乙型肝炎和丙型肝炎概率增加的情况。应用静脉吸毒的患者占丙型肝炎感染的 40%。

（四）丁型肝炎病毒

丁型肝炎病毒是一种 RNA 病毒。它能将无症状或轻型慢性乙型肝炎转变为重型进展型慢性活动性肝炎和肝硬化，加速慢性活动性乙型肝炎的进展。丁型肝炎病毒也是急性重型肝炎的重要原因。丁型肝炎可与乙型肝炎同时发生（联合感染）或发生于乙型肝炎带毒者（双重感染）。丁型肝炎病毒是经皮、经黏膜传播的。

（五）戊型肝炎病毒

戊型肝炎病毒是单链 RNA 病毒，类似于甲型肝炎病毒，经过粪口途径传播。主要是饮用被污染的水所致。戊型肝炎潜伏期是 2 到 9 周，戊型肝炎不会发展为慢性感染和带毒状态。

（六）肝胆管性肝炎

肝胆管性肝炎是由于胆汁淤积，正常的胆汁流出通路被阻断。胆汁淤积与肝管内结石和继发于胆石症的炎症有关。另外口服避孕药和别嘌呤醇（治疗痛风、降低尿酸的药物）也可引起胆汁淤积。

（七）直接中毒性肝炎

直接中毒性肝炎可造成肝脏的坏死和脂肪的浸润。引起中毒性肝炎的物质是全身作用的毒物或是在肝内被转化成毒性代谢产物的物质。重复地经常地接触危险性物质，如酒精或一定剂量的毒物可直接引起中毒性肝炎。例如，当企图自杀或当儿童意外摄入大量对乙酰氨基酚这种常用的非处方镇痛药后，引起严重的肝脏坏死。工业毒素，例如四氯化碳，三氯乙烯和黄磷，也能引起肝脏的直接中毒反应。

（八）特异性中毒性肝炎

特异性中毒性肝炎可以导致与病毒性肝炎类似的肝脏形态学改变。在特异性药物反应中，肝炎的发生是不可预知的，也不常见。它可以发生于接触药物的过程中和接触之后。药物和毒物的接触可引起慢性活动性肝炎和肝硬化。引起特异性中毒性肝炎的药物包括：氟烷，（麻醉药）；甲基多巴（抗高血压药）；异烟肼（抗结核药）；苯妥英（抗惊厥药）。可采用支持疗法治疗中毒性肝炎和药物性肝炎。

三、病理

不同类型的病毒性肝炎的病理生理变化相似，即肝组织的广泛炎症。肝脏接触致病因素如病毒后，肝脏增大充血伴有炎症细胞、淋巴细胞和液体积聚，引起右上腹疼痛和不适。疾病持续进展，由于肝脏的广泛炎症坏死和肝细胞的再生，正常的肝小叶扭曲，库普弗（Kupffer）细胞增殖增大。门脉周围的炎症阻断胆汁回流引起胆汁淤积。由于肝小叶扭曲影响肝内血液循环，引起门静脉压力增加。肝内胆管水肿，引起肝内阻塞性黄疸。

病毒和它的对应抗体在肝炎早期阶段形成循环免疫复合物，循环免疫复合物的存在激活了补体系统，引起一系列的临床表现如皮疹、血管性水肿、关节炎、发热和不适。肾小球肾炎和血管炎也可继发于免疫复合物性疾病。

以组织学活动指数（histological activity index，HAI）予以分级（grade）和分期（stage），慢性肝炎分为轻、中、重三度。轻度慢性肝炎为 G1-2，S0-2，包括原慢性迁延性肝炎、慢性小叶性肝炎及轻度的慢性活动性肝炎；中度慢性肝炎为 G3，S2-3，相当于原中度慢性活动性肝炎；重度慢性肝炎为 G4，S3-4，相当于原重度慢性活动性肝炎（表55-1，表55-2）。

表 55-1　慢性肝炎的炎症活动度分级

分级（G）	汇管区及周围	小叶内	HAI 积分（1~3 项）
0	无炎症	无炎症	0
1	汇管区炎症	变性及少数坏死灶	1~3
2	轻度碎屑样坏死	变性，点、灶状坏死或嗜酸性小体	4~8
3	中度碎屑样坏死	变性、坏死重，或见桥接坏死	9~12
4	重度碎屑样坏死	桥接坏死范围广，累及多个小叶，小叶结构失常	13~18

表 55-2　慢性肝炎的纤维化程度分期

分期（S）	纤维化程度	HAI 积分（前 4 项）
0	无纤维化	0
1	汇管区扩大，纤维化	1
2	汇管区周围纤维化或纤维隔形成，小叶结构保留	2
3	纤维隔伴小叶结构紊乱，无肝硬化	3
4	肝硬化	4

四、护理评估

（一）健康史

当怀疑患者有病毒性肝炎时，护士应向其了解有无肝炎接触史，如有没有与肝炎患者的接触（同吃、同住、同生活），最近有没有接受消毒不严格的注射、免疫接种，有无输血或由于肾衰竭进行过血液透析，有没有外出进食、饮水。护士要向患者问及其社会活动，包括性活动（同性恋或双性恋），吸毒。患者的职业更需要了解，如有没有在医院的临床实验室工作过，有没有做过急诊室、手术室、监护病房、血液透析中心的护士。

（二）身体评估

1. 急性肝炎

（1）急性黄疸性肝炎：病程经过黄疸前期、黄疸期、恢复期 3 个阶段。黄疸前期多有发热、全身乏力、食欲不振、厌油、恶心、呕吐，有的则以发热、头痛等感冒样症状为主要表现，持续 5~7 天。黄疸期自觉症状可有所好转，发热减退，但巩膜、皮肤的黄疸及尿色加深，部分患者有粪便颜色变浅、皮肤瘙痒、心动过缓等梗阻性黄疸表现，肝脾肿大，胆红素、转氨酶、碱性磷酸酶、转肽酶均增高，本期持续 2~6 周。恢复期黄疸逐渐消退，自觉症状减轻至消失，肝脾回缩，肝功能逐渐恢复正常，大多经 1~3 个月康复。

（2）急性无黄疸性肝炎：较黄疸性肝炎多见，可仅表现为乏力、食欲不振、恶心、肝区痛、腹胀、腹泻等，肝肿大，可脾大，部分患者症状不明显，只在体检中发现肝肿大，肝功能异常。

2. 慢性肝炎　病程超过半年者，称为慢性肝炎。见于乙、丙、丁型肝炎。依据病情轻重可分为轻、中、重三度，乙型肝炎又可依据 HBeAg 阳性与否，分为 HBeAg 阳性或阴性慢性乙型肝炎，此分型有助于判断预后及指导抗病毒治疗。

轻度：病情较轻，可反复出现乏力、头晕、食欲减退、厌油、尿黄、肝区不适、睡眠欠佳、肝稍大有轻触痛，可有轻度脾大。部分病例症状、体征缺如。肝功能指标仅 1 或 2 项轻度异常。

中度：症状、体征、实验室检查居于轻度或重度之间。

重度：有明显或持续的肝炎症状，如乏力、食欲不振、腹胀、尿黄、粪便不成形等，伴肝病面容、肝掌、蜘蛛痣、脾大，谷氨酸氨基转移酶（ALT）和/或天冬氨酸氨基转移酶（AST）反复或持续升高，清蛋白降低、丙种球蛋白明显升高。

3. 重型肝炎（肝衰竭）

（1）急性肝衰竭：亦称暴发型肝炎，起病10天内黄疸迅速加深，极度乏力，有严重腹胀、恶心及呕吐等消化道症状，出现神经精神症状如嗜睡、烦躁、行为反常、性格改变、昏迷、抽搐等。肝浊音区迅速缩小、肝臭、中毒性肠麻痹、腹腔积液、出血倾向。凝血酶原时间延长、凝血酶原活动度降低，后期谷氨酸氨基转移酶（ALT）下降，胆红素上升呈胆酶分离现象，病程一般7～14天。

（2）亚急性肝衰竭：即亚急性肝坏死，急性黄疸性肝炎起病后10天以上出现与急性重型肝炎相似而稍轻的临床表现，病程可长达数月，存活者大多数发展为肝硬化。

（3）慢加急性肝衰竭：是在慢性肝病基础上出现的急性肝功能失代偿。

（4）慢性肝衰竭：是在肝硬化基础上，肝功能进行性减退导致的以腹水或门脉高压、凝血功能障碍和肝性脑病等为主要表现的慢性肝功能失代偿。

4. 淤胆型肝炎 起病类似急性黄疸性肝炎，但自觉症状轻，肝肿大明显，皮肤瘙痒、粪便陶土色、血清胆红素上升且以直接胆红素为主，碱性磷酸酶（ALP）、转肽酶、胆固醇明显增高，ALT中度升高，梗阻黄疸持续3周以上。

5. 肝炎肝硬化

（1）活动性肝硬化：有慢性肝炎活动的表现，乏力及消化道症状明显，ALT升高，黄疸，清蛋白下降。伴有腹壁、食管静脉曲张，腹腔积液，肝缩小质地变硬，脾进行性增大，门静脉、脾静脉增宽等门脉高压征表现。

（2）静止性肝硬化：无肝脏炎症活动的表现，症状轻或无特异性，可有上述体征。

6. 并发症

肝内并发症多发生于HBV和/或HCV感染，主要有肝硬化，肝细胞癌，脂肪肝。肝外并发症包括胆道炎症、胰腺炎、糖尿病、甲状腺功能亢进、再生障碍性贫血、溶血性贫血、心肌炎、肾小球肾炎、肾小管性酸中毒等。

不同病原所致重型肝炎均可发生严重并发症，主要有：

（1）肝性脑病 肝功能不全所引起的神经精神综合征，可发生于重型肝炎和肝硬化。常见诱因有上消化道出血、高蛋白饮食、感染、大量排钾利尿、大量抽腹腔积液、利用镇静剂等，其发生可能是多因素综合作用的结果。

（2）上消化道出血 病因主要有：①凝血因子、血小板减少；②胃黏膜广泛糜烂和溃疡；③门脉高压。上消化道出血可诱发肝性脑病、腹水、感染、肝肾综合征等。

（3）肝肾综合征 往往是严重肝病的终末期表现。约半数病例有出血、抽腹腔积液、大量利尿、严重感染等诱因。主要表现为少尿或无尿、氮质血症、电解质平衡失调。

（4）感染 重型肝炎易发生难于控制的感染，以胆管、腹膜、肺多见，革兰阴性杆菌为主，细菌主要来源于肠道，且肠道中微生态失衡与内源性感染的出现密切相关，应用广谱抗生素后，也可出现真菌感染。

（三）辅助检查

1. 血清酶的检测 ALT在肝功能检测中最为常用，是判定肝细胞损害的重要指标。急性黄疸型肝炎常明显升高；慢性肝炎可持续性或反复升高；重型肝炎时因大量肝细胞坏死，ALT随黄疸迅速加深反而下降，称为胆酶分离。ALT升高时，AST也升高。其他血清酶类，如 ALP、血清 γ-谷氨酰转肽酶（γ-GT）在肝炎时亦可升高。

2. 血清蛋白的检测 清蛋白由肝脏合成，球蛋白则由浆细胞和单核 - 吞噬细胞系统合成。当肝功能损害并持续时间较长，因肝脏合成功能不足，可致清蛋白合成减少；而肝解毒功能下降使较多抗原性物质进入血流，刺激免疫系统，产生大量的免疫球蛋白。因此，慢性肝病可出现清蛋白下降、球蛋白升高和 A/G 比值下降。

3. 血清和尿胆红素检测 黄疸型肝炎尿胆原和尿胆红素明显增加，淤胆型肝炎时尿胆红素增加，而尿胆原减少或阴性。血清胆红素检查包括总胆红素、直接胆红素和间接胆红素检查。黄疸型肝炎时，直接和间接胆红素均升高。淤胆型肝炎则以直接胆红素升高为主。

4. 病毒标志物检测

（1）甲型肝炎：血清检测抗-HAV IgM 阳性，提示存在 HAV 现症感染。抗-HAV IgM 阴性而抗-HAV IgG 阳性时则提示过去感染 HAV 而产生免疫。

（2）乙型肝炎：血清检测 HBsAg 阳性表明存在现症 HBV 感染，但 HBsAg 阴性则不能排除 HBV 感染。抗-HBs 阳性提示可能通过预防接种或过去感染产生对 HBV 的免疫力，抗-HBs 阴性说明对 HBV 易感，需要注射疫苗。HBeAg 持续阳性表明存在 HBV 活动性复制，提示传染性较大，容易转为慢性。抗-HBe 持续阳性提示 HBV 复制处于低水平，HBV-DNA 可能已和宿主 DNA 整合，并长期潜伏下来。HBcAg 阳性意义同 HBeAg。低效价抗-HBc 阳性提示为过去感染，高效价抗-HBc 阳性提示 HBV 有活动性复制，可能是低水平的。血清 HBV-DNA 阳性表明 HBV 有活动性复制，传染性较大。肝细胞内 HBV-DNA 阳性提示已同宿主 DNA 整合，并长期潜伏下来。

（3）丙型肝炎：血清检测抗-HCV 在丙型肝炎恢复或治愈后仍持续存在。抗-HCV IgM 仅存在于急性期，治愈后可消失。HCV 感染后 1～2 周可从血中检出 HCV-RNA，而于治愈后则很快消失。

（4）丁型肝炎：急性 HDV 感染时 HDAg 仅在血清中出现数日，随之出现抗-HD IgM，持续时间也较短。协同感染 HBV 和 HDV 时，抗-HBc IgM 同时阳性，重叠感染 HBV 和 HDV 时，常表现为抗-HBc IgM 阴性，抗-HD IgM 和抗-HBc IgG 阳性。慢性 HDV 感染时抗-HD IgG 持续升高。用免疫组化法可在肝活检标本中肝细胞核和胞质内检出 HDAg。

（5）戊型肝炎：血清检测抗-HEV IgG 持续时间不超过 1 年，抗-HEV IgM 和抗-HEV IgG 两者均可作为近期感染的标志。

5. 肝活组织检查 对起病隐匿，临床症状及有关肝功能检查不足以确定诊断或疑为其他慢性肝病者，应做肝穿刺取活组织检查。

（四）心理社会评估

急性肝炎患者往往由于病情迅猛而感到恐慌，家属也会不知所措，表现出害怕。慢性肝炎迁延不愈，患者总是处于一种疲乏、无力的病态，会产生愤怒的情绪。全身不适、活动受限常会导致沮丧和抑郁。患者对今后的情形会担忧。

肝炎患者常常会有罪恶感，认为他们的存在使得别人暴露于病毒之下，因此在与人交往的时候可能产生耻辱的感觉。在医院及家里的隔离措施和卫生预防措施可使患者感到窘迫，进而导致社交受限，患者由于害怕传染给自己的家人及朋友肝炎，可能会自己限制自己。如果患者的肝炎是由于社会不能接受的行为，如吸毒、同性恋传染上的，羞耻和罪恶感会更大。

家庭成员有时由于担心传染上肝炎，会冷淡患者。由于疾病许多患者不能重返工作岗位，工资的减少，住院的花费，沉重的家庭经济负担会使患者非常焦虑。

五、护理诊断及医护合作性问题

1. 活动无耐力　与炎症导致的周身不适有关。
2. 营养失调：低于机体需要量　与厌食、恶心、呕吐有关。
3. 有皮肤完整性受损的危险　与黄疸、瘙痒有关。
4. 知识缺乏　缺乏有关疾病的过程、传染途径、预防措施等知识。
5. 焦虑　与住院及疾病进程有关。
6. 社交孤立　与疾病有传染他人的危险有关。

六、计划与实施

通过治疗与护理，患者体力恢复、活动增强，达到患病前的程度；保证每日充足的营养成分及热量的摄入，体重在正常范围；能做好皮肤的自我护理，保持其完整性；能描述肝炎的发病过程、传染途径，并遵守预防传染的基本原则；能运用适应性的应对方式；口述无趣、孤独的感觉减轻。

（一）指导患者活动与休息

在肝炎的急性期、活动期，休息非常重要，它可以减少肝的代谢需求，增加肝的血供，促进肝脏恢复正常。

虽然绝对的卧床休息不需要，但休息与活动适当结合有助于恢复。因此，护士应与患者共同制订活动、休息计划，计划应该是个体化的，要依据患者症状的严重程度、疲乏的程度、肝功能检查的结果。自理活动、床下活动、室外活动要逐渐增加，以能耐受为度。

除了生理上的休息，情绪和心理上的休息也很重要。卧床休息、不活动常导致焦虑，因此护士要为患者制订娱乐活动计划，如手工制作、读书、看报、听广播、看电视、打电话等，护士应鼓励工作人员及患者家属在患者床边多停留，使之不至于太寂寞。

（二）饮食指导

支持性营养治疗的目的是通过提供合理、充足的膳食促进肝细胞的再生。建议给予高碳水化合物、高热量、中等量脂肪和蛋白质的饮食，保证3000kcal/d，要补充充足的维生素和微量元素，液体摄入2500ml/d，三顿正餐之间给予加餐。教育患者要戒酒，避免食用黄油、油炸食品、高脂肪食物。鼓励多饮果汁、汤，多吃绿色蔬菜、全麦食品、肉、鸡、蛋。嘱患者细嚼慢咽，吃饭中间不喝水。患者常常食欲欠佳，所以最好让患者挑选他最喜欢的食物，让患者订菜谱，有可能的话鼓励家里送可口的饭食给患者。

由于患者常常恶心、呕吐，对气味很敏感，因此进餐环境尤为重要，有条件最好将卧室与进餐处分开，将可能引起恶心的东西移开，必要时给予饭前饭后的口腔清洁，室内空气保持新鲜，将便器等物移走。必要时遵医嘱给予抗呕吐药，如盐酸三甲氧苯扎胺、茶苯海明。酚噻嗪由于肝毒性大，一般不用。

每日同一时间、穿同样多的衣服、用同一体重计称患者体重并记录。监测患者血糖情况，以便调整摄入。如果患者进食不好，营养状况改善不理想，护士要及时与医师、营养师协商，必要时进行管饲饮食。

（三）用药护理

肝炎的治疗尚无可靠的特效药物。慢性肝炎一般给予对症治疗包括降低转氨酶制剂，如联苯双酯、垂盆草等，具有非特异性降低 ALT 作用，但停药后容易产生反弹。一般的非特异性护肝药物主要包括维生素类、促进能量代谢药（肌苷、ATP、辅酶 A 等）、促进解毒功能药物（肝太乐、维丙胺、硫辛酸等）、促进蛋白质合成药物（肝安、水解蛋白等），以及改善微循环药物（山莨菪碱、低分子右旋糖酐等）作为辅助治疗。要避免滥用或过多用药，一般不做抗病毒治疗。

乙型肝炎除了给予多种维生素外，可进行抗病毒治疗：①干扰素：隔日肌注[（3~5）×10^6单位]，连续 6 个月约有 30%~50% 患者获得较持久的效果。干扰素的不良反应有发热、寒战、全身不适、恶心呕吐、腹泻、低血压、肌痛、头痛、脱发、骨髓抑制等；②阿糖腺苷（Ara-A）和单磷酸阿糖腺苷：静脉滴注或肌注，不良反应有全身关节和肌肉疼痛、恶心、呕吐、腹痛、腹泻、肌肉震颤和骨髓抑制；③阿糖腺苷可与干扰素联合应用，肾上腺糖皮质激素可与干扰素联合应用。乙型肝炎病毒慢活肝的护肝治疗，一般使用水飞蓟素、右旋儿茶素，口服 3~6 个月。此外中医中药对治疗乙型肝炎有一定效果。

干扰素治疗丙型肝炎对 50% 患者有效。肾上腺糖皮质激素对自身免疫性慢性肝炎有良好效果。

目前对丁型肝炎无特异性治疗手段。干扰素、Ara-A 等抑制乙肝病毒的药物可以试用。

（四）加强病情监护

对重型肝炎可进行抗病毒治疗，同时要加强监护、严密观察病情，预防和治疗并发症。常见的并发症有肝性脑病、脑水肿、大出血、肾衰竭、感染、水电解质平衡失调、腹水、低血糖等。

（五）防止搔抓

胆红素的升高，胆盐的堆积会造成皮肤、巩膜黄染及皮肤瘙痒。发黄的肤色往往会使患者心情不快，护士应告诉患者这是一个暂时的过程，并避免患者穿黄色的衣服。对于瘙痒，护士要向患者说明不要搔抓，必要时轻轻按压或拍打瘙痒处，或用冷敷来解决问题，沐浴时不要用碱性高的肥皂，平日穿衣服尽量宽大、柔软，室温保持不要太高。要将患者指甲剪短，夜间最好戴上手套。必要时遵医嘱给患者盐酸苯海拉明服用。另外护士可以教给患者一些放松技巧，以分散其注意力。每班护士要评估患者的皮肤状况并记录。

（六）病情宣教

在认真评估了患者的文化程度、理解力和学习需求之后，护士应与患者共同制订学习计划。护士应教患者知道肝炎的种类、病因、发病经过、治疗与预后，要让患者了解自身的病情。向患者和家属耐心讲解肝炎的传染途径及必需的预防措施，使其明白对其进行隔离的意义。鼓励患者对不明白的、困惑的地方提出问题，并给予针对性的解答。护士应鼓励患者家属一同参与学习过程，为患者出院后的家庭护理、自我护理做好准备。

（七）心理疏导

鼓励并允许患者将自己的不快、不安、忧虑等感受谈出来，鼓励家属或重要关系人与患者倾心交谈，从中发现问题，给予必要的支持；要让患者真正理解疾病的过程、治疗的原理，进行必要隔离、预防措施的目的；协助安排好患者的娱乐活动，教会患者几种简单的放松技巧。同时护士要向家属、患者的朋友、同病房的病友进行必要的卫生宣教，使得他们不会对患者产生惧怕而疏远，也不会由于缺乏知识而被传染上肝炎。

（八）加强预防、隔离

首先是管理传染源，早发现早隔离。甲型、戊型肝炎自起病隔离 30～40 日，乙、丙、丁型隔离期不定。对于 HBsAg 携带者、抗-HCV 阳性者定期随访，不得献血。HBsAg 阳性、HBeAg 阳性、抗-HCV 阳性者不宜接触婴幼儿及他人直接入口的食品、食具，不能在食品业、托幼机构、美容美发行业工作。

第二是切断传染源。防止甲型、戊型肝炎传染和传播要管理好水源、饮水、食物、环境卫生、粪便，加强个人卫生。乙、丙、丁型肝炎要切断血液、体液传播途径，注射器、医疗器械（如针灸针、牙钻、手术器械、内镜等）、被血污染的用具要经过高压消毒、煮沸 10 分钟或 2% 戊二醛浸泡 2 小时。对献血员必须进行严格的筛查和管理。此外凡接触血液的情况，如刷牙、刮脸、月经、外伤时均应注意。

第三是易感人群的保护。人丙球蛋白、胎丙球蛋白对甲型肝炎有保护作用，可于接触后 7 日内注射。甲型肝炎减毒活疫苗可起到很好的免疫效果。乙肝免疫球蛋白和乙肝疫苗对于预防乙肝效果满意。对于新生儿和学龄前儿童可采取乙肝疫苗 $20\mu g$、$10\mu g$、$10\mu g$（0、1、6 月）接种方案。对于成人的危险职业者，如接触血液的人员，密切接触乙肝患者的人如医务人员，以及 HBsAg 阳性者的配偶等也应进行乙肝疫苗接种。检测 HBsAg 及抗-HBs 两者均阴性者再进行接种，剂量为 $30\mu g$、$10\mu g$、$10\mu g$（0、1、6 月）。对于意外受乙肝病毒感染者，除非已知受感染者原来已经 HBsAg 或抗-HBs 阳性，一般应立即（24 小时内）肌注乙肝免疫球蛋白，如 HBsAg 和抗-HBs 两者均阴性，2 周后还要进行疫苗接种，按 $30\mu g$、$10\mu g$、$10\mu g$（0、1、6 月）方案。

（九）出院指导

患者出院前要评估其及家属是否掌握了预防传染的知识和技术，并给予强化。如果家中条件允许，患者与他人使用的厕所、马桶、餐具等最好分开，衣服分开洗，牙刷、剃须刀都要分开，做上标记。在病毒检查结果没有显示阴性之前，嘱患者不要进行亲吻、性交等亲密活动。活动、休息、饮食要遵从住院期间的治疗原则，体力活动要建立在休息的基础上，要劳逸结合，饮食上还是要少食多餐，以高碳水化合物低脂肪为原则。出院前，护士要向患者及家属强调患者可以与他人正常交往的方面，以便在心理社会方面为重返社会做好准备。最后，要求患者定期门诊复查。

一般认为甲型肝炎预后良好，演变为慢性的可能性很小。甲型肝炎可演变为重型肝炎，但发生率远较乙型肝炎为少，存活率高于乙型肝炎。戊型肝炎病死率一般为 1%～2%，最高达 12%，妊娠后期合并戊型肝炎病死率 10%～20%，最高达 39%。

乙型、丙型、丁型肝炎主要表现为慢性肝炎，其中慢性迁延性肝炎预后良好，慢性活动性肝炎预后较差，可发展为肝硬化和肝癌。

七、预期结果与评价

1. 患者坚持劳逸结合。
2. 患者不断增加的营养摄入，食欲恢复。

3. 患者皮肤完整无破损。

4. 患者能陈述预防、隔离措施并能遵守。

5. 患者自诉焦虑减轻，舒适感增强。

第二节 肝硬化患者的护理

一、概述

肝硬化是一种常见的慢性、进行性、弥漫性肝病。多种病因长期反复作用于肝脏导致广泛肝细胞变性坏死、肝细胞结节性再生、结缔组织增生及纤维化，导致正常肝小叶结构破坏和假小叶形成，逐渐发展为肝硬化。临床上以肝功能损害和门静脉高压为主要表现，可有多系统受累，晚期出现消化道出血、肝性脑病、继发感染等严重并发症。

全世界肝硬化人群发病率为 100 (25~400)/10 万。我国尚无准确统计，但病毒性肝炎广泛传播，长期大量饮酒亦不少见，致使肝硬化成为我国常见疾病和主要死亡疾病之一。肝硬化占内科总住院人数的 4.3%~14.2%，发病高峰年龄在 35~48 岁，男女比例约为 3.6~8:1。

二、病因

在我国以病毒性肝炎所致肝硬化为主，主要为乙型、丙型或乙型加丁型重叠感染，通常经过慢性肝炎，尤其是慢性活动性肝炎阶段演变而来，称为肝炎后肝硬化。

国外以酒精中毒所致肝硬化多见，长期大量饮酒（每日摄入乙醇80g达10年以上）时，乙醇及其中间代谢产物（乙醛）的毒性作用，引起酒精性肝炎，继而发展为肝硬化。

随着世界范围肥胖的流行，非酒精性脂肪性肝炎（NASH）的发病率日益升高。新近国外研究表明，约20%的非酒精性脂肪肝性肝炎可发展为肝硬化。据统计70%不明原因肝硬化可能由 NASH 引起。目前我国尚缺乏有关研究资料。

胆汁淤积、慢性充血性心力衰竭等引起的循环障碍，工业毒物或药物，代谢障碍，营养障碍亦可导致肝硬化。

三、病理

不论引起肝硬化的病因如何，其病理变化、发展过程基本相同，包括：①广泛肝细胞变性坏死、肝小叶纤维支架塌陷；②残存肝细胞不沿原支架排列再生，形成不规则结节状肝细胞团（再生结节）；③汇管区和肝包膜有大量纤维结缔组织增生，形成纤维束、纤维间隔，包绕再生结节或将残留肝小叶重新分割，改建成假小叶；④由于上述变化，造成肝内血循环紊乱，表现为血管床缩小、闭塞或扭曲，血管受到再生结节挤压。这些严重的肝脏血循环障碍，不仅是形成门静脉高压的基础，且加重肝细胞的营养障碍，促进肝硬化病变的进一步发展。

四、护理评估

(一) 健康史

评估患者年龄、性别、职业，是否有暴露于有毒物质的情况；了解患者的饮酒状况，包括饮酒的时间和量；了解既往健康状况，如是否患过病毒性肝炎、胆道疾病、充血性心力衰竭或呼吸系统疾病而未予恰当的治疗；近期有无输血史。

（二）身体评估

通常肝硬化的起病隐匿，病程发展缓慢，可潜伏 3~5 年或 10 年以上。

1. 代偿期　症状轻，缺乏特异性。乏力、食欲减退、体重减轻出现较早，可伴恶心、呕吐、上腹隐痛、轻微腹泻等。上述症状多呈间歇性，因劳累或伴发病而出现，经休息或治疗后可缓解。肝轻度肿大、质地结实或偏硬，无或有轻度压痛，脾轻度、中度肿大。

2. 失代偿期　症状显著，主要为肝功能减退和门静脉高压症两大类表现，同时可有全身多系统症状。

（1）全身症状：消瘦乏力，精神不振，严重者衰弱而卧床不起。皮肤干枯，面容晦暗无光泽。

（2）消化道症状：食欲不振、厌食，进食后常感上腹饱胀不适、恶心或呕吐，对脂肪、蛋白质耐受性差，稍进油腻肉食，易引起腹泻。上述症状的产生与肝硬化门脉高压时胃肠道淤血水肿、消化吸收障碍和肠道菌群失调有关。半数以上患者有轻度黄疸，少数有中、重度黄疸，提示肝细胞有进行性或广泛坏死。

（3）出血倾向和贫血：鼻出血、牙龈出血、皮肤紫癜和胃肠出血等倾向与肝合成凝血因子减少、脾功能亢进和毛细血管脆性增加有关。患者常有不同程度的贫血，是由营养不良、肠道吸收障碍、胃肠失血和脾功能亢进等因素引起。

（4）内分泌紊乱：主要有雌激素增多、雄激素和肾上腺糖皮质激素减少。由于雌、雄激素比例失调，男性患者常有性欲减退、睾丸萎缩、毛发脱落及乳房发育等，女性有月经不调、闭经、不孕等。患者面部、颈、上胸、肩背和上肢等上腔静脉区域出现蜘蛛痣和/或毛细血管扩张；在手掌大、小鱼际和指端腹侧部位出现红斑，称为肝掌，均与雌激素增多有关。肝功能减退时，肝对醛固酮和抗利尿激素灭活作用减弱，致继发性醛固酮增多和抗利尿激素增多。水钠潴留使尿量减少和水肿，对腹腔积液形成和加重有促进作用。由于肾上腺皮质功能减退，患者面部（尤其眼眶周围）和其他暴露部位可见皮肤色素沉着。

（5）门静脉高压症：门静脉系统阻力增加门静脉血流增多，形成了门静脉高压。脾肿大、侧支循环的建立和开放、腹腔积液是门静脉高压症的三大临床表现。脾因长期淤血而肿大，多为轻、中度肿大，晚期脾肿大常伴有白细胞、血小板和红细胞计数减少，称为脾功能亢进。侧支循环开放，食管和胃底静脉曲张，腹壁静脉曲张，痔静脉扩张。腹腔积液是肝硬化最突出的临床表现，形成的机制为水钠潴留，且与下列机制有关：门静脉压力增高、低蛋白血症、肝淋巴液生成过多、继发性醛固酮增多致肾钠重吸收增加、抗利尿激素分泌增多、有效循环血容量不足。

（6）并发症：上消化道出血为最常见的并发症，多为食管下段或胃底曲张静脉破裂所致，可突然发生大量呕血或黑便。肝性脑病是晚期肝硬化最严重的并发症，可表现为意识障碍、行为失常和昏迷。感染、水电解质平衡紊乱、肝肾综合征、肝肺综合征、原发性肝癌皆均为肝硬化的常见并发症。

（7）体格检查：腹部体检可见腹壁静脉曲张，腹腔积液，患者可有腹部膨隆。肝脏早期肿大可触及，质硬而边缘钝，晚期肝脏缩小，肋下常触不到。半数患者可触及肿大的脾脏，常为中度，少数重度。腹腔积液患者可有移动性浊音。

（三）辅助检查

1. 血液检查　失代偿期有轻重不等的贫血，脾功能亢进时白细胞和血小板计数减少。尿常规一般正常，有黄疸时可出现胆红素，并有尿胆原增加。代偿期肝硬化的肝功能试验大多正常或有轻度异常，失代偿期患者多有较全面的损害，重症者血清胆红素有不同程度增高，转氨酶 ALT（GPT）、AST（GOT）增高。血清总蛋白正常、降低或增高，但清蛋白降低、球蛋白增高。失代偿期凝血酶原时间有不同程度的延长。肝性脑病时血氨增高。

2. 腹腔积液检查　一般为漏出液，并发自发性细菌性腹膜炎、结核性腹膜炎或癌变时腹腔积液性质发生相应变化。

3. 超声检查　可显示肝大小、外形改变和脾肿大，门静脉高压时可见门静脉、脾静脉直径增宽，有腹腔积液时可发现液性暗区。

4. 内镜检查　可直接看见静脉曲张及其部位和程度，在并发上消化道出血时，可判明出血部位和病因，并可进行止血治疗。

（四）心理社会评估

肝硬化患者可有细微的或明显的性格、认知和行为改变，如易激惹、好战。患者会有情绪不稳定、欣快、抑郁、睡眠障碍。护士需要认真评估，以区别肝性脑病、心理问题，要机警地向患者提问以判断其定向力和行为。患者也许因病不能工作、付不起医疗费用，护士应尽可能协助其解决某些经济问题。

五、护理诊断及医护合作性问题

1. 营养失调：低于机体需要量　与厌食，蛋白质、脂肪、糖代谢受损，维生素 A、C、D、E、K 贮存受损有关。

2. 体液过多　与门静脉高压、血浆胶体渗透压低、钠潴留有关。

3. 活动无耐力　与卧床休息、缺乏能量、腹腔积液导致的呼吸功能改变有关。

4. 潜在的并发症　出血、肝性脑病。

5. 有感染的危险　与白细胞减少有关。

6. 有皮肤完整性受损的危险　与黄疸、水肿、腹腔积液引起的瘙痒有关。

7. 知识缺乏　缺乏治疗相关知识。

六、计划与实施

通过治疗与护理，患者能接受治疗饮食，体重增加；腹腔积液及水肿减轻，出入量平衡，水电解质水平正常；门静脉高压导致的胃底食管静脉曲张出血减轻，不发生再出血；意识恢复正常，人物、地点、时间定向力准确，能完成日常生活活动；皮肤无破损，住院期间无感染出现；能陈述出肝硬化的病因、临床表现、治疗方法、自我护理及日常生活中的原则及注意事项。

（一）饮食

以高热量、高蛋白质和维生素丰富的、易消化的食物为宜。肝功能显著损害或有肝性脑病先兆时，应限制或禁食蛋白质，有腹腔积液时饮食应少盐或无盐。禁酒及避免进食粗糙、坚硬食物，禁用损害肝脏的药物。失代偿期患者食欲缺乏、进食量少，且多有恶心、呕吐，可遵医嘱给予静脉高营养，补充热量，病情严重者遵医嘱应用复方氨基酸、清蛋白。监测患者的体重、水电解质平衡、血清蛋白水平，记录每日出入量。

（二）腹腔积液的处理

腹腔积液的产生与肝功能损害的程度密切相关，因此治疗腹腔积液应着重于改善肝功能，包括卧床休息，增加营养，加强支持治疗，在此基础上进行腹腔积液治疗。

1. 限制钠、水的摄入　腹腔积液患者必须限钠，给无盐或低盐饮食，每日摄入钠盐 500 ~ 800mg（氯化钠 1.5 ~ 2.0g）；进水量限制在 1000ml/d 左右，如有显著低钠血症，则应限制在 500ml 以内。约有 15% 的患者通过钠、水摄入的限制，可产生自发性利尿，使腹腔积液减退。腹腔积液减退后，仍需限制钠的摄入，防止腹腔积液再次出现。护士要向患者解释限盐、限水的目的，建议患者减少食盐摄入。

2. 增加钠、水的排出

（1）应用利尿剂：通常应用的有潴钾利尿剂与排钾利尿剂两种。原则上先用螺内酯，无效时加用呋塞米或氢氯噻嗪。利尿剂治疗剂量不宜过大，利尿速度不宜过猛，以每周体重减轻不超过 2kg 为宜，以免诱发肝性脑病、肝肾综合征等。腹腔积液渐消退者可将利尿剂逐渐减量。在利尿剂治疗过程中，护士要评估出入量是否均衡，每日测量患者的体重、腹围，监测水电解质的水平。

（2）抽腹腔积液：单纯放腹腔积液只能临时改善症状，2 ~ 3 天内腹腔积液迅速复原，可采用抽腹腔积液加输注清蛋白治疗难治性腹腔积液。方法为每日或每周 3 次抽腹腔积液，每次在 4000 ~ 6000ml，同时静脉输注清蛋白 40g。此种方法比大剂量利尿治疗效果好，且并发症少。腹腔积液浓缩回输是治疗难治性腹腔积液的较好方法，方法为抽出腹腔积液 5000ml 通过浓缩处理（超滤或透析）成 500ml，再静脉回输。这种方法除了可清除部分潴留的钠和水分外，还可提高血浆清蛋白浓度和有效血容量、改善肾血液循环，从而减轻或消除腹腔积液。副反应和并发症有发热、电解质紊乱等。

抽腹腔积液时，医师将套管针插入患者腹部，将腹腔积液从患者的腹膜腔中引流出来。在操作过程中，护士首先要向患者解释操作的目的、过程；测量患者的生命体征、体重、腹围，协助患者摆好姿势，端坐在床的一侧；抽腹腔积液过程中每 15 分钟测一次生命体征，记录引流量；描述引流出的液体的性状，留取标本送检；医师将针管拔出后，及时在穿刺部位加上敷料，并观察有无液体漏出；协助患者卧床休息，至生命体征平稳。一次抽腹腔积液不要超过 3L，速度要慢，过快会导致腹压突然下降，血管急剧扩张而产生休克。反复抽腹腔积液会引发蛋白丢失过多、低血容量、电解质紊乱、肝性脑病等。

3. 提高血浆胶体渗透压　每周定期少量、多次静脉输注鲜血或清蛋白，对改善机体一般情况，恢复肝功能，提高血浆渗透压，促进腹腔积液的消退等有帮助。

4. 促进舒适　过多的腹腔积液可导致患者呼吸困难，因为腹内压增加限制了胸部扩张及膈肌的呼吸运动。护士可帮助患者将床头抬高 30° ~ 40°，以减轻呼吸困难，另外让患者采取端坐位，并把脚部抬高，通常也可以减轻呼吸困难。协助患者每 2 小时翻身 1 次，每 2 小时做 1 次深呼吸；指导患者避免进食产气的食物，如豆类、菜花、圆白菜、洋葱、碳酸饮料，不要一次进食太饱，以减少胃扩张对膈的过多的压力。护士要随时注意患者的无效呼吸型态（如表浅呼吸、呼吸困难、辅助呼吸肌的运用）、气体交换障碍（如疲乏、易激惹、昏迷、氧分压降低、二氧化碳分压上升），及时与医师取得联系。

5. 手术

（1）分流术：腹腔-颈静脉引流，又称 LeVeen 引流法，是采用装有单向阀门的硅管，一端置于腹腔，硅管另端自腹壁皮下朝向头颈，插入颈内静脉，利用腹-胸腔压力差，将腹腔积液引向上腔静脉。腹腔积液感染或疑为癌性腹腔积液者，不宜采用本法。并发症有腹腔积液漏、肺水肿、低钾血症、DIC、感染和硅管堵塞等。手术前患者的身体状况要好，电解质紊乱要得到纠正，不正常的凝血状况要通过新鲜冷冻血浆、浓缩红细胞的输注得到治疗。术后护士要注意监测生命体征，要意识到腹腔积液通过引流进入了静脉系统，可能会导致血容量扩张和血液稀释。血压升高、中心静脉压升高标志着血容量增多。护士要监测凝血酶原时间、部分凝血酶时间。从腹腔积液中重吸收的凝血因子会阻碍已经形成的凝血机制，导致DIC 和异常出血。每日护士记录体重、腹围以及出入量可帮助断定引流是否有效。

（2）介入放射治疗：经颈静脉肝内门体分流术（TIPS）是一种以血管介入的方法在肝内的门静脉分支与肝静脉分支间建立分流通道，即经颈静脉放置导管引导支撑管经肝静脉与门静脉之间架桥，此疗法降低门脉压较显著，创伤较小，较安全，在局麻下进行快速简便，对肝功能影响小，适用于危重和失去手术机会的晚期肝硬化合并食管静脉曲张大出血经内科治疗无效者，一般 24 小时内即可控制出血，此外，该法能有效降低门静脉压，也可用于治疗门静脉压增高明显的难治性腹腔积液。缺点是门静脉分流的程度较难掌握，分流大者易诱发肝性脑病。

6. 人工肝支持系统　非生物型人工肝支持系统已应用于临床，主要作用是清除患者血中毒性物质及补充生物活性物质，治疗后可使血胆红素明显下降，PTA 升高，但部分病例几天后又回复到原水平。非生物型人工肝支持系统对早期肝衰竭有较好疗效，对于晚期肝硬化有助于争取时间为肝移植作准备。生物型人工肝研究进展缓慢。

适应证：①各种原因引起的肝衰竭早、中期，PTA 在 20%～40% 之间和血小板 > 50 × 10^9/L 为宜；晚期肝衰竭患者也可进行治疗，但并发症多见，应慎重；未达到肝衰竭诊断标准，但有肝衰竭倾向者，也可考虑早期干预。②晚期肝衰竭肝移植术前等待供体、肝移植术后排异反应、移植肝无功能期。

相对禁忌证：①严重活动性出血或弥散性血管内凝血者；②对治疗过程中所用血制品或药品如血浆、肝素和鱼精蛋白等高度过敏者；③循环功能衰竭者；④心脑梗死非稳定期者；⑤妊娠晚期。

并发症：人工肝治疗的并发症有过敏反应、低血压、继发感染、出血、失衡综合征、溶血、空气栓塞、水电解质及酸碱平衡紊乱等。随着人工肝技术的发展，并发症发生率逐渐下降，一旦出现，可根据具体情况给予相应处理。

7. 肝移植　肝移植是治疗终末期肝病的一种有效手段，目前该技术基本成熟。肝移植术后 5 年生存率可达 30%～40%。由于肝移植价格昂贵，供肝来源困难、排异反应、继发感染（如巨细胞病毒）等阻碍其广泛应用。

适应证：①各种原因所致的中晚期肝衰竭，经积极内科和人工肝治疗疗效欠佳。②各种类型的终末期肝硬化。

禁忌证：

（1）绝对禁忌证：①难以控制的全身性感染；②肝外有难以根治的恶性肿瘤；③难以戒除的酗酒或吸毒；④合并严重的心、脑、肺等重要脏器器质性改变；⑤难以控制的精神疾病。

（2）相对禁忌证：①年龄大于65岁；②肝脏恶性肿瘤伴门静脉主干癌栓或转移；③合并糖尿病、心肌病等预后不良的疾病；④胆道感染所致的败血症等严重感染；⑤获得性人类免疫缺陷病毒感染；⑥明显的门静脉血栓形成等解剖结构异常。

主要的术后并发症是排异和感染。肝移植术后的排异反应不如肾移植术严重。环孢素是有效的免疫抑制剂，它的应用曾经是影响肝移植成功率的主要因素。其他的免疫抑制剂还有糖皮质激素、单克隆抗体 OKT3 等。

术后护理包括评估神经状况；监测出血的征兆；预防肺部并发症；监测引流物、电解质和尿量；监测感染和排异的症状和体征。常见的呼吸系统问题有肺炎、肺不张、胸腔积液。护理人员要鼓励患者咳嗽、深呼吸、更换体位预防并发症。要观察、记录胃管、T 管等引流物的量、颜色和性状。预防感染是术后重要的一个方面，特别是术后 2 个月内。感染可能是细菌性、病毒性或真菌性，发热可能是唯一的征兆。情绪支持和健康教育对患者和家属也非常有必要。

（三）上消化道大出血的处理

出血一旦发生，应立即采取抢救措施。让患者卧床休息，保持安静，取平卧位并将下肢抬高。保持呼吸道通畅，必要时吸氧。护士要及时记录呕血、黑便情况；评估神志变化，脉搏、血压及呼吸情况；观察肢体是否温暖，皮肤与甲床色泽，周围静脉特别是颈静脉充盈情况，每小时尿量；监测红细胞计数、血红蛋白、血细胞比容与血尿素氮。

1. 积极补充血容量 立即配血，用大号针进行静脉输液，或经锁骨下静脉插管输液。输液开始宜快，用生理盐水、林格液、右旋糖酐或其他血浆代用品，尽快补充血容量。补液量根据失血量来决定，但右旋糖酐于 24 小时内不宜超过 1000ml。遵医嘱及早输入全血，以恢复血容量及有效血循环。最好保持血红蛋白不低于 90g/L。库存血中含氨较多，在肝硬化患者可诱发肝性脑病，因此宜采用鲜血。

2. 药物止血 用盐水、冰盐水或冰水洗胃。也可用血管加压素 0.2U/min 静脉持续静滴，视治疗反应可逐渐增加至 0.4U/min。血管加压素可引起血管床的平滑肌收缩，减低腹腔脏器的血流，从而降低门脉压，对食管胃底静脉曲张破裂出血有止血效果。血管加压素每日使用不得超过 3 次，宜在严密监护下应用。滴注不可过快，慎防引起腹部疼挛、高血压、心律失常或心肌缺血，可遵医嘱给予舌下含硝酸甘油或硝酸异山梨醇酯。血管加压素应用在冠状动脉粥样硬化性心脏病患者可诱发心肌梗死，应属禁忌。

3. 三腔气囊管压迫止血 适用于食管胃底静脉曲张破裂出血。经口或鼻腔插入三腔管，进入胃腔后充气使管端的气囊膨胀，然后向外牵引，用以压迫胃底的曲张静脉。此时再充气使位于食管下段的气囊膨胀，即可压迫食管的曲张静脉，一般可获得满意的止血效果。鉴于近年药物治疗和内镜治疗的进步，目前已不推荐气囊压迫作为首选止血措施，而限于药物不能控制出血时暂时止血用，以赢得时间准备其他更有效的治疗措施。

插管前，检查气囊是否完好，有无漏气，测定气囊压力并把每个气囊标记好，以防弄混。将患者床头抬起，协助医师将管子插入 50～60cm 处。向胃囊内打气体 150～200ml，保持 50～70mmHg 压力给予 0.5kg 的牵引力；将食管囊充气 100～150ml，保持 35～45mmHg 压力。床旁备剪刀，以防气囊滑脱引起呼吸道堵塞或突然的呼吸窘迫。每 24 小时食管囊放气一次，15 分钟：胃囊 6～10 小时放气一次，15～30 分钟，以防气囊压迫过久导致黏膜糜烂。经常进行口腔清洁及护理，对患者的双手要有约束，以防将管子拔出。出血停止后 24 小时，可放出气囊空气，继续置管观察，如 24 小时内未再出血，即可拔管，拔管前可让患者喝少量液状石蜡。

4. **内镜直视下止血**　是目前治疗食管胃底静脉曲张破裂出血的重要手段。可经内镜对出血灶喷洒止血药，用 1% 去甲肾上腺素使血管收缩，或用孟氏溶液起收敛作用，也可用凝血酶，均能暂时止血。食管静脉曲张破裂出血者，可经内镜注射硬化剂至曲张的静脉。

一般采用的硬化剂为无水乙醇、鱼肝油酸钠、乙氧硬化醇或油酸乙醇胺，也可用利多卡因、高渗盐水、肾上腺素混合液，均有止血效果。但硬化剂治疗必须掌握所用药物浓度、注入速度与选用药量，认真避免注射后并发症，包括局部溃疡、血肿、穿孔、瘢痕狭窄等，一般多主张在注射后用 H_2 受体阻断剂或奥美拉唑，以减少硬化剂注射后因胃酸引起的溃疡与再出血的机会。

在内镜治疗前，护士要获取患者生命体征的有关资料，遵医嘱给予静脉注射地西泮，咽喉局部喷麻醉药，如普鲁卡因。在整个治疗过程中要严密观察生命体征变化。注射后 24～72 小时，患者可能会有胸痛的主诉，护士要认真评估，区别于心源性胸痛，遵医嘱给予止痛剂。严重的胸痛可能是食管穿孔或溃疡，要及时报告医师。

5. **手术**　门脉分流是门脉高压、食管静脉曲张患者的最后选择。由于肝硬化患者凝血机制异常、容易感染、对麻醉的耐受差、有腹腔积液，因此分流术造成的死亡率较高。尽管分流术可减少曲张静脉的出血，但术后感染、肝性脑病、栓塞等并发症，并不能使患者延长生命。分流术的目的是降低门脉压，在保证肝脏血流的前提下，分流出一部分血流以减少曲张出血的发生。

常采用的手术方式有门-腔静脉分流术和脾-肾分流术。门-腔静脉分流术是将门静脉血转移到下腔静脉，进行门静脉、下腔静脉吻合。脾-肾分流术是进行脾切除后，吻合脾静脉与左肾静脉。手术治疗的效果与慎重选择病例和手术时机密切相关。

对出血患者术前要输血，或输注浓缩红细胞、新鲜冷冻血浆以纠正凝血异常。手术后护士要严密观察患者生命体征、中心静脉压、肺动脉压、每小时尿量。护士还要与医师合作，监测患者呼吸状况，保证人工气道通畅，调整呼吸机指数。护士要遵医嘱，谨慎给予止痛剂及镇静剂。

分流术后，患者容易出现少尿，原因是：出血造成血容量减少；手术中腹腔暴露，丢失水分；术前限制饮水；利尿剂的使用。因此护士要遵医嘱补液并通过监测血压、心率、尿量评价效果。手术后又发生食管胃底静脉出血、腹腔积液、肝性脑病的情况并不少见。因此护士要提高警惕。手术后患者营养需要量会增加，可通过静脉高营养补充热量、维生素及矿物质、清蛋白。

（四）肝性脑病

过去称肝昏迷，是严重肝病引起的、以代谢紊乱为基础的、中枢神经系统功能失调的综合病征，其主要临床表现是意识障碍、行为失常和昏迷。门体脑病强调门静脉高压、门静脉与腔静脉间有侧支循环存在，从而使大量门静脉血绕过肝流入体循环，是脑病发生的主要机制。肝性脑病特别是门体脑病常有明显的诱因，常见的有上消化道出血、大量排钾利尿、放腹水、高蛋白饮食、安眠镇静药、麻醉药、便秘、尿毒症、外科手术、感染等。

肝性脑病的发病机制迄今未完全明了，一般认为产生肝性脑病的病理生理基础是肝细胞功能衰竭和门－腔静脉之间有手术造成的或自然形成的侧支分流。主要是来自肠道的许多毒性代谢产物，未被肝解毒和消除，经侧支进入体循环，透过血脑屏障而至脑部，引起大脑功能紊乱。肝性脑病时体内代谢紊乱是多方面的，脑病的发生可能是多种因素综合作用的结果，但含氮物质包括蛋白质、氨基酸、氨、硫醇的代谢障碍，和抑制性神经递质的积聚可能起主要作用。糖和水、电解质代谢紊乱以及缺氧可干扰大脑的能量代谢而加重脑病。脂肪代谢异常，特别是短链脂肪酸的增多也起重要作用。此外，慢性肝病患者大脑敏感性增加也是重要因素。

为了观察脑病的动态变化，有利于早期诊断、处理及分析疗效，一般根据意识障碍程度、神经系统表现和脑电图改变，将肝性脑病自轻微的精神改变到深昏迷分为四期。

一期（前驱期）轻度性格改变和行为失常，例如欣快激动或淡漠少言，衣冠不整或随地便溺，应答尚准确，但吐词不清且较缓慢。可有扑翼样震颤，亦称肝震颤；嘱患者两臂平伸，肘关节固定，手掌向背侧伸展，手指分开时，可见到手向外侧偏斜，掌指关节、腕关节、甚至肘与肩关节的急促而不规则的扑击样抖动。嘱患者手紧握护士手一分钟，护士能感到患者抖动。此期脑电图多正常，历时数日或数周，症状不明显，易被忽视。

二期（昏迷前期）以意识错乱、睡眠障碍、行为失常为主。前一期的症状加重。定向力和理解力均减退，对时间、地点、人物的概念混乱，不能完成简单的计算和智力构图（如搭积木、用火柴杆摆五角星等），言语不清、书写障碍、举止反常也很常见。多有睡眠时间倒错，昼睡夜醒，甚至有幻觉、恐惧、狂躁而被看成一般精神病。此期患者有明显神经体征，如腱反射亢进、肌张力增高、踝阵挛及 Babinski 征阳性等。此期扑翼样震颤存在，脑电图有特征性异常，患者可出现不随意运动及运动失调。

三期（昏睡期）以昏睡和精神错乱为主，各种神经体征持续存在或加重，大部分时间患者呈昏睡状态，但可以唤醒。醒时尚能应答问话，但常有神志不清和幻觉。扑翼样震颤仍可引出。肌张力增加，四肢被动运动常有抗力。锥体束征常呈阳性，脑电图有异常波形。

四期（昏迷期）神志完全丧失，不能唤醒。浅昏迷时，对痛刺激和不适体位尚有反应，腱反射和肌张力仍亢进；由于患者不能合作，扑翼样震颤无法引出。深昏迷时，各种反射消失，肌张力降低，瞳孔常散大，可出现阵发性惊厥、踝阵挛和换气过度。脑电图明显异常。

以上各期的分界不很清楚，前后期临床表现可有重叠。肝功能损害严重的肝性脑病常有明显黄疸、出血倾向和肝臭，易并发各种感染、肝肾综合征和脑水肿等情况，使临床表现更加复杂。护士要不断地对患者进行评估，以便指导治疗。综合治疗包括：

1. 消除诱因　某些因素可诱发或加重肝性脑病。肝硬化时，药物在体内半衰期延长，脑病患者大脑的敏感性增加，多数不能耐受麻醉、镇痛、安眠、镇静等类药物，如使用不当，可出现昏睡甚至昏迷。患者狂躁不安时，禁用吗啡及其衍生物、副醛、水合氯醛、哌替啶及速效巴比妥类，可减量使用（常量的1/2 或1/3）地西泮、东莨菪碱，并减少给药次数。异丙嗪、氯苯那敏等抗组胺药有时可作安定药代用。必须及时控制感染和上消化道出血，避免快速和大量的排钾利尿和放腹水。注意纠正水、电解质和酸碱平衡失调。

2. **减少肠内氮源性毒物的生成和吸收** 肝性脑病一旦发生，数日内应禁食蛋白质。每日供给热量 5.0 ~ 6.7kJ 和足量维生素，以碳水化合物为主要食物，昏迷不能进食者可经鼻胃管供食，脂肪可延缓胃的排空宜少用。鼻饲液最好用 25% 的蔗糖或葡萄糖溶液，每毫升产热量 4.2J，每日可加进 3 ~ 6g 必需氨基酸，胃不能排空时应停鼻饲，改用深静脉插管滴注 25% 葡萄糖溶液维持营养，在大量输注葡萄糖溶液过程中，要警惕低钾血症、心力衰竭和脑水肿。神志清楚后，可逐步增加蛋白质至 40 ~ 60g/d。纠正患者的负氮平衡，用植物蛋白为最好。植物蛋白含芳香族氨基酸较少，含支链氨基酸较多，且能增加粪氮排泄。此外，植物蛋白含非吸收性纤维，被肠菌酵解产酸有利于氨的排除，且有利通便，故适用于肝性脑病患者。

清除肠内积食、积血或其他含氮物质，可用生理盐水或弱酸性溶液（如稀醋酸液）灌肠，或口服或鼻饲 25% 硫酸镁 30 ~ 60ml 导泻。对门体脑病患者用乳果糖 500ml 加水 500ml 灌肠作为首选治疗特别有用。

口服新霉素或巴龙霉素、卡那霉素、氨苄西林可抑制细菌生长。口服甲硝唑，疗效与新霉素相等，适用于肾功能不良者。乳果糖口服后在结肠中被细菌分解为乳酸和醋酸，使肠腔呈酸性，从而减少氨的形成和吸收。对忌用新霉素或需长期治疗的患者，乳果糖或乳山梨醇为首选药物。

3. **促进有毒物质的代谢清除，纠正氨基酸代谢的紊乱** 降氨药物包括谷氨酸钾、谷氨酸钠、精氨酸、苯甲酸钠、苯乙酸、鸟氨酸-α-酮戊二酸和鸟氨酸门冬氨酸。支链氨基酸可纠正氨基酸代谢的不平衡，抑制大脑中假神经递质的形成，但对肝性脑病的疗效有争议。

4. **尚未证实的探索性治疗** 左旋多巴能透过血脑屏障进入脑组织，补充正常神经递质，竞争性地排斥假神经递质。溴隐亭、肾上腺糖皮质激素、尿素酶抑制剂皆属探索性治疗药物。

5. **门体分流栓塞术** 常用的途径有经皮逆行经腔静脉栓塞术、经皮经肝门静脉栓塞术等。栓塞材料可分为不锈钢螺栓或乳胶气囊。研究发现，栓塞术后分流消失且血氨下降、脑电图改善者未再发生肝性脑病。门体分流栓塞术的并发症有发热、一过性胸腔积液、腹水和轻微的食管静脉曲张，对于轻微的食管静脉曲张无严重后果不需治疗。

6. **其他对症治疗** 纠正水、电解质和酸碱平衡失调。每日入液量以不超过 2500ml 为宜，及时发现、纠正低钾、低钠或酸、碱中毒。用冰帽降低颅内温度，以减少能量消耗，保护脑细胞功能。深昏迷者，应作气管切开排痰给氧。

对于出现思维过程改变的患者，护士要帮助患者对人、地点、时间重新定向；称呼患者的名字；把患者熟悉的东西如闹钟、日历等放在其视野范围内；用缓慢、平和的语气与其交谈，使用清晰、简洁的语句，必要时予以重复；鼓励患者参加活动、提问题、考虑事情；让患者学习、理解、记忆一些信息，必要时提供书面材料；鼓励家属对患者进行支持，教会家属应对患者思维方式的技巧、方法。

（五）出院指导

出院指导的几个重要方面是饮食、药物、戒酒、并发症识别和按时复查。最好在出院前为患者准备好饮食指导的书面资料，如什么是有营养的、均衡膳食；什么是高热量、高蛋白、高维生素的饮食；什么时候需要低盐饮食，哪些食物含盐多；什么时候要限蛋白，哪些食物含蛋白量高。患者出院时往往还在进行利尿剂治疗，因此要教会患者及家属如何识别水、电解质失衡的症状、体征，如低钾。强调戒酒十分重要，不饮酒有助于防止肝脏的进一步纤维化，同时可以减少对胃、食管的刺激，减少出血的发生，减轻对生命的威胁。最后要嘱患者定期门诊复查，一旦发生胃肠道出血，立即到医院就诊。在进行出院指导时，护士应让家属参加。在经历了严重的伤病之后，患者对于出院回家往往焦虑和恐惧，因此学习的效果不一定很好。家属可以帮助患者巩固学到的知识，并帮助患者遵从治疗计划。另外要告知家属，也许家中的布置要做一定的调整，如让患者住的离卫生间近一些，买一些辅助器械如便桶、床垫等。

七、预期结果与评价

1. 患者能接受治疗饮食，体重增加。
2. 患者血管外及腹腔内液体量减少，出入量平衡，水电解质水平正常。
3. 患者活动增强，能完成日常生活及活动。
4. 护士及时发现出血、感染、肝性脑病等并发症的发生，通知医师及时处理。
5. 患者皮肤无破损，住院期间无感染出现。
6. 患者能陈述出肝硬化的病因、临床表现、治疗方法、自我护理及日常生活中的原则及注意事项。

第三节 原发性肝癌患者的护理

一、概述

原发性肝癌是指自肝细胞或肝内胆管细胞发生的癌肿，以前者最为多见，为我国常见的恶性肿瘤之一，死亡率在消化系统恶性肿瘤中列第三位，仅次于胃癌和食管癌。据国内普查资料，每10万人口中有15～46人发病，江苏启东和广西扶绥的发病率最高。本病可发生于任何年龄，以40～49岁为多，男女之比为2～5∶1。世界上45%的原发性肝癌发生在中国。肝癌的发病率存在种族差异。

二、病因及发病机制

肝癌的病因与发病机制迄今尚未确定，可能与多因素的综合作用有关，尤其与乙型和丙型肝炎病毒感染、黄曲毒素 B_1 污染和其他化学致癌物质等关系较密切。肝癌的发生是多步骤的，至少包括启动和促癌两大步骤。启动剂包括化学、物理或生物因素，影响 DNA 结构和功能，使 DNA 产生不可逆性变化；促进剂的效应主要是改变细胞遗传信息的表达。

（一）病毒性肝炎、肝硬化

原发性肝癌患者中约1/3有慢性肝炎史，肝癌高发区人群的 HBsAg 阳性率高于低发区，肝癌患者血清 HBsAg 及其他乙型肝炎标志物的阳性率可达90%，其中以整合型 HBV-DNA 为主，其次为游离复制型及混合型。

丙型肝炎病毒（HCV）在肝癌中的检出率10%～20%，尚有乙型和丙型肝炎的并发感染，其相对危险度远高于二者单独相对危险度的乘积结果，因此，在我国 HBV、HCV 构成的双重慢性感染，可能是肝癌发生的重要因素之一。

原发性肝癌与肝硬化的关系亦十分密切，据统计50%~90%的肝癌伴有肝硬化，30%~50%的肝硬化并发有肝癌，特别是那些大结节性肝硬化的患者，坏死的肝细胞在再生过程中容易发生间变而致癌变。在欧美各国则与酒精性肝硬化有关。此外，原发性胆汁性肝硬化、肝豆状核变性、自身免疫性慢性活动性肝炎等均可发生肝癌。

（二）黄曲毒素

黄曲毒素 B_1 可在鸭、大鼠及灵长类动物中诱发肝癌，肝癌高发区黄曲毒素 B_1 DNA 分解物尿中阳性率高达68.3%，提示黄曲毒素 B_1 与肝癌发生有密切相关性。

（三）其他

饮用水特别是地面水常被有机致癌物（如六氯苯、苯并芘、多氯联苯、氯仿等）污染。肝癌高发地区启东报道，饮沟塘水的居民与饮井水的居民肝癌死亡率有明显差别，饮地面水的发病率高。近年发现池塘中生长的蓝绿藻是强致癌植物，可污染水源。一些化学物质如亚硝胺类、偶氮芥类、酒精、有机氯农药等均是可疑的致癌物质。因此不少学者认为恶性肿瘤是社会变化的产物，其原因是：①环境的变化：由于工业化引起环境污染，增加致癌物在环境中的浓度；②生活方式的改变：社会经济发展引起生活方式和行为的变化，增加了某些致癌的危险性；③人口构成的变化：人口老龄化可能增加导致肿瘤的机会。

在高发区肝癌有家族聚集现象，尤以本血缘关系共同生活者患病率更高，但也有人认为与肝炎病毒垂直感染有关。

三、病理

（一）分型

1. 大体形态分型

（1）块状型：最多见，单个或多个融合成块，癌肿直径大于5cm，其中癌肿直径大于10cm为巨块型。

（2）结节型：较多见，且多伴有肝硬化。癌结节最大直径一般在5cm左右。若结节边界清楚，有包膜，谓单结节型；若为数个大小不等的癌结节融合成的结节，周围有散在细小结节，其最大结节小于3cm，谓融合结节型；2个以上单结节融合的结节为多结节型。

（3）弥漫型：此型最少见，为多数米粒至黄豆大小癌结节散在分布于全肝，易误诊为肝硬化，此型在发展过程中仍可能融合成大结节。

2. 组织学分型 根据肝癌细胞来源可分为3型：肝细胞型，胆管细胞型以及混合型。其中以肝细胞癌为最多，占90%以上，临床上的肝癌大多指肝细胞癌而言。

（1）肝细胞型：最常见，癌细胞基本形态与肝细胞相似，呈多角形，胞质丰富，核大深染。

（2）胆管细胞型：由胆管上皮细胞发展而来，呈立方形或柱状，胞质蓝色透明，癌细胞排成腺腔，纤维组织较多，血窦较少。

（3）混合型：上述两种癌细胞同时存在或不完全像肝细胞的过渡型。

3. 肝癌分级 根据癌细胞的分化程度，可以分4级：①Ⅰ级：癌细胞形态类似正常肝细胞，呈索状排列；②Ⅱ级：癌细胞轻度异形，核大富染色质，核分型增多，腺泡结合中可见胆汁；③Ⅲ级：癌细胞明显异形，胞质明显嗜碱性，核大而不规则，不易找到管腔与胆汁色素；④Ⅳ级：癌细胞分化最差，常呈梭形，核大而不规则，着色不均，核仁不明显，细胞排列紊乱，无一定结构，间质血窦消失。

（二）小肝癌

我国原发性肝癌诊疗规范确定：小肝癌是指单个癌结节直径≤3cm或两个癌结节直径之和≤3cm者。小肝癌的发现意义在于使肝癌切除率提高1倍，手术死亡率减少一半，术后5年生存率提高4倍。

（三）转移途径

1. **血行转移** 肝内血行转移发生最早，也最常见，很容易侵犯门静脉分支形成瘤栓，脱落后在肝内引起多发性转移灶。在肝外转移中，转移至肺的达半数，其次为肾上腺、骨、肾、脑等部位。

2. **淋巴转移** 转移至肝门淋巴结的最多，也可至胰、脾、主动脉旁淋巴结、锁骨上淋巴结。

3. **种植转移** 少见，从肝脱落的癌细胞可种植在腹膜、膈、胸腔等处引起血性腹腔积液、胸腔积液。如种植在盆腔，可在卵巢形成较大的肿块。

四、护理评估

（一）健康史

询问有无肝炎、肝硬化病史，有无有害物质接触史，有无相关疾病。

（二）身体评估

本病常起病隐匿，早期缺乏典型症状。经甲胎蛋白（AFP）普查检出的早期肝癌，可没有任何症状和体征，称为亚临床肝癌。

1. **症状、体征**

（1）肝区疼痛：半数以上患者有肝区疼痛，为最常见且出现较早的症状。呈持续性胀痛或钝痛。肝区疼痛是由于肿瘤增长快速，肝包膜被牵拉所引起。如病变侵犯膈，疼痛可牵涉右肩；如肿瘤生长缓慢，则可完全无痛或仅有轻微钝痛。当肝表面的癌结节破裂，坏死的癌组织及血液流入腹腔时，可突然引起剧痛，从肝区开始迅速延至全腹，产生急腹症的表现。如出血量大，则引起晕厥和休克。

（2）肝肿大：呈进行性，质坚硬，表面多有大小不等结节或巨块，边缘钝而不整齐。如癌肿表面有出血坏死，则在触诊时可有轻重不等的压痛。肝癌突出在右肋弓下或剑突下时，上腹可见局部饱满膨隆。如癌肿位于肝横膈面，则主要表现为横膈局限性抬高而肝脏下缘可以不肿大。肿大的肝癌可以压迫肝动脉或腹主动脉而产生吹风样血管杂音，可在腹壁相应部位听到。此一体征颇有诊断价值，但对早期诊断意义不大。肝脏触诊时应避免过分用力，以防癌肿破裂。

（3）黄疸：黄疸常在晚期出现，多由于癌肿压迫或侵犯肝门附近的胆管引起胆道梗阻所致，也可因肝细胞广泛损害而引起肝细胞性黄疸。

（4）肝硬化征象：肝癌伴有肝硬化门静脉高压者有脾肿大、腹腔积液、静脉侧支循环形成等表现。腹腔积液一般为漏出液，血性腹水多因癌肿侵犯肝包膜或向腹腔内破溃而引起，偶因腹膜转移癌所致。

（5）恶性肿瘤的全身性表现：有进行性消瘦、发热、食欲不振、乏力、营养不良和恶病质等。

（6）转移灶症状：如发生肺、骨、胸腔等处转移，可产生相应症状。胸腔转移以右侧多见，可有胸腔积液征。骨骼或脊柱转移，可有局部压痛或神经受压症状，颅内转移癌可有神经定位体征。

（7）伴癌综合征：少数肝病患者由于癌肿本身代谢异常，进而影响宿主机体而致内分泌或代谢异常，可有特殊的全身表现。以低血糖症、红细胞增多症较常见，其他罕见的有高血钙、高血脂、类癌等。对肝肿大且伴有这类表现的患者，应警惕肝癌的存在。

2．分期与分型

（1）临床分期：根据全国1977年肝癌防治研究协作会议分期标准：①Ⅰ期（早期、亚临床期）：无明确肝癌症状与体征者；②Ⅱ期（中期）：介于Ⅰ期与Ⅲ期之间者；③Ⅲ期（晚期）：有明确黄疸、腹腔积液、恶病质或肝外转移之一者。

（2）临床分型：①单纯型：临床和化验检查无明显肝硬化表现者；②硬化型：临床和化验检查有明显肝硬化者；③炎症型：病情进展快，伴有持续癌性高热或转氨酶持续升高者。

3．并发症

（1）肝性脑病：通常是肝癌终末期的并发症，约1/3的患者因此死亡。

（2）上消化道出血：出血约占肝癌死亡原因的15%，多由食管胃底静脉曲张破裂出血和胃肠道黏膜糜烂出血所致。

（3）肝癌结节破裂出血：约10%的肝癌患者因癌结节破裂出血致死。大量出血导致休克和死亡，小破口出血则表现为血性腹腔积液。

（4）继发感染：本病患者在长期消耗或因放射、化学治疗而致白细胞减少的情况下，抵抗力减弱，再加上长期卧床等因素，容易并发各种感染如肺炎、败血症、肠道感染等。

（三）辅助检查

1．甲胎蛋白（AFP）就肝癌而言，甲胎蛋白是特异性最强的标记物和诊断肝癌的主要指标，现已广泛用于肝细胞癌的普查、诊断、判断治疗效果及预测复发。普查中阳性发现可早于症状出现8~11个月。肝细胞癌甲胎蛋白阳性率为70%~90%。目前多用放射免疫法（RIA）或甲胎蛋白单克隆抗体酶免疫（EIA）快速测定法检测。两者方法灵敏、准确、便捷，适于普查。在排除妊娠和生殖腺胚胎瘤的基础上，肝细胞癌的甲胎蛋白阳性诊断标准为：①甲胎蛋白大于$500\mu g/L$，持续4周；②甲胎蛋白由低浓度逐渐升高不降；③甲胎蛋白在$200\ \mu g/L$以上的中等水平持续8周。

2．其他肿瘤标志物　肝癌时血清内升高的酶有：γ-谷氨酰转肽酶（γ-GT或GGT）及其同工酶Ⅱ（GGT-Ⅱ），碱性磷酸酶（ALP）及其同工酶Ⅰ（ALP-Ⅰ），5′-核苷酸磷酸二酯酶（5′-NPD）及其同工酶Ⅴ（5′-NPDV），α_1抗糜蛋白酶（AAG），α-L-岩藻糖苷酶（AFU），M_2型丙酮酸同工酶（M_2-PyK）等。酶学检查阳性率及特异性均逊于甲胎蛋白，但对甲胎蛋白阴性的患者，酶学检测对诊断有帮助。

异常凝血酶原（AP），铁蛋白及其同工铁蛋白在甲胎蛋白阴性或低浓度甲胎蛋白肝癌患者中阳性率达62%左右。

3. 超声波检查 B超是目前肝癌影像诊断中的首选方法，能显示 2cm 以下的小肝癌，肝癌的 B超图像通常呈低回声区或高回声区伴声晕。彩色多普勒超声血流成像诊断肝癌的准确性高达 97%。

4. CT 检查 肝癌的 CT 图像通常表现为低密度病灶，其阳性诊断率在 90% 以上，CT 能显示直径 2cm 的病灶，如经肝动脉导管注射造影剂则可检出 5～10mm 的微小病灶。此外，CT 扫描对肝癌的鉴别诊断亦极有价值。

5. MRI 检查 显示肝癌的内部结构及血管的浸润较清晰，定位准确，对小肝癌的检出率达 80% 以上。

6. 选择性肝动脉造影 选择性肝动脉造影能显示直径在 1cm 以上的癌结节，对小肝癌阳性率可达 87%，手术前造影可明确肿瘤部位，估计切除范围。检查有一定的创伤性，一般在 B 型超声显像或 CT 检查之后进行。

7. 核素扫描 常用 γ 照相机或单光子发射计算机断层仪，核素多选用特异性高、亲和力强的 ^{99m} Tc-PMT（^{99m} Tc-吡哆醛-5-甲基色氨酸）及 ^{67} 镓，对小肝癌阳性率为 57.1%。

8. 肝穿刺活检和腹腔镜检查 肝穿刺活检有一定的局限性和危险性。近年来在超声或 CT 引导下用细针穿刺癌结节，吸取癌组织检查癌细胞，阳性者可确诊，安全性提高。腹腔镜检查结合直视下肝穿刺活检，也可确定诊断，对剖腹探查有禁忌的病例仍有用处。

9. 剖腹探查 疑有肝癌的病例，经上述检查仍不能证实或否定，如患者情况许可，应进行剖腹探查以争取及早诊断和手术治疗。

（四）心理社会评估

探讨患者生活和工作的环境与发病之间的关系，了解患者和家属对于病情的知晓情况，确认患者和家属对于疾病的认识和反应。

五、护理诊断与医护合作性问题

1. 疼痛 与肿瘤增长牵拉肝包膜有关。
2. 焦虑 与自身健康受到威胁有关。
3. 恐惧 与疾病预后有关。
4. 营养失调：低于机体需要量 与摄入减少、消耗性增加有关。
5. 潜在并发症 腹水、肝性脑病、消化道出血、黄疸。

六、计划与实施

通过治疗与护理，患者主诉疼痛减轻或消失，能够乐观地面对疾病的挑战，维持良好营养状况，主诉焦虑和恐惧感减轻，护士及时发现各种并发症，及时通知医师及时处理。

（一）病情观察

肝癌患者的病情容易产生突发性变化，如肝性脑病、消化道出血、继发感染等，因此护士对病情的观察显得尤为重要，早期发现异常表现，有助于及时治疗。通常需重点观察的病情如下：

1. 症状变化 腹痛、腹胀、体重改变及情绪反应。
2. 体征变化 贫血、黄疸、体温、肝脏大小和腹水等。
3. 实验室检查 肝功能、甲胎蛋白、血常规和水、电解质改变。

4. **影像学检查**　腹部和胸片。

（二）营养支持

肝癌患者应摄取足够的营养，宜采用高蛋白和高热量饮食。若有食欲不振、恶心、呕吐现象，可在口腔护理或使用镇吐剂后，采取少量多餐的办法。尽可能布置舒适、安静的环境，以促进食欲。选择患者喜爱的食物种类、烹调方式，务必色香味俱全。进食前漱口，呕吐后30分钟内，勿给予食物。如患者已处于恶病质或经口进食不能摄入足够的营养素时，应采取胃肠外营养（TPN）。

（三）注意水、电解质平衡

肝癌患者常有腹腔积液和水肿，因此应注意水、电解质平衡：①注意体重的变化并记录；②观察并记录出入量；③每日记录腹围和水肿程度；④观察电解质不平衡的症状，若有异常应马上告诉医师，并做紧急处理；⑤若伴有腹腔积液和水肿患者，应给予低钠饮食，并时常检查血中钠、钾浓度。

（四）疼痛的护理

肝癌患者在病程中绝大多数都有疼痛，随着病情的加重疼痛也多伴加重。因此，疼痛护理对肝癌患者更加重要。护士常采取的措施有：

1. **转移注意力**　和患者聊天，或引导患者想些美好事物，看书报等转移注意力的方法，避免患者专注于疼痛的感觉。态度温和、动作轻柔、尊重患者，让患者减轻心理压力。

2. **舒适**　安排舒适的环境，减少引起患者压迫感的事物。协助患者维持身体清洁，避免发生臭味。

3. **镇痛**　适时地给予镇痛剂，但必须让患者明了，药物不是唯一控制疼痛的方法，鼓励患者自我控制（癌症晚期，多处转移的患者，若无法采用转移注意力、想象事物等方法控制病痛者例外）。预防其他感染引起的疼痛，例如压疮、泌尿系感染。

（五）手术治疗

手术切除仍是目前治疗原发性肝癌的最好方法，凡有手术指征者均应不失时机争取手术切除。

1. **适应证**　①诊断明确，估计病变局限于一叶或半肝，未侵及第一、第二肝门和下腔静脉者；②肝功能代偿良好，凝血酶原时间不低于正常的50%；③无明显黄疸、腹腔积液或远处转移者；④心、肺和肾功能良好，能耐受手术者；⑤术后复发，病变局限于肝的一侧者；⑥经肝动脉栓塞化疗或肝动脉结扎、插管化疗后，病变明显缩小，估计有可能手术切除者。

2. **方法**　严重肝硬化者不能做肝叶切除，肝切除量宜在肝功能正常患者不超过70%，中度肝硬化者不超过50%，或仅能做右半肝切除。手术切除5年生存率，国内已提高至53.0%（小肝癌）。肝叶切除术后甲胎蛋白在1个月内转阴，甲胎蛋白如再度升高，提示肝癌复发，应争取再次手术。对剖腹后不能做肝癌切除的患者可做：①肝动脉插管注射抗癌药物（如氟尿嘧啶、环磷酰胺、丝裂霉素C等），其疗效优于全身化疗；②肝血流阻断术，如肝动脉结扎术或栓塞术、门静脉分支结扎术等；③液氮冷冻、激光治疗等；④对无远处转移者应创造条件做肝移植。

3. **术前护理**　术前护理重点是：①加强营养；②纠正贫血和低蛋白血症；③纠正出血

倾向和水、电解质紊乱；④纠正糖尿病和糖耐量异常患者的血糖；⑤口服广谱抗生素。

4. 术后护理　肝癌行肝切除术后，除按腹部大手术及麻醉后处理外，应加强以下措施：①加强生命体征的监测；②维持良好呼吸和循环功能；③术后 2～3 日内静脉或肌内注射止血药；④术后继续使用抗生素，但应选择对肝脏无毒性的抗生素；⑤补充适量水分、热量和营养；⑥术后禁食、胃肠减压；⑦保持腹腔引流管通畅；⑧密切观察术后肝功能改变；⑨积极防治术后并发症，如出血、肝功能衰竭、感染和胆汁瘘等。

（六）化学药物治疗和放射治疗

化学药物治疗常用的药物有氟尿嘧啶、阿霉素、丝裂霉素、依托泊苷和甲氨蝶呤等。静脉给药效果差，通常采用肝动脉插管选择性给药。恶病质、肝功能严重损害、白细胞数及血小板数明显偏低者均不能化疗。

原发性肝癌对放射治疗不甚敏感，此疗法仅适用于病灶局限、肝功能尚好、又不愿手术的病例。常采用深部 X 线或^{60}钴照射，剂量为 40Gy（4000rad 空气量）。

肝癌患者较少采用放疗，化疗多用于治疗性动脉栓塞术时的局部用药。因此，由放疗和化疗所致的不适现象较轻。减轻放疗和化疗后的不适在护理上可采取以下措施：

1. 恶心、呕吐可采取少量多餐、深呼吸以及使用镇吐剂等方法来减轻。

2. 疲倦则可鼓励患者多卧床休息，避免过于劳累。

3. 毛发对放射线有高敏感度，极易脱落，且敏感度因部位不同而有所不同，其顺序为：头发、胡须、眉毛、腋毛、阴毛和体毛。避免用力梳发及使用柔软梳子，更忌讳用手搔抓头发。若已秃发，则可使用假发、头巾掩饰。

4. 口干可口含冰水、柠檬汁和嚼口香糖来减轻不适。

5. 紫斑、皮肤破损要小心照顾，并告诉放射科医师。为维护照射部位皮肤的健康，应指导患者注意下列几点：①保持照射部位干燥；②照射部位不可用肥皂擦洗，只能用清水洗，且必须动作轻柔，绝对禁止用力搓洗；③照射部位不可随意涂擦药膏粉末；④不可洗掉照射部位的记号；⑤避免照射部位直接暴露于阳光下；⑥穿着宽松衣物，避免衣物过紧而磨伤皮肤。

（七）其他治疗方法

1. 中医中药治疗　多采用辨证施治、攻补兼施的方法，治则为活血化瘀，软坚散结，清热解毒。常用的中药有丹参、赤芍、三棱、全蝎、地鳖虫、半边莲、蟾蜍皮等。中药与化疗、放疗合用时，以扶正、健脾、滋阴为主，可改善症状，调动机体免疫力，减少副反应，从而提高疗效。

2. 肝动脉栓塞（TACE）合并化疗　化疗药物常选顺铂、氟尿嘧啶和阿霉素等，动脉内灌注，再将混合有丝裂霉素的栓塞剂（碘油、明胶海绵）行远端肝动脉栓塞，1～2 个月重复 1 次，经 4～5 次治疗，许多肝癌明显缩小，可进行手术切除。

3. 门静脉栓塞治疗　肝动脉栓塞之后，可在肝癌周围的静脉，在超声引导下作碘油栓塞。

4. 生物治疗　生物反应修饰剂（BRMs）可消灭残癌，使用较多的是干扰素、白细胞介素-2、OK432 及混合菌苗（链球菌灭活制剂）。

5. B 超引导下穿刺注射治疗　该法主要利用无水乙醇有脱水固定作用，直接引起肿瘤内血管栓塞，组织缺血和坏死。特别适用于不宜手术切除，直径3～5cm之肝癌，其1年、2年、3年生存率分别为88.7%、66.5%和25%。

6. 导向治疗 常用"载体"有铁蛋白抗体、肝癌单抗等，弹头以放射性核素为主（[131]碘），国内报道5年生存率已达37.4%。

7. 综合治疗（序贯治疗） 所谓综合治疗是指同时进行不同疗法，或同一方法中选用不同药品及不同方法先后序贯治疗以提高疗效，如对不能切除的肝癌采用肝动脉结扎（HAL）、肝动脉化疗（HAI）或外放射等；生物治疗中干扰素＋卡介苗＋混合疫苗等。综合治疗目前已成为中晚期肝癌主要的治疗方法。

（八）心理疏导

护士应该努力了解患者的心态，并观察他们所处的情绪阶段，给予适时地调适。鼓励患者说出心中的感觉，给予心理支持。尊重患者，进行任何检查和治疗时须讲清目的和不良反应。对情绪紧张、恐惧或忧虑消极的患者，要避免各种医源性不良刺激，如不在患者面前讨论病情，尤其在病情恶化时应沉着观察和尽力解除其痛苦。对其家属应讲明病情，取得他们的配合，建立良好的治疗气氛，做好保护性医疗措施。对某些已了解自己病情且较乐观的患者，应给予有关治疗的知识，使之发挥主观能动性，加强与疾病作斗争的信心。实践证明，情绪乐观患者的疗效显著超过情绪忧虑的患者。

诊断水平的提高，使得早期治疗成为可能，平均生存期增高到10～12个月。目前有些患者可存活6～7年，甚至长达10年，最长存活有达15年以上。3年存活率有的地区已经能达到20.5%～33%。原发性肝癌的死亡原因主要为全身衰竭、上消化道出血、肝昏迷。

（九）健康教育

1. 积极开展卫生宣教 防治病毒性肝炎、肝硬化；注意食物和饮水卫生，做好粮食保管，防霉去毒，保护水源，防止污染；应用病毒性肝炎疫苗（乙型和丙型）预防肝炎；乙型肝炎、肝硬化病史者或在肝癌高发区人群应定期体格检查，做甲胎蛋白测定、B超检查，以期早期诊断。

2. 注意营养 鼓励患者多吃含蛋白质丰富的食物和新鲜蔬菜、水果。食物以清淡、易消化为宜，如有腹水、水肿，应避免食用过多的盐；避免便秘，为预防血氨升高，可用适量缓泻剂，保持排便通畅。

3. 心理支持 对患者给予情绪上的支持，鼓励患者及家属共同面对疾病、相互扶持，树立战胜疾病的信心，配合治疗。

4. 及时就诊，定期复查 嘱患者（家属）注意观察有无水肿、体重减轻、出血倾向、黄疸、疲倦等症状，如有，应及时就诊；定期复查，了解疾病发展变化。

七、预期结果与评价

1. 患者保持良好的营养状况。

2. 患者主诉疼痛减轻或消失。

3. 患者主诉焦虑和恐惧感减轻，能乐观地面对疾病和病情变化，保持旺盛的生命力。

4. 护士及时发现各种并发症，及时通知医师及时处理。

（李 峥）

第五十六章　胆道系统疾病患者的护理

关键词

biliary surgery	胆道手术
cholangitis	胆管炎
carcinoma of bile duct	胆管癌
biliary colic	胆绞痛
gall bladder	胆囊
cholecystitis	胆囊炎
cholecystolithiasis	胆囊结石
choledocholith	胆总管结石
common bile duct	胆总管
laparoscopic cholecystectomy	腹腔镜胆囊切除术

第一节　解剖生理概要

一、胆道的应用解剖

胆道分肝内和肝外两部分，肝内胆道包括肝内左右肝管、肝叶胆管和肝段胆管；肝外胆道包括肝外左右肝管、肝总管、胆囊、胆囊管和胆总管（图 56-1 ）。

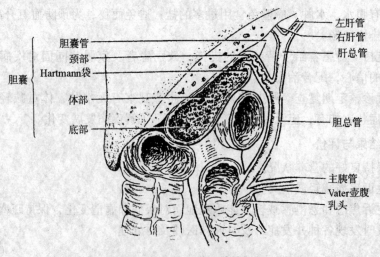

图 56-1　肝外胆道系统的解剖

（一）肝内胆道

肝内胆管从毛细胆管开始，汇成肝段、肝叶和肝内左右肝管，

其行径与肝内门静脉和肝动脉分支基本一致，三者均包绕在一结缔组织鞘（Glisson鞘）内。

（二）肝外胆道

1. 肝总管　左右肝管在肝门稍下方汇合成肝总管，沿十二指肠韧带右前缘下行，与胆囊管汇合。成人肝总管长约2～4cm，直径0.5cm。

2. 胆总管　肝总管与胆囊管汇合成胆总管，胆总管长约7～9cm，直径0.6～0.8cm，可分为四段，即十二指肠上段、十二指肠后段、胰腺段和十二指肠肠壁内段。约80%人的胆总管先与主胰管汇合，构成一共同通路，长约0.2～0.7cm，再开口于十二指肠乳头；约20%人的胆总管则与主胰管分别进入十二指肠。胆总管进入十二指肠前扩大成壶腹，称胆胰壶腹，即Vater壶腹部。十二指肠肠壁内段和壶腹部外层均有Oddi括约肌围绕，它对控制胆总管开口和防止十二指肠液的反流起重要作用。

3. 胆囊　胆囊形似梨形，位于肝的胆囊窝内，约8cm×3cm大小，可贮存胆汁50ml左右。胆囊分底、体、颈三部分，胆囊圆钝的底部可在肝缘下部显露，颈部呈袋状扩大，称Hartmann袋，胆囊结石常窝藏在此处。

4. 胆囊管　自胆囊颈部延续向下而成，长约2～3cm，直径约0.3cm。胆囊管内壁靠近肝总管一段平整光滑，靠近胆囊颈一段内壁则有螺旋状黏膜皱襞，称Heister瓣，它是一内在支架，可防止胆囊管扭曲，并有调节胆囊内胆汁进出的功能。胆囊管与肝总管的汇合变异较多。

胆囊三角（Calot三角）是胆囊管、肝总管和肝下缘构成的三角区，胆囊动脉和副右肝管在此区穿行，是胆道手术极易发生误伤的危险区域。

二、胆道系统的生理功能

（一）胆汁的成分及作用

胆汁由肝细胞分泌，成人每日分泌胆汁约800～1000ml，胆汁的生成量与蛋白质的摄入量有关，摄取高蛋白食物可生成较多的胆汁。

1. 胆汁的成分　胆汁的成分很复杂，97%是水，其他主要成分有胆汁酸盐、胆固醇、磷脂酰胆碱（卵磷脂）、胆色素、脂肪酸和无机盐等。在正常情况下，胆汁中的胆盐、胆固醇和卵磷脂的适当比例是维持胆固醇成溶解状态的必要条件。当胆固醇分泌过多或胆盐、卵磷脂合成减少时，胆固醇就容易沉积下来形成结石。

2. 胆汁的作用　胆汁可减低脂肪的表面张力，使脂肪乳化成微滴，从而增加了胰脂肪酶的作用面积，加速脂肪分解；胆盐可成为脂肪分解产物到达肠黏膜表面所必需的运载工具，对于脂肪消化产物的吸收有重要意义；胆汁对脂溶性维生素的吸收有促进作用；胆汁还可在十二指肠中和一部分胃酸。

（二）胆囊的生理功能

胆囊具有浓缩、贮存和排出胆汁的作用。胆囊黏膜有很强的吸收水和电解质的能力，能将胆汁浓缩10倍后贮存在胆囊内。脂质饮食及酸性胃液进入十二指肠后，刺激肠黏膜释放缩胆囊素，其有收缩胆囊、舒张胆总管下端及Oddi括约肌的作用。刺激迷走神经可使胆囊

收缩，Oddi 括约肌舒张。胆囊收缩后，内压达 $2.94kPa$（$30cmH_2O$）时，可促使胆汁自胆囊排至十二指肠。

（三）胆管的生理功能

胆总管末端的开口约为 2mm，该处的 Oddi 括约肌成为胆管系统的控制阀，对胆汁的排出起重要作用。空腹时，括约肌处于收缩状态，胆总管内压力与胆囊收缩时排出胆汁的压力相当，使胆汁贮存于胆囊内。进食后括约肌松弛，胆总管内压力下降，胆汁随即排出。胆囊切除术后，胆总管呈代偿性扩张，取代一部分胆囊的功能。

第二节 胆石病和胆道感染患者的护理

一、概述

胆石病和胆道感染是常见的胆道系统疾病。胆石病是指胆道系统，包括胆囊和胆管内发生结石的疾病，是常见病、多发病。近年随着人口老龄化、营养结构和生活习惯的改变，发病率有增加的趋势，女性患病比男性高。胆道感染在临床常见，按发病急缓和病程经过可分为急性、亚急性和慢性，按发病部位可分为胆囊炎和胆管炎。胆石病和胆道感染常同时发生，互为因果。胆石可引起胆道梗阻、胆汁淤积，细菌繁殖而发生感染；胆道反复的感染发生炎症，尤其是大肠杆菌和厌氧菌属的感染，是原发性胆管结石的致病因素之一。

胆石按所含的化学成分可分为三类：

1. 胆固醇结石　胆固醇含量占 80% 以上，质硬，灰黄色，多面体或椭圆形，表面光滑。剖面呈放射状条纹，核心含胆色素较多，X 线检查多不显影。胆固醇结石多在胆囊内。

2. 胆色素结石　含胆红素为主，质松脆易碎，棕色或棕红色，一般为多发。剖面呈层状，无核心，X 线检查多不显影。胆色素结石多分布在胆管中。松软不成形的胆色素结石又称为泥沙样结石。

3. 混合性结石　由胆色素、胆固醇、钙盐等多种成分混合而成，根据所含成分的多少而呈现不同的特性。含钙较多者 X 线检查常显影。

根据胆石的分布不同可将结石分为胆囊结石、肝外胆管结石、肝内胆管结石。

二、病因及发病机制

（一）胆石病的危险因素

1. 年龄　胆结石的发病率随年龄增长而增加，20 岁以前少见，40 岁为临床诊断的典型年龄。这是由于随着年龄的增长，胆固醇的饱和程度和胆固醇分泌都有所增加，而胆汁酸分泌速度和胆汁酸池大小则随着年龄的增加而减少。

2. 性别　女性发病多于男性，男女之比约为 1:3，随着年龄的增长其性别差异减小。老年人中男女发病率基本相等。这可能与雌激素在结石形成过程中的作用有关。雌激素可以使肝脏摄取饮食中的胆固醇增加，并分泌更多胆固醇进入胆汁；同时雌激素还可抑制胆汁酸的合成和减少胆汁酸池的大小，使得胆固醇结石易于形成。

3. 地理分布及人种　发病率最高见于北欧，亚洲、非洲最低。美国亚利桑那州印第安部族的 Pima 人，B 超显示 25 岁以上的女性胆石病发生率达 70%，为世界之最。非洲黑种人胆石病少见，美国黑人胆石病的发生率是白人的25%~50%。这可能与不同人种胆囊运动功能的差异有关。国内尚缺乏大规模多中心的人群普查资料。

4. 肥胖与迅速的体重丢失 流行病学资料证实肥胖者胆石病的发病率远远高于正常体重者。肥胖的胆石病患者胆汁的胆固醇分泌增多而胆汁酸分泌正常，胆汁酸池大小正常。肥胖者迅速通过低热量饮食减肥期间，组织胆固醇的动员导致胆汁的胆固醇分泌增加，使胆石病发生危险增加。

5. 遗传 部分胆石病患者的家族成员的胆石病发病率增加。而且人种的差异造成的发病率不同，也说明了遗传的影响。

6. 生育史 30岁的女性多生育者胆石病发生率增加。妇女妊娠期间超声检查胆囊容积增加，胆囊排空率减少，而且胆泥发生率亦高。

7. 饮食习惯 饮食结构与胆结石形成以及结石类型之间，具有相当密切的关系。摄入动物蛋白、动物脂肪及精致的碳水化合物者胆固醇结石发病率高；低蛋白、蔬菜纤维为主的饮食则易患胆色素结石。空腹时间长、不食早餐、喜食甜食及过量节食等也是胆石病的危险因素。

8. 用药 一些药物与胆石形成有关，包括口服避孕药、雌激素、氯贝丁酯（安妥明）以及噻嗪类利尿剂等。

9. 其他与胆石病有关的疾病 如溶血性贫血、肝硬化、糖尿病，克罗恩病等。

（二）胆石病的发病机制

胆汁中的胆固醇不溶于水，它可以溶解在胆汁酸与卵磷脂所形成的微胶粒中。正常情况下，胆固醇在胆汁中可以保持相对高的浓度而又呈溶解状态。1968年Admirand与Small用等边三角形坐标代表这三种胆汁的主要成分的浓度，这三种成分的任何浓度比例的聚合点（P）均可在三角坐标范围内标出（图56-2）。凡聚合点落在微胶粒溶液区内（ABC曲线内）

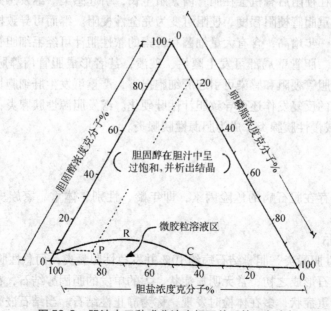

图56-2 胆汁中三种成分浓度相互关系的三角坐标

者，此时胆固醇呈次饱和状态，不易析出结晶，属正常胆汁。如果聚合点落在微胶粒溶液区外，胆固醇则呈过饱和状态，可沉淀析出结晶，此种胆汁称为致石性胆汁，如胆汁酸减少或胆固醇增加，都会导致胆固醇呈过饱和状态而沉淀析出结晶，促使胆石的形成。

正常时胆汁中的胆红素 96% 以上为酯型，故胆红素可以很好地溶解于胆汁中，但是当胆道系统发生感染时，大肠杆菌或厌氧菌产生的 β-葡萄糖醛酸酶，可以水解酯型胆红素，将其转化为非结合性胆红素，非结合性胆红素与钙结合形成不溶的胆红素钙；同时胆汁中的脱落上皮、炎性细胞及其残屑、细菌、寄生虫可以构成胆红素钙结石的核心，胆红素钙能在"核心"上附着以及渐次增长，形成胆色素结石。

三、病理

急性结石性胆囊炎随着疾病的进展，胆囊可有四种不同的病理改变：单纯性急性胆囊炎、急性化脓性胆囊炎、坏疽性胆囊炎及胆囊穿孔。病变开始时胆囊管梗阻，压力升高，黏膜充血水肿，渗出增加，成为急性单纯性胆囊炎。若梗阻未解除或炎症未控制，病变波及胆囊壁全层，出现囊壁增厚，血管扩张，甚至浆膜面也有纤维素和脓性渗出物，成为急性化脓性胆囊炎。如果胆囊梗阻仍未解除，胆囊内压继续升高，胆囊壁张力增高，血管受压导致血供障碍，可引起胆囊缺血坏疽，发展成为坏疽性胆囊炎。坏疽胆囊可进一步出现穿孔，穿孔部位多为胆囊底部和胆囊颈部。急性胆囊炎时胆囊内脓液可进入胆管和胰管，引起胆管炎或胰腺炎。若病变过程中胆囊管梗阻解除，炎症可逐渐消退。如果反复发作，胆囊壁可出现纤维组织增生、瘢痕化，呈慢性胆囊炎改变。

肝外胆管结石指发生在左、右胆管汇合部以下的胆管结石，其病理变化主要有四个方面：胆管梗阻、继发感染、引起肝细胞损害、继发胆源性胰腺炎。胆管梗阻：梗阻一般为不完全性，梗阻近侧胆管有不同程度扩张和管壁增厚，常伴有胆汁淤积。继发感染：自肠道逆行进入的致病细菌在梗阻后有机会在胆管内繁殖生长，引起感染。继发感染后，胆管组织充血、水肿，从而加重胆管梗阻程度，梗阻可变为完全性梗阻。继而可导致梗阻性化脓性胆管炎。胆管内压力进一步增高，含有大量细菌和毒素的脓性胆汁可经毛细胆管逆流入血，发生全身性化脓性感染。胆管壁局部可发生糜烂、破溃，甚者形成胆管门静脉瘘，导致胆道出血。肝细胞损害：胆管梗阻和感染可引起肝细胞损害，严重可发生肝细胞坏死并形成胆源性肝脓肿。胆管炎症的反复发作还可导致胆汁性肝硬化。继发胆源性胰腺炎：胆石嵌顿于壶腹时可引起急性和/或慢性胰腺炎，成为胆源性胰腺炎。

四、护理评估

（一）健康史

评估患者是否存在胆石病的危险因素，即年龄、性别、体重、家族史、生育史、用药史、既往疾病史等。

（二）身体评估

1. 急性结石性胆囊炎　胆囊结石病约 10% 并发急性胆囊炎，而急性胆囊炎时 90% 以上伴有胆囊结石。结石形成之初，常无明显症状，大的单发的胆固醇结石，在胆囊内不易发生嵌顿，很少发生严重症状，多在体检时发现，称为静止性结石。当结石嵌顿于胆囊颈部或胆囊管时，则并发急性胆囊炎，出现典型的临床症状。起病多在进食油脂食物数小时后，起初为右上腹持续性胀痛，稍后为阵发性绞痛，疼痛常放射至右肩部或右肩胛骨下。由于局部有炎性渗出，刺激了腹膜，患者在深呼吸时疼痛加剧。同时常伴有恶心、呕吐等消化道症状。病情重时还会有畏寒和发热。体检时右上腹部有压痛、反跳痛、肌紧张及 Murphy 征阳性（将左手拇指放在右腹直肌外缘与肋弓交界处，用力按压腹壁，再嘱患者深呼吸，如因疼痛突然屏气，为阳性）。

2. 肝外胆管结石　临床表现取决于有无感染和梗阻。当结石梗阻胆管并继发感染时，典型的表现为 Charcot 三联征，即腹痛、寒战高热和黄疸。腹痛发生在剑突下及右上腹部，多为绞痛，呈阵发性发作，或为持续性疼痛阵发性加剧，可向右肩背部放射，常伴有恶心、呕吐。胆管梗阻继发感染后，细菌及毒素逆行扩散，经毛细胆管入肝窦至肝静脉，进入体循环引起全身性感染。患者出现寒战高热，一般为弛张热，体温高达 39～40℃。胆管梗阻后即可出现黄疸，其轻重程度、发生和持续时间取决于梗阻的程度、是否发生感染等因素。胆石梗阻多为不完全性的，其所致的黄疸多呈间歇性和波动性。黄疸时常伴有尿色变深，粪色变浅，有时可出现皮肤瘙痒。如果感染严重，使不完全性梗阻变为完全性梗阻，可导致急性梗阻性化脓性胆管炎。急性梗阻性化脓性胆管炎起病急骤，病情进展快，其临床表现除上述的 Charcot 三联征外，还可出现休克、中枢神经系统受抑制表现，称为 Reynolds 五联征。肝外胆管结石的患者体检多有剑突下和右上腹部深压痛，感染严重者可有不同程度的腹膜刺激征。胆囊肿大可被触及，有触痛。

3. 肝内胆管结石　如果不合并肝外胆管结石，可多年无症状或仅有肝区及胸背部胀痛不适。如果发生急性胆管炎，可表现为右上腹痛，寒战高热。体检早期有肝脏不对称肿大，晚期患者可有肝硬化。

（三）辅助检查

1. 实验室检查　血常规可见白细胞和中性粒细胞数升高。急性胆管炎患者血细菌培养阳性率高、血清胆红素增高、血清碱性磷酸酶升高、血清转氨酶升高。

2. B超　对胆囊结石诊断的准确率高，可显示胆囊增大，囊壁增厚，可见胆囊的液性暗区内有强回声光团伴声影，并随体位的改变在胆囊内移动。胆管结石患者可见肝内外胆管扩张、管壁增厚、回声增强，纵切面胆管内结石显示有强回声团。

3. 经皮肝穿刺胆管造影（PTC）　是诊断胆管结石和胆管狭窄的最好方法，可清晰显示其部位和范围。胆总管结石的胆管像特征为浮游于胆管内的透亮影及胆总管完全阻塞后呈现的各种类型的闭塞像。

4. 经内镜逆行胰胆管造影（ERCP）　此法可直视下观察十二指肠及乳头部的情况和病变，通过造影可以显示胆道系统和胰腺导管的解剖和病变。对胆道疾病，特别是黄疸的鉴别诊断有较大价值。可鉴别肝内外胆管梗阻的部位和病变范围，判断结石的位置、大小和数量。但 ERCP 是创伤性检查，可诱发急性胰腺炎和胆管炎，术后应密切观察。同时，ERCP 亦可用于治疗，对于胆总管下段结石，可行 Oddi 括约肌切开和取石治疗。ERCP 用于诊断已部分为磁共振胰胆管造影（MRCP）所取代。

5. 术中及术后胆管造影　胆石病行胆囊切除术时，为了探查有无胆总管结石或有无残余结石，可行术中胆道镜检查并同时行选择性胆管造影。

（四）心理社会评估

本病常反复发作，想到发作时的疼痛患者会感到恐惧。同时由于治疗方法以手术为主，患者也可能因此产生顾虑，会害怕手术后的疼痛，担心术后发生并发症，怀疑手术能否彻底治愈疾病。有些患者可能还有经济困难，加重焦虑。病情轻或无症状仅在体检时发现疾病的患者因未受过疾病的煎熬可能更不容易接受手术。

五、护理诊断及医护合作性问题

1. 疼痛　与急性炎症发作或手术有关。
2. 体温过高　与胆道内细菌感染有关。
3. 焦虑　与疾病反复发作或即将手术有关。
4. 有体液不足的危险　与恶心、呕吐、进食少、禁食、术后胃肠减压有关。
5. 有感染的危险　与手术、术后留置引流管等有关。
6. 低效性呼吸型态　与手术切口位置较高，影响呼吸运动有关。
7. 知识缺乏　缺乏疾病治疗、护理的知识。

六、计划与实施

通过治疗与护理，患者的病情可以及时得到控制，疼痛缓解，焦虑减轻，能够做好充分的术前准备，顺利接受手术。术后护士能预防并及时发现并发症、有无感染等征象。患者在住院期间能接受医护人员的健康宣教，学会有关疾病的治疗、术后护理、预防复发等知识，提供更好的自我护理。

治疗原则：急性胆囊炎：包括手术治疗和非手术治疗。非手术治疗的目的是使急性胆囊炎的症状得到缓解，以后择期手术，措施包括禁食、补液、解痉、镇痛、抗感染。胆囊结石：有症状的胆囊结石应行胆囊切除术。无症状的胆囊结石若结石直径超过2cm、合并瓷化胆囊、合并糖尿病者、有心肺功能障碍者也应手术治疗。肝内外胆管结石以手术治疗为主。

（一）非手术治疗

包括禁食、输液、纠正水、电解质及酸碱代谢失衡，全身支持疗法和抗感染治疗。

1. 一般护理　患者需卧床休息，禁食，必要时经鼻胃管行胃肠减压，以减少胃液对胆囊的刺激，减少胆囊收缩及胆汁的排出。禁食期间应满足患者的营养需求，因为良好的营养状态是手术和身体恢复的重要条件。当不能经口进食时，可应用胃肠外营养等支持措施来提供患者所需的热量和营养物质。同时由于患者禁食、胃肠减压或呕吐可造成脱水和电解质失衡，需评估患者有无脱水症状，如黏膜干燥、皮肤弹性差，尿量少于30ml/h等症状及电解质紊乱的症状体征，可根据生化检查结果和患者体液丢失情况进行输液治疗以保持水、电解质平衡，并预防及纠正酸碱平衡的失调。

2. 用药护理

（1）控制感染：应用广谱抗生素控制感染。因为胆道感染时多是需氧菌与厌氧菌混合感染，需选择对革兰阴性、阳性菌及厌氧菌均有作用的广谱抗生素或联合用药。广谱抗生素可以有效地抑制细菌的生长繁殖，控制炎症，改善症状。

（2）解痉镇痛：遵医嘱应用解痉镇痛药物，常用的药物为哌替啶50mg肌内注射或阿托品0.5mg肌注，注意禁用吗啡，因为吗啡可引起Oddi括约肌收缩，阻止胆汁流出，增加胆道压力。用药后及时评价镇痛效果。

（3）止血药物：胆道梗阻导致黄疸者，可因维生素 K 缺乏和凝血酶原合成障碍而有出血倾向，可给予维生素 K 肌注和应用止血药物，以避免出血的危险。

（二）手术治疗

结石的部位不同采取的手术方法也不同。

胆囊结石可应用的手术方法有开腹胆囊切除术和腹腔镜胆囊切除术。

肝外胆管结石常用的手术方式有经内镜下括约肌切开取石术、胆总管切开取石加 T 管引流术、胆肠吻合术。其中经内镜下括约肌切开取石术是胆总管结石的首选治疗方法，具有操作简单、对患者损伤小、成功率高等优点，主要适用于胆石嵌顿于壶腹部和胆总管下端良性狭窄者。但如果胆管内结石超过 5 个，或结石大于 1cm 的，或狭窄段过长者，则此术式效果差，宜行开腹手术。胆总管切开取石加 T 管引流术，可采用开腹手术或腹腔镜手术。适用于单纯胆管结石，胆管上、下端通畅，无狭窄或其他病变者。若伴有胆囊结石和胆囊炎，可同时行胆囊切除术。

肝内胆管结石好发于左外叶和右后叶，对病变局限者，可行肝叶或肝段切除术。对肝门部胆管有狭窄者，可行肝门胆管成形，胆管空肠吻合术。

（三）手术前后护理

1. 术前护理　做好必要的术前准备，术前两周嘱患者忌烟；教会患者正确的咳嗽和咳痰方法；术前一日备皮（若为腹腔镜胆囊切除术则需认真清洁脐部）、抗生素皮试、根据手术需要备血，嘱患者术前 12 小时禁食，术前 4～6 小时禁水；术前日晚进行肠道准备，可口服泻药或灌肠；术日晨留置鼻胃管及尿管，遵医嘱肌注麻醉前用药。

术前还应做好患者的心理护理，不同患者会有不同的顾虑、疑虑和学习需求，要针对患者的情况有的放矢地进行心理护理和健康宣教。如为患者讲述有关麻醉、手术及术后恢复的大致过程，减少患者因不了解导致的焦虑。给患者介绍顺利康复者作为榜样，增强患者信心。因紧张焦虑而导致睡眠形态紊乱者，可在术前一日晚遵医嘱口服地西泮，以保证充分的休息。

2. 术后护理

（1）严密的术后监护：严密监测患者生命体征，尤其是血压，因为施行广泛的肝胆管手术后，可能因出血或引流渗出较多，而发生循环血量不足。评估患者伤口及敷料、烟卷引流、T 管引流情况，判断有无活动性出血。及时评估患者疼痛程度并应用各种方法积极止痛。同时手术可导致肝损害，应注意监测肝功能。

（2）呼吸道的护理：由于手术切口的位置多在右肋缘下，且切口较长，对于呼吸的影响较大。患者常由于疼痛而使呼吸运动受限。同时，患者多为老年人或为长期吸烟者，故术前往往合并慢性呼吸道疾病，术后又不活动，因此患者术后常发生肺部并发症。为减少和预防肺部并发症的发生，应注意以下几方面：①术后宜采取半卧位，既有利于腹腔引流，又有利于呼吸运动；②术后腹带包扎应松紧适度，避免包扎过紧影响呼吸；③鼓励患者保护好伤口，正确的咳嗽、咳痰；④鼓励患者早期活动；⑤定时雾化吸入，稀释黏稠痰液，使痰易于咳出；⑥手术前后注意保暖，防止感冒。

（3）早期活动：患者手术后常由于伤口疼痛和害怕活动后发生意外而不敢活动，护士应向患者讲明术后早期活动的益处，并协助和指导患者正确的运动。行腹腔镜胆囊切除者由于手术后易发生腹胀，术后更应早期活动。早期运动可以增加胸廓扩张幅度，使呼吸深而有力，可以避免肺不张，促使呼吸道分泌物的排出。早期活动还可减轻腹部胀气，预防肠粘连的发生，促使伤口愈合。一般的胆道手术，如果生命体征平稳，无出血等情况时，患者可于手术后第一日在床上坐起，并在协助下进行床旁活动。

（4）饮食护理：患者术后需持续胃肠减压，以减轻腹胀。单纯胆囊切除者胃管在手术后数小时后拔除，而手术较复杂者，胃肠减压需持续至肠蠕动恢复后。待肛门排气后，可进清淡流食，1~2日后改半流质饮食，一周后可进普食。胆囊切除术后，患者仍应忌吃高脂食物，如动物内脏、蛋黄及油炸食物等，因为胆囊被切除后，胆汁不能被浓缩和贮存，会影响人体对脂肪的消化，从而出现腹胀、腹泻等症状。待3~6个月后，胆总管代偿性扩张，代偿胆囊一部分功能后，可少量多次添加脂肪饮食。

（5）T管引流护理：胆总管切开取石患者留置T管引流，T管是一根形似英文字母"T"的橡胶管，其较短的横臂放在胆管内，不应超过左右肝管交叉，否则一侧肝管引流不畅。其长臂可通过腹壁引出体外，再接上引流袋（图56-3）。T管适用于胆总管有结石、胆总管扩张、狭窄或有炎症的病例。

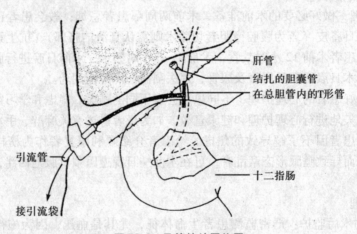

图56-3　T管的放置位置

胆道手术后可引起胆道水肿，使胆汁流通不畅，放置T管后可引流出胆汁，降低胆总管内压力，避免并发症的发生。T管同时还起支撑作用，防止日后胆道狭窄。另外胆管内一些无法取尽的泥沙样结石也可由T管排出体外。T管的护理要点为：

1）T管为术中放置，一旦脱出将无法复位，所以防止T管脱出至关重要。在搬运患者、床上翻身及下床活动时应使引流管有足够的长度，并妥善固定，防止过度牵拉。

2）T管的引流袋位置应低于腹部切口高度，卧床时不高于腋中线，防止胆汁逆流感染。位置也不宜过低，防止胆汁流失过多。保持引流通畅，避免引流管受压、打折。

3）认真观察和记录引流液的量、颜色、性质，观察有无鲜血或浑浊、结石等杂质。正常引流液应为黄色或黄绿色且清亮。引流量术后 24 小时内 300～500ml，以后渐减至 200ml 左右，应仔细记录。若引流量多，可能有胆道梗阻或损伤。

4）置管期间应认真听取患者主诉，评估患者有无腹痛、发热等胆汁性腹膜炎症状，如有发现应及时与医师联系，迅速给予处理。

5）T 管放置 10～14 天，如果体温正常，无腹胀及压痛，黄疸基本消失，每日引流胆汁减少至 200～300ml，则可考虑拔管。拔管前需做夹管试验，先在饭前饭后各夹管 1 小时，观察有无饱胀、腹痛、发热、黄疸等，1～2 日后可全日夹管，如无不适则说明胆总管已通畅，为证实可经 T 管行造影术。如造影结果示胆道通畅，则可继续开放 T 管引流 1～2 天，使造影剂排出体外后再拔管。拔管后 T 管形成的窦道可自然愈合。

（四）健康教育

1. 介绍非手术移除结石疗法

（1）溶石疗法：常用溶石药物为鹅脱氧胆酸（CDCA）和/或熊脱氧胆酸（UCCA），它们只对胆固醇结石有效，仅适用于直径 <1cm 的结石，数量可是单个或多个，结石为透 X 射线的，且要求患者胆囊功能良好。需持续服药半年至两年有效。但是复发率高，药物有不良反应，且药价昂贵。近年来常与冲击波碎石治疗联合使用，效果较好。

（2）体外冲击波碎石（ESWL）：它是利用碎石机产生的高能量震波，通过水传至身体且作用于结石上，将结石震成碎片。再经由胆囊、胆管排出，或内镜取出，也可服药将其溶解。但此种治疗方法的适应证较严格，符合条件者占自愿要求治疗者的 5%～10%，而且胆囊仍保留，还可再生结石，复发率高。

（3）排石治疗：即中西医结合排石治疗，一些中药具有增加胆汁分泌、促进胆囊收缩、舒张 Oddi 括约肌的作用，如金钱草、茵陈、大黄、芒硝等。西药有硫酸镁。易被排出的结石主要是胆总管内的 <1cm 的结石，而胆囊结石的排石率还不到 10%，排净率更低。

2. 保守治疗者的生活指导　慢性胆囊炎或未行手术治疗者应积极预防疾病的发展，避免急性发作。

（1）积极防治胆道感染，因为胆道感染可加速胆石的发生发展。如有腹痛、发热、恶心、呕吐、消化不良等症状应及时就诊。

（2）避免暴饮暴食和经常不食早餐，忌吃大量高糖类、高脂肪、高胆固醇食物。高脂肪食物如各种动物油，建议患者以食植物油为主，且以每天 25g 为宜；高胆固醇食物如蛋黄、动物内脏等，应尽量少吃。但也不主张患者完全吃素食，因为不食脂类、蛋白质食物就不能刺激胆囊及时收缩，造成胆汁淤积，而胆汁淤积更易于结石的形成。

（3）定期体检，以了解结石的大小、数量及它们的变化。

七、预期结果与评价

1. 患者的病情及时得到控制，患者疼痛缓解，体温正常，无寒战、畏寒。

2. 术前患者营养情况改善，焦虑减轻，保持良好的生理心理状态。

3. 患者能够接受充分的术前准备，顺利手术。

4. 术后护士能预防并及时发现并发症，患者不出现感染征象，引流通畅，能够如期拔管。

5. 患者在住院期间能接受医护人员的健康宣教，学会有关疾病的治疗、术后护理、预防复发等知识，做更好的自我护理。

第三节　胆道肿瘤患者的护理

一、概述

胆道肿瘤包括胆囊和胆管的肿瘤，可分为良性肿瘤和恶性肿瘤，其中恶性肿瘤较多见，主要为胆囊癌和胆管癌。胆囊癌是胆道最常见的恶性病变，主要发生在 50～70 岁老年人，女性比男性多 3～4 倍。胆管癌系指发生在肝外胆管，即左、右肝管至胆总管下端的恶性肿瘤。近年来我国胆管癌的发病率似有增多趋势，好发于 50～70 岁之间，男性多于女性。

二、病因

胆囊癌的致病原因尚不清楚，目前认为胆囊癌与胆囊结石密切相关，可能是结石长期刺激导致胆囊黏膜的损伤所致，据统计胆囊癌患者中约有 85% 伴有胆囊结石。胆囊上皮息肉也有发展成胆囊癌的倾向。此外，胆囊的厌氧菌感染和胆汁中含有胆蒽成分均被认为可能是产生胆囊癌的致病原。

胆管癌的病因也至今不清，相当一部分胆管癌患者伴有胆结石，故结石的慢性刺激被认为是一个可能的致病因素。原发性硬化性胆管炎合并溃疡性结肠炎患者中，发生胆管癌的比例也较高。

三、病理

胆囊癌多发生在胆囊体部及底部，80% 为腺癌，其次为未分化癌和鳞癌。浸润性癌使胆囊壁弥漫增厚，乳头状癌可阻塞胆囊颈部和胆囊管而发生胆囊积液。胆囊癌的转移以淋巴道为主，也可有直接肝转移，但很少血行转移。

胆管癌可发生在胆管的各个部位，但发生在肝管交叉处最多见。病理分型大多是分化好的腺癌，少数是鳞状上皮癌等。大体形态有乳头状癌、结节状癌和弥漫性癌。大多数肿瘤生长缓慢，极少发生远处转移。其扩散方式有局部浸润、淋巴转移、腹腔种植等。

四、护理评估

（一）健康史

评估患者年龄，性别，有无胆石病、胆道感染、胆囊息肉、溃疡性结肠炎等病史，有者应询问患病时间、发病情况及随诊体检情况。

（二）身体评估

1. 胆囊癌　早期无特异性症状，由于多数患者伴有胆囊结石，故开始常表现出胆囊炎和胆石病的症状，如右上腹疼痛、食欲不振、恶心、呕吐等。当肿瘤侵犯至浆膜或胆囊床，可出现右上腹痛，常可放射至肩背部，胆囊管受阻可触及肿大的胆囊。晚期多出现黄疸、腹腔积液、体重明显下降、全身衰竭。癌肿侵犯十二指肠时，还可出现幽门梗阻的症状和体征。

2. 胆管癌　临床表现主要为迅速进行性加重的梗阻性黄疸，常伴有皮肤瘙痒，上腹胀痛和体重减轻，少数人也出现发热、寒战和恶心、呕吐症状。身体评估可发现肝脏肿大、质硬，晚期可出现脾肿大和腹腔积液等门静脉高压表现。

（三）辅助检查

实验室检查中 CEA、CA19-9、CA125 等均可升高。辅助检查中 B 超检查价值很大，可发现胆囊内有实质光团其后无声影，胆囊壁有增厚和低回声区，也可显示胆管有梗阻现象。B 超还能发现肝脏的转移病灶。PTC、ERCP 和 CT 均有助于胆管癌的诊断，尤其是 PTC 最有价值，它能显示胆管癌的位置和范围。但早期剖腹探查仍然是确诊的重要方法。

（四）心理社会评估

因为胆囊癌和胆管癌为恶性肿瘤，且一旦诊断已多为晚期，故患者及其家人的心理问题将很突出，也应成为护理工作的重点。应评估患者对于疾病的认识程度及接受程度，评估患者有无否认、愤怒、焦虑、恐惧、悲哀等不良情绪。评估患者家庭关系如何，家人对于患病事实的接受程度，能否提供物质及精神支持，有何困难障碍。

五、护理诊断及医护合作性问题

1. 有皮肤完整性受损的危险　与黄疸导致皮肤瘙痒有关。
2. 营养失调：低于机体需要量　与代谢率增高，恶心、呕吐有关。
3. 预感性悲哀　与疾病预后差有关。

六、计划与实施

胆囊癌和胆管癌的患者预后差，多数患者手术时已属晚期，无法切除病灶，即使姑息性切除也少有生存一年以上者。因此通过治疗与护理，希望接受手术者能够手术切口愈合良好，无并发症发生。不能手术者生活质量能够有所提高，平静安详地走完人生的最后一段旅程。

（一）手术治疗患者的护理

1. 胆囊癌　唯一的治疗方法是手术切除胆囊，但绝大多数患者在手术时发现病变已属晚期无法切除，或仅能做一些姑息性手术。一般手术方式可分为三种类型：

（1）因胆囊结石或急性胆囊炎作胆囊切除手术后，意外地从病理切片中发现有胆囊癌，病变尚限于胆囊壁，一般认为不必再次进行扩大根治手术，即使再次手术扩大了根治范围，也不一定能改变生存率和预后。

（2）手术明确诊断为胆囊癌，有或无局部转移，尚有可能手术切除者，除切除胆囊外，连同周围的肝组织也局部切除，但术后生存率更无改善，而且扩大手术范围会增加手术的死亡率。

（3）癌肿已扩散至胆管，并有多处肝内转移灶，则已不可能进行根治手术，但对这些患者有时尚可作一些姑息手术，以减轻患者的症状。如梗阻性黄疸时作胆管外引流术，置"T"管于梗阻上方的胆管内，以减轻黄疸和皮肤瘙痒。

2. 胆管癌　主要治疗方法是手术，但由于癌肿生长缓慢和隐蔽，出现症状后多已属晚期，又因为多数患者的癌肿发生在肝管交叉处，此处正值肝门部，有较多的重要血管结构，因此手术切除率较低。

（1）对上段胆管癌且属早期者，可在切除肿瘤后行胆管空肠 Roux-en-Y 吻合术。

（2）对中段胆管癌属早期者，亦可切除肿瘤行胆管空肠吻合；对下段胆管癌，治疗基本与壶腹部癌相同。

（3）对于病变已属晚期不能切除的胆管癌，可行姑息性治疗，主要目的是解除黄疸。可在梗阻近端扩张的胆管内放置 T 管或 Y 型支撑管引流，也可在梗阻近端的肝内胆管内作外引流，即经皮肝穿刺置管引流（PTCD）。

（二）PTCD 患者的护理

经皮肝穿刺置管引流（PTCD）是在施行 PTC 后留置引流管，作肝胆管内胆汁引流减压。目的是缓解梗阻性黄疸，减轻症状，改善肝功能。

1. 穿刺孔处定期用碘酒、酒精消毒，并更换无菌纱布，防止穿刺处感染。

2. 术后 3 日内防止患者剧烈咳嗽、呕吐，以免导管脱出，发生胆汁漏或出血。

3. 引流管需接引流袋，应妥善固定。保持引流通畅，防止引流管打折、扭曲、牵拉。如引流不畅，导管阻塞，应及时查明原因，协助医师进一步处理。注意引流液的颜色和量。

4. 评估患者黄疸减退情况，并定时做肝功能检查，了解肝功能有无改善。

胆囊癌和胆管癌的预后较差，手术切除者的生存期一般仅一年余，置管减压者生存期一般仅为半年余，因此胆管癌的治疗和护理应力争早期诊断，早期治疗，对于已不能行手术者应尽量减轻患者的不适，提高其生活质量。有关术后护理可参阅胆石病和胆道感染患者的术后护理。疾病终末期护理可参阅临终关怀的有关内容。

七、预期结果与评价

1. 患者能够得到及时的诊断和治疗。

2. 能够接受手术者手术切口愈合良好，无并发症的发生。

3. 患者生活质量能够有所提高，表现为疼痛能够得到控制、黄疸所致的皮肤瘙痒减轻、病逝前心灵平静。

（黄宝延）

第五十七章　胰腺疾病患者的护理

第五十七章　胰腺疾病患者的护理

》关键词

acute abdomen	急腹症
acute pancreatitis	急性胰腺炎
cancer of the head of the pancreas	胰头癌
cancer of the pancreas	胰腺癌
chronic pancreatitis	慢性胰腺炎
endoscopic retrograde cholangiopancreatography（ERCP）	内镜逆行胰管造影
hemorrhagic（necrotizing）pancreatitis	出血性（坏死性）胰腺炎
interstitial（edematous）pancreatitis	间质性（水肿性）胰腺炎
jaundice	黄疸
pancreas	胰腺
pancreatic duct	胰管
pancreatitis	胰腺炎
pancreatic transplantation	胰腺移植
pancreatoduodenectomy	胰十二指肠切除术
insulinoma	胰岛素瘤
percutaneous transhepatic cholangiography	经皮肝穿刺胆道造影
periampullary adenocarcinoma	壶腹周围癌
pancreatic pseudocyst	胰腺假性囊肿

第一节　解剖生理概要

一、解剖

胰腺为腹膜外位器官，位于第二腰椎水平，居小网膜囊后方，是人体内仅次于肝的第二大消化腺，并兼有外分泌功能。胰腺呈长条形，质较软，长约 12～20cm，宽约 3～4cm，重约 75～125g，可分为头、颈、体、尾四部，各部分没有明显的界限。胰头部为胰腺的大部分，位于十二指肠曲内后方，胰颈部为头部与体部的移行部，胰尾较细，位于近脾门处。

胰管位于胰实质内，分主胰管和副胰管。主胰管横贯实质，收集胰液，末端多与胆总管汇合，形成稍膨大的 Vater 壶腹，多数形成共同通路，开口于十二指肠乳头，乳头内有 Oddi 括约肌，可以调节胰液和胆汁的排出。少数人有副胰管，位于主胰管上方，较短而细，直接开口于副乳头。胰管解剖及其与十二指肠的关系见图 57-1。

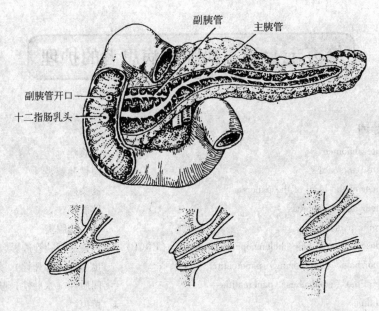

图 57-1　胰管的解剖关系

二、生理

胰腺具有外分泌和内分泌两种功能。

胰腺的外分泌物称为胰液，每日分泌量为 750～1500ml，pH 为 7.0～8.4，为无色透明的碱性液体。胰液的主要成分是碳酸氢盐和丰富的消化酶，消化酶主要有胰淀粉酶、胰脂肪酶、胰蛋白酶原和糜蛋白酶原等。胰腺的外分泌受到神经和激素的调节。食物的色、香、味以及食物对口腔、食管、胃的刺激可通过神经反射引起胰液的分泌。促胰液素、缩胆囊素是腺泡分泌的刺激激素。胰高血糖素、生长抑素等抑制胰液分泌，而胰岛素、血管活性肠肽和促胃液素则刺激胰液分泌。

胰腺的内分泌功能来自于胰岛。胰岛细胞有多种，其功能也各不相同，其中 β（B）细胞最多，分泌胰岛素，α（A）细胞分泌胰高血糖素，δ（D）细胞分泌生长抑素，G 细胞分泌促胃液素（胃泌素），D_1 细胞分泌血管活性肠肽（VIP）、PP 细胞分泌胰多肽等。胰液内分泌的调节同样有神经和体液两种因素。

第二节　胰腺炎患者的护理

一、急性胰腺炎患者的护理

（一）概述

急性胰腺炎是常见的急腹症之一，是严重的胰腺病变。它是胰酶在胰腺内被激活引起胰腺自身消化的化学性炎症。炎症较轻者有胰腺充血、水肿，重者有出血、坏死。急性胰腺炎不仅可引起急性腹膜炎，而且常引起休克等严重并发症，病情凶险，死亡率高。根据病理变化，急性胰腺炎一般分为间质性（水肿性）胰腺炎和出血性（坏死性）胰腺炎两种。水肿性胰腺炎病情较轻，有自限性，急性发作后可恢复，预后较好；坏死性胰腺炎临床表现较重，并发症多，预后差。

（二）病因及发病机制

急性胰腺炎病因较为复杂，国内外文献报道主要有以下发病原因。

1. **胆道疾病**　大部分急性胰腺炎患者有胆道疾病。胆总管与主胰管有共同通路，胆道疾病如胆石症、胆道蛔虫症、胆管炎等造成壶腹部狭窄，使共同通路受阻，胆汁和胰液引流不畅，胆汁反流进入胰管，激活胰酶，引起胰腺组织损害。胆道疾病还可能损伤胆总管、壶腹部，造成 Oddi 括约肌暂时性松弛，使含有肠激酶的十二指肠液反流进入胰管，激活胰酶，引起急性胰腺炎。由胆道疾病所引起的急性胰腺炎称为胆源性胰腺炎。

2. **过量饮酒**　长期饮酒也是急性胰腺炎发作的常见原因。酒精可引起促胃液素增多，刺激胰液分泌增加；同时还可引起 Oddi 括约肌痉挛、水肿，造成胰液引流不畅；此外，酒精还对胰腺腺泡细胞有直接损害作用。长期饮酒者在急性胰腺炎第一次发作之前往往已经有未被诊断的慢性胰腺炎存在。

3. **高脂血症**　高脂血症诱发急性胰腺炎的机制，还不十分明确，可能是三酰甘油在胰酯酶的作用下生成游离脂肪酸，直接损伤腺泡所致。高脂血症所致血黏度升高也可能加重胰腺病变和其他器官功能损害。近年来，重症急性胰腺炎伴有高血脂的患者愈来愈多。

4. **其他**　饮食因素如暴饮暴食，感染因素如流行性腮腺炎、败血症等，与外伤及手术有关的创伤因素，与妊娠和高血钙有关的内分泌和代谢因素，与使用利尿剂及避孕药有关的药物因素，情绪因素等。

正常情况下，酶原如胰蛋白酶原和糜蛋白酶原在胰腺组织内没有活性，胰腺和血液中也有抑制胰酶的物质；胰管上皮有黏多糖层保护，因此胰液不会损害胰腺组织。当胰液引流受阻时，胰液反流进入胰腺组织，同时，胰管上皮因管内压力增高或因反流胆汁的作用而受损，胰酶被激活而对胰腺组织起消化作用。胰腺发生充血、水肿，包膜紧张度增高。显微镜下可见急性炎症反应，但坏死病灶尚不多。此种改变称为水肿性胰腺炎。如梗阻因素不能及时解除或发病开始即有胰腺组织的大量破坏，胰腺可能发生广泛的自体消化，多种胰酶被激活，造成血管壁损害、脂肪分解，胰腺发生出血、坏死，称为坏死性胰腺炎。如胰液侵犯到腹膜后和腹膜腔，腹腔内可出现血性腹水，大小网膜、肠系膜、腹膜后脂肪组织发生溶解，形成皂化斑；浆膜下有多处出血斑或血肿形成，甚至胃肠道也有水肿、出血等改变。

急性胰腺炎得到控制后，可能形成胰腺假性囊肿或慢性胰腺炎，在某些条件下慢性胰腺炎又可转为急性过程，称为复发性胰腺炎。

（三）病理

水肿性胰腺炎大体上可见胰腺肿大、水肿、分叶模糊、质脆，累及部分或整个胰腺，胰腺周围有少量脂肪坏死。显微镜下可见间质水肿、充血和炎症细胞浸润、点状脂肪坏死、无明显实质坏死和出血。

出血坏死性胰腺大体上呈红褐色或灰褐色，有新鲜出血区，分叶结构消失。有大范围的脂肪坏死和钙化斑。病程长者可并发脓肿、假性囊肿或瘘管形成。显微镜下见胰腺凝固性坏死、细胞结构消失。坏死灶周围有炎性细胞包绕。常见静脉炎、淋巴管炎、血栓形成和出血坏死。

（四）护理评估

1. 健康史　评估患者饮食习惯，如是否喜油腻饮食、是否有长期大量饮酒习惯；发病前有无暴饮暴食；既往有无胆道病史、高脂血症或慢性胰腺炎病史；近期有无腮腺炎、肝炎、伤寒等疾病发生；近期有无腹部外伤或手术史；是否使用过诱发胰腺炎的药物等。

2. 身体评估

（1）腹痛：剧烈腹痛是急性胰腺炎的主要症状。疼痛发生于饱餐或饮酒后，突然发生，非常剧烈，一般镇痛剂不能缓解。多位于左上腹，向左肩及左腰背部放射。胆源性患者腹痛始发于右上腹，逐渐向左侧转移。病变累及全胰时，疼痛范围较宽并呈束带状向腰背部放射。当炎症侵及后腹膜和腹膜腔时，疼痛呈全腹性，没有明确定位。胰腺包膜紧张和胰管梗阻是疼痛的原因，腹痛放射至背部是由于胰腺炎症刺激神经根所致。

（2）腹胀：与腹痛同时存在，是腹腔神经丛受刺激产生肠麻痹的结果，早期为反射性，继发感染后则由腹膜后的炎症刺激所致。腹膜后的炎症越严重，腹胀越明显。腹胀进一步加重时，表现为腹内高压，严重时引起器官功能障碍，被称为腹腔间隔室综合征，常见于暴发性胰腺炎。

（3）恶心、呕吐：早期即可出现，常与腹痛伴发。呕吐剧烈而频繁。呕吐物通常是胃十二指肠内容物，也可呈胆汁样，偶可呈咖啡色。呕吐后疼痛不缓解。

（4）腹膜炎体征：上腹部或全腹部有触痛或反跳痛，并伴有腹肌紧张、肠鸣音减弱或消失，移动性浊音多为阳性。

（5）发热：急性胰腺炎早期，只有中度发热，约38℃。胆源性胰腺炎伴有胆道梗阻者，可有高热、寒战。胰腺坏死有感染时，高热为主要症状之一。

（6）黄疸：部分患者有黄疸，程度一般较轻，需要仔细观察，因为黄疸提示胆道梗阻存在。

（7）休克：可发生于早期或后期，是急性胰腺炎最常见的并发症，其原因是胰蛋白酶、血小板破坏，组织坏死、感染毒素等使大量血管活性物质释放，加之失液、心肌抑制因子释放、弥散性血管内凝血等促进了休克的发生。患者表现为血压下降、呼吸加快、四肢厥冷、面色苍白、表情淡漠、尿少或无尿等。

（8）出血征象：由于溶纤维蛋白酶和弹力蛋白酶损伤血管壁或由于弥散性血管内凝血，可出现出血征象，如皮肤淤斑、腰部出现蓝 - 棕色斑（Gray-Turner 征）或脐周蓝色改变（Cullen 征），还可出现呕血、便血等。

（9）其他：如急性胰腺炎并发休克和感染，常可导致急性肾衰竭、急性呼吸窘迫综合征、中毒性脑病等多器官功能障碍综合征，出现呼吸困难、发绀、焦虑、心律失常、尿少或无尿、定向力障碍、谵妄等。

3. 辅助检查

（1）胰酶测定：血清、尿淀粉酶升高对诊断急性胰腺炎有意义。血清淀粉酶在发病数小时开始升高，24 小时达高峰，4～5 天后逐渐降至正常；尿淀粉酶在 24 小时才开始身高，48 小时达高峰，下降缓慢，1～2 周恢复正常。血清淀粉酶超过 500U/dl（正常值 40～180

U/dl，Somogyi 法），尿淀粉酶也明显升高（正常值 80～300U/dl，Somogyi 法），有诊断价值。因此发病当日宜测定血清淀粉酶，而次日起可测定尿淀粉酶。淀粉酶值愈高，诊断正确率也越大。但淀粉酶升高的幅度和病变严重程度不成正相关。血清淀粉同工酶的测定提高了本病诊断的准确性。虽然血清淀粉酶升高，但 P-同工酶不高也不能考虑急性胰腺炎的诊断。

（2）腹腔穿刺：腹腔穿刺液中淀粉酶明显增高，腹腔积液为血性。

（3）B 超、CT：可以了解胰腺病变部位、性质及周围组织情况。

（4）腹部 X 线平片：可见左肺下叶不张、胃肠胀气、膈肌上升、左下胸腔积液等。

4. 心理社会评估

（1）评估患者是否了解疾病发生的原因以及治疗方法。

（2）评估患者对疾病的反应，有无焦虑、恐惧等。

（3）评估患者的社会支持情况。评估能够为患者提供支持的关键人物对患者病情、治疗方案、预后的了解程度及其反应。

（五）护理诊断及医护合作性问题

1. 疼痛　与胰腺及周围组织炎症有关。

2. 焦虑　与担心疾病预后有关。

3. 体温过高　与感染有关。

4. 营养失调：低于机体需要量　与禁食及机体消耗有关。

5. 潜在并发症　水、电解质紊乱，与禁食、呕吐、胃肠减压、感染有关。

6. 外周组织灌注减少　与禁食、呕吐、胰腺严重病变有关。

7. 低效性呼吸型态　与剧烈疼痛、胸腔积液有关。

8. 知识缺乏　缺乏疾病的预防及治疗方面的知识。

（六）计划与实施

通过治疗和护理，患者能够了解疾病的预防及治疗的知识，能够正确面对疾病的发生，焦虑程度减轻；患者体温能够维持正常；患者的营养状况能够得到改善；能够有效的呼吸；护士能够及时发现并发症或患者没有发生严重的并发症如急性肾衰竭、急性呼吸窘迫综合征、心律失常等；患者在恢复后，能够表示改变不良的生活习惯。

1. 胃肠减压的护理　胃肠减压可以引流出胃液，从而减少胰液的分泌，并可减轻呕吐和腹胀。因此，急性胰腺炎发作期间，患者应禁食，并留置胃肠减压。留置胃肠减压期间，应保持负压吸引的有效状态，负压一般是 -12～-15cmH₂O；各连接部位不能有漏气；妥善固定，防止患者在活动时将胃管拔出；保持胃管通畅，每天应用生理盐水冲洗胃管，每次约 30～50ml；观察胃液的颜色、性质和量并准确记录，急性胰腺炎患者胃液一般呈黄绿色，如合并有应激性溃疡，则呈红色或咖啡色，如果每日引出的胃液量少于 100ml，且患者呕吐、腹痛或腹胀症状不缓解，应怀疑胃管是否堵塞、脱出等；如果胃液量多，应注意患者电解质的变化，过多的胃酸被吸出，可能会出现代谢性碱中毒；每日应给予患者雾化吸入和口腔护理。

2. 饮食护理　急性胰腺炎发作期间，由于禁食、呕吐、胃肠减压和疾病消耗，患者会出现营养状况差，水、电解质紊乱等，因此，护士应观察患者营养状况和水、电解质水平，如每周测体重、观察患者皮肤弹性、准确记录每日出入量、了解水、电解质、酸碱平衡状况。当急性胰腺炎症状消退，可进无脂、低蛋白流质食物，如果汁、藕粉、米汤、面汤等；病情进一步好转，进低脂流质饮食，如鸡汤、豆浆、蛋汤等；以后逐渐进低脂半流食，每日5~6餐；痊愈后，严禁暴饮暴食，禁烟酒，忌辛辣食物，饮食宜低脂、易消化，以免复发。护士应向患者及其家属讲解各阶段饮食的内容和意义，并观察患者进食情况，要了解患者家属为患者提供的食物。

3. 用药的护理

（1）解痉镇痛药：可给予阿托品或山莨菪碱肌注2~3次/日，疼痛剧烈者，可同时加用哌替啶（50~100mg）。避免使用吗啡，以免引起Oddi括约肌痉挛。

（2）抑制胰腺外分泌药物

1）抗胆碱药：如阿托品、山莨菪碱等，抗胆碱药能够起到减少胰液分泌的作用，但能引起口干、心率加快等不良反应。青光眼、前列腺肥大和肠麻痹者不宜使用阿托品，因阿托品可加重青光眼和排尿困难的症状，可加重腹胀。

2）抑制胰腺分泌及胰酶抑制剂：H_2受体阻滞剂（如西咪替丁）可间接抑制胰液分泌；生长抑素（如奥曲肽）能抑制各种因素引起的胰酶分泌，减轻Oddi括约肌痉挛，但价格昂贵；胰蛋白酶抑制剂如抑肽酶等。

（3）抗菌药物：大多数急性胰腺炎常合并细菌感染，如大肠杆菌、变形杆菌感染等，合理使用抗生素可以有效地防止或控制感染。

4. 心理护理　急性胰腺炎发病急，病情重，并发症多，患者往往没有足够的思想准备，因此，容易产生焦虑和恐惧心理。胰腺炎恢复较慢，尤其是重症患者，需要较长的治疗时间，患者会出现烦躁情绪，甚至不配合治疗。因此，应多与患者沟通，了解患者的心理需求；向患者介绍治疗方案及其意义，增加患者对预后的信心，使之积极配合治疗；加强与患者家属的沟通，鼓励家属多与患者交谈，解除患者的不良情绪；对于患者及家属提出的疑问，给予恰当的解答。

5. 手术患者的护理　急性胰腺炎轻型患者可采用非手术疗法，而重型则需要手术治疗。手术方法有清除坏死组织、灌洗引流和规则性胰腺切除，如是胆源性胰腺炎，则需手术解除胆道疾病，并留置"T"管。为减轻术后胃内压力，可行胃造瘘术；术后若需要营养支持，常行空肠造瘘术。

（1）术前护理

1）严密观察病情，防止水、电解质和酸碱失衡及多器官功能障碍综合征。

2）术前常规准备，备皮、配血、皮试，如非急诊手术，给予灌肠等。

3）心理护理：急性胰腺炎需急诊手术者，往往对手术没有很好的思想准备，护士应对患者及家属说明手术前的准备和意义，使其积极配合；与患者交谈时，不要过多的谈论病情，以免加重患者的紧张心理；保持环境的整洁和安静，使患者能得到充分的休息。

（2）术后护理

1）严密观察生命体征。

2）"T"管的护理：留置"T"管的目的是为了减小胆道张力、保护吻合口；避免胆汁渗漏所致胆汁性腹膜炎；促进胆道炎症消退；防止胆道狭窄或梗阻形成。"T"管的护理应注意以下方面：①妥善固定：将"T"管接引流袋，并固定在床边。注意检查"T"管在皮肤外固定情况，一般将"T"管用缝线结扎固定。连接管的长度要适宜，如果过短，患者翻身不慎可将"T"管拉出，而过长则易扭曲、受压，使胆汁引流不畅；②保持引流通畅：如观察胆汁引流量突然减少，应注意是否有管道堵塞、扭曲、受压。如有堵塞，可用手由近向远挤压引流管或用少量无菌盐水缓慢冲洗，切勿用力推注；③保持清洁：引流袋应定期更换，更换时应无菌操作；④观察并记录胆汁量及性状：胆汁引流一般每天约 300～700ml，呈深绿色或棕黄色，混浊或有泥沙样沉淀为异常现象；⑤拔管：手术后 10～14 天，胆总管下端逐渐恢复通畅，可做拔管准备。拔管前，应行"T"管造影，以了解胆管是否通畅，如胆管已通畅，可考虑拔管，造影后仍需接引流管继续引流 2～3 天，如未发生黄疸、发热等，再将引流管夹闭，观察 2～3 天，患者无症状出现，即可将引流管拔出。如有恶心、腹痛、发热等症状，则仍需引流。

3）双套管引流的护理：双套管是用两根粗细不等的乳胶管，细管套入粗管内。细管内径为 0.4～0.6cm，头端有一侧孔，粗管内径为 0.8～1.0cm，围绕管壁有 6～8 个孔。两管之间借负压吸引相互流通，以使引流通畅无阻。由于双套管开孔较多，接触面大，故吸引效果好。

使用双套管引流时，应将近端置于引流腔的最低位，将管妥善固定；保持引流管周围皮肤清洁干燥，可用凡士林纱布或氧化锌油膏保护局部皮肤；观察引流液的颜色、性质和量，如果引流液突然减少，患者有腹胀伴发热，应及时检查管腔有无堵塞或管是否滑脱。如有堵塞可用生理盐水冲洗。

4）胃造瘘及空肠造瘘的护理：胃造瘘可以保证胃的减压，空肠造瘘可以供给营养物质，但经静脉给营养者，可不行空肠造瘘。术后，造瘘管要妥善固定，保持管道通畅，如有堵塞，可用生理盐水冲洗，瘘管周围皮肤用凡士林纱布保护。

5）腹腔冲洗的护理：腹腔冲洗可清除腹腔内渗出物，减少毒性物质吸收入血液循环。冲洗时，保持腹腔冲洗管的通畅。操作时保持无菌，冲洗液应现配现用，温度适宜，观察冲洗出液体的颜色和量；保证冲洗液出入量的平衡。

6. 预防并发症的护理

（1）观察生命体征的变化：给予心电监测，及时发现休克表现，如血压下降、四肢厥冷、面色苍白等。如有上述症状发生，应及时通知医师，尽快建立静脉通路或加大输液速度，遵医嘱给药、为患者保暖。

（2）及时发现呼吸窘迫综合征的表现：如呼吸困难、发绀、血氧饱和度下降等。如出现异常表现，应及时给予氧气吸入、保持呼吸道通畅、遵医嘱给药，并做好气管插管的准备和配合，给予呼吸机辅助呼吸。

（3）留置导尿：保持尿管通畅，观察尿液的颜色、性质、量。如发生少尿或无尿，及时通知医师。遵医嘱给予利尿剂并观察用药后的效果。必要时，给予血液透析或血滤。

（4）了解患者凝血功能：如出凝血时间，呕吐物、排泄物的颜色，穿刺后止血时间，皮肤有无淤斑等。如发现凝血时间异常，应及时通知医师。

（5）观察患者的神志：患者可出现头痛及脑膜刺激征，或出现反应迟钝、谵妄、兴奋、抽搐、昏迷等。

（七）预期结果与评价

1. 患者主诉疼痛及不适减轻。

2. 患者体温维持在正常范围内。

3. 患者营养状况良好。

4. 护士及时发现并发症或患者未出现严重并发症。

5. 患者能够叙述疾病的预防及治疗的知识，并能遵从医护人员的治疗与护理方案。

二、慢性胰腺炎患者的护理

（一）概述

慢性胰腺炎是胰腺持续的炎症病变，其特点是胰腺组织结构和功能的进行性损害。胰腺细胞被纤维组织所替代，腺泡萎缩，胰导管内有结石形成。胰腺的内、外分泌功能出现不同程度的障碍。

（二）病因及发病机制

慢性胰腺炎大多由急性胰腺炎长期存在或反复发作而致，病因与急性胰腺炎有共同点，但致病过程有所不同，常见病因如下。

1. 胆道疾病　原有的致病因素仍然存在，如胆石症、慢性胆囊炎、Oddi 括约肌狭窄等；或者是轻度感染多次发生，如多次发生的胆道蛔虫症逐渐造成胰腺慢性炎症。

2. 慢性酒精中毒　长期酗酒可引起慢性胰腺炎，其病理改变常不可逆。

3. 外伤　胰腺受到损伤，发生出血、部分组织坏死后遗留有纤维化、钙化、胰管狭窄、胰腺囊肿等病变，影响胰液的引流和胰腺的正常血液供应，因此发生慢性炎症。

4. 高钙血症　高钙血症易产生结石堵塞胰管，影响胰液的引流；钙离子浓度越高，胰蛋白酶活性越强，易导致反复发作性胰腺炎。

5. 临床上一些胰腺炎没有明显病因，称为特发性胰腺炎。

（三）病理

慢性胰腺炎基本的病理改变是胰腺细胞被破坏后，代之以纤维组织。胰腺体积缩小，硬度增加。表面可有纤维沉着，或与附近器官粘连。胰腺包膜增厚，表面呈结节状，有的可见隆起的白色斑点。严重病变时，可有弥漫性纤维组织增生、钙质沉着，并可有假性囊肿形成，胆管狭窄或扩张，血管改变，表现为静脉扩张。显微镜下可见胰纤维化和炎性细胞。胰岛破坏较轻。

（四）护理评估

1. 健康史　评估患者饮食状况，是否喜油腻饮食，是否嗜酒；评估患者有无胆道病史；患者有无急性胰腺炎病史。

2. 身体评估　慢性胰腺炎急性发作时，临床表现与急性胰腺炎相似。有的慢性胰腺炎无临床表现。

（1）腹痛：为最常见的症状，位于上腹部中间或稍偏左，多伴有脊背痛。疼痛一般呈钝痛，且持续时间较长，常因劳累、饮食不节、情绪激动而诱发。上腹部深部可有触痛，一般无腹肌紧张和反跳痛。

（2）消化不良：一般表现为食欲不振、腹部饱胀感、嗳气等。与胰腺外分泌不足、胰液排出不畅有关。

（3）腹泻：表现为脂肪泻，粪便不成形，有油滴浮于表面，为胰腺外分泌功能减退所致。

（4）黄疸：为胰头部纤维化引起胆总管梗阻所致，逐渐加深。

（5）腹部包块：如发生胰腺假性囊肿，左上腹部常可触及肿块。

（6）糖尿病表现：因 β 细胞分泌不足，出现类似糖尿病的症状。

3．辅助检查

（1）实验室检查：血清淀粉酶在急性发作时可增高，但一般情况下不增高；部分患者尿糖和糖耐量试验呈阳性；粪便检查，显微镜下有大量脂肪滴和未消化的肌纤维。

（2）B 超检查：可显示结节、胰管扩张、假性囊肿、结石等。

（3）X 线检查：胰腺可有钙化和结石；钡餐造影可见胰腺囊肿引起胃肠移位。

（4）CT 检查：胰腺肿大或缩小，边缘不清。密度降低，有钙化、结石和囊肿。

（5）内镜逆行胰胆管造影：可见胰管扩张、狭窄或阻塞、胰石、胆石、胆总管改变等。

（6）还可行活检和选择性血管造影等。

4．心理社会评估

（1）评估患者是否了解疾病发生的原因以及治疗方法。

（2）评估患者是否已经改变以前不良的饮食习惯。

（3）评估患者家庭的饮食习惯。

（4）评估患者对疾病治疗的信心。

（5）评估患者的社会支持状况等。

（五）护理诊断及医护合作性问题

慢性胰腺炎急性发作时，护理诊断及医护合作性问题同急性胰腺炎。慢性胰腺炎没有明显临床表现期间，可提出以下护理诊断和医护合作性问题。

1．知识缺乏 缺乏疾病预防及治疗知识。

2．潜在并发症 血糖水平异常，与 β 细胞功能受损有关。

（六）计划与实施

通过治疗与护理，患者能够掌握预防急性胰腺炎发作的知识，并能够改变不良的饮食习惯；患者了解如何通过饮食及用药控制血糖；急性发作期间，患者的痛苦能够得到解除，没有发生严重并发症或发生的并发症得到及时的发现和治疗。

1．饮食护理 向患者讲解饮食控制的重要性，并介绍如何进行合理饮食。戒酒，饮食宜清淡，不应过饱；进食足量蛋白质，以奶制品、鱼、肉类和鸡蛋等为宜；进食适量、易吸收的脂肪，如植物油、鱼油等；有脂肪痢者，由于脂溶性维生素吸收障碍，应适量补充；每日保证足够的热量。碳水化合物具有良好的可吸收性，可占总热量的40%，但有糖尿病时，应根据医师的建议进食。消化不良者，可服用胰酶。胃酸过高者，服用制酸剂。

2．镇痛 镇痛方法同急性胰腺炎。

3．手术患者的护理 手术的目的是减轻疼痛、促进胰液引流。有胆道疾病者，应行相应的手术，如胆总管切开取石术、"T"管引流术、Oddi 括约肌成形术、胆总管空肠吻合术；有胰导管梗阻者，可行胰管－空肠吻合术；多发的胰管狭窄，可行胰腺部分或全部切除，但切除胰腺会继发或加重糖尿病，故应慎重选择；对于顽固性疼痛者，可考虑施行胸腰交感神经切除、胰腺周围神经切断等。

术前术后护理参见急性胰腺炎术前术后护理。

（七）预期结果与评价

1. 患者能够复述疾病发生的原因及治疗方法。
2. 患者表示愿意改变不良的饮食习惯，并开始实施。
3. 患者表现出对治疗的信心。
4. 患者家属表示愿意改变家庭中的饮食习惯。

第三节　胰腺肿瘤患者的护理

一、胰腺癌患者的护理

（一）概述

胰腺癌发病率有明显增加趋势。常发生于 40 ~ 70 岁人群，男性多于女性。该病早期诊断困难，手术切除率低，预后差，死亡率高，90% 的患者在诊断 1 年内死亡，5 年生存率仅为 1% ~ 3%。

（二）病因

病因尚不明确，工业污染、环境中的毒素、高脂饮食、吸烟、饮酒等与本病有关，但确切的致病原因尚不清楚。遗传因素与胰腺癌的发病也有关系。

（三）病理

癌肿可以发生于胰腺的任何部位（头部、体部和尾部），以胰头部最多，其次是体尾部。90% 的胰腺癌为导管细胞腺癌，少见黏液性囊腺和腺泡细胞癌。近年研究证明，胰腺癌存在染色体异常。吸烟是发生胰腺癌的主要危险因素，吸烟烟雾中含有亚硝胺，能诱发胰腺癌发生。

胰头癌可压迫或侵犯胆道，引起胆管扩张、胆囊膨大和脾大。如十二指肠被压迫或浸润，常发生移位或梗阻。癌可破坏胰岛细胞而出现糖尿病表现。还可能发生门静脉、脾静脉和周围静脉血栓形成。

胰腺癌转移途径多为淋巴转移和浸润，少数患者血行转移至肝、肺、骨、脑等器官。

胰腺癌的病程分期，最常用的仍是 TNM 分期，T 表示肿瘤大小，N 表示淋巴结转移，M 表示癌肿远处转移情况。

（四）护理评估

1. 健康史　询问患者的年龄，了解患者的居住环境有无工业污染，患者是否长期接触有毒物质，是否长期吸烟、饮酒，是否喜高脂饮食，家族中是否有胰腺癌病史。

2. 身体评估　由于癌肿发生部位不同，临床表现也各不相同，主要取决于病变的部位和胰岛细胞是否受累。发生于胰头的胰腺癌最为多见，有其相应的临床特点。但胰腺癌早期无特异性临床表现，首发症状易被误认为是胃肠道或肝胆疾病而延误诊断，当出现明显的症状时，往往已进入晚期。

（1）腹痛：是最常见的首发症状。疼痛位于中上腹部，呈持续钝痛或钻痛，进行性加重，用解痉药或制酸剂难以缓解，与胃肠道功能无关。疼痛可以放射到背部。前倾体位时疼痛缓解而平卧位时疼痛加重。早期疼痛是由于胆道梗阻，管腔内压力增高所致，晚期是由于癌肿侵犯神经丛，此时腹痛剧烈，难以忍受。

（2）黄疸：是胰头癌常见的首发症状之一。黄疸是因为癌肿压迫或浸润胆总管所致，可与腹痛同时出现或之后出现，并呈进行性加重，通常可伴有皮肤瘙痒、尿色深而粪便呈陶土色。

（3）体重减轻：多数患者有体重下降，主要是由于疾病消耗、疼痛、焦虑、食欲不振等造成。

（4）其他症状：胰腺癌患者有不同程度的消化道症状，如食欲不振、消化不良等，是由于胰胆管受压或被肿瘤浸润，胰液和胆汁不能进入十二指肠所致。由于胰腺外分泌功能受损，患者可出现腹泻，脂肪泻为晚期表现。患者还可能有持续或间歇性的发热。少数患者有胰源性糖尿病。

（5）体征：患者一般状况差，消瘦，皮肤有黄疸。腹部触诊可及肿块，上腹触痛。有腹水时腹部膨胀，有移动性浊音。癌肿压迫脾动脉或腹主动脉时，腹部听诊有血管杂音。

3. 辅助检查

（1）实验室检查

1）生化检查：胰腺癌早期可有血和尿淀粉酶升高；胰岛细胞受累时，空腹血糖升高，糖耐量试验阳性；黄疸时，血清胆红素升高。

2）肿瘤标志物检测：癌胚抗原（CEA）、胰胚抗原（POA）、胰腺癌相关抗原（PCCA）、糖链抗原（CA19-9）等均有升高，但缺乏特异性。相对而言，CA19-9 对胰腺癌的诊断比较敏感、特异性好，目前临床应用比较广泛。此外，切除肿瘤后 CA19-9 浓度下降，如再上升，则表示复发可能，因此可作为术后随访的指标。

（2）影像学检查

1）B超检查：可显示胰腺的轮廓、肿瘤的部位、大小以及胰管、胆囊、胆管的改变，对诊断本病有重要意义。

2）CT 检查：不仅可显示胰腺的改变，还可显示胰周围组织及远处转移的病灶。CT 动脉造影（CTA）能提高肿瘤能否切除的预测率，因为 CTA 可有效地显示肿瘤与门静脉及肠系膜血管的关系。

3）X 线钡餐造影：排除消化道本身的病变，也可显示癌肿挤压造成的十二指肠形状的改变。

4）内镜逆行胰管造影（ERCP）：可了解十二指肠乳头的变化，造影可显示胆管的扩张、狭窄、中断等，还可取胰液或胰腺细胞做细胞学检查。对于深度黄疸者，可经内镜放置鼻胆管或内支架（stent）引流以减轻胆道压力和黄疸。

5）经皮肝穿刺胆道造影及置管引流（PTC 及 PTCD）：可了解梗阻的部位和程度。

6）磁共振胆胰造影（MRCP）：能显示胰、胆管梗阻的部位和胰胆管扩张的程度，且无创伤、多维成像、定位准确，故优于单纯 MRI。

7）正电子发射体层扫描（PET）：主要表现为癌肿部位局限性氟化脱氧葡萄糖（FDG）

摄取增加而呈异常浓聚灶，胰腺外的异常浓聚灶则应考虑为转移病灶。

8）细胞学检查：在 B 超和 CT 引导下，经皮穿刺胰腺，取标本做细胞学检查可明确诊断。

4. 心理社会评估

（1）评估患者是否了解所患疾病及预后，对治疗有无信心。

（2）评估患者对疾病的反应，如有无抑郁、焦虑、愤怒、恐惧、悲伤等心理。

（3）评估患者的社会支持状况等。

（4）评估患者家属是否了解疾病的预后与治疗。

（五）护理诊断及医护合作性问题

1. 疼痛　与肿瘤压迫有关。

2. 营养失调：低于机体需要量　与长期食欲不振、肿瘤消耗有关。

3. 预感性悲哀　与预知疾病预后有关。

4. 疼痛　与手术切口有关。

5. 知识缺乏　缺乏有关术后饮食及预防并发症的知识。

6. 潜在并发症　胆道感染，与留置"T"管有关。

7. 有皮肤完整性受损的危险　与放疗有关。

8. 潜在并发症　感染，与化疗有关。

（六）计划与实施

通过治疗与护理，患者的营养状况得到改善，患者的疼痛得到缓解，患者能够正确面对疾病，焦虑、恐惧等不良情绪有所改善，能够积极配合各种治疗与护理；患者家属关心患者，能够为患者提供支持。

1. 术前护理

（1）心理护理：胰腺癌患者寻求治疗时往往已非早期，且腹痛、黄疸等症状较为明显，手术治疗切除范围大，术后恢复时间长，这些都给患者带来很大的精神压力，表现为抑郁、焦虑、脾气暴躁等，有些患者会对医务人员提出无理要求，对治疗护理处处不满等。对于患者的不良情绪表现，医护人员应表示理解，应将解除患者的痛苦放在首位。护士应主动与患者交谈，鼓励患者表达内心的感受；在与患者交谈时，语言要亲切和蔼，态度诚恳，对患者提出的合理要求应尽可能给予满足，而对于不能给予满足的要求，要耐心向患者解释。在进行各项护理操作时，要适当的解释治疗的意义。对于那些对自己的真实病情不了解的患者，健康教育以保守为宜，将治疗方案及预后向家属讲清，鼓励家属多关心患者，给予患者积极的心理支持环境；为患者创造良好的休息环境，如保持病室整洁，合理安排探视等。

（2）术前宣教：根据患者的要求和接受能力，术前向患者和家属介绍手术方式、麻醉方式、术前准备的内容等，以利于患者积极配合。

1）手术方式：对于胰头癌未远处转移者，应争取切除。传统的手术方式是 Whipple 胰十二指肠切除术，切除范围有远端胃、胆囊、胆总管、十二指肠、胰头和空肠上段（图 57-2），切除后将胆、胰、胃肠重建，重建有不同的方式。胰体、尾癌可行胰体、尾切除术。由于近年来手术切除范围的扩大以及小胰癌的早期发现，手术死亡率已由 30% 下降到 5% 以下。小胰癌手术后五年生存率可达 30%。对于不能切除的胰腺癌，为了解除黄疸，可行胆总管或胆囊与空肠或十二指肠吻合。弥漫性和全胰癌者争取作全胰切除术。

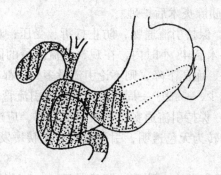

图 57-2　胰十二指肠切除术范围

2）术前准备

营养支持：由于癌肿压迫，胰液与胆汁不能进入十二指肠，影响食物的消化；胰头癌患者食欲差，进食量少；肿瘤消耗等均会导致患者营养状况差。因此术前需要对患者进行营养支持治疗。给予患者高热量、高蛋白、低脂饮食；同时给予胰酶或多酶片治疗吸收不良；根据患者的一般状况和生化指标，给予清蛋白静脉输入，必要时，行完全胃肠外营养、输血或输血浆。术前改善患者的营养状态对于降低手术死亡率和术后并发症发生率有很重要的作用。营养支持期间，护士应观察患者的营养状况，如皮肤弹性、体重等。

保肝：静脉输入高渗葡萄糖可以起到保肝的作用。由于胆汁不能进入十二指肠，影响了脂肪和脂溶性维生素 K 的吸收，患者会出现出血倾向，因此需要给予补充维生素 K。

肠道准备：需要切除结肠者，应行肠道准备。术前三天开始口服抗生素以抑制肠道细菌，预防术后感染，如庆大霉素、甲硝唑等。手术前两天控制饮食，给予流质饮食；术前一天只能进清流饮食，如米汤等，以减少粪便；术前 12 小时禁食。术前 3 天，每晚灌肠 1 次，术前 1 天晚清洁灌肠。

常规准备：如腹部手术备皮、抗生素皮试、备血、术前留置胃管及尿管等。

2. 术后护理

（1）观察生命体征：胰头癌术后应进入重症监护室，护士应密切观察生命体征，以及时了解是否有出血发生以及麻醉恢复情况。手术当天，应每小时记录一次生命体征，病情平稳后，可每天记录 4 次。

（2）营养支持：术后禁食，行胃肠减压，通过静脉补充营养，对于体质衰弱、营养不良者，可行完全胃肠外营养。肠蠕动恢复后拔除胃管，可进少量流食，如米汤、蛋汤、鱼汤等，如进食顺利，无不良反应，可进半流食，并逐渐向普食过渡，饮食应为高热量、低脂，如鱼、鸡肉、瘦肉、鸡蛋等，应做到少量多餐。护士应注意观察患者进食状况和进食后的反应，如有无食欲不振、恶心、呕吐、进食后腹痛等症状。

（3）适当使用抗生素，防止感染。由于患者体质差，手术暴露时间长，术后应使用广谱抗生素。

（4）各种引流管的护理：胰十二指肠切除术后，一般留有"T"管、腹腔引流管、胰腺断面引流管、尿管等。

1）"T"管的护理：见胰腺炎术后护理。

2）腹腔引流管的护理：保持引流通畅，防止打折、受压；观察引流液的颜色、性质和量，腹腔引流液为血性，手术后48小时内，在观察引流液量的同时，应注意生命体征的变化，如果患者出现心率增快、血压下降，则不论引流量多少，都有可能是腹腔内出血。如生命体征平稳、引流量逐渐减少，一般于一周后可拔出腹腔引流管。

3）胰管引流管的护理：保持引流通畅，更换引流袋时，应严格无菌操作；观察引流液的颜色、性质和量；引流物转为无色透明，引流量少，无胰瘘发生，一般于术后10天拔除引流管。

（5）观察有无胰瘘、胆瘘发生：胰瘘、胆瘘是胰、十二指肠切除术后常见的并发症，应注意观察。

1）胰瘘：发生的原因有胰腺残端与空肠吻合不严密。吻合处张力过大，致吻合口裂开或空肠残端血运障碍致坏死穿破；贫血或低蛋白血症影响吻合口的愈合；胰腺空肠吻合口处感染；胰液内胰酶被激活，对吻合口组织的腐蚀而致胰瘘。胰瘘的主要表现为术后一周左右，患者上腹部突发剧烈疼痛或持续胀痛，继而发热或黄疸加重，腹腔引流液增多，引流液淀粉酶明显升高，若瘘口处的胰液弥漫腹腔，可出现全腹肌紧张并有压痛及反跳痛等腹膜刺激症状。发生胰瘘后，再次修补成功机会很少，多用保守疗法，很多患者可以自愈，护士应注意保持引流通畅，如需持续负压吸引时，应保持负压装置有效，保护瘘口周围皮肤，保持皮肤清洁，并用氧化锌软膏涂抹于局部。

2）胆瘘：发生的原因有胆管与空肠吻合不严密；吻合口处张力过大；胆管残端，尤其是空肠断端血运障碍，坏死穿破；贫血或低蛋白血症影响吻合口愈合；胃空肠吻合的输入空肠祥发生粘连、扭转或输入口处梗阻等，致吻合肠祥内压力增高形成胆、胰瘘；腹腔感染或吻合口周围脓肿致吻合口瘘。胆瘘表现为患者右上腹疼痛、发热，腹腔引流管流出液体增多，为黄色、碱性；"T"管引流量突然减少，腹肌紧张，有局限性或弥漫性腹膜刺激征。严重者可出现休克。白细胞计数增高。早期胆瘘者可根据情况行手术重新吻合。晚期发生胆瘘者，漏出的胆汁量不多，患者无明显腹部体征，估计吻合口不大，不属于空肠祥梗阻者，可行保守治疗，加强支持疗法。护理同胰瘘的护理。

（6）对全胰切除或并存糖尿病者，需要每天测4次尿糖，每日测定空腹血糖以作为使用胰岛素的依据。给予胰岛素后，观察患者有无低血糖症状，如头晕、乏力、出冷汗等，并注意与低血压等鉴别。

3. 镇痛　对于胰腺癌的患者，应给予积极的镇痛措施，尤其是术后和晚期的患者，以减轻患者的痛苦。可通过微量输液泵给予镇痛药，必要时可用50%的酒精或神经麻醉剂做腹腔神经丛注射或行交感神经阻滞、腹腔神经切除术。

4. 化疗和放疗患者的护理　晚期或手术前后患者均可进行化疗和放疗。化疗和放疗期间，应针对可能产生的不良反应进行护理。

（1）化疗患者的护理：目前常用的化疗药物有氟尿嘧啶、替加氟、丝裂霉素、链脲霉素、阿霉素等单一化疗或联合化疗。这些药物或多或少可能产生一些不良反应，除了药物外渗引起的局部皮肤坏死外还可以有身体其他系统的损害，因此，应做好化疗期间的护理。

1）胃肠道不良反应的护理：大多数化疗药物都能引起厌食，护士应及早注意这一情况并迅速采取措施。应了解患者的饮食习惯；记录患者的出入量和热卡，以便估计患者的营养摄入量并指导患者进食；换药、瘘口护理以及其他令人有不适感的护理，在时间安排上都应妥善计划，不要在进食前后进行；镇痛剂的使用应使患者在进食时不感到疼痛，但又不能使之昏昏欲睡而影响进食；为患者创造良好的进食环境，饭前洗手、洗脸、漱口可使患者感觉舒适，并有助于提高食欲，患者进食时取半卧位有助于消化；少量多餐，一次提供的食物过多会影响患者食欲；食物应富含蛋白质，如肉类，如患者不能耐受肉类，可用植物蛋白代替；如果患者由于进食过少而体重持续下降，应考虑经胃肠道或胃肠道外营养支持。

恶心呕吐是化疗药物常引起的胃肠道反应，一般认为是由于药物刺激催吐化学感受区而引起呕吐。护士应在化疗前半个小时或 1 小时或化疗后 4~6 小时给予镇吐剂，有助于减轻恶心呕吐。对于严重呕吐的患者，应记录其出入量，以决定是否需要补液。

化疗药物还可引起腹泻或便秘，出现腹泻时，应记录排便的次数和量；腹泻可使肛门直肠部位的表皮发生破损，应嘱患者便后用清水清洁局部皮肤，然后轻轻擦干。如果局部疼痛严重，可以用温水坐浴。可适当的应用止泻药，但必须观察由此而产生的便秘。便秘较常见的原因是进食少、使用麻醉剂以及活动过少。便秘时，可使用缓泻剂或灌肠，应多食蔬菜和水果，以保证纤维素的摄入。

2）血液系统不良反应的护理：由于很多化疗药物都可以抑制骨髓，护士应警惕感染、出血和贫血等临床表现。

使用化疗药后，患者常可出现白细胞减少，如果白细胞计数少于 1×10^9/L，应尽量将患者置于单人房间。对于进入患者病房的来访者要加以限制和筛选，并向患者和家属解释。皮肤破口是细菌的侵入门户，因此应每天检查并记录患者皮肤情况，尤其是长期留置的静脉输液管道。口腔特别容易发生感染，应每天观察和记录口腔情况。患者应使用软牙刷或海绵牙刷刷牙，然后用生理盐水漱口。一旦怀疑有真菌感染时，应该使用抗真菌漱口液漱口。每天测量体温 4 次，体温升高应及时报告医师，一旦发热应尽快做血、尿、痰和伤口分泌物培养，正确鉴定感染的来源和性质，对选用有效的抗菌治疗是必要的。此外，应采取措施减轻发热患者的不适，如更换汗湿的衣服、床单以免患者受寒。

白细胞减少的患者，血小板也可能减少，故需观察患者是否有活动性出血的表现。血小板低于 50×10^9/L 时，常有活动性出血，应检查穿刺处皮肤是否有淤点、淤斑。穿刺结束拔除针头后，应充分按压。为预防因粪便硬结而引起的直肠出血，需使用粪便软化剂。血小板减少的患者易发生颅内出血，因此各班护士应注意患者神经系统表现，如有无突发头痛、视物模糊等。患者发生鼻出血时，应给予鼻部加压、颈部置冰袋，如果经上述处理后 10~15 分钟仍不能止血，应通知医师，必要时可用鼻腔填塞法止血。

贫血是骨髓抑制的表现之一，由于携氧的红细胞减少，可发生气促、疲劳甚至意识模糊。症状严重者应给予输血、吸氧，将患者置于半卧位，这样有利于呼吸，活动不宜过度以防发生疲劳。

3）皮肤的护理：化疗药物外渗会引起局部皮肤的坏死，因此化疗时，护士应密切观察药液有无外渗，一旦输液不畅、患者主诉穿刺处疼痛、局部皮肤隆起，应立即停止输液，局部冷敷，通知医师给予处理。

许多化疗药物对毛囊有损害可引起脱发，停止化疗后 6~8 周可重新长出。在化疗前应向患者解释清楚。脱发时，可以帮助患者选择合适的假发。

4）神经系统不良反应的护理：长春新碱和长春碱都可能引起周围神经病变，患者可表现为肌肉软弱、肢体麻木或针刺感、下颌疼痛、精神抑郁、深腱反射消失、便秘等。护士应告诉患者如果发生上述症状应及时报告医师。只要及时停药，大多数不良反应是可恢复的，但如果继续用药，则可能产生永久性损害。

5）生殖系统及性功能方面的不良反应及护理：卵巢和睾丸对化疗的作用很敏感，其结果是导致患者在化疗期间不育，并可能是永久性的。对此，护士应向患者交代清楚。虽然有些患者仍保留生育功能，化疗期间也不宜生育，因化疗药物可致胎儿畸形。

护士应了解患者在性功能方面的顾虑，向患者解释化疗不会直接导致性生活障碍。化疗可能导致月经不规则或暂时闭经，但停药后可恢复。

（2）放疗的护理：由于射线能量提高、肿瘤定位技术的发展和综合治疗的应用，放射治疗对胰腺癌的治疗效果有所提高，常可使症状明显改善，存活期延长。放射治疗所引起的不良反应有全身反应、皮肤损害、胃肠道反应等。

1）全身反应的护理：由于射线对癌细胞的杀灭和对正常组织的损害，毒素被吸收，患者可出现虚弱、乏力、头晕、头痛、厌食、恶心、呕吐等反应，在照射后数小时或 1~2 天开始。为预防和缓解全身反应，可在每次照射后静卧半小时，照射前、后半小时不可进食，以免形成条件反射性厌食，多饮水，每日饮水量为 2000~4000ml，以促进毒素的排出，加强营养，补充大量 B 族维生素和维生素 C，但由于消化初期消化液分泌减少、胃排空减弱，不必勉强进食。

2）皮肤损害的护理：放疗引起的皮肤反应可分为三度。

一度反应：皮肤出现红斑、烧灼和刺痒感，继续照射，皮肤由鲜红变为暗红色，以后有脱屑，称为干反应。

二度反应：皮肤高度充血、水肿，水泡形成，有渗出液、糜烂，称为湿反应。

三度反应：有溃疡形成或坏死，侵犯到真皮造成的放射性损伤难以愈合。

放射治疗后数月甚至更长时间，照射部位皮肤可出现萎缩、毛细血管扩张、淋巴回流障碍、水肿及色素沉着等后期反应。

为了防止皮肤损害的发生，应注意保护照射部位的皮肤。穿柔软、宽大、吸湿性强的内衣，保持照射野皮肤的清洁干燥，以防干反应发展为湿反应，照射野忌用肥皂和粗毛巾擦拭，局部不可涂酒精等刺激性药物，不可在照射部位贴氧化锌胶布，因锌为重金属，照射时可产生两次射线，加重皮肤的反应。避免冷热刺激，照射部位不能用热水袋或冰袋。已经发生皮肤损害时应及时处理：干反应可涂以 0.2% 薄荷淀粉止痒，湿反应可涂 2% 甲紫等，局部应暴露，如有水疱形成，可涂硼酸软膏，包扎 1~2 天，待渗液吸收后，再暴露。

3）胃肠道反应的护理：由于放射线对胃肠黏膜的损害，患者可出现腹痛、腹泻、里急后重，若肠出血，会有粪便带血或便血。护士应注意观察患者上述反应并及时通知医师。

（3）化疗和放疗患者的健康教育：由于化疗和放疗会给患者带来不舒适感和一些生理反应，患者往往会对化疗和放疗产生恐惧心理，对不良反应的发生也可能会误认为是肿瘤恶化的表现而焦虑不安。因此在做化疗和放疗之前，护士要向患者及其家属说明治疗的意义、可能会出现的反应以及处理办法，使患者有一定的思想准备，能够积极配合治疗。对那些门诊化疗和放疗的患者，要格外强调不良反应的处理办法，提高他们自我护理的能力。

（七）预期结果与评价

1. 患者主诉疼痛减轻。
2. 患者主诉焦虑减轻。
3. 患者能够正确面对所患疾病，能够配合医护人员的工作。
4. 患者营养状况得到改善，能够接受手术治疗。
5. 患者能够复述有关疾病和治疗方案的知识。

二、胰岛素瘤患者的护理

（一）概述

胰岛素瘤为功能性 B 细胞瘤，绝大多数为良性、单发，男性居多。病因及发病机制尚不明确。

（二）病理

多为单发，分布于胰头、体、尾，少数为多发。肿瘤直径多为 1.0～2.5cm，表面光滑，呈圆形或卵圆形，褐色或暗红色，边界清、质地较正常胰腺组织硬。

（三）护理评估

1. 健康史　评估患者有无时常发作的低血糖病史。
2. 身体评估

（1）低血糖：胰岛素瘤患者胰岛素分泌亢进，因而产生低血糖症状，如心悸、饥饿感、头晕、出冷汗等。症状多发生在清晨、劳累或情绪紧张时，随着病程延长，发作频率增加。由于长期低血糖，脑细胞缺乏葡萄糖而出现神志不清、昏迷或嗜睡、癫痫发作等。

（2）交感神经兴奋：低血糖诱发儿茶酚胺释放增加引起心悸、出冷汗、脉率加快等。

（3）长期低血糖时，脑细胞退行性变而出现意识障碍、记忆力减退、幻想、躁狂等精神症状。

3. 辅助检查

（1）血糖测定：可低至 2.8mmol/L 以下。

（2）糖耐量试验：呈低平曲线。

（3）甲苯磺丁脲试验：静脉注射甲苯磺丁脲 20～25mg/kg 后，血糖明显降低且恢复较慢。

（4）血胰岛素测定：增高 70% 以上提示为胰岛素瘤。

（5）影像学诊断：CT、磁共振和选择性动脉造影可以显示直径 >1cm 的肿瘤。

4. 心理社会评估

（1）评估患者是否了解疾病知识和治疗方法。

（2）评估患者是否认识疾病的症状和急救方法。

（3）评估患者家属是否了解疾病知识和治疗方法。

（4）评估患者的心理和情绪状况以及患者的社会支持状况。

（四）护理诊断及医护合作性问题

1. 知识缺乏　缺乏有关疾病和治疗的知识。

2. 焦虑　与症状反复发作且进行性加重有关。

3. 潜在的并发症　低血糖。

（五）计划和实施

通过治疗和护理，患者低血糖症状得到改善，能够识别低血糖症状和急救方法，患者焦虑程度减轻。

1. 术前护理

（1）术前宣教：根据患者的要求和接受能力，向其解释手术方式、麻醉方式以及术前常规准备等。胰岛素瘤的诊断一旦成立，即应行手术切除肿瘤，有时症状的产生不是因为肿瘤而仅仅是因为胰岛细胞增生，这时应行胰腺大部切除术。

（2）心理护理：与患者沟通，了解患者产生焦虑的原因；与家属交谈，鼓励家属为患者提供心理支持。

（3）观察病情：观察患者的生命体征，如出现低血糖症状，如头晕、出冷汗、乏力等，应及时给予50%葡萄糖60~100ml静脉注射并监测血糖的变化。向患者讲解低血糖症状和急救知识。

2. 术后护理

（1）测定血糖：部分患者可出现术后高血糖，也可因肿瘤未切除干净而出现低血糖，因此术后5天内应每天测定血糖。如有高血糖，可调节葡萄糖的输入来控制，或应用胰岛素，短期内可消失。

（2）术后并发症的观察：术后并发症首先是胰瘘及假性胰腺囊肿，其次为术后胰腺炎、膈下感染、切口感染、出血及腹壁裂开等，但也多与胰瘘有关，因此胰瘘的观察和护理至关重要。

（六）预期结果与评价

1. 患者能够复述疾病及其治疗的知识。

2. 患者说出低血糖症状及急救知识。

3. 护士及时发现低血糖征象低，血糖得到及时的纠正。

4. 患者自诉焦虑程度减轻。

（张海燕）

第五十八章 小儿腹泻患者的护理

》关键词

acidosis	酸中毒
dehydration	脱水
diarrhea	腹泻
electrolyte disturbance	电解质紊乱
hypertonic	高渗的
hypotonic	低渗的
hypokalemia	低钾血症
hypocalcemia	低钙血症
infantile diarrhea	小儿腹泻
isotonic	等渗的
oral rehydration salt（ORS）	口服补液盐

一、概述

小儿腹泻，或称腹泻病，是一组由多病因、多因素引起的，以排便次数比平时增多及粪便性状有改变（如稀便、水样便、黏液便或脓血便）为特点的消化道综合征，是我国婴幼儿最常见的疾病之一，尤其6个月~2岁婴幼儿发病率较高。一年四季均可发病，但夏秋季发病率较高。腹泻病是造成小儿营养不良、生长发育障碍的主要原因之一。在我国虽然医疗条件及儿童营养状况的改善，由腹泻病引起的死亡率明显地下降，但仍是婴幼儿的常见病。

二、病因及发病机制

（一）病因

1. 易感因素 婴幼儿易发生腹泻，主要与以下因素有关。

（1）消化系统发育不够成熟，胃酸和消化酶分泌较少，消化酶的活性较低，对食物的耐受力差。婴幼儿水代谢旺盛，对缺水的耐受力差，一旦失水容易发生体液紊乱。婴幼儿神经、内分泌、循环系统及肝、肾功能发育尚未成熟，调节功能较差。

（2）生长发育快，所需营养物质相对较多，且食物以液体为主，摄入量多，消化道负担较重。

（3）机体防御功能较差。婴儿胃酸偏低，胃排空较快，对胃内细菌的杀灭能力较弱；免疫功能不完善，血液中免疫球蛋白和胃肠道分泌型IgA均较低。

（4）肠道菌群分布不均且不稳定，易受药物（如抗生素）的影响而发生菌群失调，导致肠道感染。

（5）母乳中含有分泌型 IgA、乳铁蛋白、巨噬细胞等，有很强的抗肠道感染作用，而人工喂养的食物和食具易受感染，所以人工喂养儿肠道感染发生率明显高于母乳喂养儿。

2. 感染因素

（1）肠道内感染：主要致病微生物有细菌、病毒、真菌、寄生虫，以前两者多见。

1）细菌感染：以致腹泻大肠杆菌为主，已知的菌株可分为 5 种，即致病性大肠杆菌、肠毒性大肠杆菌、侵袭性大肠杆菌、出血性大肠杆菌、黏附－集聚性大肠杆菌。空肠弯曲菌也是引起肠炎的常见病原菌之一，此外还有耶尔森菌、鼠伤寒杆菌、变形杆菌等等。

2）病毒感染：寒冷季节的婴幼儿腹泻 80% 由病毒感染引起。轮状病毒是婴幼儿秋冬季腹泻的最常见病原，其次有诺沃克病毒、腺病毒、埃可病毒、柯萨奇病毒等。

3）其他感染：真菌和寄生虫也可导致腹泻，其中以白色念珠菌最多见，大都在长期应用广谱抗生素后引起肠道菌群失调，或长期应用肾上腺皮质激素使机体免疫功能下降后诱发。寄生虫中梨形鞭毛虫或结肠小袋虫可引起急慢性肠炎。

（2）肠道外感染：消化道外的器官、组织受到感染也可引起腹泻，常见于中耳炎、上呼吸道感染、肺炎、泌尿道感染和皮肤感染等。腹泻多不严重，年龄越小者越多见。引起腹泻的原因一部分是因为肠道外感染引起消化功能紊乱，另一部分可能是肠道内外均同一病原（主要是病毒）感染所引起。

3. 非感染因素

（1）饮食因素：喂养不当常引起腹泻，如食物过多，哺喂不定时，过早喂食大量淀粉类或脂肪类食物，以及食物性质突然改变等，都可能引起消化功能紊乱。

（2）对某些食物过敏：牛奶过敏小儿，喝牛奶后 48 小时内发生水泻，其肠道乳糖酶活性也很低。另外，个别婴儿对某些单糖、双糖或碳水化合物不耐受，或肠道缺乏乳糖酶，也可引起腹泻。

（3）其他原因：气候突然变化，腹部受寒使肠蠕动增加，天气过热使消化液分泌减少，而由于口渴又吃奶过多，均易诱发腹泻。

（二）发病机制

1. 感染性腹泻

（1）肠毒素性肠炎：是各种产生肠毒素的细菌所致。以肠毒性大肠杆菌为例：细菌黏附在小肠黏膜上皮细胞上，进行繁殖并产生肠毒素，一般不侵入肠黏膜。肠毒性大肠杆菌可产生不耐热肠毒素和耐热肠毒素，前者与小肠上皮细胞膜上的受体结合后激活鸟苷酸环化酶，使 ATP 转变为 cAMP，cAMP 增多后抑制小肠绒毛上皮细胞吸收 Na^+、Cl^- 和水；后者则通过激活鸟苷酸环化酶使 GTP 转变为 cGMP，cGMP 增多后使肠上皮细胞减少 Na^+ 和水的吸收，促进 Cl^- 分泌。两者均使小肠液总量增多，超过结肠的吸收限制而发生腹泻。

（2）侵袭性肠炎：由各种侵袭性细菌所致。细菌可侵入肠黏膜组织，引起充血、水肿、炎症细胞浸润、溃疡和渗出等病变，排出含有白细胞和红细胞的菌痢样粪便。

（3）病毒性肠炎：以轮状病毒为例。病毒侵入肠道后，在小肠绒毛顶端的柱状上皮细胞复制，使细胞发生空泡变性、坏死，其微绒毛肿胀、不规则和变短。受累的肠黏膜上皮细胞脱落，遗留不规则的裸露病变，固有层可见淋巴细胞浸润。因此，小肠黏膜回吸收水分和电解质能力受损而导致腹泻。

2. **非感染性腹泻** 主要由饮食不当引起。当摄入食物的质和量突然改变，超过消化道的承受能力时，食物不能充分消化和吸收，积滞于小肠上部，同时酸度降低，有利于肠道下部细菌上移与繁殖，使食物产生发酵和腐败过程。分解产生的乳酸、乙酸等使肠腔内渗透压增高，并与胺类等毒性产物刺激肠壁，使肠蠕动增加，引起腹泻。

三、病理

病理改变通常较轻，与临床症状不成比例。主要表现为肠管胀气、小肠黏膜充血及卡他性炎症。少数病例在回肠下段和盲肠出现肠壁囊样积气，主要在黏膜下层。镜下除充血、白细胞浸润和偶见小溃疡外，无其他特殊所见。

四、护理评估

（一）健康史

1. 个人史

（1）出生史：患儿是第几胎第几产，是否足月顺产，母亲孕期分娩期情况，患儿出生体重，出生时有无窒息、产伤以及阿氏评分等。

（2）喂养史：腹泻患儿应详细询问喂养史。患儿是母乳喂养还是人工喂养；如果是人工喂养，喂何种乳品，冲调浓度，每天哺喂次数及量。何时开始添加辅食，辅食添加的种类、顺序和量。是否已经断奶，何时断奶。近期进食食品的种类、餐次和量以及食欲、排便情况。年长儿了解有无挑食、偏食及吃零食的习惯等。

（3）生长发育史：了解患儿生长发育情况与同龄儿童相比是正常、落后，还是超常。目前体格生长指标，如体重、身高、头围等，必要时可即时测量，并了解近期增长情况。了解患儿何时会抬头、抬胸、爬、坐、站、走路、说话等。

（4）预防接种史：患儿是否按时进行计划免疫接种。

2. 既往史 患儿自出生至今患过何种疾病，以前是否得过同样的疾病，疾病治疗情况。有无外伤、手术史，有无药物、食物过敏史（如对牛奶过敏），有无传染病接触史。

3. 家族史 家族成员的健康情况，家族中有无遗传性疾病史。

4. 此次发病情况 起病的原因，最早出现的症状，发病前进食的种类和量是否有改变，是否食入不洁食品，有无全身感染症状。

（二）身体评估

1. 腹泻共同的临床表现

（1）轻型腹泻：多为饮食因素或肠道外感染引起。主要是排便次数增多，每日数次至10余次，粪便稀，有时有少量水，呈黄色或黄绿色，混有少量黏液，有酸味。每次量不多，常见白色或黄色奶瓣。偶有溢乳或呕吐，食欲减退，体温正常或偶有低热。面色稍苍白，精神尚好，无其他全身症状。体重不增或稍降，体液丢失在50mg/kg以下，脱水症状不明显。预后较好，病程约3~7天。

（2）重型腹泻：多由肠道内感染所致。起病急，除有较重的胃肠道症状外，还有较明显的水、电解质紊乱及发热等全身中毒症状。

1）全身症状：一般状态较差，可出现高热或体温低于正常，烦躁不安、精神萎靡、意识蒙眬甚至昏迷。体重可迅速降低，明显消瘦。

2）胃肠道症状：食欲低下，常伴呕吐，严重者可吐出咖啡样液体。排便次数明显增多，每日数十次。粪便呈黄绿色或黄色，量多，呈蛋花汤样或水样，可有少量黏液，有腥臭味。大便镜检可见脂肪球及少量白细胞。

3）水、电解质和酸碱平衡紊乱症状：

A. 脱水：脱水是指体液总量尤其是细胞外液量的减少，由于水的摄入量不足和/或损失量过多所致。除失水外，还伴有钠、钾和其他电解质的丢失。

a. 脱水程度：根据临床表现不同，将脱水分为轻度、中度和重度。

轻度脱水：表示有3%~5%的体重减少或相当于体液丢失 30~50ml/kg。患儿精神稍差，略有烦躁不安，面色苍白，皮肤稍干燥但弹性尚可，眼窝和前囟稍凹陷，哭时有泪，口唇黏膜略干，尿量稍减少。

中度脱水：表示有5%~10%的体重减少或相当于体液丢失 50~100ml/kg。患儿精神萎靡或烦躁不安，皮肤干燥，弹性差，捏起后不能立即展平。口周发青，眼窝和前囟明显凹陷，哭时泪少，口唇黏膜干燥，尿量明显减少。

重度脱水：表示有10%以上的体重减少或相当于体液丢失 100~120ml/kg。患儿呈重病容，精神极度萎靡，表情淡漠，昏睡甚至昏迷。皮肤发灰或有花纹、干燥、弹性极差，捏起后不易平复。眼窝和前囟深陷，哭时无泪，口唇发绀，口唇黏膜极干燥。因血容量明显减少可出现休克状态如心音低钝、脉细速、血压下降、四肢厥冷、尿极少或无尿。

b. 脱水性质：在脱水时水和电解质均丢失，但不同病因引起的脱水，其水和电解质（主要是钠）丢失的比例可不同，因而导致体液渗透压的不同改变。因此将脱水分为等渗性、低渗性和高渗性脱水，其中等渗性脱水最为常见，其次是低渗性脱水，高渗性脱水则较为少见。

等渗性脱水：水和电解质成比例地丢失，血清钠浓度为 130~150mmol/L。患儿细胞外液容量和循环系统血容量减少，但细胞内液量无明显改变。临床表现为一般脱水症状。

低渗性脱水：电解质的丢失大于水的丢失，血清钠≤130mmol/L。多见于营养不良小儿伴较长时间腹泻，或者腹泻时口服大量淡水、静脉滴注大量非电解质溶液等。细胞外液容量减少，由于其渗透压降低，水向细胞内转移，细胞外液容量进一步减少。所以在失水量相同的情况下，其脱水表现较重，除了皮肤弹性感低、眼窝及前囟凹陷等一般脱水性体征外，易出现循环衰竭，表现为四肢厥冷、皮肤发花、血压下降、尿量减少或无尿等休克症状。有脑神经细胞水肿者，可出现烦躁不安、嗜睡、昏迷或惊厥。

高渗性脱水：水的丢失大于电解质的丢失，血清钠≥150mmol/L。多见于病程较短的呕吐、腹泻伴高热，饮水不足、静脉滴注过多的等渗或高渗溶液等。细胞外液容量减少，由于其渗透压增高，水从细胞内向细胞外转移，使细胞内液容量减少。在失水量相等的情况下，其脱水征比其他两种脱水要轻。但由于高渗和细胞内脱水，患儿表现为烦渴、皮肤和黏膜干燥、高热、烦躁、肌张力增高甚至惊厥。

B. 代谢性酸中毒：由于氢离子增加或碳酸氢根离子丢失所致。见于呕吐、腹泻时碱性物质大量丢失；进食少，热量摄入不足，体内酮体生成增多；血容量减少，血液浓缩，组织缺氧，造成乳酸堆积；肾血流量减少，尿量减少，酸性代谢产物潴留等。

轻度酸中毒症状不明显，仅有呼吸稍增快；较重的酸中毒出现呼吸深快，心率增快、恶心呕吐、厌食、精神萎靡、烦躁不安、嗜睡甚至昏迷。新生儿和小婴儿主要表现为面色苍白、口唇樱红、拒食、嗜睡等。

C. 低钾血症：即血清钾低于 3.5mmol/L。主要由于呕吐、腹泻等经消化道失钾过多；进食少，钾的入量不足；肾脏保钾功能比保钠差，当缺钾时，尿中仍有一定量的钾继续排出。因此腹泻患儿会有不同程度的缺钾，尤其是久泻和营养不良的患儿。在脱水、酸中毒纠正前，因血液浓缩，钾由细胞内向细胞外转移，尿量减少使钾排出量减少等因素，体内钾总量虽然减少，但血钾大多正常。当输入不含钾的溶液，随着脱水、酸中毒被纠正，血钾被稀释，钾由细胞外转移到细胞内，输入的葡萄糖合成糖原时消耗钾，以及肾循环改善以后，由于利尿使钾的排出量增多等因素，使血钾显著降低。主要临床表现为神经肌肉兴奋性减低：患儿精神萎靡、躯干和四肢无力、腱反射减弱或消失、腹胀、肠鸣音减弱或消失，甚至出现弛缓性瘫痪或呼吸肌麻痹。心电图可见特殊表现 ST 段降低，T 波平坦或倒置，偶见 U 波。

D. 低钙和低镁血症：由于腹泻时进食少，吸收不良，排便丢失钙、镁增多可使体内钙镁轻度缺乏。腹泻较久或佝偻病时血钙偏低，但在脱水、酸中毒纠正前，因血液浓缩和离子钙增加，可不出现低钙症状。脱水、酸中毒被纠正后，离子钙减少，可出现手足搐搦甚至惊厥等低钙症状。少数长期腹泻或营养不良患儿，偶在血清钠、钾恢复正常后出现震颤、手足搐搦或惊厥等低镁症状。

2. 几种类型肠炎的临床特点

(1) 轮状病毒性肠炎：轮状病毒是秋冬季小儿腹泻最常见的病原。潜伏期 1~3 天，多发生在 6~24 个月的婴幼儿，4 岁以上者少见。起病急，多合并上呼吸道感染症状，体温常在 38℃~40℃，无明显感染中毒症状。早期出现呕吐，起病 1~2 日即开始排水样便，粪便稀薄、色淡，黏液少，无腥臭味。常并发脱水、酸中毒及电解质紊乱。近年报道，轮状病毒感染亦可侵犯多个脏器，可产生神经系统症状，如惊厥等；约 50% 的患儿血清心肌酶谱异常，提示心肌受累。本病为自限性疾病，数日后呕吐渐停，腹泻减轻，自然病程约 3~8 天，少数较长。

(2) 产毒性细菌性肠炎：多发生在夏季。潜伏期 1~2 天，起病较急。轻症仅排便次数稍多，性状轻微改变。重症腹泻频繁，量多，呈水样或蛋花样混有黏液，伴呕吐，常发生脱水及电解质、酸碱平衡紊乱。

(3) 侵袭性细菌性肠炎：四季均有发病，但 5~7 月份最多。潜伏期长短不等。起病急，腹泻频繁，大便呈黏液状，带脓血，有腥臭味。常伴恶心、呕吐、腹痛和里急后重，可出现严重的中毒症状如高热、意识改变，甚至感染性休克。

(3) 抗生素诱发性肠炎：多为长期应用广谱抗生素使得肠道菌群失调，肠道内耐药菌如金黄色葡萄球菌等大量繁殖引起肠炎。金黄色葡萄球菌肠炎典型大便为暗绿色，量多，带黏液，少数为血便。假膜性小肠结肠炎由难辨梭状芽胞杆菌引起，轻症每日排便数次，停抗生素后逐渐恢复；重症腹泻频繁，粪便呈黄绿色，水样，可出现脱水、电解质紊乱和酸中毒等表现。真菌性肠炎多为白色念珠菌引起，排便次数增多，黄色稀便，泡沫较多带黏液，有时可见豆腐渣样细块（菌落）。

3. 迁延性腹泻和慢性腹泻 病程 2 周至 2 个月为迁延性腹泻，超过 2 个月为慢性腹泻。人工喂养儿多见，多与营养不良和急性期治疗不彻底有关。

（三）辅助检查

1. 病原学检查

（1）病毒：轮状病毒的病原诊断方法：①电镜检查；②补体结合检查；③酶联免疫吸附实验。

（2）细菌：可做粪便细菌培养。

（3）白色念珠菌：可做粪便镜检，查芽生孢子和假菌丝，必要时做粪便真菌培养。

（4）寄生虫：粪便涂片找梨形鞭毛虫及包囊体。

2. 粪便常规检查　检查是否有白细胞、红细胞及吞噬细胞。粪便无或偶见少量白细胞多为侵袭性细菌以外的病因引起，粪便有较多白细胞者表明结肠和回肠末端有侵袭性炎症病变，常由各种侵袭性细菌感染所致。

3. 血常规检查　白细胞总数及中性粒细胞增多提示细菌感染，白细胞减少一般是病毒（也有不降低而升高者）感染，嗜酸性粒细胞增多为寄生虫感染。

4. 血生化测定　测血钙、钾、氯、pH 值等，以了解电解质及酸碱平衡情况。

（四）心理社会评估

应评估患儿及家长对患儿患病的反应，采取的态度和接受程度，以及家庭和社会支持系统情况。婴幼儿对母亲的依恋十分强烈，住院后主要反应是分离性焦虑，误认为住院是一种惩罚，害怕被父母抛弃。对周围陌生的环境和人，会产生孤独感和不安全感。家长面对患儿患病，常常自责，认为是自己的过错造成了孩子的痛苦。十分关心孩子的病情，担心预后不好或有其他并发症出现，常常表现出焦虑和不安。

五、护理诊断及医护合作性问题

1. 腹泻　与肠道感染有关。

2. 体液不足　与胃肠道体液丢失过多、摄入量不足有关。

3. 体温过高　与肠道感染有关。

4. 营养失调：低于机体需要量　与体液丢失过多，食欲减退，营养摄入不足有关。

5. 有皮肤完整性受损的危险　与排便次数增多刺激皮肤有关。

6. 焦虑、恐惧　与住院和家人分离，对医院环境陌生有关。

7. 家庭应对无效　与患儿患病住院有关。

8. 知识缺乏（父母）　缺乏腹泻病的一般知识及护理知识。

六、计划与实施

通过计划的实施，患儿腹泻症状减轻，体温恢复正常，机体舒适感增强，营养摄入满足机体的需要，皮肤完整无破损。患儿及家长心理舒适感增强，焦虑感减轻，家长对疾病护理知识有所了解。

（一）体液疗法的护理

1. 熟悉常用液体的种类、成分及配制

（1）非电解质溶液：主要用于补充水分和部分热量，不能起到维持血浆渗透压的作用。常用的有 5% 葡萄糖溶液和 10% 葡萄糖溶液。葡萄糖输入体内后不久，逐渐被氧化成二氧化碳和水，因此在输液时可视为无张力溶液。

（2）电解质溶液：主要用于补充体液容量，纠正电解质和酸碱失衡。

1）0.9%氯化钠溶液（生理盐水）：为等张溶液，含钠离子及氯离子各154mmol/L，其中钠离子浓度与血浆浓度（142mmol/L）接近。而氯离子浓度比血浆浓度（103mmol/L）高，输入过多可使血氯增高，尤其在严重脱水酸中毒或肾功能不佳时，有加重酸中毒的危险。临床上常与其他溶液混合后使用。

2）复方氯化钠溶液（林格液）：为等张溶液，除氯化钠外尚含有与血浆含量相同的K^+和Ca^{2+}，其作用和缺点与生理盐水基本相同，但大量输注不会发生稀释性低血钾和低血钙。

3）碱性溶液：用于纠正酸中毒。①碳酸氢钠：可直接增加缓冲碱，迅速纠正酸中毒。1.4%碳酸氢钠为等张液，5%碳酸氢钠为高张液。在紧急抢救酸中毒时，可不稀释直接静脉推注，但不宜多用。②乳酸钠：需在有氧条件下经肝脏代谢生成碳酸氢根离子而起缓冲作用，显效较缓慢。在缺氧、休克、肝功能不全、新生儿期及乳酸潴留性中毒时不宜使用。制剂为11.2%溶液，稀释6倍即可为1.87%溶液，是等张溶液。

4）氯化钾溶液：用于补充钾。常用10%氯化钾配制成0.2%～0.3%浓度，静脉缓慢滴入，切不可静脉直接推注，否则会发生心肌抑制而死亡。

（3）混合溶液：为适应临床不同情况的补液需要，将几种溶液按不同比例配制成混合溶液，可以避免或减少各自的缺点。常用混合液的组成及配制见表58-1。

表58-1　几种常用混合液的简易配制

溶液种类	5%或10%葡萄糖（ml）	10%氯化钠（ml）	5%碳酸氢钠（或11.2%乳酸钠）（ml）
2∶1液（等张含钠液）	500	30	47（30）
1∶1液（1/2张含钠液）	500	20	
1∶2液（1/3张含钠液）	500	15	
1∶4液（1/5张含钠液）	500	10	
2∶3∶1液（1/2张含钠液）	500	15	24（15）
4∶3∶2液（2/3张含钠液）	500	20	33（20）

（4）口服补液盐溶液（ORS溶液）：WHO推荐使用的口服液盐溶液对急性腹泻合并脱水病人有良好疗效。配制此溶液的原理是根据葡萄糖在小肠内主动吸收时，需要同钠离子一起与小肠绒毛上的同一载体结合进行偶联传送，在葡萄糖主动吸收过程中，钠也同时被吸收，水和氯的被动吸收也随之增加。

其配制为氯化钠0.35g，碳酸氢钠0.25g（或枸橼酸钠2.9g），氯化钾0.15g，葡萄糖2g。使用前用温开水100ml溶解，即可服用。此口服液是2/3张溶液，总钾浓度为0.15%。

2. 补液方法

（1）口服补液：用于腹泻时脱水的预防以及轻、中度脱水而无明显周围循环障碍的患儿。有明显腹胀、休克、心肾功能不全或其他严重并发症者及新生儿不宜口服补液。

补充累积损失，轻度脱水需50～80ml/kg，中度脱水需80～100ml/kg，在8～12小时内补足。脱水纠正后，可将 ORS 用等量水稀释按病情需要随时口服。

（2）静脉补液：用于中度以上脱水、吐泻严重或腹胀的患儿。

1）第一天补液：①补液总量：包括累积损失量、继续损失量和生理需要量。一般轻度脱水约 90～120ml/kg，中度脱水约 120～150ml/kg，重度脱水约 150～180ml/kg。②补液种类：根据脱水性质，等渗性脱水用 1/2 张含钠液；低渗性脱水用 2/3 张含钠液；高渗性脱水用 1/3 张含钠液。若判断脱水性质有困难，可先按等渗性脱水处理。③补液速度：在输液的前 8～12 小时，滴速宜稍快，一般每小时 8～10ml/kg，主要补充累积损失量。后 12～16 小时输液速度稍放慢，一般约每小时 5ml/kg，主要补充继续损失量和生理需要量。④纠正酸中毒：轻、中度酸中毒无须另行纠正，重度酸中毒可用 1.4% 碳酸氢钠扩容，兼有扩充血容量及纠正酸中毒的作用。⑤纠正电解质紊乱：出现低血钾，若有尿或来院前 6 小时内有尿，应及时补钾。静脉补钾浓度不得超过 0.3%，每日补钾时间不应少于 8 小时。特别注意补钾应在肾功能恢复，开始排尿后补给。

出现低血钙抽搐者，可给 10% 葡萄糖酸钙（每次 1～2ml/kg，最大量≤10ml）加葡萄糖稀释后静脉缓慢注射，必要时可重复使用。个别抽搐患儿用钙剂无效，应考虑有低血镁的可能，可用 25% 硫酸镁每次 0.1ml/kg，深部肌内注射，每 6 小时 1 次，每日 3～4 次，症状缓解后停用。

2）第二天及以后的补液：经过第一天补液后，脱水和电解质紊乱已基本纠正，主要补充生理需要量和继续损失量，继续补钾，供给热量。一般生理需要量按每日 60～80ml/kg，用 1/3～1/5 张含钠液补充。继续损失量是丢失多少补充多少，用 1/2～1/3 张含钠液补充。

3．补液注意事项

（1）口服补液盐溶液为 2/3 张含钠液，服用期间应让患儿喝白开水，防止高钠血症的发生。

（2）严格遵医嘱执行静脉补液。按照先盐后糖、先浓后淡、先快后慢、见尿补钾的原则进行补液。维持静脉输液畅通，保证液体按计划输入。

（3）静脉补钾浓度要小于 0.3%，每日补钾总量静脉点滴时间不应少于 8 小时，严禁直接静脉推注或小壶入药。

（4）准确纪录 24 小时出入量。

（5）几种特殊情况下补液时应注意的问题：

1）重度营养不良伴腹泻时，因患儿皮下脂肪少，皮肤弹性差，往往将脱水程度估计过高。所以估算补液量时，一般按现有体重计算后，减少总量的 1/3。患儿脱水多为低渗性脱水，宜补充 2/3 张含钠液。

2）新生儿对水、电解质、酸碱平衡的调节功能差，补液总量应控制，电解质含量应适当减少，输液速度应缓慢，一般每小时不超过 10ml/kg，以免加重心、肾负担。

3）急性感染时，常伴有高热、多汗、呼吸加快、热能消耗增加，出现高渗性脱水和代谢性酸中毒。这些患儿应注意补充热量，静脉滴注葡萄糖 3～5g/（kg·d）。重度酸中毒时可用 5% 碳酸氢钠溶液。

（二）饮食护理

腹泻时饮食限制过严或禁食过久常造成营养不良，并发酸中毒，造成病情迁延不愈而影响生长发育，故腹泻患儿除严重呕吐者暂禁食 4～6 小时（不禁水）外，均应继续进食。母乳喂养的婴儿继续喂养母乳，暂停辅食；人工喂养儿可喂以等量米汤或稀释的牛奶或其他代乳品，宜少量多餐，待腹泻次数减少，病情好转后，逐渐过渡到正常饮食。病毒性肠炎多有乳糖酶缺乏，应限制糖量，暂时停止乳类喂养，改喂豆制代乳品。腹泻停止后，继续给予营养丰富的饮食，并每日加餐 1 次，共两周，以赶上正常生长。

（三）控制感染

水样便腹泻患儿多为病毒及非侵袭性细菌所致，以饮食疗法和支持疗法为主，不需应用抗生素。如伴有明显中毒症状不能用脱水解释者，尤其是对重症患儿、新生儿、小婴儿应选用抗生素治疗。黏液、脓血便患儿多为侵袭性细菌感染，应根据粪便细菌培养和药敏试验选择合适的抗生素治疗。如大肠杆菌可选用庆大霉素、氨苄西林等；空肠弯曲菌可选用红霉素、庆大霉素、氯霉素等；金黄色葡萄球菌应停用原来的抗生素，选用万古霉素（只宜静脉注射）；真菌可口服制霉菌素；梨形鞭毛虫用甲硝唑、呋喃唑酮。应注意观察药物的不良反应：庆大霉素常见的不良反应有耳毒性和肾毒性，耳毒性表现为前庭功能损害和听力减退或耳聋；口服大剂量红霉素会出现胃肠道反应和肝脏损害；氯霉素的主要不良反应是抑制骨髓造血功能。

此外，微生态制剂有助于恢复肠道正常菌群的生态平衡，抑制病原菌定植和侵袭。肠黏膜保护剂能吸附病原体和毒素，维持肠细胞的吸收和分泌功能。

（四）密切观察病情变化

1. 观察生命体征变化　包括体温、脉搏、呼吸、血压。

2. 观察水、电解质、酸碱平衡紊乱症状　根据患儿精神状态、皮肤弹性、哭时是否有泪、眼窝和前囟的凹陷程度、四肢温度以及尿量，判断脱水程度；观察有无代谢性酸中毒、低钾、低钙的表现。

3. 注意观察补液效果　如果补液合理，一般补液后 3～4 小时应该排尿，表现血容量开始恢复。补液后 4 小时皮肤弹性恢复和眼窝凹陷消失，表明脱水已纠正。若补液后眼睑水肿，可能是钠盐补入过多。若补液后尿多而脱水并未纠正，可能是葡萄糖补入过多，应提高电解质的比例。

4. 注意粪便和呕吐物的变化　观察并记录每日排便和呕吐次数及其颜色、性状及量，做好动态比较，必要时留取标本送检。

5. 监测患儿体重和血红蛋白变化　了解患儿营养状态。

（五）做好消毒隔离工作

对肠道感染性腹泻患儿，要做好床旁隔离，条件允许者最好住单人房间。患儿的衣物、食具、尿布或盆应专用，并做好分类消毒，污物放入污物桶。医务人员给患儿做完治疗、护理后，应使用消毒液泡手，防止交叉感染。

（六）增进患儿舒适感，防止继发感染

1. 由于腹泻频繁，大便刺激肛周围及臀部皮肤，容易造成皮肤损伤，所以要做好臀部皮肤护理。勤换尿布，每次排便后清洗臀部，避免刺激性强的碱性肥皂。洗净后擦干，局部涂以护臀霜。尿布应选用浅色、质地柔软、吸水性好的布类。尿布应洗净，不留残皂，并在阳光下暴晒，尿布外层避免使用塑料布或橡胶布。

2. 小婴儿呕吐时头偏向一侧，防止误吸。及时清理呕吐物，并做好口腔护理，保持口腔清洁，防止发生口腔感染。

（七）做好患儿及家长心理护理

对小婴儿要经常给予抚摸、搂抱，让患儿感受到爱抚和温暖，从而产生安全感。对较大的患儿，应经常与之交谈，了解患儿的不适，并简单介绍各项检查。另外可提供一些娱乐、游戏的方法，如给患儿一些适合其年龄玩的玩具，讲故事给患儿听等。护士应向家长简要介绍腹泻的一般知识（包括病因、临床表现等）、目前患儿的病情状况、采取的治疗护理措施等等，以取得家长的理解和合作。及时与家长沟通，让家长了解患儿住院情况，使家长放心，减轻其焦虑、紧张心理。护士应教会家长一般的护理知识，包括如何观察脱水症状、大便和呕吐情况，如何调整饮食，臀部皮肤护理以及消毒隔离知识等，鼓励家长参与患儿护理。

（八）健康教育

1. 指导合理喂养　提倡母乳喂养。对人工喂养者，应让家长掌握正确的喂养方法，如乳制品的选择和调制方法，辅食添加应遵循一定原则，即根据婴儿月龄顺序，量由少到多、由一种到多种、由稀到稠，患病期间不添加新的辅食。另外，母乳喂养者，避免在夏季断奶。

2. 注意饮食卫生　食物应清洁、新鲜，食具应定时煮沸消毒。培养小儿良好的饮食习惯，饭前便后要洗手、勤剪指甲。

3. 加强体育锻炼，增强体质。发现营养不良、佝偻病时及早治疗。

4. 发现腹泻患儿，应早期隔离，及时治疗。

七、预防结果与评价

1. 患儿排便次数减少，粪便性状正常。

2. 患儿无脱水症状，体内水、电解质、酸碱保持平衡。

3. 患儿体温恢复正常。

4. 患儿营养摄入满足其机体需要，体重不下降。

5. 患儿皮肤完整，无破损。

6. 患儿（家长）焦虑减轻，舒适感增强。

7. 家长表达出对患儿所患疾病的认识和接受，并能参与患儿护理。

（李　杨）

第五十九章　急性弥漫性腹膜炎患者的护理

> ▶▶ **关键词**

acute abdomen	急腹症
acute pain	急性疼痛
diffuse peritonitis	弥漫性腹膜炎
enterogenic infection	肠源性感染
interloop abscess	肠间脓肿
intestinal obstruction due to adhesions	粘连性肠梗阻
primary peritonitis	原发性腹膜炎
pelvic abscess	盆腔脓肿
secondary peritonitis	继发性腹膜炎
subphrenic abscess	膈下脓肿

一、概述

腹膜分为互相连续的壁层和脏层两部分。壁层贴附于腹壁、横膈脏面和盆壁的内面；脏层覆盖在脏器的表面，成为它们的浆膜层，并形成韧带、系膜和网膜。

腹膜腔（通称腹腔）是壁层和脏层之间的潜在间隙，在男性是封闭的，女性的腹膜腔则经输卵管、子宫、阴道与体外相通。腹膜腔是人体最大的体腔。在正常情况下，腹腔内有75~100ml黄色澄清液体，起润滑作用。在病变时，腹膜腔可容纳数升液体或气体。腹膜腔分为大、小腹腔两部分，即腹腔和网膜囊，经由网膜孔相通。

壁腹膜主要受体神经（肋间神经和腰神经的分支）的支配，对各种刺激敏感，痛觉定位准确，尤其是前腹壁的腹膜，受刺激时可引起反射性腹肌紧张，是诊断腹腔内炎性病变的重要临床依据。膈肌中心部分的腹膜受到刺激时，通过膈神经的反射，可引起肩部放射性痛或呃逆。脏腹膜受自主神经支配，对膨胀、牵拉等刺激较为敏感，痛觉定位差，通常表现为腹部钝痛，感觉局限于脐周腹中部，重刺激时可以引起心率变慢、血压下降和肠道麻痹。

腹膜因为有很多皱襞，其面积达$2m^2$，约等于全身皮肤面积。腹膜是双向半透性薄膜，水、电解质、尿素及一些小分子等均能透过腹膜，其中膈下腹膜较其他部位吸收能力更强。正常情况下腹膜向腹腔渗出少量液体，内含淋巴细胞、巨噬细胞和脱落上皮细胞。急性炎症时，腹膜分泌大量渗出液，起到稀释毒素和减少刺激的作用。渗出液中的巨噬细胞能吞噬细菌、异物和破碎组织，其中的纤维蛋白沉积在病变周围，发生粘连，以防止感染扩散和修复受损的组织。但是由此而产生的腹腔内广泛的纤维性粘连，是引起肠梗阻的常见原因。腹膜的强大吸收力不但能将腹腔内积液、血液等很快吸收，在腹膜炎时也吸收毒性物质，因此常导致感染性休克。

二、病因及发病机制

（一）继发性腹膜炎

继发于腹腔内脏器的穿孔、损伤破裂、炎症和手术污染等，称继发性腹膜炎，是急性化脓性腹膜炎中最常见的一类。主要的病因有急性阑尾炎穿孔和胃十二指肠溃疡急性穿孔，胃肠内容物流入腹腔引起化学性刺激和细菌性刺激，导致腹膜炎。急性胆囊炎时，若胆囊管完全梗阻，囊内压力过高，能使囊壁坏死穿孔，造成极为严重的胆汁性腹膜炎。肠管因腹部损伤而破裂，可以很快形成腹膜炎，是腹部损伤中常见的并发症。其次是腹内脏器炎症的扩散，如急性阑尾炎、急性胰腺炎、女性生殖器官化脓性炎症或产后感染等，含有细菌的渗出液流入腹腔，引起腹膜炎。绞窄性肠梗阻和肠系膜血管血栓形成肠坏死，细菌通过坏死肠壁进入腹腔，也可导致腹膜炎。其他如腹部手术中污染腹腔、胃肠道手术缝合或吻合口漏，以及前、后腹壁的严重感染等均可导致腹膜炎。急性化脓性腹膜炎涉及整个腹腔称之为急性弥漫性腹膜炎。

正常胃肠道内有各种细菌，进入腹腔后绝大多数均可成为继发性腹膜炎的病原菌。其中以大肠杆菌最为多见，其次为厌氧类杆菌、链球菌、变形杆菌等，一般都为混合感染，故毒性剧烈。

（二）原发性腹膜炎

腹腔内并无原发病灶的血源性腹膜炎，称原发性腹膜炎。病原菌多为溶血性链球菌或肺炎球菌。虽然可以发生在任何年龄，但多见于儿童，尤其是 10 岁以下的女性。多数是在肾病、猩红热或营养不良等机体抗病能力低落情况下，并发上呼吸道感染，病原菌经血运而达腹腔，引起腹膜炎。腹膜感染范围很广，脓液的性质根据菌种而不同，常见的溶血性链球菌的脓液稀薄无臭味，是诊断的重要依据。成人因肝硬化并发腹腔积液感染而致腹膜炎，亦不少见。

三、病理生理

胃肠内容物或致病菌进入腹腔后，机体立即产生反应。腹膜充血、水肿并失去固有光泽，接着产生大量清晰浆液性渗出液，稀释腹腔内毒素。渗出液内逐渐出现大量中性粒细胞，加以坏死组织、细菌和凝固的纤维蛋白，使渗出液变为混浊而成脓液。常见的以大肠杆菌为主的脓液呈黄绿色、稠厚，并具有粪便样特殊臭味，在诊断上有重要意义。

腹膜炎形成后，根据患者的抗病能力和感染程度，产生各种不同的后果。一般年轻体壮者，抗病能力强，如致病菌毒力弱，病变损害轻，则病变邻近的肠管和其他脏器连同移来的大网膜即与病变互相粘连而将其包围，使病变局限于腹腔内的一个部位，成为局限性腹膜炎。以后，如果渗出物逐渐被完全吸收，炎症消散，腹膜病变即自行修复而痊愈。如果由于已局限的感染仍较严重，炎症渗出液未能被完全吸收而积聚于膈下、肠袢间、髂窝或盆腔等处，则可形成局限性脓肿。

若患者年老体弱、病变严重（如脏器穿孔大，进入腹腔的胃肠液或致病菌多）或治疗不当，感染可迅速扩散和加重。腹膜严重充血、广泛水肿，渗出大量液体，引起缺水和电解质紊乱、血浆蛋白减低和贫血；加之发热、呕吐和肠道内大量积液，使血容量明显减少，同时腹膜吸收大量毒素以致产生严重休克。肠管因浸泡在炎性渗出液中，呈高度充血、水肿、肠腔内充满液体和气体，肠蠕动减弱甚至消失，形成麻痹性肠梗阻。麻痹的肠管高度膨胀，可迫使膈肌上升，从而影响心、肺功能，致使循环和气体交换都受到一定障碍，加重休克，导致死亡。

腹膜炎症被控制后，根据病变损害的程度和范围，常遗有相应的纤维粘连。多数粘连并不产生任何后果，但一部分粘连可能引起机械性肠梗阻。所以及时控制感染，对减少粘连，预防肠梗阻的发生有一定意义。

四、护理评估

（一）健康史

评估患者的年龄、性别、疾病史、发病原因、诱发因素等。

（二）身体评估

1. 症状

（1）腹痛：这是最主要的症状。疼痛程度随病情、炎症程度等而轻重不同，一般都很剧烈，不能忍受，且呈持续性。深呼吸、咳嗽、体位改变时疼痛加剧，故患者常不愿变动体位。疼痛多自原发病变开始，炎症扩散后可延及全腹，但仍以原发病变部位较为显著。胃肠道穿孔或损伤破裂，产生突发的全腹剧痛是急性腹膜炎的典型症状和诊断的可靠依据。

（2）恶心、呕吐：腹膜受到刺激，引起反射性恶心、呕吐，呕吐物为胃内容物。出现麻痹性肠梗阻时，可吐出黄绿色胆汁甚至棕褐色粪水样内容物。

（3）发热：突然发病的腹膜炎，开始时体温正常，以后逐渐升高。但因脏器炎症而继发腹膜炎，体温原已升高，以后更见升高。老年衰弱的患者体温不一定随病情加重而升高。脉搏通常随体温的升高而加快，如脉率加快而体温反而下降，多为病情恶化的征象之一，必须及早采取有效措施。

（4）感染中毒症状：患者常有高热、脉速、呼吸浅快、大汗、口干等全身中毒表现。后期则面色灰白、眼窝凹陷、皮肤干燥、四肢发冷、呼吸急促、脉细数微弱、体温剧升或下降、血压下降，表示有重度缺水、代谢性酸中毒及休克。

2. 体征　表现为腹式呼吸减弱或消失，并伴有明显腹胀。腹胀加重常是判断病情发展的一项重要标志。压痛和反跳痛是腹膜炎的主要体征，始终存在，通常是遍及全腹而以原发病灶部位最为显著。腹肌紧张程度则随病因和患者全身情况不同而轻重不一。突发而剧烈的刺激，如胃肠道穿孔时胃酸与胆汁的刺激，可引起强烈的腹肌紧张，甚至呈"木板样"强直；而老年、幼儿或极度虚弱的患者，腹肌紧张可以很轻微而被忽视。当全腹压痛剧烈而不宜用触诊辨别原发病灶部位时，轻叩全腹常可发现原发病灶部位有较显著的叩痛，对定位诊断很有帮助。腹部叩诊可因胃肠胀气而呈鼓音。胃肠道穿孔时，可因腹腔内有大量游离气体而使肝浊音界缩小或消失。腹腔内积液较多时，可叩出移动性浊音，后者也可指导腹腔穿刺定位。听诊常可发现肠鸣音减弱或消失。直肠指检时，如直肠前窝饱满及有触痛，则表示盆腔已有感染或形成盆腔脓肿。

（三）辅助检查

1. 血常规检查　白细胞计数增高和中性粒细胞比率增高。病情险恶或机体反应能力低下的患者，白细胞计数不增高，仅中性粒细胞比例增高，甚至有中毒颗粒出现。

2. 腹部 X 线检查　可见大、小肠普遍胀气并有多数小液平面等肠麻痹征象。胃肠道穿孔时，多数可见膈下游离气体，这在诊断上具有重要意义。

3. B 超和 CT 检查　对腹腔脓肿及肝、脾、肾、胰等实质性脏器损伤的范围和程度多可明确诊断。B 超引导下腹腔穿刺抽液或腹腔灌洗可帮助诊断。

4. 腹腔穿刺　可依据所得液体的颜色、浑浊度、气味、涂片镜检判断原发病灶，以明确病因。腹腔穿刺方法是：根据叩诊或 B 超检查进行定位，在两侧下腹部髂前上棘内下方进行诊断性腹腔穿刺。根据抽出液的性质判断病因。结核性腹膜炎为草绿色透明腹腔积液；胃十二指肠急性穿孔时抽出液呈黄色、浑浊、含胆汁、无臭气；饱食后穿孔时可含食物残渣；急性重症胰腺炎时抽出液为血性，胰淀粉酶含量高；急性阑尾炎穿孔时抽出液为稀脓性略带臭气；绞窄性肠梗阻抽出液为血性、臭气重；若抽出的是全血，要排除是否刺入器官或血管。抽出液还可作涂片及细菌培养。腹腔内液体少于 100ml 时，往往抽不出液体，可注入一定量的生理盐水后再进行抽液检查。

5. 血液生化检查　可发现电解质紊乱和代谢性酸中毒。

（四）心理社会评估

患者可表现为紧张和焦虑。

五、护理诊断及医护合作性问题

1. 体液不足　与腹腔内广泛渗出、呕吐和肠管扩张积聚液体等因素有关。

2. 腹痛　与腹膜受炎性刺激有关。

3. 体温过高　与腹腔内感染、毒素吸收有关。

4. 焦虑　与全身症状有关。

5. 部分生活自理能力受限　与腹痛、腹胀、术后疼痛以及术后留置引流管有关。

6. 知识缺乏　缺乏术后恢复的知识和预防并发症的知识。

7. 潜在并发症　休克、腹腔脓肿、出血、肠道菌群紊乱。

六、计划与实施

通过治疗和护理，患者舒适感增加，主诉焦虑减轻，生活自理需求得到满足，患者能够复述术后康复和预防并发症方面的知识，护士能够及时发现并发症，并通知医师及时处理。

腹膜炎治疗原则上应采取积极措施，消除引起腹膜炎的病因，并使腹腔内存在的脓性渗出液尽快局限、吸收或通过引流而消失。为了达到上述目的，要根据不同的病因、不同的病变阶段、不同的患者体质，采用不同的治疗措施。

（一）非手术疗法

非手术疗法的指征为：①原发性腹膜炎或盆腔器官感染引起的腹膜炎；前者原发病灶不在腹腔内，后者抗生素治疗有效，一般不需手术。但在非手术治疗的同时，应积极治疗其原发病灶；②急性腹膜炎初期尚未遍及全腹，或因机体抗病力强，炎症已局限，临床症状有所好转，可暂不急于手术，以免破坏机体的抗病机制而使感染扩散；③急性腹膜炎病因不明而病情不重，全身情况较好，腹腔积液不多，腹胀不明显，可以短期非手术治疗进行观察。

1. 病情观察　护士定时监测患者的体温、脉搏、心率（律）、呼吸状况、血氧、血压、出汗量、尿量、尿色、排便次数及性状、呕吐物量及性状、有无腹泻及脱水症状、腹膜刺激征是否阳性及腹痛、腹胀的变化。

2. 饮食护理　急性腹膜炎患者必须禁食以减轻腹胀。对其他病因引起的腹膜炎已出现肠麻痹者，进食能加重肠内积液积气，使腹胀加重。患者虽经手术治疗，但腹膜的炎症尚未消除，肠蠕动尚未恢复，故应继续禁食，给予胃肠减压。

3. 体位　在无休克情况下患者宜取半卧位，有利于腹内渗出液积聚在盆腔，以便局限、吸收或引流。半卧位使腹肌松弛，膈肌免受压迫，呼吸和循环得以改善。半卧位时要经常活动双腿，不时改变受压部位，以防发生静脉血栓或压疮。

4. 胃肠减压的护理　持续胃肠减压将积聚在胃肠道内的气体和液体吸出，可减轻胃肠道胀气，减少消化液继续外溢，减轻对腹膜的疼痛刺激，减少毒素的吸收，降低肠壁张力，改善肠壁血液供应，利于炎症局限并促进胃肠道蠕动恢复。但胃肠减压能增加患者痛苦，妨碍呼吸和咳嗽，增加体液的丢失，因此，一旦肠蠕动恢复，及早去除。

5. 静脉补液　由于腹腔内大量渗出液体，肠道内大量积液，再加上患者不能进食，因此必须通过输入晶体、胶体液以纠正缺水和酸碱失衡。对严重患者应多输血浆、清蛋白和全血以补充因腹腔渗出大量血浆而引起的低蛋白血症和贫血。对腹膜炎较轻的患者，输入平衡液（乳酸钠生理盐水）即足以补充需要。对临近或已有休克的患者，在输入晶、胶体液的同时要进行监护，包括定时监测血压、脉率、中心静脉压、尿量、血细胞比容、血清电解质、肌酐以及血气分析等，用以调整输液的内容和速度，增添必要的辅助药物，使患者及早脱离危险。在监测中，除血压、脉率外，中心静脉压和尿量测定是简单而可靠的项目。中心静脉压装置方便，当患者并无心脏疾病时，其高低对指导输液的内容与速度有一定作用。尿量基本上能反应患者组织血液灌注情况，每小时尿量维持在 30 ~ 50ml 说明组织血液灌注情况良好。急性腹膜炎并有休克时，如果输血、输液未能改善情况时，给予一定量的激素可能有用。也可以根据情况给予血管收缩剂或扩张剂，其中以多巴胺较为安全。当休克在各种措施下仍未见改善时，应及时考虑是否为腹腔内大量脓液所引起，手术引流能挽回生命。

6. 补充热量与营养　急性腹膜炎患者需要大量热量与营养以补充其需要。其代谢率约为正常的 140%，因此每日需要热量达 3000 ~ 4000kcal。当不能补足所需热量时，机体内大量蛋白被消耗，使患者在严重的疾病状态下承受进一步损害。目前认为在输入葡萄糖供给一部分热量的同时输入氨基酸可以减少体内蛋白消耗，而输入的氨基酸以支链氨基酸为最有效。长期不能进食的患者应及早考虑完全静脉营养法治疗。

7. 控制感染　由于继发性腹膜炎常为混合感染，因此需大剂量联合应用抗菌药物。

8. 镇静、镇痛、给氧　为减轻患者痛苦，适当地应用镇静镇痛剂是必要的。但如果诊断尚未肯定，患者还需观察，不宜用镇痛剂，以免掩盖病情，有碍对病情作出正确判断。对情况较差的患者应给予氧气吸入，出现呼吸困难时应采用人工呼吸器辅助通气。

（二）手术治疗患者的护理

手术疗法通常适用于病情严重、非手术治疗无效者，其指征是：①腹腔内病变严重者，如腹内脏器损伤破裂、绞窄性肠梗阻、炎症引起的胃肠道或胆道坏死、穿孔，手术后胃肠吻合口漏等所致的腹膜炎；②腹膜炎重、无局限趋势而病因不明者；③患者一般情况差，腹腔积液多，肠麻痹重或中毒症状明显，尤其是有休克表现者；④经短期非手术治疗（一般不要超过 12 小时），如腹膜炎症状与体征不见缓解或反而加重者。

对于接受手术治疗的患者，除上述一般护理外，应按腹部手术前常规准备，如备皮、备血、药物过敏实验、麻醉前给药和术日晨留置胃管、尿管；护士还应详细向患者介绍手术前的准备、手术方式、术后治疗护理的内容等。

1. 术前护理

（1）术前评估

1）评估腹痛的性质、部位、持续时间、程度、有无牵涉痛、腹痛的伴随症状，如食欲不振、恶心、呕吐、打嗝、胀气、发热、出血、黄疸等。

2）评估生命体征的变化，注意有无出血及休克症状。

3）评估各项检查结果，包括生化检查、腹部 X 线、B 超等。

4）评估呕吐的量、颜色、气味、呕吐时间、呕吐的次数、呕吐物的检查结果等。

5）评估患者的营养状况。

6）评估发热的时间及伴随症状，脉搏、呼吸、血压、意识与体温变化的关系，尿量、汗量、呕吐量是否与入量平衡，有无脱水的征象，如皮肤、嘴唇干燥，尿比重增加等。

（2）心理护理：术前多关心患者，给予必要的安慰，解释手术的有关问题，术后应注意的问题以及如何配合减少并发症，以消除患者的多重焦虑，避免各种不良刺激。

（3）术前准备：按腹部手术前常规准备，如备皮、备血、药物过敏实验和留置尿管及麻醉床的准备、吸氧装置的准备等。

2. 术后护理

（1）术后评估：患者返回病室后，护士应仔细评估患者的生命体征、伤口敷料情况、引流管引流液的情况、呼吸状况等。

（2）体位：麻醉清醒后，取半卧位。要鼓励患者经常活动双脚，协助患者移动受压部位，以防止下肢静脉血栓形成和压疮。

3. 持续胃肠减压　腹膜炎患者虽经手术治疗，但腹膜的炎症尚未消除，肠蠕动尚未恢复，故应禁食，同时采用胃肠减压。只有待肠蠕动恢复，出现肛门排气后，方可停止胃肠减压并开始进食。

4. 补液和营养　由于术前、术中的消耗和术后短期的禁食，应重视术后补液和营养支持。需补充水、电解质、维生素和蛋白质，以维持术后机体高代谢和修复的需要，维持水、电解质代谢的平衡。营养和液体经静脉供给，同时遵医嘱给予抗菌药物治疗。

5. 病情观察　严密监测患者的体温、脉搏、呼吸和血压的变化。在生命体征允许的情况下，适当地给予镇痛剂和镇静剂，以减轻患者的不适。

6. 腹腔引流护理　腹腔引流的目的是将腹腔内的渗液排出体外，使残留的炎症得以局限、控制和消退。引流物一般放置在病灶附近和盆底部，放置时间视病情及引流液数量而定，一般要放置 3～7 日。引流期间应注意引流是否通畅，引流管的固定是否可靠，每日更换引流瓶或袋，并记录引流液的量和性状。应保持敷料清洁干燥，如有渗血或渗液，应及时更换。待腹腔引流液减少后，应及时拔除。

7. 并发症的处理　对急性腹膜炎的患者，应密切观察炎症和全身中毒症状有无明显改善。术后若患者体温持续不退，或再度上升，应注意有无直肠刺激征和膀胱刺激征，及早发现盆腔脓肿。若患者主诉季肋部疼痛伴有呃逆时，应警惕膈下脓肿。需要时做 B 超检查。盆腔脓肿应做好进一步手术的准备。

七、预期结果与评价

1. 患者主诉焦虑减轻，舒适感增加。
2. 患者主诉生活自理需求得到满足。
3. 患者能够复述术后康复和预防并发症方面的知识。
4. 护士及时发现并发症，并通知医师及时处理。

（张海燕）

第六十章　腹外疝患者的护理

第一节　腹外疝概论

一、概述

体内某个脏器或组织离开其正常解剖部位，通过先天或后天形成的薄弱点或缺损、孔隙进入另一部位，称为疝。疝多发生于腹部，以腹外疝为多见。腹外疝是腹腔内的脏器或组织连同腹膜壁层，经腹壁薄弱点或孔隙，向体表突出而形成。腹外疝是外科常见疾病之一。

二、病因

腹外疝的发生与腹壁强度减弱和腹内压力增高两大因素有关。

（一）腹壁强度减弱

造成腹壁强度减弱的因素较多，常见因素有：①腹膜鞘状突未闭，脐环闭锁不全，腹壁白线缺损等成为腹壁的薄弱点；②精索或子宫圆韧带穿过腹股沟管，股动静脉穿过股管区等造成该处腹壁强度减弱；③手术切口愈合不良、外伤、感染、老年、久病、肥胖所致肌萎缩等原因。另外，生物学研究发现，腹股沟疝患者体内腱膜中胶原代谢紊乱，腹直肌前鞘中的成纤维细胞增生异常，超微结构中含有不规则的微纤维，因而影响腹壁的强度。

（二）腹内压力增高

常见原因有慢性咳嗽（如吸烟者和老年人支气管炎）、慢性便秘、排尿困难（如前列腺增生、包茎）、晚期妊娠、婴儿经常啼哭、搬运重物、举重、腹内肿瘤等。正常人虽有腹内压增高情况，但如果腹壁强度正常，就不致发生疝。

三、病理解剖

典型的腹外疝由疝囊、疝内容物和疝外被盖等组成。疝囊是壁腹膜的憩室样突出部，由疝囊颈和疝囊体组成。疝囊颈是疝囊比较狭窄的部分，是疝突向体表的门户，又称疝门，即腹壁薄弱区或缺损所在。各种疝通常以疝门部位作为命名依据，如腹股沟疝、股疝、脐疝等。疝内容物是进入疝囊的腹内脏器或组织，小肠最为多见，其次是大网膜，还有盲肠、阑尾、乙状结肠等。疝外被盖是指疝囊以外的各层组织。

四、临床类型

（一）易复性疝

疝内容物很容易回纳入腹腔的疝，称易复性疝。疝内容物在患者站立、行走、劳动或腹内压骤增时突出，在平卧、休息或用手向腹腔推送时又可回纳到腹腔内。

（二）难复性疝

疝内容物不能回纳或不能完全回纳入腹腔内，但并不引起严重症状者，称难复性疝。疝内容物反复突出，致疝囊颈受摩擦而损伤，并产生粘连是导致疝内容物不能回纳的常见原因。这种疝的内容物多数是大网膜。

（三）嵌顿性疝

疝囊颈较小而腹内压突然增高时，疝内容物可强行扩张囊颈而进入疝囊，随后因囊颈的弹性收缩，又将内容物卡住，使其不能回纳，这种情况称为嵌顿性疝。疝发生嵌顿后，疝内容物静脉回流受阻，导致肠壁淤血、水肿。

（四）绞窄性疝

嵌顿性疝如不及时解除，肠管及其系膜受压情况不断加重，可使动脉血流减少以至完全阻断，嵌顿性疝发展至肠壁动脉血流障碍阶段，即为绞窄性疝，可很快发生肠壁坏死。临床上，嵌顿和绞窄实际上是一个病理过程的两个连续性阶段，很难截然区分。

第二节　腹股沟疝患者的护理

一、概述

发生在腹股沟区的腹外疝，统称为腹股沟疝。腹股沟疝分为腹股沟斜疝和腹股沟直疝两种。疝囊经过腹壁下动脉外侧的腹股沟管深环（内环）突出，向内、向下、向前斜行经过腹股沟管，再穿出腹股沟管浅环（皮下环），并可进入阴囊，称为腹股沟斜疝。疝囊经腹壁下动脉内侧的直疝三角区直接由后向前突出，不经过内环，也不进入阴囊，称为腹股沟直疝。

腹股沟疝男女发病率之比约为15:1，右侧比左侧多见。斜疝是最多见的腹外疝，发病率占全部腹外疝的75%~90%，占腹股沟疝的85%~95%。

二、解剖概要

腹股沟区是前外下腹壁一个三角形区域，其下界是腹股沟韧带，内界是腹直肌外侧缘，上界是髂前上棘至腹直肌外侧缘的一条水平线。

（一）腹股沟区的解剖层次

由浅而深，有以下各层：①皮肤、皮下组织和浅筋膜；②腹外斜肌；③腹内斜肌和腹横肌；④腹横筋膜；⑤腹膜外脂肪和壁腹膜。

（二）腹股沟管

腹股沟管位于腹前壁、腹股沟韧带内上方。成人腹股沟管长 4~5cm。腹股沟管的内口即深环，是腹横筋膜中的卵圆形裂隙；外口即浅环，是腹外斜肌腱膜下方的三角形裂隙。它们的大小一般可容纳一指尖。以深环为起点，腹股沟管的走向由外、后、上方，向内、前、下方斜行。腹股沟管的前壁有皮肤、皮下组织和腹外斜肌腱膜，但外侧 1/3 有腹内斜肌覆盖；管的后壁是腹膜和腹横筋膜，其内侧 1/3 有腹股沟镰；上壁是腹内斜肌、腹横肌的弓状下缘；下壁是腹股沟韧带和腔隙韧带。女性腹股沟管内有子宫圆韧带通过，男性有精索通过（图 60-1，图 60-2）。

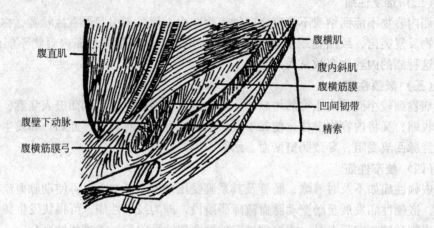

图 60-1　左腹股沟区解剖层次（前面观）

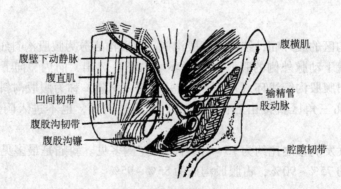

图 60-2　右腹股沟区解剖层次（后面观）

（三）直疝三角（海氏三角）

直疝三角的外侧边是腹壁下动脉，内侧边是腹直肌外缘，底边是腹股沟韧带。此处腹壁缺乏完整的腹肌覆盖，腹股沟直疝即在此由后向前突出，故称直疝三角（图 60-3）。

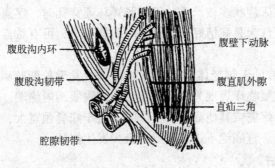

图 60-3　直疝三角

三、病因及发病机制

腹股沟斜疝有先天性和后天性两种。

先天性解剖异常：胚胎早期，睾丸位于腹膜的第 2～3 腰椎旁，以后逐渐下降。在睾丸下降时，紧贴于睾丸前方的一部分腹膜，即随同睾丸穿过腹股沟管，一起下降到阴囊中，这样便形成了腹膜鞘状突。鞘状突下段在婴儿出生后不久成为睾丸固有鞘膜，其余部分自行萎缩闭锁而遗留一纤维索带。如果鞘状突不闭锁，就成为先天性的疝囊。如果鞘状突下段闭锁而上段未闭，也可诱发斜疝。右侧睾丸下降比左侧略晚，鞘突闭锁也较迟，所以右侧腹股沟疝较多。

后天性腹壁薄弱或缺损：任何腹外疝，都存在腹横筋膜不同程度的薄弱或缺损。此外，腹横肌和腹内斜肌发育不全对发病也起着重要作用。

四、护理评估

（一）健康史

评估患者有无先天性腹壁解剖缺损，如腹膜鞘状突未闭；评估患者的年龄；询问患者是否有腹部外伤史、手术史；是否存在慢性咳嗽，如长期吸烟、慢性支气管炎史；询问患者的排泄习惯，是否有慢性便秘和/或排尿困难；评估患者的身高、体重，是否为肥胖者；以前是否患过腹外疝及其治疗情况，有无其他病史以及家族性遗传病史。

（二）身体评估

1. 腹股沟斜疝　易复性斜疝患者腹股沟区出现一肿块，偶尔有胀痛感。肿块常在站立、行走、咳嗽时出现，多呈带蒂柄的梨形，并可降至阴囊或大阴唇。用手按肿块并嘱咐患者咳嗽，可有膨胀性冲击感。如患者平卧或用手将肿块向腹腔推送，肿块可回纳而消失。用手指紧压腹股沟管深环，让患者起立并咳嗽，斜疝疝块不会出现，一旦移去手指，疝块会再出现。疝内容物如为肠袢，则肿块柔软、光滑、叩之呈鼓音。回纳时常先有阻力，一旦回纳，肿块即较快消失。疝内容物如为大网膜，则肿块坚韧叩呈浊音，回纳缓慢。

难复性斜疝患者感胀痛，疝块不能完全回纳。

嵌顿性斜疝患者疝块突然增大，并伴有明显疼痛。平卧或用手推送不能使肿块回纳，肿块紧张发硬，且有明显触痛。顿嵌内容物如为大网膜，局部疼痛较轻；如为肠管，不但局部疼痛明显，还伴有腹部绞痛、恶心、呕吐、便秘、腹胀等机械性肠梗阻症状。疝一旦嵌顿，自行回纳的机会较少，多数患者症状逐渐加重，若不及时处理，会发展为绞窄性斜疝。

绞窄性斜疝患者临床症状多较严重。但在肠袢坏死穿孔时，疼痛可因疝块压力骤降而暂时有所缓解，此时不可认为是病情好转。绞窄时间较长者，可有脓毒血症等全身表现，还可并发肠瘘。

2. 腹股沟直疝 常见于年老体弱者，特别容易继发于长期咳嗽的老年慢性支气管炎、前列腺增生等疾病。主要临床表现为患者直立时，在腹股沟内侧端、耻骨结节外上方出现一半球形肿块，并不伴有疼痛或其他症状。平卧时，由于疝囊颈宽大，多能自行回入腹腔而消失，不需用手推送复位。直疝绝不进入阴囊，极少发生嵌顿。

（三）心理社会评估

评估患者对患病的反应、采取的态度和接受程度、患者的心理状态如何。有哪些不良的心理反应，如紧张、焦虑等。患者对自身疾病的了解程度。评估患者家庭及社会支持系统情况，患者与家庭成员的关系，家庭成员对患者的态度，能否给予患者生活上的照顾和精神上的支持。评估患者工作和社会经济情况，承担医疗费用有无困难。

五、护理诊断及医护合作性问题

1. 舒适的改变 与腹股沟区肿块突出有关。
2. 焦虑 与即将手术有关。
3. 知识缺乏 与缺乏腹股沟疝治疗、护理及预防方面的知识有关。
4. 疼痛 与手术所致的组织损伤有关。
5. 潜在的并发症 术后阴囊水肿、切口感染、出血。

六、计划与实施

通过治疗和护理，术前患者舒适感增强，焦虑心理减轻，能够说出腹股沟疝的治疗、护理方面的知识；术后患者伤口疼痛得到较好控制，护士能够及时发现并发症的发生，患者能够说出腹股沟疝预防方面的知识。

（一）术前护理

1. 心理护理 手术对患者来说是一种应激，术前患者常会出现焦虑、紧张、甚至恐惧等不良心理反应。这些不良心理反应会影响患者的睡眠和食欲，进而影响机体免疫功能，使机体抵抗力和对手术的耐受力大为下降，不利于疾病的治疗与康复。所以良好的心理状态和积极健康的情绪，对患者的手术治疗和术后康复是十分重要的。

术前护士应主动与患者及患者家属沟通，了解他们对疾病、治疗的认识和态度，了解其心理反应，鼓励患者及家属表达出内心的感受，对他们有疑虑的问题给予耐心、细致的解答。护士应根据患者不同的年龄、文化程度等，并结合其病情，认真讲解有关疾病治疗的知识，强调手术的重要性和必要性，详细介绍与手术有关的事项，如术前准备、手术的大致过程、麻醉方式、术后注意事项等等，以争取患者的主动配合，保证手术的顺利进行。

2. 术前宣教 术前护士应评估患者及家属的学习需要和能力，结合患者具体情况，向患者讲解腹股沟疝的治疗方法。

（1）非手术疗法：一岁以内的婴儿，由于在成长过程中腹肌逐渐强壮，有自愈可能，故暂不手术，可用棉线束带或绷带压住腹股沟管深环，以防疝块突出。年老体弱或伴有其他严重疾病而不能手术者，白天可在疝内容物回纳后使用疝带，阻止疝块突出。

（2）手术疗法：手术修补是腹股沟疝最有效的治疗方法，可归纳为三类：

1）传统的疝修补术：①疝囊切除、高位结扎术：手术行单纯疝囊切除，颈部高位结扎，手术没有修补腹股沟区的薄弱区，所以仅适用于婴幼儿及绞窄性斜疝发生肠坏死局部严重感染的病例；②疝修补术：是治疗腹股沟疝最常见的手术。在疝囊高位结扎的基础上，利用邻近健康组织修补腹壁缺损，但一般只适用于缺损不严重者。修补术应包括深环的修补和腹股沟管管壁的加强。加强或修补腹股沟管前壁最常用的方法是 Ferguson 法，加强或修补腹股沟管后壁常用的方法有 Bassini 法、McVay 法、Shouldice 法等。

2）无张力疝修补术：传统的疝修补术存在缝合张力大、术后手术部位有牵拉感、疼痛等缺点。无张力疝修补术是在无张力情况下，利用人工合成高分子纤维网片材料进行缝合修补，克服了传统修补术的诸多弊端，同时患者下床早、恢复块。常用的无张力疝修补术有：平片无张力疝修补术、疝环充填式无张力疝修补术、巨大补片加强内脏囊手术。

3）经腹腔镜疝修补术：基本原理是从腹腔内部用合成纤维网片加强腹壁的缺损或用钉（缝线）使内环缩小。经腹腔镜疝修补术具有创伤小、术后恢复快、复发率低等优点，但因其对技术设备要求高、需全身麻醉、手术费用高等原因，目前临床应用较少。

（3）嵌顿性和绞窄性疝的处理：嵌顿性疝具备下列情况者应先试行手法复位：①嵌顿时间在 3～4 小时以内，局部压痛不明显，也无腹部压痛或腹肌紧张等腹膜刺激征；②年老体弱或伴有其他较严重疾病而估计肠祥尚未绞窄坏死者。复位方法是让患者取头低足高卧位，注射吗啡或哌替啶，以镇痛和镇静并松弛腹肌。托起阴囊，持续缓慢地将疝块推向腹腔，同时用左手轻轻按摩浅环和深环以协助疝内容物回纳。手法复位后需严密观察腹部情况，若出现腹膜炎或肠梗阻表现，应尽早手术探查。

除以上情况外，嵌顿性疝原则上需紧急手术治疗，以防疝内容物坏死并解除伴发的肠梗阻。绞窄性疝，若肠管尚未坏死，可将其送回腹腔，按一般易复性疝处理。若肠管已坏死，需施行肠切除吻合术。绞窄的内容物如系大网膜，可予切除。

3. 术前准备

（1）有腹内压增高情况存在时，术前应先予处理，如对有慢性咳嗽、习惯性便秘、排尿有困难等患者应采取积极治疗措施，对症护理。

（2）对巨大型疝，护士应告诉患者少活动，多卧床休息，最好取短期头低脚高位，以便回纳疝内容物。

（3）密切观察患者一般状况，若腹痛加剧，同时伴有恶心、呕吐、腹胀等肠梗阻症状，有发生嵌顿疝的可能时，应立即通知医师，及时处理。

（4）嵌顿性疝及绞窄性疝多伴有肠梗阻，术前应禁食、补液、纠正水电解质及酸碱平衡失调，并备血，尽早使用抗生素。

（5）术前评估患者，特别是老年人的心、肝、肺、肾等脏器器官功能，及有无糖尿病。

（6）吸烟者，术前两周开始戒烟。

（7）做好手术区皮肤准备，保证阴囊及会阴部皮肤清洁、无破损。并注意保暖，预防感冒。

（8）术前做好肠道准备，清洁肠道；进手术室前排空小便，以防术中误伤膀胱。

（二）术后护理

术后患者返回病房后，护士应对患者的情况进行评估，了解患者接受了何种手术，手术是否顺利，患者的生命体征是否平稳，伤口情况，以及术后心理状态等。

1. 体位　术后回病房不宜过早采取半卧位，以减轻腹内压和手术缝合处的牵张力。术后当天取平卧位，膝下垫一软枕以松弛腹壁减少张力。术后应卧床 3~5 日，避免过早站立，对年老体弱、绞窄疝、巨大疝手术患者卧床时间可适当延长。卧床期间应加强护理，满足患者生活的需要。

2. 切口护理　术后 24 小时在切口处置 500g 沙袋，以减少伤口内渗血。因手术中分离的创面有渗血，而阴囊比较松弛且位置较低，渗血易积存于阴囊，术后应用丁字带托起阴囊，或用小垫抬高阴囊。密切观察切口有无渗血，以及阴囊有无血肿、水肿。保持切口敷料清洁干燥，被尿污染后应及时更换，防止切口感染。

3. 疼痛护理　护士应评估患者疼痛的部位、性质、程度及持续时间，注意倾听患者的主诉。告诉患者麻醉作用消失后会感到伤口疼痛，一般手术 24 小时内疼痛较明显，24 小时后会逐渐减轻。必要时可遵医嘱给予止痛剂。

4. 饮食护理　一般患者手术后 6~12 小时可进流食如米汤，术后第二天进软食或普食。如果做肠切除吻合术，术后应禁食，待肠道功能恢复后，方可开始进流食。

5. 避免腹内压增高　术后应避免引起腹内压增高的因素，如咳嗽、便秘、排尿困难等。应保持大小便畅通，告诉患者勿用力增加腹压，有便秘时可给予通便药物。手术后因麻醉或手术刺激可能引起尿潴留，可肌内注射胺甲酰胆碱 0.25mg，以促进膀胱平滑肌肉的收缩，必要时可行导尿。术后注意保暖，防止感冒引起咳嗽。

6. 术后并发症的观察与护理　护士每日应观察切口有无红、肿、疼痛，有无渗血，保持切口干燥。注意监测生命体征变化，尤其是体温变化。注意倾听患者有何不适主诉。对于绞窄性疝行肠切除术，切口感染机会增加，更应注意观察。一旦发现切口感染、出血，应及时通知医师，及时处理。

7. 健康教育

（1）出院后应注意休息，逐渐增加活动量，一般 3 个月内不宜参加重体力劳动或提举重物。

（2）术后仍需避免引起腹内压增高的因素，以免疝复发。平时保持大便通畅，有排尿困难者应及时治疗。注意保暖，防止感冒而引起咳嗽，积极治疗慢性支气管炎等疾病。

（3）出现疝复发，应及早诊治。

七、预期结果与评价

1. 术前患者主诉生理舒适感增强。

2. 术前患者主诉焦虑感减轻。

3. 患者能够说出腹股沟疝治疗方面的知识。

4. 术后患者疼痛得到及时缓解。

5. 护士及时发现并发症，并通知医师及时处理。

（李　杨）

第六十一章 腹部损伤患者的护理

> ## 关键词

abdominal injury	腹部损伤
closed injury	闭合性创伤
colon rupture	结肠破裂
dbridement	清创术
duodenal injury	十二指肠损伤
gastric injury	胃损伤
hypovolemic shock	低血容量性休克
hemorrhagic shock	失血性休克
incised wound	切割伤
liver rupture	肝破裂
opened injury	开放性创伤
overwhelming postsplenectomy infection（OPSI）	脾切除后凶险性感染
pancreatic injury	胰腺损伤
rectal injury	直肠损伤
renal trauma	肾损伤
retroperitoneal hematoma	外伤后腹膜后血肿
septic shock	感染性休克
small intestine rupture	小肠破裂
splenic rupture	脾破裂
traumatic shock	创伤性休克

一、概述

腹部损伤是常见的损伤。在损伤导致的死亡中，大约 1/4 与腹部损伤有关。腹部损伤的患者可有一个或多个器官的损伤。由于腹部损伤可能涉及内脏，在护理腹部损伤患者时，护理人员应特别注意观察有无腹腔内出血和腹膜炎的表现。

二、病因和分类

腹部损伤可分为开放性和闭合性两大类。开放性损伤穿破腹膜者为穿透性损伤（多伴内脏损伤），无腹膜破损者为非穿透伤（偶伴内脏损伤）。其中，投射物有入口、出口者为贯通伤，有入口、无出口者为非贯通伤。穿透性腹部损伤通常与枪击和刺伤等暴力有关，很少引起多器官损伤，但常合并胸腔、脊柱和后腹膜腔等损伤，死亡的原因主要为出血。闭合性损伤常引起多器官损伤，常见原因为交通意外，高空坠落，挤压等。闭合性损伤可能仅局限于腹壁，也可同时兼有内脏损伤。此外，各种穿刺、内镜、灌肠、刮宫、腹部手术等诊治措施导致的腹部损伤也称医源性损伤。

通常腹部损伤可有肝、脾、胰腺、肠系膜动脉、横膈膜、膀胱、大血管、胃、肠、肾等器官的破裂，并可导致大出血和缺血性休克，需尽快手术。

三、护理评估

（一）受伤史

评估患者受伤的时间、地点、原因、致伤条件、伤情、受伤至就诊之间的伤情变化和就诊前的急救处理。伤者有意识障碍或其他情况不能回答问话时，应向现场目击者或护送人员询问。

（二）身体评估

由于致伤原因及伤情的不同，腹部损伤后的临床表现有很大差异，从无明显症状体征到出现重度休克甚至处于濒死状态。一般单纯腹壁损伤的症状和体征较轻，可表现为受伤部位疼痛，局限性腹壁肿胀、压痛，或有时可见皮下淤斑。内脏如为挫伤，可有腹痛或无明显临床表现。严重者可有腹腔内出血和腹膜炎。

肝、脾、胰、肾等实质器官或大血管损伤主要表现为腹腔内（或腹膜后）出血，包括面色苍白、脉率加快，严重时脉搏微弱，血压不稳，甚至休克。腹痛呈持续性，一般不很剧烈，腹膜刺激征可不明显。但肝破裂伴有较大肝内胆管断裂、胆汁沾染腹膜，胰腺损伤伴胰管断裂、胰液溢入腹腔时，则可出现明显的腹膜刺激征。体征最明显处多为损伤所在。肩部放射痛提示肝或脾的损伤。肝、脾包膜下破裂或肠系膜、网膜内出血可有腹部包块。肾脏损伤时可出现血尿。移动性浊音阳性提示内出血。

除恶心、呕吐、便血、呕血等胃肠道症状和全身性感染的表现外，胃肠道、胆道、膀胱等空腔脏器破裂的主要临床表现是弥漫性腹膜炎。腹膜刺激征的程度因空腔器官内容物不同而异。通常是胃液、胆汁、胰液刺激最强，肠液次之，血液最轻。伤者有时会有气腹征，之后可因肠麻痹而出现腹胀，严重时可发生感染性休克。腹膜后十二指肠破裂的患者有时可出现睾丸疼痛、阴囊血肿和阴茎异常勃起等。空腔脏器破裂也可有出血，但出血量一般不大。若空腔脏器和实质性脏器同时破裂，则出血性表现和腹膜炎可以同时存在。

（三）辅助检查

包括全血细胞计数（CBC）、尿液分析、B超、腹部X片、CT、腹腔灌洗等。

1. 实验室检查　红细胞、血红蛋白减少及血细胞比容下降，提示有大量失血。白细胞总数及中性粒细胞升高不但见于腹腔内脏器损伤，也是机体的应激反应。血淀粉酶或尿淀粉酶升高提示胰腺损伤或胃肠道穿孔，或胃十二指肠破裂，但胰腺或胃肠道损伤未必均伴有淀粉酶升高。血尿是泌尿系损伤的重要标志，但其程度与伤情可能不成正比。

2. 诊断性腹腔穿刺术和灌洗术　对判断有无腹腔内脏损伤和哪一类脏器损伤有很大帮助。穿刺点多为脐和髂前上棘连线的中、外1/3交界处或经脐水平线与腋前线交界处。把有多个侧孔的细塑料管经针管送入腹腔深处，进行抽吸。抽到液体后，应观察其性状（血液、胃肠内容物、混浊腹腔积液、胆汁或尿液），必要时可作液体的涂片检查。疑有胰腺损伤时，可测定其淀粉酶含量。若抽到不凝血，提示实质性脏器破裂出血，因腹膜的去纤维作用而使血液不凝。如抽出的血液迅速凝固，多系穿刺针误刺血管或血肿所致。抽不到液体并不完全排除内脏损伤的可能性，应继续严密观察，必要时可重复穿刺，或改行腹腔灌洗术。

对腹腔内少量出血者，诊断性腹腔灌洗术更有利于早期诊断且可提高确诊率。腹腔灌洗术是经上述诊断性腹腔穿刺置入的塑料管向腹腔内缓缓灌入 500～1000ml 无菌生理盐水，然后借虹吸作用使腹内灌洗液流回输液瓶中。取瓶中液体进行肉眼或显微镜下检查。检查结果符合以下任何一项，即属阳性：①灌洗液含肉眼可见的血液、胆汁、胃肠内容物或证明是尿液；②显微镜下红细胞计数超过 $100 \times 10^9/L$ 或白细胞计数超过 $0.5 \times 10^9/L$；③淀粉酶超过 100U（Somogyi 法）；④灌洗液中发现细菌。

对于有严重腹内胀气，中、晚期妊娠，既往有腹部手术史或炎症史及躁动不能合作者，不宜做腹腔穿刺。

3. X 线检查　若伤情允许，X 线检查有助于进一步明确诊断，最常用的是胸片及腹部平片，必要时可拍骨盆片。

4. B 超、CT　对实质性脏器损伤及其范围、程度有重要的诊断价值。

（四）心理社会评估

评估患者的心理状况以及社会支持状况。腹部损伤大多在意外情况下突然发生，患者和家属多有恐惧，特别是担心预后，医护人员应及时告知病情变化及治疗方案，减轻患者及家属的恐惧心理，取得理解与配合。

四、护理诊断及医护合作性问题

1. 潜在并发症　感染、血容量不足。
2. 疼痛　与腹部损伤所致腹膜刺激或手术有关。
3. 恐惧　与突发损伤及对治疗预后不了解有关。
4. 知识缺乏　与缺乏腹部损伤治疗的知识有关。

五、计划与实施

通过治疗与护理，患者能够维持血流动力学稳定，疼痛减轻，恐惧感减轻，复述治疗方案。护士及时发现感染征象，并通知医师及时处理。

（一）严密观察病情

对于暂时不能明确有无腹部内脏损伤而生命体征稳定的患者，应严密观察病情变化。

1. 每 15～30 分钟测定 1 次脉率、呼吸和血压。
2. 每 30 分钟检查 1 次腹部体征，注意腹膜刺激征程度和范围的变化。有异常情况立即报告医师。
3. 每 30～60 分钟测定 1 次红细胞数、血红蛋白和血细胞比容，了解是否有所下降，白细胞数有无上升。
4. 观察期间，不随便搬动患者，以免加重伤情；不注射止痛剂，以免掩盖病情；禁食；给予胃肠减压。

（二）预防低血容量性休克

1. 用外部加压或无菌敷料压迫控制外出血。
2. 建立快速静脉输液通道，遵医嘱输注温的生理盐水或乳酸盐林格溶液。
3. 抽血检查全血细胞计数、血型和交叉配血。

4. 必要时遵医嘱留置尿管，观察有无血尿，准确记录尿量及尿比重等。

5. 若无颅骨损伤等禁忌，可以给患者插入鼻胃管，观察有无胃肠道出血，同时降低呕吐和误吸的危险。

6. 脱去衣物，给予棉被。必要时给予加温的静脉输液和加温湿化的氧气，保证患者舒适。

7. 配合医师进行腹腔穿刺。

（三）预防感染

1. 消毒嵌入伤口体的异物，不要拔除。

2. 用无菌盐水敷料覆盖暴露的器官或组织。

3. 遵医嘱给予患者抗生素，预防腹膜炎的发生。

（四）疼痛的护理

1. 评估患者腹痛及牵涉痛的情况。

2. 观察患者有无腹内脏器损伤的表现，诊断未明确者禁用镇痛剂，以防掩盖伤情。诊断已明确者，可遵医嘱给予镇静剂或镇痛剂。

（五）给患者讲解腹部损伤治疗的相关知识

腹部损伤患者总的处理原则为预防和控制低血容量性休克和感染，缓解疼痛，减轻患者焦虑和恐惧。腹部损伤的急诊处理为预防出血性休克和感染。穿透性开放损伤和闭合性腹部损伤需手术治疗。对于有严重的腹部损伤患者来说，如果存在腹膜刺激的表现，应剖腹探查，修补受损器官。

五、预期结果与评价

1. 患者血流动力学维持稳定。

2. 护士及时发现感染征象，并通知医师及时处理。

3. 患者主诉疼痛减轻。

4. 患者主诉恐惧感减轻。

5. 患者能够复述治疗方案。

附：常见内脏损伤的特征和处理

一、脾破裂

脾是腹部内脏最易受损的器官，在腹部闭合性损伤中，脾破裂占 20%～40%，在腹部开放性损伤中，脾破裂约占 10%，有慢性病理改变的脾更易破裂。按病理解剖，脾破裂可分为中央型破裂（破在脾实质深部）、被膜下破裂（破在脾实质周边部分）和真性破裂（破损累及被膜）三种。前两种因被膜完整，临床上并无明显内出血征象而不易被发现，可形成血肿而最终被吸收。但血肿在某些外力影响下，可以突然转为真性破裂，有时危及生命。

临床所见的脾破裂，约 85% 为真性破裂。破裂部位多见于脾上极及膈面，有时在裂口对应部位有下位肋骨骨折存在。破裂如发生在脏面，尤其是邻近脾门者，有撕裂肾蒂的可能，此时，出血量很大，患者迅速发生休克，甚至死亡。

脾破裂一经诊断，原则上应紧急手术处理。非手术治疗适用于无休克或容易纠正的一过性休克，影像学检查证实脾裂伤比较局限、表浅，不合并其他腹腔脏器损伤的病例。非手术治疗病例需严密观察，若发现继续出血或合并其他脏器损伤，应立即手术。根据伤情，明确可保留脾者，可采用生物胶粘合止血、物理凝固止血、单纯缝合修补、部分脾切除等手段。脾中心破裂，脾门撕裂或有大量失活组织等，需迅速施行脾切除术。为防止小儿日后发生脾切除后凶险性感染（OPSI），有主张可将1/3脾组织切成薄片或小块埋入大网膜中进行自体移植，成人OPSI发生率低，多无此必要。

二、肝破裂

肝破裂在各种腹部损伤中约占15%~20%，右肝叶破裂较左肝叶为多。肝破裂和脾破裂的表现酷似，但因肝破裂后可能有胆汁溢入腹腔，腹痛和腹膜刺激征更为明显。肝破裂后，血液有时可能通过胆管进入十二指肠而出现黑便或呕血。肝脏被膜下破裂也有可能转为真性破裂的可能，但中央型肝破裂则更易发展为继发性肝脓肿。

肝破裂主要采取手术治疗。手术的基本要求是彻底清创、确切止血、消除胆汁溢漏和建立通畅的引流。可采取多种手术方式。不论采取何种手术方式，外伤性肝破裂手术后，在创面或肝周应留置多孔硅胶双套管行负压吸引以引流渗出的血液和胆汁。

三、胰腺损伤

胰腺损伤约占腹部损伤中的1%~2%，常常是由于上腹部强力挤压暴力直接作用脊柱所致，损伤常在胰的颈、体部，由于胰腺位置较深，常常不易被发现。因胰液侵蚀性强，又影响消化功能，故胰腺损伤的死亡率高达20%左右。

单纯胰腺损伤，临床表现不明显。部分病例由于渗液局限在网膜囊内，直至形成胰腺假性囊肿才被发现。胰腺损伤或断裂后，胰液可积聚于网膜囊内而表现为上腹明显压痛和肌紧张，因膈肌受刺激可出现肩部疼痛。胰液外渗进入腹腔后，可很快出现弥漫性腹膜炎。

胰腺损伤时，血淀粉酶和腹腔穿刺液的淀粉酶升高，有一定诊断参考价值，但不具特异性。B超可发现胰腺回声不均匀和周围积血、积脓。

高度怀疑或诊断为胰腺损伤者，应立即手术治疗。因腹部损伤行剖腹手术，怀疑有胰腺损伤可能者，应探明胰腺。因为胰腺手术容易并发胰瘘，所以胰腺手术后，腹内均应留置引流物，最好是同时使用烟卷引流和双套管负压吸引，引流不能过早取出，因为有些胰瘘在1周后才表现出来，烟卷引流可在数日后拔除，胶管引流则应维持10天以上。如发现胰瘘，宜禁食并给予全胃肠外营养；保持引流通畅，胰瘘一般在4~6周内自愈，很少需再次手术；生长抑素可用于预防和治疗外伤性胰瘘。

四、胃和十二指肠损伤

腹部闭合性损伤时胃很少受累，只在胃膨胀时偶可发生。上腹或下胸部的穿透伤则常常导致胃损伤。若损伤未波及胃壁全层，可无明显症状，若全层破裂，立即出现剧烈腹痛及腹膜刺激征，肝浊音界消失，膈下有游离气体，胃管引流出血性物。胃损伤以手术治疗为主。

十二指肠损伤占整个腹部损伤的3.7%~5%，诊断和处理都很困难，并发症发生率和死亡率都相当高。

十二指肠损伤如发生在腹腔内部分，破裂后因胰液和胆汁流入腹腔而早期引起腹膜炎。闭合伤所致的腹膜后十二指肠破裂诊断较困难，下述情况可提供线索：右上腹及右腰部有明显的固定压痛；右上腹或腰部持续性疼痛且进行性加重，可向右肩及右睾丸放散；有时可有血性呕吐物；腹部体征相对轻微而全身情况不断恶化；血清淀粉酶升高；腹部 X 线平片可见腰大肌轮廓模糊，有时可见腹膜后呈花斑状改变（积气）并逐渐扩展；胃管内注入水溶性碘剂可见外溢；CT 显示腹膜后及右肾前间隙有气泡；直肠指检有时可在骶前扪及捻发音，提示气体已达到盆腔腹膜后间隙。

处理十二指肠损伤的关键是及时手术和全身抗休克治疗。手术后应附加减压手术，以保证十二指肠创伤愈合，减少术后并发症。

五、空、回肠破裂

空、回肠受伤的机会比较多。空、回肠受伤后可在早期即产生明显的腹膜炎。一部分患者的空、回肠裂口不大，或穿破后被食物渣、纤维蛋白甚至突出的黏膜所堵塞，可能无弥漫性腹膜炎的表现。

一旦诊断空、回肠破裂，应立即手术。手术方式以简单修补为主，部分严重损伤的患者，需行破裂肠段切除吻合术。

六、结肠破裂

结肠损伤发病率较比空回肠为低，但因结肠内容物液体成分少而细菌含量多，腹膜炎出现晚但较严重。一部分结肠位于腹膜后，受伤后容易漏诊，常常导致严重的腹膜后感染。

由于结肠壁薄、血液供应差、含菌量大，除少数病例可以考虑一期修补或一期切除吻合（限于右半结肠）外，大部分病例先采用肠造口术或肠外置术，待 3~4 周后情况好转时，再行关闭瘘口。

七、直肠损伤

直肠上段在盆底腹膜反折之上，损伤后临床表现与结肠破裂基本相同；直肠下段在盆底腹膜反折之下，损伤后将引起严重的直肠周围感染，但不表现为腹膜炎。腹膜外直肠损伤的临床表现有：血液从肛门排出；会阴部、骶尾部、臀部、大腿部的开放伤口有粪便溢出；尿液中有粪便残渣，尿液从肛门排出。直肠指检可发现直肠内有出血，有时还可摸到直肠破裂口，必要时可行直肠镜检查。

直肠上段破裂，应行剖腹修补，损伤严重者，可切除后端端吻合，同时行乙状结肠双筒造口术，2~3 个月后闭合造口。直肠下段破裂，应充分引流直肠周围间隙以防感染扩散，并行乙状结肠造口术。

八、腹膜后血肿

外伤性腹膜后血肿多系高处坠落、挤压、车祸等所致腹膜后脏器（胰、肾、十二指肠）损伤、骨盆或下段脊柱骨折和腹膜后血管损伤引起。

腹膜后血肿临床表现因出血程度与范围不同而不同。一般说来。除部分伤者可有腰胁部淤斑外，突出的表现是内出血征象、腰背痛和肠麻痹；伴尿路损伤者则常有血尿。血肿进入盆腔者可有里急后重感，直肠指检可触及骶前区有波动感隆起。B 超或 CT 检查可帮助诊断。

腹膜后血肿的处理包括手术，抗感染和抗休克。感染是腹膜后血肿最重要的并发症。

（张海燕）

第六十二章 功能性胃肠病患者的护理

>> 关键词

biofeedback	生物反馈
functional constipation	功能性便秘
functional dyspepsia	功能性消化不良
functional gastrointestinal disease	功能性胃肠病
irritable bowel syndrome	肠易激综合征

功能性胃肠病是指临床上无法找到病理解剖学或生化异常可解释的、表现为慢性或复发性的胃肠道综合征。临床表现主要是胃肠道（包括食管、胃、胆道、小肠、大肠、肛管）的有关症状，因症状特征而有不同命名。

第一节 功能性消化不良患者的护理

一、概述

功能性消化不良是一种常见的功能性胃肠病，指无器质性、全身性或代谢性疾病可解释的慢性持续性或反复发作性上腹部综合征。主要表现为起源于胃十二指肠的上腹痛、上腹部烧灼感、餐后饱胀感或早饱等症状，且症状持续 3 个月以上。

功能性消化不良是临床最常见的一种功能性胃肠病，西方国家流行病学调查表明，消化不良发病率 19%~78%，其中绝大多数为功能性消化不良，是消化内科最常见的综合征；国内最新资料表明，采用罗马Ⅲ诊断标准对消化专科门诊连续就诊消化不良的患者进行问卷调查，发现符合罗马Ⅲ诊断标准者占就诊患者的 28.52%，占接受胃镜检查患者的 7.2%。

二、病因及发病机制

功能性消化不良的病因及发病机制尚未完全阐明，可能是多因素的结果，而内脏运动及感觉异常可能起主导作用。

（一）胃肠运动功能障碍

研究表明，胃肠运动障碍是功能性消化不良的主要发病基础，约有 40% 的患者存在胃排空延缓，进食后近端胃容受性舒张不良及胃窦运动异常等胃肠运动障碍的表现，可能与胃电节律紊乱有关。

（二）内脏敏感性增强

主要表现为对机械刺激的感觉过敏，尤其是近端胃对机械扩张的敏感性增加，对化学刺激感觉过敏也是一个重要方面。

（三）胃肌电节律紊乱

胃肌电分为慢波和动作电位，慢波起源于胃大弯近端 1/3 和远端交界部位，以规律和重复的电位变化，呈环行并逐渐递增的速率和振幅向远端胃扩播，慢波叠加锋电位（动作电位）时，引起胃平滑肌收缩。实验发现，功能性消化不良患者中胃电节律异常者占 65%，表现为多种形式，以胃动过缓为主，提示功能性消化不良可能有不同的病理生理基础。亦有人提出胃电节律紊乱致使动力障碍的产生，进而出现临床消化不良，有关机制及病理生理有待探讨。

（四）胃酸分泌过高

以往认为胃酸在功能性消化不良的发病中起重要作用，尤其与上腹痛密切相关。但是大量研究表明，功能性消化不良患者胃酸并不增高，功能性消化不良患者胃黏膜分泌 HCO_3^- 数量与对照组相似，说明亦无中和胃酸的能力缺陷。这些结果显示胃酸在功能性消化不良发病中并非重要因素，但不能完全排除其作用，因为在某些病例中应用 H_2 受体阻滞剂可能有效。

（五）幽门螺杆菌感染

功能性消化不良伴有幽门螺杆菌（Hp）的感染率在 30%～60% 之间，与正常对照组相近，并随年龄增加而呈增加趋势。然而，很多功能性消化不良患者临床症状明显，却无 Hp 感染证据。况且，Hp 阳性的功能性消化不良患者，根除 Hp 后，其消化不良症状并不消失，表明 Hp 作为功能性消化不良病因的证据尚不足。

（六）胃肠激素

胃肠激素种类繁多，其中胃动素、促胃液素等引起胃电节律加快，诱发锋电位的产生，增强胃窦收缩，促进胃排空；而生长抑素、胰高血糖素、抑胃肽等则对胃肠运动有抑制作用。但胃肠激素的作用及具体机制，尚需不断认识。

（七）社会心理因素

精神心理变化可导致胃肠道分泌、运动和血流的改变，不仅与器质性疾病有明显相关性，亦影响功能性消化不良等功能性疾病的发生。研究表明，焦虑、抑郁及应激在功能性消化不良的发病中有一定作用，功能性消化不良患者较健康人更易有神经质、焦虑等，但焦虑和抑郁在功能性消化不良中的发病机制及相关性有待于进一步阐明。

（八）其他因素

饮食、微量元素、年龄等因素可能与功能性消化不良的发生有一定的关系，而慢性胃炎、胃肠反流、慢性胰腺及胆道系统疾病等，亦是不能忽略的影响因素之一。

三、护理评估

（一）健康史

询问患者有无肿瘤家族史，症状出现的时间、频率和严重程度及其对工作生活的影响；了解患者饮食习惯、平时性格、有无应激事件等。

（二）身体评估

功能性消化不良的临床症状无特异性，病程长短不一，症状可反复发作，也可相当一段时间无任何症状；可以某一症状为主，也可有多个症状的重叠。有些患者有饮食、精神等诱发因素，但多数难以明确引起或加重病情的诱因。

1. 上腹痛　表现为以双侧锁骨中线为界、胸骨下端至脐之间的部位疼痛，不向胸部或腹部其他部位放射。疼痛间歇发作，常进餐后诱发或缓解，但空腹时也可能发生，排气或排便后不能缓解，至少中等程度，至少每周1次。

2. 上腹部烧灼感　以双侧锁骨中线为界，胸骨下端至脐之间的部位的一种主观感觉不适的灼热感。

3. 餐后饱胀感　正常饮食下出现餐后饱胀不适，可伴上腹胀气或餐后恶心或大量嗳气，至少每周数次。

4. 早饱　进食后不久胃迅速被充盈的感觉，与被摄食物的体积不成比例。由于早饱而不能进常规量饮食，至少每周数次。

（三）辅助检查

1. 胃镜、腹部B超、钡餐等检查，排除上消化道溃疡、糜烂、肿瘤及肝胆胰等器质性疾病；三大常规、肝肾功能、血糖和电解质等化验，排除全身代谢性和结缔组织病。

2. 胃排空功能测定　常用放射性核素闪烁扫描技术及实时超声法测定胃排空情况，大约50%的功能性消化不良患者固体排空延迟。

3. 体表胃电图　是一种非侵入性的电生理检查手段，功能性消化不良患者存在胃电节律紊乱，以胃动过缓比较常见，也可呈胃动过速和节律失常。

4. 胃腔内压测定　多用气囊测压法和末端开放灌注导管测压法，功能性消化不良有近端胃容受性舒张障碍和餐后胃窦运动减弱。

（四）心理社会评估

重点评估患者的心理状况、工作及生活中的压力及其对生理心理状况的影响。如有无严重的焦虑或抑郁，对疾病知识的了解程度等。功能性消化不良患者就诊时往往有恐癌心理，易合并焦虑、抑郁。

四、护理诊断及医护合作性问题

1. 腹痛　与内脏敏感性增加有关。

2. 焦虑　与症状反复发作，担心患癌有关。

3. 知识缺乏　有关疾病治疗和护理方面的知识缺乏。

五、计划与实施

通过治疗与护理，患者能够主诉腹痛减轻，焦虑减轻，复述疾病治疗和护理相关知识。

（一）调整生活方式

1. 避免过度劳累及精神紧张。

2. 戒烟忌酒，少吃刺激性食物和生冷食物，由于大量蛋白质、脂肪不利于胃排空，宜清淡并少食多餐。反流样功能性消化不良患者应避免咖啡、巧克力、酸性食物及大量摄食并减轻体重，避免摄入诱发症状或产气过多的食物如红薯、土豆等。

（二）用药指导

1. 抑制胃酸　常用 H_2 受体阻断剂如西咪替丁、雷尼替丁、法莫替丁等，或质子泵抑制剂如奥美拉唑等，后者抑酸作用强、持续时间长，可首选或当 H_2 受体阻断剂无效时使用。

2. 促动力治疗　可明显改善与进餐相关的上腹症状，如上腹饱胀、早饱等，常用药物有甲氧氯普胺、多潘立酮、莫沙必利、红霉素及其衍生物等。甲氧氯普胺是具有中枢性和外周性抗多巴胺能作用的一类药物，促肠肌丛释放乙酰胆碱，促进胃排空，但它能通过血脑屏障引起较多神经精神症状。多潘立酮为外周多巴胺受体阻断剂，对多种胃动力障碍性疾病均有效，不仅促进胃排空，增加食管括约肌张力，还能促进胃窦和十二指肠协调运动，其优点为仅有微量透过血脑屏障，不产生神经精神症状，个别患者长期服用可致乳房胀痛或溢乳现象。

3. 动力和感觉调节剂　5-HT_4 受体激动剂替加色罗可以增加肠道的动力，同时对感觉高敏引起的腹胀、腹痛亦有抑制作用，可对部分功能性消化不良患者选择应用。

（三）胃肠起搏治疗的护理

胃肠起搏器是一种胃肠功能性疾病治疗仪，通过现代电子技术产生与正常人体胃肠基本电节律相似的胃肠生物电信号，使胃肠起搏点生物电活动恢复正常的节律，达到治疗胃肠功能性疾病的目的。

1. 治疗开始前的护理　与患者共同回顾病史，说明胃电起搏治疗的目的、方法及治疗的预期效果；强调此项治疗无创伤，无痛苦，缓解恐惧心理；讲解治疗过程及注意事项，取得患者配合。

2. 治疗过程中的护理　取平卧位，用95%酒精棉球充分擦拭体表胃肠起搏定位点至皮肤泛红，安置电极，根据胃肠电图检查结果设定有关参数，通常胃起搏频率为 3 次/分，肠起搏为 10 次/分；治疗幅值应以腹部贴电极片处皮肤有轻微针刺感或略有灼热感为宜，同时可以参考仪器上治疗指示灯的颜色进行调整；治疗时间通常为每天 1 次，每次 30 分钟，一疗程 10 次。治疗过程中要随时了解患者的感觉，避免过大的电流灼伤皮肤引起疼痛或电流过小影响疗效。

3. 治疗后的护理　指导患者按时治疗，做好饮食调理及生活指导，注意皮肤的护理。

（四）心理护理

功能性消化不良患者个性脆弱，遇事敏感、多疑，易受外界影响，因此，创造良好的就医环境、进行必要的心理疏导，尤为重要。首先，建立良好的护患关系，增强患者自信心和对自身疾病的正确认识，告知疾病与治疗有关知识，消除患者紧张情绪，使患者主动配合治疗，保持情绪稳定。

六、预期结果与评价

1. 患者主诉腹痛减轻，
2. 患者主诉焦虑减轻，
3. 患者能够复述疾病治疗和护理相关知识。

第二节　肠易激综合征患者的护理

一、概述

肠易激综合征是一种具有粪便性状或排便习惯的改变以及与排便紊乱相关的腹痛或不适的功能性肠病，症状持续存在或反复发作，经检查排除了引起这些症状的器质性疾病。本病是最常见的一种功能性肠道疾病，近年英美的大样本调查显示肠易激综合征的患病率分别占总体人群的 22% 和 11.6%，而亚洲国家则多在 5% 左右。患者以中青年居多，女性多于男性。

二、病因及发病机制

肠易激综合征的确切病因目前尚不完全明了，目前研究发现，胃肠动力学异常、内脏感觉异常是肠易激综合征主要的病理生理基础，而其发病可能与饮食、肠道感染及精神心理等因素有关，是多因素综合作用的结果。

1. **胃肠动力学异常**　很多研究表明，肠道动力学异常是肠易激综合征产生症状的主要病理生理基础，其中结肠运动功能紊乱是最显著的特征。主要表现为结肠平滑肌肌电节律紊乱，乙状结肠运动腔内压力改变，结肠转运异常，乙状结肠和近端结肠运动的不协调以及胃结肠反射异常。

2. **内脏感觉异常**　内脏感觉过敏是肠易激综合征的主要发病机制之一，特别是以腹痛为主的肠易激综合征患者，其直肠感觉过敏的程度与症状的严重度密切相关。

3. **肠道感染与菌群失调**　约 1/4 的肠易激综合征患者症状与胃肠炎、肠道寄生虫或菌痢及炎性肠病等直接影响胃肠功能的疾病密切相关，提示感染是肠易激综合征的发病机制之一。

4. **精神心理因素**　心理应激对胃肠道运动有明显影响，心理社会因素在肠易激综合征的发病中具有重要作用，但这些因素能否直接改变胃肠道功能仍不能确定。大量研究证实肠易激综合征与精神心理异常密切相关，可表现为疑病症、抑郁症、转换性癔症等。其中，抑郁症最为常见，是由于躯体疾病经久不愈而引起的，属于继发性抑郁症。

5. **其他**　约 1/3 患者对某些食物不耐受而诱发症状加重。近年研究还发现某些肽类激素如缩胆囊素等可能与肠易激综合征症状有关。

三、护理评估

（一）健康史

询问患者有无肠道感染病史，平素饮食习惯，有无精神刺激、工作生活压力过大，应对压力的方法等。

（二）身体评估

肠易激综合征的临床表现无特异性，起病隐匿，症状呈反复发作或慢性迁延，病程较长，可达数年及数十年，精神、饮食因素常诱使症状复发或加重。最主要的表现为腹痛、排便习惯的改变和粪便性状的改变。

1. **腹痛或不适**　该症状在肠易激综合征患者中十分常见，许多患者常以此为首诊症状。

腹痛常发生于餐后或排便前，部位不定，以下腹和左下腹多见。腹痛的程度轻重不一，可从腹部不适至剧痛，排便或排气后可缓解。腹痛多发生于患者清醒时，很少影响食欲，当注意力分散或睡眠后，疼痛可缓解或消失；而当处于应激或情绪紧张时，可促发或加重症状。

2. 排便习惯改变　可表现为腹泻、便秘或腹泻便秘交替出现。肠易激综合征患者的腹泻表现为排便次数增多，一般每日3~5次左右，少数严重发作期可达十数次；每次粪量少，多为黏液稀便，极少出现明显的水电解质紊乱或营养不良，可伴有便意窘迫感或腹痛，便后缓解。以便秘为主者早期为间歇性，随病程缓慢进展，排便次数可从每周1~2次至数周1次不等，粪便呈羊粪状或细杆状，多伴有腹痛或腹胀和排便费力。部分患者腹泻与便秘交替发生。

3. 其他症状　可有嗳气、恶心等酷似功能性消化不良的症状，以及疲劳、失眠、焦虑、抑郁等精神症状。

4. 体征　无明显体征，可在相应部位有轻压痛；腹泻者肠鸣音可亢进；便秘者肠鸣音可减弱；部分患者直肠指诊可有直肠后壁触痛。

5. 分型　根据临床特点可分为腹泻型、便秘型和腹泻便秘交替型。

（三）辅助检查

1. 实验室检查　粪常规及培养阴性，粪潜血试验阴性；血、尿常规正常；基本生化检查正常，血沉正常。

2. X线检查　X线钡灌肠可见结肠充盈迅速及激惹征，但无明显肠结构改变。

3. 结肠镜检查　肉眼观察黏膜无异常或仅有较度充血水肿和过度黏液分泌，结肠黏膜活检正常。

（四）心理社会评估

评估患者急性起病还是慢性起病，慢性起病者心理社会因素的作用更大，评估患者是否存在生活应激，有没有严重的悲伤、焦虑等。评估患者对疾病的认识及产生的心理反应，以及患者的支持系统，如家属对疾病的反应，患者患病后能否得到关心、支持与帮助等。

四、护理诊断及医护合作性问题

1. 疼痛：腹痛　与结肠痉挛肠蠕动增加有关。

2. 排便异常：腹泻/便秘　与肠功能紊乱有关。

3. 焦虑　与症状反复发作及缺乏疾病相关知识有关。

五、计划与实施

通过治疗和护理，患者主诉疼痛减轻，焦虑感减轻，正常排便。

（一）饮食指导

有规律的饮食习惯对于纠正不规律的排便习惯是相当重要的。帮助患者分析可能诱发腹痛的食物，建议患者尽可能避免摄入对胃肠道有刺激的物品，如咖啡因和酒精。对乳糖、果糖和人造甜味剂山梨醇不能耐受的患者应尽可能相应限制此类食品的摄入。对于便秘型肠易激综合征患者，可建议患者在饮食中增加足够的纤维素，纤维素可加速结肠转运，且伴有粪重及其不成形率的提高，以助缓解便秘。饮食过快会加剧胃结肠反射，故应细嚼慢咽；避免奶制品、大豆、扁豆、卷心菜、豌豆、洋葱、葡萄干等产气食物。

（二）病情观察

重症患者密切观察其生命体征、腹痛的变化，观察腹痛与大便及情绪的关系，是否精神紧张时发生腹痛或腹痛加剧。

（三）用药指导

肠易激综合征为慢性疾患，需各种药物联合使用。

1. 调节胃肠道运动的药物

（1）解痉剂：解痉剂是肠易激综合征治疗中较常用的药物，主要用于治疗腹痛和腹部不适。主要包括抗胆碱能药物（如颠茄、阿托品、山莨菪碱等）、肌松药（如美贝维林）、高选择性钙离子通道阻滞剂（如匹维溴铵）等，通过减少结肠活动和限制肠肌收缩以缓解腹部症状。

（2）止泻剂：用于腹泻型肠易激综合征患者，最常用的是洛哌丁胺，可作用于肠道阿片受体，减少肠道的运动和分泌，增加液体吸收和粪便硬度，不良反应少，最可能的是便秘。

（3）促进胃肠动力的药物：用于便秘型肠易激综合征患者，可选用具有渗透性的缓泻药，如聚乙二醇、乳果糖或山梨醇等，这些药物在小肠内主要依靠流动的液体进入肠腔并发挥其软化粪便的作用，在大肠内则使结肠扩张并促进肠蠕动，从而达到促进排便的作用，最常见的副作用有腹部绞痛、腹胀、恶心及腹泻。对于摄入半乳糖有限制的患者乳果糖是禁用的，对于糖尿病患者在使用半乳糖时应十分谨慎。

2. 抗抑郁药 首选药物为选择性 5-羟色胺再吸收抑制剂（SSRI），如氟西汀或帕罗西汀。这些抗抑郁药物能改变患者的痛阈，但它能否同时治疗伴随的焦虑症状尚不能确定。主要副作用有神经过敏、头痛、恶心、口干及失眠症。此外，还可选用三环类抗抑郁药。

3. 调节肠道菌群的药物 微生物制剂例如乳酸杆菌和双歧杆菌等属常见的肠道菌丛，对肠道神经系统和肠道运动性产生一定的影响，可减轻腹部胀气，但确切临床疗效尚待证实。

（四）心理护理

肠易激综合征患者症状常反复发作，不易治愈，患者心理压力大，尤其在诸如人际关系紧张、亲朋好友患病或工作压力大等情况下促发或加重疾病。因此，对患者需进行针对性的心理疏导，与患者建立良好的信任关系，共同分析易使症状加重的因素，寻求提高应激状态下心理应对能力的措施，如和朋友交流、加强社会支持等。有规律的运动、瑜伽、沉思、芳香疗法、催眠疗法及心理咨询、生物反馈疗法等也有一定的帮助。

六、预期结果与评价

1. 患者主诉腹痛症状明显改善。

2. 患者排便习惯逐步恢复正常。

3. 患者及家属能复述有关疾病方面的知识，能合理调整饮食，主动避开诱发和加重疾病的食物、药物、应激等因素，情绪稳定，积极配合治疗。

第三节 功能性便秘患者的护理

一、概述

功能性便秘是一种功能性肠病，表现为持续困难的、不频繁的或不完全的排便感，且不符合肠易激综合征诊断标准。根据排便困难发生部位和动力障碍类型，分为慢传输型、出口梗阻型和混合型。

流行病学调查显示，美国、英国和加拿大约 10%～15% 的人群受到便秘的困扰，亚洲地区约 14% 的人口患有便秘。所有年龄均可发生，女性和非白种人多见。随着现代社会生活节奏的加快和饮食结构的改变，功能性便秘患病率有逐渐增高的趋势，已成为影响现代人生活质量的重要因素之一。

二、病因及发病机制

不十分明确，可能与多种因素有关。

（一）饮食因素

1. 食物摄入不足　对肠黏膜形成机械或化学性刺激不足，不能引发大脑皮层和神经中枢的调节反射，没有足够的粪便量，不能激起直肠兴奋，不产生便意而引起便秘。

2. 饮食中纤维素含量少　研究发现，食物中纤维素含量是影响便秘患病率的一个独立因素。饮食纤维中的戊糖具有很强的吸水性，可致粪便量增多，体积增加，有效刺激肠道，使肛门内括约肌松弛幅度增大而快，缩短粪便停留时间。食物中纤维不足，使粪便通过肠道时间明显延长，形成便秘。长期精细食物，还可能导致维生素 B_1 缺乏，可致肠肌无力引起便秘。

3. 液体量摄入不足　液体摄入量少是便秘独立的影响因素，调查发现饮水量少于 500 ml/d 的人群便秘患病率高。

（二）胃肠神经内分泌异常

随着对胃肠运动障碍性疾病研究的深入，一些研究发现功能性便秘患者胃肠动力学异常与特定的胃肠激素水平异常有关。激素、神经递质、信使受体等调节因子与神经系统一起完成调节胃肠运动。严重的便秘可能是由肠神经系统、神经递质、受体或脑肠轴的失调或紊乱所致。

（三）肠动力异常

研究显示，1/3 的便秘患者可能出现结肠转运时间延长，肛直肠功能紊乱即肛门括约肌或盆底肌在排便时缺乏正常的功能，也可导致转运减慢。黏膜接触时间延长增加水分的吸收，导致排出羊粪样粪便、排便费力及排便不尽感等症状。

（四）精神心理因素

心理因素可以影响胃肠道的运动，研究证实长期抑郁和焦虑可以导致功能性便秘，尤以女性以及老年人为著。与精神心理因素有关的功能性便秘发病机制尚不十分清楚，心理障碍可能是通过抑制外周自主神经对结肠的支配，还可通过大脑皮层而影响下丘脑和自主神经系统，尤其是副交感神经而引起便秘。此外，精神心理异常还可影响消化道激素分泌和对胃肠运动的调节。心理障碍尤其是焦虑可增加盆底肌群的紧张度，从而引起排便时肛门直肠矛盾运动，导致便秘。反之，严重的便秘症状可能导致抑郁焦虑等神经官能症状。

三、护理评估

（一）健康史

健康史很关键，要针对性地询问患者，综合评估患者的胃肠症状、一般体征、心理状态、泻药使用情况、膳食纤维摄入情况、其他疾病用药情况等。应记录患者的生活方式和排便规律。

（二）身体评估

主要表现为排便感到费力、排便为块状便或硬便、排便有不尽感、排便有肛门直肠的阻塞感，以及排便需要人工方法辅助（如指抠、盆底支持），通常每周少于 3 次排便，如果不使用泻剂，很少见到松散便。

（三）辅助检查

1. 粪检和潜血试验　应列为常规检查。必要时进行有关生化检查。

2. 结肠镜或影像学检查　有助于确定有无器质性病因。

3. 胃肠传输试验　患者吞下在 X 线下可见的标志物，然后每隔一定的时间通过 X 线对患者的腹部进行照像，以了解这些标志物在肠道内运行的情况以及受到阻碍的地方，从而对便秘的类型做出诊断。

4. 肛门直肠测压　用于评估肛门括约肌和直肠有无动力/感觉功能障碍，检测内容包括肛门括约肌静息压、肛门外括约肌收缩压和力排时的松弛压、直肠内注气后的肛门抑制反射、直肠感知功能和直肠壁顺应性等。

5. 球囊排出试验　直肠内放置气囊，充气或充水，要求受试者将其排出，可作为有无排出障碍的筛选试验。

6. 排粪造影　能动态观察肛门直肠的解剖和功能变化。将模拟粪便灌入直肠内，X 线下动态观察排便过程中肛门直肠功能变化，了解患者有无伴随的解剖异常，如直肠前膨出等。

7. 其他　盆底肌电图能帮助明确病变是否为肌源性；阴部神经潜伏期测定能显示有无神经传导异常；肛门超声内镜检查可了解肛门括约肌有无缺损等。

（四）心理社会评估

评估患者是否存在抑郁、焦虑、强迫观念及行为等心理障碍；此外，有些生活事件如分娩、丧偶、搬家等也能成为功能性便秘的诱发因素，在评估时也需注意。

四、护理诊断及医护合作性问题

1. 排便异常：便秘　与饮食及肛直肠功能紊乱有关。

2. 焦虑　与症状反复发作及缺乏疾病相关知识有关。

3. 知识缺乏　缺乏保持定时排便及预防便秘的有关知识。

五、计划与实施

通过治疗和护理，患者排便费力、排便不尽感等症状明显改善，大便习惯逐步恢复正常，患者及家属能复述有关疾病方面的知识，能合理调整饮食，情绪稳定，积极配合治疗。

（一）指导患者建立良好的生活方式

1. 改善饮食结构

（1）增加水分摄入：可使粪便软化从而易于排出，可建议患者多饮水（每日 1000～2000ml）或一些不含咖啡因的饮料，增加晨起的一次性饮水量。

（2）增加膳食纤维的摄入量：每天多食蔬菜和水果，增加饮食中纤维素含量（每天 30g 以上），从而增加结肠正常菌群的量，以增加粪便的量，同时保留粪便内的水分并软化粪便使其易于排出。可选用白菜、苋菜、菠菜、萝卜、蒜等。

（3）教育患者避免饮酒或摄入含有大量咖啡因的饮料，以免加重原有的大便干燥。

2. 建立正常的排便习惯　指导患者定时排便锻炼，借助养成良好的排便习惯，增加排便肌肉的力量和协调性，促进结肠内容物通过，使粪便顺利排出。在排便过程中，应将双手压在腹部，做咳嗽动作，以增加腹压，促进排便。同时应集中注意力，不要经常忽视便意，不要同时阅读报纸或做其他事情，也不要吸烟，养成良好的排便习惯。

3. 排便训练　目的是提高腹肌、背肌和肛门肌群的功能，增加便意感。方法是进行腹式呼吸，进行提肛活动，收缩肛门肌肉群。

4. 增加活动量　鼓励患者进行适度的体育活动或锻炼，如长跑、游泳、球类、太极拳等，有助于改善结肠的运动，缓解便秘症状。

（二）用药指导

1. 通便泻剂

（1）容积性泻剂：通过在肠道内吸收水分，增加粪便体积、减低肠内容物硬度、软化固体粪便。这些药物多来源于植物，如麦麸（谷类）、甲基纤维素等，作用类似膳食纤维，副作用较小。注意不能与含钙、锌的药物联合使用，以免产生沉淀。

（2）渗透性泻剂：聚乙二醇（PEG）是一种长链高分子聚合物，不能被肠道吸收，肠道内缺乏降解 PEG 的酶类，它也不能被肠道内的细菌分解，其分子结构间的氢键能吸附水分，增加粪便内液体含量，使粪便软化，易于排出，但粪便量无明显增加，几乎无副作用。乳果糖在肠道内被细菌分解为乳酸和醋酸，增加粪便的酸性和渗透压，使粪便容量增大，刺激肠道蠕动，产生缓慢的导泻作用，并有利于氨和其他含氮物质排出，同时还能促进生理性细菌的生长。副作用为短暂腹胀、可能有腹泻和腹痛。

（3）刺激性泻剂：主要有番泻叶、酚酞（果导片）、蓖麻油等。这类药物能刺激肠黏膜，减少水电解质吸收；直接刺激结肠神经末梢，使反射性肠蠕动增强。副作用主要有腹痛和肛门灼热，长期使用可产生依赖性。

（4）润滑性泻剂：包括液体石蜡、麻仁润肠丸和多库酯多醛等。能软化粪便，主要应用于有硬便的患者。因液体石蜡、麻仁润肠丸会影响脂溶性维生素以及钙、磷的吸收，故应餐间服用，长期使用还应注意补充维生素 A、D、K 和钙、磷。

2. 促动力剂　主要为 5-HT$_4$ 受体激动剂，如莫沙必利为非选择性 5-HT$_4$ 受体激动剂，主要刺激肠肌间神经元，促进胃肠平滑肌蠕动，对慢传输型便秘国内均报道治疗有效，但疗效不一。

3. 微生态制剂　常用药物有培菲康、丽珠肠乐、金双歧促菌生、乳酶生、整肠生等。口服微生态制剂可以补充大量的生理性细菌，纠正便秘时的菌群改变，促进食物的消化、吸收和利用。

4. 抗抑郁药 对伴有抑郁精神症状的患者应考虑试用小剂量抗抑郁药物治疗，以帮助改善胃肠道症状。此类药物有阿米替林、氟西汀、帕罗西汀等。

（三）生物反馈训练

生物反馈训练是一种生物行为治疗方法，该疗法借助声音和图像反馈刺激大脑，训练患者正确控制肛门外括约肌舒缩，从而缓解便秘症状。该训练方法具有无痛苦、无创伤性和无不良反应的优点，对各型便秘均有一定疗效，对于出口梗阻型效果尤佳，因而在临床应用越来越广。

1. 疗程开始前的护理 首先与患者一起回顾其病史及各项检查的结果，与患者讨论相应的解剖知识与病理原因，向患者说明治疗方案和生物反馈的机制，探讨共同的治疗期望效果，解除患者的疑虑，帮助其恢复排便的信心。

2. 生物反馈训练中的护理 指导患者分别按训练课程要求做训练治疗，观察患者的静息基线、最大收缩峰值、持续用力情况并帮助其调整肌肉的控制用力方式，掌握基本动作，使患者交替做放松、收缩、模拟排便等动作，训练患者达到设定的收缩与放松标准，同时减轻直至消除盆底肌与腹前斜肌的矛盾运动。每次 45～60 分钟的训练结束后，布置并指导患者家庭训练的课程，交代患者记录完整的排便日记和每天的饮食、活动记录，同时预约下一次来医院训练的时间。

（四）心理护理

心理社会因素在功能性便秘的发病中起着一定的作用，是导致症状的反复、加重及持续的不可忽视的因素。因此，护理人员应与患者建立良好的信任关系，通过与患者之间有效的交流与沟通，进一步获取有关心理社会资料，进行针对性的心理疏导，鼓励患者建立良好的生活方式，增强患者治疗的信心和依从性。合并焦虑或抑郁的患者，应接受心理治疗或服用抗焦虑药物。

六、预期结果与评价

1. 患者排便费力、排便不尽感等症状明显改善，排便习惯逐步恢复正常。

2. 患者及家属能复述有关疾病方面的知识，能合理调整饮食。

3. 患者情绪稳定，积极配合治疗。

（林 征）

第六十三章　消化系统常见检查技术及护理

第一节　胃、十二指肠镜检查

纤维胃镜是用导光玻璃纤维束制成的胃镜，从口腔插入通过食管进入胃部。它具有柔软可曲、冷光光源、视野清晰、直接、操作安全等优点。用于胃部各种病变及某些食管疾病的确诊、复查、活检以及治疗，如胃内异物夹取、电凝止血、息肉切除及导入激光治疗贲门和食管恶性肿瘤等。

检查时，患者取左侧卧位，屈膝，全身松弛。术者位于患者对侧，左手握镜，拇指操作大小旋钮，示、中指控制送水、注气及吸引按钮，右手握镜身。胃镜通过会厌进入食管，边送气边进镜，距中切牙40cm左右处为食管与胃结合处，清晰可见齿状线。充气后贲门口张开插入胃镜。观察顺序是胃底、胃体、胃角、胃窦至幽门。

一、适应证

1. 凡40岁以上反复或持续出现上消化道症状，如胃部不适、疼痛者，均应进行胃镜检查。

2. 疑有食管、胃、十二指肠疾患者。

3. 溃疡性病变不能定性以及疗效观察者。

4. 上消化道出血，原因不明者。

5. 在胃癌高发区及老龄患者防癌普查。

6. 胃术后患者定期复查。

二、禁忌证

（一）绝对禁忌证

1. 上消化道的急性炎症，如急性咽炎、扁桃腺炎、重度食管炎、腐蚀性胃食管炎。

2. 上消化道穿孔或疑为穿孔者。

（二）相对禁忌证

1. 全身衰竭，不能耐受者。

2. 严重心功能不全、肺功能不全者，心绞痛、心肌梗死、主动脉瘤等。

3. 神志不清，不能配合者。

4. 凝血功能有障碍者、高度食管狭窄患者。

三、并发症

1. 吸入性肺炎。

2. 喉头痉挛、水肿。

3. 出血。

4. 穿孔。

5. 心肺疾患者，可出现心律不齐，房颤或窒息。

6. 麻醉药、镇静药及解痉药过敏。

7. 下颌关节脱臼。

8. 腮腺肿胀。

9. 咽后壁及梨状窝感染。

10. 贲门撕裂。

11. 其他　如内镜滞留、诱发哮喘发作等。

四、护理

（一）检查前准备

1. 物品准备　胃镜 1 个，无菌手套数副，冷光源 1 台，吸引器 1 个，活检钳 1 把，细胞刷 1 把，牙垫 1 个，弯盘 1 个，小勺 1 个，喉头喷雾器 1 个，纱布数块，10% 甲醛标本瓶数个。

2. 药品准备　2% 丁卡因 1 瓶，去泡剂 1 瓶，75% 酒精 1 瓶，甲基硅油 1 瓶，消毒剂（氧氯灵一袋溶于 2000ml 白开水中，稀释药液 24 小时失效）。

3. 患者准备

（1）说明检查目的，告知注意事项，取得患者合作。嘱患者按预约时间准时去检查室，术前排空膀胱。

（2）检查肝功能、乙肝表面抗原及抗 HIV 抗体，正常者方可进行胃镜检查。

（3）检查前 3 天进易消化饮食，术前 8 小时始禁食禁水、禁服药物。凡确诊有胃潴留者受检前两天改吃流食，并遵医嘱每晚洗胃，以排空胃内容物，使镜检时视野清晰。凡做钡餐检查者，需隔 3 日方能进行胃镜检查。

（4）检查前半小时肌注阿托品 0.5mg，以减少消化道分泌物。精神紧张者可肌注地西泮 10mg。

（5）检查前口服去泡剂 1 小勺（约 2～3ml），然后每隔 3～5 分钟以 2% 丁卡因行咽部喷雾麻醉，共喷 3 次。

（二）检查中护理

1. 患者取左侧卧位，头部略向前倾，两腿屈曲，解松领扣和裤带。

2. 口侧垫消毒巾，巾上放置弯盘。嘱患者合上口垫，轻轻咬住。

3. 协助医师将润滑剂涂于胃镜的弯曲部，当胃镜进入咽喉时嘱患者做吞咽动作，使胃镜头徐徐插入胃部，如患者出现恶心症状，可嘱患者做深呼吸。

4. 嘱患者在操作过程中不要做过多的吞咽动作，防止唾液吸入气道及引起喉头疼痛。

5. 协助术者对病变部位作摄影活检，留取标本，放入 10% 甲醛标本瓶。

（三）检查后护理

1. 检查完毕后协助患者缓慢坐起。

2. 嘱患者检查后 1.5～2 小时可先少量饮水，如无呛咳，则可进软食；进行活检后，4 小时后可进食温凉流食，如冷牛奶，以减少对胃黏膜创面的摩擦，勿进刺激性食物。

3. 检查当日内避免剧烈活动。

4. 检查后 1～2 天内患者有短暂咽喉不适，嘱患者要尽量避免剧咳，以防损伤喉黏膜。可用消毒漱口液，如朵贝尔液，或服用含片以减轻症状，利于恢复。

5. 告诉患者若检查后出现剧烈腹痛、呕血、黑便应立即来院就诊。

6. 息肉切除术后的患者，须卧床 1 日，进无渣半流饮食 9～14 日，同时注意观察大便颜色，有无腹痛、腹胀等症状，发现异常应及时就诊。

7. 标本及时送检。

第二节 结肠镜检查

纤维结肠镜是由细长可弯曲的导光玻璃纤维管构成，由肛门进入直肠，沿肠道逆行，经全程结肠，可至回肠末端。通过肉眼观察结肠腔内黏膜表面的变化，结合病理作出诊断。也可用于治疗，如肠内息肉切除、肠内异物取出、下消化道止血等。

插镜前常规做肛指检查，了解有无肿物及肠腔狭窄、肛裂、瘘管。结肠镜插镜原则是"循腔进镜，去弯取直"。患者易取左侧卧位，过脾曲后可仰卧至右侧卧位，过肝曲后再仰卧至左或右侧卧位。结肠镜检查时，应尽量送达盲肠，对下消化道出血疑为回盲部病变、低位不全梗阻患者，应送到回肠末段。

一、适应证

1. 原因不明的下消化道出血或脓血便，或粪便潜血阳性。

2. 原因不明的腹泻。

3. 腹部肿物，性质不明。

4. 不明原因的中、下腹痛。

5. 钡灌肠发现大肠病灶，需进一步明确诊断。

6. 大肠癌、腺瘤、息肉切除术后复查者。

7. 炎性肠病的鉴别及随访。

二、禁忌证

1. 严重心肺功能不全者或极度衰弱不能耐受检查者。

2. 伴有下消化道出血的急性肠炎及肛裂、肛周围脓肿者。

3. 肠道准备不彻底，无法满意观察者。

4. 肠道重度狭窄或放射治疗后引起肠管放射性坏死者。

5. 精神病患者，妇女经期、妊娠及不合作者。

6. 严重急剧恶化的结肠炎症，特别已有结肠高度扩张、腹膜炎、可疑肠穿孔征象时。

三、护理

（一）检查前准备

1. 物品准备　纤维结肠镜1个，无菌手套数副，冷光源1台，吸引器1个，活检钳1把，肠镜活检细胞刷1把，纱布数块，10%甲醛标本瓶数个。

2. 药品准备　甲基硅油1瓶，盐酸氯胺酮。

3. 患者准备

（1）向患者解释检查目的和注意事项，以取得患者合作。

（2）术前检查患者的出凝血时间和血小板。查肝功、表面抗原及抗HIV抗体。

（3）术前3天进低脂少渣饮食；术前1天进流食（米汤、豆浆等，不饮牛奶）。

（4）遵医嘱于检查前10~12小时，服肠道清洁药，服药后不再进食。其方法有：①甘露醇60g加开水300ml，冷却后1次服下，接着半小时内饮温开水1500~2000ml（需行电切除术者，禁服甘露醇，以免某些肠内菌群分解甘露醇放出的氢气发生爆炸意外）；②开水1000~1500ml浸泡中药（大黄、芒硝、甘草）1小时以上，不要煎煮，半小时内服完；③术前1日晚口服蓖麻油30ml或硫酸镁20g，术前3小时口服洗肠盐溶液2000ml，短时间内全部饮完。

（5）患者可自带食物（饮料、糕点）在检查前按医师指定时间进食。

（6）术前肌注地西泮10mg、丁溴东莨菪碱（解痉灵）40mg；对紧张不安者，给予哌替啶25~50mg。

（二）检查中护理

1. 协助患者脱去一侧裤腿，取左侧屈膝卧位。

2. 插镜前在肛门涂些润滑剂。

3. 手托蘸有润滑剂的纱布握持镜身，协助术者插入肠镜。

4. 在插镜过程中，应根据检查者需要，协助患者变换体位。

5. 协助检查者对病变部位摄影或活检，留取标本于10%甲醛标本瓶。

6. 观察患者有无不适的表现，并注意观察脉搏和血压以及有无腹痛等情况。

（三）检查后护理

1. 检查完毕，协助患者穿好衣裤。

2. 观察患者一般情况，注意有无腹痛及便血等情况。嘱患者如出现出血较多，腹痛剧烈时应及时就诊。

3. 行高频电切肠息肉术后，进食少渣饮食3天，并避免剧烈活动1周。

4. 作活检或切除息肉者，嘱3天内勿剧烈活动，避免作钡剂灌肠，进流质或半流质1~2天。

5. 标本及时送检。

第三节　经皮肝穿刺胆道造影及经皮肝穿刺置管引流

一、经皮肝穿刺胆道造影（PTC）

经皮肝穿刺胆道造影（PTC）是在 X 线电视监视下，使用细针自患者右腋中线的 6～8 肋间，经皮穿刺进入其肝脏内的胆管，然后通过细针注入造影剂，造影剂进入肝内胆管，沿胆管的行径逐渐进入肝内各级胆管和肝外胆管，最后进入十二指肠。在此过程中，若有结石或肿瘤，造影剂将不能通过，这样临床医师便能找出病变的部位，并通过梗阻的情况，推断出梗阻的性质。

这种检查用于已出现胆道梗阻患者，因其肝内胆管将会扩张，在进针时细针才能顺利扎进胆管中。PTC 是一种损伤性检查技术，细针要穿过皮肤、腹腔、肝脏实质，最后才插入胆管，因此有时会出现胆汁外漏、出血、急性胆管炎等并发症。

（一）适应证

1. 为了鉴别肝内、肝外胆汁的淤积者。
2. 需了解胆管梗阻的部位、性质及范围者。
3. 需诊断胆总管十二指肠交界处的病变者。
4. 协助诊断肝、胆囊及胰腺的病变者。

（二）禁忌证

1. 有严重凝血机制障碍、大量腹腔积液者。
2. 心、肝、肾衰竭者。
3. 疑有肝脓肿及肝囊肿疾病者。
4. 碘过敏者（但可在 B 超下行 PTCD）。
5. 急性感染伴全身寒战发热者。
6. 无条件行 PTCD 胆道引流者。

二、经皮肝穿刺置管引流（PTCD）

由于胆管发生梗阻，胆汁不能顺利进入十二指肠，只能逆行进入血液中，导致黄疸和感染。为了防止和减轻黄疸和感染，临床上常在对重度梗阻性黄疸患者施行 PTC 后，顺着细针道方向入一根导管，行经皮肝穿刺置管引流（PTCD）。这根导管一段放置在扩张的肝内胆管中，另一端放在患者体外，这样淤积在胆管内的多余胆汁便会流出体外，从而减轻黄疸和感染，恢复和改善肝功能，为进一步手术打好基础。PTCD 适用于：①重度梗阻性黄疸者；②急性梗阻性化脓性胆管炎者；③胆道术后胆瘘者；④肝、胆、胰晚期肿瘤伴阻塞性黄疸者；⑤因手术损伤所致的胆管狭窄或肝肠吻合口狭窄者。

三、行 PTC 及 PTCD 患者的护理

（一）术前护理

1. 向患者解释检查目的和注意事项，以取得患者合作。
2. 检查前注意患者的心、肝、肾、凝血功能和血常规。
3. 检查前作碘过敏试验，即 30% 泛影葡胺 1ml 静脉注射，20 分钟后患者若无胸闷、喉

苦、荨麻疹、血压下降等反应，即为碘过敏试验阴性。

4. 术前 3 天应用抗生素及维生素 K。

5. 训练患者控制呼吸，以便在穿刺时很好配合，防止出血。

6. 检查前 1 天晚进行高位清洁灌肠。

7. 检查当日晨禁食。

8. 术前半小时肌内注射地西泮 10mg。

（二）术中护理

1. 静脉补液和给予止血药。

2. 患者取仰卧位或右侧抬高位，两臂置于脑后。

3. 穿刺时嘱患者配合，控制呼吸，防止出血。

（三）术后护理

1. 卧床休息 24 小时，每小时测血压、脉搏、呼吸 3～4 次直至稳定。

2. 术后下胸部与上腹部区用腹带加压均衡包扎，护士应严密观察有无胆汁漏、出血、感染等。

3. PTC 造影后抽出造影剂，以减少刺激。

4. 检查后患者应禁食、补液，继续使用抗生素、维生素 K 和其他止血剂。

5. PTCD 术后置管应妥善固定，连接于消毒罐和引流瓶内，穿刺孔定期用碘酒、酒精消毒，护士应注意观察引流液的颜色和量。

6. PTCD 术后 3 日内防止患者剧烈咳嗽和呕吐，以免导管脱出，发生胆汁漏或出血。

7. PTCD 术后如引流不畅，导管阻塞，应检查原因，协助医师做进一步处理。

第四节 经内镜逆行胰胆管造影

纤维内镜逆行胰胆管造影（ERCP）系用纤维十二指肠镜通过十二指肠乳头，将造影管选择性地插入胰管或胆管注入造影剂，进行逆行性直接造影的方法。具有无创性及安全性高的特点，不仅可以直接观察十二指肠乳头形态，进行乳头活检，更能够清晰显示胰胆管系统，鉴别肝内外胆管梗阻的部位和病变的范围，进行胆管内取石和引流术。

一、适应证

1. 原因不明的梗阻性黄疸，尤其是无法做一般的胆道、胆囊造影者。

2. 怀疑有胆石症而 X 线没能证实者。

3. 肝、胆、胰系统的恶性肿瘤。

4. 怀疑有各种胰腺囊肿者。

5. X 线或内镜检查疑有来自胃或十二指肠外部压迫者。

6. 疑有慢性胰腺炎或胰癌引起的糖尿病。

7. 有症状的十二指肠乳头旁憩室。

8. 有上腹部不适症状，但常规检查没能证实有胃、十二指肠、肝脏病变，怀疑胰腺疾病。

9. 胆石所致的急性胰腺炎，需行内镜下括约肌切开术（EST）治疗者。

二、禁忌证

1. 急性胰腺炎或慢性胰腺炎急性发作者。急性胰腺炎待淀粉酶正常后 2 周再行 ERCP，慢性胰腺炎淀粉酶大于正常 1.5 倍时慎行检查，胰腺癌除外。

2. 严重胆道感染，能行引流者除外。

3. 碘过敏者。

4. 有心肺功能不全以及其他内镜检查禁忌证者。

三、并发症

常见的并发症有急性胰腺炎、急性胆管炎、化脓性胆管炎、休克、十二指肠穿孔等，发生率为 0.5%~3.11%，另外可能出现十二指肠乳头创伤出血。

四、护理

（一）检查前准备

1. 物品准备　纤维十二指肠镜 1 个，无菌手套数副，冷光源 1 台，吸引器 1 个，活检钳 1 把，细胞刷 1 个，10% 甲醛标本瓶数个，玻片数块，20ml 注射器数个，弯盘 1 个，喉头麻醉喷雾器 1 个，乳头插管 1 根，小勺 1 个，牙垫 1 个。

2. 药品准备　去泡剂，76% 泛影葡胺，2% 丁卡因，地西泮，溴东莨菪碱，硅油等。

3. 患者准备

（1）向患者解释检查目的和注意事项，以取得患者合作。

（2）患者术前应做上消化道钡餐造影，以便了解上消化道是否存在影响内镜插入的病变。

（3）本检查应在消化道造影后三天进行，以防钡剂排空不尽，影响诊断。

（4）询问患者有关碘过敏史，做碘过敏试验。

（5）检查前空腹 8~12 小时。

（6）检查前 20~30 分钟遵医嘱肌内注射硫酸阿托品 0.5mg，哌替啶 50mg，地西泮 10mg。

（7）局部麻醉剂喷洒喉部，抑制作呕反射。

（二）检查中护理

1. 术者戴好无菌手套，将纤维十二指肠镜从牙垫中央插入至十二指肠球部，再进入降部内侧壁找到乳头，把视野内的乳头充分暴露摆正位置。

2. 将乳头插管插至胆总管或胰管内，静脉注射 60% 泛影葡胺造影剂，在电视荧光屏或 X 线透视下见到胰管或胆管，胆囊充分暴露显影时摄片。

3. 需做活检时，可用活检钳将组织采取后放入 10% 甲醛溶液瓶中送检。

4. 插管时，动作应轻柔，切勿用暴力，以免损伤组织。

（三）检查后护理

1. 检查后嘱患者卧床休息，禁食 2 小时，遵医嘱补液。

2. 遵医嘱应用抑制胰液分泌的药物，如 654-2（山莨菪碱的合成品）等。

3. 如摄胰管显影片，术后 2 小时及次日晨空腹，分别抽血查血清淀粉酶。

4．观察有无下列情况：

（1）腹痛：造影后可引起药物性胰腺炎，血清淀粉酶增高，有时伴有腹痛及胃肠道症状，如腹痛剧烈，血清淀粉酶增高，应随时就诊。

（2）感染：胰胆管有病变时，极易引起继发性感染，术后应用抗生素 3～7 日，低脂饮食 3 日。

（3）显影剂滞留：由于胰胆管狭窄或管口肿胀狭窄，造影剂可长期滞留。

（梁晓坤）

第六十四章 内分泌系统概论

> **关键词**
>
> | | |
> |---|---|
> | adrenal gland | 肾上腺 |
> | hormone | 激素 |
> | hypothalamus | 下丘脑 |
> | hypophysis | 垂体 |
> | pancreatic islet | 胰岛 |
> | parathyroid glaol | 甲状旁腺 |
> | thyroid glaol | 甲状腺 |

第一节 内分泌系统的解剖与生理

内分泌系统是人体不同部位的内分泌腺、内分泌和内分泌细胞组织组成的一个重要功能调节系统，释放各种激素，经血循环运输到各效应器官发挥作用，从而调节机体的新陈代谢、生长发育、生殖等重要生命活动。内分泌腺有垂体、甲状腺、甲状旁腺、肾上腺、性腺、胸腺、松果体；内分泌组织有下丘脑、胰岛及内脏中的内分泌细胞。

一、下丘脑

又称丘脑下部或下视丘，属神经内分泌组织，位于间脑的最下部分，与垂体柄相连，其下方为视神经交叉。下丘脑是神经内分泌器官，可将传入的神经信号转变为分泌激素的方式，作用于垂体，以影响垂体的功能活动。下丘脑还是重要的生命活动中枢，其中有饱觉和摄食中枢，受血液中游离脂肪酸浓度和胰岛素调节而影响进食。渴感中枢感受血液渗透压和血容量变化的刺激，并对其进行调控。下丘脑还对睡眠、体温、情感行为、性成熟、性功能等进行调节。以 24 小时为周期的昼夜节律性生理变化也与下丘脑有关。下丘脑分泌的激素有：

1. **抗利尿激素（ADH）和缩宫素** 分别是由下丘脑的室旁神经核和视上神经核合成分泌，通过这些神经元的轴突输送到神经垂体（垂体后叶），储存。机体需要时再从轴突末梢释放入血循环。抗利尿激素的分泌与血浆渗透压和有效血容量有关。当血浆渗透压升高或血容量不足时，刺激 ADH 分泌，作用于肾小管使水分回吸收增加，尿量排出减少。ADH 还可使血管收缩，血压升高。缩宫素可促进子宫平滑肌收缩，促使胎儿娩出。

2. **各种释放激素或抑制激素** 经垂体门静脉系统进入腺垂体（垂体前叶），影响各相应激素的分泌。这些激素有：①促甲状腺激素释放激素（TRH）：主要促使腺垂体促甲状腺激素的释放；②促肾上腺皮质激素释放激素（CRH）：可刺激垂体的促肾上腺皮质激素的分泌；③

促性腺激素释放激素（GnRH）：促进黄体生成素（LH）和卵泡生成素（FSH）的分泌；④生长激素释放激素（GHRH）；⑤生长激素释放抑制激素（SS）：生长激素释放抑制激素不仅抑制生长激素的分泌，还抑制垂体促甲状腺激素对 TRH 的反应以及抑制胰岛素和胰高血糖素的分泌；⑥泌乳素释放激素；⑦泌乳素释放抑制因子；⑧黑素细胞刺激素释放因子。

二、垂体

垂体又称脑垂体或脑下垂体，位于脑的底部，由一个短柄同脑底相连，垂体深藏在蝶鞍背面的垂体窝内，垂体前上方有视神经交叉。成人垂体重约 0.6g，分为前叶和后叶。后叶称神经垂体，不合成激素，但储存并释放抗利尿激素和缩宫素，前叶称腺垂体，受下丘脑调控，可分泌下列激素：

1. 生长激素（GH）　促进骨骼和软组织生长。

2. 催乳素（PRL）　促进乳腺发育和形成乳汁，下丘脑 TRH 刺激可使 PRL 水平升高。垂体催乳素分泌主要受下丘脑泌乳素释放激素和泌乳素释放抑制因子调节。

3. 促甲状腺激素（TSH）　垂体接受下丘脑分泌的 TRH 的刺激，产生 TSH，作用于甲状腺滤泡细胞，使其增生，并分泌甲状腺激素。

4. 促肾上腺皮质激素（ACTH）　垂体接受下丘脑 CRH 的刺激，产生 ACTH，刺激肾上腺皮质分泌糖、盐皮质激素和性激素。

5. 促性腺激素（GnH）　包括黄体生成素（LH）和卵泡刺激素（FSH），受下丘脑分泌的促性腺激素释放激素（GnRH）的刺激，作用于卵巢或睾丸，其每月周期性分泌改变与月经周期有关，与排卵及精子生成有关。

垂体是个功能十分复杂的内分泌腺体，若垂体发生病变，可发生身材异常高大或矮小，出现外周靶腺如甲状腺、肾上腺皮质、性腺功能亢进或减退的一系列相应表现，出现溢乳、闭经、阳痿、不育等。因其与视交叉相距密切，垂体肿瘤可压迫视交叉，出现视力下降和视野缺损。

三、甲状腺

甲状腺位于甲状软骨下方，气管的两旁，中间以峡部相连，是人体内最大的内分泌腺体，靠韧带样结缔组织与气管的环状软骨相连。腺体由滤泡构成，滤泡上皮细胞有很强的摄碘能力，在酶的作用下合成、分泌甲状腺激素，包括甲状腺素（T_4）、三碘甲腺原氨酸（T_3）和反三碘甲腺原氨酸（反 T_3 或 r-T_3）。血液中 80% 的 T_3 在外周组织由 T_4 脱碘转化而成，反 T_3（r-T_3）没有生物活性。甲状腺激素的生理作用是调节人体新陈代谢、生长发育等基本生理过程。

甲状腺中还有滤泡旁细胞（C 细胞），合成、分泌降钙素，其生理作用与甲状腺旁腺激素相对抗，能抑制破骨细胞活性，抑制骨吸收，降低血钙，也使肠道钙吸收减少，最终使血钙下降。降钙素的分泌受血钙调节，即血钙升高，降钙素分泌增多，血钙下降，降钙素分泌减少。

四、甲状旁腺

在甲状腺的两侧叶后方，通常有 4 个似黄豆大小的扁椭圆形腺体，称甲状旁腺。甲状旁腺贴附于甲状腺侧叶后缘，在甲状腺的纤维被囊之外。甲状旁腺主细胞分泌甲状旁腺激素

（PTH）。PTH 的作用是激活破骨细胞活性促进骨吸收，骨钙释放增多，使血钙升高，血钙对 PTH 的影响和血钙对降钙素的影响相反，血钙升高，PTH 分泌减少；血钙下降，PTH 分泌增多。PTH、降钙素和维生素 D_3 共同作用，调节着人体内的钙磷代谢，维持血钙平衡。若因 PTH 分泌不足时，可引起血钙降低，出现手足抽搐。甲状旁腺功能亢进时，PTH 分泌过多，引起骨质过度吸收、脱钙，容易发生骨折和尿路结石。

五、肾上腺

在腹膜后间隙内，双侧肾脏上方，左右共有两个肾上腺，与肾共同包在肾筋膜内。左肾上腺近似半月形，右肾上腺呈三角形。肾上腺可分为外层的皮质和深部的髓质，皮质约占腺体的 90%，皮质自外向内依次为：球状带分泌盐皮质激素，束状带和网状带主要分泌糖皮质激素和少量性激素。髓质约占腺体的 10%，与交感神经同源。

1. **肾上腺皮质激素** 其生物合成全部来自同一原料胆固醇，由于各个带中的酶体系不同而形成不同的激素。①盐皮质激素：如醛固酮，作用于肾小管，促使水分和钠回吸收，同时促使钾排出。②糖皮质激素：如皮质醇，它可促进蛋白质分解，抑制肌肉组织利用糖，加强肝糖异生而使血糖升高，促进脂肪重新分布。糖皮质激素还有抗炎症、抗过敏和抗毒素作用并可抑制免疫反应，刺激颗粒细胞及血小板生成，抑制淋巴细胞和嗜酸性粒细胞产生，并兴奋中枢神经，刺激胃酸分泌。③性激素：肾上腺皮质束状带和网状带分泌少量的雄激素以及微量的雌激素，作用弱，与性行为和第二性征的出现有关。雄激素还促进氮质滞留，维持氮平衡，促使蛋白质合成。

2. **肾上腺素和去甲肾上腺素** 由肾上腺髓质分泌，去甲肾上腺素主要作用于肾上腺素 α 受体。肾上腺素既可作用于 α 受体，也可作用于 β 受体。α 受体兴奋时，有强烈的血管收缩作用，可使血压升高。β 受体兴奋可使冠状动脉扩张，心肌兴奋性增高，支气管平滑肌舒张。髓质激素在体内代谢产生 3-甲氧基 4-羟基苦仁酸（VMA）自尿中排出，通过测定 VMA 含量高低，可以帮助诊断髓质疾病。

肾上腺皮质激素分泌过多或过少，临床可出现向心性肥胖或消瘦，毛发增粗或脱落，皮肤色素沉着或减退，血压升高或血压低下，血糖升高或低血糖以及生殖器官、第二性征发育异常和性功能改变。

六、性腺

1. **卵巢** 在女性盆腔内，子宫两侧各有一扁卵圆形的性器官，称为卵巢。卵巢主要分泌雌激素及孕激素，雌激素是卵巢在垂体的滤泡刺激素（FSH）和黄体生成素（LH）的刺激作用下，由成熟滤泡所分泌，以雌二醇为主。其作用是刺激女性器官发育成熟，维持第二性征；在成年女性月经周期中，使子宫及输卵管内膜增生，血管增生，增加子宫平滑肌收缩力。雌激素还可促使脂肪沉积于臀、股、下腹，与女性体型有关；并增加成骨细胞活性，骨骼钙和磷沉积。促进骨骺融合，是性成熟后身高停止增长的原因。孕激素即孕酮，为黄体所分泌，又称黄体酮，其主要作用是促使子宫进入分泌期，准备受精卵着床。其有致发热作用，排卵后体温可上升 $0.5℃$。临床上可根据测量基础体温的变化，来确定排卵功能。

卵巢的病变可使雌激素、孕激素分泌失常或不足，引起女性生殖器官、第二性征的发育异常及改变，月经紊乱及不育以及下腹部肿块等。

2. 睾丸　在男性的阴囊内，左、右各有一扁卵圆形的性脏器，称为睾丸。其间质细胞分泌的激素主要是睾丸酮，主要作用是促使男性性器官及第二性征发育，促进精子生成。睾丸酮还可促进蛋白质合成，使氮、钾及磷储存于体内呈正平衡。它可使肌肉发达，与男性体型有关。睾丸病变可引起男性性器官及第二性征的发育异常、阳痿、不育等。

七、胰岛

胰岛是胰腺的内分泌组织，为分布在胰脏内各处的近百万个大小不等、形状不定的细胞团，在胰尾部为最多。其中分泌胰岛素的 B 细胞占胰岛细胞的 60%。胰岛主要分泌胰岛素，胰岛素可促进血糖进入细胞内而被利用，促进肝糖原合成，抑制糖原异生，并促进三羧酸循环，从而使血糖下降。它在调节糖以及蛋白质、脂肪的代谢中起十分重要的作用，若胰岛素分泌不足或作用异常时会导致糖尿病。胰岛内的 A 细胞分泌胰高糖素，能促进肝糖原分解和加强糖异生，促进脂肪、蛋白质分解，使血糖升高。胰岛 D 细胞分泌促胃液素和生长激素释放抑制激素（SS），F 细胞分泌胰多肽。这些细胞在胰岛中通过激素互相调节和制约，称为旁分泌或邻分泌系统，即胰岛素抑制胰高糖素的分泌，胰高糖素刺激胰岛素及 SS 的分泌，SS 又抑制胰岛素和胰高糖素的分泌。

八、其他

1. 胃肠道激素　胃窦部、十二指肠及胰岛的 D 细胞分泌促胃液素，其主要作用是刺激胃、胰、小肠消化液的生成与分泌。胃肠道激素还有胰泌素、胰酶素（缩胆囊素）、胃动素、抑胃肽、舒血管肠肽等多种激素。

2. 肾脏激素　分泌的激素有：①肾素　肾小球旁细胞分泌肾素，肾素与血管紧张素、醛固酮，合称为肾素 – 血管紧张素 – 醛固酮系统，其作用是调节血压和有效血容量的动态平衡，调节钠、钾代谢；②促红细胞生成素：其作用是促进红细胞的生成；③前列腺素：存在于精囊、肺、胸腺、神经系统、肾脏、胃肠等脏器中，具有多种生理功能，对脂肪、糖代谢起重要的调节作用。

3. 松果体激素　松果体位于丘脑的上后方，以柄附于第三脑室顶的后部，为锥体小体。儿童时较发达，一般七岁后逐渐萎缩，成年后不断有钙盐沉着，常可在 X 线、CT 上看到。松果体分泌的松果体激素称黑素细胞刺激素，光照能抑制松果体细胞分泌黑色细胞刺激素，而黑暗则刺激其分泌。黑色细胞刺激素的主要生理作用是抑制腺垂体滤泡刺激素、黄体生成素的分泌，从而间接抑制性腺活动，它防止性早熟的作用。另外，黑色细胞刺激素还有加强中枢抑制作用，从而促进睡眠。松果体可能通过分泌黑色细胞刺激素的昼夜周期分泌，向中枢神经发放时间信号，有人体生物钟作用。

4. 胸腺激素　胸腺位于胸骨柄后方，紧贴气管的前面。胸腺分皮质和髓质，皮质内充满密集的淋巴细胞。儿童胸腺很活跃，青春期达到最大体积，以后逐渐萎缩，为脂肪组织所代替。胸腺与机体免疫功能有密切关系。骨髓产生的淋巴干细胞不具有免疫功能，但这些细胞经血液到达胸腺，并在那里停留一段时间后，就具备了免疫功能。目前已从胸腺中分离提纯出一种活性物质，称为胸腺素（或胸腺肽），具有刺激机体产生淋巴细胞的作用。骨髓的淋巴干细胞经过胸腺作用后，即成熟为具有免疫功能的淋巴细胞。

第二节 激 素

一、激素的生理作用

激素的生理作用概括起来主要是：①调节机体的新陈代谢过程，主要是糖、蛋白质、脂肪三大物质的合成转化及氧化分解代谢，包括对消化道及消化腺活动的调节；②调节细胞外液的量和组成成分（主要是水分、电解质、酸碱度），保持机体内环境理化因素的动态平衡；③调节机体的生长、发育和生殖功能；④增强机体对有害刺激和环境条件急剧变化的抵抗和适应能力。激素在实现这些调节作用时，只是增强或者减弱机体细胞内原有的生理变化过程，并不是作为能源参与这些过程，更不是发动细胞内本不存在的新陈代谢过程。

二、激素作用的一般特征

（一）激素作用的特异性

激素随着血流分布到全身各处，与组织细胞广泛接触，但是激素只是对那些能够识别该激素信息并对它发生反应的组织细胞才产生作用。那些能被激素作用的细胞和器官称之为"靶细胞"和"靶器官"。靶细胞所以能够识别特异的激素信息，是因为靶细胞表面或胞质内，存在着能与该激素发生特异性结合的受体。这种激素与靶细胞之间存在的特异性关系，是内分泌系统得以实现其调节功能的一个重要因素。

（二）激素间的相互作用

各种内分泌腺虽然位于身体的不同部位，但是它们的作用不是孤立的，而是相互联系相互影响的。它们所分泌的激素，有的是相互增强作用，例如生长激素、甲状腺激素、肾上腺素、胰高血糖素和氢化可的松都作用于糖代谢，虽然它们所作用的环节和方式不尽相同，但共同的作用是使血糖升高。有的激素间作用则是相互对抗，例如上述这些激素的升血糖作用与胰岛素的降血糖作用相对抗。在神经－体液调节下，各种激素间存在的复杂联系和相互影响，使它们构成了一个完整的调节机体基本生命过程的内分泌系统，并且使这种调节具有很大的可变性和精确的等级性。

（三）激素作用的时间因素

分泌入血的激素必须不断地在体内被灭活或排出体外，它才能作为一种调节信息起作用。倘若不能被不断地灭活（失去生物活性）或排出体外，就会导致某一激素的过多蓄积，引起机体生化代谢紊乱，脏器功能失调，产生一系列的病理生理过程和临床表现。有的激素在血液或细胞间液中被灭活，有的在肝、肾或靶细胞中被灭活。灭活过程是在酶的作用下，激素分子被裂解、还原、氧化或加上某些基团而失去活性。激素及其降解产物大部分从尿中排出体外，小部分随胆汁排泄。

血浆中原有某种激素生物活性消失一半所需的时间称为激素的生物半衰期（或半寿期）。各种激素的半衰期长短差异很大，大多数激素的半衰期在10分钟之间，肾上腺素的半衰期以秒计算，甲状腺素的半衰期长达数天，肾上腺素在体内分解极快，静脉给药后只能维持几分钟作用。胰岛素及甲状旁腺素需要几分钟或几十分钟才呈现作用，而甲状腺素一般需要经过几天才表现出较明显的作用。了解激素作用的时间特征，对于掌握正确的临床用药是有意义的。

三、激素的作用原理

激素的化学性质不同，作用原理也不尽相同。

（一）含氮类激素

如胰岛素、生长激素等，这些激素分子一般较大，分子中含有氮元素，故称含氮类激素。它们分泌出来，经血液到达靶组织后，并不直接进入细胞内发挥作用，而是首先与分布在细胞膜表面的特异受体相结合。结合一旦发生，便激活细胞膜上与受体邻近的腺苷酸环化酶，活化的腺苷酸环化酶在钙离子存在的情况下，使细胞内腺苷三磷酸转变为环腺苷酸（cAMP）。细胞内 cAMP 浓度改变，激活了蛋白激酶，被激活的蛋白激酶通过催化有关酶系磷酸化，从而改变该酶系的活性，结果就使细胞产生特定的生理效应，如收缩蛋白的收缩、激素的分泌、膜通透性的改变或某代谢过程的增强等。激素作用下，在靶细胞内所发生的上述一系列的酶促化学反应，不仅执行着传递激素信息的功能，而且还构成了激素作用的放大系统。由激素与受体结合到形成 cAMP 得到第一级放大，在 cAMP 激活蛋白激酶的反应中得到第二级放大，在蛋白激酶激活磷酸化酶系时又得到第三级放大。几个分子的激素作用于细胞表面，经过几级放大，就能使细胞产生明显的生理效应。故激素在血液内含量虽然极微（一般是按每毫升血内含多少微克或微微克计算的），但是作用强大。在这一作用原理中，人们把激素称为"第一信使"，把 cAMP 称为"第二信使"，并把这一类激素作用原理称为"第二信使学说"。

（二）类固醇类激素

如氢化可的松、醛固酮、性激素等，它们的分子较小，又是亲脂性物质，到达靶细胞后，可透过细胞膜直接进胞质发挥作用。在胞质内，激素分子首先与特异的胞质受体蛋白结合，形成激素–受体复合物，这种复合物在一定条件下，比如说温度适宜等，通过核膜，进入细胞核内，与基因组上的蛋白质部分相互作用，促进脱氧核糖核酸（DNA）样板转录成信息核糖核酸（mRNA）的过程。mRNA 透出核膜进入胞质，促进了酶的合成，从而导致生理效应的发生，同样是酶促放大效应。由于这类激素作用的关键环节是通过对基因的作用而实现的，因而把这一作用原理称为"基因调节学说"。

上述两类激素的作用原理也不是截然分开的，有些激素可能兼有这两种作用途径，比如促肾上腺皮质激素（ACTH），就是既通过 cAMP 的媒介又通过基因调节来实现其作用的。

第三节　内分泌系统功能活动的调节

一、下丘脑–垂体–靶腺之间的相互调节

下丘脑分泌促激素释放激素，促进（刺激）腺垂体分泌促激素，进而刺激靶腺激素分泌，如下丘脑分泌促甲状腺激素释放激素（TRH），促进甲状腺刺激素（TSH）的释放，TSH 分泌增多，又刺激甲状腺分泌甲状腺激素（T_3、T_4），当外周靶腺激素分泌增多时，对下丘脑、腺垂体起抑制作用，抑制其激素分泌，如甲状腺激素（T_3、T_4）分泌多时，就反馈抑制腺垂体（TSH）及下丘脑（TRH）的分泌，使之减少，称为负反馈调节。在正常生

理状态下，下丘脑的释放激素及垂体的促激素的刺激作用和外周靶腺素对促激素的抑制作用，经常处于相对的动态平稳状态，形成下丘脑－垂体－靶腺轴，如下丘脑－垂体－甲状腺轴，下丘脑－垂体－肾上腺轴和下丘脑－垂体－性腺轴。当靶腺功能亢进时，分泌靶腺激素增多，反馈抑制下丘脑、垂体促激素的释放；反之，当靶腺功能减退时，则这种反馈抑制解除，下丘脑、垂体促激素分泌增加。

二、靶腺之间的相互调节

有些靶腺通过激素直接影响，如胰岛素抑制胰高糖素分泌，胰高糖素刺激胰岛素及 SS 分泌。有些靶腺通过激素对代谢物质调节间接影响其他靶腺激素分泌，如 PTH 刺激血钙升高，血钙升高又抑制降钙素分泌。

三、神经系统和内分泌系统的相互调节

两者之间相互调节关系非常密切，下丘脑是神经内分泌组织，其接受大脑皮层等神经系统传来的冲动，分泌激素影响腺垂体的功能活动。下丘脑的激素分泌受大脑皮层神经精神活动的影响，同时受神经递质调节，这些递质有血清素、多巴胺等。神经递质类药物，如多巴胺受体兴奋剂溴隐亭，具有下丘脑泌乳素抑制因子的生理作用，从而治疗垂体泌乳素瘤，有力地证实神经对内分泌系统的调控作用。下丘脑对腺垂体的控制并不通过神经支配联系，而是释放激素经垂体门静脉血流到达垂体而调节其功能活动。同样，内分泌失调时也会引起精神神经症状，如甲状腺激素对大脑的发育和功能活动有十分重要的作用，胎儿或新生儿甲状腺功能减退症的病人（克汀病），可出现严重的大脑发育障碍即"呆小症"。皮质醇增多症病人有精神障碍。

四、神经内分泌与物质代谢的相互调节

神经内分泌系统可受许多物质代谢因素的影响，而物质代谢又在神经内分泌系统的调节下进行。如进食后血糖升高时，可通过迷走神经等刺激胰岛素的分泌，使血糖维持在正常范围；而血糖过低时，可刺激交感神经使肾上腺素、胰高血糖素分泌增加，促进糖原分解及糖原异生，使血糖回升。

五、神经－内分泌－免疫系统的相互调节

神经系统对免疫系统的调节主要是通过神经递质，如5-羟色胺促使免疫复合物沉积，同时也是Ⅰ型变态反应的重要介质。而内分泌系统对免疫功能的调节是通过激素作用来实现。这类激素直接作用于有关细胞，影响其代谢和功能。如皮质激素可影响单核吞噬细胞系统的功能，使淋巴细胞减少，抑制细胞免疫反应等。很多自身免疫疾病会引起内分泌疾病，如甲状腺自身免疫疾病 Graves 病和慢性淋巴细胞性甲状腺炎可引起甲亢或甲减。胰岛细胞炎引起 1 型糖尿病。

总之，内分泌系统影响着机体的新陈代谢、生长发育、生殖等，机体物质代谢、各脏器的功能活动反过来又影响着内分泌系统。神经和内分泌之间，各内分泌腺体、组织之间也相互影响、协调一致，密不可分。由此，使人机体内环境经常处于一种动态平衡状态，维持各脏器的正常功能，并对不断变化的外部环境保持着强大的适应能力。

（梁晓坤）

第六十五章　甲状腺疾病患者的护理

第一节　解剖生理概要

　　甲状腺分左、右两叶，位于甲状软骨下方，气管两旁，中间以峡部相连。有时于峡部有向上伸出的锥体叶。甲状腺有两层被膜包裹，内层甲状腺固有膜和外层甲状腺外被膜。腺体靠外被膜固定在气管和环状软骨上，左右两叶上极内侧的悬吊韧带使甲状腺悬于环状软骨，做吞咽动作时腺体随之上下移动，是触诊甲状腺体的重要指征。在甲状腺两叶的背面，两层被膜之间的间隙内或在其外，附有四个甲状旁腺，成人甲状腺约重30g，正常情况下不能清楚地见到或摸到。

甲状腺血液供应丰富，主要由来自颈外动脉的分支和甲状腺上动脉、来自锁骨下动脉的分支甲状腺下动脉供应。甲状腺有三条主要静脉：甲状腺上、中、下静脉。甲状腺上、中静脉血液流入颈内静脉，甲状腺下静脉血液直接注入无名静脉。甲状腺的淋巴液汇合流入沿颈内静脉排列的颈深淋巴结。

甲状腺背侧，气管和食管间的沟内有喉返神经通过，它起自迷走神经，并多在甲状腺下动脉的分支间穿过，支配声带活动。喉上神经也来自迷走神经，分内支和外支，内支（感觉支）分布在喉黏膜上，外支（运动支）与甲状腺上动脉贴近，支配环甲肌，使声带紧张（图65-1）。

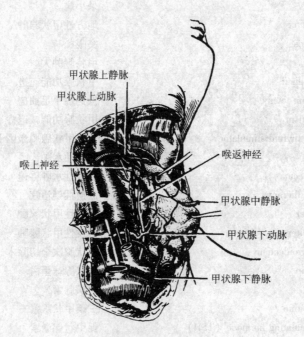

图 65-1　甲状腺解剖

甲状腺的主要功能是将无机碘合成、贮存和分泌甲状腺激素，甲状腺激素是一种有机结合碘。无机碘化物自肠道吸收后，聚集到甲状腺腺泡腔，在那里氧化并和甲状腺球蛋白表面上的酪氨酸结合形成单碘酪氨酸（MIT 或 T_1）和双碘酪氨酸（DIT，或 T_2），二者结合后即形成有活性的三碘甲腺原氨酸（T_3），或甲状腺素（T_4）。后二者都是甲状腺激素。起初，他们在甲状腺球蛋白表面，并贮存于滤泡腔中，通过胞饮作用并被甲状腺球蛋白水解后，T_3 和 T_4 即被释放到血液，立即与血浆蛋白结合。血液中甲状腺素 90% 为 T_4，10% 为 T_3。T_3 的量虽较 T_4 少，但 T_3 与蛋白结合较松，易于分离，且其活性较强，因此其生理作用较 T_4 高（大约 3～4 倍）。除 T_3、T_4 外，甲状腺还合成、分泌降钙素，调节血清钙和磷的代谢。

甲状腺激素对能量代谢和物质代谢都有显著影响，不但加速细胞的氧化率，全面提高机体的代谢，增加热量的产生，而且促进蛋白质、碳水化合物和脂肪的分解。此外，还有促进生长发育的作用。

甲状腺的功能活动与人体各器官、各系统的活动及体外环境相互联系，相互影响，并与大脑皮质－下丘脑－垂体前叶系统成反馈性的控制、调节关系。当人体内在活动或外部环境发生变化，甲状腺激素的需求量增加时，如寒冷、妊娠或生长发育期，或甲状腺素的合成发生障碍时，如服用抗甲状腺药物，使血中甲状腺素浓度下降时，即可刺激下丘脑释放促甲状腺释放激素（TRH），使脑垂体前叶的促甲状腺激素（TSH）释放，后者直接兴奋甲状腺细胞，促使合成和分泌甲状腺激素的速度加快（反馈作用）；反之如血中甲状腺素浓度增加到一定程度，它又反过来抑制促甲状腺激素的分泌（负反馈作用），使甲状腺素合成和分泌减慢。通过这种反馈和负反馈作用，维持人体内甲状腺激素的动态平衡。

第二节　单纯性甲状腺肿患者的护理

一、概述

单纯性甲状腺肿是以缺碘、服用致甲状腺肿物质或相关酶缺陷等原因所致的代偿性甲状腺肿大。人群中约有5%存在着甲状腺肿大。地方性甲状腺肿广泛见于世界各地，主要是离海较远海拔较高的山区如喜马拉雅山、阿尔卑斯山、安第斯山等，散发性者则无地区限制。在我国，本病亦颇常见。云南、贵州、湖南、湖北、河南、河北、山西、陕西、甘肃、四川、青海、内蒙古、台湾以及浙江钱塘江以南，安徽祁门一带山区等地，均有轻重不等的本病流行。由于开展了全国范围地方性甲状腺肿的普查和防治，本病发病率已显著下降。女性发病率是男性的3~5倍，散发性甲状腺肿多发生于青春期、妊娠期、哺乳期和绝经期。

二、病因及发病机制

多数单纯性甲状腺肿的病因不清，但有时有明确的甲状腺激素合成减少的原因，如碘的摄入不足，摄入致甲状腺肿物质或甲状腺激素合成障碍。

（一）碘的摄入

缺碘是引起地方性甲状腺肿的主要原因。WHO推荐的成年人每日碘的摄入量为150μg。流行地区土壤、水源和食物中含碘量很低，不能满足机体对碘的需求。机体缺碘时，不能合成足够的甲状腺激素，反馈引起垂体TSH水平增加，血中TSH水平升高，刺激甲状腺肥大增生。但缺碘并非地方性甲状腺肿的唯一原因。我国河北及山东部分沿海地区发现因常年饮用碘含量较高的水致甲状腺肿。碘摄入过多，过氧化酶的功能可能过多被占用，从而影响了酪氨酸氧化，因而碘的有机化过程受阻，甲状腺呈代偿性肿大。另外，机体在生长发育期和怀孕、哺乳、寒冷、感染、创伤和精神刺激时，对甲状腺激素的需要量增多，可加重或诱发甲状腺肿。

（二）致甲状腺肿物质

致甲状腺肿物质是指阻碍甲状腺激素合成而致甲状腺肿的物质。常见的食物有卷心菜、白菜、萝卜、黄豆、核桃、木薯等。药物有硫氰化钾、过氯酸钾、对氨水杨酸、硫脲嘧啶类、磺胺类、保泰松、秋水仙素等。另外土壤、饮水中钙、镁、锌、氟等矿物质的含量对甲状腺肿的发生也有一定的影响。

（三）激素合成障碍

遗传性酶的缺陷造成激素合成的障碍，如过氧化酶相对缺乏影响甲状腺激素合成，缺乏蛋白水解酶使甲状腺激素从甲状腺球蛋白分离和释放入血发生困难，均可导致甲状腺肿。

三、病理

本病早期，甲状腺呈弥漫性轻度或中度肿大，重量 60～1000g 不等。血管增多，滤泡细胞肥大，呈柱状，上皮细胞增长，并向腔内突出，滤泡腔内胶质减少，激素含量低。以后，腺组织因不规则增生或再生逐渐出现大小不等结节。随病情发展，由于腺泡内积聚大量胶质（胶性甲状腺肿），形成巨大腺泡，上皮细胞受压为扁平，腺泡间结缔组织和血管减少。至后期，部分腺泡可发生坏死，出血，囊性变性，纤维化或钙化，这时甲状腺不仅显著增大，且有大小不等，质地不一的结节。

四、护理评估

（一）健康史

询问患者居住的地区有无流行病史，家族中有无同类患者，日常的饮食种类以及使用药物的情况。评估患者的年龄，生长发育阶段，是否怀孕、哺乳，有无感染、创伤和精神刺激等。

（二）身体评估

散发性甲状腺肿常发生在青春期、妊娠期、哺乳期及绝经期。腺体通常轻度肿大，呈弥漫性，质较软，晚期可有结节。久病者腺体肿大显著，可大如婴儿头，下垂于颈下胸骨前，有大小不等的结节，质坚硬，腺外可见静脉曲张。肿大腺体可引起压迫综合征，如气管受压，可有喉部紧缩感，慢性刺激性干咳；如甲状腺肿位于胸骨后或胸腔内，可引起上腔静脉压迫综合征。患者可表现为面部青紫、肿胀及颈胸部表浅静脉扩张。囊肿内出血时，可引起突然疼痛与腺体急骤肿大。在缺碘严重地区，甲状腺结节性肿大常伴程度不等的甲减。在严重流行区，小儿甲状腺肿常伴有呆小症。

体格检查：视诊有无颈部肿大，触诊有无甲状腺肿大，有无结节。甲状腺肿大可分 Ⅰ～Ⅴ度。Ⅰ度甲状腺可扪及，宽径在 3cm 以内；Ⅱ度肿大在吞咽时扪诊和视诊均可发现，宽径在 3～5cm；Ⅲ度肿大在不作吞咽动作时也能发现，宽径在 5～7cm；Ⅳ度肿大甚明显，颈部外形已有改变，宽径在 7～9cm；Ⅴ度肿大极明显，宽径已超过 9cm，多数伴有结节。

（三）辅助检查

1. 甲状腺功能检查　甲状腺功能基本正常。T_4 正常或稍低，但 T_3 可略高。甲状腺[131]I 摄取率常高于正常，但高峰时间很少提前出现。T_3 抑制试验呈可抑制反应。血清 TSH 正常，血清高敏感性 TSH 浓度测定是评价甲状腺功能的最佳指标。

2. 甲状腺扫描　示弥漫性甲状腺肿，结节性甲状腺肿则呈现有功能或无功能的结节。

（四）心理社会评估

患者可感到颈部肿大影响其形象，应评估患者对自我形象的看法，家庭及社会支持系统如何，当地预防措施及宣传如何。

五、护理诊断及医护合作性问题

1. 知识缺乏　与缺乏甲状腺肿治疗及自我保健的知识有关。

2. 自我形象紊乱　与甲状腺肿大有关。

六、计划与实施

患者能够合理饮食，来补充碘的需求，能够说出甲状腺药物治疗过程中的不良反应及注意事项，并主动监测药物的疗效及不良反应。患者能够调整自己，适应并接受身体形象的改变。

（一）饮食护理

护士应指导因缺碘而导致甲状腺肿的患者，多吃含碘食物，如海带、紫菜等，并鼓励患者食用碘盐。1996 年起，我国立法推行普遍食盐碘化防止碘缺乏病。2002 年我国修改国家标准，将食盐加碘浓度从原来的不低于 40mg/kg 修改为 35 ± 15mg/kg。由于一些蔬菜生吃可引起甲状腺肿，如洋白菜、萝卜、椰菜等，应告诉患者将蔬菜煮熟后食用，以破坏致甲状腺肿的物质。

（二）用药指导

护士应告诉患者所用药物的名称、剂量、服药方法、药物的作用、不良反应以及用药的注意事项，并嘱患者遵医嘱服药。

1. 常用药物　为甲状腺激素，如干燥甲状腺制剂、左旋甲状腺素。

2. 药理作用　外源性给予左旋甲状腺素，抑制垂体 TSH 分泌，使 TSH 抑制在正常值以下。但要避免药物过量引起药物性甲亢，高敏感 TSH 测定是监测药物剂量的最佳指标。

3. 不良反应　甲状腺制剂服用过多常有过量的危险，可引起心悸、手指震颤、多汗、兴奋、失眠、恐惧、体重下降等，重者可有呕吐、腹泻、高热、脉搏快而不规则，老年人及心脏病患者可诱发心绞痛、心律失常和心力衰竭。未经治疗的肾上腺皮质功能低下、心肌梗死、甲亢的患者禁用。

4. 注意事项　护士在给药时应嘱患者遵医嘱按时服药，同时注意观察用药后患者的反应及甲状腺制剂过量所引起的中毒反应，特别注意心率和心律的监测；告诉患者在服药期间不要吃含碘量高的食物，如海带、紫菜、海藻等，不可局部涂碘酊；糖尿病患者使用此类药物时应注意血糖、尿糖的变化；对于有冠心病的患者起始剂量宜为每 2~4 周增加剂量 1 次。

5. 常用药物剂量

（1）干燥甲状腺制剂：常用量为每日 40~60mg，疗程一般为 3~6 个月，停药后若有复发应重复服药治疗。

（2）左旋甲状腺素：疾病处于早期的年轻患者，可每日服用 100μg，第二个月增至每日 150~200μg。高敏感的血清 TSH 浓度测定可估计甲状腺受抑制的程度。TSH 测定至少在调整剂量后 4~6 周再进行。年龄较大和长期患多结节甲状腺肿的患者在接受药物治疗前宜进行血清高敏感性 TSH 浓度测定和 TRH 兴奋试验，以除外甲亢。

（三）心理护理

甲状腺肿大会影响患者的身体形象，可导致患者出现焦虑情绪，因而护士应给患者心理支持。护士应告诉患者单纯性甲状腺肿一般不需治疗，如果影响到患者的外观形象或肿大压迫气管引起呼吸困难时，可以首先选用甲状腺激素治疗，通过药物治疗可使肿大的甲状腺缩小，治疗至少需要观察 6~9 个月。当药物治疗效果不满意时，可以采取手术治疗，同时护士需向患者解释手术治疗的适应证：①腺体过大，影响工作和生活；②腺体引起压迫症状，内科治疗无效；③腺体内有结节，疑有发展为癌肿或甲状腺功能亢进的可能。

七、预期结果与评价

1. 患者能够合理饮食，来补充碘的需求。

2. 患者能够说出甲状腺药物治疗过程中的药理作用、不良反应及注意事项，并主动监测药物的疗效及不良反应。

3. 患者能够调整自己，适应并接受身体形象的改变。

第三节　甲状腺功能亢进症患者的护理

一、概述

甲状腺功能亢进症（简称甲亢）可分为 Graves、继发性和高功能腺瘤三大类。Graves 甲亢最常见，指甲状腺肿大的同时，出现功能亢进症状。腺体肿大为弥漫性，两侧对称，常伴有突眼，故又称"突眼性甲状腺肿"。继发性甲亢较少见，由于垂体 TSH 分泌瘤分泌过多 TSH 所致。高功能腺瘤少见，多见于老人、病史有 10 多年，腺瘤直径多数大于 4~5cm，腺体内有单个的自主性高功能结节，结节周围的甲状腺呈萎缩改变，患者无突眼。

甲亢主要累及妇女，男女之比为 1:4，一般患者较年轻，年龄多在 20~40 岁之间。

二、病因及发病机制

病因迄今尚未完全明了，可能与下列因素有关。

（一）自身免疫性疾病

近来研究发现，Graves 甲亢患者血中促甲状腺激素（TSH）浓度不高甚至低于正常，应用促甲状腺释放激素（TRH）也不能刺激这类患者的血中 TSH 浓度升高，故目前认为 Graves 甲亢是一种自身免疫性疾病。患者血中有刺激甲状腺的自身抗体，即甲状腺刺激免疫球蛋白，这种物质属于 G 类免疫球蛋白，来自患者的淋巴细胞，与甲状腺滤泡的 TSH 受体结合，从而加强甲状腺细胞功能，分泌大量 T_3 和 T_4。

（二）遗传因素

可见同一家族中多人患病，甚至连续几代患病，单卵双生胎患病率高达 50%，本病患者家族成员患病率明显高于普通人群。目前发现与主要组织相容性复合物（MHC）相关。

（三）精神因素

可能是本病的诱发因素，许多患者在发病前有精神刺激史，推测可能因应激刺激情况下，T 细胞的监测功能障碍，使有免疫功能遗传缺陷者发病。

三、病理

甲状腺多呈不同程度弥漫性、对称性肿大，或伴峡部肿大。质脆软，包膜表面光滑、透亮，也可不平或呈分叶状。甲状腺内血管增生、充血，腺泡细胞增生肥大，滤泡间组织中淋巴样组织呈现不同程度的增生，从弥漫性淋巴细胞浸润至形成淋巴滤泡，或出现淋巴组织生发中心。有突眼者，球后组织中常有脂肪浸润，眼肌水肿增大，纤维组织增多，黏多糖沉积与透明质酸增多，淋巴细胞及浆细胞浸润。眼外肌纤维增粗，纹理模糊，球后脂肪增多，肌纤维透明变性、断裂及破坏，肌细胞内黏多糖也有增多。骨骼肌、心肌也有类似眼肌的改变。病变皮肤可有黏蛋白样透明质酸沉积，伴多数带有颗粒的肥大细胞、吞噬细胞和含有内质网的成纤维细胞浸润。

四、护理评估

（一）健康史

评估患者的年龄、性别；询问患者是否曾患结节性甲状腺肿大；了解患者家族中是否曾有甲亢患者；询问患者近期是否有精神刺激或感染史。

（二）身体评估

1. 高代谢综合征　甲状腺激素分泌增多导致交感神经兴奋性增高和代谢加速。患者怕热、多汗、体重下降、疲乏无力、皮肤温暖湿润，可有低热，体温常在38℃左右，碳水化合物、蛋白质及脂肪代谢异常，出现消瘦软弱。

2. 神经系统　患者表现为神经过敏、烦躁多虑、多言多动、失眠、多梦、思想不集中、记忆力减退、有时有幻觉，甚至表现为焦虑症。少数患者出现寡言抑郁、神情淡漠（尤其是老年人），舌平伸及手举表现细震颤、腱反射活跃、反射时间缩短。

3. 心血管系统　患者的主要症状有心悸、气促，窦性心动过速，心率高达100～120次/分，休息与睡眠时心率仍快。血压收缩压增高，舒张压降低，脉压增大。严重者发生甲亢性心脏病，表现为心律失常，出现期前收缩（早搏）、阵发性心房颤动或心房扑动、房室传导阻滞等。第一心音增强，心尖区心音亢进，可闻及收缩期杂音。长期患病的患者可出现心肌肥厚或心脏扩大，心力衰竭等。

4. 消化系统　患者出现食欲亢进，食量增加，但体重明显下降。少数患者（老人多见）表现厌食，消瘦明显，病程长者表现为恶病质。由于肠蠕动增加，患者大便次数增多或顽固性腹泻，粪便不成形，含较多不消化的食物。由于伴有营养不良、心力衰竭等原因，肝脏受损，患者可出现肝大和肝功能受损，重者出现黄疸。

5. 运动系统　肌肉萎缩导致软弱无力，行动困难。严重时称为甲亢性肌病，表现为浸润性突眼伴眼肌麻痹、急性甲亢性肌病或急性延髓麻痹、慢性甲亢性肌病、甲亢性周期性四肢麻痹、甲亢伴重症肌无力和骨质疏松。

6. 生殖系统　女性可出现月经紊乱，表现为月经量少，周期延长，久病可出现闭经、不孕，经抗甲状腺药物治疗后，月经紊乱可以恢复。男性性功能减退，常出现阳痿，偶可发生乳房发育、不育。

7. 内分泌系统　可以影响许多内分泌腺体，其中性腺功能异常，表现为性功能和性激素异常。本病早期肾上腺皮质可增生肥大，功能偏高，久病及病情加重时，功能相对减退，甚至功能不全。患者表现为色素轻度沉着和血 ACTH 及皮质醇异常。

8. 造血系统　因消耗增多，营养不良，维生素 B_{12} 缺乏和铁利用障碍，部分患者伴有贫血。部分患者有白细胞和血小板减少，淋巴细胞及单核细胞相对增加，其可能与自身免疫破坏有关。

9. 甲状腺肿大　甲状腺常呈弥漫性肿大（表65-1），增大2～10倍不等，质较柔软、光滑，随吞咽上下移动。少数为单个或多发的结节性肿大，质地为中等硬度或坚硬不平。由于甲状腺的血管扩张，血流量和流速增加，可在腺体上下极外侧触及震颤和闻及血管杂音。

表 65-1　甲状腺肿大临床分度

分度	体征
一度	甲状腺触诊可发现肿大，但视诊不明显
二度	视诊即可发现肿大
三度	甲状腺明显肿大，其外缘超过胸锁乳突肌外缘

10. 突眼　多为双侧性，可分为非浸润性和浸润性突眼两种。

（1）非浸润性突眼（良性突眼）：主要由于交感神经兴奋性增高，使眼外肌群和上睑肌兴奋性增高，球后眶内软组织改变不大，病情控制后，突眼常可自行恢复，预后良好。患者出现眼球突出，可不对称，突眼度一般小于 18mm，表现为下列眼征：①凝视征（Darymple 征）：因上眼睑退缩，引起睑裂增宽，呈凝视或惊恐状；②瞬目减少征（Stellwag 征）：瞬目减少；③上睑挛缩征（Von Graefe 征）：上睑挛缩，双眼下视时，上睑不能随眼球同时下降，使角膜上方巩膜外露；④辐辏无能征（Mobius 征）：双眼球内聚力减弱，视近物时，集合运动减弱；⑤向上看时，前额皮肤不能皱起（Joffroy 征）。

（2）浸润性突眼（恶性突眼）：目前认为其发生与自身免疫有关，在患者的血清中已发现眶内成纤维细胞结合抗体水平升高。患者除眼外肌张力增高外，球后脂肪和结缔组织出现水肿、淋巴细胞浸润，眼外肌显著增粗。突眼度一般在 19mm 以上，双侧多不对称。除上述眼征外，患者常有眼内异物感、畏光、流泪、视力减退、因眼肌麻痹而出现复视、斜视、眼球活动度受限。严重突眼者，可出现眼睑闭合困难，球结膜及角膜外露引起充血、水肿，易继发感染形成角膜溃疡或全角膜炎而失明。

（三）辅助检查

1. 基础代谢率测定　基础代谢率是指人体在清醒、空腹、无精神紧张和外界环境刺激的影响下的能量消耗。了解基础代谢率的高低有助于了解甲状腺的功能状态。基础代谢率的正常值为 ±10%，增高至 +20% ~ 30% 为轻度升高，+30% ~ +60% 为中度升高，+60% 以上为重度甲亢。经验公式可用脉率和脉压进行估计：基础代谢率 =（脉率 + 脉压）- 111。

做此检查前数日应指导患者停服影响甲状腺功能的药物，如甲状腺制剂、抗甲状腺药物和镇静剂等。测定前一日晚餐应较平时少进食，夜间充分睡眠（不要服安眠药）。护士应向患者讲解测定的过程，消除顾虑。检查日清晨嘱患者进食，可少量饮水，不活动，不多讲话，测定前排空大小便，用轮椅将患者送至检查室，患者卧床 0.5 ~ 1 小时后再进行测定。由于基础代谢率测定方法繁琐，受影响因素较多，临床已较少应用。

2. 血清甲状腺激素测定　血清游离甲状腺素（FT_4）与游离三碘甲腺原氨酸（FT_3）是循环血中甲状腺激素的活性部分，直接反映甲状腺功能状态，其敏感性和特异性高，正常值为 FT_4 9 ~ 25pmol/L，FT_3 为 3 ~ 9pmol/L。血清中总甲状腺素（TT_4）是判断甲状腺功能最基本的筛选指标，与血清总三碘甲腺原氨酸（TT_3）均能反映甲状腺功能状态，正常值为 TT_4

$65 \sim 156nmol/L$，$TT_3 1.7 \sim 2.3nmol/L$。甲亢时血清甲状腺激素升高比较明显，测定血清甲状腺激素对甲状腺功能的诊断具有较高的敏感性和特异性。

3. TSH 免疫放射测定分析　血清 TSH 浓度的变化是反映甲状腺功能最敏感的指标。TSH 正常值为 $0.3 \sim 4.8mU/L$，甲亢患者因 TSH 受抑制而减少，其血清高敏感 TSH 值往往 < $0.1mU/L$。

4. 甲状腺摄 ^{131}I 率测定　给受试者一定量的 ^{131}I，再探测甲状腺摄取 ^{131}I 的程度，可以判断甲状腺的功能状态。正常人甲状腺摄取 ^{131}I 的高峰在 24 小时后，3 小时为 $5\% \sim 25\%$，24 小时为 $20\% \sim 45\%$。24 小时内甲状腺摄 ^{131}I 率超过人体总量的 50%，表示有甲亢。如果患者近期内食用含碘较多的食物，如海带、紫菜、鱼虾，或某些药物，如抗甲状腺药物、溴剂、甲状腺素片、复方碘溶液等，需停服两个月才能做此试验，以免影响检查的效果。

5. TSH 受体抗体（TRAb）　甲亢患者血中 TRAb 抗体阳性检出率可达 $80\% \sim 95\%$ 以上，可作为疾病早期诊断、病情活动判断、是否复发以及能否停药的重要指标。

6. TSH 受体刺激抗体（TSAb）　是诊断 Graves 病的重要指标之一。与 TRAb 相比，TSAb 反映了这种抗体不仅与 TSH 受体结合，而且这种抗体产生了对甲状腺细胞的刺激功能。

（四）心理社会评估

患者的情绪因内分泌紊乱而受到不良的影响，心情可有周期性的变化，从轻微的欣快状态到活动过盛，甚至到谵妄的地步。过度的活动导致极度的疲倦和抑郁，接着又是极度的活动，如此循环往复。因患者纷乱的情绪状态，使其人际关系恶化，于是更加重了患者的情绪障碍。患者外形的改变，如突眼、颈部粗大，可造成患者自我形象紊乱。

五、护理诊断及医护合作性问题

1. 营养失调：低于机体需要量　与基础代谢率升高有关。
2. 活动无耐力　与基础代谢过高而致机体疲乏、负氮平衡、肌肉萎缩有关。
3. 腹泻　与肠蠕动增加有关。
4. 有受伤的危险　与突眼造成的眼睑不能闭合、有潜在的角膜溃烂、角膜感染而致失明的可能有关。
5. 体温过高　与基础代谢率升高、甲状腺危象有关。
6. 睡眠型态紊乱　与基础代谢率升高有关。
7. 有体液不足的危险　与腹泻及大量出汗有关。
8. 自我形象紊乱　与甲状腺肿大及突眼有关。
9. 知识缺乏　与患者缺乏甲亢治疗、突眼护理及并发症预防的知识有关。

10 潜在并发症　甲亢性肌病，心排出量减少，甲状腺危象，手术中并发症包括出血、喉上、喉返神经损伤，手足抽搐等。

六、计划与措施

患者能够得到所需热量，营养需求得到满足，体重维持在标准体重的 $90\% \sim 110\%$ 左右；眼结膜无溃烂、感染的发生；能够进行正常的活动，保证足够的睡眠；体温 37℃；无腹泻，出入量平衡，无脱水征象；能够复述出甲亢治疗、突眼护理及并发症预防的知识；正确对待自我形象，社交能力改善，与他人正常交往；护士能够及时发现并发症，通知医师及时处理。

（一）病情观察

护士每天监测患者的体温、脉搏、心率（律）、呼吸改变、出汗、皮肤状况、排便次数、有无腹泻、脱水症状、体重变化、突眼症状改变、甲状腺肿大情况以及有无精神、神经、肌肉症状：如失眠、情绪不安、神经质、指震颤、肌无力、肌力消失等改变。准确记录每日饮水量、食欲与进食量、尿量及液体量出入平衡情况。

（二）提供安静轻松的环境

因患者常有乏力、易疲劳等症状，故需要充分的休息，避免疲劳，且休息可使机体代谢率降低。重症甲亢及甲亢合并心功能不全、心律紊乱、低钾血症等必须卧床休息。因而提供一个能够使患者身心均获得休息的环境，帮助患者放松和休息，对于患者疾病的恢复非常重要。病室要保持安静，室温稍低、色调和谐，避免患者精神刺激或过度兴奋，使患者得到充分休息和睡眠。必要时可给患者提供单间，以防止患者间的相互打扰。患者的被子不宜太厚，衣服应轻便宽松，定期沐浴，勤更换内衣。为患者提供一些活动，分散患者的注意力，如拼图，听轻松、舒缓的音乐，看电视等。

（三）饮食护理

为满足机体代谢亢进的需要，应为患者提供高热量、高蛋白、高维生素的均衡饮食。因患者代谢率高，常常会感到很饿，大约每天需 6 餐才能满足患者的需要，护士应鼓励患者吃高蛋白质、高热量、高维生素的食物，如瘦肉、鸡蛋、牛奶、水果等。不要让患者吃增加肠蠕动和易导致腹泻的食物，如味重刺激性食物、粗纤维多的食物。每天测体重，当患者体重降低 2kg 以上时需通知医师。在患者持续出现营养不良时，要补充维生素，尤其是复合维生素 B。由于患者出汗较多，应给饮料以补充出汗等所丢失的水分，忌饮浓茶、咖啡等对中枢神经有兴奋作用的饮料。

（四）心理护理

甲亢是与精神、神经因素有关的内分泌系统心身疾病，必须注意对躯体治疗的同时应进行心理、精神治疗。

甲亢患者常有神经过敏、多虑、易激动、失眠、思想不集中、烦躁易怒，严重时可抑郁或躁狂等，任何不良的外界刺激均可使症状加重，故医护人员应耐心、温和、体贴，建立良好的护患关系，解除患者焦虑和紧张心理，增强治愈疾病的信心。指导患者自我调节，采取自我催眠、放松训练、自我暗示等方法来恢复已丧失平衡的心身调节能力，必要时辅以镇静、安眠药。同时医护人员给予精神疏导、心理支持等综合措施。向患者介绍甲亢的治疗方法以减少因知识缺乏所造成的不安，常用治疗方法有抗甲状腺药物治疗、放射性碘治疗和手术治疗三种方法。同时护士应向患者家属、亲友说明患者任何怪异的、难懂的行为都是暂时性的，可随着治疗而获得稳定的改善。在照顾患者时，应保持一种安静和理解的态度，接受患者的烦躁不安及情绪的暴发，将之视为疾病的自然表现，通过家庭的支持促进甲亢患者的早日康复。

（五）突眼的护理

对严重突眼者应加强心理护理，多关心体贴，帮助其树立治疗的信心，避免烦躁焦虑。

加强眼部护理，对于眼睑不能闭合者必须注意保护角膜和结膜，经常点眼药，防止干燥、外伤及感染，外出戴墨镜或使用眼罩以避免强光、风沙及灰尘的刺激。睡眠时头部抬高，以减轻眼部肿胀。当患者不易或根本无法闭上眼睛时，应涂抗生素眼膏，并覆盖纱布或眼罩，预防结膜炎和角膜炎。结膜发生充血水肿时，用0.5%醋酸可的松滴眼，并加用冷敷。眼睑闭合严重障碍者可行眼睑缝合术。

配合全身治疗，给予低盐饮食，限制进水量，可减轻球后水肿。

突眼异常严重者，应配合医师做好手术前准备，作眶内减压术，球后注射透明质酸酶，以溶解眶内组织的黏多糖类，减轻眶内压力。

（六）用药护理

药物治疗较方便和安全，为甲亢的基础治疗方法，常用抗甲状腺药物分为硫脲类和咪唑类。硫脲类包括丙硫氧嘧啶和甲硫氧嘧啶。咪唑类包括甲巯咪唑和卡比马唑等。主要作用是阻碍甲状腺激素的合成，但对已合成的甲状腺激素不起作用，故须待体内储存的过多甲状腺激素消耗到一定程度才能显效。近年来发现此类药物可轻度抑制免疫球蛋白生成，使甲状腺中淋巴细胞减少，血循环中的TRAb抗体下降。此类药物适用于病情较轻、甲状腺肿大不明显、甲状腺无结节的患者。用药剂量区别对待，护士应告诉患者整个药物治疗需要较长时间，一般需要1.5~2年，分为初治期、减量期及维持期。按病情轻重决定药物剂量，疗程中除非有较严重的反应，一般不宜中断，并定期随访疗效。

该类药物存在一些不良反应，如粒细胞减少和粒细胞缺乏，过敏反应如皮疹、发热、肝脏损害，部分患者出现转氨酶升高，甚至出现黄疸。护士应督促患者按时按量服药，告诉患者用药期间监测血象及肝功能变化，密切观察有无发热、咽痛、乏力、黄疸等症状，发现异常及时告知医师，告诉患者进餐后服药，以减少胃肠道反应。

（七）放射性碘治疗患者的护理

口服放射性[131]I后，碘浓集在甲状腺中。[131]I产生的β射线可以损伤甲状腺，使腺泡上皮细胞破坏而减少甲状腺激素的分泌，但很少损伤其他组织，起到药物性切除作用。同时，也可使甲状腺内淋巴细胞产生抗体减少，从而起到治疗甲亢的作用。

2007年中华医学会内分泌学会和核医学分科学会制定的《中国甲状腺疾病诊治指南》达成共识。适应证：①成人Graves甲亢伴甲状腺肿大二度以上；②对药物治疗有严重反应，长期治疗失效或停药后复发者；③甲状腺次全切除后复发者；④甲状腺毒症心脏病或甲亢伴其他病因的心脏病；⑤甲亢合并白细胞和/或血小板减少或全血细胞减少；⑥老年甲亢；⑦甲亢合并糖尿病；⑧毒性多结节性甲状腺肿；⑨自主功能性甲状腺结节合并甲亢。相对适应证：①青少年和儿童甲亢，使用抗甲状腺药物治疗失败，拒绝手术或有手术禁忌证；②甲亢合并肝、肾器官功能损害；③Graves眼病，对轻度和稳定期的中、重度病例可单用[131]I治疗，对病情处于进展期患者，可在[131]I治疗前后加用泼尼松。

禁忌证：①妊娠或哺乳妇女；②有严重肝、肾功能不全；③甲状腺危象；④重症浸润性突眼；⑤以往使用大量碘使甲状腺不能摄碘者。

凡采用放射性碘治疗者，治疗前和治疗后一个月内避免使用碘剂及其他含碘食物及药物。[131]I治疗本病的疗效较满意，缓解率达90%以上。一般一次空腹口服，于服[131]I后2~4周症状减轻，甲状腺缩小，体重增加，于3~4个月后大多数患者的甲状腺功能恢复正常。

^{131}I治疗甲亢后的主要并发症是甲状腺功能减退。国内报告早期甲减发生率为10%，晚期达59.8%。^{131}I治疗的近期反应较轻微，由于放射性甲状腺炎，可在治疗后第一周有甲亢症状的轻微加重，护士应严密观察病情变化，注意预防感染和避免精神刺激。

（八）手术治疗患者的护理

甲状腺大部切除是一种有效的治疗方法，其优点是疗效较药物治疗迅速，不易复发，并发甲状腺功能减退的机会较放射性碘治疗低，其缺点是有一定的手术并发症。

适应证：①甲状腺中度肿大以上的甲亢；②高功能腺瘤；③腺体大，伴有压迫症状的甲亢或有胸骨后甲状腺肿；④抗甲状腺药物或放射性碘治疗后复发者；⑤妊娠中期（即妊娠前4~6个月）具有上述适应证者，妊娠后期的甲亢可待分娩后再行手术。

禁忌证：①妊娠早期（1~3个月）和后期（7~9个月）的甲亢患者；②老年患者或有严重的器质性疾病，不能耐受手术者。

1. 术前护理

（1）术前评估：对于接受甲状腺手术治疗的患者，护士要在术前对患者进行仔细评估，包括甲状腺功能是否处于正常状态，甲状腺激素的各项检验是否处于正常范围内，营养状况是否正常。心脏问题是否得到控制，脉搏是否正常，心电图有无心律不齐，患者是否安静、放松，患者是否具有与手术有关的知识如手术方式、适应证、禁忌证、手术前的准备和手术后的护理以及有哪些生理、心理等方面的需求。

（2）心理护理：甲亢患者性情急躁、容易激动，极易受环境因素的影响，对手术顾虑较重，存在紧张情绪，术前应多与患者交谈，给予必要的安慰，解释手术的有关问题。必要时可安排甲亢术后恢复良好的患者现身说法，以消除患者的顾虑。避免各种不良刺激，保持室内安静和舒适。对精神过度紧张或失眠者给予口服镇静剂或安眠药，使患者消除恐惧，配合治疗。

（3）用药护理：术前给药降低基础代谢率，减轻甲状腺肿大及充血是术前准备的重要环节。主要方法有：①通常先用硫氧嘧啶类药物，待甲亢症状基本控制后减量继续服药，加服1~2周的碘剂，再进行手术。大剂量碘剂可使腺体减轻充血，缩小变硬，有利于手术。常用的碘剂是复方碘化钾溶液，每日3次。每次10滴，2~3周可以进行手术。由于碘剂可刺激口腔和胃黏膜，引发恶心、呕吐、食欲不振等不良反应，因此护士可指导患者于饭后用冷开水稀释后服用，或在用餐时将碘剂滴在馒头或饼干上一同服用。值得注意的是大剂量碘剂只能抑制甲状腺素的释放，而不能抑制其合成，因此一旦停药后，贮存于甲状腺滤泡内的甲状腺球蛋白分解，大量甲状腺素释放到血液，使甲亢症状加重。因此，碘剂不能单独治疗甲亢，仅用于手术前准备；②开始即用碘剂，2~3周后甲亢症状得到基本控制（患者情绪稳定，睡眠好转，体重增加，脉率稳定在每分钟90次以下，基础代谢率+20%以下），便可进行手术。少数患者服用碘剂2周后，症状减轻不明显者，可在继续服用碘剂的同时，加用硫氧嘧啶类药物，直至症状基本控制后，再停用硫氧嘧啶类药物，但仍继续单独服用碘剂1~2周，再进行手术；③对用上述药物准备不能耐受或不起作用的病例，主张单用普萘洛尔（心得安）或与碘剂合用作术前准备，普萘洛尔剂量为每6小时给药1次，每次20~60mg，一般在4~7日后脉率即降至正常水平，可以施行手术。要注意的是普萘洛尔在体内的有效半衰期不到8小时，所以最末一次口服普萘洛尔要在术前1~2小时，术后继续口服4~7

日。此外，术前不宜使用阿托品，以免引起心动过速。

（4）床单位准备：患者离开病房后，护士应作好床单位的准备，床旁备气管切开包、消毒手套、吸引器、照明灯、氧气和抢救物品。

（5）体位练习：术前要指导患者练习手术时的头、颈过伸体位和术后用于帮助头部转动的方法，以防止瘢痕挛缩，可指导患者点头、仰头，尽量伸展颈部，以及向左向右转动头部。

2. 术后护理

（1）术后评估：患者返回病室后，护士应仔细评估患者的生命体征，伤口敷料，观察患者有无出血、喉返神经及甲状旁腺损伤等并发症，观察有无呼吸困难、窒息、手足抽搐等症状。

（2）体位：术后患者清醒和生命体征平稳后，取半卧位，有利于渗出液的引流和保持呼吸道通畅。

（3）饮食护理：术后1~2天，进流质饮食，随病情的恢复逐渐过渡到正常饮食，但不可过热，以免引起颈部血管扩张，加重创口渗血。患者如有呛咳，可给静脉补液或进半固体食物，协助患者坐起进食。

（4）指导颈部活动：术前护士已经教会患者颈部活动的方法，术后护士应提醒并协助患者做点头、仰头，以及向左向右转动头部，尽量伸展颈部。

（5）并发症的观察与护理

1）术后呼吸困难和窒息：是术后最危急的并发症，多发生在术后48小时内。常见原因为：①切口内出血压迫气管，主要是手术时止血不彻底、不完善，或因术后咳嗽、呕吐、过频活动或谈话导致血管结扎滑脱所引起；②喉头水肿，手术创伤或气管插管引起；③气管塌陷，气管壁长期受肿大的甲状腺压迫，发生软化，切除大部分甲状腺体后，软化的气管壁失去支撑所引起；④痰液阻塞；⑤双侧喉返神经损伤。患者发生此并发症时，务必及时采取抢救措施。

患者临床表现为进行性呼吸困难、烦躁、发绀，甚至发生窒息。如因切口内出血所引起者，还可出现颈部肿胀，切口渗出鲜血等。护士在巡回时应严密观察呼吸、脉搏、血压及伤口渗血情况，有时血液自颈侧面流出至颈后，易被忽视，护士应仔细检查。如发现患者有颈部紧压感、呼吸费力、气急烦躁、心率加速、发绀等应及时处理，包括立即检查伤口，必要时剪开缝线，敞开伤口，迅速排除出血或血肿压迫。如血肿清除后，患者呼吸仍无改善，应果断施行气管切开，同时吸氧。术后痰多而不易咳出者，应帮助和鼓励患者咳痰，进行雾化吸入以保持呼吸道通畅。护士应告诉患者术后48小时内避免过于频繁的活动、谈话，若患者有咳嗽、呕吐等症状时，应告知医务人员采取对症措施，并在咳嗽、呕吐时保护好伤口。

2）喉返神经损伤：患者清醒后，应诱导患者说话，以了解有无喉返神经损伤。暂时性损伤可由术中钳夹、牵拉或血肿压迫神经引起，永久性损伤多因切断、结扎神经引起。喉返神经损伤的患者术后可出现不同程度的声嘶或失音，喉镜检查可见患侧声带外展麻痹。对已有喉返神经损伤的患者，护士应认真做好安慰解释工作，告诉患者暂时性损伤经针刺、理疗可于3~6个月内逐渐恢复；一侧的永久性损伤也可由对侧代偿，6个月内发音好转。双侧喉返神经损伤会导致两侧声带麻痹，引起失音或严重呼吸困难，需作气管切开，护士应作好气管切开的护理。

3）喉上神经损伤：手术时损伤喉上神经外支会使环甲肌瘫痪，引起声带松弛，音调降低。如损伤其内支，则喉部黏膜感觉丧失，表现为进食时，特别是饮水时发生呛咳，误咽。护士应注意观察患者进食情况，如进水及流质时发生呛咳，要协助患者坐起进食或进半流质饮食，并向患者解释该症状一般在治疗后自行恢复。

4）手足抽搐：手术时甲状旁腺被误切、挫伤或其血液供应受累，均可引起甲状旁腺功能低下，出现低血钙，从而使神经肌肉的应激性显著增高。症状多发生于术后 1~3 天，轻者只有面部、口唇周围和手、足针刺感和麻木感或强直感，2~3 周后由于未损伤的甲状旁腺代偿增生而使症状消失，重症可出现面肌和手足阵发性痛性痉挛，甚至可发生喉及膈肌痉挛，引起窒息死亡。

护士应指导患者合理饮食，限制含磷较高的食物，如牛奶、瘦肉、蛋黄、鱼类等。症状轻者可口服碳酸钙 1~2g，每日 3 次；症状较重或长期不能恢复者，可加服维生素 D_3，每日 5 万~10 万 U，以促进钙在肠道内的吸收。最有效的治疗是口服二氢速固醇（AT10）油剂，有迅速提高血中钙含量的特殊作用，从而降低神经肌肉的应激性。抽搐发作时，立即用压舌板或匙柄垫于上下磨牙间，以防咬伤舌头，并静脉注射 10% 葡萄糖酸钙或氯化钙 10~20ml，并注意保证患者安全，避免受伤。

5）甲状腺危象：是由于甲亢长期控制不佳，涉及心脏、感染、营养障碍、危及患者生命的严重合并症，而手术、感染、电解质紊乱等的应激会诱发危象。危象先兆症状表现为甲亢症状加重，患者严重乏力、烦躁、发热（体温 39℃ 以下）、多汗、心悸、心率每分钟在 120~160 次，伴有食欲不振、恶心、腹泻等。甲状腺危象临床表现为高热（体温 39℃ 以上）脉快而弱，大汗、呕吐、水泻、谵妄，甚至昏迷，心率每分钟常在 160 次以上。如处理不及时或不当，患者常很快死亡。因此，护士应严密观察病情变化，一旦发现上述症状，应立即通知医师，积极采取措施。

甲状腺危象处理包括以下几方面：①吸氧：以减轻组织的缺氧；②降温：使用物理降温、退热药物、冬眠药物等综合措施，使患者的体温保持在 37℃ 左右；③静脉输入大量葡萄糖溶液；④碘剂：口服复方碘化钾溶液 3~5ml，紧急时用 10% 碘化钠 5~10ml 加入 10% 葡萄糖溶液 500ml 中作静脉滴注，以降低循环血液中甲状腺素水平，或抑制外周 T_4 转化为 T_3；⑤氢化可的松：每日 200~400mg，分次作静脉滴注，以拮抗应激；⑥利血平 1~2mg 肌内注射，或普萘洛尔 5mg，加入葡萄糖溶液 100ml 中作静脉滴注，以降低周围组织对儿茶酚胺的反应；⑦镇静剂：常用苯巴比妥 100mg，或冬眠合剂 II 号半量肌内注射，6~8 小时一次；⑧有心力衰竭者，加用洋地黄制剂。护士应密切观察用药后的病情变化，病情一般于 36~72 小时逐渐好转。

七、预期结果与评价

1. 患者能够得到所需热量，营养需求得到满足，体重维持在标准体重的 100% ±10% 左右。

2. 患者基础代谢率维持正常水平，体温 37℃，无腹泻，出入量平衡，无脱水征象。

3. 患者眼结膜无溃烂、感染的发生。

4. 患者能够进行正常的活动，保证足够的睡眠。

5. 患者能够复述出甲亢治疗、突眼护理及并发症预防的知识。

6. 患者能够正确对待自我形象，社交能力改善，与他人正常交往。

7. 护士能够及时发现并发症，通知医师及时处理。

第四节　甲状腺功能减退症患者的护理

一、概述

甲状腺功能减退症，简称甲减，是甲状腺激素合成或分泌不足所引起的一组代谢低减为表现的疾病，其最严重的表现是黏液性水肿。由于甲减起病时年龄不同，甲状腺功能减退程度不同，所产生的症状也各异，可分为下列 3 型：①功能减退始于胎儿期或出生不久的新生儿者，称呆小病（又称克汀病）；②功能减退始于发育前儿童期者，称幼年甲状腺功能减退症，严重时称幼年黏液性水肿；③功能减退始于成人期者，称甲状腺功能减退，严重时称黏液性水肿。新生儿甲减发病率在世界各地新生儿中为 1/4000～5000，成年人黏液性水肿以 40～60 岁为多，男女之比为 1∶5～10，病程发展缓慢，可长达十余年之久。国外报道的临床甲减临床患病率为 0.8%～1.0%，发病率为 3.5/1000；我国报道的临床患病率为 1.0%，发病率为 2.9/1000。

二、病因及发病机制

（一）呆小病

1. 地方性呆小病　见于地方性甲状腺肿流行区，因母体缺碘，供应胎儿的碘不足，以致胎儿激素合成不足。在此时期如发生甲状腺功能低下，对迅速生长中胎儿的神经系统发育和分化，特别是大脑发育危害极大，以致造成不可逆的神经系统损害。其发病可能与遗传因素有关。

2. 散发性呆小病　散发各地，病因不完全明白，原因可有：①甲状腺先天发育不全或缺如；②孕妇患有自身免疫性疾病或服用过量抗甲状腺药物；③甲状腺激素合成障碍，常有家族史，因近亲结婚所致的某些遗传基因缺陷较常见，酶系失常，可引起摄碘功能障碍，酪氨酸碘化和碘化酪氨酸偶联缺陷或甲状腺球蛋白合成和分解异常等一种或几种改变。

（二）幼年甲状腺功能减退症

与成人相同，可分为甲状腺激素缺乏，促甲状腺激素缺乏和末梢组织对甲状腺素不应症三大类。

1. 甲状腺激素缺乏　由于甲状腺本身病变或垂体病变致甲状腺激素缺乏，有原发和继发两种原因。原发性可能与甲状腺自身免疫疾病有关。继发性与甲状腺破坏、手术、放射性碘或放射线治疗后、甲状腺炎、甲状腺肿瘤、抗甲状药物等有关。

2. 促甲状腺激素不足　由于垂体肿瘤、手术、放疗和产后垂体缺血导致腺垂体功能减退，使促甲状腺激素分泌不足。此外下丘脑肿瘤、肉芽肿、慢性炎症和放疗等导致促甲状腺激素释放激素分泌不足，从而促甲状腺激素和甲状腺激素缺乏。

3. 末梢组织对甲状腺素不应症　周围组织中的甲状腺激素的受体数目减少，以及受体对甲状腺激素的敏感性减退，均可导致周围组织对甲状腺激素的效应减少。

三、病理

病因不同，其病理改变可有不同。

（一）呆小病

散发性患者除激素合成障碍，甲状腺呈增生肥大外，部分患者在甲状腺部位或舌根仅有少许滤泡组织，甚至完全缺如。地方性呆小病甲状腺呈萎缩或肿大，腺体内呈局限性上皮增生及退行性变。脑垂体前叶常代偿性增大，部分病例呈蝶鞍扩大，此外可有大脑发育不全，脑萎缩，骨成熟障碍等。

（二）黏液性水肿

甲状腺明显萎缩，腺泡大部分被纤维组织所代替，兼有淋巴细胞浸润，残余腺泡上皮细胞扁平，泡内胶质含量极少。甲状腺炎者腺体大多有浸润而增大，后期也可纤维化而萎缩，服硫脲类药物者腺体增生肥大，胶质减少。继发于垂体功能减退者，垂体有囊性变或纤维化，甲状腺腺体缩小，腺泡上皮扁平，滤腔内充满胶质。

甲状腺外组织的病理变化包括皮肤角化，真皮层有黏液性水肿，细胞间液中积聚多量透明质酸、黏多糖、硫酸软骨素和水分，引起非凹陷性水肿。浆膜腔内有黏液性积液。全身肌肉不论骨骼肌、平滑肌或心肌都可有肌细胞肿大、苍白，肌质纤维断裂且有空泡变性和退行性病灶。心脏常扩大，间质水肿伴心包积液，肾脏可有基底膜增厚因而出现蛋白尿。

四、护理评估

（一）健康史

询问患者居住地是否为地方性甲状腺肿流行区，家族中有无同类疾病，有无甲状腺破坏、手术、放射性碘治疗史，是否曾患甲状腺炎、甲状腺肿瘤、下丘脑肿瘤、肉芽肿、慢性炎症，是否曾经服用抗甲状腺药物、接受放射线治疗。

（二）身体评估

1. 呆小病　初生新生儿症状不明显，随着生长发育，可出现典型的临床表现。患儿皮肤苍白、增厚、多褶皱、多鳞屑。口唇厚，舌大且常外伸，口常张开，多流涎。外貌丑陋，表情呆钝，面色苍白或呈蜡黄，眶周水肿，眼距增宽，鼻短且上翘，鼻背塌陷，前额多皱纹。身材矮小，四肢粗短，手常成铲形，骨龄延迟，行走晚且呈蹒跚步态。腹膨隆多伴有脐疝，心率缓慢，心浊音界扩大。体温偏低，性器官发育延迟，发音低哑，体格、智力发育迟缓。

2. 幼年黏液性水肿　临床表现随起病年龄而异，幼儿发病者除体格发育迟缓和面容改变不如呆小病显著外，其余均和呆小病相似。较大儿童及青春期病者，大多似成人黏液性水肿，但伴有不同程度的生长阻滞，青春期延迟。

3. 成人黏液性水肿　主要表现为全身代谢率减慢。

（1）全身状况：畏寒、少汗、体温偏低、乏力、少言懒动、动作缓慢、食欲减退而体重增加，严重者有典型的黏液性水肿，表情淡漠，颜面虚肿、苍白，皮肤干燥、增厚、粗糙、脱屑，毛发稀少，肤色萎黄。

（2）精神神经系统：动作迟钝，记忆力衰退，嗜睡，精神抑郁，可有听力减退、耳聋等，跟腱反射弛张期延迟。

（3）心血管系统：心动过缓，心浊音界扩大，心音低钝，血压偏低，可有心包积液。

（4）消化系统：厌食、食欲不振、腹胀、便秘等，严重者出现麻痹性肠梗阻。

（5）肌肉与关节：肌力正常或减低，收缩与舒张均迟缓，肌肉乏力，暂时性肌强直、痉挛、疼痛，嚼肌、胸锁乳突肌、股四头肌和手部肌肉可有进行性肌萎缩。

（6）其他：性欲减退，女性月经过多，病久闭经，贫血。

（7）黏液性水肿昏迷：因寒冷、感染、手术或使用麻醉剂、镇静剂，病情严重的患者可出现黏液性水肿昏迷，表现为嗜睡，低体温（低于35℃），呼吸减慢，心动过缓，血压下降，四肢肌肉松弛，反射减弱或消失，甚至昏迷、休克、心肾功能不全而危及生命。

（三）辅助检查

1. 患者有轻、中度正细胞正色素性贫血，血糖偏低，糖耐量曲线低平，血胆固醇、三酰甘油增高。血清总 T_4、T_3 降低，TSH 升高。轻度甲减仅见 TSH 升高，TT_4 降低，TT_3 可接近正常。原发性甲状腺功能减退，有自身免疫性疾病所致，血中可检出抗体升高，如甲状腺微粒抗体、甲状腺球蛋白抗体等升高。

2. 功能试验　TSH 兴奋试验可区别病变部位，是在甲状腺还是在垂体。原发性甲减患者 TRH 刺激前后 TSH 值明显高于正常人，病变在垂体者 TRH 刺激后无增高反应，病变在下丘脑示延迟的增高反应。

3. X 线显示蝶鞍增大，心影扩大，心搏减弱和胸腔积液、心包积液甚至腹腔积液。心电图示低电压，P-R 间期和 QRS 时间延长，甚至房室传导阻滞。脑电图可呈 α 波型，低电压。放射性素甲状腺扫描有助于发现先天性甲状腺缺如。

（四）心理社会评估

患者可有抑郁，对周围淡漠，社交障碍。该类患者无法自己主动寻求任何帮助。机体功能的低下，自理能力的缺乏，患者会丧失生存的信心。

五、护理诊断及医护合作性问题

1. 营养失调：低于机体需要量　与厌食有关。

2. 活动无耐力　与代谢率低，导致淡漠、软弱和贫血有关。

3. 便秘　与代谢速率缓慢及活动量减少、肠蠕动缓慢有关。

4. 有皮肤完整性受损的危险　与皮肤干燥、长期卧床有关。

5. 体温过低　与代谢率低有关。

6. 社交障碍　与嗜睡、软弱、淡漠、身体外观改变有关。

7. 知识缺乏　缺乏用药知识。

8. 潜在并发症　黏液性水肿昏迷。

六、计划与实施

患者的营养需求得到满足，体重在正常范围 ±10%，血糖、血红蛋白维持在正常水平；基础代谢率维持正常水平，排便正常，体温37℃，日常生活可以自理；皮肤完整，无破损；有效地与周围患者、医护人员沟通，无人格改变；能够叙述药物的作用及用药注意事项。护士能够及时发现并发症的发生，及时通知医师，积极处理。

（一）饮食指导

根据患者的身高、活动量为患者提供所需热量，给予高维生素、高蛋白饮食。鼓励患者多活动，适当饮水，每天喝水 6~8 杯，注意观察记录出入量。多吃高纤维食物如新鲜水果、蔬菜，指导患者做腹部按摩，促进肠蠕动，以防止便秘。若患者出现便秘，必要时可使用缓泻剂、开塞露等以保持排便通畅。

（二）注意保暖

注意给患者保暖，提供舒适、温暖、光线良好的环境。

（三）皮肤护理

注意骶尾部、肘、肩及其他受压部位有无发红或组织破损征象，定时翻身，骨隆突部位进行按摩，防止压疮发生。

（四）用药护理

向患者解释用药的种类、作用、不良反应及注意事项。患者将终生使用甲状腺激素制剂，教育患者坚持服药，要告诉患者及其家属用药物治疗后患者的外形、活动以及精力均可以恢复正常。

1. 左甲状腺素（L-T$_4$）起始量 25~50μg/d，每 2~4 周调整 1 次剂量，每次可增加 25μg/d，维持量 100μg/d 左右，每日服药 1 次。治疗剂量取决于患者的病情、年龄、体重和个体差异。成年患者替代剂量 50~200μg/d，平均 125μg/d，按照体重计算的剂量为 1.6~1.8μg/(kg·d)。儿童需要较高的剂量，约 2.0μg/(kg·d)，老年患者则需要较低剂量，约 1.0μg/(kg·d)，妊娠时替代剂量需要增加 30%~50%。T$_4$ 的半衰期为 7 天，可每天早晨服药 1 次。

2. 干燥甲状腺片　起始量 10~20mg/d，每 2~4 周调整一次剂量，视病情变化每 2~4 周增加 10~20mg，维持量 40~60mg/d。一般用药从小剂量开始，尤其是老年人伴缺血性心脏病者更应谨慎。用药后，患者的心率、尿量、食量和活动量会适当增加，体重略有减轻。因而替代疗法期间，护士要密切观察患者体力、活动量、心率、体重、尿量和食欲的变化。服药期间护士应注意观察患者有无心动过速、心律不齐、心绞痛、多汗、兴奋等药物过量表现。

甲减患者避免给予镇静剂，因患者对该类药物敏感。镇痛剂、巴比妥盐类或麻醉剂可造成黏液水肿患者的死亡。必须用时，减至常量的 1/3~1/2，用药后护士应仔细观察患者呼吸及神志变化。

（五）黏液性水肿昏迷患者的护理

1. 护士应密切观察患者的生命体征，注意尿量和意识的变化。

2. 给予患者持续低流量吸氧 1~2L/min。注意保暖，保持室温 18~20℃，保持呼吸道通畅，气管切开的患者要做好气管切开的护理。

3. 遵医嘱给药，密切观察患者用药后的反应。

（1）静脉注射：首选 T$_3$ 静脉注射，每 4 小时 10μg，直至患者症状改善，患者清醒后改口服；或首次静脉注射 L-T$_4$ 300μg/d，以后 50μg/d，至患者清醒后改口服。

（2）静脉滴注：氢化可的松 200~300mg/d，同时补钠，以维持水电解质平衡。

七、预期结果与评价

1. 患者的营养需求得到满足，体重在正常范围 ±10%，血糖、血红蛋白维持在正常水平。

2. 患者基础代谢率维持正常水平，排便正常无便秘，体温 37℃，能够有效进行日常生活和自理。

3. 患者皮肤完整，无破损。

4. 患者有效地与周围患者、医护人员沟通，无人格改变。

5. 患者能够叙述药物的作用及用药注意事项。

6. 护士能够及时发现并发症的发生，及时通知医师，积极处理。

（梁晓坤）

第六十六章　肾上腺皮质疾病患者的护理

》 关键词

adrenal cortex	肾上腺皮质
Addison disease	Addison 病
buffalo hump	水牛背
Cushing syndrome	库欣综合征
chronic adrenocortical hypofunction	慢性肾上腺皮质功能减退症
hypercortisolism	皮质醇增多症

第一节　皮质醇增多症患者的护理

一、概述

皮质醇增多症，又称库欣综合征，系肾上腺皮质分泌过多糖皮质激素所致机体一系列病理变化。以满月脸、向心性肥胖、多血质外貌、皮肤紫纹、痤疮、高血压和骨质疏松为主要临床表现。本病成人较儿童多见，发病年龄多在 10~40 岁，女性多于男性，男女之比为 1：2~4。

二、病因及发病机制

（一）垂体促肾上腺皮质激素（ACTH）分泌过多

主要见于垂体 ACTH 分泌微腺瘤，少数患者垂体无腺瘤，可见 ACTH 细胞增生，可能由于下丘脑功能紊乱，分泌过多的 CRH 所致。由于 ACTH 分泌过多，刺激双侧肾上腺皮质弥漫性增生，分泌大量皮质醇而致本病。

（二）肾上腺皮质肿瘤

包括皮质腺瘤或腺癌，这些肿瘤可分泌过多皮质醇引起本病。腺瘤约占库欣综合征的 20%，多为单侧，女性多见；腺癌约占 5%，病史短，生长快，晚期可有远处转移。

（三）异位 ACTH 综合征

系指垂体以外组织的肿瘤分泌大量 ACTH，刺激肾上腺皮质增生，分泌过量皮质醇。最常见于肺癌，也可见于胸腺癌和胰腺癌。

（四）医源性皮质醇增多症

长期大量使用糖皮质激素可引起医源性库欣综合征，患者下丘脑-垂体-肾上腺轴受到抑制而趋萎缩，ACTH 及皮质醇分泌功能低下，一旦停药或机体发生应激，可导致肾上腺皮质功能低下。

三、病理

皮质醇增多症主要的病理改变为双侧肾上腺皮质弥漫性增生或大结节性增生。

四、护理评估

（一）健康史

询问患者是否曾患垂体疾病，有无其他部位的肿瘤，如肺癌、胸腺癌和胰腺癌等，是否长期大量使用糖皮质激素。

（二）身体评估

本病主要的临床表现为皮质醇分泌过多所致代谢紊乱和多器官功能障碍。

1. **脂肪代谢障碍**　表现为面部和躯干脂肪堆积（向心性肥胖），典型者出现满月脸、水牛背、腹部下垂而四肢相对瘦小。皮质醇促进脂肪动员和合成，使脂肪重新分布，促进蛋白质分解致四肢肌肉萎缩。

2. **蛋白质代谢障碍**　大量皮质醇促进蛋白质分解代谢增强呈负氮平衡。患者表现为皮肤菲薄，毛细血管脆性增加，轻微损伤即可引起淤斑；大腿、下腹部、臀部因脂肪堆积，皮下弹力纤维断裂，通过菲薄的皮肤可见红色血管，形成典型紫纹；久病患者表现为广泛骨质疏松，可有腰背疼痛及病理性骨折。这是由于皮质醇不但可抑制骨胶原合成，促进胶原向骨基质分解，使骨盐沉着困难，而且还有拮抗维生素 D 的作用，减少肠道钙盐的吸收。此外，大量皮质醇可促进尿钙排出，使骨盐进一步减少。由于皮质醇抑制肌细胞对葡萄糖及氨基酸的摄取，抑制蛋白质的合成而分解加强，故患者有肌萎缩及肌无力。儿童可致生长发育停滞，身材矮小。因蛋白质过度消耗，患者出现疲乏无力，组织修复能力差。

3. **糖代谢障碍**　皮质醇具有抑制糖利用、促进糖原异生、升高血糖及拮抗胰岛素的作用，故患者葡萄糖耐量降低，部分可发生类固醇性糖尿病。

4. **高血压**　本病中常见，大多数患者有高血压，血压一般在 150/100mmHg 以上。高血压与皮质醇增加儿茶酚胺收缩血管和心肌的作用及去氧皮质酮致水钠潴留有关。患者常伴有动脉硬化和肾小动脉硬化。长期高血压可致左室肥大、心衰和脑血管意外。

5. **抗感染能力低下**　长期皮质醇增多对机体免疫功能有抑制作用，这主要是由于皮质醇可抑制吞噬细胞的游走和吞噬作用，溶解淋巴细胞和抑制淋巴细胞增生，减少抗体产生等作用，患者对感染的抵抗能力降低，易发生感染。皮肤真菌感染多见，化脓性感染不易局限，可发展成为蜂窝织炎、菌血症和败血症。因免疫抑制，患者感染后炎症反应中毒症状不明显，发热不高，因此易被疏忽而致严重后果。

6. **性功能障碍**　女性患者肾上腺雄激素分泌增多，可表现为月经紊乱、痤疮、轻度多毛。男性因大量皮质醇对垂体促性腺激素的抑制作用，表现为性功能低下。

7. **血液系统改变**　皮质醇刺激骨髓，使血红蛋白含量和红细胞数增高，加之皮肤菲薄从而呈现多血质面容。

8. **神经、精神障碍**　患者常有情绪不稳定、烦躁失眠等情绪变化，重者精神变态。

（三）辅助检查

1. 血浆皮质醇增高，昼夜节律消失。正常人血浆皮质醇早晨 8 时为 60 ~ 160μg/L，下午 4 时 20 ~ 90μg/L，午夜 12 时 20 ~ 50μg/L。皮质醇增多症患者早晨高于正常，晚上低于清晨不明显（表示正常昼夜节律消失）。

2. 24h 尿 17-羟皮质类固醇增高（正常 4~14mg/24h）、游离皮质醇增高（正常 75 ± 16μg/24h）。

3. 地塞米松抑制试验　为检查下丘脑 – 垂体 – 肾上腺轴功能的试验，有助于病因和定位诊断。

（1）小剂量地塞米松抑制试验：地塞米松每日 2mg，分 4 次口服，每 6 小时 1 次，连服 2 天。正常人服用后尿 17-羟类固醇排泄量明显降低，下降值超过对照值 50%。皮质醇增多症者，小剂量抑制不超过对照值的 50%，或尿游离皮质醇不能抑制到 20μg/24h 以下。

（2）大剂量地塞米松抑制试验：地塞米松每日 8mg，分 4 次口服，每小时 1 次，共服 2 天。可被大剂量地塞米松抑制到对照值 50% 以下（尿游离皮质醇）者提示病变大多在下丘脑或垂体，不能被抑制者提示可能为原发性肾上腺皮质肿瘤或异位 ACTH 综合征。

4. 血浆 ACTH 测定　Cushing 病和异位 ACTH 综合征者增高，原发性肾上腺皮质肿瘤者因 ACTH 被反馈抑制而降低。

5. 肾上腺 B 型超声、蝶鞍 X 线断层、肾上腺或蝶鞍 CT 扫描，磁共振成像等定位检查，可见病变部位影像学改变，如肾上腺皮质肿瘤可显示单侧肾上腺肿瘤阴影；增生者常示双侧肾上腺增大，垂体微腺瘤；异位 ACTH 分泌瘤可在肺、胸腺、胰腺或甲状腺发现肿瘤等。

6. 其他　血常规白细胞总数及中性粒细胞数增多，淋巴细胞和嗜酸性粒细胞减少，红细胞及血红蛋白增高，可有低血钾、高血钠、空腹血糖增高或糖耐量异常等。

（四）心理社会评估

患者身体功能和外形的改变，会导致自我形象的紊乱，精神、情绪上会出现烦躁、抑郁、精神变态，甚至偏狂。

五、护理诊断及医护合作性问题

1. 营养失调：低于机体需要量　与蛋白质代谢障碍有关。
2. 有感染的危险　与机体免疫力下降有关。
3. 体液过多　与水钠潴留有关。
4. 有受伤的危险　与皮肤菲薄、骨质疏松有关。
5. 活动无耐力　与蛋白质代谢障碍、肌肉萎缩有关。
6. 自我形象紊乱　与躯体形象和功能改变有关。
7. 知识缺乏　与缺乏皮质醇增多症治疗的知识有关。
8. 潜在并发症　急性肾上腺皮质功能不全与皮质醇分泌锐减有关。

六、计划与实施

通过治疗与护理，患者能够得到所需的营养物质，维持正氮平衡；水、电解质平衡；能够适量的活动，进行日常生活；无外伤、骨折的发生；无感染的发生；能够说出身体外形和功能改变的原因，并能接受和适应其变化；能够复述皮质醇增多症治疗的有关知识。护士及时发现并发症的发生，及时通知医师及时处理。

（一）病情观察

观察患者的情绪变化及精神状态，特别是严重精神变态，尤抑郁者要防止意外的发生。

因本病易感染而症状体征轻微的特点，需细致观察与感染有关的症状和体征；有高血压或糖尿病者定期监测血压、血糖和尿糖；观察有无恶心、呕吐、腹胀、心律失常等低血钾症状和体征。

（二）饮食护理

指导患者进食低热量、低碳水化合物、高蛋白、高维生素、高钙、低钠、含钾丰富的食物，以改善营养失调，预防和控制高血糖、水肿和低钾血症。

（三）预防感染

保持患者房间的清洁，定期进行空气消毒；协助患者做好个人的清洁卫生，保持皮肤和内衣、裤的清洁，避免皮肤擦伤，防止皮肤真菌和化脓性感染。同时，密切监测患者的体温和白细胞。严格无菌操作以减少医源性感染的机会。

（四）活动与休息

为患者提供安静、舒适的环境，注意保暖，减少刺激和干扰，保证充足的休息和睡眠，减少机体消耗。在病情允许的情况下，适当活动，可逐渐增加活动量，防止肌肉萎缩，消耗多余的脂肪。骨质疏松、关节腰背疼痛者应适当限制运动，做好安全防护，活动时应穿防滑软底鞋，保持地面的干燥、清洁，防止患者摔倒和骨折的发生，必要时患者卧硬板床。

（五）心理护理

患者因身体形态和功能的变化而产生悲观情绪，护士应耐心做好解释工作，讲明出现机体变化的原因，并告诉患者积极地配合治疗，病情可逐渐好转，不适症状会逐渐消失，以肾上腺皮质腺瘤早期手术切除预后最好，这样可帮助患者消除烦恼，增强战胜疾病的信心。同时护士可指导患者通过医疗体育、打太极拳等活动以松弛和调整情绪。

（六）用药护理

皮质醇增多症药物治疗主要是用于手术前准备或其他治疗效果不佳时的辅助治疗。可应用阻滞肾上腺皮质激素合成的药物进行治疗，护士应指导患者如何正确的使用药物，用药的剂量、时间、药理作用和不良反应等。

1. 米托坦　可使肾上腺皮质束状带及网状带萎缩、出血、细胞坏死。开始每天 $2 \sim 6g$，分 $3 \sim 4$ 次口服，治疗一个月后，大部分患者的尿 17-羟、尿 17-酮类固醇排量下降，若疗效不明显，可增至 $8 \sim 10g/d$，继续服用 $4 \sim 6$ 周，直至临床缓解或达到最大耐受量，以后减至无明显不良反应的最大维持量。该药的主要不良反应有食欲不振、恶心、嗜睡、眩晕、头痛、乏力等。

2. 美替拉酮　通过抑制肾上腺皮质 11-β 羟化酶，从而抑制皮质醇的合成。每天 $2 \sim 6g$，分 $3 \sim 4$ 次口服，可降低皮质醇含量，使症状缓解。主要不良反应有食欲不振、恶心、呕吐等。

3. 氨鲁米特　抑制胆固醇转变为孕烯醇酮，从而抑制皮质激素的合成。每天 $0.75 \sim 1.0g$，分 $2 \sim 3$ 次口服。

4. 酮康唑　可使类固醇产生减少。开始每天 $1.0 \sim 1.2g$，维持量每天 $0.6 \sim 0.8g$。此药有一定毒性，服药过程中，注意监测肝功能。

（七）手术治疗患者的护理

皮质醇增多症若不及时治疗，常导致病情逐渐加重，出现全身衰竭、感染、心血管并发症或严重消化道出血，甚至死亡，5 年内死亡率为 50%。由于皮质醇增多症的病因不同，手术治疗方法也不同，可分为垂体手术、肾上腺手术和异位 ACTH 瘤手术。

垂体瘤切除手术的适应证为垂体腺瘤和微腺瘤。

肾上腺切除手术的适应证为：①肾上腺皮质腺瘤需施行腺瘤切除术；肾上腺癌无转移者施行肿瘤切除术，有转移者，争取切除原发肿瘤和转移肿瘤，并配合放疗和药物治疗。②肾上腺皮质增生症患者在无条件施行垂体手术时，以肾上腺切除为首选，轻症或年龄小者，可行单侧肾上腺切除，其余病例可行一侧全切、一侧大部切，也可行双侧肾上腺全切除术，术后需终生补充肾上腺皮质激素。近年来有报告行双侧全切除术的同时可将切除下来的肾上腺行自体移植或移置。③异位 ACTH 瘤，若诊断明确，但无法切除肿瘤，可行双侧肾上腺全切除或一侧全切，对侧大部切除。

1. 术前护理

（1）术前评估：评估患者的症状及体征，以了解患者肾上腺皮质增生情况。根据患者的一般状态，评估患者对手术的耐受力。皮质醇分泌增多，降低了肾远曲小管对水的通透性，引起钠水潴留，应注意观察患者血压，对高血压者每日需测血压 2~4 次。由于患者糖代谢紊乱，糖耐量减低，外周组织利用糖的能力降低，应观察有无血糖增高，评估糖代谢情况，另外，皮质醇促蛋白分解作用使皮肤萎缩变薄，脂肪沉积，机械性伸张，真皮蛋白分解，弹力纤维脆弱而易发生真皮断裂。加之免疫力低下，容易引起各种感染，应密切观察有无感染迹象。由于患者体态肥胖笨拙，行动不便，骨质又脱钙，极易摔倒造成病理性骨折，因此护士应注意评估患者的肥胖程度、骨质密度和活动情况，判断外伤的可能性。

（2）做好术前检查：术前协助患者做好心、肺、肝、肾功能检查，并要配合做好尿游离皮质醇测定，以明确患者对手术的耐受力。

（3）术前用药：遵医嘱补充肾上腺皮质激素，为避免手术及术后皮质醇锐减而引起急性肾上腺危象，肾上腺腺瘤或增生切除手术前后需妥善处理，于术前 12 小时及 2 小时肌注醋酸可的松 100mg（分二侧臀部注射）。术前 1 日应用足量抗生素，以预防感染。

2. 术后护理

（1）病情观察：观察有无肾上腺皮质功能低下现象发生，切除分泌激素的肿瘤或增生的腺体后，体内糖皮质激素水平骤降，患者可出现心率增快、恶心、呕吐、腹痛、血压下降、疲倦等现象。严密观察，及早发现病情变化，避免意外发生。术后 3 日内每 6 小时测一次血压、体温、脉搏，发现变化要及时通知医师，并作好抢救准备。

（2）预防感染：

1）观察双侧肾上腺切除切口渗出情况，注意体温变化，如切口渗出较多，应加盖敷料或更换敷料，以防止切口感染发生。双侧肾上腺切除行大腿内侧肾上腺组织埋藏的患者，应观察局部有无红肿、感染发生。

2）患者免疫力下降，观察双侧肾上腺切除患者的肺部情况，定时给患者翻身、叩背、协助深呼吸、咳嗽、排痰，以减少肺部并发症，如肺部感染和肺不张。

3）观察引流量、性质和颜色，保持引流管通畅，定时挤压引流管，避免扭曲打折。

4）遵医嘱应用足量抗生素预防感染发生。

（3）用药护理：观察糖皮质激素应用情况，口服或静脉给药都应按病情逐渐减量的原则。患者手术时静滴氢化可的松 100～200mg（切除肿瘤或肾上腺前缓慢滴注，切除后快速滴注），手术当日一般静滴 200 或 300mg，术后第一日静脉滴入醋酸可的松 50mg，每 6 小时 1 次，术后第二、三日减为 8 小时 1 次，第四、五日减为每 12 小时 1 次，以保持血中激素量比较稳定。以后渐渐改为口服维持量。对于须终生服药治疗的患者，应给予一个合适准确的剂量，以方便患者用药，利于治疗。向患者介绍终身服药的意义和重要性，以及用药后反应，告诫切勿自行加减药量。

（4）皮肤护理：由于患者肥胖、皮肤菲薄，抵抗力低下加之双侧切口活动受限，患者易出现压力性溃疡。应每 1～2 小时协助翻身 1 次，并保持皮肤清洁及床铺整洁干净。

七、预期结果与评价

1．患者能够得到所需的营养物质，维持正氮平衡。

2．患者水、电解质平衡。

3．患者能够适量的活动，进行日常生活。

4．患者无外伤、骨折的发生。

5．患者无感染的发生。

6．患者能够说出身体外形和功能改变的原因，并能接受和适应其变化。

7．患者能够复述皮质醇增多症治疗的有关知识。

8．护士及时发现并发症，及时通知医师及时处理。

第二节　原发性慢性肾上腺皮质功能减退症患者的护理

一、概述

原发性慢性肾上腺皮质功能减退症，又称 Addison 病，系由于肾上腺自身免疫、结核、真菌等感染或肿瘤、白血病等各种原因破坏双侧肾上腺的大部分，引起肾上腺皮质激素分泌不足所致。

本病多见于成年人，老年和幼年少见。结核性者男性多于女性，自身免疫所致者女性多于男性。

二、病因及发病机制

（一）肾上腺结核

以往为本病最常见病因，约占 80%。因肾上腺干酪样坏死而发病。近数十年由于对结核病的有效防治，结核引起的肾上腺皮质功能减退症逐渐减少，但近来又有轻微回升。

（二）特发性肾上腺萎缩

为本病最常见病因。其发生与肾上腺自身免疫反应使双侧肾皮质破坏有关。患者血中可测得抗肾上腺自身抗体，且常伴其他自身免疫性疾病如甲状腺功能减退症、卵巢功能早衰、胰岛素依赖性糖尿病（1 型糖尿病）等。

（三）其他病因

恶性肿瘤转移、淋巴瘤、白血病浸润，真菌感染，使用肾上腺酶系抑制药物，手术、放射治疗，获得性免疫缺陷综合征（AIDS）等致双侧肾上腺破坏而引起本病。

三、病理

肾上腺结核致整个肾上腺为干酪样坏死病变，外周为纤维组织，内有结核结节，光镜下示淋巴细胞、巨噬细胞、浆细胞浸润，肾上腺钙化。自身免疫反应使双侧肾上腺皮质被毁，呈纤维化，伴淋巴细胞、浆细胞、单核细胞浸润，髓质不受损坏。垂体前叶嗜碱性细胞显著增加，部分呈透明变性。心脏缩小，心肌褐色萎缩。皮肤生发层、真皮层和黏膜下色素沉着增多。重者可有卵巢、附睾萎缩。

四、护理评估

（一）健康史

询问患者有无结核、肿瘤、白血病、放疗和肾上腺手术的病史。

（二）身体评估

患者起病隐袭，呈进行性缓慢发展。临床表现为醛固酮和皮质醇分泌不足的症状。

1. 一般状况　乏力、消瘦、虚弱、活动后易疲劳，精神萎靡、嗜睡、迷糊，甚至精神失常。

2. 皮肤　因皮质醇分泌不足，对垂体 ACTH、黑素细胞刺激素、促脂素的反馈抑制减弱，上述激素分泌增多，以致皮肤、黏膜色素沉着，尤以身体暴露部位如手、腕、肘、膝关节伸侧面，掌纹、瘢痕及皮肤黏膜交界处如口唇、牙龈、颊黏膜、乳晕、外生殖器等处显著。

3. 消化功能减退　患者表现为食欲不振，喜咸食，胃酸过少，消化不良，有恶心、呕吐、腹痛、腹泻者提示病情加重。

4. 心血管系　可因钠水排出过多致血容量减低，易出现低血容量性低血压，也可因血管平滑肌对儿茶酚胺的反应性降低发生直立性低血压，严重时可出现昏厥、休克，听诊心音低钝。

5. 性腺功能异常　女性阴毛、腋毛脱落、稀疏，月经失调或闭经。男性常有性功能减退。

6. 代谢障碍　糖异生作用减弱，肝糖原耗损，可发生低血糖症状。

7. 肾上腺危象　见于本病急骤加重时，因机体对各种应激的耐受性降低，在感染、创伤、手术、分娩、过度劳累、大量出汗、呕吐、腹泻或突然中断治疗等应激情况下发生。临床表现为恶心、呕吐、腹泻、严重脱水、低血压、精神失常等，常伴高热、低血糖、低钠血症。不及时抢救者，可发展至休克、昏迷甚至死亡。

（三）辅助检查

1. 血液生化　可有低血钠、血钾轻度升高，空腹血糖降低，脱水明显时血中尿素氮（BUN）增高。

2. 血常规　常有正细胞性、正色素性贫血。中性粒细胞减少，淋巴细胞相对增多，嗜酸性粒细胞明显增多。

3. 皮质功能检查

（1）血、尿皮质醇，尿 17-羟类固醇和尿游离皮质醇测定常低于正常值。

（2）ACTH 兴奋试验：静脉滴注 ACTH 前后测尿 17-羟类固醇、尿游离皮质醇或血皮质醇，通过外源性 ACTH 兴奋肾上腺皮质以了解肾上腺皮质的储备功能，鉴别病变部位。Addison 病患者储备功能低下，对 ACTH 滴注无反应，继发于腺垂体 ACTH 缺乏引起皮质功能减退的患者呈延迟反应。

（3）血浆基础 ACTH 测定：原发性肾上腺皮质功能减退患者明显增高，超过 55pmol/L（正常值为 18pmol/L 以下），继发于垂体的肾上腺皮质功能减退患者血浆 ACTH 降低。

4. 影像学检查　X 线示心影缩小，肾上腺区可见结核钙化影。CT 检查可了解肾上腺大小、有无肿瘤浸润等。

5. 心电图　低电压，波低平或倒置，R-R 间期或 Q-T 间期延长。

（四）心理社会评估

患者表情淡漠、嗜睡，会出现个人应对无效、精神困扰等情绪反应。

五、护理诊断及医护合作性问题

1. 营养失调：低于机体需要量　与糖和蛋白质代谢障碍有关。
2. 体液不足　与液体摄入不足和液体丢失有关。
3. 有感染的危险　与机体对应激的抵抗力下降有关。
4. 活动无耐力　与皮质醇缺乏所致的乏力、营养不良有关。
5. 有外伤的危险　与患者乏力、直立性低血压有关。
6. 自我形象紊乱　与脱发和色素沉着有关。
7. 知识缺乏　与缺乏原发性慢性肾上腺皮质功能减退症治疗的知识有关。
8. 潜在并发症　肾上腺危象。

六、计划与实施

通过治疗与护理，患者食欲增加，合理饮食，能够获得所需营养；能够适当补充水分，体液平衡；能够适当活动，完成日常活动，无外伤的发生；无感染的发生；能够说出脱发和色素沉着产生的原因，正确对待；能够复述原发性慢性肾上腺皮质功能减退症治疗的知识；护士应及时发现肾上腺危象的发生，及时备好抢救物品，通知医师，采取急救措施。

（一）病情观察

每日监测患者食欲、体重、血压、脉搏、体力和精神状态，以了解病情变化、药物疗效，警惕危象的发生。

（二）活动与休息

保证患者充分休息，病情稳定后可适当活动，注意避免过度劳累，患者取直立体位时，动作要慢以防直立性低血压。出现低血压、头晕、眼花时，应卧床并给予静脉补液，但输液速度不宜过快。

（三）饮食护理

进食高碳水化合物、高蛋白、高钠饮食，每日食盐摄入量至少 8～10g，当大量出汗、腹泻时应增加食盐摄入量，鼓励患者多饮水。

（四）用药护理

指导患者按规定剂量及激素分泌生理规律服药。Addison 病需药物终身替代治疗，护士必须教育患者认识药物的作用、药物剂量过大或剂量不足的症状、需要增量的应激情况及突然中断治疗的危险性。

1. 糖皮质激素替代治疗 根据患者的年龄、性别、身高、体重，模仿激素分泌生理节律，每日给予氢化可的松 30mg，上午 8 时前服用 20mg，下午 2 时前服用 10mg。应激情况时适当增量，严重应激每日氢化可的松总量不少于 300mg。

2. 患者出现头晕乏力、血压偏低时，如血钠低下，应加用盐皮质激素，每日口服 9α-氟氢化可的松，上午 8 时一次口服 0.05 ~ 0.1mg。

（五）肾上腺危象患者的护理

危象常发生在感染、创伤、手术、分娩、过度疲劳、大量出汗、腹泻或突然中止治疗等应激情况下，表现为恶心、呕吐、腹痛、腹泻、严重脱水、血压下降、心率加速、精神失常等，可伴高热、低血糖、低钠血症，如不及时抢救 36 小时内可导致死亡。

1. 护士应严密观察病情变化，监测生命体征、意识状态、尿量等。

2. 积极补充血容量 一般第 1 ~ 2 天需大量补充盐水、葡萄糖液 2000 ~ 3000ml。

3. 糖皮质激素 静脉注射氢化可的松 100mg，以后每 6 小时给氢化可的松 100mg。最初一日约用 400mg，第二、三天减量至 300mg，分次静滴，病情允许时减至每日 200mg，继而每日 100mg，恶心呕吐消失后可减至口服 50mg/d。

4. 吸氧 1 ~ 2L/min，高热者给予物理降温，昏迷患者按照昏迷护理常规进行护理。

5. 积极预防危象发生 其主要措施包括按时服药，保证充足的休息和睡眠，注意保暖和个人卫生、饮食卫生，减少和控制感染、外伤、过劳等危象诱因。

七、预期结果与评价

1. 患者食欲增加，合理饮食，能够获得所需营养。

2. 患者能够适当补充水分，体液平衡。

3. 患者能够适当活动，完成日常活动。

4. 患者无外伤的发生。

5. 患者无感染的发生。

6. 患者能够说出脱发和色素沉着产生的原因，正确对待。

7. 患者能够复述原发性慢性肾上腺皮质功能减退症治疗的知识。

8. 护士及时发现肾上腺危象的发生，及时备好抢救物品，通知医师，采取急救措施。

（梁晓坤）

第六十七章 糖尿病患者的护理

>> **关键词**

Biguanides	双胍类
blood glucose	血糖
diabetes mellitus	糖尿病
glycosylated hemoglobin	糖化血红蛋白
glycosuria	糖尿
hypoglycemia	低血糖
hyperglycemic hyperosmolar state（HHS）	高血糖高渗状态
hyperlipemia	高脂血症
insulin	胰岛素
insulin allergy	胰岛素过敏
ketosis	酮症
ketonemia	酮血症
ketonuria	酮尿
ketoacidosis	酮症酸中毒
oral glucose tolerance tests（OGTT）	葡萄糖耐量试验
polyuria	多尿
polydipsia	多饮
polyphagia	多食
renal threshold	肾阈
sulfonylureas	磺脲类
thiazolidinedione	噻唑烷二酮

一、概述

糖尿病是一组由遗传和环境因素相互作用而引起的临床综合征。由于胰岛素相对或绝对不足以及靶组织细胞对胰岛素敏感性降低而引起糖、蛋白质、脂肪、水和电解质代谢的紊乱。以葡萄糖耐量减低、血糖增高和糖尿为特征，临床表现有多饮、多尿、多食、疲乏及消瘦等，并可并发心血管、肾、视网膜及神经的慢性病变，病情严重或应激时可发生急性代谢紊乱。

据世界卫生组织（WHO）估计，全球目前有超过 1.5 亿糖尿病患者，到 2025 年这一数字将增加一倍。西方发达国家糖尿病患病率为 5%。我国糖尿病调查于 1979～1980 年调查成人糖尿病患患病率为 1%，1994～1995 年调查成人糖尿病患患病率为 2.5%，1995～1996 年调查成人糖尿病患病率为 3.21‰。随着经济发展和生活方式改变，糖尿病患病率正在逐渐上升。估计我国现有糖尿病患者超过 4 千万，居世界第 2 位。本病多见于中老年，患病率随年龄而增长，自 45 岁后明显上升，至 60 岁达高峰，年龄在 40 岁以上者患病率高达 40‰，年龄在 40 岁以下者患病率低于 2‰，男女患病率无明显差别。国内各地区患病率相差悬殊，以宁夏最高（10.94‰），北京次之，贵州最低（1.15‰）。职业方面，干部、知识分子、退休工人、家庭妇女较高，农民最低，脑力劳动者高于体力劳动者，城市高于农村。体重超重者（身体体重指数 BMI≥24）患病率是体重正常者的 3 倍。民族方面以回族最高，汉族次之。我国糖尿病绝大多数属 2 型糖尿病（非胰岛素依赖性糖尿病）。

（一）胰腺的分泌功能

胰腺横卧于第 1～2 腰椎前方，前面被后腹膜所覆盖，固定于腹后壁，它既是外分泌腺，也是内分泌腺。胰腺的外分泌功能是由腺泡细胞和导管壁细胞来完成的，这些细胞分泌出能消化蛋白质、糖类和脂肪的消化酶；内分泌来源于胰岛，胰岛是大小不一、形态不定的细胞集团，散布在腺泡之间，在胰体、尾部较多。胰岛有多种细胞，其中以 β 细胞较多，产生胰岛素，有助于蛋白质、糖类和脂肪的代谢；α 细胞产生胰高血糖素，通过促进肝糖分解成葡萄糖来升高血糖。

（二）影响糖代谢的激素

影响糖代谢作用的激素包括胰岛素、胰高血糖素、促肾上腺皮质激素（ACTH）、皮质激素、肾上腺素及甲状腺激素。

1. 胰岛素和胰高血糖素　胰岛素和胰高血糖素是控制糖代谢的两种主要激素，均属小分子蛋白质。胰岛素是体内降血糖的唯一激素，并有助于调节脂肪和蛋白质的新陈代谢。它的功能包括：

（1）刺激葡萄糖主动运输进入肌肉及脂肪组织细胞内，为能穿过细胞膜，葡萄糖必须与胰岛素结合，而且必须与细胞上的受体连接在一起。有些糖尿病患者虽然有足够的胰岛素，但是受体减少，因此减少了胰岛素送入细胞的量。其他的人则是胰岛素分泌不足，当胰岛素分泌不足时，葡萄糖就留在细胞外，使血糖浓度升高，超过正常值。

（2）调节细胞将糖类转变成能量的速率。

（3）促进葡萄糖转变成肝糖原贮存起来，并抑制肝糖原转变成葡萄糖。

（4）促进脂肪酸转变成脂肪，形成脂肪组织贮存起来，且能抑制脂肪的破坏、脂肪的利用以及脂肪转换成酮体。

（5）刺激组织内的蛋白质合成作用，且能抑制蛋白质转变成氨基酸。

总之，正常的胰岛素可主动地促进以上过程，以降低血糖，抑制血糖升高。

胰岛 β 细胞分泌胰岛素的速率是由血中葡萄糖的量来调节的，当血糖升高时，胰岛细胞就分泌胰岛素进入血中，从而使葡萄糖进入细胞内，并将葡萄糖转变成肝糖原；当血糖降低时，胰岛分泌胰岛素的速率降低；当食物消化吸收后，胰岛细胞再分泌胰岛素。

当胰岛素分泌不足时，血糖浓度便高于正常值；当胰岛素过量时，如体外补充胰岛素过量时，血糖过低会发生胰岛素诱发的低血糖反应（胰岛素休克）。

胰高血糖素的作用与胰岛素相反，当血糖降低时，刺激胰高糖素分泌，胰高糖素通过促进肝糖原转化为葡萄糖的方式来升高血糖。糖尿病患者常常同时有胰岛素与胰高血糖素分泌异常的情况，单独影响胰岛 α 细胞的疾病（胰高血糖素的分泌过量或不足）非常罕见。下面通过进餐后血糖的变化，来说明胰岛素与胰高血糖素相反而互补的作用。

如当一个人早上 7：00 用早餐，血糖开始升高，胰岛素约在 7：15 开始分泌，大约在上午 9：30 血糖升到最高值，稍后胰岛素的分泌将减少，到了上午 11：00，因为胰岛素促进葡萄糖进入到细胞内，因此机体会利用这些葡萄糖作为两餐间的能量来源。胰岛素与胰高血糖素的合成及释放依赖以下三种要素：

（1）健全的胰脏：具有正常功能的 α 细胞及 β 细胞。

（2）含有充分蛋白质饮食：胰岛素和胰高血糖素都是蛋白质物质。

（3）正常的血钾浓度：低血钾会使胰岛素分泌减少，当胰岛素或胰高血糖素分泌不足时，患者可由胃肠道以外的途径补充。因为胃肠中的蛋白溶解酶可使它们失去活性，注射胰高血糖素可逆转因注射过量胰岛素导致的低血糖。

2. 其他激素的作用

（1）肾上腺皮质所分泌的糖皮质激素刺激蛋白质转换成葡萄糖，使血糖升高。在身体处于应激情况下，或血糖非常低时，这些激素便可分泌。

（2）肾上腺素在人体处于应激时，可将肝糖原转换成葡萄糖而使血糖升高。

（3）甲状腺素和生长激素也可使血糖升高。

（三）糖尿病分型

目前国际上通用 WHO 糖尿病专家委员会提出的病因学分型标准（1999）。此标准将糖尿病分成四大类型，包括 1 型糖尿病（胰岛素依赖性糖尿病）、2 型糖尿病（非胰岛素依赖性糖尿病）、其他特殊类型糖尿病和妊娠期糖尿病（表 67-1）。

表 67-1　糖尿病病因学分型（1999，WHO 糖尿病专家委员会）

一、1 型糖尿病（T1DM）
二、2 型糖尿病（T2DM）
三、其他特殊类型糖尿病
（一）胰岛 β 细胞功能基因缺陷
（二）胰岛素作用基因缺陷
（三）胰腺外分泌疾病
（四）内分泌病
（五）药物或化学品所致糖尿病
（六）感染
（七）不常见的免疫介导糖尿病
（八）其他可能与糖尿病相关的遗传性综合征
四、妊娠糖尿病（GDM）

二、病因及发病机制

糖尿病的病因和发病机制目前尚未完全阐明，不同类型的糖尿病其病因也不相同。

（一）1 型糖尿病

1. **遗传易感性** 糖尿病病因中遗传因素可以肯定，1 型糖尿病患者的父母患病率为 11%，三代直系亲属中遗传 6%，这主要是因为基因异常所致人类白细胞组织相容抗原（HLA）与自身免疫相关的这些抗原是糖蛋白，分布在全身细胞（红细胞和精子除外）的细胞膜上。研究发现，携带 HLA-DR3 和/或 HLA-DR4 的白种人和携带 HLA-DR3、HLA-DR9 的中国人易患糖尿病。

2. **病毒感染** 1 型糖尿病与病毒感染有明显关系。已发现的病毒有柯萨奇 B 病毒、腮腺炎病毒、风疹病毒、巨细胞病毒。病毒感染可直接损伤胰岛组织引起糖尿病，也可能损伤胰岛组织后，诱发自身免疫反应，进一步损伤胰岛组织引起糖尿病。

3. **自身免疫** 目前发现 90% 新发生的 1 型糖尿病患者，其循环血中有多种胰岛细胞自身抗体。此外，细胞免疫在发病中也起重要作用。临床观察 1 型患者常伴有其他自身免疫病，如 Graves 病、桥本病、重症肌无力等。

总之，HLA-D 基因决定了 1 型糖尿病的遗传易感性，易感个体在环境因素的作用下，通过直接或间接的自身免疫反应，引起胰岛 β 细胞破坏，体内可检测出各种胰岛细胞抗体，胰岛 β 细胞数目开始减少，但仍能维持糖耐量正常。当胰岛 β 细胞持续损伤达一定程度（通常只残存 10% β 细胞），胰岛素分泌不足，糖耐量降低或出现临床糖尿病，需用胰岛素治疗，最后胰岛 β 细胞完全消失，需依赖胰岛素维持生命。

（二）2 型糖尿病

2 型糖尿病与遗传和环境因素的关系更为密切，其遗传方式与 1 型糖尿病患者不同，不存在特殊的 HLA 单型的优势。中国人与 2 型糖尿病关联的基因有 4 个，即胰岛素受体基因、载脂蛋白 A1 和 B 基因、葡萄糖激酶基因。不同的糖尿病患者可能与不同的基因缺陷有关，此为 2 型糖尿病的遗传异质性特点。2 型糖尿病有明显的家族史，其父母糖尿病患病率达 85%，单卵双生子中，两人同患糖尿病的比例达 90% 以上。环境因素中，肥胖是 2 型糖尿病发病的重要诱因，肥胖者因外周靶组织细胞膜胰岛素受体数目减少，亲和力降低，周围组织对胰岛素敏感性降低，即胰岛素抵抗，胰岛 β 细胞长期超负荷，其分泌功能将逐渐下降，一旦胰岛 β 细胞分泌的胰岛素不足以代偿胰岛素抵抗，即可发生糖尿病。此外，感染、应激、缺乏体力活动、多次分娩均可能是 2 型糖尿病的诱因。胰高血糖素、肾上腺素等胰岛素拮抗激素分泌过多，对糖尿病代谢紊乱的发生也有重要作用。2 型糖尿病早期存在胰岛素抵抗而胰岛 β 细胞代偿性分泌胰岛素增多时，血糖可维持正常；当 β 细胞功能出现缺陷而对胰岛素抵抗不能代偿时，可进展为葡萄糖调节受损和糖尿病。

三、病理

1 型患者胰腺的病理改变明显，β 细胞数量减少，仅为正常的 10% 左右，大约 50%～70% 可出现胰岛 β 细胞周围淋巴细胞和单核细胞浸润，另外还有胰岛萎缩和 β 细胞变形。2 型的主要病理改变有胰岛玻璃样变，胰腺纤维化，β 细胞空泡变性和脂肪变性。

糖尿病患者的大、中血管病变主要是动脉粥样硬化，微血管的基本病变为毛细血管基底膜增厚。神经病变的患者有末梢神经纤维轴突变性，继以节段性或弥漫性脱髓鞘改变，病变可累及神经根、椎旁交感神经节和颅神经。糖尿病控制不良时，常见的病理改变为肝脏脂肪沉积和变性。

由于胰岛素生物活性作用绝对或相对不足而引起糖、脂肪和蛋白质代谢的紊乱，葡萄糖在肝、肌肉和脂肪组织的利用减少，肝糖输出增多，因而发生高血糖。升高的血糖使细胞内液进入血液，从而导致细胞内液不足，当血糖浓度升高超过 10mmol/L 时，便超过肾糖阈，葡萄糖进入尿中，而引起糖尿。尿中葡萄糖的高渗透作用，阻止肾小管对水分的再吸收，引起细胞外液不足。脂肪代谢方面，因胰岛素不足，脂肪组织摄取葡萄糖及血浆清除甘油减少，脂肪合成减少，脂蛋白酶活性低下，使血浆游离脂肪酸和甘油三酯浓度升高。在胰岛素极度缺乏时，储存脂肪动员和分解加速，可使血游离脂肪酸浓度更高。脂肪代谢障碍，可产生大量酮体（包括乙酰乙酸、β 羟丁酸、丙酮酸）。当酮体生成超过组织利用和排泄能力时，大量酮体堆积形成酮症或进一步发展为酮症酸中毒。蛋白质代谢方面，肝、肌肉等组织摄取氨基酸减少，蛋白质合成减少，分解代谢加速，而出现负氮平衡。血浆中生糖氨基酸浓度降低，同时血中生酮氨基酸水平增高，导致肌肉摄取氨基酸合成蛋白质的能力下降，患者表现为消瘦、乏力，组织修复能力和抵抗力降低，儿童生长发育障碍、延迟。1 型患者和 2 型患者在物质代谢紊乱方面是相同的，但 2 型患者一般症状较轻，不少患者可在相当长时期内无代谢紊乱，有的患者基础胰岛素分泌正常，有的患者进食后胰岛素分泌高峰延迟。

四、护理评估

（一）健康史

评估患者家族中糖尿病的患病情况，详细询问患者的生活方式、饮食习惯、食量、妊娠次数、新生儿出生体重、身高等。

（二）身体评估

1. 代谢紊乱症状群　本病典型症状是"三多一少"，即多饮、多尿、多食及体重减轻，此外还有糖尿病并发症的症状。

（1）多尿：由于血糖升高，大量葡萄糖从肾脏排出，引起尿渗透压增高，阻碍水分在肾小管被重吸收，大量水分伴随葡萄糖排出，形成多尿，患者的排尿次数和尿量明显增多，每日排尿量 2～10L。血糖越高，排糖越多，尿量也越多。

（2）烦渴多饮：多尿使机体失去大量水分，因而口渴，饮水量增多。

（3）易饥多食：葡萄糖是体内能量及热量的主要来源，由于胰岛素不足，摄入的大量葡萄糖不能被利用而随尿丢失，机体处于半饥饿状态，为补偿失去的葡萄糖，大多患者有饥饿感，从而导致食欲亢进，易饥多食。

（4）消瘦（体重减轻）、乏力：由于机体不能充分利用葡萄糖，故需用蛋白质和脂肪来补充能量和热量，使体内蛋白质和脂肪消耗增多，加之水分的丧失，患者体重减轻，消瘦乏力。1 型糖尿病患者体型均消瘦，2 型糖尿病患者发病前多有肥胖，病后虽仍较胖，但较病前体重已有减轻。

（5）其他：患者常有皮肤疖肿及皮肤瘙痒，由于尿糖浓度较高和尿糖的局部刺激，患者外阴部瘙痒较常见，有时因局部湿疹或真菌感染引起。此外还可见腰背酸痛，视物模糊，月经失调等。

2. 并发症

（1）酮症酸中毒：为最常见的糖尿病急症。糖尿病加重时，脂肪分解加速，大量脂肪酸在肝脏经 β 氧化产生酮体（包括乙酰乙酸、β 羟丁酸、丙酮酸），血酮升高时称酮血症，尿酮排出增多时称酮尿，统称酮症。乙酰乙酸和 β 羟丁酸的酸性较强，故易产生酸中毒。病情严重时可出现糖尿病昏迷，1 型糖尿病患者多见，2 型糖尿病患者在一定诱因作用下也可发生酮症酸中毒，尤其是老年人常因合并感染而易患此症。

酮症酸中毒的诱发因素很多，如急、慢性感染，以呼吸道、泌尿系、胃肠道感染最常见。胰岛素突然中断或减量过多、饮食失调、过多摄入甜食和脂肪的食物或过分限制碳水化合物，应激如外伤、手术麻醉、精神创伤、妊娠分娩均可诱发此病。

酮症酸中毒时患者可表现出糖尿病症状加重，如明显的软弱无力，极度口渴，尿量较前更多，食欲减退，恶心呕吐以至不能进水和食物。当 pH < 7.2 或血浆 CO_2 结合力 < 15mmol/L 时，呼吸深大而快（Kussmaul 呼吸），患者呼气中含丙酮，故有烂苹果味。失水加重可致脱水表现，如尿量减少，皮肤干燥无弹性，眼球下陷，严重者出现休克，表现为心率加快，脉细速，血压下降，四肢厥冷等。患者早期有头晕、头痛、精神萎靡，继而嗜睡，烦躁不安，当病情恶化时，患者反应迟钝、消失，最后陷入昏迷。

（2）高血糖高渗状态：是糖尿病急性代谢紊乱的另一临床类型。多见于老年 2 型糖尿病患者。发病前多无糖尿病史或症状轻微未引起注意，患者有严重高血糖、脱水及血渗透压增高而无显著的酮症酸中毒，可表现为突然出现神经精神症状，表现为嗜睡、幻觉、定向障碍、昏迷等，病死率高达 40%。

（3）大血管病变：大、中动脉粥样硬化主要侵犯主动脉、冠状动脉、脑动脉、肾动脉和肢体外周动脉等，引起冠心病、缺血性或出血性脑血管病，肾动脉硬化、肢体动脉硬化等。

（4）微血管病变：微血管病变是糖尿病的特异性并发症，其典型改变是微循环障碍和微血管基底膜增厚。其主要病变主要表现在视网膜、肾、神经和心肌组织，其中尤以糖尿病肾病和视网膜病为重要。

①糖尿病肾病：常见于病史超过 10 年的患者。包括肾小球毛细血管间硬化症、肾动脉硬化病和慢性肾盂肾炎。糖尿病肾损害的发生、发展分为 Ⅰ ~ Ⅴ 五期，患者可表现为蛋白尿、水肿和高血压，晚期伴氮质血症、肾衰竭。

②糖尿病视网膜病变：大部分病程超过 10 年的患者可合并不同程度的视网膜病变，是失明的主要原因之一。视网膜病变可分为六期，Ⅰ ~ Ⅲ 期为背景性视网膜病变，Ⅳ ~ Ⅵ 期为增殖性视网膜病变。出现增殖性病变时常伴有糖尿病肾病及神经病变。

（5）神经病变：多发性周围神经病变最常见，患者出现对称性肢体隐痛、刺痛或烧灼样痛，夜间及寒冷时加重，一般下肢比上肢明显。肢端呈手套、袜子状分布的感觉异常。自主神经损害表现为瞳孔改变、排汗异常、便秘、腹泻、尿潴留、尿失禁、直立性低血压、持续心动过速、阳痿等。

（6）糖尿病足：与下肢远端神经异常和不同程度周围血管病变相关的足部溃疡、感染和/或深层组织破坏。轻者表现为足部皮肤干燥苍白和发凉，重者可出现足部溃疡、坏疽。

糖尿病足是糖尿病患者截肢、致残的主要原因。

（7）感染：糖尿病患者易感染疖、痈等皮肤化脓性疾病，皮肤真菌的感染也较常见，如足癣、甲癣、体癣等。女性患者常合并真菌性阴道炎、肾盂肾炎和膀胱炎等常见的泌尿系感染，常反复发作，多转为慢性肾盂肾炎。

（8）其他：糖尿病患者还容易出现白内障、青光眼、屈光改变和虹膜睫状体病变等其他眼部并发症。皮肤病变也很常见，大多数为非特异性，但临床表现和自觉症状较重。

（三）辅助检查

1. 尿糖测定　轻症患者空腹尿糖可阴性，但饭后尿糖均为阳性。每日尿糖总量一般与病情平行，因而是判断治疗控制程度的指标之一。但如有肾脏病变者血糖虽高但尿糖可为阴性，妊娠时血糖正常，但尿糖可阳性。

2. 尿酮体　并发酮症酸中毒时，尿酮体阳性。

3. 血糖测定　空腹及饭后 2 小时血糖是诊断糖尿病的主要依据，同时也是判断糖尿病病情和疗效的主要指标。血糖值反映的是瞬间血糖状态。当空腹血糖≥7.0mmol/L（126mg/dl）和/或餐后 2 小时血糖≥11.1mmol/L（200mg/dl）时，可确诊为糖尿病。酮症酸中毒时，血糖可达 16.7 ~ 33.3mmol/L（300 ~ 600mg/dl）；高血糖高渗状态时，血糖高至33.3mmol/L（600mg/dl）。空腹静脉血血糖正常值为 3.9 ~ 6.4mmol/L（70 ~ 115mg/dl）。诊断糖尿病时必须用静脉血浆测定血糖，随访血糖控制情况可用便携式血糖仪。

4. 口服葡萄糖耐量试验（OGTT）　对怀疑患有糖尿病，而空腹或饭后血糖未达到糖尿病诊断标准者，应进行本试验。OGTT 应在清晨进行。目前葡萄糖负荷量成人为 75g，溶于 250 ~ 300ml 水中，5 分钟内饮完，2 小时后测静脉血浆糖。儿童为 1.75g/kg，总量不超过 75g。

5. 糖化血红蛋白测定（GHbA1）　糖化血红蛋白的量与血糖浓度呈正相关，分为 a、b、c 三种，其中以 GHbA1C 最为主要，正常人 A1C 占血红蛋白总量的 3% ~ 6%，可反映近8 周 ~ 12 周内血糖总的水平，为糖尿病控制情况的主要监测指标之一。

6. 病情未控制的患者，常见血三酰甘油、胆固醇、β 脂蛋白增高。并发肾脏病变者尿常规可见不同程度的蛋白质、白细胞、红细胞、管型等，并可有肾功能减退；并发酮症酸中毒时，血酮阳性，重者可 >4.8mmol/L（50mg/dl），CO_2 结合力下降，可至 13.5 ~ 9.0mmol/L（40 ~ 20Vol%）或以下，血 pH 值在 7.35 以下，外周血中白细胞增高。高血糖高渗状态者血钠可达 155mmol/L，血浆渗透压达 330 ~ 460mOsm/（kg·H_2O）。

（四）心理社会评估

1. 评估患者对疾病的反应　如否认、愤怒、悲伤。

2. 评估家庭成员情况　是否有家庭、社区的支持，家庭成员是否协助患者进行饮食控制，督促患者按时服药，胰岛素注射，定期进行血尿糖检验。

3. 评估家庭的经济状况　是否能够保证患者的终生用药。

4. 评估患者对疾病治疗的态度　有的患者认识不到糖尿病的危害，不注意饮食控制，继续吸烟、饮酒等不良生活习惯。对于 1 型糖尿病患者，能否坚持餐前胰岛素注射，2 型糖尿病患者是否按时服药，自觉地自测血糖、尿糖等。

五、护理诊断及医护合作性问题

1. 知识缺乏　与缺乏糖尿病疾病及治疗、护理知识有关。

2. 营养失调：低于机体需要量　与胰岛素分泌绝对或相对不足引起糖、蛋白质、脂肪代谢紊乱有关。

3. 有感染的危险　与糖、蛋白质、脂肪代谢紊乱所致的机体抵抗力下降和微循环障碍有关。

4. 潜在并发症　糖尿病酮症酸中毒、低血糖。

5. 焦虑　与疾病的慢性过程有关。

六、计划与实施

通过治疗与护理，患者情绪状态稳定，焦虑程度减轻，患者能够遵循医嘱按时用药，控制饮食、有运动计划。患者多饮、多尿、多食的症状缓解，体重增加，血糖正常或趋于正常。患者在健康教育之后，能够进行自我照顾、病情监测，如进行足部护理、胰岛素注射、正确测量血糖、尿糖等，护士能够及时发现并发症，及时通知医师，使并发症得到及时处理。患者顺利接受手术，术后无感染的发生。

（一）用药护理

护士在患者用药过程中应指导患者按时按量服药，不可随意增量或减量；用药后注意观察药物疗效，监测血糖、尿糖、尿量、体重变化，并观察药物不良反应。护士应给患者讲解胰岛素和口服降糖药对糖尿病控制的重要性，药物的作用及不良反应，演示胰岛素注射方法，说明用药与其他因素的关系，如饮食、锻炼等，保证患者及家属了解低血糖症状和治疗方法以及持续高血糖、酮症酸中毒的处理方法。指导的对象包括患者及其家庭成员。

1. 胰岛素治疗患者的护理

（1）胰岛素治疗的适应证：①1 型糖尿病患者尤其是青少年、儿童，无论有否酮症酸中毒，都必须终身坚持用胰岛素替代治疗。②显著消瘦的成年糖尿病患者，与营养不良相关的糖尿病患者，以及生长发育迟缓者，均应采用胰岛素治疗。③2 型糖尿病患者经严格饮食控制，适当运动及口服降糖药物未获良好控制者，可补充胰岛素治疗，以便减轻 β 细胞负担，尽快控制临床症状和高血糖。但胰岛素用量不宜过大，以免发生胰岛素抵抗性。④2 型糖尿病患者在严重感染、创伤、手术、结核病等消耗性疾病以及应激状态如急性心肌梗死等情况下，为预防酮症酸中毒或其他并发症的发生，宜用胰岛素治疗，待病情好转后可停用。⑤糖尿病伴有酮症酸中毒，高血糖高渗状态或乳酸性酸中毒等急性并发症的患者，都必须使用胰岛素治疗。⑥妊娠期糖尿病或糖尿病妇女妊娠期间，为了纠正代谢紊乱，保证胎儿正常发育，防止出现胎儿先天性畸形，宜采用胰岛素治疗。⑦糖尿病患者伴有视网膜病变、肾脏病变、神经病变、心脏病变或肝硬化、肝炎、脂肪肝、下肢坏疽等，宜采用胰岛素治疗。⑧外科手术前后患者，须采用胰岛素治疗。⑨成年或老年糖尿病患者起病很急，体重明显减轻，可采用胰岛素治疗。⑩伴重度外阴瘙痒，宜暂时用胰岛素治疗，有继发性糖尿病如垂体性糖尿病、胰源性糖尿病时，亦应采用。

（2）胰岛素制剂类型及作用时间：按作用快慢和维持作用时间，胰岛素制剂可分为速（短）效、中效、长（慢）效三类。短效胰岛素可皮下、肌肉、静脉注射，注射后吸收快、作用迅速，维持时间短。中效胰岛素又称中性鱼精蛋白锌胰岛素，只能皮下注射，其作用较慢，维持时间较长，可单独使用，也可与短效胰岛素合用。长效胰岛素又称鱼精蛋白锌胰岛素，只供皮下注射，不能作静脉注射，吸收速度慢，维持时间长（表67-2）。

表67-2　几种胰岛素制剂及其作用时间

作用类别	注射途径	作用时间（h）			注射时间
		开始	最强	持续	
速效　普通（正规）胰岛素	静脉	即刻	1/2	2	餐前1/2h，每日3~4次
	皮下	1/2~1	2~4	6~8	
锌结晶胰岛素	静脉	即刻	1/2	2	餐前1/2h，每日3~4次
	皮下	1/2~1	4~6	6~8	
半慢胰岛素锌悬液	皮下	1~2	4~6	12~16	餐前1/2h，每日2~3次
中效　慢胰岛素锌悬液	皮下	2~3	8~12	18~24	早餐（晚餐）前1h，每日1~2次
中性鱼精蛋白锌胰岛素	皮下	3~4	8~12	18~24	同上
长效　特慢胰岛素锌悬液	皮下	5~7	16~18	30~36	早餐或晚餐前1h，每日1次
鱼精蛋白锌胰岛素	皮下	3~4	14~20	24~36	同上

（3）胰岛素贮存：胰岛素的贮存温度为2~3℃，贮存时间不宜过长，过期会影响胰岛素的效价，不能存放冰冻层，同时要避免剧烈晃动，不要受日光照射，短效胰岛素如不清亮或中、长效胰岛素呈块状时，不能使用。

（4）胰岛素的抽吸：我国常用胰岛素制剂的浓度有每毫升40U或100U，使用时应看清浓度。一般用1ml注射器抽取胰岛素以保证剂量准确，当患者需要长、短效胰岛素混合使用时，应先抽短效，再抽长效胰岛素，然后轻轻混匀，不可反向操作，以免将长效胰岛素混入短效胰岛素瓶内，影响其疗效。某些患者需混用短、中效胰岛素，现有各种比例的预混制剂，最常用的是含30%短效和70%中效的制剂。胰岛素"笔"型注射器使用装满预混胰岛素笔芯，使用方便且便于携带。目前经肺、口腔黏膜和鼻腔黏膜吸收的3种胰岛素吸入剂已开始上市。

（5）给药时间：生理性胰岛素分泌有两种模式，包括持续性基础分泌和进餐后胰岛素分泌迅速增加，胰岛素治疗应力求模拟生理性胰岛素分泌的模式。使用短效胰岛素，每次餐前半小时皮下注射一次，有时夜宵前再加一次，每日3~4次。使用中效胰岛素，早餐前1小时皮下注射一次，或早餐及晚餐前分别皮下注射一次。使用长效胰岛素，每日于早餐前1小时皮下注射一次。

（6）胰岛素强化治疗：即强化胰岛素治疗法，目前较普遍应用的方案是餐前多次注射短效胰岛素加睡前注射中效或长效胰岛素。采用胰岛素强化治疗的患者有时早晨空腹血糖仍高，可能原因为夜间胰岛素作用不足、"黎明"现象和"苏木杰"效应，夜间多次测定血糖有助于鉴别上述原因。另外采用胰岛素强化治疗时，低血糖症发生率增加，应注意预防、早期识别和及时处理。

（7）常见不良反应及护理：①低血糖反应：由于胰岛素使用剂量过大、饮食失调或运动过量，患者可出现低血糖反应，表现为饥饿、头昏、心悸多汗甚至昏迷。对于出现低血糖反应的患者，护士应及时检测血糖，根据患者的具体情况给患者进食糖类食物，如糖果、饼干、含糖饮料，或静脉推注 50% 葡萄糖 40～100ml，随时观察病情变化。②过敏反应：胰岛素过敏反应是由 IgE 引起，患者首先出现注射部位瘙痒，随之出现荨麻疹样皮疹，可伴有恶心、呕吐、腹泻等胃肠症状。如出现过敏反应，应立即更换胰岛素制剂的种类，使用抗组胺药物和糖皮质激素以及脱敏疗法等，严重过敏反应者需停止或暂时中断胰岛素治疗。③局部反应：胰岛素注射后可出现局部脂肪营养不良，在注射部位呈皮下脂肪萎缩或增生，停止该部位注射后自然恢复。护士在进行胰岛素注射时，应注意更换注射部位。另外，通过使用高纯度胰岛素制剂可明显减少脂肪营养不良。胰岛素注射部位包括前臂、大腿前侧、外侧、臀部和腹部（脐周不要注射），两周内同一注射部位不能注射两次，每个注射点相隔2cm。

（8）护士应教会患者进行自我胰岛素注射方法，自我监测注射后的反应，讲解注意事项。先指导患者准确抽吸药液，注射前，用左拇指及示指将皮肤夹住提起，右手持注射器与皮肤成45°～60°角的方向，迅速刺进皮肤，抽吸回血，确定无回血后，注入胰岛素。注射完毕后，用棉签轻压穿刺点，以防止少量胰岛素涌出，但不要按摩局部。

2. 口服降糖药患者的护理

（1）促胰岛素分泌剂：

1）磺脲类：此类药物作用机制为通过作用于胰岛 β 细胞表面的受体，促进胰岛素释放。主要适用于通过饮食治疗和体育活动不能很好控制病情的 2 型糖尿病患者。1 型糖尿病、有严重并发症或晚期 β 细胞功能很差的 2 型糖尿病、对磺脲类过敏或有严重不良反应等是本药的禁忌证或不适应证。药物主要的不良反应为低血糖反应，当剂量过大、饮食过少、使用长效制剂或同时应用增强磺脲类降血糖的药物时，可发生低血糖反应。患者还可出现胃肠道反应，如恶心、呕吐、消化不良等，偶尔可出现药物过敏反应如荨麻疹、白细胞减少等。常见的第二代药物有：①格列本脲（优降糖）：具有较强而迅速的降糖作用，剂量范围为2.5～20mg/d，分1～2次餐前半小时口服；②格列吡嗪（美吡达）：剂量范围为2.5～30mg/d，分1～2次口服，于餐前半小时口服；③格列齐特（达美康）：剂量范围为80～240mg/d，分1～2次口服，于餐前半小时口服；④格列喹酮（糖适平）：剂量范围为30～180mg/d，分1～2次服用，于餐前半小时口服，肾功能不全时仍可使用。

2）格列奈类：此类药物的作用机制、禁忌证或不适应证与磺脲类大致相同。降血糖作用快而短，主要用于控制餐后高血糖。低血糖症发生率低、程度较轻。较适用于餐后高血糖为主的老年 2 型糖尿病患者。常用药物为瑞格列奈（每次 0.5～4mg）和那格列奈（每次60～120mg），于餐前或进餐时口服。

（2）双胍类：此类药物的作用机制为通过促进肌肉等外周组织摄取葡萄糖加速无氧酵解、抑制葡萄糖异生、抑制或延缓葡萄糖在胃肠道吸收等作用改善糖代谢，与磺脲类联合使用，可增强降血糖作用。此类药物适用于肥胖或超重的 2 型糖尿病患者，常见的不良反应是胃肠道反应，服药后患者出现口干苦、金属味、厌食、恶心、呕吐、腹泻等，偶见皮肤红斑、荨麻疹等。常用药物为甲福明（又称二甲双胍），每日剂量 500～1500mg，分 2～3 次服，进餐中口服。

（3）α-葡萄糖苷酶抑制剂：此类药物的作用机制为通过抑制小肠黏膜上皮细胞表面的α葡萄糖苷酶，延缓碳水化合物的吸收，从而降低餐后高血糖。常见药物有阿卡波糖，开始服用剂量为25mg。每日3次，进食第一口饭时服药，若无不良反应，剂量可增至50mg，每日3次。最大剂量可增至100mg，每日3次。常见的不良反应有腹胀、腹泻、肠鸣音亢进、排气增多等胃肠反应。

（4）噻唑烷二酮：格列酮类药物。其作用机制是增强靶组织对胰岛素的敏感性，减轻胰岛素抵抗，被视为胰岛素增敏剂。此类药物有罗格列酮，用法为4～8mg/d，每日1次或分次服用；吡格列酮，剂量为15mg，每日1次。

（二）饮食护理

糖尿病治疗除采用必要的口服降糖药或胰岛素注射外，饮食治疗是治疗糖尿病的重要措施。适当节制饮食可减轻胰岛β细胞的负担。对于老年人，肥胖者而无症状或轻型患者，尤其是空腹及餐后血浆胰岛素不低者，饮食控制非常重要。护士可组织患者、家属、营养师共同参与制定饮食计划，在制定计划过程中，要考虑患者的种族、宗教、文化背景及饮食习惯。

糖尿病患者的饮食原则是在合理控制热量的基础上，合理分配碳水化合物、脂肪、蛋白质的进量，以纠正糖代谢紊乱引起的血糖、尿糖、血脂异常等。

1. 合理控制总热量　人体所需总热量由基础代谢、体力劳动以及食物在消化吸收代谢过程所需热量三部分组成。

总热量 = 基础代谢热量 + 体力劳动热量 + 食物消化吸收代谢所需热量。

患者总热量的摄入以能维持标准体重为宜，热量的需要应根据患者的具体情况而定。肥胖者应先减少热量的摄入，减轻体重；消瘦者应提高热量的摄入，增加体重，使之接近标准体重；孕妇、乳母、儿童需增加热量摄入，维持其特殊的生理需要和正常生长发育。

糖尿病患者每日所需总热量应根据标准体重和每日每千克体重所需热量来计算。标准体重由身高来定，而每日每千克所需热量与患者的体型和活动性质有关。糖尿病患者每日所需总热量的计算请参阅表67-3。

表67-3　糖尿病患者每日每千克所需热量（kJ）

体型	工作性质	完全休息	轻体力劳动	中等体力劳动	重体力劳动
肥胖		62.79	83.72～104.65	125.58	146.51
正常		62.79～83.72	125.58	146.51	167.44
消瘦		83.72～104.65	146.51	167.44	167.44～209.3

标准体重(kg) = 身高(cm) - 105

每日所需总热量(kJ) = 标准体重(kg) × 热量（kJ/kg 体重）

2. 糖尿病患者所需三大营养素量及其分配比例

（1）碳水化合物：应根据患者的实际情况限制碳水化合物的摄入量，但不能过低。饮食中碳水化合物太少，患者不易耐受。大量实验和临床观察表明，在控制热能的基础上提高碳水化合物进量，不但可以改善葡萄糖耐量，而且还可以提高胰岛素的敏感性。机体因少糖而利用脂肪代谢供给能量，更易发生酸中毒。对于空腹血糖高于 11.2mmol/L（200ml/dl）的患者，不宜采用高碳水化合物饮食，但每日摄入量不应少于 150g；对于空腹血糖正常或同时应用磺脲类降糖药患者，以及某些使用胰岛素的患者，碳水化合物的供给量应占总热量的 50%~65%，折合主食约 250~400g/d。

有利于患者血糖控制的碳水化合物食品有：燕麦片、莜麦粉、荞麦粉、玉米渣、白芸豆饭、绿豆、海带、粳米、二合一面或三合一面窝头。

（2）蛋白质：蛋白质是人体细胞的重要组成部分，对人体的生长发育、组织的修补和更新起着极为重要的作用。在糖尿病患者的饮食中，蛋白质摄入量应比正常人高一些。这主要因为糖尿病患者蛋白质代谢紊乱，如果蛋白质摄入不足，出现负氮平衡，会出现消瘦、乏力、抵抗力差、易感染、创口不易愈合、小儿生长发育受阻等。蛋白质摄入量成人按每日每千克体重 0.8~1.2g 供给，约占总热量的 15%~20%；孕妇、乳母、营养不良及消耗性疾病患者，酌情加至 1.5g/（kg·d），个别可达 2.0g/（kg·d）；小儿 2~4g/（kg·d）。

蛋白质食物的选择包括动物性和植物性两类。其中至少应选用 1/3 的优质蛋白质，优质蛋白质的主要来源有瘦肉、鱼、虾、鸡、鸭、鸡蛋、牛奶、豆类等。

（3）脂肪：脂肪是人体结构的重要材料，在体内起着保护和固定作用，是体内热量的储存部分，有利于维生素 A、D、E 的吸收。脂肪可增加饱腹感，但可导致动脉粥样硬化。糖尿病患者每日进食脂肪量为每千克体重 1.0g，占总热量的 30%~35%。饮食中要限制动物性脂肪如羊、牛、猪油的进量，少吃胆固醇含量高的食物，如肝、肾、脑、蛋黄、鱼子等，偏向选用植物油。

3. 糖尿病患者的食物选择和禁忌　糖尿病患者主食可选用大米、白面、玉米面、小米、莜面，每日控制在 250~450g。副食可选用富含蛋白质的食物，如瘦肉、鸡蛋、鱼、鸡、牛奶、豆类等。烹调油宜用豆油、菜子油、花生油、玉米油、芝麻油、葵花子油等，这类植物油含不饱和脂肪酸较高，有预防动脉粥样硬化的作用，但也不能大量食用。如按膳食单的标准吃完后，仍有饥饿感，可加食含糖 3% 以下的蔬菜，如芹菜、白菜、菠菜、韭菜、黄瓜、西红柿、生菜等。

糖尿病患者禁止食用含糖过高的甜食如红糖、白糖、冰淇淋、甜饮料、糖果、饼干、糕点、蜜饯、红薯等。如想吃甜味食品可采用木糖醇、山梨醇或甜叶菊等调味品；如想吃土豆、藕粉、胡萝卜等，则需从主食中相应减量。

（三）运动指导

体力活动或体力锻炼是糖尿病治疗的重要组成部分。运动可使身体强壮，改善机体的代谢功能，促进能量消耗，减少脂肪组织的堆积，提高机体对胰岛素的敏感性，增加肌肉对血糖的利用，改善血液循环，从而降低血糖，使肥胖者减轻体重，减少糖尿病并发症的发生。同时运动使糖尿病患者保持良好的心态，树立战胜疾病的信心，从而提高生存质量。

适用于糖尿病患者的锻炼方式多种多样，如散步、步行、健身操、太极拳、打球、游泳、滑冰、划船、骑自行车等。选择运动的方式应根据患者的年龄、性别、性格、爱好及糖尿病控制程度、身体状况和是否有并发症等具体情况而定。运动的强度应掌握在运动后收缩压不超过 180mmHg，中青年心率达 130~140 次/分，老年人不超过 120 次/分。运动每天可进行 1~2 次，每周不少于 5 天。

糖尿病患者运动时要做好自我防护，如穿厚底防滑运动鞋、戴护膝、保护足跟等，随手携带易吸收的糖类食品，如糖果、饮品等，若感觉血糖过低，立即进食。运动宜在饭后 1 小时左右开始，可从短时间的轻微活动开始，逐渐增加运动量。切忌过度劳累，每次活动以 15~30 分钟为宜。不适合运动的情况包括：血糖太高、胰岛素用量太大、病情波动较大；有急性感染、发热；有酮症酸中毒，严重的心、肾病变，高血压，腹泻，反复低血糖倾向等。

（四）病情监测

1. 四次尿、四段尿糖　四次尿即早、午、晚餐前和睡觉前的尿液，做尿糖定性检查。应注意留尿前 30 分钟先把膀胱排空，然后收集半小时的尿液，这样才能根据每次尿糖多少，比较真实地反映和推测血糖水平。四段尿糖是指将 24 小时分为四段：

第一段　早饭后到午饭前（7:30am~11:30am）

第二段　午饭后到晚饭前（11:30am~5:30pm）

第三段　晚饭后到晚睡前（5:30pm~10:30pm）

第四段　睡觉后到次日早饭前（10:30pm~次日 7:30am）

每段尿不论排尿几次，全放在一个容器内混匀，四段尿分别留在四个瓶子里，分别记录，做尿量定性检查，并将结果详细记录。

烧尿糖的方法　用滴管吸班氏液 20 滴，放于玻璃试管中，再滴 2 滴尿，将试管放沸水中煮沸 5 分钟后，观察颜色改变。不要用火烧液面以上的试管，防止将试管烧裂。尿糖结果参见表 67-4。

表 67-4　尿糖定性结果判定

颜色	蓝绿色	绿色	黄绿色	橘黄色	红色及棕色
加号	−	+	+ +	+ + +	+ + + +
含糖量	0.25%	0.5%	1%	1.5%	≥2%

2. 使用尿糖试纸法和酮体试纸法　①尿糖试纸法：将纸浸入尿液中，湿透（约 1 分钟）后取出，1 分钟后观察试纸颜色，并与标准色板对照，即能测得结果。使用时注意试纸的有效期，把一次所需的试纸取出后，立即将瓶盖紧，保存于阴凉干燥处，以防受潮变质；②酮体试纸法：将酮体试纸浸于新鲜尿中后当即取出，多余尿液于容器边缘除去，3 分钟后在白光下与标准色板比较判断结果。

3. 血糖自测

（1）血糖仪的种类：目前血糖仪的类型较多，较具代表性的新产品有德国 BM 公司血糖仪。BM 公司产品准确、可靠、便携、简便。测试时间仅 12 秒，测试血糖范围 0.33~27.75mmol/L。美国强生公司生产的 ONE TOUCH Ⅱ 血糖仪，液晶显示，不需擦血，经济实惠，患者可根据自身情况进行选择。

（2）自测血糖注意事项：采血前用温水、肥皂清洁双手，用酒精消毒手指，待酒精完全挥发后，方可采血。采血前手臂下垂 10～15 秒使局部充血，有利于采血，每次更换采血部位。采血量要严格控制，血滴一定要全部覆盖试纸垫或试纸孔。

试纸拿出后随时盖紧瓶盖，不要使用过期或变质的试纸，采血针不可重复使用，用后加针帽再丢弃。

（五）足部护理

1. 每日检查足部是否有水泡、裂口、擦伤以及其他改变。细看趾间及足底有无感染征象，一旦发现足部有伤口，特别是当足部出现水泡、皮裂和磨伤、鸡眼和胼胝以及甲沟炎时，要及时进行有效处理，以预防糖尿病足的发生。

2. 每日晚上用温水（不超过40℃）及软皂洗脚，并用柔软且吸水性强的毛巾轻柔地擦干双脚，特别要擦干足趾缝间，但注意不要擦得太重以防任何微小创伤，每次洗脚不要超过10 分钟。

3. 将脚擦干后，用羊毛脂或植物油涂抹，轻柔而充分地按摩皮肤，以保持皮肤柔软，清除鳞屑，防止干燥。

4. 汗多时，可用少许滑石粉放在趾间、鞋里及袜中。

5. 不要赤足行走，以免受伤。

6. 严禁使用强烈的消毒药物如碘酒等，不要用药膏抹擦鸡眼及胼胝，以免造成溃疡。

7. 禁用热水袋温热足部，不用电热毯或其他热源，避免暴晒于日光下，足冷时可多穿一双袜子。

8. 糖尿病患者早晚起床或晚睡前可穿拖鞋，平时不穿，最好不穿凉鞋。鞋要合脚，鞋尖宽大且够长，使脚在鞋内完全伸直，并可稍活动。鞋的透气性要好，以布鞋为佳，不穿高跟鞋。最好有两双鞋轮换穿用，保证鞋的干爽。袜子要穿吸水性好的毛袜或线袜，袜子要软、合脚，每日换洗，汗湿后及时更换。不要穿有松紧口的袜子，以免影响血液循环。不穿有洞或修补不平整的袜子，袜子尖部不要太紧。糖尿病患者应禁止吸烟。

（六）心理护理

糖尿病的慢性病程以及疾病的治疗过程中，会给患者造成许多心理问题，如精神紧张、忧虑、发怒、恐惧、孤独、绝望、忧郁、沮丧等，而这些不良的心理问题使病情加重，甚至发生酮症酸中毒。相反，当消除紧张情绪时，血糖下降，胰岛素需要量也减少。因此，糖尿病患者保持乐观稳定的情绪，对糖尿病的控制是有利的。护士应鼓励患者说出自己的感受，支持其恰当的应对行为。为了摆脱不良情绪的困扰，糖尿病患者可采用以下几种方法。

1. 加强健身运动 现代研究证实，人在运动之后，由于大脑血液供应的改善以及血中电解质的不断置换，使人的精神状态趋向安逸、宁静，不良情绪得到发泄。运动引起舒畅心情的作用，是药物所达不到的。所以糖尿病患者在病情允许的情况下，在医师指导下，可根据自己的爱好去选择运动方式，如散步、慢跑、打太极拳、骑车、游泳等。每日一次，每次至少30 分钟，以不感到明显疲劳为标准。

2. 观赏花草 许多研究表明，花香有益于健康，有利于精神调节。糖尿病患者在心情烦闷时多到公园散步，多看看大自然的景色。若条件允许，也可自己栽培花卉以供观赏。

3. 欣赏音乐疗法 糖尿病的音乐保健必须根据不同的年龄、病情和情绪而有所选择。

4. 多接触自然光线 人的心态受着自然光线照射的影响，自然光线照射太少令人缺乏生气，照射充分令人充满朝气和信心。故居室要明亮，多采用自然光线。要多到野外，室外活动，多沐浴阳光，这样可使患者心情舒畅，有利于疾病的治疗。

5. 进行自我安慰法　当糖尿病患者因患病而感到烦恼时，可想一想遭受更多不幸的人们，或许会感到一些安慰，进而从"精神胜利法"中增添治疗和战胜疾病的信心。

6. 培养有益的兴趣与爱好　有益的兴趣与爱好可消除不良情绪，使人愉快乐观、豁达、遇事心平气和，有利于心身健康。糖尿病患者尤其是老年患者，可根据自己的爱好，听听京剧，欣赏音乐，练习书法、绘画，养鸟，培育花草，或散步、打太极拳等，生活增添了乐趣，精神上有了寄托，心情愉快，情绪稳定，以利于糖尿病的康复。

7. 外出旅游　旅游是调剂精神的最好办法，但糖尿病患者外出旅游必须注意以下几点：

（1）胰岛素必须随身携带：胰岛素有效时间通常在 24 小时以内，所以注射胰岛素的患者必须坚持每天定时注射，否则会产生严重的后果，即使是病情稳定的患者，1～2 天不注射，血糖也会上升。因此，糖尿病患者外出旅游，应该随身携带足够的胰岛素。胰岛素是比较稳定的激素，在室温 25℃ 以下不会影响其性能，即使温度稍高也不影响太大。旅途中没有冰箱冷藏也没有关系，可放在随身携带的皮包或行李箱内。

（2）携带甜食以备低血糖：在旅游时必须把握饮食定时定量的原则。最好在平时进食时间的 30 分钟以前，就找好用餐场所。患者可随身携带面包、饼干等，以备错过吃饭时间时随时补充。吃饭时间不得已需要延迟时，以每延误一小时，摄食 20g 食物为原则，如半个苹果、半个香蕉或 6 片全麦饼干等。还应随身准备巧克力或糖果等，以便在轻微低血糖时食用。另外，需根据活动量，随时补充些食物，以减少低血糖的发生。

（3）携带病历卡：患者外出旅游，最好随身携带病历卡，联络电话，目前所使用的药物及使用剂量，以及"一旦意识障碍，请目击者即送医院急诊"的字条，以备一旦发生意外，可立即送往医院，及时得到救治。

（4）准备好舒适的鞋袜：旅游时比平时走路时间长得多，为防止足部的损伤，应准备适宜的鞋袜。为了确保途中不出问题，绝对不要穿新鞋上路，即使穿新鞋，也应在旅行前至少 2 周开始试穿。袜子最好买没有松紧带的袜子，以免阻碍下肢的血流。在旅途中，如有机会就把鞋袜脱掉，光着脚抬高摆放，使足部血流通畅。

（七）密切观察病情，及时发现并处理并发症

密切观察患者有无酮症酸中毒的表现，如恶心、呕吐、疲乏、多尿、皮肤干燥或潮红、黏膜干燥、口渴、心动过速、嗜睡等。定时监测呼吸、血压、心率，准确记录出入量。如怀疑酮症酸中毒，立即通知医师，协助医师做好各项检查，定时留血、尿标本，送检血糖、尿糖、尿酮体、血电解质及 CO_2 结合力。嘱患者绝对卧床休息，注意保暖，使体内消耗能量达到最低水平，以减少脂肪、蛋白质分解。昏迷患者按照昏迷护理常规进行，定时翻身、拍背，预防压疮及继发感染，并保持口腔、皮肤、会阴的清洁卫生。及时准确执行医嘱，保证液体、胰岛素输入。

（八）接受手术的糖尿病患者护理

1. 术前及术中护理　糖尿病患者手术前的护理目标是，在进手术室之前，尽量控制好血糖。1 型糖尿病患者在择期手术前数天甚至数周即需住院调节血糖，以减少手术的危险性。有时会遇到 1 型糖尿病患者在血糖控制不好的情况下必须进行急诊手术，那么该尽力将

血糖、电解质、血气和血压等情况控制好，术中与术后需严密监测患者的生命体征，做好实验室检查。2 型糖尿病患者，在血糖控制好的情况下，其手术的危险性仅比没有糖尿病的手术患者稍大一些。手术尽量安排在清晨，使患者的饮食及胰岛素疗法中断时间尽量减少。

术前护士需协助医师做好各种实验室及其他辅助检查，包括空腹血糖及餐后血糖、尿糖及尿酮体检查，CO_2 给合力，血中尿素氮，心电图及胸部 X 线等。

在手术日晨，患者需禁食一切食物、水、胰岛素、口服降糖药，长效降糖药物需在术前两天停药。手术前一小时要测血糖，并告知医师，以确保患者在术中不会发生低血糖。如果患者血糖值低，应在麻醉诱导前给患者静脉滴注葡萄糖。手术开始之后，所有的措施需根据糖尿病的严重程度及手术范围大小而定，轻微糖尿病且接受小手术的患者，在回恢复室之前，通常不需胰岛素或静脉注射葡萄糖。假如患者接受的是大手术，或患者中度甚至严重的糖尿病时，术中应给予患者葡萄糖静脉输入，同时给予正常剂量一半的胰岛素并严密监测血糖。

2. 手术后护理　术后的护理目标是稳定患者的生命体征，重建糖尿病控制，预防伤口感染，促进伤口愈合。护士应遵医嘱静脉输入 5% 葡萄糖及胰岛素直到患者能经口进食。患者能进食后，除一天正常的三餐外，还要依据血糖控制的情况，餐间加点心。每天查三次血糖值，留尿查尿糖及尿酮体。一旦血糖控制，应给予术前所规定的胰岛素种类及剂量。尽量避免导尿，防止膀胱感染。换药时严格无菌操作，以防伤口感染。

七、预期结果与评价

1. 患者情绪状态稳定，焦虑程度减轻。
2. 患者症状缓解，体重增加，血糖正常或趋于正常。
3. 患者遵循医嘱坚持用药，合理饮食、运动。
4. 患者进行自我照顾，进行病情监测，足部护理，胰岛素注射，正确测量血糖、尿糖、酮体。
5. 护士及时发现并发症，并通知医师及时处理。
6. 患者顺利接受手术，术后无感染的发生。

（梁晓坤）

第六十八章　肥胖症患者的护理

> **关键词**
>
> | body mass index（BMI） | 体重指数 |
> | ideal body weight（IBW） | 理想体重 |
> | obesity | 肥胖症 |
> | waist circumference（WC） | 腰围 |
> | waist/hip ratio（WHR） | 腰臀比 |

一、概述

肥胖症指体内脂肪堆积过多和/或分布异常、体重增加，是包括遗传和环境因素在内的多种因素相互作用引起的慢性代谢性疾病，同时与 2 型糖尿病、血脂异常、高血压、冠心病、卒中和某些癌症等密切相关。

WHO 已将肥胖定为一种疾病。肥胖症分为单纯性肥胖和继发性肥胖两大类。临床上无明显内分泌及代谢性病因所致的肥胖症，称单纯性肥胖症。肥胖可作为某些疾病的临床表现之一，称为继发性肥胖症，约占肥胖症的 1%。

近 20 年来，肥胖症的患病率呈明显上升趋势。在西方国家成年人中，约有半数人超重和肥胖。我国的成人超重率为 22.8%，肥胖率为 7.1%。肥胖症及其相关疾病可损害患者身心健康，使生活质量下降，预期寿命缩短，成为重要的世界性健康问题之一。

二、病因及发病机制

肥胖症是一组异质性疾病，病因未明，被认为是包括遗传和环境因素在内的多种因素相互作用的结果。

1. 遗传因素　肥胖症有家族聚集倾向，但遗传基础未明，也不能排除共同饮食、活动习惯的影响。某些人类肥胖症以遗传因素在发病中占主要地位，如一些经典的遗传综合征，Laurence-Moon-Biedl 综合征和 Prader-Willi 综合征等，均有肥胖。近年来又发现了数种单基因突变引起的人类肥胖症，分别是瘦素基因、瘦素受体基因、阿片 - 促黑素细胞皮质素原基因、激素原转换酶-1 基因、黑皮素受体 4 基因和过氧化物酶体增殖物激活受体 γ 基因突变肥胖症。但上述类型肥胖症极为罕见，绝大多数人类肥胖症是复杂的多基因系统与环境因素综合作用的结果。

2. 环境因素　主要是饮食和体力活动。坐位生活方式、体育运动少、体力活动不足使能量消耗减少；饮食习惯不良，如进食多、喜甜食或油腻食物使摄入能量增多；饮食构成也有一定的影响，在超生理所需热量的等热卡食物中，脂肪比糖类更易引起脂肪积聚。

3. 文化因素 通过饮食习惯和生活方式影响肥胖症的发生。

4. 其他 胎儿期母体营养不良、蛋白质缺乏，或出生时低体重婴儿，在成年期饮食结构发生变化时，也容易发生肥胖症。

三、病理生理

脂肪细胞是一种高度分化的细胞，可以贮存和释放能量，而且是一个内分泌器官，能分泌数十种脂肪细胞因子、激素和其他调节物，影响局部或远处的组织器官，在机体代谢及内环境的稳定中发挥作用。脂肪组织的增大可由于脂肪细胞数量增多、体积增大或同时数量增多和体积增大。

不同性别脂肪分布不同。男性型脂肪主要分布在内脏和上腹部皮下，女性型脂肪主要分布在下腹部、臀部和股部皮下。

可逆性体重增加是现有细胞大小增加的结果，当引起脂肪增加的情况去除后，脂肪细胞减小而体重恢复原有水平。不可逆性体重增加可能伴有脂肪细胞数目增加，因而变化是恒定的。

四、护理评估

（一）健康史

评估患者家族中肥胖症的患病情况，详细询问患者的生活方式、饮食习惯、食量、体育运动、体力活动、出生体重、身高等。

（二）身体评估

1. 体征变化 脂肪堆积是肥胖的基本表现，脂肪组织的分布存在性别差异，通常男性型脂肪主要分布在腰部以上，以颈项部、躯干部为主，称为苹果型。女性型脂肪主要分布在腰部以下，以下腹部、臀部、大腿部为主，称为梨型。

2. 心血管疾病 超重者高血压患病率比非超重者高3倍，明显肥胖者高血压发生率比正常体重者高10倍。肥胖患者血容量、心排血量均较非肥胖者增加而加重心脏负担，引起左心室肥厚、扩大；心肌脂肪沉积导致心肌劳损，易发生心力衰竭。由于静脉回流障碍，患者易发生下肢静脉曲张、栓塞性静脉炎和静脉血栓。

3. 内分泌与代谢紊乱 常有高胰岛素血症，脂肪、肌肉、肝细胞的胰岛素受体数目和亲和力降低对胰岛素不敏感，导致胰岛素抵抗，糖尿病发生率明显高于非肥胖者。血清总胆固醇、三酰甘油、低密度脂蛋白升高，高密度脂蛋白降低，成为动脉粥样硬化、冠心病的基础。

4. 消化系统疾病 胆石症、胆囊炎发病率高；慢性消化不良、脂肪肝，轻至中度肝功能异常较常见。

5. 呼吸系统疾病 由于胸壁肥厚，腹部脂肪堆积，使腹内压增高、横膈升高而降低肺活量，引起呼吸困难。严重者导致缺氧、发绀、高碳酸血症，可发生肺动脉高压和心力衰竭。还可引起睡眠呼吸暂停综合征。

6. 其他 恶性肿瘤发生率升高，如女性子宫内膜癌、乳腺癌，男性结肠癌、直肠癌、前列腺癌。因长期负重发生腰背及关节疼痛。皮肤皱褶易发生皮炎、擦烂，并发化脓性或真菌感染。

（三）辅助检查

1. 体重指数（BMI） BMI = 体重（kg）/身高（m）^{2}，是较常用的指标。2000 年，国际肥胖特别工作组提出了亚洲成年人 BMI 正常范围为 18.5 ~ 22.9，< 18.5 为体重过低，≥ 23.0 为超重，23.0 ~ 24.9 为肥胖前期，25 ~ 29.9 为 I 度肥胖，≥ 30 为 II 肥胖。2003 年 4 月，国家卫生部疾病控制司公布的"中国成年人超重和肥胖症预防控制指南（试用）"的标准：BMI ≥ 24.0 为超重，≥ 28.0 为肥胖，应注意肥胖症并非单纯体重增加，若体重增加仅仅是肌肉发达，则不认为是肥胖。

2. 理想体重（IBW） IBW（kg）= 身高（cm）- 105 或 IBW（kg）= [身高（cm）- 100] × 0.9（男性）或 0.85（女性）。

3. 腰围（WC） 腰围较腰臀比更简单可靠，现在更倾向于用腰围替代腰臀比预测中心性脂肪含量。WHO 建议男性 WC > 94cm、女性 WC > 80cm 为肥胖。中国肥胖问题工作组建议，我国成年男性 WC ≥ 85cm、女性 WC ≥ 80cm 为腹部脂肪积蓄的诊断界限。

4. 腰臀比（WHR） 分别测量肋骨下缘至髂前上棘之间的中点的径线（腰围）、与股骨粗隆水平的径线（臀围），再算出其比值。正常成人 WHR 男性 < 0.90，女性 < 0.85，超过此值为中央性（又称腹内型或内脏型）肥胖。

4. CT 和 MRI 测量是诊断内脏型肥胖最精确的方法，但不作为常规检查。

5. 其他 身体密度测量法，生物电阻抗测量法等。

（四）心理社会评估

严重肥胖症患者精神方面付出很大代价，自我感觉不良及社会关系不佳，受教育及就业困难。由于承受着巨大的社会压力，以及对自我身体外形的不满意，患者常常会存在自卑心理、自我形象的紊乱和丧失自尊。

五、护理诊断及医护合作性问题

1. 知识缺乏 与缺乏正确的减肥和控制体重的知识有关。

2. 营养失调：高于机体需要量 与能量摄入和消耗失衡有关。

3. 活动无耐力 与肥胖导致体力下降有关。

4. 自我形象紊乱 与肥胖对身体外形的影响有关。

5. 应对无效 与外部压力引起的食物摄取增加有关。

6. 自尊低下 与感到自卑及他人对肥胖的看法有关。

六、计划与实施

通过治疗与护理，患者能够复述正确的减肥和控制体重的知识；合理饮食、适当运动；正确处理和面对自我的身体形象，应对和适应外部压力，维持自尊。

（一）患者教育

给患者讲解有关肥胖治疗的相关知识，告知患者肥胖症治疗的两个主要环节是减少热量摄取及增加热量消耗。强调以行为、饮食、运动为主的综合治疗，必要时辅以药物或手术治疗。继发性肥胖症应针对病因进行治疗。各种并发症及伴随病应给予相应处理。

结合患者实际情况制定合理减肥目标极为重要。一般认为，肥胖患者体重减轻 5% ~ 10%，就能明显改善各种与肥胖相关的心血管病危险因素以及并发症。

1. 行为治疗　通过宣传教育使患者及其家属对肥胖症及其危害性有正确认识从而配合治疗，采取健康的生活方式，改变饮食和运动习惯，自觉地长期坚持，是治疗肥胖症最重要的步骤。

2. 医学营养治疗　控制总进食量，采用低热卡、低脂肪饮食。对肥胖患者应制订能为之接受、长期坚持下去的个体化饮食方案，使体重逐渐减轻到适当水平，再继续维持。只有当摄入的能量低于生理需要量，达到一定程度负平衡，才能把贮存的脂肪动员出来消耗掉。热量过低患者难以坚持，而且可引起衰弱、脱发、抑郁，甚至心律失常等，有一定危险性。一般所谓低热量饮食指每天 62～83kJ（15～20kcal）/kg IBW，极低热量饮食指每天 <62kJ（15kcal）/kg IBW。减重较少需要极低热量饮食，而且极低热量饮食不能超过 12 周。饮食的合理构成极为重要，须采用混合的平衡饮食，糖类、蛋白质和脂肪提供能量的比例，分别占总热量的 60%～65%、15%～20% 和 25% 左右，含有适量优质蛋白质、复杂糖类（例如谷类）、足够新鲜蔬菜（400～500g/d）和水果（100～200g/d）、适量维生素和微量营养素。避免油煎食品、方便食品、快餐、巧克力和零食等，少吃甜食，少吃盐。适当增加膳食纤维、非吸收食物及无热量液体以满足饱腹感。

3. 体力活动和体育运动　与医学营养治疗相结合，并长期坚持，可以预防肥胖或使肥胖患者体重减轻。必须进行教育并给予指导，运动方式和运动量应适合患者具体情况，注意循序渐进，有心血管并发症和肺功能不好的患者必须更为慎重。尽量创造多活动的机会，减少静坐时间，鼓励多步行。

4. 药物治疗　当食物和运动疗法未能奏效时，可选择药物作短期辅助治疗。目前常用的减肥药主要有以下两大类：

（1）非中枢性减肥药：这类药主要是脂肪酶抑制剂。饮食中的脂肪必须通过胃肠道中的脂肪酶水解后，才能通过黏膜吸收。奥利司他抑制胃肠道脂肪酶（主要是胰脂肪酶），服药后可使三酰甘油的吸收减少 30%，而以原形经肠道排出，减少能量的摄取而达到减重的目的。

（2）中枢性减肥药：这类药物主要通过 5-羟色胺（血清素 5-HT）通路、去甲肾上腺素能通路或两者均有的双通路而起效。目前临床上主要有西布曲明，是 5-HT 和去甲肾上腺素再摄取抑制剂，用药后降低食欲，增加饱腹感，使摄食减少，体重减轻。

5. 外科手术　可选择使用吸脂术、切脂术和各种减少食物吸收的手术，如空肠回肠分流术、胃气囊术、小胃手术或垂直结扎胃成形术等。手术有一定效果，部分患者获得长期疗效，术前并发症不同程度地得到改善或治愈。但手术可能并发吸收不良、贫血、管道狭窄等，有一定危险性，仅用于重度肥胖、减重失败而又有严重并发症，这些并发症有可能通过体重减轻而改善者。术前要对患者全身情况作出充分估计，特别是糖尿病、高血压和心肺功能等，给予相应监测和处理。

（二）饮食护理

1. 患者评估　评估患者肥胖症的发病原因，询问患者单位时间内体重增加的情况，饮食习惯，每天进餐量及次数，食后感觉和消化吸收情况，排便习惯。有无气急、行动困难、腰痛、便秘、怕热、多汗、头晕、心悸等伴随症状及其程度。是否存在影响摄食行为的精神心理因素。定期评估患者营养状况和体重的控制情况，动态观察实验室有关的检查的变化。

注意热量摄入过低可引起衰弱、脱发、抑郁，甚至心律失常，应严密观察并及时按医嘱处理。

2. 制定饮食计划和目标 帮助患者制定饮食行为干预计划和减轻体重的具体目标，其内容包括：食物行为（选购、贮存、烹饪），摄食行为（时间、地点、陪伴、环境、用具、菜单）和自尊，使患者在"吃少一些"的同时感觉良好。护士应监督和检查计划执行情况，使每周体重下降0.5～1.0kg。

3. 改变不良饮食习惯 教导患者改变不良饮食行为的技巧，如只限定在家中餐桌进食，避免做其他活动时进食，使用小容量的餐具，保持细嚼慢咽，每次进食前先喝250ml水。不进食油煎食品、方便面、快餐、零食、巧克力，少食甜食等。必须满足食欲时，可进食胡萝卜、芹菜、苹果等低热量食物。避免在社交场合由于非饥饿因素饮食。

（三）运动指导

运动是通过增加身体热量的消耗，达到减轻体重的目的。肥胖症患者的体育锻炼应长期坚持，否则体重不易下降，或下降或又复上升。提倡进行有氧运动，包括散步、慢跑、游泳、跳舞、广播体操、太极拳、球类活动等，运动方式根据年龄、性别、体力、病情及有无并发症等情况确定。

1. 帮助患者制定每天活动计划，注意逐渐增加活动量，避免运动过度和过猛。

2. 指导患者固定每天运动的时间，每天间歇活动的时间应累计有30分钟以上，并充分利用一切增加活动的机会（如走楼梯而不乘电梯），鼓励多步行，减少静坐时间等。如出现头晕、眩晕、胸闷或胸痛、呼吸困难、恶心、丧失肌肉控制能力等应停止活动。

（四）用药护理

对使用药物辅助减肥者，护士应指导患者正确服用，并观察和处理药物不良反应。①西布曲明不良反应有头痛、口干、畏食、失眠、便秘、心率加快，一些受试者服药后血压轻度升高，故禁用于有冠心病、充血性心力衰竭、心律失常和脑卒中的患者。②奥利司他的主要不良反应为胃肠胀气、排便次数增多和脂肪便。由于粪便中含脂肪多而呈烂便、脂肪泻、恶臭，肛门常有脂滴溢出而容易污染内裤，应指导患者及时更换，并注意肛周皮肤的护理。

（五）心理护理

通过讲解疾病的有关知识，给患者提供有关疾病的资料和患有相同疾病并已治疗成功患者的资料，使其明确治疗效果及病情转归，消除紧张情绪，树立自信心。必要时安排心理医师给予心理疏导。

（六）改善身体心像

指导患者改善自身形象，肥胖患者可指导其选择合身的衣服，恰当的修饰可以增加心理舒适和美感。

（七）提高应对能力

对因为焦虑、抑郁等不良情绪导致摄食量增加的患者，应针对其精神心理因素给予相应的辅导，以提高患者的应对能力。有严重情绪问题的患者应建议转诊精神心理专科治疗。

（八）促进家庭社会支持

家庭成员是患者最亲密的互动者，可给予患者最大的支持。鼓励家属主动与患者沟通，互相表达内心的感受，促进家人之间的联系，改善互动关系。鼓励家属主动参与对患者的护理，以减轻患者内心的抑郁感。鼓励患者加入社区中的支持团体，帮助其增强社交技巧，改善社交状况。教育周围人群勿歧视患者，避免伤害其自尊。

七、预期结果与评价

1. 患者能够复述正确的减肥和控制体重的知识。
2. 患者能够合理饮食。
3. 患者能够适当运动。
4. 患者能够正确处理和面对自我的身体形象。
5. 患者能够应对和适应外部压力。
6. 患者能够维持自尊。

（梁晓坤）

第六十九章　代谢综合征患者的护理

》》**关键词**

metabolic syndrome（MS）　　　　　代谢综合征

insulin resistance syndrome　　　　胰岛素抵抗综合征

一、概述

代谢综合征又称 X 综合征、胰岛素抵抗综合征，是一组以胰岛素抵抗为中心环节的多种代谢成分异常聚集的病理状态，主要特征包括肥胖、高血压、血脂紊乱和血糖的异常，主要后果为冠心病、糖尿病和动脉粥样硬化。目前我国代谢综合征的患病率为 14%～18%，糖尿病患者中高达 60%～80%，且随着年龄的增高，患病率也增加，50～70 岁是发病的高峰，女性患者多于男性。

二、病因及发病机制

目前代谢综合征的病因尚未明确，一般认为该综合征是在遗传背景下，不良的生活方式所导致的各种心血管危险因素的集合，包括致动脉粥样硬化性脂代谢紊乱、腹型肥胖、胰岛素抵抗与高胰岛素血症、高血糖、高血压、微量清蛋白尿、高凝状态、前炎症状态等。其中腹型肥胖与胰岛素抵抗是其中心环节，与脂代谢紊乱、高血糖密切相关。

1. 遗传因素　流行病学研究证明，高血压、血脂紊乱、2 型糖尿病和肥胖相互从属，具有部分共同的基因基础。近十几年来研究表明，各组织中表达的过氧化物酶增殖体活化受体（PPARs）调控靶基因广泛参与了脂肪生成、脂质代谢、胰岛素敏感性、血糖稳态、细胞生长和分化等多种生物学过程，与代谢综合征发生发展密切相关。

2. 炎症因素　在 2 型糖尿病高发人群中，不显性炎症是代谢综合征的发病基础。有研究表明，代谢综合征时血中 C 反应蛋白、肿瘤坏死因子 α、白介素-6 等增高，说明有炎症存在，提示代谢综合征是一种炎症反应过程。

3. 其他　许多研究表明代谢综合征的发病与生活及饮食习惯有着显著的相关性，其中进食高盐、高糖、高脂肪、高热能食物，缺少运动，吸烟、酗酒者是代谢综合征的高危人群。此外，长期的工作压力也是代谢综合征的一个重要危险因素。

三、护理评估

（一）健康史

询问病史，收集相关资料，包括年龄、性别、文化程度、身高、体重、BMI、腹围、血压、血糖、血脂等。评估患者存在或潜在的危险因素，包括超重或肥胖、不良饮食习惯、缺乏运动、吸烟、酗酒、对代谢综合征知识的缺乏、治疗依从性差等。

（二）身体评估

1. **腹型肥胖**　也称中心型或苹果型肥胖，反映脂肪分布失调、腹腔内和腹壁脂肪过多，其临床表现为腰围增大。可以通过身体的外表特征测量间接反映体内脂肪含量和分布。按 WHO 的标准，体质指数 BMI >30 kg/m^2，男性腰围 >90cm、女性腰围 >80cm 提示为肥胖。

2. **血脂紊乱**　表现为低密度脂蛋白胆固醇（LDL）和三酰甘油增高，高密度脂蛋白胆固醇（HDL）降低，可致动脉粥样硬化。

3. **高血压**　与肥胖有密切的关系，常见于有胰岛素抵抗者，表现为血压 ≥140/90mmHg。

4. **高血糖**　代谢综合征患者大多有高血糖症，不一定空腹血糖受损而可有餐后血糖升高异常。

5. **其他**　可表现为高尿素血症，系嘌呤代谢紊乱所致，是蛋白质代谢异常的一种表现。还可出现微量蛋白尿。

（三）辅助检查

代谢综合征患者除上述各类危险因素指标异常外，还会出现一系列代谢紊乱的生化指标异常，如 C 肽、血浆铜蓝蛋白、尿酸等。

（四）心理社会评估

代谢综合征患者都有不同程度的紧张、焦虑甚至恐惧的负面心理，应重点评估患者的心理状况、社会支持系统及其对生理心理状况的影响。如有无紧张、焦虑，对疾病知识的了解程度，能否配合治疗等。

四、护理诊断及医护合作性问题

1. **营养失调：高于机体需要量**　与胰岛素抵抗所致脂肪代谢紊乱有关。

2. **头痛**　与血压升高有关。

3. **焦虑**　与疾病复杂，不了解预后有关。

4. **知识缺乏**　有关疾病治疗及饮食运动方面的知识缺乏。

5. **潜在并发症**　冠心病。

五、计划与实施

通过治疗与护理，患者能了解疾病相关的危险因素，形成有利于健康的生活方式，体重逐渐下降，血压、血糖控制在较好水平，情绪稳定，能积极配合治疗，护士能够及时发现并发症，并通知医师及时处理。

（一）指导患者建立良好的生活方式

包括摄入热量与营养成分控制、增加运动及降低体重、戒烟限酒等。

1. **饮食指导**　代谢综合征患者饮食原则为低脂、低胆固醇、低饱和脂肪酸、高膳食纤维，控制总热量。高血压患者食盐摄入量应低于 6g/d。高尿酸血症禁食海鲜类；高血糖患者应控制含糖食品的摄入，并根据患者的身高、体重及运动量计算每日总量，合理分配饮食、运动。

谷物可提供碳水化合物、维生素、矿物质和纤维素，应多食含有高纤维素的谷物（粗粮），减少简单碳水化合物（水果、果汁、蔗糖、糖浆、蜂蜜、麦芽糖、甜点等）的摄入，以减少心血管病的危险。总脂肪占总热量的 25%~35%，饱和脂肪酸会导致血清总胆固醇和低密度脂蛋白胆固醇水平的升高，应予限制。蛋白质对胆固醇和脂蛋白成分的影响较小，动物蛋白推荐食用脂肪含量低的鱼、去皮家禽、瘦肉等。植物固醇的分子结构与胆固醇极为相似，可影响胆固醇的吸收，促进其排泄，应鼓励进食，如植物油、坚果类、蔬菜、水果。

2. 运动指导　运动可直接增加肌肉和脂肪组织对糖的利用，使糖原合成增加，胰岛素水平降低，同时还可以增加骨骼肌中胰岛素的活性从而改善胰岛素的敏感性，持久的运动可增高高密度脂蛋白，降低低密度脂蛋白和总胆固醇，改善纤维蛋白溶解活性，降低血栓形成的机率，从而减少产生心血管疾病的危险性。综合考虑患者年龄、心功能及其他因素帮助患者制订个体化的运动方案，并根据患者的喜好以及现有的身体状况进行调整。运动应量力而行、循序渐进。

（1）运动方式：建议进行有氧运动，常用的有快走、慢跑、太极拳、骑自行车、各种球类运动、游泳、跳绳等。其中快走和慢跑安全、简便，患者乐于接受，易于持之以恒。

（2）运动强度：可用脉率来掌握运动强度，运动中最佳脉率 = 170 - 年龄，最大心率 = 210 - 年龄。运动后微汗、稍感乏力，休息后可消失，次日体力充沛，提示运动适量；若运动后大汗、疲乏、胸闷、气短，休息 15 分钟后脉率未恢复，次日仍感乏力，提示运动量过大。

（3）运动时间：每次持续 30~60 分钟。研究显示，同样的运动项目和强度，下午或晚上要比上午多消耗 20% 的能量，所以运动的时间最好选在下午或晚上，而且以餐后 1h 为佳，注意避免低血糖的发生。

（4）运动频率：每周至少运动 5 天，开始时可每周 2~3 次，以后逐渐增加至每天运动。

3. 控制体重与减肥　超重和肥胖是主要的和基本的心血管病危险因素。减轻体重不仅能提高降低低密度脂蛋白的幅度，并能减轻代谢综合征的所有危险因素。另外体重下降可增加胰岛素敏感性，改善血管内皮功能，增强纤溶能力。最常采取平衡热量饮食、增加运动、纠正不良行为（如久坐少动、吃零食、暴饮暴食）等方法控制体重，每周体重下降以 0.45kg 较为合适，6~12 月内体重下降 5%~10%，使体重逐渐降至正常标准，并持之以恒。

4. 戒烟限酒　吸烟易损伤血管内膜，促使血管粥样硬化，而酗酒则可使极低密度脂蛋白分解增多，加速血管粥样硬化，尤其对高三酰甘油血症患者极为不利。

（二）用药指导

1. 减肥药物　目前国际上公认的疗效较好而副作用较少的减肥药物是肠道脂肪酶抑制剂（奥利司他）和 5-羟色胺 - 去甲基肾上腺素再摄取抑制剂（西布曲明），其中奥利司他不但可以减肥还可以延缓糖耐量减低者中 2 型糖尿病的发生。

2. 减轻胰岛素抵抗　临床常用的增加胰岛素敏感性的药物有二甲双胍和噻唑烷二酮。前者可抑制葡萄糖的吸收，减少肝糖原异生和肝糖的输出，并改善周围组织对胰岛素的敏感性。后者可增加胰岛素的敏感性，使肝糖的生成和输出减少，并能增加周围组织对葡萄糖的摄取和利用，降低血脂。

3. 改善血脂紊乱　常用药物有贝特类和他汀类。贝特类增强脂蛋白酯酶的活性，加速极低密度脂蛋白降解和移除；主要用于降总胆固醇、极低密度脂蛋白，而且还有抗炎及改善胰岛素抵抗的作用。他汀类可以使低密度脂蛋白显著降低，还可以改善内皮功能、减轻或解除炎性反应、改善胰岛素抵抗等。服用时要注意监测肝、肾功能。他汀类联合贝特类药物治疗血脂异常可以增强疗效，但引起骨骼肌肌病的可能性增大，故应谨慎使用。

4. **降低血压** 宜选用不影响糖和脂肪代谢者。首选血管紧张素转换酶抑制剂（ACEI）和/或血管紧张素Ⅱ受体拮抗剂（ARBs），除降压作用外，还可以减轻胰岛素抵抗、改善血脂异常、抗炎和降低微量清蛋白尿等，并且可以延缓或防止糖尿病肾病的发生和发展。指导高血压患者定时监测血压，定时服药。指导患者在静息状态下服用降压药，服用后休息一段时间再下床活动，预防直立性低血压，如出现直立性低血压时应采取平卧位，抬高双下肢，以促进下肢血液回流，保证脑组织充足的血液供给。

（三）心理护理

在评估患者心理状况的基础上针对性地给予心理疏导，讲解心理压力也是心血管病的一种危险因素，会引起神经内分泌功能失调，诱发血压升高。指导患者保持心理平衡，消除焦虑恐惧心理，调动其主观能动性，积极主动配合治疗。

六、预期结果与评价

1. 患者能够复述疾病相关的危险因素，形成有利于健康的生活方式，体重逐渐下降，血压、血糖控制在较好水平。

2. 患者情绪稳定，能积极配合治疗。

3. 护士能够及时发现并发症，并通知医师及时处理。

（林　征）

第七十章　泌尿系统概论

> ## 关键词
>
> | | |
> |---|---|
> | bladder | 膀胱 |
> | kidney | 肾脏 |
> | ureter | 输尿管 |

第一节　泌尿系统的解剖与生理

泌尿系统由肾脏、输尿管、膀胱和尿道及有关的血管、神经等组成。膀胱以上为上尿路，膀胱及以下为下尿路。

一、肾脏

肾脏位于腹膜壁层的后方，紧靠后腹壁。第十二肋斜过左肾中部和右肾上部，肾门约与第一腰椎等高。右肾比左肾稍低，左肾比右肾长窄而且靠近中央面。肾的内缘中部凹陷，有神经、血管、淋巴管和输尿管出入，统称肾蒂。右侧肾蒂较左侧短。由肾门进入肾内的腔隙是肾窦，四周由肾实质组成，为肾盂、肾盏、血管、淋巴管和脂肪所组成。

肾脏的生理功能主要有：

1. 排泄作用　排泄蛋白质代谢的终末产物，如尿素、尿酸、肌酐、含氮物质及无磷酸盐；肝脏解毒产物；某些激素及代谢产物；某些药物、毒物等。

2. 维持内环境相对恒定　维持内环境的化学成分、容量、电解质平衡和酸碱平衡。

3. 内分泌功能　肾脏可释放生物活性物质，如肾素、促红细胞生成素、高活性的维生素 D 和前列腺素等。

4. 尿的生成　通过肾小球的滤过、肾小管和集合管选择性重吸收及其排泌作用生成尿液。

二、输尿管

输尿管位于腹膜后，起自肾盂，终于膀胱，长 25~30cm，管径 0.6~1.0cm。由上至下逐渐增粗。有三处生理性狭窄，分别在肾盂、输尿管移行部，骨盆入口处和膀胱壁内段。输尿管体表投影在前腹壁为肋弓下 2.5cm 与腹直肌外缘交界处，沿腹直肌外缘向下，在两髂前上棘连线与腹直肌外缘交界处进入骨盆，在腹后壁投影于腰椎横突尖的连线上。输尿管走行途径中，在腰大肌中点稍下处有精索（卵巢）血管从前方越过。右输尿管上部在十二指肠降部后方，沿下腔静脉右侧下降；左输尿管的前面有左结肠动脉和乙状结肠系膜跨过。输尿管从外上方向下内斜穿膀胱壁，长约1.5cm，开口于膀胱三角区输尿管间嵴外侧端。

输尿管的生理功能有：

1. 主要功能是将尿液由肾盂输送到膀胱。

2. 输尿管每分钟蠕动2～4次，尿液的流动主要靠蠕动收缩，另外也有重力的作用。

3. 肾盂输尿管移行部及输尿管膀胱壁内均无括约肌结构。输尿管抗逆流机制可能与输尿管间嵴肌压迫作用、输尿管末端黏膜样作用、膀胱压力压迫壁内部输尿管及输尿管蠕动产生的压力有关（图70-1）。

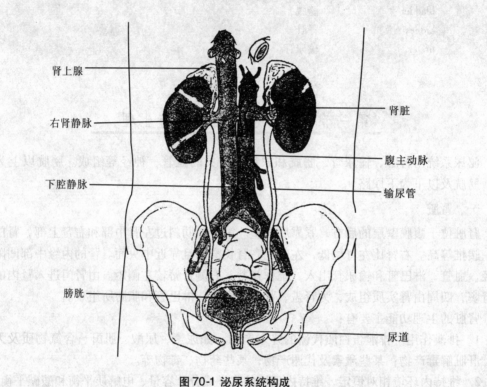

肾上腺

右肾静脉

下腔静脉

膀胱

肾脏

腹主动脉

输尿管

尿道

图70-1 泌尿系统构成

三、膀胱

膀胱为贮尿器官，其位置因充盈程度而异，空虚膀胱呈锥体形。在男性，它位于直肠的正前方；在女性，它位于阴道、子宫之前。膀胱上面有腹膜覆盖，膀胱颈部紧接前列腺。

（一）膀胱壁的结构

1. **外膜层** 由腹膜形成。

2. **肌肉层** 膀胱肌肉层叫逼尿肌，为平滑肌组织，分内、外纵肌和中层环肌。三角区肌起自输尿管纵肌，向内、下、前方呈扇状分布，向内侧伸展部分与对侧联合叫输尿管间嵴。

3. **黏膜下层** 为致密的结缔组织，连接黏膜层与肌肉层。

4. 黏膜层　此层能够伸展。

（二）膀胱的生理功能

贮存尿液，并将其间歇性地排出体外。膀胱的平均容量为 400 ~ 500ml，当膀胱内的尿量超过 100 ~ 200ml 时，即有尿意。膀胱内的压力在贮存尿液时为 10 ~ 15cm H_2O，排尿开始时膀胱内的压力升高至 60 ~ 100cm H_2O。同时，腹肌收缩，腹压也可以帮助克服排尿的阻力。

四、尿道

（一）男性尿道

男性尿道长 17 ~ 20cm，分为后尿道（前列腺部、膜部）和前尿道（海绵体部）。有三处狭窄，分别位于尿道外口、膜部和内口；而三处膨大区则在舟状窝、球部和前列腺部。

尿道前列腺部向前下方向贯穿前列腺移行于膜部，尿道嵴隆起中部为精阜，精阜两侧有一对射精管开口，尿道嵴两旁有多个前列腺排泄管开口。尿道膜部于耻骨联合后下 2.5cm 处贯穿尿生殖膈，长 2cm，有尿道括约肌和会阴深横肌环绕。尿道海绵体部、起始端膨大称尿道球部，有尿道球腺开口。尿道括约肌位于尿生殖膈内，包绕尿道。分深浅两层，深层包绕尿道膜部和前列腺下部；浅层经尿道两侧包绕尿道，抵于后方的会阴中心腱。

（二）女性尿道

未扩张的直径约 6mm，长约 3.5 ~ 5cm，易于扩张。尿道与耻骨联合间有阴部静脉丛，尿道后方与阴道紧邻。尿道下端有尿道阴道括约肌环绕。尿道外口位于阴道前庭内，与阴道口距离约 1cm。女性尿道的功能只为排尿，男性尿道的功能除排尿外，也同时作为精液排出的通道。

第二节　泌尿系统疾病患者的评估

一、健康史

评估患者的排尿状态，近期有无排尿状态的改变及感染、发热、性功能改变等症状，既往有无全身或泌尿系统感染的经历，家庭中其他成员有无类似症状，患者的日常生活习惯和卫生状况等。

二、泌尿系统常见的症状

泌尿系统常见的症状为排尿异常、尿道分泌物、尿的异常、疼痛、肿块和性功能异常等。常见的排尿异常有尿频、尿急、尿痛、排尿困难、尿失禁、遗尿、尿潴留等。常见的尿液异常有血尿、脓尿等。

（一）排尿异常

1. 尿频　正常膀胱容量男性约 400ml，女性约 500ml。一般白天排尿 4 ~ 6 次，夜间 0 ~ 1 次。临床上的尿频是指排尿次数增多而每次尿量减少。严重的患者几分钟排尿一次，每次尿量仅数毫升。

尿量增多可引起尿频，膀胱容量减少，也可引起尿频。常见的引起尿频的原因有泌尿生殖道炎症、各种原因引起的膀胱容量减少、下尿路梗阻所致之残余尿等。

随年龄、气候、饮水量和环境等的改变，排尿次数及每次尿量亦有不同。若排尿次数增加而每次尿量并不减少，甚至增多，可能为生理性（如多饮水、服用利尿食品），或病理性（如糖尿病、尿崩症或肾浓缩功能障碍等引起），有时精神因素亦可引起尿频。

根据尿频发生原因的多样性，评估时应具体了解排尿次数增多的时间是白天还是晚上，次数多少，发生时间有多久。

2. 尿急　指有尿意即迫不及待地要排尿而不能控制，表明膀胱处于激惹状态。当膀胱功能和容量正常时，因环境条件不允许，有尿意时可延迟排尿。但有严重急性炎症或膀胱容量过小时，则不能控制。尿急常与尿频同时存在。常见的原因有膀胱炎、膀胱异物、前列腺增生及某些神经性膀胱功能障碍等。

3. 尿痛　是指排尿时于耻骨后、下腹部伴有疼痛及烧灼感。可发生于尿初、排尿过程中、尿末或排尿后，程度由烧灼感至刀割样痛不等，常使患者畏惧排尿而出现尿潴留。常见的原因有膀胱炎、急性前列腺炎、膀胱结石或异物、膀胱尿道机械性操作之后。

4. 排尿困难　含义广，凡排尿延迟、费力、不畅、尿线无力变细、滴沥等都称为排尿困难。常伴有残余尿。主要由膀胱以下尿路梗阻引起，如尿道狭窄、前列腺增生、尿道结石或异物、神经性膀胱功能障碍、尿道外伤等。

5. 遗尿　指入睡后不自主排尿。2~3岁以前为生理性，一般不伴有尿频尿急等其他排尿异常。3岁以后除功能性外，可由神经源性膀胱、感染、后尿道瓣膜、远端尿道狭窄等病理性因素引起。

6. 尿失禁　是指尿液不能控制而自行排出。可分为四大类：

（1）真性尿失禁：膀胱失去控制尿液能力，尿液持续性或间断性经外尿道口流出，膀胱空虚。常见原因为尿道括约肌受损，先天性或获得性神经源性疾病。

（2）压力性尿失禁：当腹压增加如咳嗽、喷嚏、大笑、突然起立时，尿液不随意地流出。主要见于女性，由于多次分娩或产伤，膀胱支持组织和盆底松弛所致，特称为女性压力性尿失禁。

（3）急迫性尿失禁：严重尿频、尿急时不能控制尿液而致失禁。见于急性膀胱炎、急性前列腺炎、经尿道前列腺电切手术后早期。女性尿道括约肌功能相对较弱，单纯精神紧张也可出现尿失禁，属于此类。

（4）充溢性尿失禁：由于膀胱过度充盈，膀胱内压大于尿道括约肌的阻力，引起尿液不断溢出。见于各种原因引起的慢性尿潴留，如前列腺增生、尿道狭窄和神经性膀胱功能障碍等。

7. 尿潴留　膀胱内充满尿液而不能排出，是严重排尿障碍的后果。分为急性与慢性两类。急性尿潴留常由于膀胱颈部以下严重梗阻，突然不能排尿，尿液潴留于膀胱内。由于膀胱过度充盈，逼尿肌发生弹性疲劳，暂时失去逼尿功能。腹部、会阴部手术后切口疼痛，不敢用力排尿，亦能导致。急性尿潴留时，耻骨上膀胱膨隆，可摸到膨胀的膀胱。慢性尿潴留是膀胱出口以下尿路不完全性梗阻或神经源性膀胱所致，无上述症状，主要表现为排尿困难，膀胱充盈，可出现充溢性尿失禁。

8. 尿流中断　排尿过程中尿流突然中断，常伴有放射至远端尿道的剧烈疼痛。膀胱结石为其主要原因。

（二）尿液异常

1. 血尿　尿液中含有一定量的红细胞时称为血尿。根据血液含量可分为肉眼和镜下血尿两类。肉眼能见到血样或呈洗肉水样尿者称为"肉眼血尿"。一般 1000ml 尿中含 1ml 血液即呈肉眼血尿。一般认为离心后尿沉渣每高倍视野红细胞超过 3 个，或 1h 尿红细胞计数超过 10 万，称为镜下血尿。但若尿常规经常发现红细胞，即使每高倍视野只有 1 个，亦有异常可能。血尿程度与疾病严重性不成正比。

根据出血部位与血尿出现阶段的不同，肉眼血尿可分为初始血尿、终末血尿和全程血尿。①初始血尿：血尿见于排尿初期，以后逐渐转清。提示出血部位在尿道或膀胱颈部。②终末血尿：血尿见于排尿终末。提示病变在后尿道、膀胱颈部或膀胱三角区。③全程血尿：自排尿开始至终了，全部尿液均为血色。提示病变在膀胱或其以上部位。

2. 脓尿　离心尿每高倍视野白细胞超过 3 个以上为脓尿。提示感染，多见于肾脓肿向肾盂穿破，肾积脓，泌尿生殖系邻近器官或组织的脓肿向尿路穿破，或并发于结石、肿瘤等的膀胱化脓性感染者；亦可由女性白带或其他脓性分泌物污染尿液而成。因此，女性应留中段尿，男性包皮过长者应翻转包皮收集标本，以免污染。

3. 乳糜尿　尿内含有乳糜或淋巴液，呈乳白色，表明肾内存在尿路淋巴管瘘。多由于肾以上淋巴系统梗阻，见于血丝虫病、腹膜后肿瘤、创伤等。若尿内混有大量蛋白和血液，称为乳糜血尿。

4. 晶体尿　在各种条件影响下，尿中有机或无机物质沉淀、结晶，形成晶体尿。常见于尿液中盐类呈过饱和状态时。

5. 少尿和无尿　每日尿量少于 400ml 为少尿，少于 100ml 为无尿。

（三）尿道分泌物

慢性前列腺炎患者常在清晨排尿前或大便后尿道口有少量黏稠分泌物。血性分泌物提示尿道癌可能。黄色、黏稠脓性分泌物多系淋菌性尿道炎所致。少量无色或白色稀薄分泌物多系非特异性尿道炎。

三、身体评估

对怀疑患有泌尿系统疾病的患者，除对患者进行各系统的全面评估外，还应根据病史对某些器官进行重点检查。为患者进行检查时，护士应注意患者身上有无异味。如患者有尿臭味，提示可能有尿失禁。

1. 肾脏　包括视诊、触诊、叩诊及听诊。视诊时注意肋脊角、腰部和上腹部有无隆起。触诊时嘱受检者仰卧，下肢屈曲，放松腹部肌肉。检查者应站于受检者右侧，左手掌托住受检者一侧的腰部，右手放在受检者同侧季肋部，随着受检者的呼吸两手相互配合触诊肾脏。正常肾脏一般不能触及。叩诊时受检者取坐位或侧卧位，检查者将左手掌平放在受检者背部肾区位，右手握拳轻叩左手背。有叩击痛时提示肾脏或肾周围有炎症。肾脏的检查主要了解肾脏是否肿大，表面是否光滑，有无压痛或叩击痛，肾区是否可以听到血管杂音。

2. 输尿管检查　主要沿输尿管走向进行深部触诊，观察有无触痛，为输尿管炎症或结石的诊断提供依据。

3. 膀胱检查　当膀胱过度充盈或有大量残余尿时，视诊时可看到耻骨上有椭圆形隆起，触诊时可触到圆形、有压痛的弹性肿物。叩诊是检查膀胱是否充盈的重要方法，充盈的膀胱叩诊呈浊音。当怀疑有膀胱肿瘤时，在受检者排空膀胱后经直肠或阴道行膀胱双合诊检查，注意肿物的大小、部位及活动度。膀胱充盈时无法查到。

4. 外生殖器官检查　视诊时了解阴毛分布情况，阴茎发育的情况，有无包皮过长或包茎，阴茎头有无红肿、溃疡、糜烂及新生物。尿道口有无狭窄、异位、有无红肿及分泌物。阴囊有无炎症、水肿、肿物及溃疡。触诊时检查海绵体及尿道有无硬结或压痛。附睾有无肿物或触痛，输精管及精索有无增粗、结节或触痛，精索静脉有无曲张，平卧后曲张是否减轻或消失。

5. 前列腺和精囊检查　检查前嘱患者排空膀胱，取侧卧位，做肛肠指检。主要检查前列腺的大小、质地和有无结节肿物。

四、实验室及辅助检查

（一）实验室检查

1. 尿常规检查　包括尿液的物理检查、化学定性及显微镜检查。

留尿时应取清晨第一次尿，因此时尿液较浓且不受运动与饮食等因素的影响。收集尿标本的容器应清洁，女性患者应避开月经期，防止阴道分泌物或经血混入。尿标本应及时送检，夏天不应超过 1h，冬天不应超过 2h，因久置后易生长细菌，使尿液呈碱性。若不能立即送检，应加防腐剂并冷藏保存。正常的尿液呈淡黄色、透明，新鲜尿为弱酸性反应。比重 1.015~1.025，晨尿常在 1.020 左右。尿 pH 值 5~6.5，可受进食食物种类影响。尿蛋白为阴性。

2. 尿细菌学检查　应用于尿路感染的患者，以明确感染细菌的类型及为选用针对性强的药物提供可靠的依据。尿细菌学培养需用无菌试管留取清晨第 1 次清洁中段尿，并注意以下几点：①在应用抗菌药之前或停用抗菌药 5 天之后留取尿标本；②留取尿液时要严格无菌操作，先充分清洁外阴或包皮，消毒尿道口，再留取中段尿液；③尿标本必须在 1h 内做细菌培养，否则需冷藏保存。尿结核杆菌的培养需连续收集三天清晨尿液，也可根据医嘱留取 24h 尿液。尿液的培养结果见表 70-1。

表 70-1　尿液的培养结果

标本来源	每 ml 尿液内菌落数	结果
清洁中段尿	10^5	尿路感染
	$10^4 ~ 10^5$	可疑感染
	10^4	可能为污染
耻骨上膀胱穿刺	$< 10^3$	不排除感染

3. 尿细胞学检查　取新鲜尿液约 30ml，经离心沉淀后检查肿瘤细胞。对尿路上皮细胞肿瘤的诊断具有很重要的价值，其阳性率 70%~80%。

4. 尿三杯试验　可确定血尿、脓尿患者的病变准确部位。试验前清洗外阴，并准备三个留尿的容器，按顺序编号。将一次排尿过程的开始、中间和终末三部分的尿置于三个容器中。以最初 10～15ml 为第一杯，排尿最后 10ml 为第三杯，中间部分为第二杯。注意收集尿液应连续不断。可初步判断镜下血尿和脓尿的来源和病变部位。若第一杯异常，提示病变部位在尿道或膀胱颈。第三杯异常，提示病变在后尿道、膀胱颈或三角区。三杯均异常，病变应在膀胱或以上部位。

5. 肾功能检查　检测的内容有尿比重、酚红试验、血肌酐和血尿素氮的测定、内生肌酐清除率。主要目的是了解肾脏的功能和状态，评估肾疾患的严重程度。动态观察肾功能的变化，可了解治疗的反应和判断预后。

（二）辅助检查

1. 内腔镜检查　泌尿系内腔镜检查已有 100 多年的历史，是泌尿外科最常用的诊断和治疗手段。内腔镜检查是侵入性的检查方法，护士应做好患者检查前的各项准备、检查中的配合及检查后的护理，尽量减少患者的痛苦及预防并发症的发生。

（1）膀胱尿道镜检查：借助膀胱尿道镜进行膀胱、尿道及某些上尿路疾病的诊断和治疗。如输尿管插管进行逆行尿路造影，收集肾盂尿进行特殊化验检查，通过膀胱尿道镜取异物、活检、电灼、电切、输尿管扩张，也可了解泌尿系统以外疾病对泌尿系统的影响。尿道狭窄、膀胱炎症或膀胱容量过小者，不能做此检查。

检查时的注意事项有：①患者精神准备十分重要，检查前应向患者及家属做好解释，使其了解检查的目的及重要性，简单讲解检查过程，检查中可能有哪些不适及痛苦，使患者有较充足的心理准备；②检查前应嘱患者排空膀胱；③检查后嘱患者多饮水，给予抗生素预防感染；④疼痛明显者可口服止痛药。

（2）输尿管镜检查：经尿道输尿管镜检查是泌尿内腔镜技术上的重要发展，它在临床上的广泛应用，改变了长期认为输尿管难于进行直观检查及输尿管疾患必须用开放手术进行治疗的传统概念。

通过输尿管镜检查可对输尿管疾病进行直观的检查及治疗，如输尿管狭窄、梗阻的确诊，狭窄部位的扩张，出血部位的确定和电灼止血，输尿管结石的碎石，异物的取出等。全身出血性疾病、前列腺肥大、病变以下的尿路梗阻为此检查的禁忌证。

检查时的注意事项：①尿培养如有细菌生长，则术前应用抗生素，消除尿路细菌；②参考膀胱尿道镜检查注意事项。

（3）经皮肾镜检查：经皮肾镜是应用内镜经过扩张后形成的皮肤至肾集合系统通道，进入上泌尿道施行检查、诊断和治疗的一项技术。经皮肾镜的临床应用，进一步提高了泌尿外科腔内手术的实用价值，特别是改变了上尿路结石外科治疗的传统概念，减轻了患者的痛苦，缩短了疗程。

通过经皮肾镜可以完成肾、输尿管上端结石，肾内异物的取出；肾盂或肾盏内占位性病变的诊断与鉴别诊断；肾上皮肿瘤的检查、活检、电灼及切除；肾盂输尿管狭窄处的治疗等。

2. 影像学检查

（1）B 型超声检查：为无创性检查，是把特殊探头放入膀胱或直肠内，可进行膀胱和前列腺的诊断和确定肿瘤的分期。

B 型超声已作为诊断泌尿系疾病的筛选方法。对于那些禁忌做排泄性尿路造影、输尿管插管逆行造影或不宜接受 X 线照射的患者，更有临床意义。应用多普勒超声仪可确定动、静脉走向，显示血管内血流情况，选择肾实质切开部位及诊断睾丸扭转。联合应用多普勒和超声显像能显示阴茎动脉及血流速度、海绵体动脉内径、海绵体形态等，有助于勃起障碍原因的确定。

（2）X 线检查：①尿路平片：是不用任何造影对比剂的 X 线摄片，能显示肾轮廓、大小和膀胱的位置。②排泄性尿路造影：也称顺行性静脉尿路造影。在限制饮水 12 小时及肠道充分准备下，静脉注射有机碘造影剂 20ml，分别于注射后 5、15、30、45 分钟摄片，需要时延长拍片时间。可显示尿路形态，有无扩张、外形不规则、推移、压迫和充填缺损等。造影前应做碘过敏试验，一般采用静脉内试验，常规注射造影剂 1ml，20 分钟后观察反应。检查日晨嘱患者禁食、禁水，以免影响检查效果。妊娠及肾功能严重损害为禁忌证。

（3）逆行肾盂造影：是把输尿管插管插入肾盂，经导管注入 12.5% 碘化钠或 15% 有机碘造影剂，能清晰显影。适用于排泄性尿路造影检查不能明确病变位置者。

（4）肾动脉造影：经股动脉插管，至肾动脉开口上方，注入造影剂，用以显示腹主动脉、双侧肾动脉及副肾动脉，从而了解肾动脉的解剖形态和病变情况。

3．CT 由于 CT 扫描可获得连续的横断面影像，可为确定肾、膀胱和前列腺的病变程度提供可靠依据。

4．磁共振（MRI） 通过三个切面观察图像。不需要造影剂，可行水平成像检查及冠状位、矢状位扫描，弥补 CT 的不足。

五、心理社会评估

泌尿系统疾病大多数起病隐秘，有时迁延不愈，护士应评估患者家庭的承受能力、是否能够给患者提供必要的支持以及疾病给患者和家庭所带来的影响。

（孙　红）

第七十一章　肾小球病患者的护理

关键词

acute glomerulonephritis	急性肾小球肾炎
anemia	贫血
antistreptolysin O test	抗链球菌溶血素 "O" 滴度
chronic glomerulonephritis	慢性肾小球肾炎
glucocorticoid	糖皮质激素
cyclophosphamide	环磷酰胺
edema	水肿
glomerulopathy	肾小球病
glomerular membrane permeability	肾小球通透性
hematuria	血尿
hypertension	高血压
hyperlipidemia	高脂血症
hypoalbuminemia	低清蛋白血症
loop diuretic	袢利尿剂
nephrotic syndrome	肾病综合征
proteinuria	蛋白尿
rapidly progressive glomerulonephritis	急进性肾小球肾炎

第一节　概　　述

　　肾小球病是指一组以血尿、蛋白尿、水肿、高血压等为主要临床表现的肾脏疾病。其病因、发病机制、病理改变和预后不尽相同，病变主要累及双肾肾小球，可分为原发性、继发性和遗传性。原发性肾小球病病因不明；继发性肾小球病为继发于全身性疾病的肾小球病，如糖尿病肾病、系统性红斑狼疮肾炎等；遗传性肾小球病为遗传基因突变所致的肾小球病。本章重点介绍原发性肾小球病。

一、原发性肾小球病的分类

（一）原发性肾小球病的临床分型

1. 急性肾小球肾炎。
2. 急进性肾小球肾炎。
3. 慢性肾小球肾炎。

4. 隐匿性肾小球肾炎。

5. 肾病综合征。

（二）原发性肾

球病的病理分型 依据世界卫生组织（WHO）1995 年制定的肾小球病病理学分类标准：

1. 轻微性肾小球病变。

2. 局灶性节段性病变，包括局灶性肾小球肾炎。

3. 弥漫性肾小球肾炎。

（1）膜性肾病。

（2）增生性肾炎。

1）系膜增生性肾小球肾炎。

2）毛细血管内增生性肾小球肾炎。

3）系膜毛细血管性肾小球肾炎。

4）新月体和坏死性肾小球肾炎。

（3）硬化性肾小球肾炎。

4. 未分类的肾小球肾炎。

二、病因和发病机制

肾小球病的大多数类型都是免疫介导性疾病。在慢性进展过程中也有非免疫非炎症性机制参与，有时可成为病变持续和恶化的重要因素。

（一）免疫介导性炎症反应

体液免疫主要包括循环免疫复合物和原位免疫复合物，在肾炎发病机制中的作用已得到公认，细胞免疫在某些类型肾炎中的作用也得到公认。

某些外源性或内源性抗原可刺激机体产生抗体，在循环中形成循环免疫复合物，循环免疫复合物沉积于肾小球，激活炎症介质导致肾炎产生，或血循环中游离抗体（或抗原）与肾小球固有抗原或种植于肾小球的外源性抗原（或抗体）结合，在肾脏局部形成免疫复合物，导致肾炎。

始发的免疫反应引起炎症反应，导致肾小球损伤与临床症状。炎症介导系统可分为炎症细胞与炎症介质两大类，炎症细胞产生炎症介质，炎症介质又可趋化、激活炎症细胞，各种炎症介质间相互促进或制约，形成复杂的网络关系。

（二）非免疫非炎症性损伤

肾小球病慢性进展过程中，存在非免疫机制参与，包括健存肾单位血流动力学改变，大量蛋白尿和高脂血症等。

三、临床表现

（一）蛋白尿

正常人尿液中有少量蛋白质，一般尿蛋白定性方法不能检出。当尿蛋白超过 150mg/d 时，常规尿蛋白定性试验呈阳性反应，称为蛋白尿。

正常肾小球滤过膜对血浆蛋白有选择滤过作用，能有效地阻止绝大部分血浆蛋白从肾小球滤过，只有极少量的血浆蛋白进入肾小球滤液。肾小球病时，肾小球滤过膜通透性增高，使大量蛋白质滤过到肾小球滤液中，远远超过肾小管的重吸收能力，蛋白质进入终尿中造成蛋白尿。形成蛋白尿的机制除肾小球滤过膜的物理性空间构型改变导致"孔径"增大外，还与肾小球滤过膜的各层，特别是足突细胞层的涎酸减少或消失，以致静电屏障作用减弱有关。

肾小球性尿蛋白可以少量至每日数 10g 以上，多数 >2g/24h 尿，通常是以清蛋白为主。但当肾小球滤过膜损害严重时，某些分子量较大的球蛋白、β 脂蛋白的比例会增多，尿蛋白圆盘电泳显示大、中分子蛋白尿类型。

（二）血尿

离心沉淀尿中每高倍镜视野≥3 个红细胞，或 1h 尿红细胞计数超过 10 万称为镜下血尿；外观呈洗肉水样或含有血凝块，称为肉眼血尿。通常每升尿液中有 1ml 血液时即肉眼可见，尿呈红色或呈洗肉水样。肾小球病血尿常为无痛性、全程血尿，可伴蛋白尿、管型尿。

临床上将血尿按病因分为肾小球源性和非肾小球源性。肾小球源性血尿系肾小球基底膜断裂所致，可伴有较大量蛋白尿和/或多种管型，尤其红细胞管型，且新鲜尿沉渣相差显微镜检查可见变形红细胞。非肾小球源性血尿为肾小球外病变如尿路感染、结石及肿瘤等所致，尿中红细胞大小形态均一。

（三）水肿

根据发病机制的不同可将肾性水肿分为两类：

1. 肾炎性水肿　主要见于急性肾炎，或部分急进性肾炎、慢性肾炎以及其他肾小球病。水肿主要由于：①肾小球滤过率降低，肾脏排除水、钠减少而发生水肿；②球－管失衡：肾小球发生急性炎症时，肾小球滤过率明显降低，但肾小管重吸收则相对良好，使球－管之间失去平衡，钠、水在肾小管重吸收相对增多而致水肿；③毛细血管流体静压增高，使毛细血管内液过多地移向组织间隙而致水肿；④急性肾炎时，部分患者由于血容量增加、高血压等原因发生充血性心力衰竭，加重水、钠潴留。

2. 肾病性水肿　通常发生在原发性肾小球肾病及其他各种原因引起的肾病综合征。其水肿发生的机制主要是：①血浆胶体渗透压降低：肾病时大量尿蛋白引起低蛋白血症，致血浆胶体渗透压降低，使毛细血管内体液滤过增加，从组织间回收的体液显著减少，最终形成水肿；②有效血容量减少：血浆的外渗使有效血容量减少，刺激血管内容量感受器，激活肾素－血管紧张素－醛固酮系统，抗利尿激素分泌增加，利钠激素分泌减少，肾小管重吸收钠增多，进一步加重水、钠潴留，致水肿加重。

（四）高血压

肾小球病高血压的发生机制主要分为以下两种：

1. 容量依赖性高血压　由于水钠潴留和血容量扩张所致。当肾实质性病变使肾脏失去排泄饮食中所含的适量水、盐时，就会造成水、钠在体内潴留，进而使血容量过多引起高血压。只要存在轻度的肾功能不全就会出现此机制。这类患者体内的血浆肾素和血管紧张素 II 的水平通常是低的。其高血压可通过限制水、盐的入量或通过透析除去体内过多的水、盐达到降压的目的。

2. 肾素依赖性高血压　由于肾素－血管紧张素－醛固酮升高所致。利尿、脱水不但不能控制这类高血压，反而常因利尿、脱水后肾血流量的下降导致肾素分泌增加，致血压更趋增高。应用血管紧张素拮抗剂可以使此型高血压急剧下降，说明肾素－血管紧张素系统在这类高血压的发病机制中起主要作用。

肾小球病所致高血压多数为容量依赖性，少数为肾素依赖性。

（五）肾功能损害

急进性肾小球肾炎易导致急性肾衰竭，慢性肾小球肾炎及肾病综合征病人可随着病程进展至晚期而发展为慢性肾衰竭。

（邹海欧）

第二节 急性肾小球肾炎患者的护理

一、概述

急性肾小球肾炎，简称急性肾炎，是以急性肾炎综合征为主要临床表现的一组疾病。急性起病，以血尿、蛋白尿、水肿、高血压为特点，并可有一过性氮质血症。多见于链球菌感染后，少数患者由其他细菌、病毒及寄生虫感染引起。本节主要介绍链球菌感染后急性肾炎。

本病是一种常见的肾脏疾病。好发于儿童，男性多见，预后大多良好，常在数月内自愈。

二、病因及发病机制

根据流行病学、临床表现、动物实验的研究已知本病多由 β-溶血性链球菌"致肾炎菌株"感染所致。常在扁桃体炎、咽炎、猩红热、丹毒、化脓性皮肤病等链球菌感染后发病，患者血中抗溶血性链球菌溶血素"O"滴度增高。感染的严重程度与是否发生急性肾炎及其严重性之间不完全一致。

本病主要由感染所诱发的免疫反应引起。链球菌感染后导致机体免疫反应，可在肾小球内形成抗原－抗体免疫复合物。链球菌的细胞壁成分或某些分泌蛋白刺激机体产生抗体，形成循环免疫复合物沉积于肾小球，或原位免疫复合物种植于肾小球，最终发生免疫反应引起双侧肾脏弥漫性炎症。见图71-1。

三、病理

本病病理类型为毛细血管内增生性肾炎。

（一）大体标本

肾脏体积增大，色灰白而光滑，表面可有出血点。切面皮质和髓质境界分明，锥体充血、肾小球呈灰白色点状。

（二）光镜

病变通常为弥漫性肾小球病变，以内皮细胞和系膜细胞增生为主要表现。累及大多数肾小球。由于抗原抗体免疫复合物的形成，使得毛细血管内皮细胞及系膜细胞发生肿胀和增生，当增生时会促进微血管周围产生新月形的肥厚，肿大的新月形区产生纤维化，并形成瘢痕组织，阻塞肾小球的血液循环并压迫毛细血管，导致毛细血管腔狭窄，甚至闭塞。急性期可伴有中性粒细胞及单核细胞的浸润。电镜检查可见肾小球上皮细胞下有驼峰状大块电子致

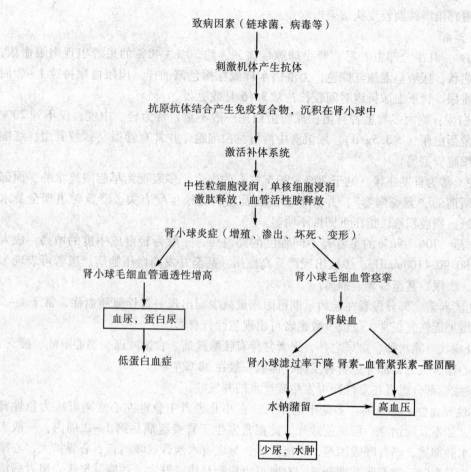

图 71-1 急性肾小球肾炎发病机制

密物沉积。

（三）免疫荧光

可见 IgG 及 C_3 呈粗颗粒状沿系膜区和/或毛细血管壁沉积。

四、护理评估

（一）病史

询问患者有无近期感染，特别是皮肤及上呼吸道感染（如皮肤脓疱疮、咽炎、扁桃体炎等）。有无近期外出或旅游接触病毒、细菌、真菌或寄生虫等情况。此外，近期的患病、手术或侵入性检查也会造成感染的发生。

（二）身体评估

1. **潜伏期** 急性肾炎多发生于前驱感染后，常有一定的潜伏期，平均 10~14 天。这段时间相当于机体接触抗原后产生初次免疫应答所需时间。潜伏期的时间通常与前驱感染部位有关：咽炎一般 6~12 天，平均 10 天；皮肤感染一般 14~28 天，平均 20 天，由此可以看出通常呼吸道感染潜伏期较皮肤感染短。

2. 尿液异常

（1）血尿：几乎全部患者都有肾小球源性血尿，约 30%~40% 的患者出现肉眼血尿，且常为第一症状，尿液呈混浊红棕色，为洗肉水样或棕褐色酱油样。肉眼血尿持续 1~2 周后转为镜下血尿。镜下血尿持续时间较长，常 3~6 月或更久。

（2）蛋白尿：绝大多数患者有蛋白尿。蛋白尿一般不重，常为轻、中度，仅不到 20% 的病例呈大量蛋白尿（>3.5g/d）。尿沉渣中尚可见白细胞，并常有管型（颗粒管型、红细胞管型及白细胞管型等）。

3. 水肿　常为首发症状。见于 70%~90% 左右的患者，多表现为早起眼睑水肿，面部肿胀，呈现所谓的"肾炎病容"，并与平卧位置及组织疏松程度有关。严重时出现全身水肿、胸腔积液、腹腔积液，指压可凹性不明显。

4. 高血压　70%~90% 的患者有不同程度的高血压，一般为轻度或中度的增高，成人多在 150~180/90~100mmHg。少数出现严重高血压，甚至并发高血压脑病。患者可表现为头痛、头昏、失眠，甚至昏迷、抽搐。

5. 肾功能异常　部分患者在起病早期可因尿量减少而出现一过性氮质血症，常于 1~2 周后随尿量增加而恢复正常，仅极少数患者可出现急性肾衰竭。

6. 全身症状　除水肿、血尿之外，患者常伴有腰酸腰痛、食欲减退、恶心呕吐、疲乏、精神不振、心悸、气急，部分患者有发热，体温一般在 38℃ 左右。

7. 并发症　部分患者在急性期可发生较严重的并发症：

（1）急性充血性心力衰竭：多见于老年人。在小儿患者中急性左心衰竭可成为急性肾炎首发症状，如不及时治疗，可迅速致死。此症常发生于肾炎起病后第 1~2 周内，一般表现为少尿、水肿加重，渐有呼吸困难，不能平卧，肺底有水泡音或哮鸣音，心界扩大，心率加速，第一心音变钝，常有收缩期杂音，有时可出现奔马律，肝大，颈静脉怒张。患者病情危急，但经过积极抢救利尿后，症状常迅速好转。急性肾炎并发急性心力衰竭的原因主要是肾小球滤过率降低及一系列内分泌因素引起水钠潴留，循环血容量急骤增加。

（2）高血压脑病：常见症状是剧烈头痛及呕吐，继之出现视力障碍，意识改变，嗜睡，并可发生阵发性惊厥或癫痫样发作。本症是在全身高血压的基础上，脑内阻力小血管自身调节紊乱，血压急剧升高，脑血管痉挛引起脑缺血和脑水肿所致。

（3）急性肾衰竭：随着近年来对急性充血性心力衰竭和高血压脑病及时有效地防治，这两类并发症的死亡率已明显下降，因此急性肾炎的主要致死并发症为急性肾衰竭。链球菌感染后急性肾炎并发急性肾衰竭预后较其他病因所致者为佳，少尿或无尿一般持续 3~5 天后，肾小球滤过功能改善，尿量增加，肾功能逐渐恢复。

（三）实验室检查

1. 尿液检查　相差显微镜检查示尿中 80% 以上的红细胞是外形扭曲变形的多形性红细胞。尿沉渣中红细胞管型具有诊断价值，也可见到少量白细胞、上皮细胞、透明管型及颗粒管型。尿蛋白一般不重，定量通常为 1~2 g/d，只有大约不到 20% 的病例可呈大量蛋白尿（>3.5g/d）。

2. 血常规检查 常见轻度贫血，呈轻度正色素、正红细胞性贫血，此与血容量增大血液稀释有关。白细胞计数大多正常，但当感染病灶未愈时，白细胞总数及中性粒细胞常增高。

3. 血生化检查 血清补体 C_3 及总补体在起病时下降，8 周内逐渐恢复至正常，血清抗链球菌溶血素 O（ASO）抗体升高（大于 1∶400），循环免疫复合物及血清冷球蛋白可呈阳性。血沉常增快，一般在 30～60mm/h（魏氏法）。

（四）心理社会评估

1. 评估患者对疾病的反应 是否存在焦虑、恐惧等负性情绪，护士要耐心听取患者的倾诉以判断他（或她）对患病的态度。

2. 评估可能会帮助患者的家属、朋友、重要关系人的能力。

3. 评估患者及其家属对疾病治疗的态度 对于年龄较小的患者，家属往往因过分着急而过分约束或放纵患儿，护理人员应特别注意评估患儿及其家属对疾病病因、注意事项及预后的认识、目前的心理状态及对护理的要求。

五、护理诊断及医护合作性问题

1. 体液过多 与肾小球滤过率下降、尿量减少、水钠潴留有关。

2. 活动无耐力 与水肿及低盐饮食有关。

3. 营养不良：低于机体需要量 与食欲不振，摄入量减少有关。

4. 潜在并发症 急性充血性心力衰竭、高血压脑病、急性肾衰竭。

5. 有皮肤完整性受损的危险 与水肿、营养摄入差有关。

六、计划与实施

通过治疗与护理，患者的水、电解质保持平衡，水肿减轻，无体液潴留症状。患者体重维持在正常范围内，无营养不良的表现。护士能及时发现并发症并能及时给予处理。

（一）观察病情

注意观察水肿的部位、程度及消长情况，记录 24 小时出入液量，监测尿量变化。密切观察血压及体重改变的情况。观察有无急性左心衰竭和高血压脑病的表现。监测实验室检查指标如尿常规、肾功能、血电解质等结果。

（二）活动与休息

急性期患者应绝对卧床休息，症状比较明显者卧床休息 4～6 周，直至肉眼血尿消失、水肿消退及血压恢复正常后，逐步增加活动，可从事轻体力活动，1～2 年内避免重体力活动和劳累。

（三）饮食护理

根据水肿、高血压及肾功能损害程度确定饮食原则。一般认为肾功能正常者蛋白质入量应保持正常，按 1g/（kg·d）供给。出现氮质血症及明显少尿阶段时应限制蛋白质的摄入，按 0.5g/（kg·d）供给，且优质蛋白，即富含必需氨基酸的动物蛋白如牛奶、鸡蛋、瘦肉等所占的比例在 50% 以上。

热能的供给：25～30kcal/（kg·d），约为每日 1600～2000kcal。热能的主要来源是碳水化合物及脂肪，其中脂肪以植物性脂肪为主。

在水肿及高血压时，每日食盐以 1~2 g 为宜。如果患者出现少尿或高钾血症，应限制富含钾的食物，如海带、紫菜、菠菜、山药、香蕉、枣、坚果、浓肉汤、菜汤等。

根据患者的尿量适当控制液体摄入，一般计算方法是前一天患者尿量 +500ml。严重水肿、少尿或无尿者液体入量应低于 1000ml/d。

（四）用药护理

急性肾炎主要的病理生理改变是水钠潴留，细胞外液容量增大，发生水肿、高血压，直至循环过度负荷，心功能不全，故利尿降压是对症治疗的重点。

1. 利尿剂　高度水肿者使用利尿剂，达到消肿、降压，预防心、脑并发症的目的。常用噻嗪类利尿剂，如使用氢氯噻嗪 25mg，每日 2~3 次口服。必要时给予袢利尿剂，如呋塞米 20~60mg/d，注射或分次口服。一般不用保钾利尿剂。长期使用利尿剂可以发生电解质紊乱（如低血钾等）、低氯性代谢性碱中毒、继发性高尿酸血症、高血糖及高脂蛋白血症等，护士应严密观察患者有无不良反应。

2. 降压药物　积极而稳步地控制血压可增加肾血流量，改善肾功能，预防心、脑并发症。常用的药物为普萘洛尔 20~30mg，每日 3 次口服。还可使用钙通道阻滞剂如硝苯地平 20~40 mg/d，分次口服，或者使用血管扩张药如肼屈嗪 25 mg，每日 2 次。

3. 抗炎药物　有上呼吸道或皮肤感染者，应选用无肾毒性抗生素治疗，如青霉素、头孢霉素等，一般不主张长期预防性使用抗生素。反复发作的慢性扁桃体炎，待肾炎病情稳定后（尿蛋白少于 +，尿沉渣红细胞少于 10 个/高倍视野）可做扁桃体摘除。术前术后两周注射青霉素。

4. 中药治疗　本病多属实证，根据辨证可分为风寒、风热、湿热，因此可分别予以宣肺利尿、凉血解毒等疗法。但应注意目前有文献报道防己、厚朴和马兜铃等中药可引起肾间质炎症和纤维化，应避免应用上述中药。

（五）透析治疗的护理

少数发生急性肾衰竭而有透析指征时（参见"慢性肾衰竭患者的护理"），应及时给予透析（血液透析或腹膜透析均可）。特别是下列两种情况：

1. 出现急性肾衰竭，特别是发生高血钾时。

2. 严重水钠潴留，引起急性左心衰竭者。由于本病具有自愈倾向，肾功能多可逐渐恢复，一般不需要长期维持透析。

（六）健康教育

1. 指导患者积极锻炼身体，增强体质，改善身体防御功能，减少感冒的发生，改善环境卫生，注意个人清洁卫生，避免或减少上呼吸道及皮肤感染，可降低急性肾炎的发病率。嘱患者及家属一旦发生感染应及时使用抗菌药物，重视慢性疾病治疗，如慢性扁桃体炎、咽炎、龋齿、鼻窦炎及中耳炎。在链球菌流行时可短期使用抗菌药物以减少发病。

2. 指导患者避免接触有害于肾的因素，如劳累、妊娠及应用肾毒性药物，如氨基糖苷类抗生素。

3. 教会患者及家属计算出入量、测量体重和血压的方法。

4. 指导患者及家属有关药物的药理作用、剂量、副作用及服用时的注意事项。

5. 嘱患者病情变化时应及时就医，不可耽误。

6. 病情预后　患者可于 1～4 周内出现利尿、消肿、降压。仅 6%～18% 的患者遗留尿异常和高血压而转成慢性肾炎，只有不到 1% 的患者可因急性肾衰竭救治不当而死亡。

七、预期结果与评价

1. 患者的水、电解质保持平衡，水肿减轻，无体液潴留。
2. 患者体重维持在正常范围内，无营养不良的表现。
3. 患者能充分休息。
4. 护士及时发现患者有无并发症出现。
5. 患者皮肤完整，无受损。

（邹海欧）

第三节　急进性肾小球肾炎患者的护理

一、概述

急进性肾小球肾炎是以急性肾炎综合征、肾功能急剧恶化、多早期出现少尿型急性肾衰竭为临床特征，病理类型为新月体肾小球肾炎的一组疾病。根据免疫病理可分为三型：Ⅰ型（抗肾小球基膜型）、Ⅱ型（免疫复合物型）、Ⅲ型（无免疫复合物）。

二、病因及发病机制

引起急进性肾炎的有下列疾病：

（一）原发性肾小球疾病

1. 原发性弥漫性新月体肾炎。
2. 继发于其他原发性肾小球肾炎　如膜增殖性肾小球肾炎、IgA 肾炎等。

（二）继发于全身性疾病

急性链球菌感染后肾小球肾炎、急性感染性心内膜炎、系统性红斑狼疮，肺出血－肾炎综合征等。

三、病理

病理类型为新月体肾小球肾炎。光镜下以广泛的大新月体形成为主要特征，病变早期为细胞新月体，后期为纤维新月体。另外，Ⅱ型常伴有肾小球内皮细胞和系膜细胞增生，Ⅲ型常可见肾小球节段性纤维素样坏死。免疫病理学检查是分型的主要依据，Ⅰ型 IgG 和 C_3 呈光滑线条状沿肾小球毛细血管壁分布；Ⅱ型 IgG 和 C_3 呈颗粒状沉积于系膜区及毛细血管壁；Ⅲ型肾小球内无或仅有微量免疫沉积物。电镜下可见Ⅱ型电子致密物在系膜区和内皮下沉积，Ⅰ型和Ⅲ型无电子致密物。

四、护理评估

（一）健康史

护士要询问患者有无近期感染，特别是皮肤及上呼吸道感染（例如近期得过皮肤脓疱疮、咽炎、扁桃体炎等）。有无近期外出或旅游而暴露于病毒、细菌、真菌或寄生虫的情况。

（二）身体评估

患者可有前驱呼吸道感染，起病多突然，病情急骤进展。急性肾炎综合征（血尿、蛋白尿、水肿、高血压）、早期出现少尿或无尿、进行性肾功能恶化并发展成尿毒症，为其临床特征。患者常伴有中度贫血。此病可有三种转归：①在数周内迅速发展为尿毒症；②肾功能损害的进行速度较慢，在几个月或1年内发展为尿毒症；③少数病人治疗后病情稳定，甚至痊愈或残留不同程度肾功能损害。

（三）辅助检查

1. 血尿素氮及肌酐呈持续性增高，内生肝酐清除率明显降低，不同程度的代谢性酸中毒及高血钾，血钙一般正常，血磷也在正常范围，镜下血尿。

2. 血常规有贫血表现。

3. 免疫学检查异常主要有抗 GBM 抗体阳性（Ⅰ型）、ANCA 阳性（Ⅲ型）。此外，Ⅱ型患者的血循环免疫复合物及冷球蛋白可呈阳性，并可伴血清补体 C_3 降低。

（四）心理社会评估

1. 评估患者对疾病的反应，护士要耐心听取患者的倾诉以判断他（或她）对患病的态度。

2. 评估可能会帮助患者的家属、朋友、重要关系人的能力。

3. 评估患者及其家属对疾病治疗的态度。

五、护理诊断及医护合作性问题

1. 营养不良：低于机体需要量　与食欲不振，摄入量减少有关。

2. 潜在并发症　急性充血性心力衰竭、高血压脑病、急性肾衰竭。

3. 有感染的危险　与机体免疫力低下有关。

4. 体液过多　与肾功能损害、水钠潴留有关。

5. 焦虑　与缺乏诊断及治疗的相关知识，或对治疗及预后不可知有关。

六、计划与实施

急进性肾小球肾炎的治疗包括针对急性免疫介导性炎症病变的强化治疗以及针对肾病变后果的对症治疗两方面。总体治疗目标是患者能够维持营养平衡、维持出入量平衡、维持水电解质和酸碱平衡、无感染发生、焦虑程度减轻。

（一）一般治疗及护理

患者应卧床休息，进低盐、低蛋白饮食，每日每公斤体重所给蛋白质量及水分可按急性肾炎原则处理，纠正代谢性酸中毒及防治高钾血症。注意个人卫生，保持皮肤清洁，要经常用温水擦洗，剪短指甲以免抓破皮肤。保持床铺被褥整洁、干燥、平整，预防皮肤感染。一旦发生感染后及早给予青霉素或敏感抗生素治疗。

（二）强化血浆置换疗法

应用血浆置换机分离患者的血浆和血细胞，弃去血浆，以等量正常人的血浆和患者血细胞重新输入体内，以降低血中抗体或免疫复合物浓度。通常每日或隔日1次，每次置换血浆 2~4L，直到血清抗体或免疫复合物转阴、病情好转，一般需置换10次左右。该疗法需配合糖皮质激素及细胞毒药物，以防止在机体大量丢失免疫球蛋白后大量合成而造成反跳。该疗法适用于各型急进性肾炎，但主要适用于Ⅰ型。

（三）甲泼尼龙冲击伴环磷酰胺治疗

以抑制炎症反应，减少抗体生成，为强化治疗之一。甲泼尼龙 500～1000mg 溶于 5% 葡萄糖液中静脉点滴，每日或隔日 1 次，3 次为一疗程。甲泼尼龙冲击疗法也需伴以泼尼松及环磷酰胺口服治疗。甲泼尼龙冲击时护士应注意观察有无感染和水、钠潴留等不良反应。

（四）替代治疗

急性肾衰竭已达透析指征者，应及时透析。肾移植应在病情静止半年后进行。

（五）健康教育

护士应给患者相关指导，包括用药、饮食、活动的方法。教育患者增强自我保健意识，预防感染，防止受凉；呼吸道感染高发季节应避免或尽量减少到人群密集的场所，以避免发生感染，加重病情。一旦发生感染后应及早就医。

七、预期结果与评价

1. 患者能够维持营养平衡。

2. 患者无感染发生。

3. 患者维持出入量平衡。

4. 患者维持水电解质和酸碱平衡。

5. 患者主诉焦虑程度减轻。

（邹海欧）

第四节　慢性肾小球肾炎患者的护理

一、概述

慢性肾小球肾炎简称慢性肾炎，是以蛋白尿、血尿、水肿、高血压为基本临床表现，起病方式各不相同，病程迁延，进展缓慢，可有不同程度的肾功能减退，最终将发展为慢性肾衰竭的一组肾小球病。慢性肾小球肾炎可发生于任何年龄，但多见于青壮年，男性多于女性。

二、病因及发病机制

多数患者病因不明，急性链球菌感染后肾炎迁延不愈，可转为慢性肾炎。大部分慢性肾炎与急性肾炎之间并无明确关系，可能是由于各种细菌、病毒、原虫、支原体、真菌、药物及毒物侵入体内后通过免疫机制、炎症介质因子及非免疫机制等引起本病。目前乙型肝炎病毒感染所致的肾炎，已引起人们的重视。

免疫机制：一般认为是变态反应所致的肾小球免疫性炎症损伤，大部分是免疫复合物型。循环免疫复合物沉积于肾小球，或由于肾小球原位的抗原与抗体形成复合物而激活补体，引起肾组织损伤。

非免疫机制：①肾内血管硬化：肾小球病变能引起肾内血管硬化，加重肾实质缺血性损害。肾脏病理检查显示，慢性肾炎患者的肾小动脉血管硬化的发生率明显高于正常肾脏，而硬化的小动脉可进一步引起肾缺血从而加重肾小球的损害；②高血压加速肾小球硬化：在肾炎后期，患者可因水、钠潴留等因素而出现高血压，持续的高血压会引起缺血性改变，导致肾小动脉狭窄、闭塞，加速肾小球的硬化；③高蛋白负荷的影响：高蛋白饮食使肾血流量及肾小球滤过率增加，持续的高灌注及高滤过最终将导致肾小球硬化；④肾小球系膜的超负荷状态：正常时肾小球系膜具有吞噬、清除免疫复合物及其他蛋白质颗粒的功能，是一种正常保护性作用。当超负荷时，为了吞噬这些物质，促使系膜细胞增生，系膜基质增多，系膜区明显扩张，终于使肾小球毛细血管阻塞、萎缩。

三、病理

常见的为系膜增生性肾小球肾炎、膜性肾病、系膜毛细血管性肾小球肾炎及局灶性节段性肾小球硬化等。早期可表现为肾小球内皮细胞及系膜细胞增生，基底膜增厚；晚期肾皮质变薄、肾小球毛细血管袢萎缩，发展为玻璃样变或纤维化，剩余肾单位呈代偿性增生与肥大，使肾表面呈颗粒状，肾体积缩小，最后呈"固缩肾"。除肾小球病变外，尚可伴有不同程度肾间质炎症及纤维化，肾小管萎缩，肾内小血管硬化等。

四、护理评估

（一）健康史

详细询问患者有无急性肾小球肾炎及其他肾病史，就诊情况和治疗经过，家族中有无类似疾病者等。

（二）身体评估

慢性肾炎多发生于青壮年，出现症状时的年龄多在 20～40 岁之间。起病多隐匿，进展较缓慢（2～3 年至数十年不等）。大多数慢性肾炎患者无明显的急性肾炎史，小部分则是由急性肾炎迁延不愈而进入慢性阶段。由于慢性肾炎是一组病因和病理改变不完全相同的疾病，故临床表现有很大差异，现将慢性肾炎的共同性表现，归纳如下：

1. 尿液异常改变　尿异常几乎是慢性肾炎患者必有的症状。蛋白尿和血尿出现较早，多数为轻度蛋白尿和镜下血尿，部分病人可出现大量蛋白尿或肉眼血尿。多数患者由于蛋白尿因而排尿时泡沫明显增多且不易消失，尿蛋白含量不等，一般常在 1～3g/d，亦可呈大量蛋白尿（>3.5g/d）。在尿沉渣中常有颗粒管型和透明管型，伴有轻度至中度血尿，偶有肉眼血尿。

2. 水肿　大多数患者有不同程度的水肿，轻者仅面部、眼睑和组织疏松部位轻至中度可凹性水肿，一般无体腔积液。水肿重时则遍及全身，并可有胸腔或腹腔积液，少数患者始终无水肿。

3. 高血压　大多数慢性肾炎患者迟早会出现高血压，有些患者以高血压为首发症状，多为中等度血压增高，尤其以舒张压增高明显。血压可持续性升高，亦可呈间歇性升高。有的患者因血压显著增高而出现头胀、头晕、头痛、失眠、记忆力减退。持续高血压数年之后，可使心肌肥厚，心脏增大，心律失常，甚至发生心力衰竭。患者可伴有"慢性肾炎眼底改变"，即眼底视网膜动脉变细、迂曲反光增强和动静脉交叉压迫现象，少数可见絮状渗出物和出血。

4. 肾功能损害　慢性肾炎的肾功能损害呈慢性进行性损害，早期主要表现为肾小球滤过率下降，多数患者在就诊时未降到正常值的 50% 以下，因此血清肌酐及尿素氮可在正常范围内，临床上不出现氮质血症等肾功能不全的症状。后期随着被损害的肾单位增多，肾小球滤过率下降至正常值的 50% 以下，若这时在应激状态（如外伤、出血、手术、或药物损害等）下，加重肾脏的负担，则可发生尿毒症症状。进展快慢主要与病理类型相关，如系膜毛细血管性肾炎进展较快，膜性肾病进展较慢，但也与是否配合治疗、护理和有无加速病情发展的因素，如感染、劳累、血压增高及使用肾毒性药物等有关。

5. 贫血　慢性肾炎在水肿明显时，可有轻度贫血，这可能与血液稀释有关。如有中度以上贫血，多数是与肾内促红细胞生成素减少有关，表明肾单位损伤严重。

（三）实验室检查及辅助检查

1. 尿液检查　尿蛋白为轻度至中度增加，定性为 + ~ + +，定量常在 1~3g/d，尿沉渣可见红细胞增多和管型。

2. 血液检查　早期血常规检查多正常或轻度贫血。晚期红细胞计数和血红蛋白明显下降。晚期肾功能检查示血肌酐和尿毒氮增高，内生肌酐清除率下降。

3. B 超　晚期可见肾脏缩小，皮质变薄，肾脏表面不平，肾内结构紊乱。

2. 肾活检病理检查　有助于确诊本病，判明临床病理类型、指导治疗及预后。

（四）心理社会评估

1. 患者对疾病的反应，如焦虑、否认、悲观情绪。

2. 家庭成员对疾病的认识及应对能力，是否能督促患者按时服药、定期复诊。

3. 患者及家属有无坚持长期用药的思想准备，如果患者最终发展为慢性肾衰竭，是否有足够的经济基础以保证患者的终生用药及透析治疗。

五、护理诊断与医护合作性问题

1. 营养失调：低于机体需要量　与食欲降低有关。

2. 活动无耐力　与低蛋白血症有关。

3. 体液过多　与肾小球滤过率下降有关。

4. 知识缺乏　缺乏慢性肾炎治疗、护理知识。

5. 预感性悲哀　与疾病的漫长病程及预后不良有关。

六、计划与实施

通过积极地治疗与护理，患者食欲增加，营养状况得到改善，患者水肿等症状得到缓解，能遵医嘱按时、准确地服用药物并坚持合理饮食。在进行健康教育之后，能够积极参与自我护理。患者焦虑感或恐惧感减轻，情绪稳定。

（一）饮食护理

视患者水肿、高血压和肾功能情况控制盐、蛋白质和水的摄入。给予优质蛋白、低磷饮食，以减轻肾小球毛细血管高压力、高滤过状态，延缓肾小球硬化和肾功能减退。有明显水肿和高血压者需低盐饮食。

（二）用药护理

药物治疗的目的主要是保护肾功能，延缓或阻止肾功能的下降。

1. 利尿降压药物　积极控制高血压是防止本病恶化的重要环节，但降压不宜过低，以避免肾血流量骤减。有钠水潴留容量依赖性高血压患者可选用噻嗪类利尿药，如氢氯噻嗪，一般剂量为 12.5～50mg，1 次或分次口服。对肾素依赖性高血压则首选血管紧张素转换酶抑制剂，如贝那普利 10～20mg，每日 1 次。此外，常用钙拮抗剂，如氨氯地平 5～10 mg，每日 1 次。也可选用 β 受体阻断药，如阿替洛尔 12.5～25mg，每日 2 次。高血压难控制时可选用不同类型降压药联合应用。

近年研究证实，血管紧张素转换酶抑制剂延缓肾功能恶化的疗效，并不完全依赖于它的降全身高血压作用，已证实该类药对出球小动脉的扩张强于对入球小动脉的扩张，所以能直接降低肾小球内高压，减轻高滤过，抑制系膜细胞增生和细胞外基质的堆积，以减轻肾小球硬化，延缓肾衰竭，故此药可作为慢性肾炎患者控制高血压的首选药物。应用血管紧张素转换酶抑制剂时应注意防止高钾血症，血肌酐大于 $350\mu mol/L$ 的非透析治疗患者不宜使用。

2. 血小板解聚药 长期使用血小板解聚药可延缓肾功能减退，应用大剂量双嘧达莫或小剂量阿司匹林对系膜毛细血管性肾小球肾炎有一定疗效。

3. 糖皮质激素和细胞毒药物 一般不主张积极应用，但患者肾功能正常或仅轻度受损，肾体积正常，病理类型较轻，尿蛋白较多，如无禁忌者可试用。

（三）活动与休息

慢性肾炎患者若无明显水肿、高血压、血尿、尿蛋白及无肾功能不全表现者可以从事轻度的工作或学习，但不能从事重体力劳动、避免劳累、受寒、防止呼吸道感染等。有明显水肿、血尿、持续性高血压或有肾功能进行性减退者，均应卧床休息和积极治疗。若有发热或感染时，应尽快控制。

（四）健康教育

1. 护士应告诉患者常见的诱发因素 慢性肾炎病因尚未明确，但反复发作常有明显的诱因，如感染、劳累、妊娠等。应向患者及家属解释各种诱因均能导致慢性肾炎的急性发作，加重肾功能的恶化，必须尽量避免这些诱发因素。

2. 慎用或免用肾毒性及诱发肾损伤的药物 药物引起的肾损害有两种类型，一类是药物本身具有肾毒性，如氨基糖苷类抗生素（包括新霉素、庆大霉素、妥布霉素、阿米卡星和链霉素等）、先锋霉素、二性霉素、顺铂及造影剂也是具有肾毒性的药物。另一类是药物可引起过敏反应而导致肾损害，此类药物常见的有磺胺药、非类固醇类消炎药（如吲哚美辛、布洛芬、芬必得等）、利福平等。

3. 戒烟戒酒，不要盲目相信甚至服用"偏方秘方"药物。

4. 告诉患者一旦出现水肿或水肿加重、尿液泡沫增多、血压增高或有急性感染时，应及时到医院就诊。

七、预期结果与评价

1. 患者的营养状况能最大限度地促进康复，防止病情恶化。

2. 患者能充分地休息，有充足的睡眠。

3. 患者的水、电解质能保持平衡。

4. 患者能正视自己的疾病，积极参与自我护理。

5. 患者情绪状态稳定，焦虑、悲哀程度减轻。

（邹海欧）

第五节　原发性肾病综合征患者的护理

一、概述

肾病综合征是由各种肾脏疾病所致的，以大量蛋白尿（尿蛋白大于 3.5g/d）、低清蛋白血症（血浆清蛋白低于 30g/L）、水肿、高脂血症为临床表现的一组综合征。

该综合征可见于各种年龄，儿童多发于 1.5 ~ 4 岁；年轻男性多见，中老年患者男女分布比较平均。

二、病因及发病机制

（一）病因

肾病综合征的病因尚不明了，目前多认为本症的发病可能与细胞免疫功能紊乱、生物化学缺陷及血流动力学因素有关。临床上分为原发性及继发性肾病综合征。

1. 原发性肾病综合征是由原发性肾小球疾病所致，如急性肾小球肾炎、慢性肾小球肾炎、急进性肾小球肾炎等。

2. 继发性肾病综合征是继发于全身性疾病及其他系统疾病如系统性红斑狼疮、糖尿病、过敏性紫癜、肾淀粉样变形、多发性骨髓瘤等。

（二）发病机制

原发性肾病综合征的发病机制为免疫介导性炎症所致的肾损害。现将原发性肾病综合征的发病机制归纳如下（图 71-2）。

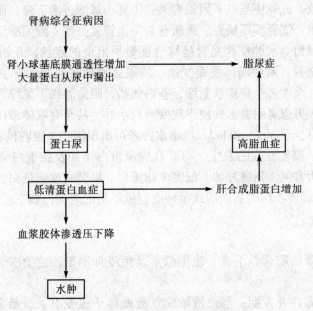

图 71-2　原发性肾病综合征的发病机制

三、病理

原发性肾病综合征的病理学分型分为五型，即微小病变性肾病、系膜增生性肾小球肾炎、系膜毛细血管性肾小球肾炎、膜性肾病及局灶性节段性肾小球硬化。

四、护理评估

（一）健康史

1. 询问患者是否有前驱感染史，如扁桃体炎、咽炎等。

2. 询问患者有无肾病史。

3. 了解患者有无其他疾病史，如有无系统性红斑狼疮、过敏性紫癜、结节性多动脉炎、霍奇金病、白血病以及代谢性疾病，如糖尿病、淀粉样变等。

4. 了解患者的药物史，患者是否服用过青霉胺、金、汞等药物。

5. 询问患者家族史，家族中有无类似疾病发生。

（二）身体评估

1. 典型的肾病综合征临床表现如下：

（1）大量蛋白尿：大量蛋白尿是肾小球滤过膜损伤或通透性升高，尿中蛋白量超过肾小管回吸收功能所致。由于尿蛋白浓度高，患者尿中易起泡沫。

（2）低蛋白血症：当大量的蛋白从尿中丢失后，肝脏代偿性合成蛋白增加，如代偿合成后仍不能补足丢失的蛋白时，即出现低清蛋白血症。由于低蛋白血症，患者表现为面色苍白，精神不振，食欲减退，腹部不适，恶心呕吐，腹泻等症状。长期低清蛋白血症可引起营养不良，从而导致小儿生长发育迟缓。

（3）水肿：水肿的发生主要是由于大量蛋白尿导致低清蛋白血症，血浆胶体渗透压下降致使水分外渗所致。此外还与以下因素有关：①肾小球滤过率下降，而肾小管回吸收钠增加，导致水、钠潴留；②肾实质缺血，刺激肾素－血管紧张素－醛固酮活性增加，醛固酮分泌增多导致水、钠潴留。水肿往往是肾病综合征最早出现的症状，开始多发生在眼睑及面部，然后逐渐波及全身。水肿随体位而变动，清晨多表现在颜面，下午则腹部、下肢最明显。水肿程度不一，严重者全身皮肤紧绷，苍白如蜡，眼睑肿胀不能睁开且伴有胸、腹腔积液以至于影响呼吸。男患者阴囊水肿使皮肤变薄而水肿，甚至有液体渗出。水肿严重者尿量常明显减少，每日可少至 $300\sim400ml$。严重水肿者可出现胸腔、腹腔核心包积液。

（4）高脂血症：高脂血症的发生，与肝合成脂蛋白增加及脂蛋白分解减少有关。其中以高胆固醇血症最为常见，三酰甘油、低密度脂蛋白、极低密度脂蛋白也常可增加。

2. 患者还会有程度不同的高血压或循环血容量不足的表现，如直立性低血压，脉压小，脉搏细弱等。

3. 并发症

（1）感染：与蛋白质营养不良、使用激素及免疫抑制剂治疗有关。最多见于呼吸道、泌尿道、皮肤等。

（2）血栓、栓塞性并发症：与血液浓缩、凝血因子改变有关。最常见为肾静脉血栓，表现为腰痛、血尿、肾功能急剧下降等。另外下肢静脉血栓、肺动脉血栓、肺静脉血栓也较常见。

（3）急性肾衰竭：急性肾衰竭是肾病综合征的严重并发症。肾病综合征患者因大量蛋白尿、低蛋白血症及高脂血症，患者体内常处在低血容量及高凝状态，如呕吐及使用大量利尿剂时可使肾脏血灌注量骤然减少，进而导致急性肾衰竭。另外，当大量蛋白尿时，蛋白浓缩形成管形，堵塞肾小管，加重了肾小管缺血状态，也可诱发急性肾衰竭。

（4）动脉硬化性疾病：肾病综合征时低密度脂蛋白（LDL）浓度升高，而高密度脂蛋白（HDL）浓度下降，从而使动脉硬化性疾病以及冠状动脉硬化性疾病发病率增加。

（三）实验室及辅助检查

1. 尿液检查　24 小时尿蛋白定量 >3.5g，尿沉渣常含各种管形，也可能出现红细胞和红细胞管形，有时可见脂尿。

2. 血生化检查

（1）血浆清蛋白：常 <30g/L。

（2）血脂：总胆固醇、三酰甘油均增高。

（3）其他：血浆铜蓝蛋白、转铁蛋白、补体均减少。

3. 肾活检组织病理检查　可准确反映疾病的病理分型，估计预后等。

（四）心理社会评估

评估患者及其家庭对疾病的反应，诊断为肾病综合征的患者及其家人常见的心理反应是焦虑和恐惧。对于儿童患者，由于患儿病情逐渐加重，尤其全身水肿明显，如果未及时寻医救治，父母会有一种罪恶感。另外，患者还会因全身水肿而担心自己容貌、形象的改变。评估患者及其家庭的应对能力、支持系统以及所承受的压力的程度。

五、护理诊断及医护合作性问题

1. 体液过多　与血浆胶体渗透压降低，体内水钠潴留有关。

2. 营养失调：低于机体需要量　与大量蛋白尿及食欲减退有关。

3. 有皮肤完整性受损的危险　与水肿有关。

4. 有感染的危险　与蛋白质营养不良、使用激素及免疫抑制剂治疗有关。

5. 活动无耐力　与体虚、疲乏有关。

6. 焦虑/恐惧　与住院和家人分离有关。

7. 家庭应对无效　与患儿患病住院有关。

8. 知识缺乏　特定的。

六、计划与实施

通过治疗与护理，患者焦虑感或恐惧感减轻，情绪稳定。能遵医嘱按时、准确地服用药物并坚持合理饮食。患者水肿等症状得到缓解，护士能及时发现并发症并能及时给予处理。

（一）给予患者及家人精神上的支持，做好心理护理。

1. 加强宣教和指导　护理人员对患者和家人除了做疾病的一般介绍外，须强调积极配合医疗的重要性。重点讲解影响预后的因素，如劳累和感染对病情波动或反复的影响等，使患者及其家人在治疗开始就有一个正确的认识，这样有利于增强信心，稳定情绪，争取早日康复。

2. 强调坚持治疗的必要性，并帮助患者及其家人了解治病过程中可能出现的问题。多与患者交谈，鼓励患者说出内心的感受，如害怕、忧虑等。

3. 在恢复期，可组织一些轻松的娱乐活动，如看电视、讲故事等。同时，应做好患者家属的工作，以便相互合作，共同做好患者的心理护理。

（二）一般护理

1. 密切观察病情　护士应注意观察患者全身水肿的情况，如水肿的部位、程度及性质。严格观察患者的生命体征变化，观察尿量及尿液性状的变化。此外，护士还应注意患者有无并发症的出现，如剧烈腰痛、血尿、肾功能急剧下降等。

2. 休息与适量活动　肾病综合征患者如有严重水肿、胸腹腔积液时应绝对卧床休息。护士可协助患者在床上做关节的全范围运动，以防止关节僵硬及挛缩，并可防止下肢静脉血栓的形成。

当水肿减轻后患者可进行简单的室内活动，尿蛋白定量下降到 2g/d 以下时可恢复适量的室外活动，恢复期的患者应在其体能范围内适当进行活动。需要注意的是在整个治疗、护理及恢复阶段，患者应避免剧烈运动，如跑、跳、提取重物等。

3. 积极预防感染

（1）避免去人多的公共场所，减少与传染病患者接触。在使用激素和免疫抑制剂治疗期间，患者抵抗力大大下降，护士应告诉家属及访客尤其是有上呼吸道感染的人，勿接触患者以免将细菌或病毒传给患者造成交叉感染。

（2）特别注意皮肤清洁卫生，保护水肿的皮肤勿受损伤。协助患者剪短指甲，避免用手抓伤皮肤。做好晨晚间护理，预防口腔及泌尿系感染。

（3）使用激素及免疫抑制剂治疗时不常规使用抗生素。后者不但不能防止感染，而且还易诱发真菌双重感染。一旦出现感染征象，即遵医嘱及时选用敏感、高效及无肾毒性的抗生素积极治疗。

（三）水肿的护理

1. 护士应注意观察患者水肿的部位、水肿的程度及性质。

2. 严重水肿，有胸腹腔积液时，应卧床休息。

3. 眼睑肿胀者，可用生理盐水棉球擦拭分泌物，并抬高头部减轻水肿。

4. 经常协助患者更换体位，防止压疮。

5. 每日协助患者准确测量体重及腹围，测量时应注意患者衣物、进食、排便等情况。指导患者严格记录出入量。

6. 男性患者有生殖器水肿时，应在阴囊处垫海绵，并用丁字带支托。侧卧时，在两腿之间置放枕头，避免压迫。

（四）饮食护理

高蛋白饮食可增加肾脏负担，故提倡正常量优质蛋白（如鸡蛋、牛奶、瘦肉等动物蛋白）饮食，按 0.8 ~ 1.0g/(kg·d) 供给。鼓励患者多吃富含多聚不饱和脂肪酸的饮食（如芝麻油等植物油及鱼油）及富含可溶性纤维的饮食（如燕麦、米糠及豆类）。

热量供给应充足，按 30 ~ 35kcal/(kg·d) 供给。有高胆固醇血症者，胆固醇进量应为 300mg/d 以下。限制食用富含胆固醇的食物，如蛋黄及动物内脏等。

患者水肿时应低盐饮食（<3g/d）。患者由于长期排出大量尿蛋白，易造成钙的不足，

故膳食中应注意钙的供给。此外铁及 A、D、B_2 和 C 均需充足。为减轻高脂血症，应少进富含饱和脂肪酸（动物油脂）的饮食，多吃富含多聚不饱和脂肪酸（如植物油、鱼油）及富含可溶性纤维（如燕麦及豆类）的饮食。

（五）用药护理

1. 糖皮质激素　糖皮质激素治疗肾小球疾病的确切机制尚不清楚，多数学者认为可能是通过抑制炎症反应、抑制免疫反应、抑制醛固酮和抗利尿激素分泌，影响肾小球基底膜通透性等综合作用而发挥其利尿、消除尿蛋白的疗效。在使用糖皮质激素治疗时应注意遵循足量、慢减、长期维持的原则。

足量：成人起始剂量为泼尼松 1mg/kg/d，口服 8 周，必要时可延长至 12 周。

慢减：足量治疗后每 1～2 周减原用量的 10%，当减至 20 mg/d 左右时症状易反复，应更加缓慢减量。

长期维持：以最小有效剂量 10 mg/d 维持半年左右。在患者服药期间，护士应正确指导患者严格遵医嘱服药，告之突然减药或停药的危害。

长期服用肾上腺皮质激素可产生不良反应如满月脸、水牛背、皮肤变薄、痤疮、多毛、高血压、低血钾等症状。护士应告诉患者这是由于长期服用肾上腺皮质激素而导致的类肾上腺皮质功能亢进综合征，停药后可自行消退，不必焦虑。部分患者在长期服药后白细胞下降明显，应给予保护性隔离，避免发生院内感染。密切观察患者有无其他不良反应发生如胃出血、无菌性股骨头坏死、骨质疏松等，一旦出现，应立即通知医师，给予处理。

2. 细胞毒药物　此类药物可用于"激素依赖型"或"激素抵抗型"的患者，协同激素治疗。如无激素禁忌，一般不作为首选或单独治疗用药。

环磷酰胺（CTX）是国内外目前最常用的细胞毒药物，具有免疫抑制作用。CTX 与肾上腺皮质激素合用对于肾上腺皮质激素抵抗、依赖及经常复发的儿童及成人肾病综合征患者均有一定疗效。可口服，或静脉注射。静脉注射 CTX 时，应选择粗大血管，用药过程中密切观察，严格防止药液外渗。一旦有药液渗出应立即拔出针头，进行局部封闭。CTX 治疗时可出现严重的不良反应，如骨髓抑制、诱发感染、恶心呕吐等胃肠道反应、出血性膀胱炎、膀胱肿瘤、脱发、肝功能损害等，应加强观察。CTX 对生殖系统也有影响，男性主要表现为精子过少、无精子等。女性可表现为闭经、绝经综合征、卵巢纤维化、泌尿生殖系统肿瘤等，因此未婚青年最好不用此药。

3. 环孢素 A（CsA）　可抑制白细胞介素及 γ 干扰素的产生及释放，抑制毒性 T 淋巴细胞功能。当激素抵抗、依赖或长时间使用肾上腺皮质激素已发生严重不良反应，而合并使用细胞毒药物后疗效不佳者，可考虑使用 CsA。一般与糖皮质激素合用，服用 2～3 个月后可缓慢减量，共服半年左右。CsA 的主要不良反应有肝功能损伤、肾小管功能损伤、肾功能损害、高血压、高尿酸血症、多毛及牙龈增生等，服药期间需严密监测不良反应的发生。

4. 雷公藤　为中药制剂，具非特异性抗炎作用及免疫抑制作用。雷公藤用于治疗微小病变性肾病综合征已取得了较好的疗效。对其他类型的肾病综合征，单独使用时疗效欠佳，应与肾上腺皮质激素合用。使用雷公藤后两周尿蛋白可显著下降，但一旦停药后两周尿蛋白有增多，因此应长期维持用药。雷公藤的不良反应主要是骨髓抑制、胃肠道反应、对性腺功能的抑制等，停药后上述症状可恢复。

5. 利尿药物　对严重水肿及胸腹腔积液者，或出现呼吸系统及胃肠道症状，影响了心脏功能及正常生活时，应使用利尿剂。常用的利尿剂有噻嗪类利尿药、潴钾利尿药及袢利尿药。袢利尿药为强利尿剂，代表药物是呋塞米，使用时，应注意以下几点：

（1）多主张静脉给药以避免口服或肌注时吸收不完全。

（2）静脉输入清蛋白后再给予呋塞米可提高血浆胶体渗透压，扩充血容量，从而加强呋塞米的利尿作用。

（3）由于长期使用呋塞米造成过度利尿时可加重肾病综合征患者本已存在的低血容量，甚至引起急性肾衰竭。因此肾病综合征患者使用利尿剂时应使每天尿量不超过 2500ml 或是每日体重下降不超过 1kg 为宜。

（4）长期使用呋塞米可以发生电解质紊乱（如低血钾等）、低氯性代谢性碱中毒、继发性高尿酸血症、高血糖及高脂蛋白血症等，应密切观察患者有无不良反应的发生。

6. 抗凝药物　肾病综合征患者由于凝血因子增多，凝血调节蛋白异常及血

小板功能亢进，因此血液常呈高凝状态，尤其在血浆清蛋白低于 20～25g/L 时，易合并静脉血栓的形成，因此应进行正规的抗凝治疗。目前常用的抗凝、溶栓药物有肝素、华法林、小剂量阿司匹林及尿激酶。在使用抗凝药物治疗时应注意观察患者有无出血倾向。

（六）健康指导

1. 饮食指导　根据尿量及水肿的情况控制水的摄入量，尽量保证机体无水肿情况发生。在有水肿时应食低盐食物，如菜中少放食盐，食清淡食物。每天蛋白摄入量为 1g/kg 体重，以优质蛋白为主，如牛奶、鸡蛋、鱼、瘦肉等。

2. 预防感染　肾病综合征病人免疫功能低下，易发生感染，病人应注意：保持床铺清洁，勤换内衣，剪短指、趾甲，保持个人卫生；女病人注意会阴部清洁，每日用温水冲洗，男病人亦注意局部清洁干燥；水肿严重时，保护皮肤，防止皮肤破溃造成感染。

3. 按时服药，注意观察药物的不良反应

（1）使用利尿药的病人，除应准确记录每日尿量，还应注意观察有无服用利尿药的副作用，如恶心、直立性眩晕、口干、心慌等。

（2）服用降压药的病人，每日测量血压。

（3）激素应用要正规，要遵循应用三大原则，在医师的指导下减药或停药。激素治疗期间应避免出入人多拥挤、空气不新鲜的公共场所。

（4）服用抗凝药（双嘧达莫、肝素等）的病人，应注意观察有无口腔、皮肤出血及便血等情况。

4. 其他

（1）坚持良好的生活规律，注意休息，避免劳累或剧烈的情绪波动。

（2）保持冷暖适宜，避免受寒、感冒，一旦发生感冒要及时治疗。

（3）女性患者在治疗及停药一年中应避免妊娠及分娩。

（4）定期门诊随访。

七、预期结果与评价

1. 患者水肿减轻，无体液潴留。

2. 患者体重维持在正常范围内，无营养不良表现。

3. 患者皮肤完整，无破损。

4. 患者无感染发生。

5. 患者活动有所增大，活动能力有所增强。

6. 患者焦虑感（或恐惧感）减轻，舒适感增强。

7. 患者的家人接受患者患病的事实，并寻找到正确的应对方式。

8. 患者遵医嘱按时正确服用药物，坚持合理饮食。

9. 护士及时发现并发症，并通知医师及时处理。

（邹海欧）

第七十二章　尿路感染患者的护理

▶ 关键词

intravenous pyelography（IVP）	静脉肾盂造影
pyelonephritis	肾盂肾炎
urinary tract infection（UTI）	尿路感染

一、概述

泌尿系统主司机体生成和排泄尿液的功能，由肾脏、输尿管、膀胱、尿道及有关的血管、神经等组成。泌尿系感染又称尿路感染，是泌尿外科的常见病，仅次于呼吸道感染。泌尿系感染是指病原体在机体内尿液中生长繁殖，并侵犯尿路黏膜或组织，而引发的感染。泌尿系任何部位有致病菌繁殖即可引起炎症。泌尿系感染常见于女性，以育龄妇女、女婴、老年妇女及老年男性多见，男、女比例为 1∶8。

二、病因及发病机制

（一）病因

病原菌是感染的重要条件，引起尿路感染的病原体主要是细菌。在泌尿科门诊尿路感染的患者中，最常见的非特异性细菌感染的致病菌为革兰阴性杆菌，如大肠杆菌，占70%以上，其次为副大肠杆菌、变形杆菌、克雷伯杆菌、产气杆菌、沙雷杆菌、产碱杆菌、粪链球菌、铜绿假单胞菌和葡萄球菌，偶见厌氧菌、真菌、病毒和原虫感染。铜绿假单胞菌感染常发生于尿路器械检查后或长期留置导尿的患者，性生活活跃女性以柠檬色或白色葡萄球菌感染多见，尿路结石者以变形杆菌、克雷伯杆菌感染多见，糖尿病及免疫功能低下者可发生真菌感染。

（二）诱发因素

当泌尿系统的天然防御机制被破坏，存在以下病理基础，泌尿系统就很容易发生感染。

1. 梗阻因素　如先天性泌尿系异常、肿瘤、结石、狭窄或神经源性疾病，引起尿液滞留，降低膀胱防御细菌的能力。

2. 机体抗病能力减弱　如长期使用免疫抑制剂、高血压、糖尿病、妊娠、先天免疫缺陷和获得性免疫缺陷综合征（艾滋病）等。

3. 医源性因素　泌尿系器械检查，如留置导尿管、造瘘管、膀胱镜检查、尿道扩张，由于无菌观点不严或擦伤黏膜可引入致病菌，而使原有病变扩散或诱发感染。

4. 尿道口周围或盆腔炎症　如妇科炎症、细菌性前列腺炎均可引起尿路感染。

5. 女性　女性尿道短而直，尿道口离肛门近而易被细菌污染。尤其在经期、妊娠期、绝经期和性生活后较易发生感染。

（三）病原体侵入途径

1. 上行感染 细菌由尿道进入膀胱，并由膀胱、输尿管逆流进入肾盂，再侵入肾实质引起的感染称为上行感染，约占尿路感染的95%。常见的是妇女新婚期和婴幼儿尿布的感染，泌尿系有梗阻时更易诱发上行感染。

2. 血行感染 各种菌血症、败血症时，细菌可通过血流先侵入肾实质，然后蔓延至肾盂，致病菌以金黄色葡萄球菌最常见，病变多为双侧。

3. 直接感染 膀胱或肾附近组织和脏器的感染直接蔓延至膀胱和肾脏，或因导尿、逆行肾盂造影、器械污染将细菌直接带进膀胱或肾盂。

4. 淋巴系统感染 主要是右肾与其周围右半结肠、盲肠、阑尾之间有淋巴管相通，膀胱炎时细菌可由输尿管周围淋巴管到达肾实质，引起感染，是比较少见的一种感染途径。

三、病理

（一）上尿路感染（肾盂肾炎）

急性肾盂肾炎时肾脏肿胀及水肿，表面色泽暗淡，切面观肾皮质髓质界限不明，可见多数小脓灶，肾盂肾盏黏膜充血水肿，表面有溃疡。显微镜下可见白细胞浸润，伴有出血点。严重时肾小管上皮坏死，肾小球则很少有变化。化脓灶愈合时，可形成微小的纤维化瘢痕，吸收后无损于肾功能。严重而广泛者，可使部分肾组织丧失功能。若致病菌及诱因未彻底去除，即可转变成慢性肾盂肾炎。

（二）下尿路感染（膀胱炎）

常为浅表性膀胱炎症，仅累及黏膜及黏膜下层。黏膜有充血、水肿、片状出血斑、炎性细胞浸润等，常以尿道内口及膀胱三角区最明显，也可有浅表溃疡或覆盖脓苔。一般情况下有自愈倾向，经抗菌治疗愈合后可不留痕迹。在有膀胱输尿管回流时，较易并发上尿路感染。在有上尿路感染、有残余尿或异物存在情况下，急性膀胱炎常转为慢性。慢性膀胱炎的病理特征为膀胱黏膜苍白、变薄，有时呈颗粒状或囊状，溃疡则少见。少数病例感染侵及肌层使逼尿肌纤维化，可使膀胱容量缩小。

四、护理评估

（一）健康史

评估患者泌尿系统有无器质性病变，有无糖尿病、高血压、妊娠等，有无医源性器械检查，如留置导尿管、造瘘管等。

（二）身体评估

根据尿路感染的部位临床上可分为上尿路感染（肾盂肾炎）及下尿路感染（膀胱炎）。按发病的缓急及特点又可分为急性膀胱炎、急性肾盂肾炎、慢性膀胱炎和慢性肾盂肾炎。

1. 急性膀胱炎

（1）典型症状：尿频、尿急、尿痛及浑浊尿（尿中有大量脓细胞）。偶有血尿，有时可有急迫性尿失禁。尿痛多为排尿终末有小腹部疼痛或压痛，排尿时尿道有烧灼感。

（2）全身症状：一般无发热或偶有低热，除乏力外无其他症状。当并发急性肾盂肾炎或前列腺炎时才有高热。

2. 慢性膀胱炎：有急性膀胱炎史，反复发作及长期存在尿频、尿急等症状，但较急性膀胱炎轻。

3. 急性肾盂肾炎

（1）肾盂肾炎多由上行感染所致，故多伴有膀胱炎，可有尿频、尿急、尿痛，膀胱区胀痛等膀胱刺激症状，少数患者可有肉眼血尿，大部分病例有腰痛并向会阴部、大腿内侧放射，肾区有压痛或叩击痛，少数患者症状可不明显。

（2）全身症状：突然起病、寒战、高热，热型一般为弛张热，也可为间歇热，体温多在38.5℃～39℃之间，也可高达40℃，热型类似败血症，并伴有头痛、乏力、食欲不振、恶心、呕吐或有腹痛，持续一周后可消退，两周可逐渐恢复。

4. 慢性肾盂肾炎 慢性肾盂肾炎的患者可反复出现尿路刺激症状，持续或间歇性血尿，部分患者面容憔悴、倦怠、食欲减退、低热、体重下降，后期患者可有高血压、贫血、肾小管功能不全及夜尿增多等。

（三）辅助检查

1. 尿常规 尿中白细胞显著增加，出现白细胞管型提示肾盂肾炎；红细胞也增加，少数可有肉眼血尿；尿蛋白常为阴性或微量。

2. 尿细菌学检查 新鲜清洁中段尿细菌定量培养菌落计数 $\geq 10^5/ml$，如能排除假阳性，则为真性菌尿。如临床上无尿感症状，则要求两次清洁中段尿定量培养均 $\geq 10^5/ml$，且为同一菌种。此外，膀胱穿刺尿定性培养有细菌生长也提示真性菌尿。结合临床也可确诊（表72-1）。

表72-1 泌尿系感染尿液检查

病名	急性肾小球肾炎	慢性肾小球肾炎	肾病综合征	急性肾盂肾炎	慢性肾盂肾炎	急性膀胱炎
颜色	较深黄色或洗肉水色	淡黄	淡黄	淡黄或血色	淡黄	淡黄或血色
比重	1.2～1.030	1.010～1.020	1.020～1.040	1.010～1.020	1.010～1.020	1.015～1.025
蛋白定性	（+）~（++）	（++）~（+++）	（+++）~（++++）	（±）~（+）	（+）~（++）	（+）
红细胞	多量（变性RBC为主）	少量（变性RBC为主）	少量	少量、血尿者可多量	少量	少量或多量
白细胞	少量	少量	少量	多量	多量	多量
管型	可见到，以透明管型及细颗粒管型为主，也可见到红细胞管型及肾上皮细胞管型	较多，常见细、粗颗粒管型，偶见脂肪管型	较多，常见脂肪管型，易见细、粗颗粒管型	少见，可见白细胞管型	较多，可见白细胞管型、粗颗粒管型	无
蛋白尿性质	肾小球蛋白尿	混合型蛋白尿	肾小球蛋白尿（呈选择性或非选择性蛋白尿）	肾小管蛋白尿	肾小管蛋白尿，晚期为混合型蛋白尿	偶然性蛋白尿
其他	血、尿 C_3 可升高，Addis尿沉渣计数RBC增多	尿 C_3 升高时见于肾病型	尿蛋白超过3.5g/24h	可找到病原体，Addis尿沉渣计数白细胞增多	可找到病原体	

3. 影像学检查　对于慢性、反复发作或经久不愈的肾盂肾炎，可行腹部平片、静脉肾盂造影检查（IVP），以确定有无结石、梗阻、泌尿系统先天性畸形和膀胱-输尿管反流等。但尿路感染急性期不宜做 IVP。

4. 其他　急性肾盂肾炎的血常规可有白细胞计数增多、中性粒细胞核左移。

（四）心理社会评估

1. 评估患者对疾病的反应　如否认、愤怒、悲伤。

2. 评估家庭成员情况　是否有家庭、社区的支持，家庭成员是否能对患者提供良好的休息环境，督促患者按时用药，补充每日机体所需水分，严格记录出入量。

3. 家庭的经济状况　是否能够保证患者使用药物。

五、护理诊断及医护合作性问题

1. 体温过高　与尿路感染有关。

2. 排尿异常　与泌尿系感染有关。

3. 疼痛　与肾实质肿胀压迫肾包膜引起腰痛有关。

4. 知识缺乏　与缺乏泌尿系感染治疗的知识有关。

六、计划与实施

通过治疗及护理，患者能够复述尿路感染的典型症状及用药，能够遵医嘱按时服药，在给予对症治疗及护理后，患者体温降至正常，腰痛有所缓解。

（一）指导患者活动与休息

尿路感染的急性期患者应卧床休息，体温恢复正常、症状明显减轻后方可起床活动。

（二）饮食护理

饮食应根据患者具体情况而定，一般为低盐（每日食盐不超过 3g）、高蛋白、高热量、富含维生素饮食。高热、消化道症状明显的患者可给予静脉补液。嘱患者多饮水，每日液体摄入量应大于 2500ml，多排尿，每日尿量应保持在 1500ml 以上，以便冲洗尿路，促进细菌及炎性分泌物排出。

（三）降低体温

对高热患者给予物理降温或药物降温。对头痛及腰痛患者给予镇痛剂。尿路刺激症状明显者予以对症治疗，如颠茄、吗啡类药物可解除膀胱痉挛和腰部疼痛。也可应用碱性药物如碳酸氢钠、碳酸钾、枸橼酸钾等，以降低酸性尿液对膀胱的刺激，减轻症状。

（四）正确留取各种标本，及时送检

留取清洁中段尿培养时应注意先用肥皂水冲洗外阴，顺序为阴阜及两大腿内侧周围皮肤、两侧大阴唇、两侧小阴唇、尿道口及肛门。然后嘱其排尿，前一段尿弃之，然后用无菌培养瓶接取中段部分尿送检。

（五）用药指导

1. 选择抗菌药物　原则为选择抗菌效果好，不易产生抗药性，在肾组织、尿液及血液中有较高的浓度，不良反应小，对肾损害小或无损害的药物。

急性肾盂肾炎时可使用疗效较好的口服药物，如诺氟沙星、氧氟沙星等，抗菌药物在症状消失、尿常规正常后应继续使用 3～5 日，停药后每周复查尿常规和尿细菌培养 1 次，共

2～3周，若均为阴性，即为治愈。

慢性肾盂肾炎急性发作时按急性肾盂肾炎处理。反复发作时，应积极寻找诱因，并加以治疗，予小剂量抗菌药物，参照药物敏感试验，联合交替使用，每疗程两周，总疗程2～4个月，可减少复发；对合并血压升高者应予以降压药。

2. 适当调整尿液的酸碱度　尿液的酸碱度，与细菌的生长和抗菌药物的疗效有关，如酸性尿不利于金黄色葡萄球菌、肠球菌、绿脓杆菌的生长繁殖。链霉素、庆大霉素、卡那霉素在碱性尿中作用增强，呋喃妥因、多黏菌素在酸性尿中作用增强。因此根据细菌种类、抗生素不同，随时调整尿液的 pH 值。碱化尿液可口服碳酸氢钠1g，每日3次；酸化尿液可用维生素 C 1g，每日3次。

（六）指导患者预防泌尿系感染的发生

护士应告诉患者注意个人卫生，每天冲洗外阴，保持外阴局部清洁。尤其是女性应注意经期、孕期、婚后卫生。婴儿期要注意尿布及会阴部卫生。女性患者要禁止盆浴，以免发生逆行感染。尽量减少和避免不必要的导尿或泌尿系器械检查，对病情需要，留置导尿者应定期做膀胱冲洗，呋喃西林250ml，每周两次。若尿液混浊，应每天冲洗。尿袋的位置要低于膀胱水平，防止发生逆行感染。患急性肾盂肾炎治愈后一年内应严格避孕；同时应增加营养，多饮水，勤排尿，积极锻炼身体增强体质。

对有原发病者如尿路梗阻应积极治疗原发病。

七、预期结果与评价

1. 患者能够适当的休息和活动，劳逸结合，避免过累。
2. 患者遵循饮食原则，食物搭配合理，避免过咸。严格记录每天液体出入量。
3. 患者进行自我照顾，防止着凉，避免感冒。
4. 患者膀胱刺激症状及发热症状缓解，体温维持在正常范围，尿检趋于正常。
5. 患者遵循医嘱坚持用药，定期复查。

（孙　红）

第七十三章 泌尿系损伤患者的护理

>> **关键词**

renal trauma	肾损伤
suprapubic cystostomy	耻骨上膀胱造瘘
urinary damage	泌尿系损伤
urethral injuries	尿道损伤

泌尿系损伤多见于男性尿道，其次是肾脏和膀胱。当胸腹、腰部或骨盆受到严重暴力打击、挤压或穿通性损伤时，可造成泌尿系损伤。泌尿系损伤的特点是有血尿、尿外渗和排尿障碍，往往合并骨盆骨折等损伤，容易并发感染，严重时可引起全身中毒，后期可产生尿道狭窄或尿瘘等后遗症，需尽早确定诊断，进行合理治疗，以免发生严重后果。

第一节 肾损伤患者的护理

一、概述

肾受到腰肌、脊椎、肋骨和前面的脏器保护，位置较深，一般不易受到损伤。但当受到暴力打击时，由于肾实质脆弱，包膜薄，会发生破裂。肾脏有病变如积水或肿瘤时易招致损伤。肾损伤多见于成年男性。

二、病因

肾损伤可由多种原因造成，大多数由于钝性损伤所致，如腰部遭受直接暴力撞击、挤压或间接的剧烈震荡，都可引起肾脏的闭合性损伤。遭受锐器、火器等损伤，局部伤口深达肾脏者，为开放性损伤。开放性肾损伤往往伴有腹内其他脏器损伤。

三、病理

肾损伤可分为轻度和重度损伤两大类。轻度肾损伤包括肾挫伤，1cm 以下的肾裂伤。重度肾损伤包括 1cm 以上的肾裂伤、粉碎性损伤及血管损伤。

1. 肾挫伤 最多见。肾实质内小血管破裂出血形成血肿，但肾包膜及肾盂黏膜基本是完整的，也可因少量血液流入肾盂而引起血尿，临床症状较轻。多可以自行愈合。

2. 肾部分裂伤 肾实质破裂，伴有肾包膜或肾盂黏膜损伤，血液经肾盂排除，可引起血尿。如果血液流向肾周围组织，则形成肾周围血肿。

3. 肾全层裂伤 肾实质、包膜、肾盏或肾盂黏膜全层损伤，可引起严重血尿，并发尿外渗和肾周围血肿。大量血、尿外渗入腹腔，临床表现非常严重。

4. 肾蒂损伤 肾蒂血管破裂时，血尿可不明显，患者常因大出血、休克而死亡。

四、护理评估

（一）健康史

评估患者有无腰腹部受直接或间接外伤史。

（二）身体评估

1. 腰部疼痛及肿块 因肾周围血肿和尿外渗，患者一般都有腰痛和腰部软组织肿胀，腰部青紫并有压痛。腹膜后有广泛的积血和尿外渗时，可引起腹胀痛或腹膜刺激征。

2. 血尿 可出现肉眼或镜下血尿，多为肉眼血尿，血尿程度与损伤程度并不一致。肾血管断裂，输尿管断裂或损伤未累及收集系统时，可不出现血尿。肾实质裂伤时血尿明显。

3. 休克 常呈创伤出血性休克表现。肾裂伤出血明显时可发生失血性休克。如休克严重而血尿轻微，则可能有肾蒂裂伤或合并其他脏器裂伤。伤后数日甚至2～3周发生休克者，可能是肾周围血肿破裂而引起的继发性大出血。

4. 发热 血肿或尿外渗极易引起继发感染，形成肾周脓肿或化脓性腹膜炎，可有全身中毒症状，表现为发热、白细胞增高和腹膜刺激征。

5. 疼痛 肾包膜下血肿、肾周围软组织损伤、出血或尿外渗引起患侧腰、腹部疼痛。血液、尿液渗入腹腔或合并腹内脏器损伤时，出现全腹疼痛和腹膜刺激症状。血块通过输尿管时发生肾绞痛。

（三）辅助检查

1. 尿液检查 尿中含有多量红细胞。血红蛋白与血细胞比容持续降低说明有活动性出血。血白细胞数增多应注意并发感染的可能性。肾组织损伤可释放大量乳酸脱氢酶，尿中含量可增高。

2. B超 能提示肾损伤的部位和程度，有无包膜下和肾周血肿、尿外渗，其他器官损伤及对侧肾等情况。需注意肾蒂血管情况，如肾动静脉的血流等。

3. 静脉尿路造影 不论X线平片有无重要发现，在条件许可时，均需尽早做排泄性尿路造影。使用大剂量造影剂做静脉推注造影，以了解两侧肾功能及形态。

4. 动脉造影 若尿路造影未能充分了解肾情况，尤其是当伤侧肾不显影时，做腹主动脉造影，可显示肾动脉和肾实质损伤情况。若伤侧肾动脉完全梗阻，表示为外伤性血栓形成，宜紧急施行手术。有持久性血尿者亦应做动脉造影，以确定有无肾动脉瘘或创伤性肾动脉瘤。

5. CT 可清晰显示肾皮质裂伤，尿外渗和血肿范围，显示无活力的肾组织，并可了解肝、脾、胰腺及大血管等的情况，为首选检查。

（四）心理社会评估

患者常表现为焦虑紧张。大多由血尿引起，与血尿的严重程度密切相关。严重肾损伤的患者担心能否保留肾脏，对肾脏手术感到恐惧。此外，肾损伤所造成的疼痛，也给患者造成很大的心理压力。

五、护理诊断及医护合作性问题

1. 组织灌注量改变　与肾损伤、出血有关。
2. 疼痛　与肾损伤后肾周血肿、肾包膜紧张有关。
3. 体温过高　与血肿或尿外渗造成继发感染有关。
4. 焦虑/恐惧　与出现血尿、担心肾损伤后肾切除有关。
5. 知识缺乏　与缺乏肾损伤后治疗及康复的知识有关。
6. 生活自理缺陷　与肾损伤后患者绝对卧床有关。

六、计划和实施

通过对患者的治疗及护理，患者生命体征平稳，主诉疼痛减轻，舒适感增强，体温维持在正常范围，主诉焦虑恐惧减轻。患者能够复述有关肾损伤后的治疗及康复的知识，保持良好的精神状态，基本生活需要得到满足。

（一）非手术治疗患者的护理

大多数肾损伤者症状较轻，经非手术疗法可以痊愈。

1. 病情观察　主要观察患者出血和感染情况。

（1）伤后 2～3 天内定时测血压、脉搏，密切观察有无休克征象。

（2）定时检查尿液，观察血尿变化。排尿情况是一项重要的观察项目，严密监测血尿的次数、量及浓度。准备一个试管架及多个试管，把患者所排的每次尿液 10～20ml 倒入试管内，按先后顺序标记。观察尿液颜色，血尿是逐渐减轻还是加重。连续观察，如果血色不减或血尿一度停止又再出现，表示肾损伤出血严重，应立即通知医师，考虑手术处理。肉眼血尿完全消失后，仍需定期送检尿液，观察镜下血尿。

（3）定时做红细胞计数、血红蛋白、血细胞比容检查，了解失血情况。

（4）检查腹部，注意腹痛的变化及腹部压痛范围，腹肌紧张程度及肾区肿胀，包块大小的变化。

（5）注意体温升高趋势，并结合白细胞计数，观察有无继发感染。在观察肾损伤患者过程中要做好手术的准备，如休克不见好转，血尿加重，需做肾修补或肾切除，如有尿外渗继发感染，应做局部引流手术。

2. 卧床休息　肾损伤后，应卧床休息 10～14 日，待尿内红细胞消失 1 周后，方能起床活动，过早起床可造成继发出血。

3. 对症治疗　一般患者多需输液。血尿明显时用止血药。肾周围有血肿或尿外渗时极易感染，需用抗生素预防。

（二）手术治疗患者的护理

1. 向患者讲解手术治疗的方法

（1）开放性肾损伤：尤其是枪伤或从前面进入的锐器伤，需经腹部切口进行手术，除做扩创、缝合及引流外，还需探查腹部其他脏器官有无损伤。

（2）闭合性肾损伤：严重肾裂伤、肾碎裂及肾蒂损伤需要早期施行手术。按具体情况做肾修补或部分肾切除术。只有在肾严重碎裂或肾血管撕裂，无法修复，而对侧肾良好时，才施行肾切除。肾动脉损伤只有在极早期施行手术修复，才可挽救肾功能，但以后多发生动脉狭窄及高血压。

2. 手术后的护理

（1）术后每日 4 次测量体温，注意观察伤口有无渗血、渗尿，及时更换浸湿敷料。

（2）肾切除术后需卧床 2 ~ 3 天，对肾修补或肾盂切开的患者，为避免发生继发性出血，应静卧 1 周。开放性肾损伤行肾周围引流术者应卧床 2 周。

（3）保持尿液引流或冲洗系统的无菌、密闭，每日尿道口护理 2 次。

（4）补充足够的营养和热量，鼓励患者吃高蛋白、高热量、少胀气的食物。

3. 并发症的治疗　腹膜后尿囊肿或肾周脓肿要施行手术治疗。恶性高血压需施行血管修复或肾切除手术。肾积水需施行成形术或肾切除术。持久性血尿，经动脉造影证实为局限性肾裂伤，可施行损伤部位的选择性肾动脉栓塞术。

七、预期结果与评价

1. 患者生命体征平稳，休克症状改善。

2. 患者主诉疼痛感减轻或缓解。

3. 患者能对自身肾损伤的预后充满信心，表现为平静面对现实，配合治疗及护理工作，能复述有关疾病的知识。

4. 患者主诉卧床期间基本生活需要得到满足。

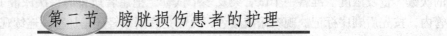

第二节　膀胱损伤患者的护理

一、概述

膀胱受骨盆保护，一般不易受损伤，当膀胱充盈或膀胱有病变时，易于遭受损伤。骨盆骨折与膀胱损伤关系密切，在 1798 例骨盆骨折报道中，181 例（10%）伴有膀胱破裂。膀胱损伤与骨盆骨折的范围、程度有密切关系。

二、病因

引起膀胱损伤的原因有闭合性腹部损伤、开放性腹部损伤、骨盆骨折及医源性损伤。

1. 闭合性腹部损伤　可由直接或间接暴力所致，可合并腹部其他器官损伤或尿道损伤。膀胱充盈时遭受外力打击，易导致膀胱破裂。大多数闭合性膀胱破裂是由于骨盆骨折所致。通过对膀胱破裂位置的分析发现，大多数发生在远离骨折的部位，发生率最高的部位是膀胱顶部，而骨折区即膀胱前面靠近膀胱颈部处的撕裂仅占 35%。提示由于骨盆骨折所致膀胱破裂的发生机制，除以前认为的骨片直接损伤外，更为常见的是压力胀破或由于骨盆环结构破坏导致的剪力损伤所致。

2. 开放性腹部损伤　大多数为火器、利刃损伤，多见于战时，且多并发其他器官损伤。

3. 医源性损伤　常见的原因是分娩异常、盆腔肿瘤手术、经尿道膀胱肿瘤或前列腺电切术等误伤膀胱。

三、病理

可分为挫伤、腹膜内破裂和腹膜外破裂三类。

（一）挫伤

仅伤及黏膜或肌层，膀胱壁未穿破，局部出血或形成血肿，可出现血尿。

（二）膀胱破裂

严重损伤可发生膀胱破裂，分为腹膜外型与腹膜内型两类：

1. 腹膜内膀胱破裂 膀胱壁与覆盖的腹膜一并破裂，尿液流入腹腔，引起急性腹膜炎，呈现腹膜激惹征象。当大量尿液进入腹腔后，血中尿素氮即可在短时间内明显升高，对诊断腹膜内膀胱破裂很有帮助。

2. 腹膜外膀胱破裂 膀胱壁破裂，但腹膜完整。常发生于骨盆骨折时，骨折片穿破膀胱，引起腹膜外膀胱破裂，尿液经破口外溢，尿外渗范围一般局限于膀胱周围间隙，与血液混合积聚于盆腔内，感染后形成严重盆腔炎症及脓肿。当尿生殖膈同时破裂时，尿外渗范围扩大，可发展至阴囊、前腹壁、阴茎、大腿等处。

四、护理评估

（一）健康史

评估患者是否有下腹部或骨盆部受暴力外伤史，有无异常分娩史，盆腔肿瘤手术史等。

（二）身体评估

外伤后可出现排尿困难、血尿、下腹疼痛及腹膜激惹症状。

1. 排尿困难、血尿 膀胱破裂后，尿液流入腹腔或膀胱周围，患者可有尿意，但不能排尿或仅排出少量血尿。

2. 下腹疼痛 腹膜外破裂时，尿外渗及血肿引起下腹部剧痛、压痛及肌紧张，直肠指检可触及肿物和触痛。腹膜内破裂时，尿液流入腹腔则引起急性腹膜炎症状，并有移动性浊音。

3. 尿瘘 开放性膀胱损伤可有体表伤口瘘尿，如与直肠、阴道相通，则经肛门、阴道瘘尿。闭合性损伤在尿外渗感染后破溃，可形成尿瘘。

4. 休克 骨盆骨折可合并大出血，膀胱破裂致尿外渗及腹膜炎，伤势危重，患者可发生低血容量性休克或感染性休克等。

（三）辅助检查

1. 膀胱造影 膀胱造影是确诊膀胱破裂的主要手段。可显示膀胱周围造影剂外溢或造影剂进入腹腔，从而可确切地判断有无膀胱破裂。同时通过 X 线腹部平片还可显示骨盆的骨折。前后位摄片常不能发现较小的穿孔破裂所致的尿外渗，应同时做斜位及放出造影剂后摄片，以显示膀胱充盈时不能发现的腹膜外造影剂外渗。

2. 导尿检查 怀疑膀胱破裂的患者可进行导尿，膀胱破裂时导尿管可顺利插入膀胱（尿道损伤不易插入），但仅流出少量血尿或无尿流出。疑有后尿道损伤时，在放置导尿管前应做逆行尿道造影，以免加重创伤。

3. 膀胱注水试验 在无其他诊断条件下可以应用，但必须严格注意无菌操作。从导尿管注入灭菌生理盐水 200ml，片刻后吸出。液体外漏时吸出量会减少，腹腔液体回流时吸出量会增多。若液体进出量差异很大，提示膀胱破裂。

（四）心理社会评估

膀胱损伤后的疼痛和血尿可引起患者强烈的恐惧和焦虑。

五、护理诊断与医护合作性问题

1. 组织灌注量改变　与创伤出血有关。
2. 疼痛　与外伤合并骨折、尿外渗后并发腹膜炎有关。
3. 有泌尿系感染的危险　与留置尿管有关。
4. 排尿异常　与膀胱损伤有关。
5. 恐惧/焦虑　与膀胱损伤后疼痛和出现血尿有关。
6. 知识缺乏　与缺乏有关膀胱损伤后康复的知识有关。

六、计划与实施

通过实施治疗及护理措施，患者生命体征平稳，主诉疼痛减轻，能够正常排尿，血尿减轻，留置尿管期间，尿管通畅。患者无感染发生，能够复述有关膀胱损伤后康复的知识，情绪稳定。

（一）病情观察

1. 生命体征的观察　密切观察患者体温、脉搏、呼吸和血压的变化。
2. 排尿情况的观察　有无排尿困难和血尿。
3. 疼痛的观察　疼痛的程度、部位。腹膜外破裂疼痛限于下腹部，腹膜内破裂疼痛可由下腹部扩散至全腹部。

（二）心理护理

护士应安慰患者，血尿虽然是严重症状，但不必过分恐惧。向患者解释，1000ml 尿中只要有 1～3ml 血就可出现肉眼血尿。因此，有时出现肉眼血尿时，出血并不严重。

（三）健康教育

护士应告诉患者膀胱损伤的治疗方法。

1. 膀胱挫伤一般采取非手术治疗，用抗生素控制感染。较重的膀胱挫伤可留置尿管引流尿液，以促进膀胱组织的修复。指导患者注意休息，多饮水。

2. 任何原因引起的腹膜内膀胱破裂和开放性膀胱损伤应首先防止休克，根据损伤的部位、程度，积极准备手术治疗，如修补裂口、充分引流尿外渗、耻骨上膀胱造口等。

3. 耻骨上膀胱造瘘的护理

（1）保持引流管通畅：注意有无血块堵塞、导管扭曲、受压、脱落等情况，以免影响尿液引流。正确固定造瘘管，防止过度牵拉造成患者的不适。

（2）冲洗导管：术后如出血量多需冲洗，可采用连续滴入、间断开放法冲洗导管，冲洗速度每分钟 60 滴，每隔 30 分钟开放导管 1 次，待血色变淡时，可改为间断冲洗或每日 2 次。每次冲洗量不宜超过 100ml，膀胱部分切除术者每次冲洗量应少于 50ml。

（3）选择冲洗液：可选用无菌生理盐水、0.02% 呋喃西林；感染较重者可用 0.2%～0.5% 新霉素溶液；绿脓杆菌感染者应用 2.2% 苯氧乙醇或 0.25%～0.5% 醋酸液交替冲洗。

（4）保护造瘘口周围皮肤：伤口敷料浸湿时应及时更换，清洁造瘘管周围的皮肤，外涂氧化锌软膏，避免尿液刺激。

（5）拔管时间：一般留置 12 天。拔管前先夹管，观察尿道排尿通畅才可拔管，如尿道排尿困难则延期拔管，拔管后造口有少量漏尿为暂时现象。长期留置者应每隔4~6周，在无菌的条件下更换造瘘管。

七、预期结果与评价

1. 患者生命体征平稳。
2. 患者能够复述有关膀胱损伤后治疗及其康复的有关知识，能够配合治疗及护理。
3. 患者表现为平静，主诉焦虑感减轻。
4. 留置尿管期间，患者尿液引流通畅，无泌尿系感染发生。
5. 患者血尿症状逐渐减轻。
6. 患者主诉疼痛减轻。

第三节 尿道损伤患者的护理

一、概述

尿道损伤是泌尿系统较为常见的损伤，主要发生在男性，且青壮年居多。男性尿道较长，分前后两部。前尿道包括球部和阴茎部，后尿道包括膜部和前列腺部。损伤大多发生在前尿道的球部及后尿道膜部。

二、病因

按尿道损伤的程度，分为挫伤、裂伤和断裂三种类型。致伤原因平时以闭合性损伤最常见，特别是闭合性骑跨伤为多见。伤者从高处两腿分开跌下，会阴骑跨在硬物上，尿道球部被挤压在耻骨弓和骑跨物之间，以至尿道断裂。后尿道损伤常合并耻骨或坐骨骨折、骨盆骨折。开放性损伤多见于战时火器伤及利器伤，平时偶可见于牲畜咬伤、牛角刺伤等，伤情复杂，常并发阴茎、睾丸、直肠伤或其他脏器伤，治疗较困难。不适当的器械检查，也是尿道损伤的原因之一。女性尿道损伤可发生于难产。

三、病理

轻度尿道损伤仅有黏膜挫伤或部分裂伤，患者大多仍能自行排尿。如尿道大部断裂，则尿道中断，并发血肿或有尿外渗。尿外渗的范围以尿生殖膈为分界。前尿道损伤时，尿外渗范围在阴茎、会阴和下腹壁。后尿道前列腺部损伤时，尿外渗主要在前列腺及膀胱周围，外阴部并不明显。外渗的尿液及血液易继发感染。愈合后常使尿道形成瘢痕狭窄，造成排尿困难。

四、护理评估

（一）健康史

评估患者有无会阴部外伤史，如骑跨伤、牲畜咬伤、牛角刺伤、战时火器、利器伤，骨盆骨折、耻骨或坐骨骨折，医源性器械检查，女性分娩史，有无难产造成尿道损伤等。

（二）身体评估

尿道损伤最主要的临床表现是尿道出血，排尿困难及尿潴留。常发生休克，特别是骨盆骨折后尿道损伤或合并其他内脏损伤者。休克的程度常与损伤严重程度一致，出血性休克常为早期死亡原因之一。

1. 疼痛　受伤局部疼痛，如能排尿则有排尿痛。

2. 会阴部血肿及尿外渗　尿道破裂或断裂后，根据损伤的部位和程度，有会阴部青紫、肿胀或有明显血肿。尿液也可经破损的尿道渗至周围组织内，形成尿外渗。伤后有频繁排尿者更易发生尿外渗。尿外渗若未及时处理，或继发感染，可导致组织坏死、化脓，严重者可引起败血症。局部坏死及感染，可形成尿瘘。

3. 排尿困难及尿道流血　尿道口常有少量鲜血流出。尿道黏膜挫伤或尿道部分断裂时仍可排尿，但尿中带血。尿道大部分断裂或中断，则发生排尿困难或完全不能排尿，以致尿液潴留。如果不能排尿而膀胱空虚则表示有膀胱破裂的可能。

4. 休克　骨盆骨折合并后尿道损伤时，出血较多，可发生休克。

（三）辅助检查

1. 导尿　导尿可以检查尿道是否连续、完整。在严格无菌操作下，如能顺利插入导尿管，则说明尿道连续而完整。一旦插入导尿管，应留置导尿1周以引流尿液并支撑尿道。如一次插入困难，不应勉强反复试插，以免加重创伤和导致感染。

2. 逆行尿道造影　是确定尿道损伤程度的主要方法，可确定尿道损伤的部位，尿道断裂可有造影剂外渗，尿道损伤则无外渗征象。但这种检查有可能引起逆行感染和局部刺激而产生过多的瘢痕。

（四）心理社会评估

尿道损伤在大多数患者的心理上是比较敏感的，损伤的部位也是比较隐私的部位。同时患者担心损伤后影响将来的生育等方面功能，但是又难于启齿，不好意思向医务人员询问，加之损伤后的疼痛、血尿等症状，患者可表现为情绪低落、焦虑等。

五、护理诊断及医护合作性问题

1. 疼痛　与局部受伤、血肿、尿液刺激损伤的尿道等有关。

2. 有泌尿系感染的危险　与尿道损伤、尿外渗有关。

3. 排尿异常　与尿道损伤有关。

4. 焦虑　与担心尿道损伤影响排尿及生育功能有关。

5. 知识缺乏　缺乏有关尿道损伤后治疗及预后的有关知识。

六、计划与实施

通过实施治疗及护理措施，患者生命体征平稳，无泌尿系感染发生，患者主诉疼痛减轻，能够复述有关尿道损伤后治疗及预后的有关知识，主诉焦虑感减轻或消失。

（一）病情观察

对尿道损伤的患者，要了解受伤经过，有骨盆骨折等合并伤者，应注意全身情况，定时测血压、脉搏，补充血容量，止痛，防止休克。患者如不能排尿，应准备导尿管导尿，如导尿管不能通过尿道，若有急诊手术的可能，应做好急诊手术前的准备工作。

（二）预防感染

1. 尿道断裂患者因尿外渗、血肿和长期留置导尿管易并发感染，故应给充分的抗菌治疗，定期清洁和消毒尿道口，必要时在尿外渗及血肿明显处做软组织切开引流。

2. 鼓励患者多饮水，每日饮水量大于 2000ml，使肾脏排泄增多，可起到自然冲洗泌尿系的作用，又可稀释尿液。

3. 保持床单位整洁，患者因尿液外溢容易污染被褥。护士应及时更换污染的衣裤、被褥，经常通风，保持床单位整洁，室内无异味。

4. 留置导尿管的护理

（1）严格按无菌操作插入导尿管。导管末端接无菌引流袋，保持尿道口清洁，每日 2 次用消毒棉球擦拭尿道口，每日更换引流袋，注意连接处的无菌。

（2）男性患者用胶布将阴茎向上固定于下腹壁，以消除尿道锐角，防止排尿不畅及尿道感染等并发症。

（3）导尿管通常固定于床旁，患者起床时应固定在裤子上，导管长度要合适，翻身活动或因进行各种操作需要搬动患者时要防止导管脱出。

（4）对平卧或起床活动的患者，导管的高度不要高于引流出口的水平，以免引起逆行感染。

（5）保持引流管通畅，调整导尿管在适当位置。引流不畅的常见原因主要有膀胱黏膜遮盖了尿道口，分泌物或血块堵塞，必要时可给予间歇或持续冲洗，避免引流管扭曲、折叠、脱出等。

（6）注意尿液引流的量、性状、色泽，并按时做好记录，如有异常及时与医师联系。每周送检尿常规和尿培养各 1 次。

（7）嘱患者多饮水，以增加尿量，减轻尿痛和减少术后感染。长期保留导尿者，应每 4~6 小时定时开放 1 次，刺激其排尿反射，以恢复对排尿功能的控制。

5. 膀胱造瘘的护理（参见膀胱损伤患者的护理）。

（三）健康教育

给患者讲解尿道损伤后治疗及预后的知识，包括尿道损伤的全身治疗，局部治疗和对并发症的治疗。

1. 全身治疗　防止休克，防止感染及预防创伤并发症。及时进行补液，抗感染治疗，应用止血药物。对威胁生命的其他脏器伤及大血管损伤，应先予处理，待伤情稳定后再处理尿道伤。

2. 局部治疗　恢复尿道连续性，引流膀胱尿液，彻底引流尿外渗。

（1）尿道挫伤：如仅有轻度出血，无排尿困难者，无需特殊治疗。一般经卧床休息，防止感染，都能自行愈合。尿道部分断裂，有排尿困难或出血者，可留置导尿管，引流尿液 7~10 日，同时使用抗生素，也能痊愈。试插导尿管失败者，可行暂时性耻骨上膀胱造瘘，解除尿潴留。

（2）前尿道断裂：可将两断端清创后行对端吻合术。后尿道断裂可做断端会师手术。

（3）尿外渗：应广泛切开引流。

3. 并发症的治疗　尿道损伤未及时处理或处理不当，可发生严重并发症及后遗症。

（1）尿道狭窄：尿道损伤在愈合后，常因瘢痕收缩而造成尿道狭窄，排尿困难。因此，在拔除导尿管后，应定期做尿道扩张术预防狭窄。开始时每周扩张一次，以后逐步延长扩张间歇期，一般持续 1 年左右。必须劝导患者坚持进行，以免狭窄复发或加重。

（2）尿道瘘：需择期进行二期修复手术。

七、预期结果与评价

1. 患者主诉疼痛减轻。

2. 患者能够复述有关治疗及护理措施，能积极地配合治疗及护理。

3. 患者能保持情绪稳定，面对现实。

4. 患者生命体征平稳，损伤及时得到控制，无感染发生。

（孙　红）

第七十四章 肾及输尿管结石患者的护理

关键词

extracorporeal shock ware lithotripsy（ESWL） 体外冲击波碎石

renal and ureteral calculi 肾和输尿管结石

一、概述

尿路结石病是泌尿外科最常见的疾病之一，它可简单地分为上尿路（肾、输尿管）结石和下尿路（膀胱、尿道）结石，上尿路结石在我国的发病率较高。发病的男性多于女性，大约 3∶1，好发于 20 岁~50 岁之间。

二、病因及发病机制

尿路结石的形成机制尚未完全阐明，有异质成核、取向附生、结石基质和晶体抑制物质等结石形成的基本学说。尿路结石的形成是一种不正常的结晶过程，尿液中形成结石的盐类呈过饱和的状态，尿中结晶抑制物的含量不足，以及核基质的存在，构成了结石形成的三大主要因素。虽然尿路结石的形成原因尚未明确，但却有以下几大诱因：

（一）代谢因素

形成结石物质（钙、草酸、尿酸）排出过多。

1. 高钙尿症 原发性甲状旁腺功能亢进、肾小管酸中毒、饮食中含有过量的钙、库欣综合征及恶性肿瘤引起的骨质疏松均可使尿钙的排出增加。

2. 高草酸尿症 内源性合成增加，或因维生素 B_6、维生素 C 缺乏等造成草酸吸收增加。

3. 高尿酸尿症 痛风、尿液持续酸性、慢性腹泻及噻嗪类利尿剂使尿酸排出增加。

（二）尿量因素

患者因各种原因（如饮水量减少、发热、腹泻、气候炎热等）导致尿量减少，即尿液中溶剂减少，而导致晶体析出。

（三）感染因素

当泌尿系感染的时候，尿液 pH 值升高，形成感染性尿液，易形成感染性结石，常见的为磷酸镁胺结石、磷酸钙结石。

（四）解剖因素

尿路梗阻，引发感染。

（五）家族遗传因素

胱氨酸结石系尿中含有大量胱氨酸所致，是一种家族遗传病。以上不同的诱因产生不同的结石类型，主要有以下几种（表74-1）。

表 74-1 结石类型

结石成分	结石特点	X 线片显影情况	诱发因素
草酸钙结石	质硬、粗糙、不规则，棕褐色，桑葚样，不受 pH 值影响	可显影	高钙尿症
磷酸钙结石	易碎、粗糙、不规则，黄色、棕色，常形成鹿角状，在酸性尿液中可溶解	清楚显影	高钙尿症
磷酸镁胺结石	易碎，黄色，通常鹿角状形成	中度显影	感染、尿液 pH > 7.5
尿酸结石	质硬、光滑、不规则，红棕色，多发性	不显影	高尿酸尿症
胱氨酸结石	光滑、色黄至棕黄色，蜡样外观	稍微显影	氨基酸代谢异常

三、病理

尿路结石可引起泌尿系统的直接损伤、梗阻、感染和肾衰竭。肾结石可形成后停留在原位，亦可向周围扩展，导致梗阻，产生积液，引发感染，形成瘢痕。输尿管结石可自然排出，也可引起急性完全性梗阻或慢性不完全性梗阻，后者可致肾积水，肾实质受损而影响肾脏功能。尿路结石对泌尿系统的直接损伤主要是出血，而出血、感染、梗阻这些损伤又可促进结石的生成，结石逐渐增大，对泌尿系统的危害也就逐渐增强。

四、护理评估

（一）健康史

评估患者的病因、病史，详细询问患者有无上述几大诱发因素，结石的大致性状及饮食生活习惯等，例如饮水量、近期有无泌尿系感染、饮食习惯、结石病的家族史等。

（二）身体评估

上尿路结石的主要表现是与活动有关的疼痛和血尿，其程度与结石的部位、大小、活动与否及有无损伤、感染、梗阻等有关。

1. 与活动有关的血尿和疼痛　上尿路结石引发的疼痛多是因平滑肌挛缩及蠕动过强所致，它与结石部位、大小、活动度有很大关系，结石越小症状越明显，疼痛可能持续数分钟到数天，通常都持续数小时之久（表 74-2）。患者活动或绞痛后出现肉眼或镜下血尿，以后者常见，有时活动后镜下血尿是上尿路结石的唯一临床表现。

表 74-2 不同部位结石的临床表现

结石部位	疼痛类型	疼痛部位	放射范围
肾盂结石、肾盏颈部结石	沉闷钝痛	上腹或腰部	
肾盂输尿管连接处	肾绞痛	腰、上腹部	同侧睾丸或阴唇
上段输尿管	同上	同上	大腿内侧
中段输尿管	同上	同上	中下腹部
输尿管膀胱壁段或输尿管处	同上	同上	尿道和阴茎头部放射痛

2. 因疼痛患者表现出烦躁不安，肾－肠反射作用引发恶心、呕吐及腹部不适。

3. 因泌尿系感染引起体温升高、大汗、畏寒、寒战等，亦可有膀胱刺激症状出现。

4. 双侧输尿管结石引起完全性梗阻时，可致无尿、肾衰竭。

（三）辅助检查

1. 实验室检查

（1）尿常规检查：镜下血尿、结晶尿，若有感染，白细胞亦可增多。

（2）尿液的细菌培养。

（3）24 小时尿标本采集：测量结晶物质的排出量，包括尿钙、尿酸、肌酐等。

（4）尿液 pH 值分析：帮助确定结石类型及成因，pH > 7.5 提示磷酸胺镁结石，pH 在 6.0 ~ 6.5 之间提示肾小管酸中毒。

（5）血清学检查：包括血钙、磷酸盐、蛋白质含量、氯、碳酸盐、尿酸等，可帮助分析结石的成因。

2. 影像学检查

（1）X 线检查：95% 以上的结石能在平片中发现，含钙及胱氨酸的结石如有显影剂作用，也可在 X 线片上显影，从 X 线片上可显示出结石大小、部位等。

（2）B 超检查：可以帮助发现 X 线片中不能显示的小结石和透 X 线结石，亦可显示出阻塞的情况。

（3）输尿管镜肾镜检查：用于以上检查尚不能确诊时，做此检查可明确诊断。

（四）心理社会评估

患者的心理状态因病情的轻重缓急和病程变化而有不同。在发病的急性期，肾脏的剧烈疼痛常常使患者感到极度的痛苦、烦躁而表现为焦虑不安。在当结石严重引起肾功能障碍时，患者受到肾衰的阴影笼罩，可能感到焦虑、无助，甚至恐惧。

五、护理诊断及医护合作性问题

1. 疼痛　与梗阻存在或结石活动刺激有关。

2. 潜在并发症　感染与尿道梗阻、尿液淤积或手术或穿刺创伤有关。

3. 有体液不足的危险　与肾肠反射引起恶心、呕吐、腹泻，血尿、术后出血等引起失血过多有关。

4. 尿潴留　与梗阻存在，致排尿不畅有关。

5. 知识缺乏　与对上尿路结石的致病因素和治疗过程的缺乏，以及对家庭治疗及预防复发知识的缺乏有关。

6. 焦虑　与担心肾衰竭有关。

六、计划与实施

通过实施治疗及护理措施，患者主诉疼痛减轻，尿液引流通畅，保持体液平衡，能够复述有关上尿路结石的致病因素、治疗过程以及家庭治疗和预防复发的知识，心情平静，主诉焦虑感减轻。

（一）保守治疗的护理

1. 减轻疼痛，增加舒适感

（1）遵医嘱给予止吐剂，减少恶心、呕吐，预防性地使用吗啡、阿托品止痛，并观察用药效果。

（2）卧床休息，减少大幅度的活动。

（3）局部湿热敷，促进血液循环，增加舒适感。

（4）介绍非药物性缓解疼痛的方法，如听音乐、分散注意力等。

2. 准确留取尿标本　留取 24 小时尿液，保留结石以便分析结石成分，为诊断提供依据；记录尿液 pH，及时送检各项标本。

3. 严格记录出入量

（1）记录出入量及体重变化，以便早期发现完全梗阻或体液不足症状。

（2）当患者呕吐、大汗或天气炎热时，遵医嘱给予补液治疗，防止脱水、促进结石排出。

4. 指导患者活动　因患者长期卧床可导致骨钙释放、尿钙增加，易形成结石，应鼓励患者适当活动，结石可随活动而自行脱落至下尿道，随尿液流出体外。活动应适度，以不引起疼痛为原则。

5. 饮食护理　鼓励患者多饮水，保持每日 3000~4000ml 的液体入量。对与高钙有关的结石患者，应限制钙的摄入，包括奶类制品以及促进钙质吸收的富含维生素 A、D 的食物。对与草酸盐有关的结石患者，应禁食含草酸盐丰富的食物，如茶、可乐、啤酒、菠菜、豆制品、柑橘类、苹果、番茄等。对与尿酸有关的结石患者，应禁食高嘌呤饮食，而多进食碱性食物，如奶类、蔬菜、水果等。对磷酸胺镁结石患者，建议进食酸性食物，如肉类、蛋类、谷物。对胱氨酸结石患者，建议进食碱性食物，减少蛋白质摄入。

6. 用药指导

（1）针对钙结石的药物：①磷酸纤维素钠，口服后与肠内钙结合成不溶物，可以减少钙的吸收；②噻唑类利尿剂，是目前最有效的降尿钙药物，主要作用是肾远曲小管促进钙的重吸收，并可使增高的 PTH 及血清 $1,25(OH)_2D_3$ 浓度恢复正常，从而降低肠道对钙的吸收。但可有皮疹、血糖和尿酸增高、粒细胞减少、黄疸等不良反应，高血钙患者禁用。

（2）针对尿酸结石的药物：别嘌呤醇，可抑制黄嘌呤氧化酶，减少尿酸的形成。该药不良反应少，但可出现胃肠道症状、皮疹、转氨酶升高等，长期应用也可发生骨髓抑制及肝肾功能损害。

（3）针对胱氨酸结石的药物：①D-青霉胺，在尿中与胱氨酸作用形成半胱氨酸 – 青霉胺，可降低胱氨酸的饱和度。本药不良反应大，包括过敏反应、胃肠道症状、肾毒性、视神经炎等，因此已被其他药所替代；②乙酰半胱氨酸也同样增加胱氨酸的溶解度，还可分解结石中基质。

7. 心理护理　向患者解说保持心情愉悦、减少紧张和焦虑对疾病的重要性。

（二）体外冲击波碎石的护理

1. 治疗前的准备

（1）协助医师完成各项常规检查，如 X 线平片，以确定结石的存在及其数目大小；肾功能检查，了解肾损害的程度。由于将结石击碎后的砂粒还要随尿从尿路排出，当有梗阻或肾功能很差时，患者尿量很少，即使将结石击碎也不能排出。

（2）治疗前日不进食牛奶、豆浆、糖等易产气的食物，晚 8 时服用番泻叶，以排出粪便和肠内积气，治疗当日晨开始禁食。

（3）治疗前日遵医嘱给予抗生素，因为感染结石内常有细菌，碎石前后要服用抗生素以防感染。

2．治疗后的护理

（1）鼓励患者多饮水、多活动、多蹦跳。

（2）告诉患者可出现血尿，一般可自愈。

（3）碎石后应采用患侧在下的侧卧位，以利结石随尿液逐渐排除。碎石后排石过程中，可出现腹部疼痛，可给予解痉镇痛剂缓解。

（4）继续输液 3 天，3 天后复查 X 线片，观察碎石效果。

（5）收集尿液，沉淀后观察排石情况。

（三）手术前后的护理

1．术前准备

（1）协助医师完成各项检查。

（2）调整患者身心状态，以最佳状态准备手术。

（3）一般手术切口在横隔下方，术后疼痛影响呼吸，因此术前护士应教会患者深呼吸及正确的咳嗽方法。

（4）术前备皮、皮试、灌肠，同其他腹部手术。

2．术后护理

（1）病情观察：观察生命体征，并准确记录，若有出血征象如脉快，血压下降，及时通知医师；观察伤口敷料，保持敷料干燥、整洁，渗出多时，及时更换并通知医师；准确记录出入量，监控体重，大量补液，防止尿淤积引起感染。

（2）缓解疼痛：遵医嘱给予止痛剂，缓解疼痛，护士应注意观察用药后的疗效。

（3）引流管护理：观察引流情况，保持引流通畅，无医嘱时，不可关闭引流管或放开止血钳；引流管要妥善固定，防止打折、压迫、脱落，高度不可高于肾脏，下床活动时应低于髋部。

（4）饮食护理：腹胀患者，可遵医嘱给予胃肠减压；肠蠕动恢复正常后，遵医嘱给予饮食指导。

（5）并发症护理：鼓励患者翻身、深呼吸、保持呼吸顺畅，防止皮肤破损及肺部感染等并发症的发生。

七、预期结果与评价

1．患者主诉疼痛减轻，舒适感增加。

2．患者没有发生感染，或发生感染后，在医护共同努力下，感染被及时发现，及早得到控制。

3. 患者的出入量平衡，心率、血压平稳。

4. 患者在梗阻期间，通过造瘘或引流等技术，保持尿流通畅。

5. 患者能够讲述形成上尿路结石的致病因素和治疗过程、预防肾结石复发的知识以及家庭治疗的方法、内容。

6. 患者在患病期间情绪稳定，积极配合治疗。

（孙　红）

第七十五章 泌尿系肿瘤患者的护理

》关键词

carcinoma of kidney	肾癌
tumor of bladder	膀胱肿瘤
tumor of urinary system	泌尿系肿瘤

泌尿系肿瘤在泌尿外科疾病中是最常见的疾病之一，且发病率和死亡率有增长趋势。其中最常见的是膀胱癌，其次为肾肿瘤。欧美国家中最常见的是前列腺癌。

第一节 肾癌患者的护理

一、概述

肾癌也称肾细胞癌，是最常见的肾脏实质恶性肿瘤。由于人类平均寿命延长和医学影像学的进步，肾癌的发病率比以前有所增加，临床上在无任何症状下体检时发现的病例增多。5年生存率一般为35%~75%，10年生存率一般为17%~30%。

二、病因及发病机制

肾癌的病因尚不清楚，其发病可能与吸烟、肥胖、职业接触（如石棉、皮革等）、遗传因素（如抑癌基因缺失）等有关。一些统计表明吸烟者肾癌的相对危险性为1.1~2.3，与吸烟量和开始吸烟的年龄密切相关。肾癌与工业致癌物质的关系尚未肯定，但男性吸烟者并暴露于镉工业环境发生肾癌者高于一般人群。肾癌有家族发病倾向，有家族中兄弟二人或家庭中几人发生肾癌的报道。有视网膜血管瘤家族性肾癌，可为多灶癌或囊内癌。

三、病理

肾癌常为单侧单病灶，左右侧发病率相似。约1%~2%双侧同时或先后出现肾癌。肾癌多为圆形，大小悬殊。肿瘤可破坏全部肾脏，并可侵犯邻近脂肪、肌肉、血管、淋巴管等。肾周围筋膜是防止局部扩散的一层屏障。肾癌容易向静脉内扩散形成癌栓，可以延伸进入肾静脉、下腔静脉甚至右心房。肾上腺同侧受累者占10%。远处转移常见于肺、脑、骨骼、肝脏、皮肤、甲状腺等。淋巴转移的首站为肾蒂淋巴结。

肾癌的组织病理极为多样，分化好的如腺癌，恶性程度较高者如间变性癌。肾癌分为两类：透明细胞癌和颗粒细胞癌。前者有形成腺状或管状的倾向，后者多呈囊肿，恶性程度较高。

肾癌临床分期：Ⅰ期：病变限于肾实质内；Ⅱ期：病变浸润肾周围组织但限于肾筋膜

内；Ⅲ期：肾静脉有癌栓及有区域淋巴结转移；Ⅳ期：累及邻近器官或有远处淋巴结转移。

四、护理评估

（一）健康史

评估患者家族中肾癌的发病情况，患者吸烟史，详细询问吸烟患者的烟龄及每日吸烟量。

（二）身体评估

肾癌患者的主诉和临床表现多变，容易误诊为其他疾病。肾脏位置隐蔽，与外界联系的主要是尿液，血尿是肾脏肿瘤最常见的症状，但血尿的出现必须在肿瘤侵犯肾盂后方可出现，因此已不是早期症状。多年来，把血尿、疼痛和肿物称为肾肿瘤的三联征，大多数肾癌患者就诊时具有其中一个或两个症状。临床上许多患者已有转移尚无明显症状。

1. 血尿　常为无痛性、间歇性、全程血尿，出血多时可伴肾绞痛，常因血块通过输尿管引起。

2. 腰痛　腰部钝痛是肾癌另一个常见症状，多数为钝痛，局限在腰部。疼痛多因肿块增长充胀肾包膜引起，肿瘤侵犯周围脏器和腰肌时疼痛较重且较为持续，常见于 40% ~ 50% 的病例。

3. 肿块　因肾脏位置隐蔽，只有 20% ~ 30% 的病例可触及腰部肿块。左侧肾癌可伴有左精索静脉曲张。

4. 全身症状　肾癌除上述症状外，尚可出现一系列全身症状。大约 1/3 的患者出现全身症状。常见的全身症状有：发热极为常见，多数为低热，持续或间歇出现。20% ~ 40% 肾癌患者出现高血压。大约半数以上的患者血沉快于正常人。肾癌患者约有 1/3 ~ 1/2 发生贫血，血尿是贫血的原因。临床上约有 25% ~ 30% 的患者因转移症状，如病理骨折、咳嗽、咯血、神经麻痹及转移部位出现疼痛等就医。

（三）辅助检查

1. B超　超声扫描是最简单的检查方法，可作为常规体检的内容。肾脏内超过 1cm 的肿块即可被超声发现，并可鉴别肿块是否为肾癌、肾囊肿等。肾癌常表现为轮廓变形，由于实性瘤体内出血、坏死、囊性变，常为中低回声光团，内部回声不均匀。肾囊肿一般界限清晰，内部无回声，透声良好。

2. X线平片　可见肾外形及轮廓的改变。

3. CT　对肾癌的诊断有重要的意义，可发现未引起肾盂和肾盏改变的肾癌，可准确测定肿块密度，可准确分期。CT 可见肾实质内肿块，较大者局部皮质隆起，病变为圆形、椭圆形或不规则。

（四）心理社会评估

肾癌起病隐蔽，多数患者在无准备情况下被诊断为肾癌，可出现焦虑情绪。应评估患者的应对能力，家庭可提供的支持等。

五、护理诊断及医护合作性问题

1. 疼痛　与肾癌的生长刺激或压迫有关。

2. 营养失调：低于机体需要量　与营养物质摄入不足有关。

3. 焦虑　与担心血尿失血过多、疾病的预后有关。

4. 躯体移动障碍　与术后卧床、输液和留置引流管有关。

六、计划与实施

通过对患者的治疗与护理，患者能够复述疾病治疗和护理的主要内容，自诉焦虑程度减轻，保持一个良好的状态迎接手术，并顺利的渡过围术期。

（一）术前护理

1. 术前宣教　护士应给患者介绍肾癌的治疗方法。肾癌治疗以手术治疗为主，辅助放射治疗和化学治疗。根治性肾切除应包括肾周围筋膜、脂肪、肾脏、肾上腺、淋巴组织和输尿管。孤立肾癌，如无扩散，可行部分肾切除或肿瘤切除，预后良好。对于严重出血、疼痛、压迫周围器官的远处转移癌患者，可采用姑息性肾切除。

2. 术前准备

（1）观察患者的排尿形态：观察出血的性质和排尿的情况，区分是血尿还是尿道出血。若确实为血尿，应详细询问血尿出现的阶段。留取血尿标本送检。血尿严重时及时通知医师，嘱患者卧床休息。监测患者血红蛋白的变化，及时纠正贫血症状。

（2）术前进行肾动脉栓塞的患者，密切观察有无剧烈疼痛、肠麻痹、发热等症状。

（3）高血压的患者，每日测血压两次。

（4）指导患者深呼吸和有效的咳痰。主要因手术部位靠近横隔，患者常因疼痛不敢咳嗽和深呼吸，导致换气不足。

3. 心理护理　安慰患者，向患者解释一般的肉眼血尿失血量在 $1 \sim 3ml$（每 $1000ml$ 尿液中），故失血量不大，减轻患者的焦虑程度。

（二）术后护理

1. 病情观察　密切观察生命体征的改变。肾癌手术创伤大，术后应密切观察患者的生命体征变化，有无出血倾向。保持伤口敷料的清洁干燥，因伤口的位置在腰部，渗出液常流至背部，故检查敷料时，应嘱患者翻向健侧来检查背部敷料的渗出情况。

2. 引流管的护理　保持尿管及引流管通畅，观察尿液及引流液的颜色性质，准确记录尿量。留置胃肠减压的患者，应定时冲洗胃管，保持通畅，促进肠功能的恢复。

七、预期结果与评价

1. 患者主诉疼痛减轻。

2. 患者得到足够的营养摄入，贫血症状得到改善，具备接受手术的条件。

3. 患者能够正确对待疾病，主诉焦虑减轻。

4. 患者能够适当活动。

第二节　膀胱癌患者的护理

一、概述

膀胱癌在人类全部肿瘤中不占重要地位，但是在我国泌尿外科肿瘤中，无论发病率和死亡率均占首位。从全世界肿瘤的发病数统计，膀胱癌占泌尿外科肿瘤的第二位。在美国为男性第 4 位最常见的肿瘤，在我国排第 8 位，发病率男性多于女性，近 30% 的膀胱癌为多发性肿瘤。

二、病因及发病机制

1895 年 Rehn 已观察到染料工人膀胱癌发病率高。在染料、橡胶、塑料等工业中的胺基苯酚及其他芳香族胺有致癌作用。吸烟有碍色氨酸的正常代谢，使尿内羟基量明显升高。化学物质的致癌作用必须有肾脏的浓缩和在膀胱中存留一定时间。在膀胱癌发生中，致癌病毒起一定作用。核糖核酸（RNA）病毒有反转录酶。在该酶作用下，将 RNA 的遗传信息转至脱氧核糖核酸（DNA），形成 DNA 前病毒，然后再在 DNA 指导的 RNA 聚合酶作用下，完成 RNA 病毒核酸的复制，最终形成膀胱癌。现普遍认为膀胱癌与环境、职业、吸烟、感染、慢性炎症、结石、异物、细胞毒化疗药物等有关。约 25%～27% 的膀胱癌与职业有关，有 1/2 男性、1/3 女性膀胱癌与吸烟有关，尿内致癌物质最为重要，同时也要有促进发病的表皮生长因子等参与。

另外，长期大量服用镇痛药非那西丁、内源性色氨酸的代谢异常等，均可能为膀胱癌的病因或诱因。近年来大量研究资料表明，多数膀胱癌是由于癌基因的激活和抑癌基因的缺失等诱导形成，使移行上皮的基因组发生多处病变，导致细胞无限增殖，最后形成癌。

三、病理

（一）分类

1. 癌的组织学分类　①移行细胞癌；②鳞状细胞癌；③腺癌；④未分化癌（未分化癌源于原始上皮组织，分化差）。

2. 癌的生长方式分类　①乳头状癌（突入膀胱腔内生长）；②浸润性癌（主要向膀胱壁浸润）；③乳头状浸润性癌，兼具上述两种生长方式；④非乳头状非浸润性癌（原位癌）。

3. 癌的组织学分级（按细胞恶性程度分级）分级是评价细胞间变程度的方法。级别愈高，恶性程度愈大。分为三级：①P_1级：细胞间变程度最低，但符合恶性；②P_3级：细胞间变程度最显著；③P_2级：介于两者之间。

4. 癌的病理学分期　评价癌肿浸润膀胱壁或邻近组织的深度称分期。病理分期是通过组织学检查，根据浸润最深处来确定：①Tis：原位瘤、局限于黏膜层；②T_1期：已突破基底膜；③T_2期：浸润浅肌层；④T_3期：深肌层或膀胱周围组织已受侵犯；⑤T_4期：邻近器官已受侵犯或有远处转移。期别愈高，预后愈差。必须指出，淋巴或/和血管的浸润深度（可能更深）在计算期别时并未考虑在内。尽管如此，病理分期仍可作为评价膀胱癌恶性程度的主要标准之一。

（二）转移和复发

1. 转移　以淋巴转移最为常见。浸润浅肌层的 50% 淋巴管内有癌细胞；如浸润了深肌层，几乎全部淋巴管内有癌细胞；当外膜层被侵犯时，多有远处淋巴结转移。血行转移常见于晚期病例，主要转移至肝、肺、骨和皮肤等处。肿瘤分化不良者易发生浸润和转移。

2. 复发　膀胱癌经临床治愈后的复发，与其特有的尿路上皮肿瘤的多灶性肿瘤（或原位癌）生长、种植性和尿源性有关。

四、护理评估

（一）健康史

评估患者是否长期接触工业原料和致癌物质，有无吸烟习惯，烟龄及吸烟量以及血吸虫、慢性膀胱炎和膀胱结石的病史。

（二）身体评估

多数患者以血尿为第一症状。早期时，血尿常常是间歇性出现，而使患者延迟就医。出现排尿困难、尿频、尿痛、尿潴留等症状时多数已数晚期。这些症状常因肿瘤坏死、溃疡和合并感染所致。下肢水肿、盆腔肿块、骨痛、腹痛或全身消瘦等症状，表示肿瘤发生转移。

（三）辅助检查

1. 尿脱落细胞检查　膀胱肿瘤患者的尿中容易找到脱落的肿瘤细胞，方法简便，可作为血尿患者的初步筛选。阳性率在原发性膀胱癌为 67%，复发性癌为 80%；假阳性 11%。

2. 膀胱镜检查　可直接看到肿瘤所在部位、大小、数目、形态、蒂部情况和基底部浸润程度等，并可同时做肿瘤活组织检查。近年特别重视膀胱黏膜病变，随机活检，如在肉眼正常的黏膜发现原位癌、非典型增生，提示预后不良。

3. 超声检查　近年来日益受到重视，可发现 0.5cm 以上膀胱肿瘤。如应用经尿道超声扫描，能比较准确地了解肿瘤浸润的范围和分期。

4. X 线检查　排泄性尿路造影可了解肾盂、输尿管有无肿瘤以及肿瘤对肾功能的影响，肾积水或显影不良常提示肿瘤浸润输尿管口。膀胱造影时可见充盈缺损，被浸润膀胱壁僵硬不整齐。

5. CT、MRI　是无创性的最准确的诊断方法，可发现肿瘤浸润的深度以及局部转移病灶。

（四）心理社会评估

1. 评估患者对疾病的认识程度和反应　患者是否知道自己所患疾病，有哪些不良的心理反应，如焦虑、恐惧、不安等。如患者需接受尿路改道手术，必须终生携带储尿袋，对患者的影响，是否存在自我形象紊乱。

2. 评估患者家庭成员的情况　他们与患者的关系，对患者的关心程度，能给予患者的支持。

3. 评估患者的经济状况，是否有能力负担治疗的费用。

五、护理诊断与医护合作性问题

1. 焦虑　与担心术后排尿方式改变有关。

2. 排尿异常　与术后膀胱造瘘（留置引流管）有关。

3. 恐惧　与恶性疾病的威胁有关。

4. 知识缺乏　与缺乏膀胱癌的治疗、护理方面的知识有关。

5. 疼痛　与手术所致的组织损伤有关。

6. 自我形象紊乱　与膀胱癌手术后所致尿流改道有关。

7. 潜在的并发症　吻合口瘘。

六、计划与实施

通过对患者的治疗和护理，患者能够了解膀胱癌治疗和康复方面的知识，主动配合治疗和护理，焦虑减轻；术后恢复过程中，疼痛得到控制，各引流管通畅；掌握自我护理的方法，适应新的排泄方式；护士及时发现并发症的出现。

（一）术前护理

1. 术前宣教　患者入院后，护士应评估患者对疾病和治疗方面知识的了解程度及需求，患者自身的知识水平及应对能力。护士应及时进行讲解和指导，帮助患者保持一个良好的心态，积极配合治疗和护理。

（1）治疗方法和预后：膀胱肿瘤是泌尿系统最为多发的肿瘤，近几十年来发病率有上升的趋势。手术、化疗、放疗、生物治疗是目前治疗膀胱癌的主要方法。但是保留膀胱的手术，复发率5年内40%~90%。即使联合应用放疗、化疗、生物治疗，仍有10%~30%的复发率。所以膀胱癌的复发是泌尿外科的一大难题。膀胱肿瘤的治疗比较复杂，应根据不同的病理及临床过程而选用不同的治疗方法。

1）经尿道膀胱肿瘤切除术：对于表浅的膀胱肿瘤可采用经尿道切除术（TURBt）或电灼，分化属于G_2以下，分期在T_2以内，肿瘤直径在3cm左右均是TURBt的适应证。多发的肿瘤可分次切除。有报告直径5cm的肿瘤亦可经此法切除。TURBt方法无切口，可反复进行，对患者打击小，术后恢复快，在当前国内外普遍被采用，几乎可以取代膀胱部分切除术。国外有报告TURB效果优于膀胱部分切除术。TURB总的5年存活率约为70%，只有10%~15%发展为浸润性癌而需积极治疗。

经尿道切除肿瘤后2/3病例发生复发，目前一般都采用膀胱内药物灌注来预防复发。常用的药物有卡介苗（BCG）、丝裂霉素或阿霉素等，其中BCG效果最好。

2）局部生物疗法：生物疗法是现代肿瘤治疗领域的新方法，已取得了良好的效果。膀胱内灌注BCG的治疗方法是国内目前常用的生物疗法之一。一般采用BCG 120mg（北京生物制品研究所生产）加生理盐水50ml注入膀胱，保留2小时。初时每周1次，进行6次，接着每2周1次，进行12次，以后每月1次，坚持2年。复发率0~22%。膀胱内BCG灌注治疗膀胱原位癌效果也很好。

3）膀胱部分切除术：手术操作较简单，能保留膀胱功能，易被患者接受，但适应证范围较窄，只适用于：①单发的、不能经尿道切除的较大肿瘤；②肿瘤以外的膀胱黏膜多处随意活检显示无原位癌及无上皮发育异常的改变；③要能切除距肿瘤2cm以内的正常黏膜。术后总的5年生存率为50%~60%。

4）全膀胱切除术：手术适用于复发快，每次复发肿瘤的期、级上升，或肿瘤以外的上皮已有发育不良或原位癌的膀胱肿瘤。手术切除范围包括膀胱、前列腺和精囊，同时要进行尿路改道。术后的死亡率为6%左右。常用的尿路改道方法有：①输尿管末端皮肤造瘘术；是将一侧或双侧输尿管断端做皮肤造口，或将双侧输尿管末端吻合成一个开口。简单的输尿管皮肤造口需插入导管引流或使用粘贴皮肤的集尿袋。适用于全身状况差的膀胱癌患者。术后的主要并发症为逆行感染，造瘘口狭窄、回缩等。②回肠膀胱术：也称Bricker术，由Bricker于1950年首创。为目前常用的永久性不可控性尿路改道手术。利用回肠当做排尿系统的一个导管，使尿液由皮肤上的造瘘口排出。手术的方法是距回盲部 10~15cm 截取一段 15~20cm 长的回肠袢，被截断的回肠再行端端吻合，重建回肠的连续性。截下的回肠袢与输尿管端侧吻合，回肠袢远端于右腹直肌旁做腹部造瘘。因末段回肠再吸收能力较弱，较少引起电解质平衡失调问题。

5) 根治性膀胱切除：除膀胱切除外，还包括盆腔淋巴结清除，有时包括尿道切除。术后的死亡率约为 11%。

2. 术前准备

(1) 造瘘口位置的选择：膀胱全切的患者需在腹部造瘘，以保证尿液的排出。造瘘口需远离皮肤皱褶、瘢痕和骨隆突处，此位置需在患者仰卧、站立、坐着时，造瘘口周围的皮肤都能够保持平滑，以保证使用造瘘袋时四周严密，防止渗漏。回肠代膀胱造瘘口的位置是在腹部的右下象限中。

(2) 肠道准备：施行回肠代膀胱术的患者术前 3 天需开始肠道准备。具体内容如下：术前 3 天患者开始半流饮食，链霉素 1g 每天 2 次，维生素 K_3 20mg 每日 3 次，每晚睡前肥皂水灌肠一次。术前 2 天进清流饮食并适当补液，术前一天晚上清洁灌肠。

3. 心理护理 护士应向患者介绍手术的方式，造瘘口的情况，需要使用的引流袋或造瘘袋。让患者了解经过恢复期后，可基本恢复正常生活和社交活动。鼓励患者说出自己的想法，并给予确实的回答，增强患者战胜疾病的信心。

(二) 术后护理

根据不同的手术方式，术后需提供相应的护理。膀胱部分切除术手术后的护理与耻骨后前列腺术大致相同，而全膀胱切除术需进行永久性的尿路改道，术后需指导患者掌握尿袋和造瘘口的护理方法。

1. 膀胱部分切除术患者的护理 膀胱部分切除术术后一般需留置耻骨后引流管和尿管，一般不主张留置膀胱造瘘管，以防止肿瘤细胞种植。一般 24 小时后引流管的引流量小于 10ml 时可考虑拔除，术后 7~10 天拔除尿管。护理中应注意以下问题：

(1) 保持引流管通畅，防止血块堵塞引流管。因术后膀胱容量显著减少，若膨胀过度，会使膀胱内吻合口的压力增加，导致吻合口漏。

(2) 耻骨上引流管一般需保留 1~2 周，尿管需留置较长时间，直至膀胱内的伤口愈合。

(3) 患者在床上或下地活动时，除注意保持引流管通畅外，还应注意尿袋要低于膀胱水平，防止尿液逆流。

(4) 因膀胱容量减少，患者拔除尿管后，常有想解小便的感觉。应告诉患者这种感觉是暂时的，1~2 个月后膀胱的容量会逐渐恢复到 200ml。护士应提供协助患者适应膀胱容量减少的方法。如睡前限制水分的摄入，把睡眠被打扰的情况降到最低；外出数小时前也应限制液体的摄入；鼓励患者白天多饮水，每天的液体摄入量仍需维持在 2000ml 左右。

2. 回肠代膀胱术患者的护理

(1) 引流管的护理：手术后患者需留置胃管、尿管、左右输尿管支架管，储尿囊放置一引流管。保持各引流管通畅，术后 7~9 天可拔除输尿管支架管，10~14 天拔除储尿囊造瘘管；手术后 24 小时内需严密观察尿液的颜色、性质和量；患者尿液的颜色会逐渐由血性变清澈，且会伴有黏膜分泌物，这是尿液刺激回肠黏膜所引起的正常现象；若有脓尿及发热，可能表示有尿路感染的现象；护士发现患者尿液减少时（少于50ml/h），应及时报告医师，并观察患者有无尿液渗入腹腔所引起的发热、腹痛等腹膜炎征兆。尿液减少的可能原因有：肿胀或肠黏液堵塞住瘘口，因而阻塞尿液的流出；输尿管与回肠吻合处吻合不良，致肿胀或狭窄使尿液积聚在肾脏，而引起肾积水；其他原因如脱水，或肾衰竭等。

（2）造瘘口的护理：

1）观察造瘘口的血运状况：检查瘘口的大小、形状和颜色。如果颜色灰暗时，可能是由于血液供应受阻碍，需立即通知医师。

2）保持造瘘口周围的皮肤清洁干燥：造瘘口内流出的尿液，常混有肠液，集尿袋需粘贴紧密，防止尿液渗出刺激造瘘口周围皮肤。集尿袋的开口大小最好只大于造瘘口3mm，且佩戴集尿袋之前先戴上皮肤保护物。每次更换集尿袋之前，要评估造瘘口周围皮肤，注意有无出血和皮疹等。

引起造瘘口周围皮肤受刺激的可能原因有尿液渗漏、频繁更换储尿袋、造瘘口周围皮肤护理不佳、患者对集尿袋或胶布过敏等。

当发生皮肤刺激现象时，需去除诱发原因，使用皮肤保护物来减少集尿袋的刺激，可外用氧化锌软膏保护皮肤。若有细菌或念珠菌感染，则需使用抗生素治疗。

（3）指导患者正确使用集尿袋：集尿袋通常在造瘘口肿胀消退，伤口拆线后，约手术后第七天可开始使用。使用时先测量造瘘口的大小，集尿袋的口径以瘘口的直径加3~6mm，太大会引起皮肤刺激，太小则会阻碍造瘘口的血循或引起创伤。集尿袋的底部开口必须向着患者的腿部，以确保适当的引流。有些可重复使用。集尿袋的底部有一活门可关闭或开启，护士应指导患者每3~4小时（或尿液约聚积一半时）排空，以免因尿液重量使粘贴面脱离皮肤而引起渗尿的现象。集尿袋（可重复使用型）至少要维持使用24小时而不会有尿液渗漏现象，通常只要粘贴密合，大约3~5天更换一次，最长约7天，但会引起不良气味和尿液结晶形成的问题。指导患者准备二套集尿袋以便更换。更换集尿袋的方法及注意事项为：护士应向患者解释更换的步骤，以减轻患者的焦虑。在患者最方便的时刻更换集尿袋，如清晨患者尚未饮水之前。事先备好更换集尿袋所需的用具，将患者床铺放平，使腹部平坦、减少皮肤皱褶，使粘贴面能与皮肤紧密相粘。一次性的集尿袋用后抛弃。可重复使用的集尿袋更换前，先排空集尿袋内的尿液，温水清洗后，浸泡在洗涤剂中30分钟，然后再用清水清洗后，自然晾干。注意观察造瘘口周围皮肤，若皮肤上有残余的黏着剂，应予以清除。同时注意造瘘口周围的皮肤要保持清洁干燥，可将剪好洞口的皮肤保护物粘贴在皮肤上，集尿袋的洞口中央对准造接口安置上去，稍微施加压力于尿袋周围，以便粘贴稳固。为了使集尿袋粘贴效果较佳，及避免因尿液重量牵扯瘘口的粘贴面，可使用皮带来固定，以增加其安全性，尤其是患者在做剧烈运动时。

（4）协助患者适应自我形象的改变：手术前护士应向接受尿路改道患者介绍造瘘口的有关知识。手术后护士应协助患者适应身体的改变，包括引导患者正视造瘘口，并让他表达内心感受。鼓励患者参与造瘘口的护理，并逐渐由患者独立执行。指导患者在外出或社交场合时，必须先排空尿袋，且需将粘贴面贴紧。指导患者不吃可使尿液味道过重的食物等。

七、预期结果与评价

1. 患者能够正常排尿。
2. 患者自述焦虑减轻，愿意配合治疗。
3. 患者能够自我护理造瘘口，维持身体的清洁。
4. 患者造瘘口周围皮肤完整。
5. 患者能适应身体的变化，愿意参加社交活动。

（孙　红）

第七十六章 前列腺增生患者的护理

》关键词

prostatic hyperplasia　　　　　前列腺增生

一、概述

前列腺增生即良性前列腺增生，是引起男性老年人排尿障碍原因中最为常见的一种良性疾病。成年男性前列腺重约20g，为一纤维肌肉腺体组成器官。其形态类似一倒置的锥体，位于膀胱及盆底之间并包绕尿道前列腺部。锥体的底部称前列腺底部，底部邻接膀胱颈。锥体的尖端称前列腺尖部，指向前下。底部与尖部之间称前列腺体部。体部的后面较平坦，正中央有一纵行浅沟，称前列腺中央沟。前列腺的动脉供应来自膀胱下动脉，膀胱下动脉的分支分别供应精囊的下后方、膀胱底部及前列腺。前列腺的静脉流入前列腺静脉丛。位于两阴茎海绵体之间及白膜下的阴茎浅静脉穿过尿生殖膈后分成三个主要分支：浅表支及左右侧静脉丛。浅表支走行于耻骨前列腺韧带之间，并覆盖前列腺及膀胱颈的中部。两侧静脉丛走行于前列腺的后外侧并与阴部静脉、闭孔静脉及膀胱静脉丛有广泛的交通。由于前列腺的静脉丛与其他静脉丛有广泛的交通，故任何分支静脉撕脱都可造成严重的出血。

根据1936年我国第一篇关于治疗前列腺增生的文献报道，当时前列腺增生在中国比较罕见，≥41岁的男性前列腺增生发生率为6.6%，同年龄组外国人却高达47%。40~49岁，50~59岁，60~69岁，70~79岁组织学前列腺增生的发生率中国人分别为2%，12%，10%，20%，而外国人则分别为33%，56%，53%，33%。说明当时前列腺增生的发生率当时在中国明显低于欧美发达国家。随着中国人民生活的改善和平均寿命的延长，前列腺增生的发生率上升较快。北京医科大学泌尿外科研究所的一组尸检报告表明，组织学前列腺增生的发生率31~40岁4.8%，41~50岁13.2%，51~60岁20%，61~70岁50%，71~80岁57.1%，81~90岁83.3%，与欧美国家的组织学前列腺增生发病率已大致相同。

二、病因及发病机制

前列腺增生的病因学还不清楚，近年来的一些研究主要侧重在以下几个方面：

1. 年龄与发病的关系　老龄是前列腺增生发病的一个重要因素，因为它多发生在50岁以后的老年男性。国内有关年龄与前列腺组织结构变化的研究报告表明随着年龄的变化，从组织学上讲，前列腺的基质逐渐增多，而上皮组织逐渐减少。实际上前列腺增生发病的主要原因可能与基质有关。这种随年龄变化的组织结构，可能更容易发生前列腺增生。在解剖学上较独特的是在前列腺，尿道穿过其组织，如此尿液或精液中可能存在着某些生长因子，有的可以穿过尿道壁在前列腺产生局部的刺激，使细胞增生而产生尿道周围前列腺体增生，随着年龄的逐步增长，按照上述的生长规律，上述病变逐渐积累，最终产生前列腺增生。

2. 睾丸及其他激素与发病的关系 有功能的睾丸分泌雄激素，以维持前列腺的生长，使其结构及功能完整。青春期前切除睾丸，前列腺不发育，也不发生前列腺增生。成年后切除睾丸，出现前列腺萎缩，甚至出现的尿路梗阻症状，也可以消除。

3. 生长因子及生长抑制因子 前列腺有很多种类的生长因子，平时生长活性因子与生长抑制因子的作用相对平衡，这样前列腺能正常的发育、生长，因为这些因子与前列腺细胞的生长、分化、增殖、死亡均有直接关系。前列腺的基质与上皮细胞均能产生生长因子，同时对这些因子也有适应反应，它们的主要作用以相互反应或相互作用的模式表达。它们通过自分泌、旁分泌或内在分泌的模式刺激细胞生长，抑制细胞增殖或促进细胞分化、恶化或死亡。

4. 细胞凋亡与前列腺增生 正常情况下，前列腺中细胞生长与细胞凋亡在相对平衡下有控制地进行着，这样前列腺的发育、生长、分化、维持形态与功能也在正常状态下进行。一旦平衡失调，即可出现不正常生长与萎缩。男性在青春期由于雄激素的影响，前列腺细胞生长超过细胞凋亡，因此前列腺逐渐增大，功能也逐渐完整。成年期，前列腺细胞生长与凋亡粗略说是相等的，因此，前列腺的大小、形态、功能也维持在一个相对的稳定状态。老年期，由于某些因素的影响使调控失衡，前列腺细胞凋亡减少，则出现前列腺增生。

三、病理生理

(一) 膀胱流出道梗阻

膀胱流出道梗阻有机械性因素也有动力性因素。前者系前列腺增大造成尿道横切面积下降和尿道延长所致，后者系前列腺尿道、前列腺组织和前列腺包膜的张力增高所致。在膀胱流出道梗阻基础上，继发膀胱功能异常。常见的膀胱功能异常类型有：不稳定膀胱、逼尿肌收缩受损、低顺应膀胱。不稳定膀胱系指储尿期出现的自发性或诱发性逼尿肌无抑制性收缩，约半数以上的前列腺增生患者出现不稳定膀胱，它是引起尿频、尿急、紧迫性尿失禁等贮尿期症状的主要原因，与术后持续性尿频、紧迫性尿失禁以及膀胱痉挛的发生有密切的关系；逼尿肌受损是因急、慢性尿贮留使逼尿肌受到过度牵拉，萎缩变薄或纤维化所致的收缩力下降；低顺应膀胱是指贮尿期较少的膀胱容量增加，即产生较高的膀胱内压，较常见原因为膀胱壁增厚、纤维增生、僵硬，使膀胱扩张受限，因炎症或其他刺激使逼尿肌痉挛性收缩也可出现低顺应膀胱，当大量残余尿和膀胱内压持续 $>40cmH_2O$ 时可导致上尿路扩张。

(二) 其他非膀胱流出道梗阻性病理生理变化

1. 前列腺增生的三个基本临床病象 即前列腺增大，尿频、尿急、排尿困难、尿失禁等症状，膀胱颈及后尿道梗阻，三者可独立存在，也可以不同组合相伴存在。

2. 前列腺增生的三个主要尿动力学表现 即梗阻、逼尿肌受损、膀胱不稳定，三者可独立存在，也可以不同组合相伴存在。

3. 与身体其他组织器官一样，随着年龄的老化，膀胱本身及其神经调节也将发生生物学老化，也可产生不稳定膀胱、低顺应膀胱、逼尿肌功能受损等与前列腺增生伴随的膀胱功能异常有相似的改变。这些异常可产生与前列腺增生几乎相同的临床表现，也可因上述老化因素与前列腺增生的共同存在而使临床症状更为明显。

四、护理评估

（一）健康史

评估患者有无尿道外伤病史，有无吸烟及酗酒史，是否经常憋尿。询问患者的排尿习惯。

（二）身体评估

1. 夜尿　一般可达到 5~6 次，这是下尿路梗阻的最早期症状。许多患者仅在夜间尿的次数增多而白天并无明显的改变，其原因为患者在白天注意力分散，尿意感阈值升高。

2. 尿频　膀胱黏膜发生炎症或已有残余尿即出现尿频，严重可达 15~30 分钟即小便一次。

3. 尿线无力，排尿起始迟缓、尿线间断及滴沥　排尿起始迟缓以晨起第一次尿最为明显，可达 15~30 秒以上，膀胱不能将尿液排空，从而出现起始 - 停止 - 起始的尿线间断现象，也导致排尿终末滴沥。

4. 急性尿潴留、血尿　前列腺增生引起的尿潴留多发生在患者受凉、饮酒、劳累之后。血尿也是较常见症状，年龄大于 50 岁的男性尤为突出，如并发膀胱炎或膀胱结石则更为常见。

5. 膀胱结石　并发率占 10% 以上。

6. 肾功能不全　表现为食欲减退、贫血、血压升高，或意识迟钝、嗜睡以至昏迷。

（三）辅助检查

1. 直肠指诊　是重要的检查方法，每例前列腺增生患者均需做此项检查。指检时多数患者可触到增大的前列腺，表面光滑，柔韧、有弹性，边缘清楚，中间沟变浅或消失，即可做出初步诊断。指检结束时应注意肛门括约肌是否正常。

2. B 超

（1）经腹 B 超检查：由于前列腺位于盆腔深部，耻骨上的探头须向尾部成角，经过膀胱在耻骨后才能探到前列腺，所以内部结构观测较困难，但可用测得的前列腺最大前后、上下及横径测量其重量。还可测残余尿及检查肾积水。

（2）经直肠 B 超检查：此方法最为准确，可发现尿道内变形、移位，从而反映出膀胱出口梗阻的动态改变。

3. 尿流率检查　可以确定前列腺增生患者排尿的梗阻程度。检查时要求排尿量在 150~200ml，如最大尿流率 <15ml/s 表明排尿不畅；如 <10ml/s 则表明梗阻较为严重，常是手术指征之一。如果排尿困难主要是由于逼尿肌功能失常引起，应行尿流动力学检查，通过测定排尿时膀胱逼尿肌压力变化等，可了解是否存在逼尿肌反射不能、逼尿肌不稳定和膀胱顺应性差等功能受损情况。

4. 静脉尿路造影　前列腺增生患者做静脉尿路造影的目的主要为排除是否有下尿路梗阻引起的肾盂输尿管扩张及评估肾功能。

5. 膀胱镜检查　当患者出现下尿路梗阻症状，静脉尿路造影显示膀胱成小梁，残余尿或输尿管肾盂积水时膀胱镜检查更为重要。

（四）心理社会评估

1. 评估患者对疾病的反应，是否了解所患疾病名称及预后，对治疗是否有信心。

2. 评估患者对疾病治疗的态度，有无抑郁、焦虑、恐惧等心理。

3. 家庭成员中的情况，是否有社区的支持，患者家属是否了解疾病的治疗。

4. 家属的经济状况是否能够为患者提供物质及精神支持。

5. 患者对疾病治疗的态度，是否能改掉吸烟、酗酒等不良生活习惯。

五、护理诊断及医护合作性问题

1. 有下尿路感染的危险　与 Foley 导管放置有关。

2. 睡眠型态紊乱　与夜尿次数多有关。

3. 潜在并发症　出血与前列腺摘除。

4. 疼痛　与手术切口有关。

5. 生活自理缺陷　与术后持续膀胱冲洗，不能下床活动有关。

6. 知识缺乏　与缺乏前列腺增生的治疗、护理及预防并发症的知识有关。

六、计划与实施

通过对患者的治疗与护理，患者的情绪趋于稳定，焦虑程度减轻，睡眠得到进一步改善，能按照医嘱按时服药并主动配合各种治疗与护理，尿潴留留置尿管期间的患者应了解尿管的放置位置，尿道口的护理知识以及饮水量的要求。患者家属关心患者，能够为患者提供持续的物质及精神支持。

（一）术前护理

1. 心理护理　前列腺增生患者多为老年患者，往往同时患有其他慢性疾病，如脑血栓、冠心病、高血压等，应根据患者的理解能力向患者介绍有关手术的情况，并同时向患者讲解有关这些慢性疾病的知识。有些老年患者为孤寡老人或因子女工作疏于照顾，表现为冷漠、脾气暴躁，甚至对医护人员提出无理要求，对治疗处处不满意；有些患者由于尿失禁受到家人及子女的歧视，表现为抑郁、焦虑等，医护人员应表示理解，主动关心和照顾这些老年患者。对耳聋的老年患者可采用笔谈的形式。主动倾听患者的感受，与患者交谈时鼓励其倾吐内心的感受，缓解其内心压力。做到有问必答，语言要亲切和蔼，态度诚恳，语言简洁易懂，声音不宜过小，并满足患者提出的各种要求，对于实在不能满足的要给予耐心细致的解释。对于尿失禁的患者要随时更换衣裤及被服以保持自我形象的完整。在进行各项护理操作及用药前，要适当解释治疗用药的目的，并与患者家属交谈，鼓励家属多关心患者，将治疗方案向家属讲明，给予患者心理支持，并为患者创造良好的休息环境，如保持病室整洁及安静，减少周围噪音对患者的影响等。

2. 术前宣教　根据患者的接受能力，术前向患者和家属介绍手术方式、术前准备的内容等以利于患者配合。

（1）手术方式：分为开放性手术和经尿道前列腺电切术。开放性手术的术式选择又取决于术者的经验，经会阴前列腺切除术因易损伤勃起神经，已很少被采用；耻骨上前列腺摘除适用于各种类型患者，手术时间短，由于剜出腺瘤是在盲操作下进行，遇广泛粘连时，偶尔会造成包膜或外括约肌损伤；耻骨后前列腺摘除术在直视下剥离腺瘤，不会损伤外括约肌，止血较彻底，尤其适用于较大（80 以上）的前列腺，但不宜用于腺体较小，尤其是以中叶增生为主者；保留尿道的前列腺切除手术不需进入尿路，术后康复快，但对中叶增生的处理比较困难，前列腺较大和较小者均不宜采用。梗阻严重的患者因增生腺体较硬实，粘连多，术后易发生膀胱出口瘢痕狭窄，选择经尿道前列腺切开术较适宜。

（2）术前准备

1）有严重高血压以及肺疾患的患者应于术前完善各种心肺功能的检查，术前对患者进行药物控制及血压的监测，必要时予以高血压患者低盐饮食控制。

2）对尿失禁患者要保持会阴部清洁干燥，勤洗会阴部，经常更换内裤，预防会阴部湿疹，防止皮炎发生。若已经有皮疹湿疹者应每日清洗会阴4～6次，保持干燥，可在会阴处涂护肤粉剂，术前一定使皮肤痊愈，以保证手术顺利，防止术后感染。

3）尿潴留留置尿管期间的患者每次排便后洗手，每日为患者清洁插管局部两次，应用10%络合碘棉签，并用棉块擦洗尿道口、龟头及包皮周围的皮肤污垢。在处理前后认真洗手防止交叉感染，每周更换尿袋2次。

4）对于夜尿多、睡眠差的患者术前一周应用5α-还原酶抑制剂（保列治）改善尿频症状，增加尿流率使睡眠得到改善。

5）常规准备，如备皮、配血、抗生素皮试等。

（二）术后护理

1. 观察生命体征 术后患者应在特护病房，配备监护仪由专人监护血压、心率、血氧饱和度等生命体征的变化。

2. 保持水电解质的平衡 前列腺手术时需应用无菌的生理盐水冲洗创面，如果出血多的患者很容易吸收入血，引起稀释性低钠血症（又称 TURP 综合征），患者表现为乏力、恶心、呕吐、腹泻等，故术后患者都应监测电解质的水平，若发生低钠血症应及时与医师联系，予以高钠输液纠正。

3. 膀胱冲洗期间的护理 前列腺增生患者回病房后都予以无菌生理盐水持续冲洗，因手术室本身温度很低，如用冰冷的冲洗液冲洗会带走大量的热，很可能发生心脑血管方面的危险，所以对于年老体弱的患者应将盐水稍加温后再进行冲洗，在持续膀胱冲洗期间应随时询问患者有无憋胀感，并观察冲入量及冲出量是否平衡以及冲洗液颜色的变化，若冲出液颜色为深红，冲洗瓶中泡沫较多，应随时观察血压及心率的变化以提早发现出血征兆。

4. 适当应用抗生素，防止伤口及泌尿系感染。

5. 尿管的护理 保持尿管的通畅，防止尿管受压、扭曲或堵塞，尿袋应置于膀胱水平之下以防止逆行感染，若遇堵塞可用无菌生理盐水冲洗。鼓励患者多饮水，多食水果，保持尿量每日达1500～2000ml 以预防感染。

6. 保持大便通畅，术后3日可服轻泻剂，如通便灵、番泻叶，防止因便秘用力排便时，使前列腺窝继发出血。

七、预期结果与评价

1. 患者自述焦虑减轻，勇于面对疾病并配合医护人员的工作。

2. 患者能复述疾病的治疗、护理及并发症的预防。

3. 患者遵循医嘱合理用药，饮水达 2000ml/d，排尿得到改善。

4. 护士及时发现并发症，通知医师及时处理。

（孙 红）

第七十七章 肾衰竭患者的护理

》》**关键词**

acute renal failure   急性肾衰竭

chronic renal failure   慢性肾衰竭

第一节 急性肾衰竭患者的护理

一、概述

急性肾衰竭，是由多种病因引起的一种临床综合征，表现为肾功能在短时间内（几小时至数几天）急剧地进行性下降，代谢废物排出急剧减少，血肌酐和尿素氮升高、水电解质和酸碱平衡紊乱及全身各系统并发症。

急性肾衰竭是临床较常遇到的一种危重疾病。如能迅速采取有效的治疗及护理措施，多数病例是可逆转的。

二、病因及发病机制

（一）病因

急性肾衰竭的病因很多，临床上分为肾前性、肾性和肾后性三种。

1. **肾前性** 是指肾脏本身无器质性病变，由某些引起有效循环血容量不足、心输出量下降、肾血管收缩等因素导致肾脏血流灌注量减少，以致肾小球滤过率降低。常见的肾前性急性肾衰竭的病因有：

（1）血容量不足：各种原因引起的大出血，如胃肠道大出血、产后大出血、严重外伤、外科手术导致出血过多等；烧伤及创伤面大量渗液、严重脱水、过度出汗导致大量体液从皮肤丧失；剧烈呕吐、腹泻等造成胃肠道液体大量丢失；长期大量使用利尿剂等。

（2）心输出量减少：严重的心肌病和心肌梗死所导致的泵衰竭，严重心率失常引起的血循环不良等均可导致心排出量减少，致使肾血灌注量减少。

（3）有效动脉血流量减少和肾内血流动力学改变，包括肾前小动脉收缩和肾后小动脉扩张。

2. **肾性** 由于肾实质损伤所致。最常见的是肾缺血或肾毒性物质损伤肾小管上皮细胞。常见的肾性因素有：急性肾小管坏死，占所有急性肾衰竭病例的75%~80%；急性肾间质病变；肾小球和肾血管病变。引起急性肾小管坏死的因素如下：

（1）缺血性病变：为急性肾小管坏死最常见的原因，各种肾前性因素如未能及时得到纠正，则可继续发展导致肾小管坏死。

（2）药物及中毒：①金属盐类：汞、铅、砷、金、银、铜等；②有机溶剂：甲醇、甲苯、四氯化碳、氯仿等；③抗生素：氨基苷类抗生素是药物所致急性肾小管坏死的主要原因，常见的有卡那霉素、庆大霉素、阿米卡星、多黏菌素 B、妥布霉素、新霉素、链霉素等。其他的抗生素有磺胺类药物、四环素、甲氧苯青霉素、先锋霉素、两性霉素及利福平等；④其他药物：抗癌药物（如顺铂）、血管紧张素转移酶抑制剂（ACEI）、雷公藤、非甾体类抗炎药，如对乙酰氨基酚、保泰松等；⑤造影剂；⑥生物毒素：蛇毒、蜂毒、鱼胆毒、毒蕈等。

（3）血管内溶血：当血型不合输血后，产生大量血红蛋白及红细胞破坏产物，血红蛋白在肾小管腔中形成管型，堵塞管腔，引起急性肾小管坏死。另外，使用奎宁、磺胺等药物，严重感染、毒素如蛇毒，蜂毒，烧伤等亦可诱发急性溶血，引起肾小管坏死。

3. 肾后性因素　多种原因的急性尿路梗阻所致。梗阻可发生在尿路从肾盂到尿道的任一水平。肾后性急性肾衰竭较少见，多数可逆。及时解除梗阻可使肾功能迅速恢复正常。引起尿路梗阻的病因有：①结石、肿瘤或坏死组织引起的输尿管内梗阻；②肿瘤压迫，粘连及纤维化病变引起的输尿管外梗阻；③前列腺肥大、前列腺癌、膀胱肿瘤、盆腔肿瘤等引起下尿路梗阻等。

（二）发病机制

急性肾衰竭的发病机制尚有争议，一般认为不同病因、不同的病理损害类型，有其不同的始动机制和持续发展因素。目前对于缺血所致的急性肾小管坏死的发病机制，主要有以下解释：

1. 肾血管血流动力学的改变　实验证明几乎所有的急性肾小管坏死均有肾血流量的减少，故不少学者认为它是病因。由于肾血流量重新分布，肾皮质血流量减少，肾髓质充血，导致肾小球的滤过率降低。

2. 肾小管上皮细胞代谢障碍　主要为缺氧所致。

3. 肾小管上皮细胞陀螺、管腔中管型形成　该学说认为，变性坏死的上皮细胞及脱落的微绒毛碎片或血红蛋白、肌红蛋白等可阻塞肾小管，导致阻塞部位以上的肾小管内压增高，继而使肾小囊内压升高，当囊内压力＋肾小球毛细血管内胶体渗透压＝毛细血管内静水压时，遂导致肾小球滤过停止。

三、病理

由于病因及病情严重程度不同，病理改变可有显著差异，轻者仅肾小管轻微病变，重者可有肾小管的广泛变性和坏死。一般肉眼检查可见肾脏增大而质软，剖面可见肾髓质呈暗红色，皮质肿胀，因缺血而呈苍白色。光镜检查可见肾小管上皮变薄、肿胀、坏死，管腔内有脱落的上皮、管型和炎症渗出物。肾间质可有不同程度的炎症细胞浸润和水肿。肾中毒所致者，病变多为近端小管上皮细胞融合样坏死，而基膜完整。肾缺血所致者，小管细胞多呈灶样坏死，分散于肾小管各段中，基底膜常遭破坏。有些病者的肾小管在普通光镜下没有改变，但用电子显微镜检查常可见到上皮细胞的线粒体变形，内浆网消失，微绒毛脱失等变化。

一般在一周左右，如基底膜仍完整存在，则肾小管上皮细胞可迅速再生，恢复病前的原状，但如基底膜已破坏，则上皮细胞不会再生而形成结缔组织瘢痕。

四、护理评估

（一）健康史

护士应详细询问可能会导致急性肾衰竭的原因，如失血、失液、败血症等所致的周围血管扩张而导致有效循环容量不足；心肌病变所致的心排出量减少；服用过肾毒性药物或接触过肾毒性物质。了解患者过去有无慢性肾脏疾病史及患者家族中有无肾脏疾病史等。

（二）身体评估

急性肾小管坏死是急性肾衰竭最常见的临床类型。通常按其病因分为缺血性和肾毒性。临床表现包括原发疾病、急性肾衰竭引起的代谢紊乱和并发症等三个方面。典型的急性肾衰竭可分为起始期、维持期和恢复期等三个阶段。

1. 起始期 指典型肾前性氮质血症至肾小管坏死之前这一阶段。此期有严重肾缺血，但尚未发生明显的肾实质损伤，若及时治疗可避免 ATN 的发生。此期以远发病的症状体征为主要临床表现，伴有尿渗透压下降。历时较短，仅数小时至 1~2 天，肾损害可逆转。

2. 维持期 又称少尿期。一般为 7~14 天，平均 10 天，极少数可达 30~70 天。肾小球滤过率保持在低水平，许多患者可出现少尿，也有些患者没有少尿，尿量在 400ml/d 以上，甚至 1000~2000ml，这称为"非少尿型"急性肾衰竭，预后往往较好。不论尿量是否减少，随着肾功能减退，临床上出现一系列尿毒症症状：

（1）水、电解质紊乱：

1）水肿：患者可表现为全身水肿，体重增加，严重时出现肺水肿、脑水肿、急性心力衰竭等而危及生命。临床上脑水肿常较突出，表现为极度衰弱无力、头痛、视力迷糊、嗜睡、躁动、惊厥等一系列精神及神经的症状。

2）高钾血症：高钾血症是少尿期常见的死亡原因之一，主要是因为肾脏排泄钾减少。另外，体内存在高分解状态所致蛋白分解，释放出大量钾离子，或静脉内滴注含钾药物，摄入含钾较多的食物或饮料以及大量输库存血等因素均可引起或加重高钾血症。患者表现为四肢乏力、感觉异常、肌腱反射消失、恶心、呕吐等神经肌肉系统症状，以及心率减慢、心律失常、传导阻滞，甚至心搏骤停等心脏方面的表现。

3）低钠血症：主要是由于水分过多所致的稀释性低钠血症，另外由于肾小管受损，其保留钠的功能受到破坏，大量钠被排出，亦可造成低钠血症。低钠血症可使血渗透浓度下降，导致水分向细胞内渗透，从而出现细胞水肿，表现为急性水中毒、脑水肿症状，并可加重酸中毒。

4）低钙血症、高磷血症：低钙血症是由于肾脏受损后，无法激活维生素 D，从而抑制了钙的吸收，造成低钙血症。高磷血症是由于肾脏不能将磷排出体外，以至于在体内蓄积。

（2）代谢性酸中毒：主要是因为肾脏排泄酸性代谢产物能力降低以及高分解状态使酸性代谢产物增加导致，表现为疲倦、嗜睡、深而快的呼吸、食欲不振、腹痛、恶心呕吐甚至昏迷等。

（3）氮质血症：由于氮质和其他代谢废物排出减少和高分解状态存在，血中尿素氮及肌酐升高。

（4）各系统临床综合征：全身各系统均可受累，表现与慢性肾衰竭相似的症状：①首先出现消化道症状：食欲不振、恶心呕吐、腹胀腹痛、腹泻便秘；②呼吸系统可有肺水肿、尿毒症肺炎、肺泡及间质大量纤维素渗出、呼吸功能减退等表现；③循环系统表现为高血压、心肌病变、心律失常及心功能衰竭等；④中枢神经系统可出现精神失常、躁动、嗜睡、扑翼样震颤、惊厥、昏迷等症状；⑤造血系统因红细胞生成功能受抑制，寿命缩短，因而出现贫血、血小板数量减少、功能障碍及有严重的出血倾向。

3. 恢复期　此期肾小管上皮细胞再生、修复，肾小管完整性恢复。肾小球滤过率逐渐恢复至正常或接近正常范围。少尿性病人开始出现利尿，可有多尿表现，每天尿量可达3000～5000ml，甚至更多。持续时间多为1～3周或更长，继而恢复正常。与肾小球滤过功能恢复相比，肾小管浓缩功能的恢复相对延迟，常需数月至1年后才能恢复。若肾功能持久不恢复，可能提示肾脏遗留永久性损伤。一般认为，病者年龄大，少尿期持续时间长，并发症越多，肾功能的恢复越差。

（三）实验室及辅助检查

1. 血液检查　可有轻中度贫血，血肌酐每日平均增＞44.2μmol/L，血清钾浓度常大于5.5mmol/L。血气分析示代谢性酸中毒。血钠浓度可正常或偏低，血钙可降低，血磷升高。

2. 尿液检查　尿液外观多混浊。尿蛋白多为＋～＋＋，以中小分子蛋白质为主。尿沉渣检查可见肾小管上皮细胞、颗粒管型、上皮细胞管型及少量红、白细胞等。尿比重降低且固定，多低于1.015。尿渗透浓度低于350mOsm/L，尿与血渗透浓度之比低于1.1。

3. 影像学检查　B超显示肾脏体积增大或呈正常大小。尿路超声显像对排除尿路梗阻和慢性肾功能不全很有帮助。

4. 肾活检　是重要的检查手段。在排除了肾前性和肾后性因素之外，凡诊断不明均应做肾活检以明确诊断，决定治疗方案及估计预后。

（四）心理社会评估

急性肾衰竭是危重病之一，尤其在少尿期，患者可有濒死感、恐惧感，护理人员应仔细评估患者对疾病的反应、采取的态度、接受的程度及应对能力。评估患者家庭和社会支持系统的情况、他们对疾病的了解程度、焦虑水平及应对机制。护士应在诊断和治疗阶段给予患者和家属支持。

五、护理诊断及医护合作性问题

1. 体液过多　与水钠潴留有关。

2. 潜在的并发症　猝死、高血压脑病、急性左心衰竭、心律失常、心包炎、多脏器功能衰竭、DIC等。

3. 有感染的危险　与机体免疫力低下有关。

4. 营养失调：低于机体需要量　与恶心、呕吐、食欲下降及饮食受到限制有关。

5. 恐惧　与肾功能急剧恶化、病情重等因素有关。

六、计划与实施

由于急性肾衰竭多为可逆的，任何治疗手段都应注意不要加重肾脏损害。治疗及护理重点在少尿期。应尽量减少少尿期的各种紊乱，纠正水电解质和酸碱平衡紊乱，积极治疗心力衰竭、心律失常、脑病、应激性溃疡病大出血等严重的并发症，有条件者应尽量采取透析疗法。多尿期的治疗主要是防止电解质及水的负平衡，同时还应当防止感染。

急性肾衰竭患者的总体治疗目标是患者能够维持营养平衡、维持出入量平衡、维持水电解质和酸碱平衡、无感染发生、焦虑程度减轻。

（一）少尿期的护理

1. 一般护理

（1）心理护理：急性肾衰竭是危重病之一，患者可有濒死感、恐惧感，护士应协助患者表达对疾病的感受，了解患者对疾病的态度。在护理过程中，护士应向患者及其家属详细解释疾病发展过程以降低其恐惧、焦虑及不安情绪。另外，当患者精神方面发生改变时，应向家属解释这是疾病导致的病理生理及心理上的改变，以解除家属的疑惑，并避免造成家属与患者间的隔阂。随时评估患者的悲伤情况，并给予情绪与心理的支持。

（2）观察病情：每日评估患者的精神状况。注意观测患者的血压变化、脉搏、体温、呼吸的频率，是否有 Kussmaul 呼吸（深而快的呼吸）。仔细观察患者皮肤的颜色、水肿情况、颈静脉是否有怒张、听诊肺部是否有啰音。记录 24 小时出入量和体重变化，观察水肿的消长，进食情况，监测电解质的变化。进行心电监测，观察心率和心律的变化。监测电解质的变化。

（3）预防感染：协助患者进行口腔、皮肤、会阴部的清洁，静脉导管和留置尿管等部位应定期消毒，预防感染。根据细菌培养和药物敏感试验合理选用对肾无毒性或毒性低的抗菌药物治疗，并按肾小球滤过率来调整药物剂量。尽量避免使用有较强肾毒性药物的抗生素如氨基苷类、两性霉素等。

（4）休息、活动与营养：绝对卧床休息以减轻肾脏负担，抬高水肿的下肢。对于能进食的病人，给予高生物效价的优质蛋白，蛋白质的摄入量限制在 20g/d，并适量补充必需氨基酸。对有高分解代谢、营养不良及接受透析的病人，其蛋白质摄入量可适当放宽。给予高碳水化合物和高脂饮食，供给足够的热量，每日 35kcal/kg，保证机体正氮平衡。对于有恶心、呕吐的病人，可遵医嘱给予止吐药，并做好口腔护理，促进其食欲。不能经口进食者可用鼻饲或静脉补充营养物质。

2. 维持水、电解质、酸碱平衡

（1）严格限制液体入量，坚持"量出为入"的原则　24 小时补液量为前一日显性失液量＋不显性失液量－内生水量。显性失液量是指前一日 24 小时内的尿量、粪便、呕吐物、出汗、引流液及创面渗液等可以观察到的液量的总和；不显性失液量是指每日从呼气中丢失的水分和从皮肤蒸发丢失的水分。通常不显性失液量－内生水量按 500～600ml 计算。

（2）限制钠盐和钾盐　钠盐每日供给不超过 500mg。对有高血钾的患者，还应限制钾的入量，每日进量少于 2000mg，少用或忌用富含钾的蔬菜、水果，如紫菜、菠菜、山药、坚果、香蕉、枣等。

（3）高钾血症的处理：一般来说，轻度的血钾升高（＜6mmol/L）只需密切观察和严格限制含钾多的食物及药物。如血钾继续升高，浓度超过 6mmol/L，心电图显示高而尖的 T 波、QRS 变宽、ST 压低时，应立即采取措施：①排出：使钾排出体外是最主要的治疗方法。

中药（如大黄、公英、牡蛎）煎剂灌肠或口服阳离子交换树脂均可促使钾从消化道排出。②转移：使钾从细胞外转入细胞内，可暂时缓解高钾血症。例如可用50%葡萄糖液50ml加胰岛素10 IU静脉滴注，以促使葡萄糖和钾离子等转移至细胞内合成糖原，注射后30分钟即可降低血钾1~2mmol/L，维持时间可达数小时。③对抗：静脉输入钙、碱性药物，可直接对抗高血钾对心脏的毒性作用。如将10%的葡萄糖酸钙10~20ml在心电图的监护下缓慢（5分钟）静脉注入，可快速拮抗钾离子对心肌的毒性作用。④血液透析或腹膜透析。

（4）纠正代谢性酸中毒：当血浆实际碳酸氢根低于15mmol/L时，应给予5%的碳酸氢钠100~250ml静脉滴注，根据心功能情况控制滴速，并动态随访监测血气分析。

3. 肾脏替代治疗　包括血液透析和腹膜透析治疗。

（二）多尿期的护理

多尿期治疗与护理的重点仍为维持水、电解质及酸碱平衡，控制氮质血症，治疗原发病和防止各种并发症。膳食中仍应严格控制蛋白质摄入量，每日应低于20g。进入多尿期5~7天，由于氮质血症有好转，可将蛋白质进量稍放宽，按0.5~0.8g/(kg·d) 或45g/d供给。给予高糖、高维生素及高热量饮食。入液量按尿量的2/5计算，其中一半是生理盐水，另一半用5%~10%的葡萄糖液。每日尿量超过2000ml时，应补充钾盐。

（三）恢复期的护理

一般无特殊处理，定期随访肾功能，避免使用对肾有损害的药物。待病情稳定后可恢复正常饮食，蛋白质供给量为1g/(kg·d)，热能供给量为30~35kcal/(kg·d)，供给充分的热量、维生素等。

（四）健康教育

出院前护士应明确患者和家属的需求，给患者相关指导，包括用药、饮食、活动的方法。定期门诊复查，检查尿液，出现症状立即就医。教育患者增强自我保健意识，预防感染，避免各种应激因素的发生。

七、预期结果与评价

1. 患者能够维持出入量平衡。
2. 患者能够维持水电解质和酸碱平衡。
3. 患者能够无感染发生。
4. 患者能够维持营养平衡。
5. 患者能够无恐惧，焦虑程度减轻。

（邹海欧）

第二节　慢性肾衰竭患者的护理

一、概述

慢性肾衰竭是常见的临床综合征。它发生在各种慢性肾脏病的基础上，缓慢地出现肾功能进行性减退，最终以代谢产物潴留，水、电解质和酸碱平衡紊乱为主要表现的一组临床综合征。按肾功能损害的程度可分为：①肾贮备能力下降期：GFR减少至正常的50%~80%，血肌酐正常，患者无症状；②氮质血症期：是肾衰的早期，GFR 减少至正常的 25%～50%，出现氮质血症，血肌酐高于正常，但 <450μmol/L，通常无明显症状，可有轻度贫血、多尿和夜尿；③肾衰竭期：GFR 减少至正常的 10%～25%，血肌酐显著升高，贫血较明显，夜尿增多，水、电解质紊乱，可有轻度胃肠道、心血管症状和中枢神经系统症状；④尿毒症期：是肾衰的晚期，GFR 减少至正常的 10% 以下，血肌酐 >707μmol/L，临床表现和血生化异常十分显著。

二、病因及发病机制

（一）病因

各种原发性肾小球疾病如慢性肾小球肾炎、慢性肾盂肾炎、遗传性肾病、各种小管间质性肾病，以及各种继发性肾病如糖尿病肾病、高血压肾小动脉硬化症、多发性骨髓瘤等均可引起慢性肾衰竭。在我国引起慢性肾衰竭的主要疾病为慢性肾小球肾炎，其次为糖尿病肾病、高血压肾病、多囊肾、梗阻性肾病等。

（二）发病机制

慢性肾衰的发病机制复杂，至今尚未完全明了，主要学说有：

1. 尿毒症毒素学说　蛋白代谢毒性产物是尿毒症毒素学说的中心问题。蛋白代谢的终末产物主要是尿素，尿素本身的毒性很低，但当体内浓度很高时就会引起症状，如乏力、头痛、呕吐等。除了蛋白代谢产物外，还有以下几种毒素：①胍类：近年来证实尿毒症血清中有胍类物质聚积，胍类是某些氨基酸和肌酐的代谢产物，主要蓄积于细胞内液，随着浓度的升高，可以引起恶心、呕吐、腹泻、皮肤瘙痒、贫血、胃十二指肠溃疡、意识障碍等；②肠道细菌代谢产物：尿毒症时，肠道的细菌代谢产物不能排泄出去，在体内蓄积，形成毒素作用；③中分子物质：目前有关它的确切成分还不甚明了，但有人认为此物质与尿毒症脑病、周围神经病变、红细胞生成抑制、某些内分泌紊乱等有关。

2. 矫枉失衡学说　该学说认为，体内某些物质的积聚，并非完全由于肾脏排泄减少，而是肾小球滤过率下降后，机体在某些方面出现一种平衡适应过程，在此过程中又出现新的失调。如当肾小球滤过率降低时，血磷升高，后者刺激甲状旁腺功能，增加甲状旁腺素（PTH）分泌，抑制肾小管对磷的重吸收，促使血磷下降。虽然血磷下降，但是却导致了继发性甲状旁腺功能亢进，PTH 继续升高，最终形成毒性物质，出现尿毒症症状。

3. 健存肾单位学说　该学说认为当有一部分肾单位病变时，另一部分健存的肾单位进行代偿。但随着肾实质破坏继续进行，健存的肾单位越来越少，当健存的肾单位少于一半以上时，就会出现慢性肾衰的临床表现。

4. 肾小球高压力、高灌注和高滤过学说，肾小管高代谢学说等。

三、病理

两侧肾对称性萎缩变小，色苍白，表面高低不平，呈细颗粒状，有时可有散在的小囊肿形成，肾体积小而质地硬，故称颗粒性固缩肾。切面可见肾皮质萎缩变薄，纹理模糊不清，皮髓质分界不明显，肾盂周围脂肪组织增多，小动脉壁增厚变硬。

镜下可见大量肾小球纤维化及玻璃样变，这些肾小球所属的肾小管萎缩、纤维化、消失。纤维组织收缩使纤维化、玻璃样变的肾小球相互靠近集中。有些纤维化的肾小球消失于增生的纤维结缔组织中，无法辨别原有的病变类型。存留的肾单位常发生代偿性肥大，肾小球体积增大，肾小管扩张。

四、护理评估

（一）健康史

询问患者及其家族成员是否患有肾脏或泌尿系统疾病，是否患有高血压、糖尿病、系统性红斑狼疮、肿瘤、关节炎、结核等可导致肾功能不全的疾病。既往用药情况，包括医师处方用药和患者自己服用的药物等。

（二）身体评估

慢性肾衰竭的症状非常复杂，可累及全身各个脏器和组织，并出现相应的症状：

1. **消化系统** 是慢性肾衰竭患者最早和最常见的症状。首先表现为食欲不振、口淡无味及食后腹部胀闷感。随着病情的加重而出现恶心呕吐、腹胀腹痛、便秘、腹泻、口腔炎或口腔溃疡等。晚期患者呼气中可有尿味，部分患者可有胃黏膜损伤溃疡和出血，临床表现为柏油样便、呕血等。

2. **心血管系统** 心血管系统并发症在慢性肾衰竭患者中甚为常见，主要包括高血压、尿毒症性心包炎和充血性心力衰竭。

（1）高血压和左心肥大：多数患者存在不同程度的高血压。导致高血压的原因主要是水钠潴留，也与肾素活性增加有关。长期的高血压会导致左心肥厚性扩张，心肌损害，心力衰竭和全身性小动脉硬化，其结果又可加重肾脏损害。个别可发展为恶性高血压。

（2）心包炎：可分为尿毒症性心包炎和透析相关性心包炎，后者主要见于透析不充分者。其临床表现与一般心包炎相同，但心包积液常为血性，可能与毛细血管破裂有关。严重者可发生心脏压塞。

（3）充血性心力衰竭：充血性心力衰竭占慢性肾衰竭患者主要的死亡原因。导致心力衰竭的主要原因是高血压和水钠潴留。患者可出现全身水肿、心跳加速、气促、不能平卧、呼吸困难、双肺有啰音、肝脏肿大、颈静脉充盈、肝颈回流征阳性等症状与体征。

（4）动脉粥样硬化：患者常有三酰甘油及胆固醇升高，其动脉粥样硬化发展迅速，也是主要的致死因素。

3. **呼吸系统** 慢性肾衰竭患者由于毒素导致毛细血管通透性增高，因此容易发生尿毒症性肺水肿，极严重的尿毒症性肺水肿称为尿毒症性肺炎。尿毒症性肺炎是一种独特形式的肺部充血、水肿，患者不一定有全身体液过多，但却有特征性的心腔内压和肺楔压升高。另外由于患者自身免疫功能低下，容易并发支气管炎、支气管肺炎、间质性肺炎、尿毒症性胸膜炎及胸腔积液等。若发生酸中毒，可表现为深而长的呼吸。

4. **神经及肌肉系统**

（1）中枢神经系统表现：患者早期可出现疲乏、易激惹、注意力不集中、头昏、记忆力减退、失眠等症状。随着病情的加重，患者可出现性格和行为的改变，如情绪低落、定向力障碍、综合分析能力减弱，有的出现幻想、幻觉及幻听等精神症状，甚至出现自杀倾向。晚期患者可出现扑翼样震颤、手足抽搐，昏迷甚至死亡。

（2）周围神经病变：有75%的慢性肾衰竭患者有周围神经病变，早期主要侵犯感觉神经，表现为下肢远端的轻度感觉异常，晚期有膝反射和跟腱反射的丧失。患者可出现肢体麻木，有时有烧灼感，蚁走样不适，活动后好转，因此患者常不断移动下肢，出现所谓的"不宁腿"综合征。

（3）尿毒症肌病：主要表现为易于疲劳，肌无力，肌肉萎缩。严重者工作和生活能力受限，如上下楼梯、梳头等。

5. 血液系统

（1）贫血：几乎所有的患者都有贫血，多为正常细胞正常色素性贫血。造成贫血的主要原因有促红细胞生成素分泌下降、毒素抑制红细胞的成熟并导致红细胞损伤致寿命缩短、铁摄入不足及造血物质如铁及叶酸的缺乏、各种原因引起的失血等。

（2）出血倾向：慢性肾衰竭患者出血较为常见，可能与血小板数目及功能障碍、血小板与血管壁的相互作用的改变有关。主要表现为皮下出血点、淤斑、鼻出血、牙龈出血、月经量增多乃至内脏（主要为胃肠道）出血、脑出血等。

6. 肾性骨营养不良症　又称肾性骨病，主要包括软骨病（小儿为肾性佝偻病）、纤维性骨炎、骨质疏松症、骨质硬化症。患者早期常无明显症状，晚期则可有行走无力、骨痛（多为骶骨、腰椎等处）、自发性骨折、骨骼变形、生长发育停滞等表现。

7. 内分泌系统　血浆甲状旁腺素增高，促红细胞生成素降低，$1, 25(OH)_2D_3$ 不足，部分患者可有轻度甲状腺素降低。此外，患者常有性功能障碍，如性欲减退，男性精液和精子数目减少，精子活动能力较差等。女性可有闭经，并且有不孕症。

8. 皮肤　大多数慢性肾衰竭患者均有皮肤症状，其严重性随肾衰进展而加重。最常见的症状是皮肤瘙痒。由于尿素随汗液由皮肤排出从而形成尿素霜，因而更加重了瘙痒的程度。另外患者常有不同程度的皮肤干燥、脱屑、色素沉着等。

9. 水、电解质及酸碱平衡失调

（1）水代谢障碍：慢性肾衰竭时由于肾脏浓缩尿液的功能减退而易出现夜尿、多尿，加上恶心呕吐、腹泻等因素，因此患者易失水。同时，由于肾排水能力差，当多饮水或补过多液体时，又易导致水钠潴留，可表现为水肿、血容量过多、高血压等，严重者可发生脑水肿、肺水肿或心力衰竭等。这种既易失水又易水过多，是慢性肾衰竭患者的重要特点。

（2）电解质紊乱

1）血钠：当肾单位大量丧失功能，GFR 减退，肾脏钠排泄能力应下降，并导致水钠潴留和出现症状。但事实上，慢性肾衰竭者在较长的病程中，血清钠仍可维持在正常水平，直至终末期才出现钠排泄明显减少和钠潴留。

2）血钾：除非晚期当 GFR 低于 5ml/min，或有外伤因素等，血清钾常能维持在正常水平。

3）血钙：慢性肾衰竭患者常发生低钙血症，主要是由于肾脏损害，体内 $1, 25(OH)_2D_3$ 不足，直接影响肠道钙的吸收。

4）血磷：当 GFR 下降至正常的 1/5 时，血磷升高。

（3）酸碱失衡：当 GFR 低于正常人的 20% 时，患者开始有不同程度的代谢性酸中毒。早期表现很隐蔽，容易被一般症状所掩盖，如乏力、消化不良等。严重者，会出现呼吸加深、嗜睡、神志不清甚至昏迷等。

10. 感染 为主要死因之一。最常见的是肺部感染和尿路感染，而血透患者易发生动静脉瘘感染及肝炎等病毒感染。

（三）辅助检查

1. 血常规检查 血红蛋白 <80g/L，血小板数目正常或偏低，但功能下降。

2. 尿常规检查 慢性肾衰竭患者尿改变的共同点是：①尿渗透压减低，在 450mOsm/kg 以下，比重低多在 1.010 以下；②尿量减少，多在 1000ml/d 以下，晚期可出现少尿甚至无尿；③尿蛋白多在 + ~ + + +；④尿沉渣检查，可见红细胞、白细胞、上皮细胞、颗粒管型及蜡样管型等。

3. 肾功能检查 最常用且最能准确反应肾脏功能的指标是血清肌酐值和内生肌酐清除率。内生肌酐清除率 <80ml/min，则认为肾功能不全。

4. 血生化检查 血浆蛋白降低、血钙偏低、血磷升高等。血钾、血钠随病情而定，可有代谢性酸中毒。

5. B超检查 可见双肾缩小，皮质变薄，肾脏内结构紊乱。

（四）心理社会评估

评估患者对疾病诊断和治疗的了解程度、焦虑水平和应对机制。询问患者的社会活动、工作型态、自我形象、性生活等社会心理方面的变化。由于慢性肾衰竭治疗费用昂贵，常导致患者及家属思想负担及经济负担过重，因此护士应了解患者及家属的心理活动情况、家庭经济情况以及家属对疾病的认识及对患者的关怀、支持程度。

五、护理诊断及医护合作性问题

1. 焦虑 与社会经济状况变化、情境危机等有关。

2. 有皮肤完整性受损的危险 与汗腺分泌减少、瘙痒、凝血异常等有关。

3. 有感染的危险 与机体免疫力低下，白细胞功能异常有关。

4. 营养失调：低于机体需要量 与恶心、呕吐、食欲下降、饮食限制等有关。

5. 体液过多 与尿量减少、水钠潴留有关。

6. 活动无耐力 与贫血、心脏病变等有关。

7. 潜在的并发症 高钾血症。

六、计划与实施

通过治疗和护理，患者能够维持出入量平衡，维持营养平衡，无感染发生，无并发症发生，主诉活动能力加强，皮肤无破损，主诉焦虑减轻。

（一）一般护理

1. 减轻焦虑 护士应为患者提供一个适当的环境，仔细倾听患者的感受，稳定患者的情绪。对于患者的病情，护士应以坦诚的态度，实事求是地帮助患者分析现实健康状况，分析有利条件及可能产生的预后，应使患者认识到心理健康对身体康复的重要性，激发其生存的欲望，同时提高对疾病的认识，树立战胜疾病的信心。告诉患者接受透析和肾移植治疗可使其生活质量明显改善，生命明显延长等，让患者重新建立自尊，确认自己的价值。另外，重视患者家属的紧张心理状态，对他们进行心理疏导，使他们心情放松，共同协助患者渡过难关。

2. 皮肤护理　评估患者皮肤的颜色、弹性及有无水肿等。应以温和的香皂或沐浴液做皮肤清洗，洗后涂以擦手油，以避免皮肤瘙痒，如需要时可遵医嘱给予患者止痒药剂，如炉甘石洗剂等。指导患者将指甲修整平整，并保持清洁，以防止患者在皮肤瘙痒时，抓破皮肤，造成感染。

3. 预防感染　嘱患者注意休息，避免受凉，受湿和过劳，防止感冒。慢性肾衰竭患者极易并发感染，特别是肺部和尿路感染，因此患者要讲究清洁卫生，加强口腔及会阴部清洁，以防止感染。如有感染，应立即予以治疗，及时针对病原菌选用敏感的抗生素，抗生素的剂量应根据肌酐清除率进行调整，避免使用有肾毒性的抗菌药物。

（二）饮食护理

饮食治疗在慢性肾衰竭的治疗中具有重要的意义，合理的营养膳食调配能减少体内氮代谢产物的积聚及体内蛋白质的分解，维持氮平衡，保证营养供给，增强机体抵抗力，减缓病情发展。

1. 限制蛋白质的摄入　蛋白质的摄入量，应根据肾小球滤过率（GFR）调整。一般认为，GFR 降至 50ml/min 以下时，便需进行蛋白质限制，其中约 50% 以上必须是富含必需氨基酸的蛋白质，如瘦肉、鱼类、鸡蛋、牛奶等，应少食富含植物蛋白的食物，如花生等。GFR 为 $10 \sim 20ml/min$ 者，用 $0.6g/(kg \cdot d)$；大于 $20ml/min$ 者，可用 $0.7g/(kg \cdot d)$。透析治疗的慢性肾衰患者，蛋白质供给量应增加，可按 $1 \sim 1.2g/(kg \cdot d)$ 供给，其中优质蛋白占 50% 以上，首选蛋类和乳类。

2. 保证充足的热能　充足的热能可减少体内蛋白质的分解，供给量为 $35 \sim 40kcal/kg \cdot d$，即每日摄入约 $2000 \sim 3000kcal$ 热量。碳水化合物和脂肪为热能的主要来源，且最好以纯淀粉类食品（如麦淀粉、玉米淀粉等）代替米、面等谷类食品，食用植物油。

3. 无机盐摄入　无机盐的供给量要根据病情随时调整。当出现水肿、高血压及心力衰竭时需采用无盐、低盐或低钠饮食。当患者血钾升高，尿量减少时，应限制膳食中的钾盐含量。含钾较高的食物有豆类、紫菜、菠菜、坚果、香蕉等。

4. 液体量　有水肿者，应限制盐和水的摄入。若水肿较重，可使用利尿剂。透析者要加强超滤。若水肿伴有稀释性低钠血症，应严格控制入水量，每日液体摄入量按前一日出量 +500ml 计算。血液透析的患者，控制液体入量，使两次透析期间体重增加不超过 2.5kg。

（三）对症治疗及护理

1. 改善钙、磷失衡　密切监测患者血清中钙、磷值。注意倾听患者有关骨痛的主诉，鼓励且协助患者做关节运动和散步，并提供安全的环境。遵医嘱给予并指导患者正确服用药物，患者常服用的药物有：①碳酸钙：此药是一种良好的肠道内磷结合剂，它既可减少磷从肠道的吸收使血磷降低，又可供给钙。②活性维生素 D_3：可促进肠道吸收钙，同时可抑制甲状旁腺素。③氢氧化铝：可抑制磷的吸收，但不宜长期服用，防止发生铝中毒。

2. 严密监测血钾浓度，防止高钾血症的发生（见"急性肾衰竭患者的护理"）。

3. 纠正代谢性酸中毒　轻度酸中毒时，可不予治疗。当 HCO_3^- 浓度低于 $15mmol/L$ 时，需口服碳酸氢钠。严重酸中毒者，HCO_3^- 浓度低于 $6.7mmol/L$ 时应立即给予静脉滴注，迅速纠正酸中毒。

4. 改善贫血状况　重组红细胞生成素（EPO）的应用，对于改善慢性肾衰竭患者贫血状况有明显效果。使用 EPO 后会发生一些不良反应，如高血压、头痛及癫痫发作，护士应严格监测患者的血压，及时倾听患者的主诉。贫血患者，组织氧合作用降低，容易引起疲劳、乏力等，护士应评估患者的活动及对这些活动的耐受力，指导患者有计划地进行活动，避免过度劳累。

5. 心力衰竭的治疗　引起心衰的原因主要有水钠潴留、高血压和毒物的蓄积。治疗方法主要是血液透析和血液滤过。强心、利尿、解痉及扩血管药物也可应用，但疗效较差。

（四）血液净化疗法

血液净化疗法是用人工方法代替失去了的肾脏功能，使血液得到净化，以维持患者生命，血液净化疗法常用的有血液透析术及腹膜透析术（见"泌尿系统常见诊疗技术及护理"）。

（五）肾脏移植

是指将异体的健康肾脏移植给慢性肾衰竭患者，是目前终末期肾病患者最理想的治疗方法。

（1）手术前护理：除常规术前准备外，受肾者需要做血液透析来达到良好的血液成分，护士还应告诉患者术后还需进行血液透析以等待移植的肾脏发挥作用。

（2）手术后护理

1）密切观察病情：观察患者生命体征及尿量的改变，术后三天内每小时观察一次，以后根据病情改为每 4 小时观察一次。每日查血、尿常规、血肌酐、尿素氮、血钾、钠、钙等，每天测量体重一次。

2）排斥反应的治疗与护理：肾脏移植术后最主要的并发症是排斥反应，一般分为四种类型：①超急性排斥反应：常发生于术后 24～48 小时内，患者表现为血尿、少尿及无尿、血尿素氮及肌酐升高、血压升高、移植肾区剧痛，伴有寒战、高热等。一旦发生超急性排斥反应，迅速摘除移植肾。②加速型排斥反应：常出现在术后 2～5 天。当护士发现患者有发热、高血压、移植肾区肿痛、血清肌酐及白细胞显著增高、同位素检查肾血流量明显减少等表现时，应立即通知医师。加速型排斥反应可以选择大剂量甲泼尼龙、抗淋巴细胞球蛋白或单克隆抗体等药物进行治疗，若抗排异治疗无效时，需手术切除移植肾脏。③急性排斥反应：多发生于移植术后 1～3 个月内，是临床最为常见的排斥反应。典型患者表现为尿量减少、水肿、肾功能急剧恶化、发热、移植肾区不适等。一旦确诊，应及时给予甲泼尼龙进行冲击治疗，至少连用 3～5 天，然后继续使用口服常规免疫抑制药物。如治疗及时，大约 60%～80% 的患者可得到有效逆转。④慢性排斥反应：一般发生于移植术 3 个月以后。患者可表现为不同程度的蛋白尿、血压升高、移植肾脏缩小等。一旦发生慢性排斥反应，医护人员应指导患者按照慢性肾衰竭的治疗措施进行治疗。

3）预防感染：术后患者应进行保护性隔离，严格限制探视。病室内应定期通风并保持室内干燥，使之不利于细菌的繁殖。医务人员入内应穿隔离衣、戴口罩、帽子，避免频繁进出病室，如有感冒，不得进入病室。另外做好患者的基础护理，特别是口腔及会阴部护理，以避免口腔及泌尿系统感染。

4）用药治疗与护理：肾脏移植术后患者一般都需要使用免疫抑制药物，常见的免疫抑制药物有：①硫唑嘌呤：又称依木兰，是临床上最常用的预防肾脏移植排异的免疫抑制药物。硫唑嘌呤常见的不良反应为骨髓抑制、血小板减少、贫血、白细胞减少等，护士应指导患者每 1~2 周检查血象一次。另外，由于此药可引起肝功能损害、黄疸等副作用，患者还应定期复查肝功能。②环胞素 A：环胞素 A 主要以口服用药为主，不良反应主要有多毛症、胃肠道反应、手足震颤、齿龈增生、肝功能异常、高血压及代谢异常等。护士应将这些不良反应告诉患者及其家属，并让其定期抽血检查肝肾功能。③糖皮质激素：一般需与依木兰或环胞素 A 合用，才能起到抑制移植排异的作用。临床上常用的糖皮质激素包括泼尼松、甲泼尼龙等。不良反应主要有感染、消化性溃疡、骨质疏松、高血压等。特别值得注意的是，护士要向患者解释激素减量应在医务人员的指导下进行，切不可私自减药或突然停药。

（六）健康指导

出院前护士应明确患者和家属的需求，给患者相关指导，包括用药、饮食、活动。指导患者保持精神愉快，注意休息，避免过劳和受凉，防止感冒，不使用肾毒性药物，经常复查肾功能。当出现大量蛋白尿、血尿增多、肾功能减退时应与医师联系。

提供患者进一步治疗的相关教育，如血液净化疗法和肾脏移植的指导。对腹膜透析的患者进行示范式教育，采用多媒体教学方法，护士进行操作并讲解，并现场指导患者或家属操作，使其熟练掌握腹膜透析的操作技术，包括腹膜透析的正确操作方法、腹透液的存放及液体质量检查、家庭透析对房间的要求等注意事项。

七、预期结果与评价

1. 患者能够维持营养平衡。
2. 患者能够维持出入量平衡。
3. 患者能够无感染发生。
4. 患者能够主诉活动能力加强。
5. 患者能够皮肤无破损。
6. 患者能够焦虑减轻。
7. 护士并发症，并通知医师及时处理。

（邹海欧）

第七十八章 泌尿系统常见诊疗技术及护理

>> **关键词**

continuous ambulatory peritoneal dialysis（CAPD）	持续不卧床腹膜透析
continuous cycling peritoneal dialysis（CCPD）	连续循环腹膜透析
dialysis	透析
diffusion	扩散作用
hemodialysis	血液透析
intermittent peritoneal dialysis（IPD）	间歇性腹膜透析
osmosis	渗透作用
peritoneal dialysis	腹膜透析
percutaneous renal biopsy	经皮肾活检
renal biopsy	肾脏活体组织检查
ultrafiltration	超滤过作用

第一节 血液透析及护理

一、概述

慢性肾衰竭患者需要及早做透析治疗（血液透析或腹膜透析）。病情稳定后，可进行肾脏移植术。透析是指利用半透膜（透析器或腹膜）将患者的血液与透析液分开，半透膜两侧的液体，由于所含的溶质浓度差及不同的渗透浓度，充分进行溶质与水分的交换，达到清除体内过多水分和代谢产生的毒素的目的。透析疗法能部分替代肾脏功能，清除血液中的有害物质，纠正体内水、电解质及酸碱平衡紊乱，但不能替代肾脏的内分泌功能。

透析原理：① 扩散作用：溶液中的溶质由高浓度一侧往低浓度一侧移动称为扩散作用。血清中高浓度的小分子毒素如尿素氮、肌酐、钾、磷等代谢产物经半透膜移动到低浓度的透析液中，而透析液中的碱基、钙离子等跨过半透膜向血中扩散。②渗透作用：水分子顺渗透压梯度进行的转移。③ 超滤过作用：即利用人工方式形成压力差，使得液体通过半透膜而移动，流动的方向是从压力高处往压力低处流。

血液透析术是目前常用且最重要的一种血液净化方法，是利用透析机使患者的血液和人造半透膜接触，其中的代谢产物通过半透膜排至透析液中。早在 1943 年，第一台滚筒式血液透析机问世，并且成功地用于治疗尿毒症患者。1960 年开始使用动静脉内瘘作为血管通路，从此透析疗法成为支持尿毒症患者生命的重要手段之一。

二、血液透析的主要装置

1. **透析机与透析用水**　可按一定的比例来稀释透析液，并可控制透析液的温度和流量，通过负压控制脱水量，用血泵来控制血流量，具有各种监护系统。

2. **透析器**　又称为"人工肾"。是物质交换的主要场所，目前的透析器均使用空心纤维型，内供血液流过，外为透析液，二者由纤维丝的壁隔开，此壁为人工合成半透膜。血液中的尿素氮、肌酐、血钾、血磷等毒素可通过此半透膜流入到透析液中，而透析液中的对人体有益的成分也可通过此膜进入到血液中。

3. **透析液**　透析液中含有 Na^+、Cl^-、K^+、Ca^{2+}、Mg^{2+}、碱基等，其渗透压与细胞外液相似。组成内容及浓度为：

（1）钠：透析液中钠为决定渗透压的主要离子，浓度一般为 130 ~ 140mmol/L，低钠透析液易引起大脑水肿及透析中血压不稳定。

（2）钾：一般透析设定 0 ~ 4mmol/L，应依据患者的饮食、透析次数和透析器清除率而定。

（3）钙：透析患者由于 $VitD_3$ 活化发生障碍，故多采用高钙渗透液，浓度为 1.5 ~ 2.0mmol/L，这样即可维持钙浓度，也可抑制 PTH 的分泌。

（4）镁：慢性肾衰竭患者会出现高镁现象，从而引起心律不齐或肌肉麻痹，因此透析液中应采用低镁渗透液，浓度为 0.6 ~ 1mmol/L。

（5）碳酸氢盐：在透析液中作为缓冲剂，浓度一般为 32 ~ 38mmol/L，使用碳酸氢盐比醋酸盐更符合生理要求，可迅速纠正酸中毒，且对心血管影响小。

三、适应证

（一）急性肾衰竭适应证

1. 无尿或少尿 48 小时以上。

2. 血肌酐≥442μmol/L。

3. 血尿素氮≥ 21.4mmol/L。

4. 血钾 >6.5mmol/L。

5. 血浆碳酸氢根 <15mmol/L。

6. 有明显水肿、肺水肿、恶心呕吐、嗜睡等。

（二）慢性肾衰竭适应证

1. **尿毒症症状**　并发神经及精神症状，如肌肉抽动、意识障碍、扑翼样震颤、幻听幻觉等。消化道症状，如不能控制的恶心、呕吐、消化道出血等。体液过多，如严重的肺水肿、脑水肿、心脏衰竭及高血压等。

2. 内生肌酐清除率 <10ml/min。

3. 血肌酐≥707μmol/L。

4. 顽固性高血钾症，血钾浓度≥6.5mmol/L 且药物不易控制。

5. 肾移植前准备。

（三）急性药物或毒物中毒

凡分子量小、水溶性高、与组织蛋白结合率低、能通过透析膜析出的毒物所致的中毒，如巴比妥类、地西泮、氯丙嗪、水和氯醛、地高辛、氨基苷类抗生素及某些造影剂等。

（四）其他疾病

如严重的水、电解质紊乱及酸碱失衡，常规治疗难以纠正者。

四、相对禁忌证

血液透析没有绝对禁忌证。其相对禁忌证有：

1. 严重出血或感染，严重休克或低血压。

2. 严重心肌病变、心梗、心律失常、心力衰竭。

3. 颅内出血及其所致颅内高压。

4. 恶性肿瘤晚期。

5. 精神病患者及不能配合治疗的患者。

五、并发症

1. 症状性低血压　主要原因为透析过程中超滤过多过快，因而导致血容量骤然减少。患者可表现为恶心呕吐、出汗、面色苍白甚至一过性意识丧失。

2. 失衡综合征　主要是由于血液透析后血液中的毒素迅速下降，血浆渗透压下降，而由于血脑屏障的存在使脑脊液中的毒素下降较慢，以致脑脊液渗透压大于血浆渗透压，水分由血液进入到脑脊液中形成脑水肿。患者可表现为头痛、恶心呕吐、视物模糊、烦躁不安、肌肉痉挛、血压升高，甚至惊厥、癫痫样发作等。

3. 出血　慢性肾衰竭患者由于自身血小板数目及功能低下，再加上透析过程中全身肝素化均可导致出血。常见的有消化道出血、颅内出血等。

4. 痉挛　此并发症发生可能与超滤过多过快，造成血容量不足有关。患者可主诉肌肉疼痛，尤其以下肢腓肠肌痉挛最为常见。

5. 高血压　主要原因可能为使用高钠浓度的透析液，或是超滤过快，启动了肾素－血管紧张素系统，使肾素分泌增加。有时患者过度紧张、恐惧也可使血压升高。

6. 致热源引起发热　多由于水处理不充分，透析器及其管路冲洗不充分所致。

7. 空气栓塞　多由于管路及连接处漏气造成。

六、护理

（一）操作前准备

1. 血管通路的建立

（1）永久性血管通路：动静脉内瘘是目前最常用的一种，具体方法是将动脉与静脉吻合，这样动脉血可冲入静脉系统，使静脉怒张。常用的部位是桡动脉与头静脉。护理内瘘时应注意：①术后应抬高患肢，以利于静脉回流，减轻水肿；②患肢勿测血压，禁止静脉穿刺或受压；③每日观察吻合口处震颤及杂音，以检查内瘘是否通畅，如有异常应立即通知医师；④术后4~6周方可使用。

（2）暂时性血管通路：当患者急需进行透析治疗，而内瘘未成熟或未行人工动静脉内瘘成形术时，应建立暂时性血管通路以维持透析治疗，常用的有中心静脉插管如股静脉插管、锁骨下静脉插管及颈内静脉插管等。

2. 血液透析前准备

（1）评估患者的生命体征，准确测量并记录体重、评估患者的一般状况（是否有呼吸困难、出血、下肢水肿等）以及瘘管的血流量。

（2）协助患者采取坐位或者平卧位。

（3）检查透析器，然后连接好透析器、管路及透析液。

（二）操作过程中的护理

1. 消毒瘘管处，进行穿刺，穿刺针应距吻合口 3cm 以上，静脉针和动脉针应相距 5cm 以上。穿刺点要轮流更换，避免定点穿刺，以免形成假性动脉瘤及血栓。

2. 透析中遵医嘱进行抗凝治疗。目前应用比较广泛的为低分子肝素，如法安明、速避凝等，透析前从静脉注入，治疗中不需追加。在进行抗凝治疗时护士应注意观察患者有无出血症状，有条件时应注意监测患者的出凝血时间。

3. 透析过程中每隔 1 小时记录监测数值（如动脉压、静脉压、跨膜压、血流速度等），监测患者血压及脉搏。

4. 做好并发症的观察和处理。透析过程中常见的并发症有：

（1）低血压：护理措施为立即减慢血流速度，协助患者平躺，抬高床尾，并给予吸氧，静脉输注 10% 氯化钠 10～20ml 或 50% 的葡萄糖 20～40ml。必要时可静脉输入血浆及新鲜全血等。密切注意监测血压变化，必要时加用升压药，如若血压还不能上升，应停止透析。

（2）失衡综合征：轻者不必处理，重者可给予葡萄糖、镇静剂及对症治疗等。为了避免此并发症的发生，通常可根据病情进行 1～3 次的诱导透析，诱导透析的血流量应小于150ml/min，超滤量应小于 1.5L，透析时间应小于 3 小时，尿素氮及肌酐的下降应限制在30% 以内。

（3）出血：护士在透析过程中应严密观察患者的表现，一旦明确有出血，应立即停止透析，通知医师。

（4）痉挛：轻者可不必处理，重者可用 10% 的氯化钠溶液 10～30ml 静脉注射。

（5）高血压：护士在给患者做血透时，应尽量分散患者的注意力，如指导患者在透析中阅读书报、听音乐、与病友聊天等，以减轻患者紧张及恐惧心理。

（6）致热源引起发热：症状出现时，应立即停止血透，采取相应措施。

（7）空气栓塞：一旦发生应立即停机，协助患者左侧卧位头低脚高二十分钟以上，使气体停留在右心房，逐渐扩散到肺，同时给予患者吸氧，有条件的可行高压氧治疗等。

5. 透析的剂量及次数应根据患者肾功能水平及尿量、心脏功能等情况而定。一般每周需 2～3 次或每 2 周 5 次，每次需要 3～5 个小时，每周透析 10～12 小时。透析血流量一般为 250ml/min（应注意透析开始时血流速度要慢，通常为 50ml/min，然后逐渐增快，约 15 分钟后才使血流量达到 200ml/min 以上），透析液流量一般为 500 ml/min。

（三）操作后护理

1. 透析针拔除后指导患者按压针眼处 30 分钟以防出血。

2. 针眼处应覆盖无菌粘贴或敷料，隔天后再拿掉以防止感染发生。

3. 再次测量患者的生命体征及体重，并注意观察患者有无并发症的发生。

4. 消毒器械。

（四）长期透析患者的护理

遵医嘱使用促红细胞生成素、监测营养状况和钙磷代谢水平、使用钙剂和磷结合剂，监测甲状旁腺功能等。

（五）血液透析患者的饮食护理

营养状况直接影响到血透患者的长期存活及生活质量的改善，患者由于在透析过程中蛋白质丢失，在饮食中应提高蛋白质的摄入，一般为 $1.1 \sim 1.2 g/(kg \cdot d)$，其中 50% 以上应为优质蛋白，如鸡蛋、牛奶、瘦肉等。此外还应注意补充多种维生素，如果患者无明显水肿，不应限制钠盐及水的摄入。

（邹海欧）

第二节 腹膜透析及护理

一、概述

腹膜透析是透析疗法中最早使用的方法，是指以人体的腹膜这一天然的半透膜作为透析膜，无菌的透析液在腹腔中循环，使腹膜毛细血管内血液和透析液之间进行水和溶质交换的过程。

腹膜透析经历了很长的发展历史。早在 19 世纪人们就已经了解到腹膜具有半透膜的性质。1965 年，Tenckhoff 等人创造了 Tenckhoff 透析管，成功地为腹膜透析的开展铺平了道路。1972 年，间歇性腹膜透析（IPD）作为一种合适的肾脏替代疗法被广泛接受。以后 Popovich、Moncrief 等人创造了简单而不用机器、能源，且更合乎生理的腹膜透析疗法——持续不卧床腹膜透析（CAPD），腹膜透析得到迅速发展和普及。到 1990 年，全世界估计有约 5 万名肾衰患者以腹膜透析维持生命，其中 CAPD 占 90%，我国于 1979 年开展了 CAPD。

与血液透析相比，CAPD 的优点如下：①设备简单；②操作容易：患者及其家属经过医务人员培训后即可在家中自己操作；③安全有效：患者每日 24 小时持续地进行透析，血液生化指标波动小，机体内环境状态稳定；④血流动力学改变不大，特别适用于心血管情况不稳定、糖尿病患者、老年及小儿；⑤患者能更好地回归社会：居家型操作为患者生活带来方便，且很多人仍然可以正常上班，更好地回归社会。近十年来，采用 CAPD 的病人日益增多。

二、适应证

同血液透析。但具有以下情况的患者应优先考虑腹膜透析：

1. 年龄大于 65 岁的老年人。
2. 原有心血管疾病或心血管系统功能不稳定的患者。
3. 糖尿病患者。
4. 儿童。
5. 有出血倾向，不适于肝素化的患者。
6. 建立血管通路有困难者。
7. 血液透析中发生严重的并发症者。

三、禁忌证

（一）绝对禁忌证

1. 腹膜有缺陷者。

2. 各种腹部病变导致腹膜清除率降低者。

（二）相对禁忌证

1. 近 2～3 日腹部大手术，腹腔置有外科引流管。

2. 腹腔、盆腔有局限性炎症病灶或脓肿。

3. 腹壁感染者。

4. 广泛性肠粘连。

5. 肠麻痹、肠胀气。

6. 肠造瘘及腹腔内有引流者

7. 晚期妊娠及腹内巨大肿瘤。

8. 不合作或精神病患者。

9. 横隔有裂孔的患者。

10. 过度肥胖的患者。

四、腹膜透析设备及方法

（一）设备

1. 腹膜透析管　临床上采用小孔硅胶管，该类透析管长约 30～35cm，末端侧壁上有很多小孔。分为临时性腹膜透析管和永久性腹膜透析管。临时性腹膜透析管用于急性短时间的腹膜透析。永久性腹膜透析管以 Tenkhoff 管为代表，管上有 2 个涤纶套，经手术将透析管置入腹腔内，一个涤纶套置于腹膜外，另一个接近皮下隧道的皮肤出口处，结缔组织可长入涤纶套内，起到固定的作用，并可阻止细菌进入腹腔。

2. 腹膜透析液　腹膜透析液配方很多，但基本原则是电解质成分和浓度与正常血浆相似，渗透压一般不低于血浆渗透压，根据病情可适当加入药物，如抗生素、肝素等。

（二）方法

1. 持续不卧床腹膜透析（CAPD）　是现在最常用的腹膜透析方法，CAPD 是指每天交换透析液 3～5 次，每次交换透析液 2000ml，腹腔中持续保留透析液，透析液滴入和排出均是依靠重力作用完成的。

CAPD 的标准治疗方案：每天交换透析液 4 次（白天 3 次，夜间 1 次），每次 2000ml。保留时间为：白天 4 小时，夜间 8 小时。透析液的浓度：白天多采用 1.5% 葡萄糖的透析液，夜间多使用含 4.25% 葡萄糖的透析液，每周透析 7 天。

2. 间歇性腹膜透析（IPD）　是最早采用的一种腹膜透析方法，IPD 的治疗方案为：每次进入腹腔的透析液约 1500～2000ml，留腹 30～45 分钟后引流出所有液体。通常每周施行40 小时，每天 10 小时，每周 4 个透析日。由于 IPD 时透析液与腹膜接触时间较短，透析常不充分，因而目前已基本不用此种透析方法。

3. 连续循环腹膜透析（CCPD）　CCPD 是一种借助于机器进行腹膜透析的方法，患者白天腹腔保留透析液，睡前与透析机连接，进行 4～5 次透析，第二日凌晨可脱离机器，最后一组透析液保留在腹腔中，患者可自由从事日常活动。

CCPD 的标准方案：每天夜间交换透析液 5 次，每次 2000ml。交换时间：晚 10 点开始，第二日凌晨 8 点关机，每 2.5 小时交换 1 次，共 4 次，白天保留 11 小时。透析液浓度的选择与 CAPD 相反，夜间每次使用 1.5% 葡萄糖的透析液，白天使用 4.25% 的透析液。CCPD 疗效与 CAPD 相似，但由于其需要透析机，因此目前只有少数人行此治疗。

五、并发症

1. **腹膜炎** 是腹膜透析的主要并发症，可分为细菌性腹膜炎、真菌性腹膜炎、结核性腹膜炎等。其中以细菌性腹膜炎最为常见，主要由革兰阳性球菌引起，占 60% 左右。腹膜感染的途径有：①经透析管腔侵入；②插管周围感染所致；③偶尔来自血源性及女性生殖系统感染。大部分感染来自透析管道的皮肤出口处。临床可表现为恶心呕吐、腹痛、反跳痛；透析液引流不畅、透析液混浊；有些患者可表现为发热。

2. **透析液引流不畅或腹膜透析管堵塞** 为常见并发症。一旦发生将影响腹透的正常进行。常见原因有腹膜透析管移位、受压、扭曲、纤维蛋白堵塞、大网膜粘连等。

3. **蛋白质、氨基酸的丢失** 腹膜透析病人均有不同程度的蛋白质及氨基酸的丢失。若使用高浓度透析液进行透析或发生腹膜炎时蛋白质的丢失更明显。患者出现低蛋白血症，临床上可表现为食欲不振、嗜睡、虚弱感、全身不适等。

4. **高血糖、高血脂与肥胖** 连续使用高浓度透析液时，由于葡萄糖的吸收，可使血糖升高。长期透析的病人因吸收大量葡萄糖，可使体重增加，血脂升高，加速动脉粥样硬化。

5. **腹痛** 首先应排除腹膜炎，尤其是在透析之后出现的持续性的疼痛。非腹膜炎腹痛原因往往是透析液的温度或酸碱度不当、渗透压过高、透析液流入或流出的速度过快等。

六、护理

1. **饮食护理** 由于腹透可使体内大量蛋白质及其他营养成分丢失，应通过饮食补充。患者蛋白质摄入量为 $1.0g/(kg \cdot d)$，其中 50% 以上为优质蛋白。水的摄入应根据每天的出超量而定，如出超量在 1500ml 以上，患者无明显的高血压、水肿等，可正常饮水。

2. **操作注意事项** ①严格执行消毒隔离和无菌操作技术，每次腹膜透析时均要戴口罩及帽子、操作前应洗净双手；②透析液灌入腹腔前要加热至 37～38℃；③观察病人的生命体征，特别是体温的变化，以及透析液的颜色、形状等。询问病人有无腹痛及其他不适；④准确记录每次透析液进出腹腔的时间和液量，定期留取标本送检；⑤观察透析管皮肤出口处有无渗血、漏液、红肿等；⑥患者须淋浴，禁止盆浴，淋浴前可将透析管用塑料布包扎好，消毒后重新包扎。

3. **并发症的护理**

（1）一旦腹膜炎发生，应立即治疗：首先用腹透液 1000ml 连续冲洗 3～5 次，暂时改为 IPD，腹透液中加用抗生素及肝素，感染严重者应同时全身应用抗生素。如经过 2～4 周后感染仍无法控制，可拔除腹膜透析管道。

（2）透析液引流不畅或腹透管堵塞处理：改变患者体位；排空膀胱；服用导泻剂或灌肠，促进肠蠕动；透析液中加入肝素、尿激酶、生理盐水等使堵塞透析管的纤维素溶解；可在 X 线透视下调整透析管的位置或重新置管。

（3）腹膜透析的病人应注意加强营养的摄入：蛋白质应按 1.0/kg/d 供给，并宜食用优质蛋白，如鱼、瘦肉、牛奶、鸡蛋等含必需氨基酸丰富的动物蛋白。

（4）护士应指导患者限制脂肪和糖的摄入，鼓励患者适量活动，必要时可在透析液中加入少量胰岛素。

（5）腹痛的处理：透析液的温度应接近体温，减慢透析液流入速度，排出透析管道中的气体等，必要时可应用止痛药和镇静剂。

（邹海欧）

第三节　肾脏活体组织检查

一、概述

肾脏活体组织检查，简称肾活检。是肾脏疾病检查中一项重要的方法，对明确病因、病理分型、病变程度、指导治疗和判断预后具有重要意义。1932 年，Gwyn 首先进行了直视下的开放性肾活检。1951 年 Perez Ara、Irersen 和 Brun 先后进行了经皮肾活检，并获得了成功。我国的赵魁丹、周惠英于 1958 年首先报道应用此项技术诊断肾脏疾病。由于肾活检对明确肾脏疾病的病因、病理分型、病变程度、判断预后的研究具有重要意义，因此它已成为肾脏疾病检查中一项重要辅助检查方法。

1. 经皮肾活检（简称肾穿刺）　是指利用超声波扫描做引导，用穿刺针直接经皮肤抽取肾脏组织标本。虽然从体表对肾脏进行穿刺有一定盲目性，但其创伤小，操作简单，成功率高（可达 90% 以上），且患者易接受，故其应用广泛，是目前国内外最普及的肾活检方法。

2. 开放性肾活检　是指通过外科手术，在直视下直接取肾脏组织。开放性肾活检具有成功率高（可达 100%），获取肾组织充分，并可多部位取材等优点。但其创伤较大，需外科医师施行，不易为患者接受，故目前仅用于不能进行经皮肾活检或穿刺取材失败而又必须肾活检从而获得病理资料时使用。

二、适应证

各种原发、继发及遗传性肾实质疾病（尤其是弥漫性疾病），且无肾穿刺禁忌证时均可使用。

1. 弥漫性肾小球病变，如肾小球肾炎、肾病综合征、肾硬化、肾淀粉样变等。

2. 病因不明的无症状性蛋白尿、血尿。

3. 累及肾脏的全身性疾病，如系统性红斑狼疮、结节性动脉周围炎、痛风性肾病、紫癜性肾炎、糖尿病性肾病、骨髓瘤性肾病、妊娠性肾病等。

4. 急性肾衰竭。

5. 肾移植患者发生排异反应后，为了判断是否继续保留移植肾脏，也需进行肾活检。

三、禁忌证

（一）绝对禁忌证

1. 不合作，不能屏气 30 秒钟以上者。

2. 孤立肾及一侧肾萎缩或丧失功能者。

3. 凝血机制严重障碍。

4. 肾周围脓肿、肾积水。

5. 肾动脉瘤。

6. 肾脏恶性肿瘤。

7. 充血性心力衰竭、全身衰竭。

（二）相对禁忌证

1. 肾脏非特异性感染，如肾盂肾炎、肾脓肿。

2. 肾结核。

3. 泌尿系统先天性畸形。

4. 高血压（>160/110mmHg）。

5. 高度水肿。

6. 严重贫血。

四、并发症

1. 血尿　几乎所有的患者都会发生镜下血尿，一般可持续1～5天，不需特殊处理。肉眼血尿的发生率为3%～16%，多数肉眼血尿不会引起血压、脉搏及血色素的改变。

2. 肾周围血肿　肾穿刺者几乎均有肾周围血肿，但大多数为小血肿，无临床症状，1个月内便可自行吸收。

3. 腰痛　轻度腰痛常发生，可能与穿刺损伤腰部软组织或形成肾周围小血肿有关，数日内便可消失。

4. 感染　肾穿刺后感染发生率在0.2%以下，多为原有肾感染在穿刺后扩散及无菌操作不严所致。严重感染可造成肾脓肿及败血症等严重后果。

5. 动静脉瘘　其发生率约10%～19%，通常无症状，95%以上的患者可自然闭合，很少需外科处理。

五、操作及护理

（一）肾穿刺前的护理

1. 术前准备与手术的成功率及并发症的发生率有着密切的关系。应向患者讲清术前准备的内容、意义及必要性，解释穿刺操作过程及术前术后护理的内容，并给予心理支持。

2. 准确抽取静脉血，查出凝血时间、血小板计数、凝血酶原时间及活动度，了解有无出血倾向，以防术中或术后出血。

3. 查血肌酐（Scr）及尿素氮（BUN）以了解肾功能。

4. 测定血型，交叉配血备用。

5. 协助患者留取清洁中段尿进行培养，以确定有无菌尿，并及时控制感染。

6. B超检查，测量肾脏大小，若肾脏已缩小者禁穿。

7. 每日监测患者的生命体征，血压应控制在150/90mmHg以下。

8. 指导患者练习深呼吸及屏息动作（屏息超过30秒/次）。

9. 指导患者练习床上排尿。

（二）肾穿刺的操作方法

1. 协助患者采取俯卧位，腹部垫以 8～10cm 厚的沙袋或枕头。

2. 确定穿刺点　B 超定位是目前应用最广的定位方法。

3. 定位后用甲紫在皮肤表面标出，然后消毒、铺巾、局部麻醉。

4. 嘱患者深吸气后屏气，将穿刺针刺入，取肾脏组织。

5. 将肾组织分别送电、光镜及免疫荧光检查。

（三）肾穿刺后的护理

1. 穿刺针拔出后，应立即局部压迫 5 分钟，腹带加压包扎，以利于压迫止血。

2. 患者卧床 24 小时，腰部制动 6 小时。做好其生活护理，指导患者减少身体活动，尽量避免咳嗽，打喷嚏等剧烈动作，以避免伤口出血。

3. 6 个小时后，若患者生命体征平稳，无持续性腰痛、腹痛，无肉眼血尿发生，可床上活动。

4. 术后注意观察生命体征，每 15～30 分钟测量血压及脉搏一次，直至血压、脉搏平稳。

5. 术后鼓励患者多饮水，以尽快排出肾血管中的凝血块，以免血凝块堵塞尿路。仔细观察患者尿液的颜色及性状，留取尿标本，进行尿常规检查。如术后出现肉眼血尿，严密监护患者生命体征及出血情况。

6. 术后 24 小时后若无肉眼血尿，即可解除腹带并协助患者下地活动。若患者出现肉眼血尿，应延长卧床时间直至肉眼血尿完全消失。术后 10 天内避免举重物及进行其他剧烈活动。

7. 肾穿后患者复查 B 超，以了解患者手术局部有无血肿。

8. 并发症的护理

（1）血尿：延长卧床时间直至肉眼血尿完全消失。个别病例可出现肉眼血尿持续不止且引起生命体征的改变，应立即给予输血，若输血也不能稳定血压时，应立即手术处理。

（2）肾周围血肿：肾穿刺后肾周围血肿，一般不需特殊治疗。少数患者由于出血量大而导致血压、脉搏发生变化时需输血治疗，经内科治疗仍不止血者应手术处理，甚至切除肾脏。此外，大的血肿易引起细菌感染，导致肾周围脓肿，应及时选用抗菌药物。

（3）腰痛：轻度腰痛无需处理。严重腰痛者较少见，提示有肾周围血肿的可能，应按前述方法处理，并给予止痛药物。肾绞痛很少见，往往是肾盂内血块嵌顿输尿管引起。应鼓励患者术后多饮水，以使血凝块尽快排出，以防堵塞尿路。

（4）感染：肾穿刺前应行中段尿培养，一旦发现感染及时控制。穿刺术后若有发热、腰痛、尿频、尿急、尿痛等症状发生时，要及时选用抗菌药物。

（邹海欧）

活动/休息篇

第七十九章 绪 论

活动和休息是人类生存的两个基本需要。活动的能力在人的生存发展过程中至关重要。活动是人生来的需要，并且与人的其他基本需要密切相关。人有活动的需求和愿望，活动无处不在，不论在沟通交流、日常生活、工作、体育运动，还是在表达喜怒哀乐各种情感时，我们都自觉或不自觉地进行了活动。如果一个人因病或其他原因丧失了活动的能力，则他会尽最大努力甚至以改变生活方式来适应这种能力的缺失。所以，协助患者活动，增强人的活动能力并在人的部分或全部能力丧失时帮助他们是护士的重要职责之一。同活动一样，休息也是人生来的基本需要。通过休息消除疲劳，恢复精神和体力，以更加充沛的精力从事学习、工作及其他活动。休息应该包括精神和身体两个方面，而不仅仅是生理上的放松、调整。休息的形式有多种，不同的人可能会有不同的休息习惯和方式。

一、影响活动的因素

虽然人的身体和心理上的一些因素可对活动产生影响，但人的主观意志往往能克服这些限制或设法采用其他的方式来代替。所以说活动在很大程度上是受个人意愿支配的。常见的影响活动的因素有年龄、健康状况、心理状况、生活方式、价值观及个性等。

（一）年龄

1. 对活动能力的影响　不同的年龄段，活动能力的发展有不同的特点。婴幼儿时期，人的活动能力发展迅速。学龄期和青春期时活动则发展得更为精确，从青春期到成年期活动的强度、耐力和协调性大为发展，人的活动能力的提高可持续到成年晚期，到了老年则日益下降。

2. 对肌肉强度的影响 肌肉的强度在30岁时达到高峰，而后开始下降，这是由于肌纤维的体积在缩小，肌细胞中的线粒体在减少。同时也由于激素和代谢功能的改变。

3. 对关节的影响 关节随年龄的变化而发生变化，由于长期磨损使软骨增厚、表面粗糙，这些容易引起骨关节炎，同时骨密度、强度也下降，易长骨刺。

4. 对其他系统的影响 也间接影响了活动，如影响呼吸、循环系统。随着年龄的增长，各系统功能开始下降，活动时血压可升高。肺活量减少，活动后心率、血压、耗氧量恢复到原有水平的时间延长。

出现上述变化的时间因人而异。积极的生活方式和良好的健康状态可延迟上述变化的开始及延缓其进展速度，国外有许多研究者认为不爱活动或制动对随年龄而改变的功能有着一定的影响。

（二）健康状况

1. 残疾 先天性畸形、创伤或疾病都可导致残疾而使其所在年龄段能从事的活动受到限制。

2. 疾病 急慢性疾病都会对人的活动产生影响，疾病造成的身体虚弱、氧合障碍或疼痛都会影响活动，有些为了治疗目的的制动或卧床休息也限制了活动的进行。神经、骨骼、肌肉方面的疾病更容易造成活动障碍。

（三）心理状况

情绪会影响人的自由活动的能力，压力过大或抑郁可引起活动能力下降。沮丧、悲哀、烦闷时也会不愿与人接触，不愿活动，某些心理严重障碍者可出现自主活动停止，如紧张症患者可长时间保持一个姿势并对环境没有任何反应。

（四）生活方式

采用静坐式生活方式的人活动比一般人要少。生活方式受着多种因素的影响如健康状况、价值观、信念等。

（五）价值观与信念

价值观与信念影响一个人的活动与行为。人的价值观决定了人的选择，人对健康的认识也对活动的影响很大。有些人认为锻炼和健康是同义词，有规律的锻炼对维持健康非常重要。如果不能锻炼，也就不健康了。这种认识会促进活动。而另一些人则认为活动对健康没那么重要，他们可能选择静坐式生活方式，没有活动的动机，只进行日常的活动，并认为自己很健康。

二、活动对机体其他功能的影响

（一）活动的好处

1. 对氧合的作用 运动可使心率适当地增加，血流量增大，促使全身血流量的改善，这样日久会出现静息时心率变慢，但心脏每搏量增加。由于心排出量增大，血脂类代谢物质在血管壁沉积减少，血管弹性良好。由于心肌供血改善，心肌发达增厚，这样心肌收缩力加强，从而使心脏功能发生重要改变。另外，运动时通过肌肉活动所产生的二氧化碳，能刺激呼吸中枢，使呼吸加深加快，以促进二氧化碳的排出及氧气的吸收，这样呼吸量可逐渐增大，肺泡剩余的气体也减少。经常活动的人上呼吸道疾病可大大减少，有慢性疾病的人经过锻炼后肺功能也可得到改善。

2. 对新陈代谢的作用　活动时体内物质的新陈代谢增加，能量消耗增加。如以 10 分钟 1 公里的速度快步走，每分钟能量消耗要比坐着工作学习时大 3 倍。参加一场篮球比赛时能量消耗要比安静时增加 20 倍以上。能量消耗增加，也促进了体内消化吸收过程，以补充体内的需要。另外，活动时由于呼吸运动加强，膈肌活动范围加大，对促进消化道工作，加强消化功能也非常有利。同时运动还能促进腹肌力量，有利于维持正常腹部压力促进消化吸收。运动还可使人心情愉快，精神饱满，这样对消化吸收功能也有良好的作用。适当的活动对消化不良、便秘、胃下垂等均有积极辅助治疗的作用。

3. 对肌肉、关节及骨骼的作用　活动时，血液循环加速，肌肉和骨骼能得到更多的营养，因此肌纤维变粗、体积增大，弹性增加，肌肉活动的能力和耐力也相应地提高。长期锻炼后，韧带会更坚固，关节活动更灵活。通过骨细胞增生，促进骨骼增长，加速钙化，使骨质更坚实。

4. 对神经系统的作用　运动器官的每一动作、身体各器官系统的生理活动都是以刺激的形式作用于神经系统。这种刺激从末梢神经经过传入系统传导到中枢，使全身动作协调，兴奋与抑制过程增强，神经活动的平衡性和灵活性得到提高，身体各部分有良好的共济作用，使神经细胞反应灵活、迅速而又能工作持久且不容易疲劳。

（二）活动功能异常对其他功能的影响

活动受限可由多种原因引起，如疾病、损伤或主观因素。有些因素所致的活动无能或活动受限是暂时的，如骨折；有些因素所致的不能活动是永久性的，如严重脊髓损伤所致的瘫痪。不论什么原因造成的活动受限都会给人体带来不利的影响，产生副作用，这些副作用叫"失用综合征"。这种不利影响的严重程度取决于在减少活动开始前个人的健康状况及不活动时间的长短。例如，一个 23 岁健康男性，因重感冒卧床休息 5 天后出现失用综合征的概率要比一个 60 岁伴有其他慢性疾病的人因重感冒卧床休息 5 天要小得多。但一个 23 岁男性健康青年，如因某种严重疾病而卧床数周，则他出现失用综合征的危险就会大大增加。有研究表明，一个健康青年卧床 3 周，他的系统功能改变大约等于其 30 年后出现的变化，所以护理要注重对活动受限人的预防措施，以减少由不活动带来的危害。下面将讨论不活动所引起的问题。

1. 运动　活动受限或不活动首先影响运动功能本身。不活动限制了对活动的选择，逐渐地导致骨骼、肌肉、关节的改变，从而影响正常活动的进行。在一段时间不活动后要再恢复到以前的活动水平，需要不断努力并需进行心理方面的调整。所以，护士要使患者积极参与预防性和康复性的锻炼。具体方法在以后章节会详细讨论。

（1）骨的变化：骨的完整性一般是由成骨细胞和破骨细胞的代谢功能来维持的，在健康状态，持重和活动使肌肉刺激成骨细胞来产生新的骨质，新生组织代替被破骨细胞破坏的组织，保持有生命的骨骼处于一种动态平衡。当长期卧床或肌肉活动减少时，骨的再生停止，而骨的破坏仍在继续，钙、磷被释放到血液中，这种去矿质作用导致了骨质疏松。

不活动引起的骨质疏松的发生分为不同阶段，对于年轻人和持重骨来说其引起的骨密度的降低速度较快。最初阶段在不活动的前 12 周，速度很快，但如果恢复持重、活动则恢复也很快；但如果仍不活动，则进入第二阶段，这时骨密度降低的速度较第一阶段要慢一些；最后，那些长时间不活动的人，持续丢失骨组织只达到原有水平的 40%~70%。这时由于长时间不活动造成的骨密度降低则不可逆转。由于骨质疏松造成骨脆弱极易发生畸形、骨折。虽然对于老年人来说骨质疏松是一个较常见现象，但缺少活动会加快这一改变。

（2）肌肉的变化：与骨骼一样，肌肉也依赖活动而有效地发挥其功能。活动可使肌肉体积和强度增加，不活动则发生相反的变化。不活动还使肌肉血供减少，肌肉蛋白质丢失，导致肌纤维变短，弹性和强度下降，耐力下降，肌肉松弛是这种现象的一种较轻的表现。严重的肌肉失用与长期卧床有关。一个人如果完全卧床 1 周，肌肉强度下降 10%~15%。卧床时，下肢肌肉（原来持重的肌肉）常首先变弱和萎缩。肌肉可在 2 个月内萎缩到原来的一半。

（3）关节的变化：活动减少也会影响关节的灵活性。结缔组织的变化涉及韧带、肌腱、关节囊，肌纤维也会变短。这些情况在健康的静坐式生活方式人中存在，对于长期卧床的人来说就更严重了。卧床时，人往往采取屈曲位置以感到舒适。这会使屈曲肌变短，出现膝、髋、足底关节的屈曲挛缩，关节的活动度变小，使行走和自理受到影响。挛缩可越来越重，以致需要外科手术。

2. 休息和睡眠　休息指放松、停止活动。睡眠是休息的一种方式。通常医嘱让减少活动或卧床是为了增加休息，但事实上却不一定都能达到此目的。限制人的活动可使人感到压力，这种压力还常伴有疾病或损伤引起的生理压力。压力可使放松和睡眠变得困难。如果医嘱卧床是在医院里，则压力就会更大。对许多人来说，在一个陌生的环境里睡觉非常困难，一个人如果被限制活动，他的睡眠－不眠节律就会受到干扰，特别是病人为了克服由疾病引起的健康状况下降的感觉，会增加白天的睡眠时间。白天的睡眠事实上降低了晚间睡眠的质量，因为深睡眠的量减少了。

有规律的身体锻炼可促进睡眠休息。锻炼后增加深睡眠的量。深睡眠时间越短，体力恢复就越慢，醒来后并不感到轻松，感觉疲劳没有消失。这种抱怨在静坐式生活方式的人中并不罕见。

3. 氧合　氧合包括摄取氧（通气）、将氧从肺转到血液中（弥散）、运到组织（灌注）、组织利用从血液中供应的氧。在静坐式生活方式的人和身体状况好却不能活动的人中，这些过程都处于低效状况。3~5 天的卧床可导致心血管出现去适应作用。卧床对心血管的最开始影响是增加了心脏的工作负荷，这是由于循环血量增加的结果。因为当下肢不负重时毛细血管血量减少，随后心排出量、每搏量逐渐减少，氧摄入减少。心肺功能下降表现为脉压增大。当肌肉不再有规律的收缩时，肌肉利用氧的量就下降，结果是降低了机体的工作能力。

不活动包括卧床对通气、弥散和灌注及其他的不利影响，活动受限后出现代谢需求降低，使呼吸深度变浅。卧床不动时这种作用就更加明显，因为平卧时腹腔脏器增加了横隔上的压力，使胸腔变小。辅助呼吸肌变弱时也使气体交换受影响。呼吸过浅使肺泡萎陷，使肺的表面功能减弱。

另一个影响通气和弥散的因素是人卧床时出现的痰量增多。通常痰液是均匀分布在支气管黏膜上的，人卧床时，由于重力的作用使痰液积聚在气管的下端，上层干燥。由于积聚和干燥使纤毛功能受到影响，致使痰液越积越多。由于疾病或长期卧床造成的全身虚弱和平卧姿势还降低了咳嗽的功能。黏稠的痰液不仅会造成梗阻，而且是细菌生长的一个很好的培养基，易发生肺部感染。

卧床患者在使用躯干和上肢肌肉变换姿势时常使用"憋气动作"，即强迫憋气，声门关闭。这时没有气体流动，胸腔内压增加，使血液到胸和冠状动脉大血管的流量减少。当突然恢复呼吸时，胸腔内压力下降，进入心脏的血流量一下加大，使心肌增加伸展以容下增加的血量和加大收缩力以排出血液，这可使衰弱的患者心功能受损，出现心律失常及暂时性灌注受损。

另一个问题是直立性低血压，这是长期卧床影响灌注的另一个表现。当一个活动的人从平卧到直立时，可通过外周动脉血管收缩反射来维持血压及脑部的血液供应。卧床使这种反射变得迟钝，当站立时，血管仍处于扩张状态，血液积聚在下肢，中心血压下降。由于脑的血供减少，患者可出现头晕或昏厥。

灌注还可受到异常凝血的影响。血液凝结性增加、静脉血流滞缓和静脉血管壁损伤是静脉血栓形成的三个主要因素。卧床导致这其中的两个因素，而也常常在形成第三个因素中起作用。血浆量减少与卧床有关，这导致了血液黏滞性的增加，因而增加了血液的凝结性。静脉血流滞缓是由于腓肠肌在卧床时期泵的作用下降，卧床姿势不当还常出现血液回流受阻的情况。例如，许多人卧床休息时喜欢坐位，常将床调整到使膝弯曲的位置以避免身体向床尾下滑。这就增加了膝背面浅静脉的压力，影响了静脉回流。在侧卧位时，一条腿常压在另一条腿上，也可造成静脉回流受阻。而更为严重的是，血管上的压力可刺激或损伤血管壁，从而导致形成静脉血栓的第三个因素。血栓干扰了局部血液循环系统，可造成栓塞，严重时可危及生命。

另一个灌注减少的后果是压疮。当患者处于不适当的姿势或一个姿势保持在1个小时以上时，受压骨突上的压力就会增加，使其表面皮肤的氧、营养物质及废物的交换不能进行。这种缺血可引起皮肤及皮下组织坏死，形成压疮。有些患者更容易出现压疮，如昏迷、瘫痪、肥胖、水肿、营养不良、大小便失禁的病人。

4. 营养　对不活动的人来说保持健康的能量平衡是比较困难的。通常这些人维持一个正性能量平衡，所以静坐式生活方式的人往往体重超重。患者常因卧床休息而使其活动及环境受到限制，从而降低了食欲。这看起来是一个好的作用，因为活动减少后机体对热量的需要也随着减少。但当医嘱卧床时，通常是为了机体组织的修复，这样对某些营养物质的需求是增加的。

卧床休息时，活动的减少使代谢发生改变。卧床时合成代谢过程减缓，分解代谢过程加快。体重下降，主要是肌肉减少而不是脂肪。蛋白质代谢也发生了改变，蛋白合成减少，分解增加，含氮废物增加而导致负氮平衡。负氮平衡可引起食欲下降，摄入减少，从而引起由于营养不良而导致的一系列并发症。

5. 排泄　所有人的机体排泄过程都会受到不活动的影响。前面已经讨论过二氧化碳经肺的排出问题。现在着重讨论经皮肤、肾、肠道的排泄问题。

（1）皮肤：对一个静坐式生活方式的人来说很难估计经皮肤排泄的改变有多大。尽管一个人不主动活动时明显的出汗减少，可不明显的出汗仍在继续。但当一个人卧床时，水、钠、钾、氯通过皮肤的丢失增加。因卧床时血管扩张，使皮肤温度升高，出汗也随着增多，特别是与被褥接触部位的皮肤，因为床单、被褥避免了由辐射传导而丢失的热量，刺激了出汗，出汗过多可使皮肤破损和全身不适。

（2）肾脏：肾的生理功能并没有受到很大的影响，然而卧床却引起肾负荷的改变。在前面讨论对氧合的影响时已提到平卧增加了血容量，使尿量也增加了。这是由于抗利尿激素在中心血容量增加时受到了抑制并且由于肾血流量的增加使肾小球滤过率也增加了，利尿导致了血浆量的大量丢失。

由于前面提到过的分解代谢过程的改变，血清中钙、磷和氮的废物也明显增加，这也加大了肾小球的滤过负荷。如果不能摄入足够的液体，血浆量就会减少，再加上废物的增多就会使尿比重升高。尿比重升高与另一个问题——肾结石有关，有关肾结石的问题在后面还会讨论。

卧床时常采用仰卧位，这可引起两个排泄问题，一是尿液淤积，一是溢流性尿失禁。直立位时，肾盂中的尿液由重力作用引流至膀胱。膀胱内的尿液积满时，有胀满的感觉后，便被排出体外。这个动作包括自主地放松外括约肌和会阴部肌肉，由此激惹了自主反射，引起耻骨膀胱肌的收缩，接着膀胱内的压力增加，引起内括约肌的放松，尿液排出。

卧床时，人很难自主地放松外括约肌，尤其是使用便盆或便壶时的窘状，容易使病人抑制排尿的感觉，引起尿液淤积。耻骨膀胱肌逐渐地被拉长了，敏感性降低。膀胱胀满而没有排尿使膀胱内压力增加，这种压力可经输尿管传至肾脏，损害肾小球或导致溢流性尿失禁。

尿淤积还可给患者带来另外两个问题。一个是泌尿系感染，一个是肾结石。通常，膀胱可抵抗感染，尽管常暴露于胃肠道正常菌株之下，却很少发生感染。这是由于膀胱黏膜所具有的抗微生物特性、吞噬作用及排尿的冲洗作用。膀胱膨胀降低了黏膜血流的速度，组织缺血时，抗感染的能力就下降。此时，由于酸性废物（通常是由于肌肉活动产生的）减少，卧床的人的尿液呈碱性，这也利于某些细菌的生长。

尿液淤积和细菌的存在加速了肾结石的形成。泌尿系结石的形成也可由卧床的其他不利作用促成，如前面提到的由于不活动使血清钙水平增加。高钙可加速尿的结晶，形成结石的核。特别是尿量减少时，结石可在泌尿系的任何部位形成。在平卧时，肾盂是个常见部位。这些结石可变得很大，可引起肾绞痛。结石和结石的移动引起的黏膜损伤又可增加感染的机会，产生细菌繁殖、结石形成的循环。

（3）肠道：排便需要肠道平滑肌、腹部及盆底肌肉对粪便压迫直肠的自主反应正常。不活动可影响排便。便秘是卧床病人的常见问题，同样也是静坐式生活方式人的常见问题。活动、锻炼刺激肠蠕动，增强腹部肌肉。相反，不活动使肠蠕动减少，肌肉弹性下降及骨骼肌的用力机械力量减弱。如果床上使用便盆排便，则会因为不是正常生理性蹲位排便而使这些肌肉的作用进一步减弱。

另外，由于疾病造成的饮食改变、食欲不佳或进食时间的改变也会影响排便习惯，增加便秘的危险。再有，缺少隐私也可使人抑制排便感。常压抑排便感可使直肠的敏感性降低，导致粪便更干、更硬、更难排出，也可出现更严重的问题——粪嵌塞。

6. 心理问题　生理的活动和健康对维持良好的自我形象及增加自尊有很大关系。尽管这一关系并不那么简单、直接，但事实是这样的。那些选择了静坐式生活方式的人，特别是当他们变得肥胖时，他们会比活动的人更不满意自己的形象，并且自尊下降。有时，这些感觉产生社会退缩，特别是涉及运动的集体活动。那些由于疾病而使活动受限的人常有相似的经历。长期限制活动更可产生不良的心理影响。

活动可使人接触人和事，不能活动使人与人的交往受到了限制。这种失落感对于那些卧床的人来说就更大了，除了寻求和主动与他人进行交流，他们还必须等待他人主动与自己交流。卧床时个人空间大大缩小，这也是一个潜在的压力源。

锻炼身体是减轻由于压力引起的能量抑制的一种方式。当疾病或损伤影响锻炼的机会时常常使压力变得更大。

另一个潜在问题是退缩和惊恐，这会使康复过程延长并使自尊下降。患者还可出现烦恼、敌意、产生挫折感或罪恶感。当不活动延长或成为永久性时，这些反应就会更加强烈。

不活动还能影响人的感知。一个人卧床时，环境刺激就会减少，就会出现感知障碍。感知障碍包括对活动动机和认知、运动方面的能力的影响。这些缺陷还会限制人解决问题的能力。

不活动包括活动受限和完全卧床，对人影响因人而异，反应也各不相同，并且不一定都直接与不能活动的程度有关。护士从对患者的评估中进一步了解、确定不活动对患者各系统、对患者需要的影响，以便制定最佳的护理计划。

三、影响休息（睡眠）的因素及其对机体其他功能的影响（见第一百零一章第一节）。

（刘华平）

第八十章 运动系统概论

>> **关键词**

bone	骨
articulation	关节
muscle	肌肉
motion	运动

第一节 运动系统解剖与生理

运动系统由骨、关节和骨骼肌组成，约占成人体重的60%。全身各骨骼关节相连形成骨骼，构成人体的支架，赋予人体基本形态，支持体重，保护内脏。骨骼肌附着于骨，在神经系统调控下进行收缩和舒张，产生运动。在运动中，骨起着杠杆作用，关节是运动的枢纽，骨骼肌为运动的动力器官。

一、骨

骨是一种器官，主要由骨组织、胶原纤维和基质等构成，具有一定的形态，外被骨膜，内含骨髓，有丰富的血管、淋巴管及神经。在活体，骨能不断地进行新陈代谢，有其自身的生长发育过程，具有修复、再生和重塑的能力。经常锻炼可促进骨的良好发育，长期失用则出现骨质疏松。骨基质中沉积有大量钙盐和磷酸盐，贮存人体的钙、磷，并参与体内钙、磷代谢。骨髓还有造血功能。

（一）骨的分类

成人有206块骨，可分为颅骨、躯干骨和四肢骨三部分，前两者也称为中轴骨。骨按形态分为四类：①长骨：呈长管状，分布于四肢，如股骨、尺骨等；②短骨：形似立方体，多成群分布于连接牢固且较灵活的部位，如腕骨；③扁骨：呈板状，主要构成颅腔、胸腔的壁，如颅盖骨、肋骨；④不规则骨：形状不规则，如椎骨。

（二）骨的基本构造

1. **骨质** 由骨组织构成，分密质和松质。骨密质分布于骨的表面，质地致密，耐压性强。骨松质分布于骨的内部，呈海绵状，由相互交织的骨小梁排列而成。

2. **骨膜** 骨膜覆盖于骨的表面，由纤维结缔组织构成，并含有丰富的血管和神经，对骨的营养、再生和感觉有重要作用。骨膜分为内、外两层，外层致密有许多胶原纤维束穿入骨质，使之固着于骨面。内层疏松有成骨细胞和破骨细胞，具有产生新骨质、破坏原骨质和重塑骨的功能。

3. 骨髓　填充于骨髓腔和骨松质间隙内。胎儿和幼儿的骨髓有造血功能，内含不同发育阶段的红细胞和某些白细胞，呈红色，称红骨髓。5 岁以后，长骨骨干内的红骨髓逐渐被脂肪组织代替，呈黄色，称黄骨髓，失去造血能力。但是当慢性失血过多或重度贫血时，黄骨髓能转化为红骨髓，恢复造血功能。在椎骨、髂骨、肋骨等长骨的骺内终生都是红骨髓，所以临床常选髂前上棘或髂后上嵴等处进行骨髓穿刺，检查骨髓象。

二、关节

骨与骨之间借纤维结缔组织、软骨或骨相连，形成骨联结。骨联结的形式可分为直接联结和间接联结两大类。直接联结其间无间隙，较牢固，不活动或仅有少许活动。间接联结又称关节，是骨联结的最高级分化形式，以相对骨面间互相分离或具有间隙为特点，仅借其周围的结缔组织互相联结，具有较大的活动性。

（一）关节的基本构造

1. 关节面　是参与组成关节的各相关骨的接触面。每一关节至少包括两个关节面，一般为一凸一凹，凸者称为关节头，凹者称为关节窝。关节面上终生被覆有关节软骨，关节软骨多数由透明软骨构成，少数为纤维软骨。关节软骨使关节面变光滑，同时在运动时可减少关节面的摩擦。

2. 关节囊　是由纤维结缔组织膜构成的囊，附着于关节的周围，并与骨膜融合续连，包围关节，封闭关节腔。关节囊分为内外两层，外层为纤维膜，厚而坚韧，由致密结缔组织构成，含有丰富的血管和神经。内层为滑膜，由薄而柔润的疏松结缔组织膜构成，衬贴于纤维膜的内面，其边缘附着于关节软骨的周缘。滑膜富含血管网，能产生滑液。滑液为透明液体，不仅能增加润滑，而且也是关节软骨、半月板等新陈代谢的重要媒介。

3. 关节腔　是关节囊滑膜层和关节面共同围成的密闭腔隙，腔内含有少量滑液。

（二）关节的运动

关节的关节面的复杂形态、运动轴的数量和位置，决定了关节的运动形式和范围。关节的运动基本上是沿着 3 个相互垂直的轴所做的运动。关节沿冠状轴进行的运动，如屈和伸；关节沿矢状轴进行的运动，如收和展；关节沿垂直轴进行的运动，如旋内、旋外、旋前、旋后；还有肩关节、髋关节等所做的环转运动。

三、骨骼肌

骨骼肌绝大多数附着于骨，少数附着于皮肤。当其收缩时以关节为支点牵引骨改变位置而产生运动。骨骼肌受躯体神经支配，直接受人的意志控制，所以又称随意肌。骨骼肌在人体内分布极为广泛，有 600 多块，约占体重的 40%。每块肌肉都具有一定的形态、结构、位置和辅助装置，执行一定的功能，有丰富的血管和淋巴管分布，并接受神经的支配，所以每一块肌肉都可视为一个器官。在日常生活中，完成一个动作通常要许多肌肉参加，各司其长。

第二节　运动系统疾病患者的评估

对运动状况进行全面、系统的评估是制定护理计划时所必需的。评估的内容包括健康史、身体评估、辅助检查及心理社会评估。护士可直接从患者处获取有关资料，也可从患者家属及医疗病历记录中取得有关资料来对活动状况进行评估。

一、健康史

（一）一般情况

1. 职业　从事什么工作，工作是否消耗体力，工作是否给身体带来不适，是骑车上班还是乘公共汽车，最近是否感到上班吃力。

2. 家庭　婚否，家庭关系如何，是否做家务。

3. 休闲、文化、精神　喜爱何种休闲活动，目前疾病是否对休闲活动造成影响。

4. 习惯

（1）锻炼：每天是否进行有规律的体育锻炼，喜爱何种运动项目或活动方式，目前身体状况是否对日常锻炼方式产生影响。

（2）睡眠：通常每晚睡眠多少小时，睡眠是否充足，是否有睡眠障碍，近来睡眠是否减少，目前疾病是否对睡眠产生影响。

（3）营养：一日几餐，通常以何种食物为主，何种食物对维持健康非常重要，食欲如何，目前状况是否对饮食习惯产生影响。

（4）饮料：平时喝什么饮料，是否饮酒，饮酒是否影响活动。

（5）烟：是否吸烟，多长时间，是否戒过烟，吸烟是否影响活动，吸烟量增加后是否影响活动的能力。

（6）药物：常服用何种药物，为何原因，所服药物是否对活动产生影响，服药是否因曾经引起外伤。

（7）其他：是否有过药物滥用或吸毒，对活动是否产生了影响。

（二）主诉

运动系统疾病患者常见的主诉有骨骼和/或肌肉疼痛，肢体感觉障碍，肢体畸形，活动受限、活动能力下降等。患者告诉护士的不适或症状，如健康状况有哪些改变，呼吸、循环、肌肉骨骼、神经、心理方面的改变和症状，这些资料可帮助护士决定如何协助患者完成日常的活动。

（三）既往健康问题

患者是否有其他慢性病病史或损伤、手术史，及对活动产生的影响，要了解目前的治疗、用药情况对活动状况的影响。

二、身体评估

（一）身体测量

将患者的身高、体重与正常标准做对比以判断病人过瘦还是过胖。过胖提示病人可能是静坐式生活方式。缺乏锻炼和肥胖可导致影响活动的多种健康问题。肥胖者比同龄人对锻炼的耐受力要低，许多肥胖者还有高血压、心脏病或呼吸困难，这些都可使他们的活动变得困难。当肥胖者被限制卧床休息时，他们患压疮、坠积性肺炎和血栓的危险性比一般人要大。相反，消瘦者可有营养不良、肌肉无力等健康问题，这些问题也会影响活动的耐受力。消瘦者得病或受伤所需的康复时间较一般人要长，这也可导致失用综合征的发生。

除身高、体重外，还应测量生命体征。静息时的脉率可预测活动耐力和活动水平，常运动的人静息脉率比同龄人要低。心律不齐、呼吸困难或高血压提示活动耐力受限。

（二）全身情况

了解皮肤、眼、耳、胸、心、骨骼肌肉、神经方面的情况，有助于护士为患者做出有关活动方面的护理诊断。

1. 精神状况　对精神、感知方面的评估可判断患者能否安全、独立地进行活动。

2. 体格、身材　患者是属于细长身材，还是肌肉发达，外表看上去是否有疲劳感或懒散。

3. 皮肤颜色　是否苍白，苍白提示贫血的可能，贫血可影响活动的能力。

4. 体位、步态　强迫体位提示患者有疼痛或其他不适，这些情况可对活动产生影响。步态也可反应活动的能力。可观察患者走路时是否姿态稳健，肢体活动自如，步态轻快，是否需辅助用具如拐杖、助行器，是否有异常步态如蹒跚步态、慌张步态、摇摆步态等。如为卧床病人，则需对体位及四肢活动进行观察以判断是否有发生失用综合征的危险。

5. 皮肤　观察皮肤是否有破损、水肿，皮肤弹性如何。

6. 头、眼、耳、鼻、喉　五官的功能也可影响患者活动的安全程度。

7. 心肺　心肺功能的好坏也直接影响着活动的能力。静息时呼吸浅快、深快，呼吸困难程度，心律是否整齐都可提示活动受限的程度。

8. 骨骼肌肉　评估患者脊柱的弯曲度和活动度、是否存在脊柱压痛和叩击痛；四肢和关节的形态、活动度；肌肉强度和紧张度。

（1）脊柱：评估患者脊柱生理性弯曲，有无脊柱侧弯、脊柱前凸及脊柱后凸。检查脊柱的活动性时，应让患者做前屈、后伸、侧弯、旋转等动作，以观察脊柱的活动情况及有无变形。脊柱颈椎段活动受限常见于颈部肌纤维组织炎及韧带劳损、颈椎病、结核或肿瘤浸润使颈椎骨破坏等；脊柱腰椎段活动受限常见于腰部肌纤维组织炎及韧带劳损、腰椎椎管狭窄症、腰椎间盘突出、腰椎骨折或脱位等。检查脊柱压痛，以右手拇指自上而下逐个按压脊椎棘突及椎旁肌肉，若某一部位有压痛，提示压痛部位的脊椎或肌肉可能有病变或损伤。

（2）关节：评估关节的形态，有无红肿、畸形。腕关节形态异常常见于腱鞘滑膜炎、腱鞘囊肿等疾病，指关节畸形如梭形关节多见于类风湿性关节炎，膝关节如有两侧形态不对称或影响运动多为炎症所致，多见于风湿性关节炎活动期。评估关节活动和关节活动范围，关节的退行性变、创伤、炎症、肿瘤等都可引起关节疼痛、肌肉痉挛、关节失稳，以及关节囊、肌肉的挛缩和粘连，从而影响关节的活动范围。

（3）肌肉：评估肢体肌肉的强度和紧张度，要注意两侧是否对称。

9. 神经　神经系统评估见后面第九十章第二节。

10. 活动耐力　活动耐力是指一个人在不出现疲劳前所能进行的活动量。因此评估活动耐力对判断活动能力非常重要，尤其是在制定活动计划之前。在患者活动时要注意监测其心率、呼吸、皮肤颜色及疼痛或头晕情况。活动后要立即测量患者的心率、血压、呼吸。正常人活动后 1～2 分钟即可恢复正常的心率与呼吸，血压在停止活动后仍持续上升直至活动停止后 30 秒，然后开始下降。住院患者通常在停止活动 5 分钟内心率、呼吸和血压恢复到平时水平。

三、辅助检查

(一) 关节穿刺术

对所抽出的液体进行化验分析可判断关节渗出的原因。检查前告诉病人会采取局麻来控制疼痛，检查前无需禁食。

(二) 关节 X 线摄片

主要是检查关节疼痛的原因。检查前无需禁食、水。

(三) 关节镜检查

这项检查需要做一个小手术。将关节镜插入关节以判断关节的创伤和疾病程度，并能将病损的组织取出。检查前需行局部麻醉，检查后局部可出现疼痛、红肿，一般 2～3 天后可消失。

(四) 骨扫描

可诊断骨折、骨质疏松、骨癌及其他病变。检查前无需禁食、水，应鼓励患者多饮水以利于放射性核素的流动。放射性核素的半衰期很短，所用剂量也很小，不会对患者造成损害。检查后，放射性核素会从肾脏排出。

(五) 肌电图

肌电图可测量肌肉静息和自主活动时肌肉的电活动。检查前 3 小时患者应禁烟及饮用含咖啡因的饮料。告诉患者检查用的针非常细小，不会引起太大的痛苦。如果感到疼痛强烈应立即报告检查者。检查时间的长短因人而异，通常需要 60～90 分钟。

四、心理社会评估

评估病人活动功能因疾病而发生改变后的内心感受和心理状态，是否认为活动的改变影响了对自我的看法，如何描述目前的改变。由于活动功能改变的程度不同，病人会有不同的心理问题，如烦躁、猜疑、无能为力、焦虑、甚至恐惧。对于长时间活动功能障碍和活动功能永久性丧失的病人，还会出现自我贬低、自尊下降、悲哀、绝望等问题。评估病人的应对能力，面对活动功能的改变，如何应对及应对措施的效果。

（刘华平　李　杨）

第八十一章　运动系统慢性损伤患者的护理

> **关键词**

lumbar muscle strain	腰肌劳损
lumbago	腰痛
lumbar vertebrae	腰椎
malposition	不良体位
periarthritis humeroscapularis	肩周炎
bursitis	滑囊炎
supraspinatus calcification	冈上肌钙化
peripheral entrapment neuro pathies	周围神经卡压症
carpal tunnel syndrome	腕管综合征
median nerve	正中神经
piriformis syndrome	梨状肌综合征
sciatic nerve	坐骨神经
greater sciatic foramen	坐骨大孔
suprapiriform foramen	梨状肌上孔
infrapiriform foramen	梨状肌下孔

第一节　概　述

运动系统慢性损伤在临床上较为常见，远比急性损伤多见。无论是骨、关节、肌肉、肌腱、韧带、筋膜、滑囊及其相关的血管、神经等，都可因慢性损害而受到损伤，出现相应的临床表现。长期、反复、持续的姿势或职业动作在局部产生应力，导致组织代偿性的肥大、增生，超越代偿能力后则形成轻微损伤，累积、迁延而成慢性损伤。当人体有慢性疾病、退行性改变时，可降低对应力的适应能力；局部有畸形时，可增加局部应力；工作时注意力不集中、不正确的姿势、疲劳等，又可使应力集中，这些都是引起慢性损伤的病因。

一、分类

（一）软组织慢性损伤

例如腰肌劳损、网球肘、滑囊炎、肩周炎等一些肌肉、肌腱、腱鞘、韧带和滑囊的慢性损伤。

（二）骨的慢性损伤

主要指疲劳骨折以及慢性损伤所致骨缺血性破坏。

（三）软骨的慢性损伤

包括关节软骨及骨骺软骨的慢性损伤，如髌骨软骨软化症，胫骨结节骨骺炎等。

（四）神经卡压伤

指周围神经卡压症，以腕管综合征和肘管综合征为代表。本节着重介绍软组织的慢性损伤和神经卡压伤。

二、临床特点

运动系统慢性损伤的临床表现常有以下共性：

1. 局部长期疼痛，但无明显外伤史，少数患者有慢性损伤的职业史和工种史。
2. 局部有具体的压痛点或包块。
3. 局部无红、肿等外在表现。
4. 近期有与疼痛部位相关的过度活动史。

第二节 软组织慢性损伤患者的护理

一、腰肌劳损患者的护理

（一）概述

腰椎周围有许多韧带和肌肉等软组织，对维持体位，增强脊柱稳定性、平衡性和灵活性均起到重要作用。腰肌劳损实为腰背肌及其附着点筋膜以及骨膜的慢性损伤性炎症，为腰痛常见原因。据统计男、女性发病年龄以 40～60 岁最多，且男性发病多于女性。

（二）病因及发病机制

一部分患者是由于急性腰部扭伤，未经过及时合理的治疗而形成慢性创伤性瘢痕及粘连形成，腰肌力量减弱而发生疼痛，其发生率一般不超过腰肌扭伤病例总数的 5%。另一部分患者是来自长期积累的创伤，这种创伤虽不足以引起肌肉韧带撕裂，但可引起腰肌及其附着点处的过度牵拉，出现断裂前状态。大多数患者与职业性体位有一定关系，例如长期坐位工作、经常处于非生理位置下操作的修理工、固定性姿势工作者（如钟表工、打字员）及弯腰工作者。另外，气候或地理条件的变化、潮湿、寒冷、体位不良、体力不足、肥胖、情绪低落及精神紧张等因素均易诱发本病。

（三）病理

由于腰部肌力失调，形成疼痛和保护性肌痉挛，此时局部可出现反应性炎症，包括局部血供受阻、缺血、缺氧及渗出增加，进而引起局部组织变性，代谢产物积聚与炎性物质产生，形成痛点，甚至导致肌肉萎缩、挛缩、退变和粘连。因此，肌肉失调、肌肉炎症和肌肉挛缩是形成腰肌劳损的三联病理反应。

（四）护理评估

1. 健康史

（1）应询问患者腰部损伤史，外伤后是否经过系统、合理规范的治疗。

（2）评估患者日常静态和工作中动态体位，要注意职业性体位、姿势与劳损的关系。

（3）评估是否存在诱发因素，如气候潮湿、寒冷、肥胖，情绪低落等。

2. 临床表现

（1）主要症状为无明显诱因的慢性腰痛，疼痛为酸胀痛，休息后缓解，但卧床过久会产生不适，稍事活动后又减轻，活动过久疼痛再次加剧。

（2）有固定压痛点，常位于肌肉起止点附着处，或神经肌肉结合点。在压痛点处轻轻叩击，疼痛反可减轻。

（3）有单侧或双侧骶棘肌痉挛征。

3. 辅助检查

（1）X线检查：多无阳性发现。

（2）血液化验：抗"O"效价和红细胞沉降率均正常，此点可与风湿性患者相鉴别。

4. 心理社会评估　应评估患者对该病的认识，采取的态度和应对能力。此类患者一般均为中、老年人，虽然症状可以耐受，但常给日常生活带来不便。常有患者自认为是"坐骨神经痛"而担心要做手术，也有的患者认为是"风湿病"而担心会导致瘫痪，从而有强烈的担忧和焦虑感。

（五）护理诊断及医护合作性问题

1. 焦虑　与患病、担心预后有关。

2. 疼痛　与腰部肌肉、韧带等软组织慢性损伤性炎症有关。

3. 知识缺乏　缺乏本病的预防保健知识。

（六）计划与实施

通过治疗和护理，患者疼痛感减轻，心理舒适感增强，掌握有关预防保健知识。

1. 心理护理　长期慢性腰痛会使患者产生很大的思想负担，再加上对本病不够了解，担心预后不好，会加重患者焦虑心理。护士应主动与患者沟通，了解其心理状态，鼓励患者表达出内心的不适感。应告诉患者可能导致本病的病因和诱发因素，帮助患者分析致病因素，找出病因。应向患者说明致病因素消除后，通过正确的治疗和护理，症状可以缓解，不会影响日常工作、学习和生活。帮助患者树立自信心，使其主动配合治疗和护理工作。

2. 疼痛的护理

（1）评估患者疼痛的性质、部位、程度、持续时间以及止痛效果。

（2）热疗：局部热疗可使患者肌肉松弛，增加血液循环和淋巴回流，减少疼痛。如能在俯卧屈髋屈膝位下，腰部再辅以热敷或药敷，疗效更好。

（3）按摩疗法：按摩对软组织引起的腰痛治疗很有益。自骶尾部从下而上地向腰、胸、颈部进行按摩，按摩部位沿脊柱中线两侧肌肉顺次向上。按摩力量视患者情况而定，要使患者感到轻松舒适，切忌粗暴。除沿脊柱两侧肌肉筋膜处按摩外，可同时在某些重要部位加压按摩，以增加疗效。

（4）药物止痛：可以使用镇痛剂（如水杨酸制剂与苯巴比妥合并使用）、肌松弛剂（肌安松 4mg）、维生素及能量药物（呋喃硫胺片 25mg、维生素 E 50~100mg、腺苷三磷酸 20mg 肌内注射）、非甾体类抗炎药（吲哚美辛 25mg）或激素药物（地塞米松片 0.75mg）等。

（5）药物封闭疗法：痛点局限的患者，可行局部封闭治疗。将注射针直接刺入疼痛点内，并逐渐将药液均匀地向四周做浸润注射。一般用 0.25%~0.5% 普鲁卡因 10~20ml，或加醋酸泼尼松 5~10mg，隔 4~5 天 1 次，2~4 次为一疗程。局部封闭后，局封点不应用水洗，避免过度运动。

3. 健康宣教

（1）适当休息，定时改变姿势，避免弯腰持物。必要时可在工作中使用腰围，但休息时应解除，以免发生失用性肌萎缩。

（2）教会患者在各种不同类别的工作中，尽量保持正确的操作姿势和体位，避免在一个固定的体位下长时间工作，纠正不正确的工作习惯和体位。另外应避免长期在阴暗潮湿的环境中工作和生活。

（3）加强腰背肌的功能锻炼，以"飞燕点水"式为佳。具体做法为：患者俯卧于床上，头、颈、胸及双下肢同时抬起，双上肢后伸，仅使其腹部着床，身体呈"弓"形，每天3～4次，每次10～20拍，循序渐进，渐行增加至每次50拍为宜。腰背肌力量增加可以缓解局部症状，防止腰部肌肉萎缩，提高患者的生活质量。

（4）工作应劳逸结合，提倡做工间操。

（5）及时治疗急性腰部损伤，防止拖延转变为慢性腰痛。

（七）预期结果与评价

1. 患者主诉焦虑感减轻。

2. 患者主诉腰部疼痛减轻。

3. 患者能说出健康教育内容。

二、滑囊炎患者的护理

（一）概述

滑囊是位于人体摩擦频繁或压力较大处的一种缓冲结构。其外层为纤维结缔组织，内层为滑膜，囊内有少量滑液。一般滑囊存在于大关节附近，这种滑囊人人皆有，称为恒定滑囊。另一种是为了适应病理和生理的需要，因局部摩擦增加而继发形成，称为附加滑囊。当滑囊出现炎症时，即称为滑囊炎。

（二）病因及发病机制

骨结构异常突出的部位，由于长期反复的摩擦和压迫，导致滑囊炎的产生。如久坐硬凳所致坐骨结节滑囊炎，长期穿尖窄的皮鞋所产生的拇囊炎等。滑囊在慢性损伤的基础上，也可因一次较大的损伤而使炎症加剧，进入急性期，滑液呈血性，表面红肿热痛。

（三）病理

慢性滑囊炎的病理变化为滑膜囊壁水肿、肥厚或纤维化，滑膜增生呈绒毛状。急性期囊内渗出增多，滑囊膨大，积液先为血性，以后呈黄色。

（四）护理评估

1. 健康史　应询问患者职业和工种，注意长期形成的特定体位和姿势。询问患者有无外伤史，局部有无包块形成及炎症表现。

2. 临床表现

（1）多无明确原因在关节或骨突出部位逐渐出现一圆形或椭圆形包块，缓慢长大伴压痛。表浅者可清楚地扪及边界，有波动感；部位深者，边界不清，易误认为实质性肿瘤。慢性期包块穿刺为清晰黏液。

（2）急性期表现为包块突然增大伴剧烈疼痛，此时表面皮肤红、热，穿刺滑囊液为血性黏液。

3. 辅助检查 本病没有特殊的辅助检查。但通过 X 线、抗"O"、血沉、类风湿因子（RF）、结核菌素试验等结果异常与否来同结核性滑囊炎、类风湿性滑囊炎相鉴别。

4. 心理社会评估

（1）评估患者对本病的反应：患者常担心包块为"癌症"，产生不必要的焦虑和情绪低落。

（2）评估患者对本病的认识：某些患者的滑囊炎是由于手术后皮下埋藏的内固定物尾端局部摩擦而产生，患者误认为是手术失败、内固定物松动或迟发感染，往往产生出烦躁、懊恼心理。

（五）护理诊断与医护合作性问题

1. 疼痛 与滑囊炎症有关。

2. 知识缺乏 缺乏本病的有关知识。

（六）计划与实施

滑囊炎虽然不至于危及生命，但对患者的生活、工作、学习均会有影响。通过治疗和护理，患者疼痛减轻，能够正确认识此病，积极配合治疗。

1. 疼痛的护理

（1）评估患者疼痛的性质、部位、程度、持续时间以及止痛效果。

（2）滑囊炎多采用非手术治疗，急性期予以制动，局部理疗等，以减轻疼痛，促进炎症消退。

（3）药物封闭治疗：行滑囊穿刺抽出滑液，然后注入 0.5% 普鲁卡因 10ml + 醋酸氢化可的松 25mg，每周注射 1 次，3 次为一疗程。第一疗程结束后如疗效不显著，可间隔两周后再注射。一般治疗在门诊进行，应告诉患者封闭注射部位不得污染，避免过度活动，并预约下次治疗时间。

（4）对于非手术治疗无效的患者，可行滑囊手术切除术。化脓性滑囊炎的患者，可行切开引流术。做好各项术前准备，并告诉患者术后要注意抬高患肢，防止水肿。

2. 健康宣教

（1）向患者介绍本病的医疗、护理知识，使患者正确认识此病，消除不必要的烦躁、恐慌心理。同时又要让患者理解如不及时治疗会影响关节功能，思想上不能忽视。

（2）告诉患者此病有复发的可能，要注重预防。避免长期反复做某些动作，纠正不良姿势，穿松软的鞋子等可减少复发的机会。

（3）肿胀消退后要进行功能锻炼，防止肌肉萎缩和滑囊粘连。功能锻炼一般为关节部位的屈伸动作，依患者可耐受的程度，督促锻炼。

（4）坚持治疗，治疗期间严格遵守医嘱，不让做的动作不要去做。

（5）定期复查，发现异常及时就诊。

（七）预期结果与评价

1. 患者主诉疼痛减轻。

2. 患者能说出健康宣教的内容，积极配合治疗。

三、肩周炎患者的护理

（一）概述

肩周炎又称冻结肩，是关节软组织病变而引起肩关节疼痛和活动障碍。多发生于 40 岁以上患者，特别是 50 岁左右的患者，故又名五十肩。女性发病多于男性，两者之比为 3：1，左肩多于右肩。临床特征是症状逐渐加剧，长时间后疼痛开始消退，功能慢慢恢复，最后自愈，约需半年左右的时间康复。

（二）病因及发病机制

病因至今不清，可能与下列因素有关：

1. 肩部外伤治疗不当，或上肢外伤后肩部固定过久，肩周组织继发萎缩、粘连。

2. 本病大多发生在 40 岁以上中老年，肩周软组织退行性改变，对各种外力的承受能力减弱。

3. 长期过度活动、姿势不良导致肩周组织慢性损伤。

4. 肩外因素，如颈椎病、冠心病、胆管疾病发生的肩部牵涉痛，时间持久后产生肩部肌持续性痉挛、缺血形成炎性病灶，转变为真正的肩周炎。

（三）病理

肩周炎的病变主要发生在盂肱关节周围，Depalma 将其病理分为三期：

1. 凝结期　此期病变主要位于肩关节囊，关节囊下皱褶互相粘连，肱二头肌长头腱与腱鞘间有薄的粘连。

2. 冻结期　此期除关节囊严重挛缩外，关节周围软组织均受累，退变加剧，滑膜充血、增厚，组织缺乏弹性。冈上肌、冈下肌、肩胛下肌、喙肱韧带都发生挛缩，关节活动受限。

3. 解冻期　经 7～12 个月后，肩部疼痛消失，关节功能逐渐恢复。

（四）护理评估

1. 健康史

（1）应询问患者有无肩关节、上肢损伤病史，是否经过适当的治疗。

（2）询问患者是否伴有心血管、胆管和颈椎的疾患。

（3）评估患者的年龄、性别和疾病自然发展的进程。

2. 临床表现

（1）本病多发生在中、老年患者，女多于男，左侧多于右侧。

（2）起病缓慢，初期轻度肩部疼痛，继而进行性加重，疼痛范围扩大并牵涉到上臂中段，同时伴肩关节活动受限。若增大肩关节活动范围，则产生剧烈锐痛，以致洗脸、梳头、穿脱衣服、系腰带等均感困难。夜间翻身时会痛醒，影响睡眠。

（3）体格检查：可见患肢肩部肌肉萎缩、肩关节活动范围严重受限，主要是外旋、内旋、外展、上举受限。患侧上肢外展时须侧身耸肩以代偿。冈上肌腱、肱二头肌长头肌腱及三角肌前、后缘可出现明显压痛。

3. 辅助检查　X 线平片可见肩部骨质疏松，或冈上肌腱、肩峰下滑囊钙化征。

4. 心理社会评估　应评估患者对疾病的反应、认识程度和采取的态度。随着症状加重，日常生活带来的极大不便，患者会产生强烈的烦躁情绪。因需要家人生活上的帮助，会产生内疚和自卑心理。部分患者由于长期服用药物或局部封闭都不能产生明显的效果，从而丧失治愈的信心。

（五）护理诊断与医护合作性问题

1. 疼痛　与肩周炎有关。

2. 生活自理缺陷　与肩部活动受限有关。

3. 有失用综合征的危险　与未及时进行功能锻炼有关。

4. 知识缺乏　缺乏本病的有关知识。

（六）计划与实施

通过治疗和护理，患者肩部疼痛减轻，基本生活需要得到满足，能够正确认识此病，积极配合治疗，不发生肌肉萎缩和关节粘连。

1. 疼痛的护理

（1）评估患者疼痛的性质、部位、程度、持续时间以及止痛效果。

（2）肩周炎急性期需患肢制动，同时应用止痛剂、理疗、热敷、局部药物封闭治疗（如醋酸泼尼松）等方法。急性期缓解后，应进行肩关节的主动活动。

（3）早期应用消炎镇痛类药物，如双氯芬酸、芬必得（口服，0.3g/次，每日2次）等控制疼痛和肌肉痉挛。

（4）告诉患者避免患肢提重物等重体力劳动，鼓励患者在能忍受的前提下进行适度的、循序渐进的、有规律的肩关节的活动。

2. 满足患者生活需要　肩周炎除引起肩部疼痛外，严重影响肩关节的活动而导致患者生活自理能力下降，依赖性增强。护士应帮助患者料理生活问题，如洗脸、梳头、穿脱衣服等。关心、体贴患者，经常询问患者的生活需要，帮助解决生活实际困难。

3. 预防肌肉萎缩和关节粘连，坚持肩关节的功能锻炼

（1）向患者讲明肩周炎一般在1年左右能自愈，但若不配合治疗和功能锻炼，即使自愈也将留下不同程度的功能障碍。让患者认识到功能锻炼的重要性，从而能够主动配合，尽快恢复生活自理能力。

（2）按摩上肢和肩部肌肉，切忌手法过重加重损伤，造成肩关节粘连加重。

（3）鼓励做手指关节的各种活动，捏橡皮球或健身球。

（4）指导患者做好肩关节的功能锻炼，常用方法有：①环转活动（画圈法）：患者向前弯腰，使上臂自然下垂与地面相垂直，活动上肢，使肩关节做顺时针或逆时针的环转运动或做钟摆样前后、左右运动。②手指爬墙法：患者面对或侧面对墙而立，患手摸墙，用手指交替上爬直至肩关节上举完全正常。

（5）功能锻炼每日数次，每次活动50~100拍即可。活动范围由小至大，要忍受疼痛，坚持锻炼。但要禁忌强力被动活动，以免损伤或撕裂肌肉组织。

（七）预期结果与评价

1. 患者疼痛减轻，炎症得到控制。

2. 患者生活需要得到满足。

3. 患者不发生肌肉萎缩和关节粘连。

4. 患者掌握功能锻炼的方法。

第三节　周围神经卡压症患者的护理

一、腕管综合征患者的护理

（一）概述

周围神经在其行径中，经过某些骨 - 纤维隧道，或跨越腱膜，穿过筋膜处，其活动空间均受到明显的限制。通过这些隧道的腱鞘、筋膜由于各种原因导致狭窄、增生、肥厚、粘连等，可使经过该处的神经被挤压，长此下去，即可使神经传导功能障碍，严重者可变为永久性神经功能障碍。这种现象临床上称为神经卡压症。其中腕管综合征最为常见，它以腕部正中神经受压而出现相应的感觉和运动障碍为临床特点，1863 年由 Joew 首先报道。此病多见于 30 ~ 60 岁的女性，男女之比约为 1 : 2 ~ 5。

（二）病因及发病机制

任何导致腕管狭窄的因素均可使正中神经受压：

1. 外源性压迫　压迫来自掌侧的腕横韧带浅面，如皮肤瘢痕和浅表肿瘤。

2. 管腔本身变小　腕横韧带本身增生和肥厚（如肢端肥大症、黏液性水肿）；腕部骨折、脱位使腕管后壁或侧壁突向管腔而导致腕管狭窄。

3. 管腔内容物增多，体积增大　腕管内的各种良性肿瘤如神经鞘膜瘤、脂肪瘤，外伤后血肿机化，滑囊炎等，均可导致管腔内容积减小而致正中神经受压。

4. 另有少数患者如木工、厨工等，因长期过度用力使用腕部，使腕管内压力反复出现急剧变化，这种压力改变是正中神经发生慢性损伤的原因。

（三）病理

腕管由腕骨构成底和两侧壁，其上由腕横韧带覆盖形成一个骨 - 纤维隧道。腕管内有拇长屈肌腱，2 ~ 4 指的屈指深、浅肌腱和正中神经通过。正中神经最表浅，位于腕横韧带和其他肌腱之间。当管腔内的腱鞘、筋膜及骨骼出现病变时，最终导致管腔内容物相互挤压、摩擦，这时正中神经受压变形、变性及缺血水肿，而正中神经较为敏感容易出现受压症状，表现为其相应支配区的皮肤感觉和运动障碍。

（四）护理评估

1. 健康史

（1）询问患者有无腕部受伤史，如骨折、脱位。

（2）评估患者的年龄、性别，从事的职业及工种。

（3）评估患者腕部是否有包块，症状表现是单侧还是双侧。

2. 临床表现

（1）中年妇女多见，单侧多见，但双侧发病率可高达 30% 以上，其中绝经期妇女占双侧发病的 90%。

（2）常见症状为正中神经分布区的感觉障碍和疼痛，即桡侧三个手指末端麻木或疼痛，持物无力，夜间疼痛加重，活动手腕后可稍缓解。

（3）体检拇、示、中三指有感觉过敏、迟钝或异常。大鱼际肌萎缩，拇指对掌无力。

轻叩腕部有过电感，压迫腕横韧带处可加重症状。屈腕试验（Phalen 征）阳性（图 81-1）：屈肘、前臂上举，双腕同时屈曲 90°，1 分钟内患侧即会诱发正中神经刺激症状。

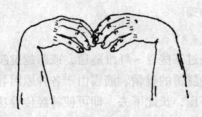

图 81-1　屈腕试验

3. 辅助检查　电生理检查，大鱼际肌肌电图及腕－指的正中神经传导速度测定有神经损害征。

4. 心理社会评估　应评估患者对本病的反应和认识程度。一般患者常因症状不能缓解，给日常生活带来不便，特别是双侧同时发病，有一定恐惧心理，害怕瘫痪。同时患者十分担心病情发展，由于对本病认识不够，常常误以为"颈椎病"而胡乱猜测，做不必要的检查和错误的治疗。

（五）护理诊断与医护合作性问题

1. 舒适的改变：疼痛、麻木　与正中神经受压有关。

2. 生活自理能力缺陷　与腕部活动受限有关。

3. 知识缺乏　缺乏本病的治疗、护理知识。

（六）计划与实施

通过治疗和护理，患者不适症状得到缓解，舒适感增强，基本生活需要得到满足，正确认识此病，积极配合治疗。

1. 保守治疗与护理　本病早期可行非手术治疗。休息制动使腕管内组织水肿减轻，缓解疼痛、麻木等症状，并结合应用理疗、非甾体类药物及神经营养药物进行治疗。还可用"2% 普鲁卡因注射液 + 泼尼松溶液"腕管内注射，每周一次，3 次为一疗程，其作用为使腕管内组织水肿减轻，肌腱滑膜变薄，正中神经本身充血水肿减少，缓解症状。症状较重者，腕关节应制动，局部理疗。保守治疗期间，应嘱患者不要接触凉水，局部封闭处 24 小时不浸水、不负重。

2. 手术治疗与护理　症状反复发作，经保守治疗症状不能缓解，或发生大鱼际肌萎缩者，应考虑手术切开腕横韧带以减压。术后应注意：①患肢抬高，以减轻水肿，利于淋巴液回流。卧位时，可用软枕将患肢抬起；坐位或站立位时，可用绷带托起患肢，使其水平位高于心脏。②观察患肢的感觉、运动情况，让患者轻轻活动手指，以检查神经是否损伤。③嘱患者伤口疼痛减轻后，尽早活动手指，利于血液循环。

3. 满足患者生活需要　无论何种治疗方法，都会影响患者的日常生活和工作，尤其是本病以女性居多，诸多的不便使其心情烦躁、焦虑。在非手术治疗期间，减少患者的家务劳动，患者家属协助其料理生活。对手术治疗的患者，护理人员协助其进食、梳洗、穿脱衣服、如厕等活动，解决患者的后顾之忧。

（七）预期结果及评价

1. 患者不适感减轻，舒适感增强。
2. 患者生活需要得到满足。
3. 患者正确认识此病，积极配合治疗。

二、梨状肌综合征患者的护理

（一）概述

梨状肌综合征是发生在坐骨神经自骶丛神经分开后，行经骨－纤维管道离开骨盆，到达臀部之前因局部病变所引起的嵌压综合征。

（二）病因和发病机制

根据大量的临床病例观察，常见的臀部外伤、慢性劳损及长期在潮湿与寒冷的环境下工作，均能引起坐骨神经在其行经的肌纤维管道中遭受外来致压物压迫、牵拉和刺激，从而引起神经卡压症状。其他因梨状肌本身肥厚或瘢痕组织压迫坐骨神经干者少见，多为挛缩的梨状肌构成坐骨神经盆腔出口的狭窄，造成卡压。同时因重手法推拿后引起局部肌肉组织创伤性反应者约占全部病例的半数以上。

（三）病理

梨状肌呈三角形，内宽外窄，起自骨盆面第2至第4骶骨前面之侧方，随后肌束通过坐骨大孔行走出盆腔，略呈水平状抵达臀部，止于股骨大粗隆上缘后部。由此梨状肌将坐骨大孔分为位于坐骨棘和骶棘韧带及梨状肌下缘之间上方的梨状肌上孔和下方的梨状肌下孔，坐骨神经、股后皮神经及阴部神经从梨状肌下孔穿出。本病早期的病理改变为局部外伤后所致的创伤性反应，表现为梨状肌肌纤维的肿胀、渗血和毛细血管扩张，甚至出现痉挛、出血和肿胀。后期的主要病理改变是梨状肌本身的肥厚、挛缩、瘢痕及粘连形成。

（四）护理评估

1. **健康史**　询问患者生活环境是否潮湿和寒冷；是否有过臀部外伤史及其治疗情况；是否存在慢性劳损；是否做过局部重手法推拿按摩。

2. **临床表现**

（1）坐骨神经受损症状：主要表现为干性受累的特征，沿坐骨神经的放射痛及其所支配区的运动（股后、小腿前后和足部诸肌群）、感觉（小腿外侧、足底和足前部）和反射（跟腱、膝反射）障碍等。

（2）压痛点：从坐骨神经盆腔出口部体表投影位置压痛最剧，并沿神经干走行向下放射。

（3）体检：下肢旋转试验（肢体旋转征）：外旋或内旋下肢，可诱发坐骨神经走行的放射痛，有时还出现腿外侧达足底部麻木感。直腿抬高试验：一般均为阳性，但并非特异性。

3. **辅助检查**　X线检查多无阳性发现。肌电图检查，如果坐骨神经受压引起损伤、变性，可出现阳性发现。

4. **心理社会评估**　应评估患者对患病的反应和对本病的认知程度。本病给日常生活带来很大的痛苦和不便，再加上患者对疾病不够了解，会出现抑郁和烦恼心理。有的患者误认为所患为腰椎间盘突出症，担心要手术治疗才能治愈。由于出现坐骨神经受损症状，患者担心会丧失自理生活能力，最终导致瘫痪。患者家属亦常常出现相应的担忧。

（五）护理诊断与医护合作性问题

1. 疼痛　与坐骨神经受损有关。

2. 生活自理能力缺陷　与坐骨神经痛有关。

3. 焦虑　与对本病不够了解并担心预后有关。

（六）计划与实施

通过治疗和护理，患者疼痛感减轻，基本生活需要得到满足，内心舒适感增强，焦虑感减轻。

1. 疼痛的护理

（1）评估患者疼痛的性质、部位、程度、持续时间以及止痛效果。

（2）局部手法推拿、理疗，特别注意忌重手法推拿按摩。

（3）采用局部封闭注射，每周 1 次，3 周为一疗程。注意局部封闭时须用长针头（臀部肌肉较厚）。

2. 防止局部组织粘连　可用胎盘组织液局部注射，每天 1 次，30 次为一疗程。

3. 神经营养药物的应用　如维生素 B_1、维生素 B_{12} 联合肌内注射，或神经妥乐平肌内注射。

4. 满足患者生活需要　急性发作时疼痛较重，尤以放射痛为剧，患者活动受限，此时护士应协助患者料理生活起居。护士应关心、体贴患者，经常询问患者有何需要，及时给予满足。

5. 做好患者及家属的心理护理　向患者及家属介绍梨状肌综合征的有关知识，包括病因、临床表现、治疗护理措施等，使其正确认识此病，消除不必要的紧张和焦虑。特别要告诉患者长期坐位工作，腰骶部受寒、受潮，重手法推拿按摩以及臀部外伤，均可导致梨状肌综合征，因此对于已有沿坐骨神经放射痛的患者应及早注意，避免以上致病因素的发生。

（七）预期结果与评价

1. 患者主诉疼痛减轻。

2. 患者生活需要得到满足。

3. 患者表达出内心焦虑感减轻。

（董俐俐）

第八十二章　骨折患者的护理

> **关键词**

fracture	骨折
fracture of clavicle	锁骨骨折
sternoclavicular joint	胸锁关节
fracture of humerus	肱骨骨折
supracondylar fracture of humerus	肱骨髁上骨折
fracture of surgical neck of humerus	肱骨外科颈骨折
median nerve	正中神经
radial nerve	桡神经
ulnar nerve	尺神经
fracture of neck of femur	股骨颈骨折
aseptic necrosis of femoral head	股骨头无菌性坏死
arthroplasty	关节置换
spine fracture	脊柱骨折
spinal cord injury	脊髓损伤
paraplegia	截瘫
vertebral canal	椎管
pelvis fracture	骨盆骨折

第一节　骨 折 概 论

一、概念

骨的完整性或连续性中断称为骨折。

二、病因

（一）创伤

创伤是骨折的主要原因，可直接作用于骨骼或通过肌肉收缩或拉力间接作用于骨骼，剧烈运动也可造成骨折。

1. 直接暴力

外力直接作用于骨骼局部发生骨折者属直接暴力。因暴力直接作用于局部致使软组织损伤较重，易引起开放性骨折，此类骨折多为横形或粉碎性骨折。如骨折发生在前臂或小腿，则骨折线常在同一水平位置。

2. 间接暴力

暴力通过传导、杠杆或旋转作用使骨折发生在作用点以外的部位，以四肢及脊柱多见。骨折多发生在骨骼薄弱处，软组织损伤一般较严重，以斜形及螺旋形多见。例如，行走滑倒手掌撑地，根据跌倒时上肢与地面所形成的不同角度可发生桡骨远端骨折、肱骨髁上骨折或锁骨骨折等。倘若骨折发生在前臂或小腿，骨折线常不在同一平面。

3. 肌肉牵拉

肌肉突然猛烈收缩，可拉断肌附着处的骨质。例如，股四头肌收缩所引起的髌骨骨折多为横断骨折。

4. 积累性劳损

由于骨骼长期处于超负荷以致局部应力增加而产生骨骼疲劳，形成骨折。例如，远距离跑步及急行军使第二、三跖骨或腓骨下 1/3 发生疲劳性骨折。此种骨折多无移位，但愈合缓慢。以上四种骨折均系健康骨骼受各种暴力作用而发生断裂，因此统称为外伤性骨折。

（二）骨骼疾病

如果骨骼本身患有炎症、肿瘤或代谢性骨病，因病变破坏了骨骼的正常结构使其失去了应有的坚固性，受轻微外力或正常活动时都可能会发生骨折，此种骨折成为病理性骨折。

三、分类

（一）根据骨折处皮肤、黏膜的完整性分类

1. 闭合性骨折　骨折处皮肤或黏膜完整，骨折断端与外界不相通。

2. 开放性骨折　骨折附近的皮肤或黏膜破裂，软组织覆盖不完全，骨折断端直接或间接与外界相通，如合并膀胱或尿道破裂的骨盆耻骨等骨折。

（二）根据骨折的程度和形态分类

根据骨折线的走向可分为（图82-1）：

1. 不完全骨折　骨的连续性未完全破坏，或皮质骨断裂及骨小梁部分发生中断，也称微骨折。

（1）裂缝骨折：像瓷器上的裂缝，常发生在颅骨、肩胛骨等扁骨处。

（2）青枝骨折：多见于儿童，由于儿童骨质较柔韧，不易完全断裂，骨折时骨皮质出现皱褶或成角畸形，因其与青嫩的树枝被折时相似，故称为青枝骨折。

2. 完全骨折　骨的完整性或连续性全部破坏，包括骨外膜完全破裂者。

（1）横骨折：骨折线与骨干纵轴接近垂直。

（2）斜骨折：骨折线与骨干纵轴呈一定角度。

（3）螺旋骨折：骨折线呈螺旋状，多由扭转性伤力所引起。

（4）粉碎骨折：骨碎裂呈两块以上者，多因受较强大的直接外力打击而引起。

（5）嵌插骨折：多发生于长管状骨干骺端皮质骨与松质骨交接处，骨折后皮质骨端嵌插入松质骨端内。常见于股骨颈骨折，多由于压缩性间接外力所致。

（6）骨骺骨折：多见于儿童，骨骺骨折断面可带有部分骨组织。

（7）压缩骨折：松质骨骨骼因外力压缩而变形，如椎骨受到垂直方向的间接外力所致。

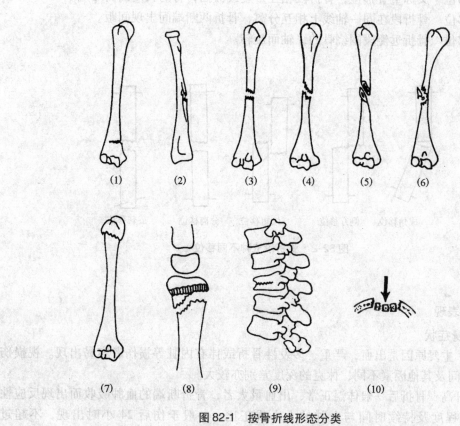

图 82-1　按骨折线形态分类

（1）裂缝骨折；（2）青枝骨折；（3）横骨折；（4）斜骨折；（5）螺旋骨折；（6）
粉碎骨折；（7）嵌插骨折；（8）骨骺骨折；（9）压缩骨折；（10）凹陷骨折。

（8）凹陷骨折：受到直接外力打击而致骨折块下陷，多为粉碎性骨折，如颅骨、颜面骨骨折。

（三）根据骨折端稳定程度分类

1. 稳定性骨折　骨折端不易移位或复位后不易再发生移位者。

2. 不稳定性骨折　骨折端易移位或复位后易再发生移位者。

（四）骨折段的移位

多数骨折均会发生不同程度的移位，影响其发生的因素包括：暴力强度、作用方向及性质，肢体骨折远侧段的重量，肌肉牵拉力，搬运及治疗不当。完全性骨折时常见的移位有成角、重叠、分离、旋转、侧方移位等五种形态（图 82-2），临床常合并发生，同时出现。

1. 成角畸形　两骨折段的轴线交叉成角，以角顶的方向称为向前、向后、向内或向外成角。

2. 侧方移位　远侧骨折端移向侧方。一般以近端为基准，以远端的移位方向称为向前、向后、向内或向外侧方移位。

3. 缩短移位　又称重叠移位，骨折段相互重叠或嵌插，骨的长度因而缩短。

4. 分离移位　骨折段在同一轴线上相互分离，骨折两断端间出现间距。

5. 旋转移位　骨折远侧段围绕骨的纵轴而旋转。

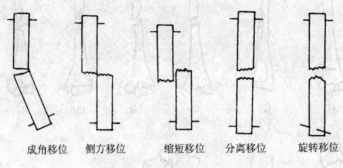

成角移位　　侧方移位　　缩短移位　　分离移位　　旋转移位

图82-2　骨折段五种不同移位

四、临床表现

（一）全身症状

1. 休克　主要原因是出血，严重、多发性骨折或伴有内脏等损伤者容易出现。视损伤程度、持续时间及其他因素不同，休克的深度差别亦较大。

2. 体温升高　骨折后一般体温正常，出血量大者，骨折断端的血肿吸收而出现反应性体温升高，其程度及持续时间与血肿的大小成正比，一般于伤后 24 小时出现，不超过 38℃。开放性骨折，出现高热，应考虑感染的可能。

（二）局部表现

1. 骨折的特殊体征

（1）畸形：骨折段移位后，受伤部位的外观形状会随之发生改变。

（2）反常活动：骨折后在肢体非关节部位出现不正常的假关节样活动。四肢长管骨完全骨折时，患者可突然发现肢体有异常活动出现，并伴有难以忍受的剧痛。但在不完全性骨折或周围肌肉处于持续痉挛状态的患者，肢体异常可不出现或不明显。

（3）骨摩擦音或骨摩擦感：两骨折断端之间相互摩擦时所产生的轻微音响及感觉，可在搬运患者过程中偶尔发现，应切忌专门检查获得此体征，从而加重损伤。

以上三种体征只要发现其中之一，即可确定骨折的诊断。若是裂缝骨折、嵌插骨折等类型，可不表现出以上体征，应加以注意。

2. 骨折的其他表现

（1）疼痛：为骨折患者首发症状，且较剧烈，尤其在移动骨折局部时疼痛更甚。主要由于受伤局部，尤其是骨折处的骨膜感觉神经遭受刺激后所致。

（2）局部肿胀、血肿及淤斑：骨折断端出血，软组织损伤及局部外伤性反应导致受伤部位发生肿胀，严重时可阻碍肢体血液循环而导致骨筋膜室综合征，即骨、骨间膜、肌间隔和深筋膜形成的骨筋膜室内的肌肉和神经因急性缺血而产生的一系列早期症状和体征，常发生于前臂掌侧和小腿。表现为肢体呈现环状肿胀，重者可出现张力性水疱，以肘、踝及腕部等多见。骨折时骨与软组织内的小血管破裂出血，在闭合性骨折周围形成血肿，骨折位置表浅或出血较多时，血肿可透过撕裂的肌膜及深筋膜渗透到皮下，使骨折周围皮肤出现青紫色淤血斑。受伤 2~3 日后，由于血肿内血红蛋白分解，皮下淤斑由青紫逐渐褪变成黄色而消退。

（3）功能障碍：由于骨的连续性中断而失去了应有的杠杆作用，疼痛使肌肉痉挛，以致呈现明显的功能障碍。上肢骨折者表现为持物困难，下肢骨折者则无法站立行走。但对某些不完全骨折或高龄感觉迟钝者，功能障碍表现不明显。

（4）压痛：为各种骨折所共有的基本特征。四肢骨干骨折时，其压痛部位呈环状，此征可与软组织损伤进行鉴别。

（5）叩击痛：轻轻的叩击骨折远端，如下肢叩击足跟，上肢叩手掌或鹰嘴，脊柱则叩击头顶等，患者主诉受损处疼痛剧烈多系骨折。此项检查对部位深，或不完全性骨折的判定甚为重要，也是与软组织进行临床鉴别诊断的主要依据之一。

五、骨折的并发症

由于骨折常由严重的创伤造成，患者骨折的同时伴随重要组织和脏器的损伤，出现严重的全身反应，甚至危及生命。护士必须能辨别即将发生的各种并发症，采取及时的措施，预防减少患者并发症的发生。

（一）早期并发症

1. 休克　常因出血、疼痛及广泛软组织挫伤等引起。

2. 脂肪栓塞综合征　是由于骨折部位的骨髓组织被破坏，脂肪滴进入破裂的静脉窦内，进入血液循环中，引起肺、脑、肾等周身性脂肪栓塞所致。20~40 岁青壮年和 70~80 岁老人最易发，是一个严重的并发症。最早期的表现为意识的改变，如烦躁、谵妄、昏迷、抽搐等，是由于动脉血氧水平降低所致。临床典型的表现为呼吸功能不全、发绀，X 线片呈多变的进行性加重的肺部阴影。脂肪栓塞综合征通常发生在骨折后 48 小时内，可因肺水肿而导致呼吸衰竭或死亡。临床容易与血栓引起的肺栓塞混淆。

3. 内脏损伤　骨折断端直接刺伤邻近的内脏器官。如由肋骨骨折导致的肝、脾破裂导致大出血，肺损伤引发呼吸困难；骨盆骨折导致的膀胱、尿道损伤出现血尿、排尿困难；骶尾骨骨折导致的直肠损伤等。

4. 周围组织损伤　如动脉损伤，骨折部位走行的重要动脉可被骨折断端刺破；脊髓损伤，多伴随脊柱骨折、脱位而发生；周围神经损伤，骨折部位走行的周围神经，如腓总神经、正中神经，可于骨折的同时受到损伤，骶骨骨折时，骶神经则可因移位的骨块压迫而引起损伤。

5. 急性骨筋膜室综合征　是一个或多个由骨、骨间膜、肌间隔和深筋膜形成的骨筋膜室内肌肉和神经因急性缺血而产生一系列早期症状和体征。常发生的部位是小腿和前臂的掌侧和背侧。主要是由于骨筋膜室内压力增加所致，外部压力常由过紧或庞大的敷料和石膏造成，内部压力常由血液或液体积聚造成。当压力达到一定程度（前臂 65mmHg，小腿 55 mmHg）可使供应肌肉的小动脉关闭，形成缺血－水肿－缺血的恶性循环。临床表现为患肢持续性剧烈疼痛，进行性加重；患肢麻木、颜色苍白、脉搏减弱，甚至消失；活动障碍；肢体被动活动时，引起剧痛；如治疗不及时，可出现严重并发症，如缺血性肌挛缩及坏疽，急性骨筋膜室综合征如不及时处理，4～6小时内，即可出现神经肌肉损害，24～48小时内，可造成肢体缺血性肌挛缩、坏疽。

（二）晚期并发症

1. 坠积性肺炎　长期卧床的骨折患者，易发生坠积性肺炎，尤其老年患者。

2. 压疮　严重外伤或截瘫的患者，长期卧床，若护理不当，易造成压疮发生。

3. 下肢深静脉血栓　由于创伤、手术或功能障碍所致的长期不活动所致，多见于下肢骨折或骨盆骨折，吸烟、肥胖、有心脏病史或血栓病史更易发生深静脉血栓，手术后2～3天的老年人危险性更大。

4. 感染　一种为伤口感染，从表皮感染到深部伤口感染，特别是开放性骨折有发生化脓性感染和厌氧性感染的可能，厌氧菌（梭菌属）感染如气性坏疽或破伤风可影响骨愈合。另一种为骨感染（骨髓炎）常见于开放性骨折和骨外科手术后，因而增加院内感染的危险。

5. 损伤性骨化　又称骨化性肌炎。常见于关节扭伤、脱位或关节附近骨折，因局部形成血肿、关节附近的骨折骨膜剥离，形成骨膜下血肿，若处理不妥当，血肿较大，经机化和骨化后，在关节附近的软组织内可形成较广泛的异位骨化，影响关节活动功能。

6. 创伤性关节炎　关节内骨折未准确复位，关节面不平整，畸形愈合可引起创伤性关节炎，多见于膝、踝等负重关节。

7. 缺血性肌挛缩　是肢体重要血管损伤及骨筋膜室综合征的后果，患者可出现爪形手或爪形足等。

8. 缺血性坏死　又称无菌性坏死。是由于骨折段的血液供应中断，导致骨组织坏死所致，常见于股骨颈骨折后或其他合并脱位的骨折，也可由于骨折外科手术治疗过程中是用金属固定物影响循环所致。

9. 关节僵硬　多因关节内骨折或长期关节固定而不注重功能锻炼所致。

10. 急性骨萎缩　又称反射性交感神经性骨营养不良。是由损伤所致关节附近的痛性骨质疏松，好发于手、足骨折后，典型症状是疼痛和血管舒缩紊乱。骨折后早期应抬高患肢、积极进行主动功能锻炼，促进肿胀消退，预防其发生。一旦发生，治疗十分困难，以功能锻炼、物理治疗为主，必要时可采用交感神经封闭。

六、骨折愈合过程

骨折愈合过程分为三个阶段：

（一）血肿炎症机化期

骨断裂后，骨髓腔内、骨膜下及周围软组织内出血形成血肿。在伤后的48～72小时，血肿在骨折部位形成。骨折端由于损伤和局部血液供应中断，发生骨质坏死。断端间、髓腔内的血肿凝成血块，新生的毛细血管、吞噬细胞等从四周侵入，进行清除机化，形成肉芽组织，后转化为纤维组织。骨折断端附近骨外膜深层的成骨细胞在伤后活跃增生，约一周后形成骨样组织，并逐渐向骨折处延伸增厚。骨内膜也出现同样的变化，但时间较晚。

（二）原始骨痂形成期

由骨内、外膜的成骨细胞在断端内、外形成的骨样组织逐渐钙化而成新生骨，即膜内化骨。两者逐渐向骨折处汇合，将两断端的骨密质及其间的纤维组织夹在中间，分别称为内骨痂和外骨痂。由于血管和细胞的增殖，骨折后的 2~3 周内骨断端的周围形成骨痂。断端间和髓腔内的纤维组织先转化为软骨组织，后经骨化形成软骨内化骨，分别称为环状骨痂和腔内骨痂。原始骨痂不断加强，只能抗拒由肌收缩而引起的各种应力时，骨折已达临床愈合阶段，常发生在骨折 3 周~6 个月内。

（三）骨板形成塑型期

原始骨痂尚不牢固，随着肢体的负重和活动，在应力轴线上的骨痂不断得到加强，而在应力轴线以外的骨痂逐步被清除，原始骨痂逐渐被改造成永久骨痂，后者具有正常的骨结构。骨髓腔经再沟通，骨的原形恢复。这个过程通常最早发生在骨折后 6 周，可持续一年。

骨折临床愈合标准为：①局部无压痛及纵向叩击痛；②局部无反常活动；③X 线片显示骨折线模糊，有连续性骨痂通过骨折线；④外固定解除后伤肢能满足以下要求：上肢能向前平举 1kg 重量达 1 分钟；下肢能不扶拐在平地连续步行 3 分钟，并不少于 30 步；连续观察两周骨折处不变形。

骨折延迟愈合指骨折在 6 个月内没有愈合。不愈合是指骨折从未发生愈合或一直没有完全愈合。畸形愈合指骨折愈合错误，即骨折愈合的位置未达到功能复位的要求。这些问题最常见于胫骨骨折，由于采用很多不同的治疗手段，例如石膏固定、牵引或病理性骨折发生而致。老年人可发生延迟愈合或不愈合，患者可出现疼痛和活动障碍。

七、骨折的治疗原则

骨折治疗的三大原则：复位、固定和康复治疗。

（一）骨折的现场急救

1. 抢救生命　骨折往往合并其他组织和器官的损伤，严重者危及生命。应迅速评估伤员有无呼吸障碍、出血和头部损伤。如发现呼吸困难、窒息、大出血、休克、意识状态改变等，应立即给予相应的急救措施。

2. 伤口包扎止血　发现伤口，可用无菌敷料或用当时认为最清洁的布类包扎，以免伤口进一步污染。若发现骨折断端外露出伤口，绝不应立即回纳，如在包扎过程中，骨折断端自行滑回伤口内，则必须向接诊医师说明情况。如创口出血，用绷带压迫包扎或压迫骨折最近的远端动脉即可止血。如大出血时，可用止血带止血，应记录时间，扎止血带的时间越短越好，一般不超过 1 小时，如必须延长，应每隔 40~60 分钟放松一次，放松的时间以恢复局部血流，组织略有新鲜渗血时为止。

3. 妥善固定制动　骨折或可疑骨折的患者，可就地取材用夹板、木板、自身肢体等妥善固定受伤的肢体。若有明显畸形的肢体，可用稳定有力的手法牵引，使之尽量恢复肢体正常轴线，再行固定，以减轻疼痛，防止再损伤，便于运输。怀疑有脊柱骨折的患者应尽量避免移动，搬运时应采取滚动法或平托法，将伤员移上担架、木板或门板上。颈椎受伤者需在颈两侧加垫固定。

4. 迅速转运　如需要应首先将患者移出现场，然后进行上述急救措施，迅速送到医院进行治疗。

（二）骨折的治疗

1. 复位　根据骨折的部位和类型，选用手法复位、牵引复位或手术切开复位，主要用对位（指两骨折端的接触面）和对线（指两骨折段在纵轴上的关系）来衡量，完全恢复到正常解剖学位置者，称解剖复位；虽未达到解剖关系的对合，功能无明显影响者，称为功能复位。

（1）非手术复位：以功能复位为主，大多数骨折均可手法复位，每一部位功能复位的标准不尽相同，尽量早复位。如肢体肿胀严重，可抬高患肢，待消肿后及时进行复位。牵引复位常用于股骨闭合性骨折、股骨和胫骨开放性骨折、已感染的开放性骨折等。

（2）手术切开复位：即手术切开骨折部位的软组织，暴露骨折段，在直视下将骨折复位。用于手法复位或牵引复位失败；骨折端之间有软组织嵌入；关节内骨折手法复位后达不到解剖复位；骨折合并主要血管、神经损伤；多处或多段骨折；陈旧性骨折已不能手法复位者。

2. 固定 已复位的骨折必须持续地固定在良好位置，是骨折愈合的关键。方法有两类，外固定和内固定，可减轻疼痛和预防进一步损伤，护士应肩负起保持固定的有效应用，预防并发症发生的责任。

（1）外固定：主要用于骨折经手法复位后的患者，也可应用于经切开复位内固定术后，需加用外固定。常用方法包括夹板、石膏绷带、外展架、持续牵引和外固定器等。

1）夹板：夹板可用于骨折断端的固定，尤其上肢骨折效果更好，选用长、宽合适的木板、塑料板等，在适当部位加固定垫，外扎横带固定。护理要点详见本章第二节。

2）石膏绷带：用混有熟石膏特制的石膏绷带，在温水浸泡后，包在需固定的肢体上，5~10分钟固定成型，近年采用树脂固定日渐增多。护理要点详见本章第二节。

3）外展架固定：用铅丝夹板、铝板或木板制成固定或可调节的外展架，用石膏绷带或粘胶带固定，用于上肢骨折，将肩、肘、腕关节固定于功能位。

4）牵引：牵引通过在身体某一部位采用拉力而达到对位、复位和固定的作用 牵引也可减低肌肉痉挛、缓解疼痛、预防和矫正畸形。可根据骨折的类型、范围和部位及患者的年龄，分为皮肤牵引和骨骼牵引。护理要点详见本章第三节。

5）外固定器：即将骨圆钉穿过远离骨折处的骨骼，利用夹头和钢管组装成的外固定器固定，利用夹头在钢管上的移动和旋转矫正骨折移位。

（2）内固定术：内固定是一种常用的切开复位和固定骨折方式，内固定后患者可早期活动，可预防长期卧床引起的并发症，尤其老年人适合采用。常用的内固定物有钢针、螺丝钉、接骨板、髓内钉、加压钢板、假体或用自体或异体植骨片将骨折段固定。有些内固定术后须加用外固定。

3. 康复治疗

康复治疗可增加肢体可动性和预防并发症的发生，可使患者伤肢迅速恢复正常功能。护士在促进肢体可动性和预防并发症起着重要作用。

（1）肌肉等长舒缩与关节活动范围练习：

1）早期阶段：骨折后1~2周之内，此期功能锻炼应视骨折部位和严重程度而异，目的是促进血液循环，预防肌肉萎缩。主要进行肢体肌肉的等长舒缩，每天3~4次，每次5~20分钟。骨折部上下关节暂不活动，而身体其他各部位关节、肢体均应进行关节活动练习功能锻炼。

2）中期阶段：骨折 2 周后，患者肿胀已消退，局部疼痛消失，骨痂逐渐形成。除继续进行患肢肌肉的等长舒缩活动外，帮助患者活动骨折部上、下关节，动作应缓慢，活动范围由小到大，活动幅度和力量逐渐加大。

3）晚期阶段：骨折后期骨折已愈合并去除外固定，功能锻炼的目的是增强肌力、克服挛缩与恢复关节活动度。此期可在抗阻力下进行锻炼，从最简单的上肢提重物、下肢踢沙袋等开始，到各种机械性物理治疗，如划船、蹬车等。关节活动练习有主动锻炼、被动活动、用关节练习器锻炼等，进行全范围关节活动的锻炼。

（2）行走锻炼：行患肢外固定的患者，疼痛减轻后可早期进行患肢的行走和锻炼。行走时护士应提供安全保护，并鼓励患者尽可能参与日常生活活动，应从指导患者怎样在平地上行走，然后上下楼梯，并应用拐杖、助行器等练习行走，以后可应用手杖。

1）拐杖的应用：是常用的助行器械，可用于各种创伤后行走。用拐杖要求上肢有足够的肌力，身体平衡和协调能力。理疗师和护士应指导患者用拐杖行走每日 2～3 次，行走时，患肢不要持重，拐杖应加垫，以防滑和避免损伤腋部。当手握把柄时，屈肘不要超过 30 度。

2）助行器的应用：助行器常用于老年人以提供支持，保持平衡。

3）手杖的应用：当患肢仅需要轻微的支持时，可用手杖。直手杖提供的支持最小，四脚手杖因支撑面积大，因此支持力大。手杖用于患侧，且顶部应与股骨大转子平行。

第二节　上肢骨折患者的护理

一、锁骨骨折患者的护理

（一）概述

锁骨呈"～"形，为唯一联系肩胛带与躯干的支架，与胸骨构成胸锁关节，并与肩峰构成肩锁关节。同肋骨、胸骨一起参与胸部的构成，保护胸腔内器官不受损害。因其位置表浅，骨干细长，故锁骨骨折是上肢骨折中较常见的一种，多见于青壮年和儿童。

（二）病因和发病机制

锁骨骨折好发于中外 1/3 交界处，多由间接暴力引起。骨折段因局部肌肉的牵拉，发生移位甚至造成断端重叠。

（三）护理评估

1. 健康史

（1）询问患者有无外伤史：详细了解外伤的形式（如车祸、跌打、挤压、高处坠落等）；外界暴力的性质（如间接暴力或直接暴力、肌肉牵拉等）；外力强度的大小；受伤的部位以及现场早期救治措施等。

（2）评估患者有无骨骼本身的疾病：如炎症、肿瘤等。

2. 临床表现

（1）患肩下沉，向前、向内倾斜，头偏向患侧，并用健侧手掌支托患侧肘部。

（2）骨折后局部疼痛、肿胀、皮下淤斑，骨折处异常隆起。幼儿患者锁骨部皮下脂肪丰满，不易触摸，畸形多不严重，尤其是青枝骨折，临床症状不明显。

（3）局部压痛明显，可触及移位的断端。

（4）患肢外展和上举受限。

3. 辅助检查 X线表现为锁骨的连续性中断，骨折断段产生移位。

4. 心理社会评估 评估患者骨折后的反应，以及对锁骨骨折的认识程度。由于患肢活动受限，给生活和工作带来不便，易产生焦虑、烦躁心理。

（四）护理诊断及医护合作性问题

1. 疼痛 与锁骨骨折有关。

2. 生活自理缺陷 与骨折后肩关节固定有关。

3. 舒适的改变 与保持复位姿势有关。

4. 知识缺乏 缺乏本病的医疗、护理知识。

（五）计划与实施

通过治疗和护理，患者疼痛减轻，舒适感增强，保持良好复位姿势，促进骨折处愈合，并能复述出有关锁骨骨折康复知识。

1. 向患者介绍锁骨骨折的治疗方法

（1）无移位骨折或儿童青枝骨折，手法复位后用三角巾悬吊患肢3～6周即可开始活动。

（2）对于移位骨折，局麻后手法复位，然后用"∞"字绷带粘贴胶布固定法固定（图82-3）。外固定后应密切观察有无血管、神经压迫症状，既保持有效固定又不能压迫腋窝过紧，如卧床过久可协助其坐起或下地活动。复位后2周内，随骨折区域肿胀消失，及时检查固定是否牢靠，3～4周后可拆除外固定。

（3）粉碎性骨折或合并神经血管损伤者，采取手术探查，修复血管神经，并复位内固定骨折。手术手法为髓内针固定或钢板螺钉固定。

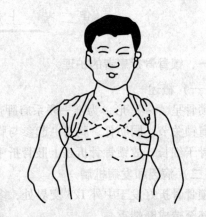

图82-3 "∞"字绷带粘贴胶布固定法

2. 保持正确复位姿势 如合并头、胸、腹部损伤而不能立即整复者，以及局部已固定患者在卧床休息时，应去枕平卧于硬板床上，两肩胛间垫一窄枕以使两肩后伸、外展。这种卧位可使骨折端保持良好的复位位置，但长期会因不舒适，使患者产生急躁情绪，应经常与患者交流，了解其心理活动及需求，及时给予关怀和帮助。局部未固定的患者，应嘱其不可随便更换卧位。

3. 减轻患者的疼痛

（1）评估疼痛的性质、部位、程度及持续时间。骨折引起的疼痛多在整复固定后明显减轻，但患者在活动时，还会有疼痛发生。

（2）对于疼痛严重而诊断明确者，可遵医嘱给予止痛剂缓解疼痛。

（3）在治疗护理操作过程中，动作轻柔、准确，以免加重患者疼痛。如果必须移动患者，应事先向患者讲明必要性，取得其配合。

4. 满足患者生活需要 肩关节固定使双上肢活动受限，例如洗漱、进食、排便及肢体活动等不能独立完成，因此，应协助患者料理日常生活，满足其生活需要。同时，患者由于肩部固定，卧位只可取半卧位和平卧位，不可侧卧位，否则会影响骨折复位并造成骨折端短缩。并应鼓励患者在整复固定后，只要没有其他禁忌，应尽量下床活动，自己逐步料理生活，做力所能及的事情，这样既可锻炼肢体功能，又对患者恢复产生良性刺激。

5. 指导患者做好功能锻炼

（1）向患者讲明骨折固定后患肢功能锻炼的意义和重要性：①促进肿胀消退，防止关节粘连和僵直；②增加纵向挤压力，促进骨折愈合；③促进静脉回流和动脉血供，增强患肢的血液循环；④减轻患肢的疼痛；⑤增强患肢的肌力，有助于早日恢复。

要让患者认识到功能锻炼是治疗骨折的重要组成部分，是一个连续的过程，从骨折复位固定后开始，直到骨折愈合功能恢复到最大程度为止。功能锻炼以患者不感到疲劳，骨折部位不发生疼痛为度。应在医护人员的指导下，循序渐进，科学地进行锻炼。

（2）患者局部固定后应保持挺胸提肩姿势，练习手部及腕、肘关节的各种活动，并要练习肩关节外展、后伸活动，如握拳、挺胸、伸屈肘部、双手叉腰后伸等动作。

（3）除必须卧床的患者外，均可下地活动，但要禁忌做肩前屈、内收等动作。平时卧木板床时，肩胛间部可垫高使肩部后伸。

（4）解除外固定后，可开始全面练习肩关节活动，采用如下顺序：首先分别练习肩关节每个方向的动作，以练习薄弱环节为主，如肩前屈。活动范围由小到大，次数由少到多。然后进行各方向综合练习，如肩关节环转活动、划船动作等。应注意的是运动量要适度，不应过逸或过劳。

（六）预期结果与评价

1. 患者疼痛随骨折愈合逐步减轻。
2. 患者固定治疗期间，生活需要得到满足。
3. 患者能保持正确复位姿势。
4. 患者掌握功能锻炼的方法。

二、肱骨骨折患者的护理

（一）概述

肱骨骨折可发生在肱骨外科颈部、肱骨干和肱骨髁上。这些骨折都有可能发生血管神经的损伤，肱骨外科颈部骨折可能损伤臂丛神经和腋动脉、腋静脉；肱骨干骨折易损伤桡神经；肱骨髁上骨折则可导致正中神经、尺神经、桡神经和肱动脉、肱静脉损伤。后两种骨折还可能导致上肢发生骨筋膜室综合征和缺血性肌挛缩。肱骨外科颈骨折可分为无移位骨折、外展型骨折、内收型骨折三种，多见于壮年和老年人。肱骨髁上骨折又分为伸直型肱骨髁上骨折和屈曲型肱骨髁上骨折，以伸直型肱骨髁上骨折多见，儿童为多。

（二）病因和发病机制

无论哪一部分的肱骨发生骨折，一般主要来自间接暴力，多为患者跌倒时上肢撑地，暴力向上传达，在骨结构的薄弱处能量释放，导致骨折。跌倒时手撑地时上肢的位置和力作用的方向决定了肱骨骨折发生的部位、骨折段位移的方向和损害程度。少数肱骨干骨折源于直接暴力损伤。移位常因暴力方向、前臂和肘关节的位置而异，大都有成角畸形。由于解剖的关系，肱骨骨折经常会损伤毗邻的血管和神经。

（三）护理评估

1. 健康史　主要评估患者的外伤史。详细了解外伤的形式（如车祸、跌打、高处坠落等），外界暴力的性质（如间接暴力或直接暴力、肌肉牵拉等），外力强度的大小，受伤的部位以及现场早期救治措施等。

2. 临床表现　可有局部肿胀、压痛、淤斑、畸形、反常活动及骨擦音等症状。但畸形的表现各有不同。

（1）肱骨外科颈骨折同时有患肩肿痛，肩关节主动活动功能丧失，上臂呈外展或内收畸形，但肩部仍饱满，可以此来鉴别肩关节脱位。

（2）肱骨干骨折合并桡神经损伤，有垂腕畸形，各掌指关节不能伸直，伸拇及伸掌指关节功能丧失，拇指不能外展和手背桡侧皮肤有感觉麻木区。

（3）肱骨髁上骨折可有肘部肿胀和压痛。伸直型肱骨髁上骨折肘关节呈半屈曲位畸形，肘部向后突出。体检时必须检查桡动脉的搏动及正中神经、桡神经、尺神经的功能及手部皮温，以判断血管、神经是否受压或损伤。血管损伤的早期症状是剧烈疼痛，桡动脉搏动消失，手部皮肤苍白、发凉、麻木，若不及时处理可发生前臂肌肉缺血性坏死，纤维化以后形成缺血性肌挛缩，导致爪形手畸形。

3. 辅助检查　主要的辅助检查包括肩关节或肘关节的X线正、侧位片，可防止遗漏合并损伤，并充分了解骨折的移位情况。X线片上表现为肱骨皮质的中断，并能清楚地显示移位成角的骨折段和并存的粉碎骨块。

4. 心理社会评估　应评估患者伤后的反应以及对肱骨骨折的认识程度。多数患者因疼痛肿胀而表现极度痛苦，上肢关节的活动受限，给日常生活、学习、工作带来巨大的不便，易使患者产生担忧和焦虑的心理。

（四）护理诊断与医护合作性问题

1. 疼痛　与肱骨骨折有关。

2. 有周围神经血管功能障碍的危险　与肱骨骨折、夹板外固定有关。

3. 生活自理缺陷　与肱骨骨折、上肢关节活动受限有关。

4. 知识缺乏　缺乏本病的医疗、护理知识。

（五）计划与实施

通过适当的治疗和护理，患者疼痛减轻，保持正确复位姿势，生活需要得到满足，积极配合医护人员进行有效的功能锻炼。

1. 向患者介绍肱骨骨折的治疗方法

（1）对于肱骨裂隙骨折，无移位的骨折，一般采用保守治疗方法。如老人肱骨外科颈骨折，用三角巾将患肢悬吊于胸前3周，早期开始肩关节的功能锻炼。

（2）对于移位骨折，应在局麻下手法复位，采用小夹板（图82-4）或石膏（图82-5）外固定。

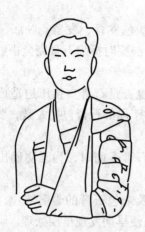 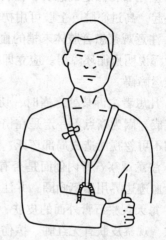

图 82-4　肱骨外科颈骨折超肩小夹板固定　　　图 82-5　肱骨干骨折悬垂石膏固定法

（3）对于开放性骨折、骨折断端有软组织嵌入、合并有血管神经损伤的骨折，应切开复位，用钢板螺钉或髓内针等内固定。

2. 小夹板外固定的护理

（1）抬高患肢：骨折后肢体肿胀，一般伤后 3~7 日达最高峰，此后逐渐消肿，这是伤后正常现象，但要注意肢体下垂不利于消肿，甚至加重肢体肿胀。当肢体肿胀较重时，患者最好平卧并将受伤肢体用枕头垫高，至少高于心脏水平，以利于血液回流从而减轻肿胀。

（2）观察肢端血运：夹板捆扎过紧可使肢体肿胀加重而影响血液循环。如果发现腕桡动脉搏动减弱或消失，患者不能活动手指，用针刺手指时患者感觉明显迟钝或毫无感觉，手指颜色发紫或苍白，患肢温度较对侧下降甚至冰凉等现象出现，说明肢体有严重循环障碍，必须解开带子，放松夹板，否则肢体将有发生缺血性挛缩的危险。

（3）随时调整布带，保持捆扎松紧适度：一般在复位后 3~4 日内，夹板内压力有上长趋势，应每日将布带稍加放松，保持在 1cm 左右的移动度。以后随着肿胀的消退，再每日稍加收紧布带，两周后肿胀消退，夹板内压力即趋向平稳。

（4）观察局部皮肤情况：纸垫加压处疼痛剧烈是局部缺血的症状，有可能发生局部皮肤受压坏死，应即刻检查局部，必要时放松布带，调整夹板位置。未发生上述现象者，在骨折复位早期亦应每日 2~3 次详细检查局部皮肤及夹板固定情况。

（5）功能锻炼：为了防止肌肉萎缩、关节强直、粘连、骨质疏松等现象发生，骨折一经复位固定后，即应开始进行未固定关节的功能锻炼及肌肉的静止收缩运动。

3. 石膏绷带的护理

（1）石膏未干固时，不应覆盖被物，这样有利于水分蒸发。要采取措施促使其迅速干固，维持石膏固定的位置直至石膏完全凝固。夏天可将患者放置通风处，冬天可用烤灯，但要避免烧、烫伤皮肤。抬动时，用手掌托起，避免手指在石膏上压出凹陷，避免折断石膏，如折断应及时修补。

（2）应用石膏固定的患者，需将患肢抬高，以促进静脉回流，防止肢体肿胀。下肢可用枕头垫起，高过心脏，上肢可用枕垫或悬吊法。

（3）注意观察患者肢体末梢的血循环，凡肢端皮肤颜色发青、发紫、肿胀、麻木及主诉疼痛者都说明血循环障碍。应立即报告医师及时处理，必要时拆除石膏完全松解，紧急处理伤肢血运障碍。

（4）凡患者主诉某处疼痛时，切不可忽视，一定要检查是石膏直接压迫造成，还是压迫神经造成。因为痛点不一定是在伤口或患处，如果是由于局部石膏包扎太紧，要及时进行松解，切不可忽视而造成局部坏死、形成溃疡。

（5）注意观察石膏内创面是否有出血，有血浸透到石膏表面时，为了明确出血是否继续，可沿血迹边界用铅笔画圈，并注明日期以便观察。

（6）每天观察石膏外面的皮肤，特别是沿石膏边缘及未包石膏的骨突部位，每天至少检查一次。观察皮肤有无红肿、擦伤等早期压疮症状，以便早期发现早期处理。

（7）注意保持石膏表面清洁、干燥，未固定皮肤应保持清洁，不能有石膏痕迹。

（8）寒冷季节注意保护石膏固定部位及外露肢体，防止冻伤。

（9）石膏干固后即开始进行未固定关节的功能锻炼及肌肉的静止收缩运动，被动按摩可以促进局部血液循环，防止关节僵直。翻身或改变体位时要注意保护石膏固定形态，避免折裂石膏。

4. 满足患者生活需要　多与患者沟通，经常询问患者的需求，耐心细致地做好患者的生活护理，及时满足其各种需要。在满足患者日常生活需要的同时，嘱其多休息，并要说明固定的目的是维持复位，避免畸形愈合影响功能，从而引起患者的重视，并自觉保护。

5. 疼痛的护理　参见锁骨骨折患者的护理。

6. 指导患者进行功能锻炼　肱骨参与肩关节和肘关节的构成，肱骨骨折会影响这两个关节的活动。无论采取保守或手术治疗，对这两个关节的功能康复都十分重要。

（1）功能锻炼的重要性：由于某些因素，肘关节在发生骨折或手术后，会发生骨化性肌炎，而影响肘关节的活动度。肩关节由于长期固定，会引起粘连或肌肉萎缩，影响关节功能，特别是老年人。为了最大限度的维持关节的功能，应及早进行有效的功能锻炼。

（2）功能锻炼的方法：在伤后早期主要练习与患处相邻近的健康关节，如肱骨外科颈骨折可练习握拳、伸指及腕关节各种运动。伤后 2~3 周，可以进行与患处相邻近的大关节运动，如肱骨外科颈骨折可开始练习肩部前屈、后伸；肱骨干骨折可进行肩、肘关节伸屈活动，肩关节旋转活动（即划圆圈动作）以及双臂上举锻炼。骨折后期即骨折临床愈合后，功能锻炼的主要形式是加强患肢的主动活动和负重锻炼，如肱骨干骨折可进行肩外展、外旋运动（即举臂摸头后动作），并可借助滑轮、木棒等工具等进行活动。

（六）预期结果及评价

1. 患者的疼痛得到缓解。

2. 患者骨折愈合良好。

3. 患者生活需要得到满足。

4. 患者掌握功能锻炼的知识，并积极进行锻炼。

第三节　下肢骨折患者的护理

一、股骨颈骨折患者的护理

（一）概述

股骨颈骨折是一种常见于老年人的损伤，以女性较多，但也见于中年或儿童。由于老年患者骨骼骨质疏松，很小的扭转暴力就能引起骨折。在临床治疗中，存在着骨折不愈合（15%左右）和股骨头缺血性坏死（20%～30%）两个主要问题。儿童和青壮年股骨颈骨折所遭受的暴力较大，更容易发生股骨头无菌性坏死。股骨颈骨折的分类如下：

1. 根据骨折线的部位分类（图82-6）　可分为头下型骨折，经颈型骨折及基底部骨折三种。头下型骨折，供应股骨头颈的主要血管即旋股内、外侧动脉的分支受伤严重，对骨折愈合和股骨头缺血坏死的发生影响最大。而股骨颈基底部骨折，对骨折段的血液供应破坏小，故此处发生的骨折较易愈合。

2. 按X线表现分类（图82-7）　可分为：①内收型骨折：Pauwels角（远端骨折线与两髂嵴连线所形成的角度）大于50°；②外展型骨折：Pauwels角小于30°。

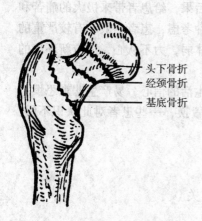

图82-6　股骨颈骨折的不同部位

头下骨折
经颈骨折
基底骨折

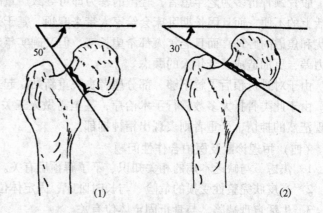

图82-7　股骨颈骨折的内收型与外展型

（1）内收型 Pauwels 角＞50°；（2）外展型 Pauwels 角＜30°股骨颈骨折线与两髂嵴连线所形成的角度，即 Pauwels 角

（二）病因及发病机制

损伤原因主要是在绊倒时，扭转伤肢，暴力传导至股骨颈，引起断裂。股骨颈骨折一般都是由外旋暴力而引起，随着暴力程度的不同，可产生不同的移位。老年人发生骨折其自身存有两个易发因素，其一是老年人多有骨质疏松，骨强度下降，股骨颈脆弱；此外因老年人髋周肌群退变，不能有效地抵消髋部的有害应力，因此非高能量的暴力，如平地滑倒、由床上跌下，甚至在无明显外伤的情况下都可能发生骨折。

（三）护理评估

1. 健康史

（1）评估患者的年龄、外伤史（多为间接暴力），年龄越大，股骨颈骨折后情况愈差。

（2）询问患者是否患有其他疾病，如心脑血管疾病、肺气肿及老年慢性支气管炎等，这些伴随疾病是否经过适当的治疗。

（3）了解患者受伤前的下肢功能、肌力情况，以指导伤后的康复。

2. 临床表现

（1）除嵌插型外，患者受伤后一般立即失去站立和步行的功能。

（2）患肢呈缩短、内收、外旋、屈曲畸形。

（3）局部疼痛不明显，但任何方向的主动、被动活动均能引起剧烈疼痛。

（4）腹股沟韧带下或大粗隆部有肿胀、淤斑。

（5）股三角和大粗隆部有压痛，股骨纵轴叩击时，髋关节产生痛感。

3. 辅助检查　X线正侧位片对股骨颈骨折的诊断非常重要，可了解骨折的移位情况，并可依据X线片判断骨折的类型及其稳定性。

4. 心理社会评估　评估患者受伤后的反应以及对股骨颈骨折的认识程度，包括对预后的了解程度以及治疗过程中可能出现的并发疾病。

股骨颈骨折多为老年患者，轻微的暴力即可导致严重的后果，给患者带来极大的痛苦和生活上的不便，而且因长期卧床会给家人带来麻烦，基于这种考虑，患者一般均有较严重的担忧和焦虑的心理。而且老年人都希望长寿，但又确实年老体弱，力不从心，适应新环境的能力差，更加造成了老年人的顾虑。

由于对骨折预后了解不够，部分患者丧失重新站立起来生活的信心，易产生悲观恐惧心理。由于此类骨折大多数需行手术治疗，甚至需做人工关节置换，一些患者对此认识不够，出现茫然的神情，严重者则表现出精神抑郁。

（四）护理诊断及医护合作性问题

1. 焦虑　与缺乏本病的相关知识、不了解预后有关。

2. 有皮肤完整性受损的危险　与长时卧床、固定体位有关。

3. 生活自理缺陷　与骨折固定体位有关。

4. 躯体移动障碍　与强制性约束、不能活动有关。

5. 潜在的并发症　静脉栓塞、肺部感染。

（五）计划与实施

通过治疗和护理，患者焦虑感减轻，生活需要得到满足，皮肤完整无破损，并发症发生率降到最低。

1. 非手术疗法　对于骨折端没有移位、高龄多病、骨质疏松很严重的患者，一般采用非手术治疗，包括卧床休息和手法复位与固定。卧硬板床6～8周，可用皮牵引（Buck's牵引）、骨牵引或石膏固定以达到复位和固定作用。保持患肢呈外展中立位，防止髋关节脱位。可穿矫正鞋固定。尽量避免搬运移动患者，必须搬运移动患者时，一定注意将髋关节与患肢整个托起，防止关节脱位或骨折断端造成患者进一步损伤。指导患者进行双上肢及健侧下肢的功能锻炼。指导患者如何借助吊架和床栏更换体位。患者进行肢体股四头肌肉的等长舒缩，每天进行多次，每次5～20分钟。避免静脉回流障碍或静脉血栓形成。8周后可逐渐在床上起坐，但不能盘腿。3个月后，骨折已基本愈合，可逐渐扶双拐下地，患肢不负重行走。6个月后，骨已愈合，可逐渐弃拐行走。牵引的护理如下：

要达到牵引的目的，在牵引的同时必须有一个能与牵引力平衡的、作用力相反的反牵引力。牵引时，最常用的产生反牵引力的方法就是抬高床位，使身体向着与牵引力相反的方向滑，而构成反牵引力。例如，牵引下肢时抬高床尾。

牵引的目的在于：①牵拉关节或骨骼，使脱位的关节或错位的骨折复位，并维持复位后的位置；②减轻关节面所承受的压力，缓解疼痛，使局部休息；③矫正畸形。牵引的方法包括皮牵引和骨牵引两种。

（1）皮牵引的护理：牵引操作简单，不需要穿破骨组织，对肢体损伤小，但不能承受过大的牵拉力，一般重量不超过5kg，在护理上应注意以下几点：

1）牵引期间应每天检查牵引装置及效果，如牵引位置、力线是否正确；包扎松紧度是否合适；牵引绳索与滑轮是否合槽；重锤是否离地。

2）每天早晨、中午、晚间打开皮牵引带观察患肢是否红肿，皮肤有无破损，并按摩下肢肌肉，用清水擦洗肢体后再重新捆绑。

3）密切观察患肢肢端的血循环，观察有无肢端青紫、肿胀、发冷、麻木、疼痛、运动障碍，以及足背动脉搏动摸不到或细弱等现象。

4）牵引重量不超过5kg，牵引力过大，易损伤皮肤或引起皮肤水泡，影响继续牵引。

5）小腿牵引时，应避免压迫腓总神经。

6）嘱患者及家属不能擅自改变体位，不能随便增减牵引重量。

7）鼓励患者多活动上肢及健侧下肢，并进行股四头肌静止收缩锻炼。

（2）骨牵引的护理：骨牵引是由贯穿骨端松质骨内的骨圆针或不锈钢针等固定牵引，一般重量在15～20kg，护理上应注意以下几点：

1）下肢牵引时，应将床尾抬高20～25cm，以做对抗牵引。

2）经常检查牵引针（钉）处有无不适，特别是保持牵引孔处皮肤的清洁，每日在牵引孔处滴酒精2次，牵引孔处有结痂不要随意清除，避免发生感染。

3）牵引重量切勿过重，未经医师许可牵引重量不得随意改变。

4）牵引开始数日，应透视或摄X片，以了解骨折端对位情况并及时调整。骨牵引时间一般不超过8周，如需要继续牵引可改为皮牵引。

5）对关节挛缩者，牵引力应以逐渐增加为原则；对骨折患者牵引力首次力量要足够，复位后应逐渐减轻。

6）每天测量两侧肢体长度，避免发生过度牵引。

7）经常检查牵引功效，牵引绳与滑轮是否合槽，牵引重量以及位置是否正确。

8）牵引过程中应指导患者进行功能锻炼，如股四头肌静止收缩，利用床上吊环进行上肢锻炼以及扩胸、深呼吸运动，防止伤肢肌肉萎缩、关节僵硬和因长期卧床而致各种并发症。

（3）保证正确体位：行牵引治疗时，患肢下垫软枕，患肢保持外展中立位，脚尖朝上，防止患肢外旋和内收。

（4）预防并发症：患者在牵引卧床期间应注意：①防止发生肺栓塞或静脉血栓：鼓励患者多活动上肢及另一侧下肢，进行肢体的按摩；②防止坠积性肺炎：鼓励患者每日进行深呼吸、咳嗽，上肢进行扩胸运动，以增强肺功能；③防止便秘：多饮水，多食粗纤维蔬菜，多食水果；④防止压疮：定时协助翻身，按摩骨突出部位。

2. 手术治疗与护理　对于内收型骨折或有移位的股骨颈骨折，先做皮牵引或骨牵引，7～10日内进行内固定。对于65岁以上股骨颈骨折患者，有明显移位或旋转，且全身情况许可，可行人工股骨头置换术。

（1）术前护理

1）遵医嘱做好各项术前准备，如皮肤准备，胃肠准备，配血，使用镇静剂等，并对患者做好相关术前宣教。

2）评估患者有无其他伴随疾病，如心血管疾病，以便术前加以控制，术后密切观察。

3）向患者讲明术后患肢保持外展中立位的重要性，以取得合作。

4）向患者讲述术后功能锻炼的必要性，使患者思想上加以重视，积极配合。

（2）术后护理

1）保持正确体位：术后保持患肢于外展中立位，防止外旋及内收造成脱位。可用皮牵引保持其位置或穿防外旋鞋，以防止患肢外旋。侧卧时两股之间一定置一枕头，以防内收。

2）伤口护理：手术后伤口处放置引流管2～3日，护士要定时观察伤口引流液，保持引流管通畅，勿打折。否则残余血液遗留在伤口处，容易造成伤口感染。同时，还应观察伤口敷料有无渗血，及时查明原因，并更换敷料。

3）皮肤护理：手术后患者一侧肢体制动，床上活动非常困难，护士应协助患者定时更换体位，按摩受压部位，指导患者利用牵引架上拉手抬高臀部，以防压疮。

4）预防并发症：搬动患者时须将髋关节及患肢整个托起，减少关节脱位的可能性。活动或按摩下肢肌肉以促进血液循环，减少静脉血栓的发生。鼓励患者进行扩胸、深呼吸、咳嗽，以增进肺功能，防止肺炎的发生。

5）预防原伴随疾病的复发：针对术前评估患者所掌握的资料，制定有效的护理措施。如患有心血管疾病的患者，应重点观察脉搏和血压，有无胸闷及呼吸困难等症状，防止意外发生。

6）功能锻炼：术后第2日开始指导患者练习股四头肌及臀肌的收缩，以及足跖屈、背伸等活动，加强髋部肌肉的力量，防止关节强直。行人工全髋关节置换术一周后，可帮助患者坐在床边进行髋关节功能锻炼，动作应缓慢，活动范围由小到大，活动幅度和力量逐渐加大。指导患者如何起床和移到轮椅上，2～3周允许下床后，指导患者如何使用助行器或拐杖，以分散身体的重量，使患肢在不负重情况下练习行走。

3. 满足患者生活需要　股骨颈骨折患者无论采取何种治疗方法，均需卧床休息。因此，应为患者备好呼叫器，常用物品置于患者易取到的地方，协助患者做好个人卫生。由于患者年龄因素影响，会表现出适应能力差，反应迟钝，抵抗能力弱，睡眠差，消化功能下降等，故在护理上应全面、细致，多巡视并与患者多交流，以满足患者生活需要。并要防止意外发生，如加床档。患者下床活动应有人陪伴，防止摔倒。

4. 做好患者心理护理　在长时间卧床治疗中，护士要经常与患者及其家人交谈，了解其心理状况，并鼓励其表达出内心的感受，及时解答他们的疑问。再者大多数老年患者生理功能退化，认知能力下降，因而必须多向家属了解情况，以便有针对性地做好工作，使患者能得到最好的康复。

5. 做好出院指导

（1）指导患者出院后要坚持按计划进行肢体功能锻炼。

（2）为免髋关节过度内收或前屈而引起脱位，应告诉患者做到"三不"（不过度负重、不盘腿、不做矮凳）、"四避免"（避免重体力活动和奔跑等髋关节大范围剧烈活动；避免在髋关节内收、内旋位时从座位上站起；避免双膝并拢双足分开的情况下，身体倾斜取物；避免在不平整、湿滑的路面上行走，或爬坡）。

（六）预期结果及其评价

1. 患者情绪稳定，焦虑心理减轻，积极配合治疗。

2. 患者卧床期间，皮肤完整，无压疮发生。

3. 患者卧床期间生活需要能得到满足。

4. 患者卧床期间并发症及时得到治疗。

第四节　脊柱及骨盆骨折患者的护理

一、脊柱骨折患者的护理

（一）概述

脊柱骨折和脱位比较常见，占全身骨折的 5%～6%，伤情常比较严重，并伴有脊髓神经的损伤，导致患者截瘫，影响并改变患者的生活，有时甚至危及生命。

（二）病因及发病机制

绝大多数脊柱骨折由间接暴力引起，如从高空落下，头肩或足臀部着地，身体的重力遇到地面的阻挡，使身体强烈屈曲，常致颈椎或胸、腰段交界处椎骨骨折；或弯腰工作时重物落下打击头、肩或背部等，使脊柱急剧屈曲，也可产生同样的损伤。作用于脊柱的暴力，可分为垂直分力和水平分力，垂直分力越大越容易发生压缩骨折，水平分力越大，越容易发生脱位。少数脊柱骨折是直接暴力所致，如枪弹伤或车祸中的直接撞伤等。

（三）护理评估

1. 健康史　要详细询问患者受伤史，受伤的原因是高处坠落，还是重物打击或塌方事故时被泥土、矿石掩埋等。询问现场情况，受伤时间，当时的姿势，直接受到暴力的部位，伤后搬运的具体操作，伤后有无感觉及运动障碍，以及全身其他部位情况，如颅脑、腹腔脏器等。

2. 临床特点　有严重的外伤史。颈椎损伤时，患者感头、颈部疼痛，不能活动，患者常用两手扶住头部。胸腰椎损伤后，患者有局部疼痛，腰背部肌肉痉挛，不能站立，翻身困难，感腰部软弱无力。由于腹膜后血肿对自主神经的刺激，肠蠕动减慢，常出现腹胀、腹痛、大便秘结等症状。

脊柱检查时用手指逐个按压棘突，可发现局部肿胀和明显压痛，胸、腰段损伤时常有后突畸形。

神经系统检查，可观察是否有脊髓损伤。根据浅感觉变化来确定损伤平面，测量四肢肌力和肌张力，是否与浅感觉平面吻合，若不符合应仔细检查以排除跳跃性损伤可能。同时应检查浅反射和腱反射，注意病理反射是否为阳性结果。

3. 辅助检查

（1）X线摄片：能明确损伤节段、骨折的类型和移位情况。以胸、腰段椎骨骨折为例，在侧位片上，椎体前上部呈楔形改变或整个变扁，椎体前方边缘骨连续性中断，或有碎骨片。合并脱位时，椎体间有前后移位，关节突的关系有改变。正位片上，可见椎体变扁，或一侧呈楔形，其两侧的骨连续性中断，或者侧方移位。

（2）CT：对脊柱骨折诊断帮助很大。横断面上，椎体的轮廓发生改变，骨边缘不连续。爆裂性骨折时，椎体可见多个碎片，椎体后缘不平整，可有骨折块或破裂的椎间盘突入椎管压迫硬膜囊，椎管内形态改变，硬膜囊受压移位。伴有椎弓根、关节突、横突及椎板骨折时，CT亦可精确显示其形态和移位情况。

4. 心理社会评估　应评估患者伤后的即刻反应，了解患者对损伤的认识能力，以及对预后的估计。

不伴有脊髓神经损伤的患者，一般仅要求患者平卧硬板床数日。急性期过后，多数患者会产生轻视病情的心理，不配合治疗及进行腰背肌功能锻炼。而对于同时出现肢体神经功能障碍的患者，则会产生恐惧心理。损伤后伴有截瘫而长期卧床的患者，若对预后和恢复没有正确的认识，则会表现出失望和焦虑，缺乏自信心，甚至厌世等自卑心理，需加以注意。

（四）护理诊断及医护合作性问题

1. 自我角色紊乱　与受到意外伤害导致脊柱骨折有关。
2. 生活自理缺陷　与脊柱骨折有关。
3. 焦虑　与受到意外伤害导致脊柱骨折有关。
4. 排泄形态改变　与脊柱骨折伴脊髓神经损伤有关。
5. 有失用综合征的危险　与缺乏积极的功能锻炼有关。
6. 潜在并发症　压疮、肺部感染、泌尿系感染。
7. 知识缺乏　缺乏本病的医疗、护理知识。

（五）计划与实施

通过治疗与护理，患者能正视现实，配合治疗，生活需求得到满足，并发症发生率降到最低，并积极进行功能锻炼。

1. 紧急搬运

（1）搬运工具最好选用硬板担架或木板，不可使用软物搬运。

（2）搬运时应注意患者体位，切忌拎起患者四肢抬送，或强拉硬拽身体的某一部分。禁忌单人背送，因其可能会加剧脊柱骨折的畸形和脊髓神经损伤的程度。

（3）搬运前先将患者的双上肢贴于躯干两侧，两下肢理直并拢，3人一起平托（1人托头肩部、1人托腰髋部、1人托双下肢），搬至担架或木板上，或使患者躯干及四肢呈一体滚动移至担架或木板上（图82-8）。

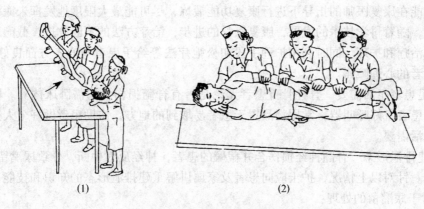

图82-8 脊柱损伤正确搬运方法
（1）平托法；（2）滚动法。

（4）搬运腰椎骨折的患者时至少需 2 人，疑有颈椎骨折的患者至少 3 人搬运，在搬运时必须有 1 人两手稳定患者的头部，或用衣物放于颈部两侧以稳定患者头部，不可将头部托起或旋转，以免加重损伤引起呼吸肌麻痹而死亡。

2. 向患者介绍脊柱骨折的治疗方法

（1）胸腰椎单纯压缩性骨折，应平卧硬板床，骨折部垫枕，使脊柱背伸，同时及早进行腰背肌功能锻炼。早期锻炼可以促进血肿吸收，预防肌肉萎缩，减轻局部水肿，防止损伤后的软组织粘连和组织纤维化，达到复位及治疗的目的。

（2）对于颈椎骨折或脱位患者，多采用牵引复位，复位后可用金属支架固定器（图82-9）或头颅胸石膏领固定约 3 个月。

（3）严重的脊柱骨折和脱位，一般采用手术切开复位、内固定的治疗方法。目的是避免新的移位或脊髓损伤，增加脊柱的稳定性。

3. 做好患者心理护理 脊柱骨折合并脊髓损伤的患者，往往不能接受现实，对生活表现出各种各样的消极态度。尤其是合并截瘫的患者，受伤之前的生活很独立，受伤后生活方式改变，需他人照顾，患者往往不能接受，有时会采取极端的做法。

护理人员此时应多与患者沟通交流，耐心倾听患者的主诉，理解、同情患者感受，与患者一起分析焦虑产生的原因及不适，尽可能消除引起焦虑的因素。对患者提出的问题给予明确、有效和积极的信息，与患者交朋友，建立良好的护患关系，使其能积极配合治疗。正确地引导患者正视现实，应与患者家属、朋友、工作单位

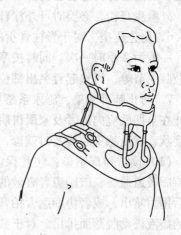

图82-9 颈椎金属支架固定器

一起，给予患者最大的支持和理解，解除其后顾之忧。鼓励患者树立正确的人生观，告之即使是瘫痪也能在康复医师的指导下进行康复功能锻炼，尽可能最大限度地发挥未瘫痪部位的功能。而且，随着科学技术的发展，康复医学的进步，治疗方法的不断改进，截瘫患者有望得到更好的治疗和护理。同时利用护理手段如松弛疗法等给予患者身心各方面良好的照顾，从而消除患者的心理障碍。

4. 满足患者生活需要　脊柱骨折患者无论是否有脊髓损伤，均需卧床休养。因此，护理人员应为患者备好呼叫器，常用物品置于患者易取到的地方，协助患者做好个人卫生，满足患者的生活需要。

5. 重建排泄形态　脊髓神经损伤合并截瘫的患者，神经反射中断，导致尿潴留或失禁，便秘或失禁。针对以上情况，护士应向患者及家属讲解重建排泄形态的知识和技能。

（1）对于尿潴留的处理：

1）在受伤早期（伤后2周内），保留尿管持续开放，使膀胱内不积存尿液，减少膀胱壁受损伤的机会。

2）如患者肌张力开始恢复，反射出现，保留尿管定时开放，每2~4小时开放一次，训练膀胱肌肉的收缩和舒张的能力。

3）尿管留置3~4周后，可拔除尿管。若无尿失禁存在，可训练患者和家属使用按摩挤压排尿法，每2~4小时一次。一般当膀胱充盈时，患者会有下腹部胀满感、出汗或其他不适，此时，操作者应用手按摩患者腹部，用力均匀，向会阴部挤压膀胱，促其排尿。

4）教会家属采用定时导尿的方法，这也是避免尿路感染的方法之一。

（2）对于便秘的处理：向患者讲明正常排便的重要性。平时多饮水，防止大便干燥。多食水果及粗纤维蔬菜，促进排便。每日顺时针方向按摩腹部，促进肠蠕动。截瘫患者养成定时人工协助排便的习惯，即每1~2天使用一次开塞露，人工协助排便。

（3）对于尿失禁和便失禁的处理：首先要找到引起失禁的原因，并给予相应的处理。但是，要注意保持患者会阴部的清洁、干爽。每次清洁后要用柔软毛巾沾温水轻轻擦干净臀部，外敷爽身粉，必要时可外涂鞣酸软膏。

6. 防止压疮　对于脊柱骨折的患者，不管其是否存在脊髓损伤，均应注意定时轴向翻身，一般为2小时一次。同时按摩骨突部位，尤其是血液循环不畅的部位，如足部踝关节，下肢膝关节等，可垫起骨突出部位加以预防。

7. 防止肺部感染、泌尿系感染　肺部感染、泌尿系感染均为截瘫患者致命的并发症，因此在早期就应向患者及家属讲明预防的方法，避免并发症的发生。同时也应告之患者感染的症状，以及感染后要及时就诊，正确处理。

（1）预防肺部感染：注意保暖，避免着凉。指导患者进行深呼吸训练，如吹气球等。保持呼吸道通畅，鼓励患者有效的咳嗽、咳痰，可用双手压迫患者的腹部，让患者深呼吸，然后用力咳出；或者协助患者拍背，通过叩击震动背部，间接地使附着在肺泡周围及大气管壁的痰液松动脱落而排出。对于截瘫部位较高无力咳痰的患者，则应采取变换体位引流促进痰液排出，必要时使用吸痰器吸痰。

（2）预防泌尿系感染：多饮水（大于3000ml/d），保持尿液通畅，保持会阴部清洁，每日用清洁毛巾温水擦洗尿道口。尽量避免留置尿管时间过长。经常更换体位，进行力所能及的主动、被动锻炼。

8. 指导患者进行功能锻炼 护理人员应向患者及家属讲明功能锻炼的重要性，调动其锻炼的积极性。截瘫患者如脊髓无实质性损伤，一旦解除了压迫，则患肢功能可能恢复。若截瘫时间较长，则需坚持肢体被动活动。在稍有恢复之后，即应加强主动活动，以防脊髓功能恢复后肢体出现难复性的关节僵直等。对瘫痪肢体做关节的被动活动和肌肉按摩，每天2~3次，每次30~60分钟。鼓励患者在病情允许的情况下，做未瘫痪肌肉的主动锻炼，包括颈部、上肢等关节肌肉的活动。根据病情，适时进行轮椅、腋拐的训练。

（六）预期结果及其评价

1. 患者正视现实，勇敢面对。

2. 患者生活需要得到满足。

3. 患者情绪稳定，配合治疗与护理。

4. 患者适应新的排泄形态。

5. 患者不发生失用综合征。

6. 并发症及时得到治疗，发生率降到最低。

7. 患者能说出有关疾病与康复的知识。

二、骨盆骨折患者的护理

（一）概述

骨盆骨折主要是压砸、辗压、撞挤或高处坠落等损伤所致，多为复合伤。亦可因肌肉剧烈收缩而发生撕脱性骨折。枪弹、弹片等火器所致者为开放性骨盆骨折。造成骨盆骨折的损伤多为高能损伤，因而骨盆骨折常合并腹腔内脏损伤，而且盆腔的血管及静脉丛非常丰富，骨折后常合并大量出血，休克发生率很高，是一种危及生命的严重损伤，死亡率较高。

（二）分类

由于损伤时受力方向不同及骨盆特有的生物力学特性，当骨盆骨折时，其移位情况是多样的。

1. 骨盆边缘撕脱性骨折 这类骨折多因外力骤然作用，使肌肉猛烈收缩或直接暴力造成，骨折发生在骨盆边缘部位，骨盆环未遭破坏为稳定性骨折。

（1）髂前上棘或坐骨结节撕脱骨折：前者因缝匠肌，后者因腘绳肌猛力收缩所致。

（2）髂骨翼骨折：骨折多因直接暴力（如侧方挤压伤）所致，发生在骨盆边缘，未波及骨盆环。骨折可为粉碎性，一般移位不大。

2. 骶骨骨折或尾骨骨折脱位 多为直接暴力所致，不累及骨盆环。

3. 骨盆环单处骨折 骨盆系一闭合环，若只有单处骨折，骨折块移位较微，不致导致骨盆环的变环，故其稳定性尚可。包括髂骨骨折，闭孔环处有1~3处出现骨折，耻骨联合轻度分离，骶髂关节轻度分离。

4. 骨盆环双处骨折伴骨盆变形 骨盆环遭受破坏，骨折移位和畸形严重，不仅可有骨盆环的分离，并合并骨折块的纵向移位。包括一侧耻骨上下支骨折伴耻骨联合分离、双侧耻骨上下支骨折、骶髂关节脱位伴耻骨上下支骨折或耻骨联合分离、髂骨骨折伴耻骨联合分离或耻骨上下支骨折。

（三）护理评估

1. 健康史　要详细询问受伤经过，受伤的原因是高处坠落，还是重物打击或塌方事故等；询问损伤现场情况，受伤时的姿势，是否有其他脏器的合并损伤。

2. 临床表现　骨盆骨折多由强大暴力所造成，并可合并膀胱、尿道和直肠损伤及髂内外动静脉损伤造成大量内出血，因此常有不同程度的休克。严重骨盆骨折还需注意有无胸、腹、颅脑损伤及其他部位的多发骨折，防止漏诊。

单处骨折且骨盆环保持完整者，除局部有压痛外，常无明显症状。如果骨盆环的完整性遭到破坏，患者多不能坐起，下肢移动时疼痛加剧，卧位时减轻。局部肿胀、皮下淤斑及压痛极显著。在骶髂关节脱位时，患侧髂后上棘较健侧凸起，并较健侧为高，与棘突间距离也较健侧缩短。骨盆挤压或骨盆分离试验时均能在骨折处引起疼痛。对合并骶尾骨骨折者，肛门指诊可有触痛，并可摸到移位的骨折。

3. 辅助检查　骨盆前后位 X 线摄片可以明确诊断，必要时应摄骶、尾骨侧位和骶髂关节的斜位片。

4. 心理社会评估　应评估患者伤后的反应，对疾病的认识能力，对预后的估计。

损伤后患者精神紧张和痛苦，加上生理和功能上的改变，容易出现焦虑、烦躁等表现。而且患病以后，自理行为变得困难，需要别人照顾，亦容易使患者产生过分依赖心理。另外，骨盆骨折患者卧床时间较长，与外界交流的机会减少，很容易产生孤独心理，有些患者甚至感到度日如年。功能恢复过程的不满意，容易使患者产生悲观失望情绪。

（四）护理诊断及医护合作性问题

1. 疼痛　与骨盆骨折有关。

2. 躯体移动障碍　与疼痛、牵引有关。

3. 生活自理缺陷　与长期卧床有关。

4. 便秘　与直肠损伤、长期卧床有关。

5. 有皮肤完整性受损的危险　与长期卧床有关。

6. 排尿异常　与尿道、膀胱损伤有关。

7. 有周围血管神经功能障碍的危险　与骨盆骨折，制动有关。

8. 焦虑　与骨盆骨折需长时间卧床有关。

9. 潜在并发症　失血性休克。

（五）计划与实施

通过治疗与护理，患者疼痛减轻，卧床期间生活需要得到满足，皮肤无破损，保持排尿、排便通畅，并发症得到及时发现及时处理。

1. 向患者介绍骨盆骨折的治疗方法

（1）骨盆边缘性骨折：只需卧床休息。髂前上棘骨折患者置于屈髋位，坐骨结节骨折置于伸髋位。卧床休息 3 ~ 4 周即可。

（2）骨盆单环骨折：有分离时，可用骨盆兜带悬吊牵引固定。骨盆兜带用厚帆布制成，其宽度上抵髂骨翼，下达股骨大转子，悬吊重量以将臀部抬离床面为宜（图 82-10）。5 ~ 6 周后换用石膏短裤固定。

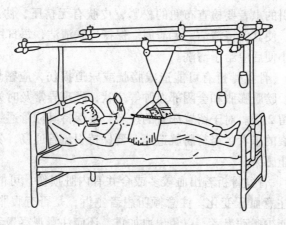

图 82-10 骨盆兜悬吊牵引

（3）骨盆双环骨折：有纵向错位时，可在麻醉下行手法复位。骨折复位后，患者改变健侧卧位，术者用手掌挤压髂骨翼，使骨折面互相嵌插。最后患者骶部和髂嵴部垫薄棉垫，用宽 15～20 厘米胶布条环绕骨盆予以固定。同时患肢做持续骨牵引。3 周后去骨牵引，6～8 周后去固定的胶布。固定期间行股四头肌收缩和关节活动的锻炼。3 个月后可负重行走。

（4）有移位的骶骨或尾骨骨折脱位：可在局麻下，用手指经肛门内将骨折向后推挤复位。

（5）髋关节中心性脱位：除患肢做骨牵引外，于大粗隆处宜再做一侧方牵引，予以复位。

（6）累及髋臼的错位性骨折：手法不能整复时，应予以开放复位内固定。

2. 疼痛的护理　骨盆骨折患者疼痛剧烈，复位治疗时，应给予适当的止痛剂。一般复位后，疼痛会有所减轻。评估疼痛的性质、部位、程度及持续时间。在治疗护理操作过程中，动作轻柔、准确，以免加重患者疼痛。如果必须移动患者，应事先向患者讲明必要性，取得其配合。

3. 满足患者生活需要　骨盆骨折的患者伤后无论采取何种治疗方法，均需卧床休养。因此，需要护理人员给予患者耐心、细致、周到的护理，协助患者进食、穿衣、洗漱等个人卫生活动。对于牵引的患者，帮助其翻身或移动躯体时，动作要轻、稳，不要把手直接作用在骨折处。告诉患者康复的时间，使患者心中有数，鼓励患者增强信心，逐渐增加患者的自理能力。

4. 重建正常的排便形态　由于骨盆骨折后出血会刺激腹膜，造成自主神经功能紊乱。直肠损伤、神经损伤、会阴部损伤等原因，均会造成患者排便形态紊乱。因此，应向患者讲明正常排便的重要性，敦促患者定时排便，注意有便意后立即排便。饮食上多食含粗纤维的食物，如蔬菜、粗粮等，刺激肠壁促进肠蠕动，使粪便及时排出。多饮水，少食刺激性食物。按摩腹部协助排便，必要时使用缓泻剂促进排便。

5. 皮肤护理　患者一般卧床需 2～3 个月。有牵引的患者应定时协助其更换体位，以免长时间压迫形成压疮。更换体位后，应检查牵引是否有效，牵引锤重量是否合适，有异常应及时处理。行布兜牵引的患者要检查布兜的松紧，皮肤有无挤压，协助患者按摩骨突部位。经常清扫、更换床单，使其保持清洁、无渣屑。保持皮肤清洁，每日用温水清洁皮肤。保持会阴部皮肤清洁，大小便后应给予清洗。

6. 保持排尿通畅　骨盆骨折有可能造成膀胱或尿道损伤，应密切观察患者有无尿痛、尿道出血、排尿障碍、膀胱膨胀和会阴部血肿等症状，发现异常及时处理。尿道不完全断裂时，可放置尿管并保留2周。对于留置尿管的患者，要保持其尿管通畅，并注意尿液的颜色和尿量。尿道完全断裂的患者，需行膀胱造瘘，要保持引流管通畅，勿折、勿压，同时注意保护造瘘口皮肤，防止感染。

7. 密切观察病情　骨盆骨折若出血较多或合并有内脏损伤，可能会出现休克，此时应密切观察生命体征，注意血压变化。注意倾听患者主诉，是否有腹胀、腹痛等腹膜刺激症状。同时应注意尽可能少搬动患者，以免出血加重。还应注意观察患者双下肢感觉活动，有无神经损伤症状，以便及时采取相应措施。

8. 心理护理　参见脊柱骨折患者的护理。

9. 指导患者进行功能锻炼　护理人员应向患者及其家属讲明功能锻炼的意义和方法，功能锻炼的方法如下：①骨折没有移位的患者，伤后1周可做半卧练习，并做髋关节、膝关节的伸展运动；伤后2~3周可下床站立并缓慢行走；伤后3~4周，不限制活动，练习正常行走及下蹲。②骨折移位较重的患者，伤后第2周开始半卧位，进行下肢股四头肌肌肉收缩锻炼；伤后第3周在床上行髋、膝关节的活动，先被动、后主动；伤后第6~8周扶拐行走；伤后第12周逐渐锻炼弃拐负重行走。

10. 出院指导　重点向患者说明家庭护理的重要性，如有针眼，要注重针眼护理：保持针眼周围皮肤清洁干燥，每日用0.5%碘伏消毒针眼2次，出现局部疼痛、肿胀或脓性分泌物，应及时就医。按各阶段锻炼方法每日坚持功能锻炼，至少每月复查一次。

（六）预期结果及其评价

1. 患者疼痛减轻。

2. 患者能独立或部分独立进行躯体活动。

3. 患者卧床期间生活需要得到满足。

4. 患者便秘在直接因素消除后逐渐缓解。

5. 患者卧床期间，皮肤完整不破损。

6. 患者排尿形态逐渐恢复正常，无继发感染。

7. 患者骨折处周围血管神经功能障碍被及时发现及时处理。

8. 患者主诉焦虑感减轻。

9. 并发症得到及时发现及时处理，采取措施有效。

（张　欣　董俐俐）

第八十三章 颈肩痛和腰腿痛患者的护理

》 关键词

annulus fibrosus	纤维环
cervical spondylosis	颈椎病
nucleus pulposus	髓核
prolapse of lumbar intervertebral disc	腰椎间盘突出症

第一节 颈椎病患者的护理

一、概述

颈椎病是由于颈椎间盘退变，颈椎骨质增生或颈椎正常生理曲线改变后刺激或压迫颈神经根、颈部脊髓、椎动脉、交感神经而引起的一组临床综合征。颈椎病多发生于中老年人，颈$_{5~6}$发病者约占70%，其次为颈$_{6~7}$、颈$_{4~5}$及颈$_7$胸$_1$。

二、病因和发病机制

颈椎病发病主要与以下因素有关：

（一）颈椎间盘退行性变

是颈椎病的发生和发展中最基本的原因。随着年龄的增长，颈部椎间盘中髓核的含水量减少，纤维环纤维增粗、玻璃样变性，甚至出现断裂、失去弹性，从而使椎间盘厚度减少，从而使椎间隙狭窄。

（二）慢性劳损

所谓慢性劳损是指超过正常生理活动范围的最大限度的活动，此种劳损是造成颈椎关节退变的主要因素之一。

1. **工作姿势不当** 大量资料表明，处于坐位，尤其是长期从事低头工作者，如秘书、打字员、刺绣女工、会计、外科医师、电子元件及钟表修理工等，虽然工作量不大，但颈椎病发病率很高。其原因是长期低头造成颈后肌肉韧带组织的劳损，而且在屈颈状态下，椎间盘内压大大高于正常体位。

2. **枕头与睡眠姿势的影响** 枕头的高度不当或垫的部位不妥，会导致颈椎内、外平衡的失调。不良的睡眠姿势，由于持续时间长会造成椎旁肌肉、韧带及关节的失调而波及椎管内组织，加速退变进程。

3. **不适当的体育锻炼** 正常的体育锻炼有助于健康，但超过颈部耐受量的活动或运动，可加重颈椎负荷。尤其在缺乏正确指导下进行运动，一旦造成外伤，后果更加严重。

4. 反复落枕　由于风寒、劳累、枕头及睡眠姿势不当等造成反复落枕者发生颈椎病的机会较多。有人把反复落枕看作是颈椎病的先兆。

（三）头颈部外伤

在脊椎退变、失稳的基础上，头颈部的外伤更易诱发颈椎病的发生和复发。有资料表明，颈椎病患者中约有半数与外伤有直接关系。

1. 交通意外　除造成骨折脱位外，突然刹车可导致颈椎损伤。

2. 运动性损伤　常见于运动员在竞技前未做好充分的准备活动时。

3. 工作与生活中的意外　如突然使颈部过度前屈、后伸或侧弯等。

4. 其他意外　如不得法的推拿按摩、牵引等。

（四）风寒因素

中医认为"寒主凝滞"、"寒主收引"，即风寒侵犯颈部肌肉，不但使得局部肌肉痉挛，血流凝滞，而且可以导致颈椎内外平衡失调，加重颈椎的失稳状态，特别是在单侧颈肌痉挛时，颈椎两侧肌肉、韧带张力不等，后关节受压不均，更易促进病变发作。

（五）咽喉部炎症

咽部及颈部的急、慢性感染，容易诱发颈椎病症状或使原有病情加重。这是由于该处的炎症改变可直接刺激邻近肌肉、韧带，或通过丰富的淋巴系统使炎症在局部扩散，以致造成该处肌张力低下，韧带松弛和椎节内外平衡失调，破坏了椎体间的稳定性。

（六）发育性椎管狭窄

许多临床资料表明，颈椎管内径与颈椎病发生有直接关系。椎管狭小者，当受外伤甚至轻伤时也易发病。

（七）精神因素

临床实践中发现情绪不好往往使颈椎病加重，而颈椎病加重或发作时，患者的情绪往往更不好，很容易激动和发脾气，从而使颈椎病的症状更为严重。

三、病理

颈椎病的主要病理改变：

（一）椎间盘变性

产生颈椎病的最初病理变化是颈椎间盘变性，主要表现为：①髓核的含水量减少，纤维网和黏液样基质逐渐为纤维组织和软骨细胞所代替，最后成为一个纤维软骨性实体而导致椎间盘变窄；②纤维环的纤维肿胀、变粗，继而发生玻璃样变性，甚至破裂。由于纤维环变性以后弹性减少，受肌肉上下牵拉，头颅重力等因素的影响而向周围膨出致使椎间隙变窄；③终板变性，逐渐变薄，甚至为髓核所侵蚀而发生缺损，从而导致纤维环失去附着点而变弱。

（二）椎体骨刺形成

由于椎间盘变性，可使纤维环、髓核突向韧带下方而引起韧带连同骨膜与椎骨间分离，形成韧带－椎间盘间隙，多同时伴有局部微血管撕裂与出血形成间隙血肿，随着血肿机化和钙盐沉积，最后形成突向椎管或椎体前缘的骨刺。

（三）关节突及其他附件的改变

椎间盘变性，可导致其耐压力和牵拉力减低，因而出现椎间隙变窄，关节突关节（小关节）错位或重叠，椎间孔上下径、前后径变窄，相邻椎体间稳定性减少等改变。

四、护理评估

（一）健康史

护士应询问患者的职业和工作体位。询问患者何时出现第一不适症状，是突然开始还是渐进发展，当时有无受到外伤、外力的重击或其他意外事件一起发生。让患者描述症状的程度及性质，如疼痛是尖锐痛还是钝痛，是否有放射性疼痛，哪些因素会使症状加重，使用过哪些方法来缓解症状，是否使用药物，休息或活动后是否会缓解症状等。

（二）临床表现

颈椎病的临床表现依病变部位、受压组织以及压迫轻重的不同而有所不同。其症状有的可以自行减轻或缓解，亦可反复发作。个别病例症状顽固，严重影响患者的生活及工作。根据临床表现颈椎病分为颈型、神经根型、脊髓型、椎动脉型、交感神经型。

1. 颈型　是指局部型颈椎病，患者可表现头、颈、肩、臂部的疼痛，并且有相应压痛点，但在 X 线片上并没有椎间隙狭窄等退行性改变。这种类型颈椎病属早期病变，它是头颈部长期处于单一姿势造成颈部肌肉、韧带和关节劳损所致。患者常感颈部易疲劳，不能长久看书和写字。晨起常感颈部发僵、发紧、活动不灵活，活动时有响声感。

2. 神经根型　此型是颈椎退变、增生，刺激或压迫了颈神经根所致，是颈椎病中最常见的一种，约占颈椎病的 50%～60%。此型的主要表现为头、颈、肩、臂和手部阵发性或持续性隐痛或剧痛，手指和患者的前臂可出现触电样或针刺样麻感，且当颈部活动或腹压增加时，症状加重。同时上肢感到发沉、无力、握力减退、持物坠落等现象。颈部有不同程度的僵硬、肌肉紧张、活动受限。此外，受累神经支配区皮肤可有感觉障碍、腱反射改变、肌力减弱甚至肌肉萎缩等表现。

体格检查：

（1）臂丛神经牵拉试验阳性：患者低头，检查者一手扶患者头颈部，另一手握住患者腕部，两手做相反方向推拉。此时因患者臂丛神经被牵拉，刺激已经受压神经根而出现放射性疼痛或麻木。（图 83-1）。

（2）偏头压颈试验：患者端坐，头稍偏向患侧，检查者双手在患者头上加压使椎间孔变小。如患者出现患侧肢体放射性痛或麻木即为阳性体征。

3. 脊髓型　此型是突出物压迫脊髓所致，占颈椎病的 10%～15%，是比较严重的一种颈椎病。主要表现为单侧或双侧肢体麻木、酸胀、烧灼感、疼痛、无力、发僵等，严重者可出现不同程度的不全痉挛性瘫痪，如活动不便、走路不稳、卧床不起、大小便异常甚至呼吸困难。多始发生于下肢，然后发展至上肢。体格检查时可发现患者四肢肌张力增高，肌力减弱，腱反射亢

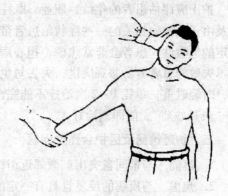

图 83-1　臂丛神经牵拉试验

进，浅反射消失，病理反射如 Hoffmann、Babinski 征等阳性。

4. 椎动脉型　这是突出物压迫了椎动脉所致，占颈椎病的 10%～15%。由于椎动脉供应脑部不同部位血供，因此一旦受压出现症状十分复杂。常见的有眩晕、恶心、呕吐、头痛、耳鸣、耳聋等。症状于头后仰、低头看书或突然转头及反复左右转头时出现或加重，而当头部转离该方位时症状消失或明显好转。猝倒是此型特有的症状，往往在患者转动颈部时突然感到肢体无力而摔倒，摔倒时神志多半清醒，多能自己起来。患者还可伴有眼部症状，如眼前出现暗点、视力减退、复视甚至失明等，这主要是大脑视觉中枢缺血而引起的。

5. 交感神经型　发病率不高，只占颈椎病总数的 3%左右。这是颈脊神经根、小关节囊上的交感神经纤维受到刺激所致。交感神经受到刺激，引起它所支配的内脏、腺体、血管的功能障碍。患者的主要症状有头昏、游走性头痛、视物模糊、听力改变、吞咽改变、心悸、胸闷、心律失常及肢体凉、皮肤温度低或手足发热、多汗等。

颈椎病除上述五种类型外，尚可同时有两种或多种类型的症状同时出现，有人将此称为"复合型"。

（三）辅助检查

1. X 线检查　颈椎侧位片可见颈椎曲度改变，如失去正常的生理性前突，甚至有时可出现反常弯曲。另外，在侧位片上还可见颈椎椎间隙变窄及椎体前后缘有骨质增生，斜位片上可见椎间孔前后径变小。

2. 磁共振（MRI）　不但可提供良好的轴位面相，而且可以矢状面纵切颈椎，清楚地看到脊髓、椎间盘以及黄韧带等的形态。

3. 脊髓造影　如果患者出现脊髓受压的症状，应当做脊髓造影。即用含碘的造影剂注射到蛛网膜下腔，以了解脊髓有无受压以及受压的节段。

4. 电子计算机断层扫描（CT）　CT 为诊断颈椎病提供了良好的依据，可以清楚地看到椎体轴面上的结构和椎间盘突出的情况。

5. 肌电图检查　可以判定有无神经根损害及损害神经根的具体节段。

（四）心理社会评估

护士应评估患者的年龄，职业，既往史，婚姻状况，社会支持系统和常用的应对方式，以及由于颈椎病相关的一些症状给患者带来的种种不良情绪。由于颈椎病是个慢性病且具有一定的危险性，患者会非常焦虑，担心病情会逐渐加重甚至会发生瘫痪。一些晚期病例或者手术失败的患者容易悲观厌世，失去对生活的信心。另外颈椎病是一个慢性病，病情时发时止，时轻时重，单凭 1～2 次治疗不能完全治愈，因此很多患者出现烦躁情绪，总希望能得到"灵丹妙药"，能即刻治好。

五、护理诊断及医护合作性问题

1. 疼痛　与椎间盘突出刺激邻近组织的神经纤维有关。

2. 焦虑　与疾病的反复且具有一定的危险性有关。

3. 知识缺乏　缺乏颈椎病的医疗护理知识。

4. 有受伤的危险　与椎动脉供血不足有关。

5. 有周围神经血管功能障碍的危险　与手术有关。

6. 躯体移动障碍　与强制性约束不能活动有关。

六、计划与实施

颈椎病的治疗包括非手术和手术疗法，以非手术疗法为主。治疗目标是患者能够：①主诉疼痛减轻至无痛；②主诉焦虑减轻；③手术后无并发症的发生；④恢复日常生活及工作。

（一）非手术患者的护理

非手术治疗方法主要有卧床休息、佩戴颈托、颌枕带牵引、理疗、日常自我保健等。

1. 减轻焦虑　护士应该告诉患者虽然颈椎病有一定的危险性，但它不直接威胁人的生命，所以不必忧心忡忡，更不要相信什么"灵丹妙药"。要到医院去接受正规的治疗，只要治疗得当，大部分患者在非手术治疗下，其临床症状可完全消失。

2. 卧床休息　各型颈椎病的急性发作期或者初次发作的患者，都要注意适当休息，病情严重者应卧床休息 2～3 周。卧床休息的目的是减轻头部重量对颈部椎间盘的压力，使颈部肌肉放松，减少颈部活动，减轻组织充血水肿等。各型颈椎病的间歇期和慢性期，除症状较重的脊髓型患者外，应根据患者的具体情况，安排适当的工作。

3. 佩戴颈托或围领　颈托可以起到制动和保护颈椎、减少神经的磨损、有利于组织水肿的消退和巩固疗效防止复发的作用。它可适用于各型颈椎病患者。应注意的是长期应用颈托可引起颈背部肌肉萎缩、关节僵硬，因此佩戴时间不宜过长，且在应用期间应经常进行医疗体育锻炼，或配合其他治疗，如牵引、理疗等，在症状逐渐减轻后，要及时去除。一般来说如病情较轻，可于白天外出时带上为宜，尤其是乘车时，休息时则可去除。

4. 颌枕带牵引　适用于脊髓型以外的各型颈椎病。牵引的目的是：①限制颈部活动，有利于组织充血、水肿的消退；②解除颈部肌肉的痉挛，从而减少对椎间盘的压力；③增大椎间隙和椎间孔，从而缓和神经根所受到的刺激和压迫。坐、卧位均可进行牵引。

坐位牵引时，患者坐在椅子上，颈部轻度前屈 15°。距头高约 1m 处有一横杠，其上附有两个滑车，两滑车之间约为 0.5m。用布制枕颌牵引带固定在患者的下颌及枕部，向上垂直牵引，以体重作为反牵引力，滑轮另一端挂上重砣。牵引重量 2～6kg。牵引时间以项、背部肌能耐受为限，每日数次，每次 1 小时。如无不适者，可行持续牵引，每日 6～8 小时，2 周为一疗程。

卧位牵引时患者仰卧于床上，头部抬高，用四头带与身体纵轴呈 30°角方向牵引，重量为 3kg，每牵引 2 小时休息 1 小时，可 1 日多次，1 个月为一疗程。

牵引时注意防止耳郭和颞侧皮肤受压，开始牵引时患者可能会有不适反应，可坚持牵引1～2 日，如果症状仍无改善或加重，应终止牵引。

5. 理疗　理疗在治疗颈椎病患者中也是一种常用的方法，它的作用机制主要是消除神经根及周围软组织的炎性水肿，改善脊髓、神经根及颈部的血液供应和营养状况，缓解颈部肌肉痉挛等。常用的方法有离子导入疗法、高频电疗法、石蜡疗法等。此外还可以用热毛巾、热水袋等进行湿热敷。应注意的是有的患者由于大量理疗后，神经根及周围组织更加充血，使得症状反而加重，遇到这种情况时应及时调整治疗方案。

6. 推拿按摩　对脊髓型以外的早期颈椎病有减轻肌肉痉挛，改善局部血液循环的作用。但手法需轻柔，不宜次数过多，否则反而会增加损伤。

7. 用药护理 目前尚无颈椎病的特效药物，所用非甾体抗炎药、肌松弛剂及镇静剂均属对症治疗。颈椎病是慢性疾病，如长期使用上述药物，会产生一定副作用，因此在症状剧烈、严重影响生活时才短期、交替使用。

（二）手术治疗患者的护理

诊断明确的颈椎病经非手术治疗无效，或反复发作者，或脊髓型颈椎病诊断明确后适于手术治疗。根据手术途径不同，可分为三种：颈椎前路手术、颈椎前外侧路手术、颈椎后路手术。

1. 术前护理 由于颈椎病手术难度较大，再加上颈部解剖关系特殊，因此术前护士应协助医师做好充分的准备工作。向患者及家属做好思想工作，讲明手术的必要性、手术方式及术中术后可能发生的问题，打消患者对手术的恐惧心理，增强患者战胜手术的信心。

2. 术后护理 颈椎病手术的成功与否，除手术本身外，术后护理至关重要，特别是术后24小时内。

（1）体位护理：术后返回病房时应保护颈部，术后三人同时将患者移至床上动作协调，一人固定头部，保持头、颈、胸在同一水平面，切忌扭转、过屈或过伸，勿使颈部旋转。患者取仰卧位，头颈部两旁放置沙袋以固定头颈部，这样不仅可以减少出血还可防止所植骨块或人工关节的滑出。术后6小时可进行轴性翻身，翻身时保持头、颈及躯干呈一直线，防止颈部旋转。颈椎内固定手术，只要固定妥当，术后第2天拔除引流管后，在颈托固定下可采取半坐位并逐渐下床活动。

（2）密切观察生命体征：每半小时到1小时测量血压1次，病情稳定后可改为每4小时1次，同时在患者麻醉完全清醒后，监测四肢感觉及运动情况，与术前比较，观察有无神经损伤。

（3）为了防止脊髓及周围组织水肿，可静脉点滴10%葡萄糖500ml，加地塞米松5～10mg。

（4）鼓励患者咳嗽和深呼吸以预防肺部感染，必要时遵医嘱给予雾化吸入。

（5）严密观察有无并发症发生，及早发现通知医师。术后常见的并发症有①呼吸困难、窒息：手术牵拉气管，可能造成气管水肿及喉头水肿，呼吸道分泌物增加；术后切口出血压迫；植骨块松动、脱落压迫气管，以上原因皆可造成气管受压，引起呼吸困难窒息，甚至死亡。呼吸困难是前路手术后最危急的并发症，一般多发生在术后1～2天，尤其在24小时内。因此床旁备好气管切开包，术后严密观察患者的呼吸频率、节律和深度以及监测血氧饱和度，如果患者出现呼吸困难，颈部增粗者要立即采取措施，拆除缝线放出积血或作气管切开。②神经损伤：上颈椎部位容易发生喉上神经的损伤，表现为患者术后在饮水及吃流质时，发生呛咳；下颈椎部位的手术容易发生喉返神经的损伤，主要表现为患者术后出现发音嘶哑等发音障碍。护士应告诉患者这种现象是暂时的，大约术后1～3个月后便可恢复。

（三）健康教育

出院前护士应明确患者和家属的需求，给患者相关指导，主要为患者日常生活中应注意的事项。

1. 长期伏案工作或学习时，应保证良好的坐姿。一般应采取自然端坐位，上身挺直，头部略微前倾，眼和桌面保持33cm左右的距离。调整工作台高度和倾斜度，如工作台或桌子过高或过低都会使颈部仰伸或屈曲，这两种位置均不有利于颈椎的内外平衡。原则上，应使头、颈、胸部保持正常生理曲线为准。

2. 定期改变头颈部体位，在工作中定时改变姿势，每当头颈部向某一方向转动过久之后，应向另一相反方向转动，并可进行颈部前屈、后伸、侧屈及伸展锻炼，这样既有利于颈部保健，也利于消除疲劳。

3. 选择符合颈椎生理屈度要求的、质地柔软、透气性好的枕头。首先对枕头的外形要以中间低两端高的元宝形为佳。因为这种形状可利用中间的凹陷部来维持颈椎的生理屈度，也可对头颈部起到制动与固定作用。其次枕头的长度以超过自己肩宽 10~15cm 为宜，高度以压缩后和自己的拳高相等或略低为宜。切忌"高枕无忧"，高枕可使颈椎过于前屈，颈部软组织过度紧张、疲劳，极易发生落枕。久而久之还会造成颈部的骨骼出现形态上的改变，如生理弯曲变直，反张等。

4. 自我牵引疗法 这是一种十分简单且非常有效的疗法，尤其是在出差、执行公务、参加会议中，如果感到颈部酸痛或肩背部及上肢有放射性痛时，可立即采用。具体做法如下：双手十指交叉合拢，并将其置于枕颈部，将头后仰，双手逐渐用力向头顶方向持续牵引5~10 秒钟，如此连续 3~4 次，即可起到缓解椎间隙内压力的作用。

5. 积极治疗咽喉部炎症，咽喉部的炎症可诱发颈椎病的发生或加重。因此，对于咽喉部各种急慢性炎症，如咽炎、扁桃体炎及其他骨与软组织炎均应采取积极态度进行治疗，防止其发展与蔓延。

七、预期结果与评价

经过治疗和护理患者达到：主诉疼痛减轻至无痛；主诉焦虑减轻；手术后无并发症的发生；恢复日常生活及工作。

第二节 腰椎间盘突出症患者的护理

一、概述

腰椎间盘突出症又称腰椎间盘纤维环破裂症或腰椎间盘髓核突出症，是指腰部椎间盘变性，纤维环破裂，髓核组织突出压迫和刺激相应水平的神经根、马尾神经所表现的一种综合征。腰椎间盘突出症是骨科的常见病和多发病，也是引起腰腿痛最常见的原因，患者痛苦大，有马尾神经损害者可伴有大小便功能障碍，严重者可致截瘫，对患者的生活、工作和劳动均可造成严重影响。

腰椎间盘突出症好发于 20~50 岁的青壮年，因为这个年龄段的活动强度较大，而老年人则发病较少。男性多于女性，男女比约为 10∶1。由于腰骶部活动度大，承受的压力最大，因此腰$_{4\sim5}$及腰$_5$骶$_1$椎间盘发病率最高。据文献报道，国外以腰$_5$骶$_1$椎间盘突出症为最多，国内则以腰$_{4\sim5}$椎间盘突出为最多。从种族上看，印第安人、爱斯基摩人及非洲黑种人发病率要比其他民族的发病率低。

二、病因和发病机制

一般认为导致椎间盘突出的最主要原因是椎间盘的退行性改变。椎间盘由纤维环、髓核和透明软骨板构成。①纤维环：由纤维软组织组成，纤维排列成同心的环层。腰椎纤维环前厚后薄，前方有宽阔坚韧的前纵韧带加强，而后纵韧带较薄弱；②髓核：为胶样物质，含水量可达80%，随着年龄的增加含水量逐渐减少；③透明软骨板：与椎体高度的增长有关，它有防止髓核突入椎体松质骨的作用（图83-2）。

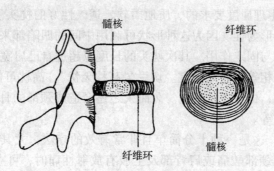

图83-2　椎间盘构成

　　正常的椎间盘富有弹性和韧性，具有强大的抗压能力，但是20岁以后椎间盘逐渐发生退行性变化。髓核中硫酸软骨素和含水量逐渐减少，膨胀力和弹性均减退，容易压缩。纤维环由于长期反复承受挤压、屈曲和扭转等负荷，因此很容易在纤维环的后部产生裂隙甚至断裂。在此基础上，一次较重的外伤，或反复多次的轻度外伤，甚至一些日常活动均可促使退变的纤维环进一步破裂。变性的髓核组织便可从破裂处膨出或脱出，压迫和刺激相应水平的坐骨神经根，从而引起一系列的症状和体征。

　　诱发腰椎间盘突出的因素有：①过度负荷：长期从事重体力劳动和举重运动的人可因过度负荷造成椎间盘的早期退变。另外长期从事弯腰工作的人如建筑工人、煤矿工人、纺织工人等，由于需要经常弯腰提取重物，腰部负荷过度，因此亦容易诱发腰椎间盘突出。②急性损伤：外伤如腰背扭伤，并不能引起腰椎间盘突出，只是引起腰椎间盘突出的诱因。③妊娠：妊娠期间整个韧带系统处于松弛状态，后纵韧带在原先退变的基础上可致椎间盘膨出。有调查显示，多次妊娠的妇女腰椎间盘突出发病率高。④吸烟：椎间盘的营养依靠椎间盘周围血管提供，长期吸烟可使椎间盘营养不良，促进椎间盘的退变。⑤受寒与受湿：寒冷和潮湿可引起小血管收缩及肌肉痉挛，使椎间盘的压力增加，从而导致髓核的破裂。

　　三、病理

　　腰椎间盘突出症的病理变化过程，大致分为三个阶段：

　　（一）突出前期

　　此期髓核因退变和损伤可变成碎块状物，或呈瘢痕样结缔组织。变性的纤维环可因反复损伤而变薄变软或产生裂隙。此期病人可有腰部不适或疼痛，但无放射性下肢痛。

　　（二）椎间盘突出

　　外伤或正常的活动使椎间盘的压力增加，髓核从纤维环薄弱处或破裂处突出，突出物刺激或压迫神经根即发生放射性下肢痛，或压迫马尾神经而出现尿、便排出障碍。髓核突出的病理形态，可有三种类型：

1. **膨隆型** 纤维环部分破裂，表层完整，退变的髓核经薄弱处突出，突出物多呈半球状隆起，表面光滑完整。因后纵韧带和部分纤维环完整，突出物常可自行还纳，或经非手术疗法而还纳，临床表现呈间歇性发作。

2. **突出型** 纤维环已完全破裂，退变和破碎的髓核由纤维环的裂口突出，突出物多不规则，多呈菜花状或碎片状，常需手术治疗。

3. **脱垂游离型** 纤维环完全破裂，髓核经纤维环破口脱出，游离于后纵韧带之下，进入椎管内，造成广泛的神经根和马尾神经的损害，非手术治疗往往无效。

（三）突出晚期

腰椎间盘突出后，椎间盘本身和其他邻近结构可发生各种继发性病理改变：①椎间盘突出物纤维化：突出物可发生纤维化呈瘢痕样硬块，并和神经根、硬膜及周围组织紧密粘连。②椎间盘整个变性：椎间隙变窄，椎体上下面骨质硬化，边缘骨质增生，形成骨赘。③神经根损害：由于椎间盘突出物的刺激压迫，受累神经根在早期发生急性创伤性炎症反应，神经根充血、水肿、变粗和极度敏感，任何轻微刺激均可产生剧烈疼痛。后期神经根可发生粘连、变性和萎缩。④黄韧带肥厚：腰椎间盘突出症时，腰椎生理前凸往往消失或呈后凸畸形，使黄韧带经常处于紧张状态，张力和应力增加。侧方的增厚黄韧带，可造成侧隐窝狭窄，压迫神经根。⑤椎间关节退变与增生：因椎间盘突出及退变，椎间隙变窄，椎间关节代偿性负荷增加，可逐渐发生骨性关节炎。关节边缘骨质增生，可导致侧隐窝或椎间孔变窄，从而加重对神经根的压迫。

四、护理评估

（一）健康史

评估患者的年龄、身高及体重。询问患者的职业及工作体位，是否长期从事重体力劳动或从事经常弯腰的工作。评估患者有无腰部急性或慢性损伤。评估患者有无其他疾病史，如糖尿病等。

（二）身体评估

1. **腰部疼痛** 是本病重要的症状，多数病人先有腰痛，过一段时间后才出现腿痛。疼痛范围较广泛，但主要在下腰部及腰骶部，以持续性的钝痛最为常见。疼痛程度差别很大，轻者可坚持工作，但不能从事重体力劳动，重者疼痛难忍，卧床不起，翻身困难。平卧时疼痛减轻，久站后疼痛加剧。疼痛的主要原因是椎间盘突出后刺激了邻近组织的神经纤维。

2. **坐骨神经痛** 典型坐骨神经痛是从下腰部向臀部、大腿后方、小腿外侧至足跟部或足背，呈放射性刺痛。病人为了减轻疼痛被迫采取腰部前屈、屈髋位，以松弛坐骨神经的紧张。当弯腰、咳嗽、打喷嚏、用力大小便，甚至大笑或大声说话时，可使疼痛加重。

3. **马尾神经受压** 向正后方突出的髓核或脱垂、游离椎间盘组织可压迫马尾神经，出现大小便障碍，鞍区感觉异常。发生率约占 $0.8\%24.4\%$。

4. 体征

（1）腰部压痛及放射性痛：压痛点常在病变棘突旁 1cm，其特点在于不但有压痛还会向下肢放射。

（2）一侧或两侧腰肌痉挛，同时脊柱腰段生理性前凸减小或消失，严重者可有后凸畸形，此外约有65%的病人有脊柱侧弯畸形。由于腰肌痉挛，脊柱前屈、后伸活动均可受限。

（3）直腿抬高试验和加强试验：患者取仰卧位，检查者站在患者右侧身旁，一手握患者踝下方，另一手置于股前方保持膝关节伸直，然后将下肢徐徐抬高到一定角度，如患者直腿抬高在60°以内即可出现坐骨神经痛，称为直腿抬高试验阳性（图83-3）。其阳性率约90%。在直腿抬高试验阳性时，缓慢降低患肢高度，待放射痛消失，这时再被动背屈患肢踝关节以牵拉坐骨神经，如又出现放射痛称为加强试验阳性（图83-4）。

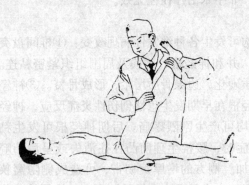

图83-3　直腿抬高试验

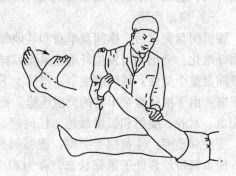

图83-4　直腿抬高加强试验

（4）神经系统表现：

1）感觉异常：80%患者有感觉异常。腰$_5$神经根受累者，小腿前外侧及足内侧的痛、触觉减退；骶$_1$神经根受累者，外踝附近及足外侧痛、触觉减退。

2）肌力下降：约70%~75%患者肌力下降。腰$_5$神经根受累者，踝及趾背伸力下降；骶$_1$神经根受累者，趾及足跖屈力减弱。

3）反射异常：约71%患者出现反射异常。踝反射减弱或消失表示骶$_1$神经根受累；如马尾神经受压，则为肛门括约肌张力下降及肛门反射减弱或消失。

（三）辅助检查

1. 影像学检查　腰椎X线平片正位片可见脊柱侧弯畸形，椎间隙左右宽度不一致；侧位片可见腰椎生理前凸减小或消失，严重者甚至后凸，椎间隙表现为前窄后宽。另外可见椎体前、后上下缘骨质增生，呈唇样突出。CT可清楚地显示椎间盘突出的部位、大小、形态和神经根、硬脊膜囊受压移位的情况。并可同时显示椎板及黄韧带肥厚、小关节增生肥大、椎管及侧隐窝狭窄等情况。

2. 腰椎穿刺及脑脊液检查　多数腰椎间盘突出症患者脑脊液无异常变化，少数严重的中央型突出患者蛛网膜下腔可有部分梗阻而出现脑脊液蛋白含量轻度增高。

3. 肌电图检查　在肌电图检查中，通过测定神经根所支配肌肉出现失神经波来判定受损的神经根的范围和程度，进而推断腰椎间盘突出及其部位。

（四）心理社会评估

应注意评估患者对疾病的反应、采取的态度及应对能力。对于病程反复的慢性患者来说，由于疼痛会给日常生活带来不便，有时患者会因此产生自责及自卑等心理。

五、护理诊断和医护合作性问题

1. 躯体移动障碍　与肌肉痉挛、牵引或手术有关。
2. 疼痛　与髓核突出、水肿、神经根受压及肌肉痉挛有关。
3. 有皮肤完整性受损的危险　与术后躯体活动受限或牵引治疗有关。
4. 有失用综合征的危险　与活动障碍有关。
5. 便秘　与长时间卧床、马尾神经受压有关。
6. 潜在的并发症：尿潴留　与马尾神经受压有关。
7. 潜在的并发症：脑脊液漏出　与手术损伤有关。
8. 知识缺乏　缺乏有关疾病的医疗护理知识。
9. 焦虑　与患病住院有关。

六、计划与实施

腰椎间盘突出症的治疗主要分为非手术治疗和手术治疗两种。多数患者能以非手术治疗使症状缓解。腰椎间盘突出症的总体治疗目标是患者能够主诉疼痛减轻至无痛，主诉焦虑减轻，没有手术并发症出现，能进行日常基本生活及活动。

（一）非手术治疗与护理

非手术治疗的指征是初次发病、病程较短或病程虽较长，但症状较轻，或年龄较大者，且 X 线片无椎管狭窄者。

1. 绝对卧床休息　当症状初次发作时，立即卧床休息。卧床休息是最好的非手术治疗方法，通过卧床可使肌肉、韧带、关节囊松弛，关节间隙增大，使局部的充血、水肿获得改善，进而减轻对神经根的压迫和刺激。护士应告诉患者即便是大小便也应在床上完成。卧床 3 周后可戴腰围起床活动，3 个月内不可做弯腰持物动作。

2. 佩戴腰围　佩戴腰围的主要的目的就是制动，也就是限制腰椎的屈曲活动，以达到损伤的腰椎间盘可以局部充分休息，为患者机体恢复创造良好的条件。使用腰围时护士应指导患者注意以下几点：

（1）腰围的规格应与患者自身的腰长度及周径相适应，腰围的上缘需达肋下缘，腰围下缘至臀裂。腰围后侧不宜过分前凸，一般以平坦或略向前凸为宜。

（2）腰围佩戴的时间要根据病情适当掌握，在腰部症状过重时，如无不适感觉应经常佩戴，不要随意取下。病情较轻的患者，可在外出时，尤其是要较久站立或较长时间坐立时佩戴。应注意过长时间的使用腰围，可以使肌肉及关节活动大幅度降低，从而继发肌肉失用性萎缩以及腰椎各关节不同程度的强直，因此佩戴腰围的时间最长不应超过 3 个月。

（3）佩戴腰围后仍要注意避免腰部过度活动，一般以完成正常的日常活动及工作的活动为适度。

3. 药物治疗　可使用非甾体类抗炎药，此类药物主要作用为解热、镇痛、抗炎作用。常用的代表性药物有阿司匹林、布洛芬、保泰松等。非甾体类抗炎药的不良反应主要为胃肠不适，少数可引起溃疡；其他较少见的有头痛、头晕，肝、肾损伤，血细胞减少，水肿，高血压，过敏反应等。护士应指导患者在用药过程中注意监测药物不良反应。

4．其他治疗

（1）推拿疗法：推拿疗法是利用牵、抖、斜扳等手法起到疏通经络、调和气血、解除肌肉痉挛和关节粘连。但应注意手法要轻柔，避免加重损伤。对神经损害严重者，如广泛感觉减退、肌肉瘫痪，尤其是有大小便排泄功能障碍者，不宜做推拿。对伴有椎管狭窄者，推拿效果差，有时推拿反而使症状加剧，故不宜采用推拿疗法。

（2）封闭治疗：硬脊膜外注射类固醇药物可抑制椎间盘破裂口和神经根所发生的炎症反应，具体方法是在椎间盘突出的间隙进针，向患侧徐徐注入醋酸泼尼松加2%普鲁卡因。

（3）髓核化学溶解疗法：此法是将木瓜凝乳蛋白酶等注入髓核，使髓核的主要成分软骨黏多糖蛋白解聚，释放硫酸软骨素，从而溶解髓核，解除对神经根的压迫。

（二）手术治疗及护理

已经确诊的腰椎间盘突出症患者，经严格非手术治疗无效，或马尾神经受压者可考虑手术治疗。常用的手术方式有髓核摘除术、半椎板或全椎板减压椎间盘摘除术。

1．术前护理

（1）心理护理：腰椎间盘突出症患者由于病程较长，反复发作，需手术治疗者往往症状较重，要求手术尽快解除痛苦，但对手术后的效果及术后需长时间卧床，生活不能完全自理而顾虑重重。因此，术前护士应对患者寄予同情，以真诚同情之心对待患者，对患者的疑问要给予及时解答，向患者解释手术的重要性、手术后的效果等。鼓励患者消除顾虑，增强战胜疾病的信心，以取得患者对医护人员的充分信任，积极配合医护人员渡过手术关。

（2）了解病情，评估患者的临床症状，如疼痛性质、范围、感觉丧失区域及肢体麻木程度等，并做详细的记录，以便于术后作比较。

（3）训练患者翻身和正确地上下床，为术后下地活动增强信心。下床法：患者俯卧在床的一侧，保持腰椎平直放松，屈双肘前臂与肩同宽，双腿先后着地，肘及前臂稍用力撑床抬起上身，双手撑床站立。上床法：患者站在床一侧，双腿屈膝，两手扶床，上身俯卧床上，双腿先后上床。

（4）指导患者床上平卧位大小便，避免术后排便、排尿困难。

2．术后护理

（1）卧床休息：术后先采取硬板床平卧位6小时，然后每隔2～3小时协助患者翻身。翻身时护士应采取轴线翻身的原则，即一手扶住患者的肩胛部，另一手扶住患者的臀部，协助患者慢慢转动成侧卧位。

（2）引流管护理：护士应注意观察引流液的颜色、性质及量，定期处理引流物，保持管道通畅。术后第2天，如果引流量小于50ml，则可拔除引流管。如引流物颜色变清亮，引流量突然增多应及时通知医师。

（3）观察生命体征及神经功能：患者返回病房后，应每1～2小时测量体温、脉搏、呼吸、血压各一次，24小时平稳后改为每6小时测量一次。观察伤口敷料有无渗血以及渗血的范围。术后24小时内严密观察病人双下肢及会阴部神经功能的恢复情况，并与术前进行对比，如出现神经受压症状并进行性加重者，应立即报告医师。

（4）术后并发症的观察：①椎间隙感染：椎间隙感染是手术的严重并发症，护士应严密注意观察。若患者于术后1～3天突然出现腰部剧烈疼痛或下肢疼痛，活动加剧，不敢翻身并有低热、白细胞增多等，应考虑到术后椎间隙感染，立即报告医师；②神经根水肿、粘连：如术后出现原麻木区和疼痛不消失或较前加重，应想到神经根水肿、粘连的可能；③尿潴留：大多数患者术后发生尿潴留与不习惯卧位排尿、麻醉时药物对骶神经阻滞或术中对马尾神经的牵拉有关。护士应先诱导患者排尿，如让患者听水声，用热水袋敷下腹部或轻按摩下腹部等，若经上述各种方法仍不能排尿而膀胱明显充盈，应采用导尿术。

（5）功能锻炼：术后功能锻炼是腰椎间盘突出症患者巩固疗效极为重要的措施，具体的锻炼方法及原则为：

1）待麻醉作用消失后，协助患者直腿抬高，每次抬高 30°~70°。术后第 2 天引流管拔除后应鼓励患者主动直腿抬高，协助患者屈膝屈髋等被动活动。下肢的屈伸移动可牵拉神经根，并使神经根有 1cm 范围的移动，因此可防止神经根的粘连。

2）卧床期间坚持每日活动四肢，以防失用性肌萎缩、肌力减退等，活动踝关节、膝关节以免影响日后下地行走。嘱患者做扩胸、深呼吸，以增加肺活量，促进换气功能，预防肺部并发症。教会患者自行按摩腹部，以增加腹肌的张力，减少腹胀、尿潴留及便秘的发生。

3）术后第 7 天开始锻炼腰背部肌肉，其目的在于增强腰背肌肌力，使肌肉韧带的弹性恢复，保持腰椎生理前凸，以增强脊柱的稳定性。具体锻炼的方法为五点支撑法：仰卧位先屈肘伸肩，而后屈膝伸髋，同时收缩背伸肌，以双脚双肘及头部为支点，使腰离开床面，每日坚持锻炼数十次。1~2 周后改为三点支撑法，即双肘屈曲贴胸，以双脚及头枕为三支点，使整个身体离开床面，坚持每日数十次，最少坚持 4~6 周。

（三）健康指导

出院前护士应叮嘱患者术后需要定期复查，如发现腰背部疼痛、下肢疼痛、麻木、感觉异常等及时与医师联系。另外，护士应明确患者和家属的需求，给予患者相关指导，主要为活动指导及日常生活中应注意的事项：

1. 活动指导　患者出院后的一切活动要严格遵照医师及护士的要求。术后第一个星期，患者可做短距离散步，可以坐车，但不可驾车。应避免举重物，不可爬楼梯，可自行淋浴，但不可参加运动。术后第 2 个星期，患者可坐、站、散步等，但如感觉疲倦，需稍作休息，这一时期患者仍不可参加运动。术后第 3~8 个星期，患者能从事一些轻松的工作，但应避免弯腰、举重物、腰部旋转等。术后第 12 个星期，可逐渐恢复以往的工作量，但仍需注意避免由高处搬重物。术后半年到一年，仍避免腰部的过度劳累，以防手术后肌肉未痊愈前，再受到损伤而造成疾病复发或脊椎的伤害。

2. 日常生活中应注意的事项

（1）采取正确的站立体位：膝关节微屈，缩紧腹部肌肉以缩拢臀部，尽量使下背部平直。需长时间站立时，可两腿交替活动以减少髋部及脊椎的负重。

（2）坐姿与坐具的选择：坐位时应尽量保持上身的平直，最好使用有靠背的椅子，这样使腰背部有所依靠，以减轻其负担。坐具应以高矮合适并有适当后倾角的靠背为佳，椅子的靠背以后倾 100° 左右，高为 20~25cm 为宜。椅子的高度以能使病人膝部屈曲 90°~100°，两足能平放地面为宜。

（3）床的选择：睡床应保证病人在仰卧位时能保持腰椎生理前凸，侧卧位时不使脊柱侧弯为宜。硬板床最好，绷紧的床次之。软钢丝床由于在患者仰卧位时可使脊柱呈弧形，易使腰部肌肉、韧带、骨关节等疲劳，因而不宜使用。

（4）弯腰搬物体：弯腰搬物时，较为适宜的姿势是先将身体尽可能靠近物体，屈曲膝关节和髋关节，充分下蹲后，将物体拾起，然后挺直胸、腰部将物体搬运起来。错误的搬运姿势是：直腿站立，在不屈曲膝关节和髋关节的情况下弯腰搬取物体。

（5）加强劳动保护及防护：如若在寒冷潮湿的环境中工作后，应坚持洗热水澡以去寒除湿，消除疲劳。另外，勿穿拖鞋及高跟鞋，以使身体重心平衡。

（6）指导患者继续加强背肌锻炼：主要目的是加强患者腰背部肌肉的力量。

七、预期结果与评价

经过治疗和护理患者达到：主诉疼痛或不适减轻；主诉焦虑减轻；没有手术并发症出现；能进行日常基本生活及活动。

第三节　腰椎管狭窄患者的护理

一、概述

腰椎管因骨性或纤维性增生、移位而导致一个或多个平面管腔狭窄，压迫马尾神经或神经根而产生临床症状者为椎管狭窄。多见于40岁以上的中老年患者。

二、病因和发病机制

根据病因，腰椎管狭窄可分为四类：

（一）退变性椎管狭窄

这是腰椎管狭窄的最常见原因。中年以后，脊柱逐渐发生退变，退变的迟早和程度，与个体的体质、职业、劳动强度、创伤等有关。退变一般先发生于椎间盘，髓核组织的含水量减少，椎间盘高度降低，其原有的弹性生物学功能减退，不能将其承受的压力均匀的向四周传播。椎间隙狭窄和生物力学改变并引起后关节突的紊乱，从而继发椎管骨及纤维组织结构的肥大、增生性退变，从而引起椎管狭窄。

（二）发育性椎管狭窄

临床上较少见。

1. 先天性小椎管　先天性短椎弓根及椎弓根内聚，以致椎管矢状径及横径变小。

2. 软骨发育不全症　在发育过程中逐渐发生狭窄而出现症状。

3. 先天性椎弓峡部不连及滑脱　一般在发育后期或中年后合并脊柱退变时才出现症状。

4. 先天性脊柱裂　脊柱裂处瘢痕组织增生及粘连造成对硬膜和神经根的牵拉、刺激和压迫。

（三）其他骨病和创伤

脊柱结核、脊柱化脓性感染、肿瘤、腰椎间盘突出、创伤等均可引起椎管狭窄。

（四）医源性椎管狭窄

多数是手术所致，如手术创伤及出血引起的椎管内瘢痕组织增生及粘连；手术破坏了脊柱的稳定性，引起脊柱滑移；手术破坏了脊柱的生物力学，从而继发创伤性骨、纤维组织增生；全椎板或半椎板切除后，后方软组织突入椎管并与硬膜粘连；脊柱后融合术引起的椎板增厚；手术不慎，椎管内遗留碎骨块等。

三、病理

引起椎管狭窄的病理改变是多方面的，最主要的有：①椎体后缘骨质增生，后纵韧带肥厚、骨化，椎间盘后突；②关节突肥大增生，可从后方造成侧隐窝狭窄，压迫神经根；③椎弓根短缩或内聚，造成椎管的矢状径和横径狭窄；④黄韧带增厚，椎板间、椎板前后和椎管侧方均有黄韧带，黄韧带增生肥厚时，可以从侧方、侧后方及后方造成椎管狭窄；⑤椎板增厚，从侧后方及后方压迫硬膜及马尾神经；⑥椎间隙变窄，常由椎间盘退变所致，上椎体因椎间隙狭窄而下降时，可使神经根扭曲，被挤于膨出的椎间盘或增生的椎体后缘与其上的椎弓之间的沟道内；⑦椎体滑移，无论是真性或退行性椎体滑移，均可由上、下椎的相对前后移位而造成椎管狭窄；⑧硬膜外病变，如硬膜外脂肪增生及纤维化，硬膜外血管增生曲张，硬膜外粘连等均可形成椎管狭窄。

四、护理评估

（一）健康史

评估患者的年龄、身高及体重。询问患者的职业、劳动强度。询问患者是否患有其他骨科疾病及创伤。询问患者以前是否做过相关手术。

（二）身体评估

多见于 40 岁以上的中老年患者，起病缓慢，常先有慢性腰痛史，有的可达 10 年以上。继腰痛之后可逐渐出现两下肢酸胀、麻木、疼痛及无力。症状的轻重常与体位有关，脊柱后伸而腰椎前凸增加时症状即随之加重，反之则减轻，故直立、后伸腰及平卧时症状加重，弯腰、下蹲、坐位及屈膝侧卧时症状减轻。不少患者可骑自行车 10km 以上无明显疼痛，但徒步行走却只能行数十米至数百米。最典型的表现是神经性间歇性跛行，其特点是步行数十米至数百米即出现下肢疼痛麻木、酸胀、无力等症状，继续行走时症状进一步加重，终至步态不稳，无力行走，此时如坐下或蹲下休息片刻，症状即明显减轻或消失，又可继续行走，但行走不远又出现症状，如此反复发生。

在未造成持续性压迫前多数无明显体征，脊柱无畸形，腰部无压痛及活动限制，直腿抬高试验阴性，下肢感觉、肌力、反射等大多数正常。发生持续性压迫后，可出现受压的马尾神经或神经根支配区的肌力及感觉减退、腱反射减弱或消失。

（三）辅助检查

1. X 线平片检查　可见：①脊柱弧度改变：包括脊柱侧弯、生理前凸减小等；②椎间隙变窄：是椎间盘退变的表现，也是诱发退行性椎管狭窄的重要原因；③椎体后缘骨质增生；④后纵韧带骨化；⑤后关节肥大等。

2. CT 扫描　对椎管狭窄的诊断价值很大，可直接看到椎管的骨性狭窄部分，如椎体后缘、关节突、椎弓根等部位的肥大增生，也可以看到椎间盘突出、黄韧带肥厚等情况。此外，还能看到硬膜囊、神经根等受压或受牵拉移位的情况。

3. 椎管造影　常用的椎管造影剂有油性的碘苯酯和非离子化水溶剂造影剂碘葡酰胺，目前国外已生产出反应更小的非离子化水溶性碘造影剂。这两类造影剂注入蛛网膜下腔后均可直接看到硬膜囊受压引起的蛛网膜下腔压迹甚至完全不通。油性的碘苯酯造影很少引起即时反应，但吸收极慢，可达数年之久，并可能引起蛛网膜炎。水溶性造影剂常有头晕、头痛、轻度发热、腰腿痛加重等即时反应，这类反应一般较轻且多在 1~2 天内消失，如碘葡酰胺在蛛网膜下腔吸收很快，数小时后即已不能看到，并能较快地经肾脏排出，且后期发生蛛网膜炎的机会甚少。应注意不论用何种碘剂做椎管造影，事先必须做碘过敏试验，并严格按操作规程进行。少数患者反应大，可能剧痛，甚至截瘫。椎管狭窄造影时的主要表现为蛛网膜下腔部分或完全梗阻，完全性梗阻时出现造影剂完全中断，部分性梗阻的表现为不同程度的单个或多个平面的充盈缺损。

（四）心理社会评估

评估患者对疾病的反应、采取的态度及应对能力。对于病程反复的慢性患者来说，由于疼痛会给日常生活带来不便，有时患者会有自责及自卑等心理。

五、护理诊断及医护合作性问题

1. 疼痛　与神经受压或手术有关。
2. 躯体移动障碍　与神经受压、疼痛或手术有关。
3. 有皮肤完整性受损的危险　与术后躯体活动受限有关。
4. 便秘　与长时间卧床有关。
5. 知识缺乏　缺乏有关疾病的医疗护理知识。
6. 焦虑　与患病住院有关。

六、计划与实施

通过及时的治疗与护理，患者疼痛减轻，基本生活需要得到满足，皮肤完整，机体得到最大限度的恢复，并能进行正常的生活与学习。

（一）非手术治疗与护理

早期狭窄尚未形成持续性压迫者可先试用非手术治疗。在这一阶段当休息及体位合适时，狭窄对马尾神经及神经根并不构成压迫。当体位不合适及活动时即可造成压迫或刺激，从而引起马尾、神经根、硬膜囊及硬膜外组织的水肿、增生或肥厚，这样不但使椎管容积进一步减少，而且因水肿的马尾、神经根等对压迫和刺激更为敏感，更易产生临床症状。非手术疗法虽不能消除椎管的骨与纤维结构增生，但可消除神经根、马尾、硬膜及硬膜外组织的炎性水肿，从而解除压迫并使症状缓解。

非手术治疗的方法有卧床休息、牵引、理疗、按摩、腰围保护及适当的抗炎药物等（详见腰椎间盘突出症患者的护理）。

（二）手术治疗与护理

腰椎管的骨纤维性狭窄一般不会自行解除，对已产生持续性压迫而症状较重者宜行手术治疗。手术治疗的目的是解除压迫马尾和神经根的狭窄因素。目前，临床上常用的手术方式有全椎板切除入路、半椎板切除入路、椎板间扩大开窗术（手术护理详见腰椎间盘突出症患者的护理）。

七、预期结果与评价

1. 患者自述疼痛减轻。
2. 患者卧床期间生活需要得到满足。

3. 患者皮肤完整，无破损。
4. 患者每日规律排便一次。
5. 患者能说出术后功能锻炼的方法，并坚持锻炼。
6. 患者自述焦虑心理减轻。

（邹海欧　许　柯）

第八十四章 骨与关节疾病患者的护理

关键词

osteomyelitis	骨髓炎
acute hematogenous osteomyelitis	急性血源性骨髓炎
chronic osteomyelitis	慢性骨髓炎
pyrogenic arthritis	化脓性关节炎
osteoarthritis（OA）	骨关节炎
total hip replacement（THR）	人工髋关节置换
total knee replacement（TKR）	人工膝关节置换
dislocation	脱位
shoulder dislocation	肩关节脱位
hip dislocation	髋关节脱位
close reduction	闭合复位
osteoporosis	骨质疏松
primary osteoporosis	原发性骨质疏松症
bone mineral density（BMD）	骨密度检查

第一节 骨与关节化脓性感染患者的护理

一、化脓性骨髓炎患者的护理

（一）概述

化脓性骨髓炎是指骨组织（包括骨髓、骨质与骨膜）的化脓性感染，如得不到及时正确的治疗，将严重影响健康和劳动能力，甚至危及生命。本病的感染途径有三种：①身体其他部位的化脓性病灶中的细菌经血液循环播散至骨髓，称血源性骨髓炎；②开放性骨折或骨折手术后发生了感染，称为创伤后骨髓炎；③邻近软组织感染直接蔓延至骨骼，如脓性指头炎引起的指骨骨髓炎，称为外来性骨髓炎。其中血源性骨髓炎又分为急性血源性骨髓炎和慢性血源性骨髓炎，本节主要介绍血源性骨髓炎患者的护理。

急性血源性骨髓炎常发生在 3～15 岁的儿童和少年，即骨骼生长最为活跃的时期。根据统计 10 岁以下儿童占 80%，男女发病率之比为 4:1。发生部位以胫骨和股骨发病率最高，约占 60%，其次为肱骨、桡骨和髂骨。

慢性骨髓炎多由急性血源性骨髓炎没有正确和彻底的治疗或未经治疗转变而成，也可因急性骨髓炎患者的抵抗力强，细菌致病力低而形成局部亚急性或慢性病灶。这种慢性骨髓炎潜在病程长，窦道经久不愈，一旦体质下降、过度疲劳、营养不足、全身或局部抵抗力降低，常会复发，使单一细菌感染变为多种细菌感染。

（二）病因和发病机制

急性血源性骨髓炎最常见的致病菌是溶血性金黄色葡萄球菌，占75%～80%，其次为乙型链球菌，其他细菌如嗜血流感杆菌、大肠杆菌、肺炎球菌等也可致病。患者体内存在感染性病灶如脓肿、疖、痈、中耳炎、龋齿、咽喉炎、扁桃体炎等，如病灶处理不当或机体抵抗力下降，细菌进入血液循环中形成菌血症。菌栓进入骨营养动脉后往往受阻于长骨干骺端的毛细血管内。因该处血流丰富且流动缓慢，使细菌更易沉积，因此儿童长骨干骺端为好发部位。

慢性血源性骨髓炎大多数是由急性血源性骨髓炎未能彻底治愈，反复发作演变而来，也可因为低毒性细菌感染，在发病时即表现为慢性骨髓炎。

（三）病理

急性血源性骨髓炎的主要特点是骨质破坏、坏死和反应性骨质增生同时存在。早期以破坏、坏死为主，随后出现增生，后期以增生为主。骨内感染灶形成后，因引流不畅，多有严重的毒血症表现。以后随着脓肿的扩大，感染沿局部阻力较小的方向向四周蔓延。

慢性骨髓炎的主要特点是死骨、无效腔和窦道。在早期急性发作时未能控制的感染使原来的干骺端形成大块死骨，虽有脓液流出形成慢性窦道，但仍有炎症反应、充血，大块死骨不能经瘘管处流出而长期存留。死骨的周围有炎症肉芽组织，被新生骨的包壳所包绕而形成无效腔。有时大片死骨不易被吸收，骨膜下新骨不断形成，可将大片死骨包裹起来，形成死骨外包壳，包壳常被脓液侵蚀，形成瘘孔，经常有脓性分泌物自瘘管流出。10年以上的长期慢性炎症和反复的急性发作，可使皮肤色素沉着，瘘管经久不愈，脓液反复刺激皮肤，久而久之可产生鳞状上皮细胞癌。

（四）护理评估

1. 健康史　询问患者在3～4周前有无身体局部感染，如脓肿、疖、痈、中耳炎、龋齿、咽喉炎、扁桃体炎、上呼吸道感染等。评估患者近期有无受过创伤，如开放性骨折等。询问患者近期有无做过外科手术。评估患者目前身体状况，是否有营养不良、过度劳累等身体抵抗力降低的状况。

2. 身体评估　急性血源性骨髓炎儿童多见，以胫骨上段和股骨下段最多见，其次为肱骨与髂骨，脊柱和其他四肢骨骼都可以发病，肋骨和颅骨少见。发病前往往有外伤病史。

（1）全身症状：起病急，多有高热，可达39～40℃，并伴有发冷、寒战、食欲不振、恶心呕吐、烦躁不安等全身中毒症状。患者还可有头痛、呕吐等脑膜刺激症状，严重者可有谵妄、昏迷等表现。

（2）局部症状：早期患处可有持续剧痛，活动时加剧，附近肌肉痉挛。局部皮温增高，有深压痛，但早期尚无明显肿胀。数日后，局部皮肤水肿、发红，压痛更为明显，多已形成骨膜下脓肿。脓肿穿破骨膜进入软组织后，压力减低，疼痛缓解，但软组织受累的症状明显，局部红肿热痛并可出现波动。脓液进入骨髓腔内，整个肢体疼痛肿胀，骨质因炎症而变疏松，并常伴有病理性骨折。

慢性骨髓炎患者皮肤上可有经久不愈的窦道，周围皮肤有色素沉着，窦道有炎症肉芽组织和脓液渗出，用探针经窦道可直至骨骼。炎症静止时，可无全身症状，瘘口暂时封闭。当患者的抵抗力降低时局部可急性发作，出现红肿、疼痛、流脓等表现，并可伴有寒战、发热等全身中毒性症状，原窦道口处有波动感，并有积脓现象。患肢可因炎症刺激致使肢体伸长，或由于骨折、脱位而缩短、畸形等。若影响关节，可导致关节的活动受限，严重的可出现关节畸形强直。有少数慢性窦道长期不愈者，可因脓液刺激而发生鳞状上皮细胞癌。

3. 辅助检查

（1）发病高热期血培养为阳性，白细胞数一般在 $10 \times 10^9/L$ 以上，中性粒细胞占 90% 以上，血红蛋白可减少，患者可有贫血。

（2）X 线检查：

1）急性骨髓炎感染早期，即在发病后 2 周内骨骼无明显变化，3 周后可见干骺端有虫蚀样破坏、骨脱钙和骨膜反应，随着时间的推移骨质增生更加明显，形成包壳，并有死骨和无效腔的存在，说明病变已进入慢性阶段。

2）慢性骨髓炎 X 线片可见有骨骼增粗和死骨形成，在死骨的周围有一暗区即为无效腔和肉芽组织，外层为增生的包壳。骨包壳骨质疏松而死骨更致密。若有病理骨折，可见畸形愈合。若关节破坏，则可显示关节间隙狭窄，甚至骨性畸形融合。

4. 心理社会评估　评估患者对于骨髓炎以及骨髓炎治疗是否存在恐惧心理，是否因为惧怕治疗所带来的不适而延误治疗；了解患者的经济状况及医疗付费的情况。

（五）护理诊断及医护合作性问题

1. 体温过高　与化脓性骨髓炎有关。

2. 疼痛　与化脓性骨髓炎有关。

3. 皮肤完整性受损　与发炎、伤口有关。

4. 躯体移动障碍　与疼痛和发炎有关。

5. 知识缺乏　缺乏本病的医学知识。

（六）计划与实施

通过治疗及护理，患者体温降至正常，疼痛减轻，舒适感增强，基本生活需要得到满足，并能复述出有关骨髓炎的知识。

1. 一般护理

（1）高热患者护理：骨髓炎患者多有发热，对高热患者应及时给予物理降温，可在额头部置冰袋，或用 50% 的酒精擦浴，或根据医嘱给予药物降温。在降温过程中，患者出汗较多时要注意观察以防止发生虚脱。另外，当患者出汗较多时要及时擦洗，并及时更换清洁干燥衣服，注意保暖，以免受凉感冒。

（2）维持营养平衡：因骨髓炎急性期能量消耗，造血系统破坏，加上营养补充不足，因此要加强营养。若患者能进食，应给予患者易消化的高蛋白、高脂肪、高维生素的食物，一般给予流质或半流质。若患者不能进食，应给予患者静脉输注高营养液。营养液中氨基酸与葡萄糖的含量按蛋白热量 150～200kcal 的比例配制。也可给予配制合理的高能量、高营养液脂肪乳剂。

（3）局部制动：局部制动可以防止肌肉痉挛和关节畸形，减轻疼痛，预防病理性骨折、关节脱位，并有利于炎症消退。可应用夹板、石膏托或皮肤牵引等方法。在制动期间应指导患者强化肌肉的等长收缩，如上臂悬吊、股四头肌收缩等，每日进行100~500次，以感觉肌肉有轻微酸痛为度。未固定的关节如无禁忌则应进行主动活动。

2. **用药治疗与护理** 骨髓炎为全身感染的一部分，应及早联合应用足量而有效的抗菌药物，尽快控制感染。初期可选用广谱抗生素，以后可根据细菌的培养和药物敏感试验的结果以及对治疗的反应，在治疗中进行调整。一般治疗骨髓炎常用的抗生素是青霉素、红霉素、氨苄西林、羧苄西林、庆大霉素、头孢菌素等。在进行药物治疗时，护士应了解药物的作用、副作用，并按时给予抗生素，以保持血中的浓度，达到治疗的目的。对于局部脓肿可给予抽吸并注入抗生素以进行局部治疗。

药物治疗应连续用药超过3~4周，若停药过早，急性症状可能会复发或转为慢性骨髓炎。停用抗生素应具备以下条件：①体温正常；②局部症状、体征消失达2~3周以上；③白细胞计数及分类均正常；④在X线片上可见到修复现象。

3. **手术治疗与护理** 手术治疗原则是尽可能彻底清除病灶，摘除死骨，清除增生的瘢痕和肉芽组织，消灭无效腔，改善局部血液循环，为愈合创造条件。手术的禁忌证为：①急性发作期；②亚急性期包壳尚未完全建立时；③死骨未定型时。

（1）手术前护理：执行一般术前护理常规。

（2）手术后护理：

1）注意观察患者的生命体征，如再次发现有寒战、发热、脉快、局部红肿并有压痛时，应及时报告医师，并及时采取处理措施。

2）引流管的护理：手术清除病灶后，将2根直径为3~5mm的引流管平行放置于腔内。一根作为入水管，置于高位。另一根用负压吸引，置于低位，以便将灌入伤口的液体引流出来，以使残腔能保持清洁及无菌。术后引流管的护理如下：①入水管的输液瓶应距床60~70cm，引流袋应低于患肢50cm。②准确记录注入量和引流量，保持出入量平衡。注意观察引流液的颜色、性状与量。如出现滴入不畅或引流困难，应立即检查是否有血凝块堵塞或管道受压扭曲，及时排除故障，保证冲洗引流。③术后24小时可有较多渗血，每隔2~3小时应快速滴注半分钟，以免渗血凝固堵塞管道。术后3日内冲洗液量要多，滴入速度要快，每日5~7L左右以利于冲洗出脱落的组织屑和血块，3日后即可减量。④冲洗液中可根据细菌培养和药物敏感试验选用适当的抗生素。一般情况下每日可给予0.9%的生理盐水3000~5000ml加庆大霉素16万单位或青霉素80万单位。⑤术后7~10天当患者体温正常，伤口局部无炎症，流出的液体清澈透亮时可先停止冲洗。继续吸引1~2天后，伤口内若无渗出物时可拔除负压引流管。

4. **健康教育** 护士应告诉患者若体温升高，伤口愈合后又出现红、肿、热、痛、有分泌物等，应立即返院诊治。日常生活中应注意加强营养，增强机体抵抗力。遵照医嘱进行肢体康复运动。避免患肢负重直至骨愈合，并防止跌倒后出现病理性骨折。

（七）预期结果与评价

经过治疗和护理，患者体温降至正常，患者自述疼痛减轻，舒适感增强，患者皮肤无感染发生，患者基本生活需要得到满足。

二、化脓性关节炎患者的护理

（一）概述

化脓性关节炎是指化脓性细菌所引起的关节内感染，常为败血症的并发症，也可因手术或关节外伤等所致。最常受累的部位是膝关节和髋关节，其次为肘关节和肩关节等，常为单发。多见于儿童及青少年，成人少见，男性多于女性。

（二）病因和发病机制

致病菌多为金黄色葡萄球菌，占85%左右，其次为白色葡萄球菌、溶血性链球菌及大肠杆菌等。感染途径最多是体内其他部位化脓性病灶的细菌，经血液循环进入关节腔，即血行传播。也可为关节开放性损伤、关节手术或关节穿刺继发感染，或是从周围软组织感染蔓延而来。

（三）病理

化脓性关节炎病变的发展可分为三个阶段：

1. 浆液性渗出期　此期关节滑膜充血、水肿，有大量白细胞浸润，关节腔内有浆液性渗出液。在此阶段，关节软骨尚无破坏。

2. 浆液纤维蛋白性渗出期　此期炎症继续发展，渗出液增多，因细胞成分增加，关节液多显浑浊黏稠。由于滑膜的炎症反应，血管对大分子蛋白的通透性明显增高，通过滑膜进入关节腔的血浆蛋白增加，关节内出现纤维蛋白沉积，常附着于关节软骨表面，妨碍软骨内代谢产物的释放和对营养物质的摄入。

3. 脓性渗出期　此期渗出液转为脓性，脓液内含有大量细菌和脓细胞，关节液呈黄白色，关节软骨溶解，滑膜被破坏，关节囊和周围软组织有蜂窝织炎改变。

（四）护理评估

1. 健康史　询问患者近期有无身体局部感染，如脓肿、疖、痈、咽喉炎、扁桃体炎等。评估患者近期有无受过外伤，如开放性关节内骨折、关节刺伤、枪弹伤等。询问患者近期有无做过外科手术。

2. 身体评估

（1）全身症状：急骤发病，患者可有全身毒血症的反应，体温可达40℃以上，食欲不振烦躁不安。

（2）局部表现：受累关节处疼痛剧烈、红肿、皮温增高。受累关节处于半屈曲畸形位，关节活动受限。关节各方向压痛为阳性。关节腔有积液，呈波动感，浮髌试验为阳性。

3. 辅助检查

（1）实验室检查：白细胞计数及中性粒细胞增多，血沉增快，血培养为阳性。

（2）X线检查：早期可见关节肿胀、积液，关节间隙增宽，关节周围软组织肿胀，但骨骼无异常改变。以后关节间隙变窄，软骨下骨质疏松、破坏。晚期可有增生和硬化，关节软骨面破坏，关节间隙消失，关节发生纤维性或骨性融合。在儿童，髋关节可见有股骨头骺分离、关节半脱位或脱位。

（3）关节穿刺：关节穿刺和关节液检查是确定诊断和选择治疗方法的重要依据。依病变不同阶段，关节液可分为浆液性、黏稠浑浊或脓性。涂片检查可发现大量白细胞、脓细胞和细菌。

4. 心理社会评估　评估患者对于治疗是否存在恐惧心理，是否因为惧怕治疗所带来的不适而延误治疗。了解患者的经济状况及医疗付费的情况。

（五）护理诊断及医护合作性问题

1. 体温过高　与关节内感染有关。

2. 疼痛　与关节内感染有关。

3. 躯体移动障碍　与疼痛和炎症有关。

4. 知识缺乏　缺乏本病的医学知识。

（六）计划与实施

通过治疗和护理，患者体温下降至正常，疼痛减轻，关节功能得到最大限度的恢复。

1. 一般护理

（1）严密监测患者的生命体征，判断感染的严重程度。观察患者局部情况，如有无波动感，以判断有无脓肿形成，如已形成脓肿，应及时通知医师。

（2）高热患者护理：对高热患者应及时给予物理降温，可在额头部置冰袋，或用50%的酒精擦浴，或根据医嘱给予药物降温。在降温时患者可大量出汗，当患者出汗较多时要注意观察以防止发生虚脱。另外，当患者出汗较多时要及时擦洗，并及时更换清洁干燥衣服，注意保暖，以免受凉感冒。

（3）全身支持疗法：因化脓性关节炎急性期能量消耗较大，加上进食不足，因此需加强营养补充。若患者能进食，应给予易消化的高蛋白、高脂肪、高维生素食物。若患者不能进食，应给予静脉输注高营养液。也可给予配制合理的高能量、高营养液脂肪乳剂。

2. 局部肢体制动　卧床休息，采用石膏托、夹板或牵引等限制患肢活动，可使患部得到休息，减少炎症的扩散，减轻肌肉痉挛及疼痛，防止畸形及病理性脱位，减轻对关节软骨面的压力及软骨破坏。一旦急性炎症消退或伤口愈合，即开始关节的自动及轻度的被动活动，以恢复关节的活动度。如X线显示关节软骨面已有破坏或骨质增生，关节强直已不可避免时，应保持患肢于功能位，使其强直于功能位。

3. 抗生素的使用　首先应做穿刺抽脓，进行细菌培养和药物敏感试验，以了解致病菌，选择合适的抗生素。全身使用抗生素应一直用到症状体征消失，再继续应用2周。

4. 关节穿刺或冲洗　吸出脓液并局部注入抗生素或局部连续冲洗是目前最为有效的治疗方法。其目的是吸出关节渗出液，及时冲洗出纤维蛋白和白细胞释放的溶酶体等有害物质，避免对关节软骨造成不可逆的损害。

（1）对较小而浅表的关节，可每日做1次关节穿刺，尽量吸出关节内液体，用无菌生理盐水反复冲洗直至干净后，向关节内注入抗生素，直到关节积液消退，体温正常，细菌培养为阴性。

（2）对于较大的关节，如膝、肩关节等，经关节穿刺证实有关节积液后，可选择一个穿刺点用套管针做关节穿刺，然后插入2根硅胶管并留置在关节腔内。一根做滴入管，每日滴入抗生素溶液或无菌生理盐水2000～3000ml。另一根为排出管，连接于负压吸引装置，连续冲洗直至炎症完全控制（图84-1）。

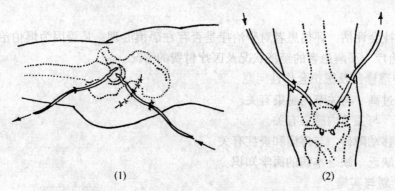

图84-1　化脓性关节炎连续冲洗、负压引流
(1) 髋关节；(2) 膝关节。

(3) 抗生素应根据第一次关节穿刺液培养出的致病菌和药物敏感试验的结果选用。在未得到明确结果之前，可选用青霉素 40~80 万 U、庆大霉素 8 万 U 或氨苄西林 1.0g。如脓液减少可隔日 1 次冲洗直至渗出液停止排出。

5. 关节切开引流术　经关节穿刺及关节内注射抗生素治疗或置管持续冲洗仍不能控制病情时，应及时切开关节，清除脓液及坏死组织，并用大量生理盐水冲洗，可局部使用抗生素。术中也可置入引流管以便术后进行持续冲洗和负压吸引引流。

6. 恢复期的治疗及护理

(1) 为防止关节内粘连尽可能保留关节功能可做持续性关节被动运动。在对病变关节进行了局部治疗后即可将肢体置于下（上）肢功能锻炼器上做 24 小时持续性被动运动。急性炎症消退后，一般在 3 周后可鼓励患者做主动运动。

(2) 关节有畸形时，应用牵引逐步进行矫正，切忌使用粗暴手法，以免引起炎症复发或其他并发症。对于牵引不能矫正的畸形，功能障碍严重者，可待后期进行手术治疗。

7. 健康指导　护士应告诉患者加强营养，增强机体抵抗力。遵照医嘱进行关节功能锻炼。若体温升高、伤口愈合后又出现红、肿、热、痛、有分泌物等，应立即返院诊治。当关节有畸形时，应用牵引逐步进行矫正。对于牵引不能矫正的畸形，功能障碍严重者，后期可进行手术治疗。

（七）预期结果与评价

经过治疗和护理，患者体温降至正常，主诉疼痛减轻，生理需要得到满足。

（邹海欧）

第二节　骨关节炎患者的护理

一、概述

骨关节炎是一种以关节软骨退行性变和继发性骨质增生为特征的慢性关节疾病。与风湿性关节炎不同的是，骨性关节炎不是全身性的疾病，而是局部的关节疾病。骨关节炎常侵犯负重的关节，如膝关节、髋关节、脊柱及远端指关节等处。该病亦称为骨关节病、退行性关节炎、增生性关节炎等。

骨关节炎可分为原发性和继发性两种。原发性骨关节炎无明显局部致病原因，多见于50岁以上的老年人；继发性骨关节炎发病年龄较小，是指在关节局部原有病变的基础上发展成为骨关节炎，原有病变有关节畸形，如膝内翻、膝外翻等；关节创伤，如关节内骨折；血友病或长期使用激素等。

近年来骨关节炎的发病率越来越高，已成为50岁以上人群丧失劳动力的第二个常见的原因，也是导致老年人疼痛和残疾的首要病因。

二、病因和发病机制

原发性骨关节炎病因尚不清楚，它的发生发展是一种长期、慢性、渐进的病理过程，一般认为是多种致病因素包括机械性和生物性因素的相互作用所致。其中年龄是最主要的高危因素，其他因素包括肥胖、性别、关节反复受压及损伤、遗传等。

1. 年龄　年龄是骨关节炎最重要的致病危险因素之一，本病发病率随年龄的增长而增加，65岁以上人群的发病率达到68%。人到20岁以后关节开始发生退行性变，到中年较为明显，55~65岁间症状最为显著。

2. 肥胖　肥胖的人关节负重增加，使关节活动时受到的机械损伤增加，会加重关节磨损；同时体重增加引起姿势、步态及运动习惯改变，也可能是产生骨关节炎的原因。

3. 性别　总体来说女性患骨关节炎的概率是男性的两倍。在45~55岁的人群中，男女发病频率相当，而到55岁以后则女性患者明显居多。

3. 关节反复受压及损伤　关节周围的韧带损伤或半月板损伤引起关节不稳，出现骨关节炎改变。如半月板切除后的人群中89%出现骨关节炎改变。

4. 遗传　遗传因素对骨关节炎的影响可能包括先天性结构异常和缺陷、软骨或骨的代谢异常、肥胖等。

总之，骨关节炎病因迄今尚未明确，其发病不是单一因素所致，可能为多因素作用的结果。

三、病理

1. 早期　病理变化发生在软骨。首先关节软骨退化、变黄、失去光泽，产生许多裂隙并呈现粗糙的纤维质外观。此时关节会有轻微的疼痛僵硬的现象。

2. 中期　退化的软骨脱落，形成关节内游离体刺激滑膜，引起反应性滑膜炎，造成关节红肿热痛。骨赘形成，关节间隙明显变窄。

3. 晚期　软骨变薄，甚至完全消失，软骨下骨变硬、变厚，关节间隙变窄，骨面几乎融合；疼痛、僵硬及炎症现象更加严重。

四、护理评估

（一）健康史

评估患者的年龄、体重及饮食习惯。评估患者的职业。评估患者疾病史，如先天性关节发育异常、代谢性疾病、炎症等。询问患者是否有外伤史。询问患者有无长期服药史，如长期使用皮质激素等。

（二）身体评估

1. 患部关节僵硬且酸痛（或钝痛）多由长时间保持一固定姿势或长时间活动而引起，尤以早晨刚起床或久坐后起立时最为明显，活动几分钟后僵硬情形即可消失，关节又渐灵活，但过度地活动又会引起关节酸胀痛和运动受限。疼痛可与天气变化、潮湿受寒等因素有关。

2. 关节肿胀有压痛感　由于关节腔中滑液的聚积，急性期时患部肿胀温热且有明显压痛。

3. 硬性或软性结节　由于软骨及骨质增生形成肥厚性骨赘，初期可无痛，但很快即可发生疼痛、肿胀及压痛。发生于远端指间关节背侧者，称为 Heberden 结节。

4. 活动时关节有辗轧响，患者走路困难，可见跛行，并有不同程度的活动障碍。

5. 体格检查　关节有不同程度肿胀，出现结节，呈非对称性，伴有压痛。患病的关节因为疼痛、制动出现关节活动障碍，晚期出现屈曲或内外翻畸形。

（三）辅助检查

1. X 线检查　发病初期 X 线检查结果多为正常。随着病程的演变，关节间隙出现非对称性狭窄，关节边缘不平滑，并有骨赘形成。软骨下骨变厚变硬并可出现囊性变。晚期可见关节面凹凸不平，关节变形。

2. 关节镜检查　直视下常可见滑膜绒毛明显增生、发红、肿胀，多呈细长形羽毛状。关节软骨光泽度减退、变色、发黄、粗糙、软化、溃烂及纤维化。骨边缘隆起，棘突尖锐。抽取关节液进行检查可发现红细胞、软骨碎片等。

（四）心理社会评估

评估患者对疾病的反应，如无奈、接受、乐观等。评估患者的生活方式、社会角色、身体心理等是否受到疾病的影响。评估患者对疾病治疗的态度。评估家庭成员情况，是否有家庭、社会的支持，家庭成员是否协助患者进行饮食控制，督促患者进行功能锻炼。

五、护理诊断及医护合作性问题

1. 慢性疼痛　与关节软骨受损和关节畸形有关。

2. 有受伤的危险　与关节僵硬，关节无力或关节活动障碍有关。

3. 躯体移动障碍　与手术创伤大或疼痛相关。

4. 知识缺乏　缺乏本病的医学知识。

5. 焦虑　与患者患病有关。

六、计划与实施

通过治疗和护理，患者疼痛减轻，无外伤发生，卧床期间生活需要得到满足，患者关节功能得到最大限度的恢复，避免并发症的发生。

（一）心理护理

护理人员应解除患者的思想顾虑，本病虽然会有一些痛苦与不便，但一般不致引起严重残疾。在症状的缓解期大都可以坚持工作，防止过度疲劳和及时对症处理，即可避免频繁发作。

（二）用药护理

协助患者按时服药，并注意观察药物的作用、副作用与毒性。药物治疗的目的在于减轻疼痛，减少肌肉痉挛。常用的有：①解热镇痛药物，代表药物为对乙酰氨基酚（扑热息痛），为美国风湿病学会推荐治疗骨关节炎的首选药物，对于轻到中度的关节疼痛使用是有效的。②非甾体类抗炎药，代表药物为布洛芬、芬必得、吲哚美辛等，对中重度疼痛患者有效，可抑制炎症反应，消除关节疼痛和肿胀，但应注意此药会造成胃肠道黏膜的刺激及出血性糜烂等不良反应，因此不宜久服。③糖皮质激素：常用方法是将皮质激素类药物注入关节腔内，以控制渗出，减轻疼痛，使症状得到改善，但是激素长期使用可加剧软骨损害，因此同一关节中应用每年不得超过 3 ~ 4 次。④改善病情药物及软骨保护剂：代表药物为氨基葡萄糖（维骨力、葡立胶囊）、葡糖胺聚糖、双醋瑞因，此类药物可改善软骨营养，减缓和修复软骨退变，但是起效缓慢。服药初期与镇痛剂或 NSAID 药物合用，才能较好地缓解症状。

（三）物理治疗

通过让患者充分地休息，减少患肢负重，从而缓解关节的疼痛、痉挛与僵硬，提高生活质量。注意当患者处于急性炎症期时应先给予冷敷，以消除肿胀。慢性期时可使用热水淋浴、热水袋等进行热敷，但应注意预防烫伤。

（四）关节灌洗

即通过关节镜持续向关节腔内注入生理盐水，并不断地吸出洗液，借以排出关节内的代谢废物、碎屑和直径在 2mm 以下的游离体，从而减少有害物质对滑膜和关节的刺激，减轻和消除关节的疼痛。

（五）手术治疗与护理

当患者有持续性疼痛或进行性关节畸形，且严重影响到患者的日常生活和活动时，可手术治疗。常用的手术方式为关节置换术，即用人工关节代替病变关节，以消除疼痛和恢复关节功能。最常用的手术有：①髋关节置换术：即将病变的髋臼、股骨头切除，以人工的髋臼及股骨头替代，来维持原来的功能；②膝关节置换术：即将病变的膝关节，包括股骨下端内外髁、胫骨上关节面及髌骨表面切除，以人工关节代替，来维持关节的功能。经关节置换术的患者，大都可解除疼痛，矫正畸形，一般可维持 10 ~ 15 年。

（六）健康教育

指导患者日常生活时应注意保护关节，避免进一步损伤，具体内容如下：

1. 受累关节避免过度负荷，减少不合理的运动。适量活动，避免不良姿势；避免长时间站立、跪位和蹲位；减少或避免上下楼梯及走不平的路；避免提重物走路；避免穿高跟鞋。

2. 休息时应维持关节处于功能位。患者卧床休息时，应注意睡姿要平直。一般采取仰卧保持关节处于功能位，勿使用太柔软或支持力不佳的床垫。

3. 在日常生活中，应尽量使用大关节，避免使用小关节，以防止畸形。例如：携带物品可以背的方式取代以手提的方式；拧毛巾时，可用压的方式取代以手扭转的方式；拿茶杯时以双手捧起杯子；擦地板时，用拖把擦，而不要蹲着用抹布擦。

4. 减少不合理的运动，使用辅助工具。膝、髋关节退化的患者应避免登山、走长路等运动。运动时采用护膝、手杖、拐杖、助行器等，减轻受累关节负重，增加关节稳定性。关节畸形患者采用相应的矫形支具或矫形鞋，矫正内翻或外翻畸形，以平衡各关节面的负荷。

5. 鼓励体重较重的患者减轻体重，以减轻关节的负重，缓解疼痛。

七、预期结果与评价

经过治疗和护理，患者自述疼痛减轻；无外伤发生；生理需要得到满足，肢体活动较术前有所提高；对所患疾病及其护理知识有所了解，并能参与到自我护理中；患者焦虑感减轻。

附：关节置换术的护理

一、全髋关节置换术的护理

（一）术前护理

1. 对患者进行全面的评估，做好术前教育，使治疗及护理过程得以顺利进行。

2. 建立患者、家属和护士的密切关系，护士应制订出一个实际而有效的护理目标，使患者能清楚地了解到从手术中可获得什么样的治疗和结果。护士可携带患者访问同类手术患者，直接了解发病情况和手术效果，以增加患者对手术的认知和信心，做好配合工作。

3. 术前应进行加强肌力的锻炼，方法应根据患者的疼痛和损伤性质决定，操之过急会造成患者的不适，增加患者的痛苦。一般来说，游泳是术前伸展肌肉，加强肌力的最好方法。但对于住院患者及老年患者很难做到，因此护士可指导患者在床上进行股四头肌等长收缩锻炼以及直腿抬高训练等。

4. 术前准备应严格按照骨科手术护理常规进行，局部皮肤有破损，有感染灶时不能手术，需待治愈并稳定一定时间后进行。术前1天开始常规应用抗生素以预防感染。

（二）术后护理

1. 术后严密观察患者的生命体征、对患肢进行神经功能的评估以及积极预防肺栓塞。

（1）注意观察患肢皮肤的颜色、温度、肿胀情况、活动度及有无异常感觉，是否有其他不适主诉，以便及早发现有无神经血管的并发症。

（2）术后指导患者早期床上及下床活动，手术敷料外用弹力绷带，手术侧患肢穿弹力袜，以减少血液在血管内的滞留，预防血栓的形成。

（3）肺栓塞是人工髋关节置换术术后较严重的并发症，术后应严密观察，积极预防。若患者出现呼吸急促、心率加快、烦躁不安或表情淡漠等，均提示有肺栓塞的可能，应及时处理。

2. 预防局部感染

（1）术后应充分引流，目的在于将关节内残留的渗血、渗液排出，减轻肿胀，防止感染，促进伤口愈合。护士应准确记录引流液的颜色、性质与量，勿使引流管受压、扭曲，保持引流管的通畅。

（2）注意观察局部有无红、肿、热、痛的急性炎症反应。

（3）保护切口干燥，敷料被渗血浸湿时应及时更换。

（4）术后继续应用抗生素，并注意观察用药后的反应。防止身体其他部位的感染，如肺部感染、尿路感染等。鼓励患者做深呼吸和咳嗽动作，告诉患者尽量自行排尿、多饮水，以防止机体抵抗力进一步下降而导致局部或全身感染。

3. 防止髋关节脱位

（1）护士应向患者说明预防脱位的重要性，使之从思想上提高认识，并告诉患者有关注意事项，以加强防范意识。

（2）术后患肢需抬高 15°，并保持患肢于外展 30° 中立位，这样做的目的在于减少及预防患肢的肿胀，获得最大的稳定度，防止股骨头脱出。可采用穿"丁字"鞋及在两腿之间放置软枕等方法防止患肢外旋、内收。

（3）搬动患者及抬起臀部时要特别注意，应将整个髋关节托起来，而不可只牵拉抬动患肢，这样容易造成脱位。如发现患肢相对缩短并伴有疼痛时，应立即与医师取得联系，及时摄片检查是否发生关节脱位。

（4）下床时采用渐进式方法，选择椅背平直高度相当且有扶手的椅子坐靠。护士应支托患者的患肢于外展位，健侧肢体先下床，患肢不可负重，坐时髋关节不可大于 90°。

4. 指导患者进行正确的功能锻炼 早期功能锻炼可促进血液循环，防止肌肉萎缩和血栓形成。开始时，患者由于害怕疼痛和担心活动会对髋关节不利，往往保持肢体处于僵硬状态，护士应指导患者尽量放松肌肉，活动关节，这样才有利于功能恢复。

（1）患者麻醉清醒后，即鼓励患者开始做小腿和踝关节的自主活动。

（2）术后第一日可指导患者练习股四头肌的等长收缩运动及未固定关节的活动，以防止静脉血滞留。护士应鼓励患者每小时活动 10 次。为使患者能够顺利地进行运动，护士应在患者运动前 30 分钟先给予镇痛剂或镇静剂。应注意的是患者的运动应在疼痛能够忍耐的范围之内进行。

（3）术后三天鼓励患者在小腿的支持下，做髋关节的自动屈伸活动。这一步骤很重要，护士应向患者说明，移动肢体不会伤害患者的髋关节。

（4）术后 3~6 天患者应继续在床上练习，每天抬高臀部 3 次，每次做 10 个动作。

（5）7 天后，大多数患者可自己上、下床。术后 4 周可在他人的帮助下下床活动，先站立，然后逐步使用拐杖行走，行走的时间不宜太长，应逐渐增加活动量和活动时间。

5. 注意体位摆放 ①指导患者利用枕头、沙袋等将关节置于功能位置而非舒适位置，以保持关节的功能；②仰卧位时头、颈部可放置一小枕，而其他部位则避免。因为膝关节下置枕易造成膝关节屈曲挛缩；③指导患者尽可能每日能有两次的俯卧。

6. 健康教育

（1）出院后要按时到医院检查，并注意评估关节处有无异常：渐进性压痛、红热肿胀、分泌物、活动时关节处声响且活动度无法增加。

（2）出院后 2 个月内仍要注意正确的关节位置：侧卧时仍需将枕头放于两腿之间，床头勿高于 45 度；坐时不可使髋部低于膝关节，故椅子不可太低且最好有扶手。不可双腿交叉，跷二郎腿。坐时不要持续超过 1 小时，两膝分开，患侧膝盖稍向外旋可使髋关节较为稳定。沐浴取淋浴为佳，若采盆浴则注意进入浴盆时要特别注意姿势；如厕时，最好使用增高的马桶座，若马桶座无法增高，可将患肢伸直向前，以维持髋关节于伸直的姿势；三个月内不可开车，坐车时健侧先入；三个月内宜穿软鞋且鞋跟勿高于 3cm，不要弯曲髋关节来穿鞋袜，短期内可请人协助。避免过度的弯腰、提重物、跑和跳。当身体状况允许时，即可返回工作岗位，但最好由轻松且时间较短的工作开始，以防髋关节过度用力。

（3）全髋关节置换术后 6 周时，如患者有良好的髋关节运动，可以不再使用拐杖。但为了安全起见，尽量减少髋关节承受力，长期使用拐杖仍不失为一种良好的措施。

（4）鼓励患者做肌肉活动，游泳是加强肌肉的最好方法。长期无负重将使股骨上端的承重不正常，会直接增加股骨部的弯曲力矩。这种异常应力会使假体受损、松动，甚至折断，导致手术失败。

二、人工膝关节置换术的护理

（一）术前护理

1. 对患者进行全面的评估，做好术前教育，使治疗及护理过程得以顺利进行。

2. 建立患者、家属和护士的密切关系，护士应制订出一个实际而有效的护理目标，使患者能清楚地了解到从手术中的获益。

3. 术前准备应严格按照骨科手术护理常规进行，局部皮肤有破损，有感染灶时不能手术，需待治愈并稳定一定时间后进行。术前1天开始常规应用抗生素以预防感染。

（二）术后护理

1. 术后密切观察患者的血压变化，如果患者出现面色苍白、四肢发冷、出汗、心率加快，血压下降等，应及时通知医师。

2. 术后抬高患肢48小时，以促进血液循环和消除肿胀。一般不在腘窝处置枕，以防膝关节屈曲挛缩。

3. 严密观察伤口渗血情况，观察足趾血循环。如发现足趾发绀、苍白、发凉等，均为足趾血循环障碍的表现，应及时通知医师。

4. 术后一般放置引流管1~2天，护士应严格无菌操作，保持引流通畅，防止引流管扭曲和滑脱。

5. 手术当天，即应指导患者做踝关节背屈、旋转等动作以活动小腿肌肉，手术当天即可坐起。

6. 引流管拔除后可用CPM（continuous passive motion）机来进行患肢的持续性被动性运动。其目的在于预防手术部位的粘连，使膝关节进行全范围的关节运动。①手术后第2日，伤口引流管拔除后执行；②关节活动范围由0~50°开始进行；③一般每日做4次，每次10~15分钟，并根据患者自身情况每日可增加约5°~10°；④每日第一次运动时，可先从前一日执行的角度开始；⑤如患肢膝关节有肿胀现象，可在运动做完之后给予冰敷15分钟。

7. 在关节活动度和肌力均恢复满意后，可协助患者下床站立，若无不适的情况下可在协助下以助行器或拐杖进行走路练习。此时护士应注意患者走路的步伐是否正确，每一步都应以脚后跟着地，膝关节伸直。

8. 健康教育

（1）指导患者继续做股四头肌收缩、足踝运动、直腿抬高、患腿弯曲等运动，以加强膝关节的活动度及肌肉的强度。

（2）术后一段时间内，需借拐杖或助行器等器械协助走路。训练后应抬高患肢以促进血液回流，减少肿胀。若患者的足部肿胀较明显应减少步行量。

（3）渐进性的增加每日活动量，避免过度劳累。活动后要有适度的休息加以调整，使关节在正常的姿势下得到放松。

（4）保持理想的体重，以减轻膝关节的负担。

（5）膝关节手术后，应避免爬山、上下楼梯、跑步、蹲马步、提重物及走远路等。术后6个月可以游泳、骑车等，并可逐渐恢复到正常的生活。

（6）如有下列情况时应立即复诊：伤口红肿有分泌物、疼痛加剧、膝关节活动困难等。

（邹海欧　许　柯）

第三节　骨与关节结核患者的护理

一、概述

骨与关节结核是骨骼及其周围软组织受结核杆菌感染引起的慢性疾病，是骨科常见病之一。新中国成立后结核病的发病率虽然逐渐下降，但我国人口众多，人民的生活水平和卫生状况不一，加上近年来由于耐药性细菌的增加，骨与关节结核的发病率有所增高。本病多发于儿童和青壮年，30岁以下的患者占80%以上，其中约1.3%是10岁以下的儿童。此病病程长，容易破坏关节和骨骼，常可导致发育畸形和严重残疾。

骨与关节结核以脊柱结核最多见，脊柱结核占所有骨关节结核病例的50%以上，其次是膝关节结核、髋关节结核、肘关节结核等。在脊柱结核中，99%为椎体结核，1%为附件结核。椎体结核中以腰椎最为多见，随后依次为胸椎下段、胸腰段、胸椎上段、颈椎和腰骶椎。这主要与椎体负重大、易于劳损、肌肉附着少和血液供应差有关。椎体结核按原发病灶部位可分为两型：①中心型：病灶位于椎体中心部位，多见于儿童，特征为以骨质破坏为主，椎体被压成楔形。成人可长期局限在椎体中心，出现死骨，死骨吸收后，可出现空洞。②边缘型：最为多见，常发生于成人，往往两相邻椎体同时受累。以溶骨性破坏为主，很少出现死骨，易侵犯椎间盘，引起椎间隙狭窄。

二、病因和发病机制

骨与关节结核多为继发性结核病，原发病灶为肺结核或消化道结核。在我国，以继发于肺结核的占绝大多数。结核杆菌经呼吸道或消化道，罕见者可从外伤处直接侵入人体，在呼吸道或消化道形成原发结核灶。结核杆菌从原发灶进入血液循环，少数可通过淋巴、胸膜或淋巴结而播散到全身各脏器及骨关节。多数播散灶被人体中吞噬细胞所消灭，而极少数播散灶潜伏下来，一旦人体抵抗力降低，如营养不良、糖尿病、慢性肾衰竭、免疫抑制等不利因素出现，潜伏感染灶中的结核杆菌繁殖，突破包围的组织而发病，出现临床症状。

三、病理

骨与关节结核的病理变化与身体其他部位的结核病相似，在结核性肉芽组织内有干酪样坏死，骨组织变化以溶骨为主，少有新骨形成。根据组织病理学变化可分为三期：渗出期、增殖期和干酪样坏死期。

由于结核病灶发生的部位不同，骨与关节结核的临床病理过程可分为单纯骨结核、单纯滑膜结核和全关节结核三种类型。骨与关节结核的最初病理变化是单纯性滑膜结核或单纯性骨结核，以后者多见。在发病的最初阶段，关节软骨面是完好的。如果在早期阶段，结核病被很好地控制住，则关节功能不受影响。如果病变进一步发展，结核病灶便会破向关节腔，使关节软骨面受到不同程度损害，成为全关节结核。

（一）单纯骨结核

1. 松质骨结核 发病在骨端松质骨，根据 X 线表现可将松质骨结核分为两型：①中心型：松质骨中心距离血液供应丰富的软组织较远，骨内小动脉多为终末动脉，侧支循环差，因而该处的病变常以骨质浸润、坏死为主，坏死骨组织游离后形成死骨，死骨吸收后形成空洞；②边缘型：松质骨边缘型结核距离血液供应丰富的软组织较近，很少形成死骨或空洞。

2. 皮质骨结核 病变多自髓腔开始，以局限性溶骨为主，一般不形成大块死骨。病变处所产生的脓液沿横行的 Volkmann 管汇集到骨膜下，将骨膜掀起，并刺激骨膜形成大量新骨。脓液可多次外溢，将骨膜多次撑起，形成洋葱样的多层新骨外观。

（二）单纯滑膜结核

滑膜分布于关节、腱鞘和滑膜囊的内面。滑膜下层血管丰富，感染结核后滑膜肿胀、充血，炎性细胞浸润，渗液增加。滑液内的纤维蛋白块由于关节和肌腱的不断运动，可形成瓜子仁样的米粒体。在单纯滑膜结核中以膝关节最多见，其次是踝关节和髋关节结核。滑膜结核的发展规律是滑膜炎、血管翳形成、软骨和骨骼破坏。滑膜结核如吸收好转则治愈，如形成寒性脓肿最后穿破关节腔，则会发展成为全关节结核。

（三）全关节结核

关节软骨、骨端及滑膜均被累及，结核性肉芽组织可由关节软骨的边缘向软骨下潜行发展，逐渐破坏软骨下骨板，最后使关节软骨面完全游离。关节软骨面受累后其修复能力和再生能力极差。小面积破坏，缺损处可由纤维组织覆盖。当关节软骨大部分破坏时，关节活动的物质基础丧失，导致关节功能大部丧失。单纯骨结核或滑膜结核未能得到及时有效的治疗均可发展形成全关节结核。全关节结核必定会后遗各种关节障碍。全关节结核不能被控制，便会出现继发感染，甚至破溃产生瘘管或窦道，此时关节已完全损毁。

四、护理评估

（一）健康史

询问患者及其家庭成员有无结核病史及结核病接触史；评估患者全身状况，如有无发热、贫血、消瘦等；了解患者有无其他慢性疾病史，如糖尿病、营养不良性疾病、慢性肾衰竭等；掌握患者既往用药情况，包括医师处方用药和患者自己服用的药物，询问患者是否长期服用抗结核病药物、免疫抑制药物等。

（二）临床表现

骨与关节结核多缓慢发病，早期可无明显全身症状，活动期患者可有午后潮热、盗汗、倦怠、全身无力、食欲不振、体重减轻等全身表现。少数患者呈现急性发作，可出现高热、寒战等全身中毒症状。骨与关节结核局部症状如下：

1. 功能障碍 骨与关节结核患者关节功能障碍比患处疼痛出现的更早，为了减轻患部的疼痛，各关节常被迫处于特殊的体位。颈椎结核患者可有斜颈畸形，或头前屈，患者以双手托住下颌，活动明显受限；胸、腰椎结核患者由于肌肉保护性痉挛，致使弯腰困难，因此患者拾物的姿势很特殊，即采取屈髋、屈膝、挺腰下蹲，一手撑股部，另一手去拾地上物品的姿势，称拾物试验阳性；而髋关节结核患者则常被迫处于屈曲位。

2. 肿胀　四肢关节结核特别是膝关节结核的肿胀易于发现，皮肤颜色通常表现正常，局部稍有热感。关节肿胀逐渐增大，肢体的肌肉萎缩，患病关节呈梭形肿胀。

脊柱结核因解剖关系，肿胀多不明显。由于脓肿常局限在病灶附近，且一般没有红、热，故称作寒性脓肿或冷脓肿。寒性脓肿是骨与关节结核特征性的表现。椎体破坏后形成的寒性脓肿可以有两种表现：①椎旁脓肿：脓液汇集在椎体旁，可在前方、后方或两侧。②流注脓肿：椎旁脓肿积聚至一定数量后，压力增高，会穿破骨膜，沿着肌筋膜间隙向下方流动，在远离病灶的部位出现脓肿。例如颈$_4$以上结核的寒性脓肿可出现在咽后壁，颈$_5$以下结核的寒性脓肿可出现在颈部两侧和锁骨上窝。胸椎结核患者寒性脓肿可出现在背部或相应肋间神经走行部位。腰椎和腰骶椎结核患者脓肿可出现在髂窝等处。随着病变发展，椎旁脓肿逐渐增大并可沿着肌肉间隙移行至体表。寒性脓肿破溃后必然会有混合型感染。脊柱结核的寒性脓肿会压迫脊髓而产生肢体瘫痪。

3. 疼痛　初期疼痛多不明显，待病变发展，刺激或压迫其邻近的神经根时可出现疼痛。脊柱结核主要以轻微的钝痛为主，卧床休息时疼痛减轻，在咳嗽、打喷嚏或翻身时疼痛可加重。为了减轻疼痛，患部肌肉一直处于痉挛状态，改变体位可引起疼痛，小儿常表现夜啼等。

4. 畸形　随着病变发展，骨关节或脊椎骨质破坏，上述特有的姿势持续不变且进一步发展，关节活动进一步受限而出现畸形。脊柱结核由于椎体破坏塌陷后，可形成角状后凸畸形等。髋关节结核患者则可出现屈曲、内收、内旋等畸形；膝关节结核患者可出现屈曲和内外翻畸形。

5. 合并截瘫　脊柱结核的患者常易并发截瘫，患者最早出现的症状为束带感，而脊髓病变及括约肌功能改变出现较晚。患者同时可有自主神经功能障碍及反射改变。

6. Thomas 征阳性　使患者仰卧，腰椎前凸增加时，患髋可以伸直；但如尽量屈健髋及健膝，使腰部放平，则出现患髋屈曲畸形。

7. 病理性脱位或病理性骨折　患者可出血病理性关节脱位与病理性骨折。

（三）辅助检查

1. X 线检查　X 线检查对骨与关节结核的诊断十分重要。但在早期，X 线像改变不明显。单纯骨结核，开始时骨质可呈密度增加，如磨砂玻璃样。随后出现密度均匀、边缘不整齐的死骨，其周围由于肉芽组织增生，与健康骨之间出现分界线。在骨干结核，可见骨干内有散在的不规则密度减低区，其周围可有广泛多层骨膜新骨形成，似葱皮样。单纯滑膜结核的 X 线表现不明显，仅有骨质疏松及周围软组织肿胀。在早期全关节结核，X 线可表现为关节间隙变窄，软骨下骨可有少量破坏。脊柱结核的 X 线可见生理弧度的改变，如颈椎和腰椎前凸消失，胸椎呈后凸畸形。椎体破坏情况随病理类型可有不同的表现，中心型可有死骨、空洞形成，周围骨质疏松，边缘型多表现为溶骨破坏。椎体破坏严重者可发生楔形压缩，甚至消失。椎间隙可模糊、变窄或消失。

2. CT 及 MRI　CT 检查可以发现普通 X 线不能发现的问题，特别是显示病灶周围的寒性脓肿。MRI 检查可以在炎性浸润阶段时出现异常信号，具有早期诊断的价值。

3. 血沉　血沉增快是结核病活动期的一种表现，但也可正常。病变静止或治愈者血沉则逐渐趋于正常。

4. **结核菌素试验** 多为阳性，但有报道骨关节结核中14%的病例本试验为阴性，因此试验阴性时不能完全除外活动性结核。

5. **血常规** 患者常有轻度贫血，多发病灶或长期合并继发感染者，可有较严重的贫血。10%的病例白细胞可增多。

6. **病理检查** 可采用以下三种方法：用粗针头吸取；小切口活检以及手术探查采取标本，此法诊断率较高。

（四）心理社会评估

评估患者对疾病的反应，如自卑、沮丧、内疚、接受、乐观等。评估患者的生活方式、社会角色等是否受到疾病的影响。评估患者对疾病治疗的态度。评估患者家庭成员情况，是否有家庭、社会的支持，家庭成员是否督促患者按时服药。

五、护理诊断及医护合作性问题

1. **躯体移动障碍** 与采用的治疗方法有关。
2. **有外伤的危险** 与受累关节肿胀、功能障碍有关。
3. **有皮肤完整性受损的危险** 与患者使用支具、长期卧床有关。
4. **焦虑** 与疾病易反复、治疗时间长有关。
5. **知识缺乏** 缺乏本病的医疗护理知识。

六、计划与实施

通过及时的治疗和护理，患者基本生活需要能得到满足，无外伤发生，皮肤完整，内心焦虑感减轻，患者骨关节功能得到最大限度的恢复，防止畸形，减少残疾，避免并发症的发生。

（一）用药护理

常用的药物有异烟肼、利福平、吡嗪酰胺、链霉素、乙胺丁醇与氨硫脲为一线药物。链霉素对第Ⅷ对脑神经的毒性作用很大，儿童患者应用后产生神经性耳聋甚多，现已不将链霉素作为首选药物。为了提高疗效，目前多主张联合用药。一般主张异烟肼＋利福平＋吡嗪酰胺，或异烟肼＋利福平＋乙胺丁醇。按疗程的长短分为短程疗法与标准化疗法。凡用药不超过9个月的称为短程疗法。短程疗法不适用于肺外结核病，特别是骨结核，主张骨结核的疗程不得少于12个月，必要时延长至18~24个月。骨结核的化学治疗应该个体化。

1. **异烟肼** 商品名为雷米封，为无色透明结晶状。其作用机制主要是抑制结核杆菌脱氧核糖核酸（DNA）的合成，从而起到杀死细胞内外结核菌的作用。异烟肼成人剂量为每日300 mg，分3次口服，或早晨一次顿服。由于骨关节结核病灶处供血差，药物渗入慢，因此一般主张口服两年。异烟肼毒性较低，常规剂量很少发生。常见毒副反应有：①周围神经炎：这是最主要的毒性作用，最初表现为腿部感觉异常，继之出现刺痛或烧灼感，以后可发展至手部；②对中枢神经系统的影响：患者表现为欣快感、记忆力下降、注意力不集中、头痛、眩晕、失眠、嗜睡甚至精神失常；③对肝脏的影响：少数患者会出现食欲不振、腹胀、谷丙转氨酶升高等，偶可引起黄疸性肝炎；④其他：如视神经炎、粒细胞减少、皮疹等。

异烟肼治疗前及治疗中应定期检查眼及视力，注意有无视神经炎症状。并要求患者及时汇报，如有无手足麻木、刺痛、烧灼感等感觉异常，以便及时停药处理。

2. 利福平　本药对结核杆菌具有杀菌作用，常与异烟肼联合应用。成人使用剂量为450mg 早晨一次顿服。利福平及其在体内的代谢产物呈橘红色，因而患者服药后大便、小便、泪及汗液常可变成橘红色。护士应告诉患者这一现象，避免患者惊惶失措。利福平对肝有毒性作用，因此用药 3 个月后应检查肝功能，视肝功能情况决定是否继续用利福平，一般应用利福平的时间为 3 个月。

3. 乙胺丁醇　对结核杆菌具有抑菌作用，成人剂量为750mg 一次顿服。乙胺丁醇偶见有视神经的损害，主要表现为视力下降、视物模糊、红绿色弱、视野缩小等。

4. 吡嗪酰胺　常与其他抗结核药物联合应用。常见的毒副反应包括肝脏损害、关节痛、过敏反应、皮肤反应及胃肠道反应等。

护士在给抗结核药时应嘱咐患者遵医嘱按时服药，同时应注意观察用药后的反应，如发现异常应及时告知医师。

（二）卧床休息与局部制动

1. 卧床休息　休息可使机体代谢降低，消耗减少，体温下降，体重增加，这样有利于体力的恢复，防止结核菌的扩散。患者应在一个阳光充足、空气新鲜、通风良好、清洁卫生、安静舒适的环境中治疗与休养，要有充足的睡眠时间。病情好转后可适当进行活动，如做体操、散步、打太极拳等，每周坚持 3 ~ 5 次，每次半小时左右，切忌剧烈活动。

2. 局部固定　局部固定可使受累的关节活动减少，负重减轻，既能防止病变扩散，又能减少疼痛和肿胀，有利于组织修复。肢体关节结核可用牵引带或石膏托固定于关节功能位置。脊椎结核患者脊柱不稳或出现脊髓压迫时，患者应绝对卧硬板床休息，起床活动时需穿戴支架。一般小关节结核固定期限为 1 个月，大关节结核要延长到 3 个月。

（三）饮食护理

每日总热量应在2000 ~ 3000cal 左右，对于食欲较差的患者，应暂时降低一些能量，而以少食多餐的方式供给质量较高的食物、半流质或流质食品。如病灶炎症降低，体温和血沉正常者，可适当逐渐增加活动，同时应相应增加能量供给。食物中应含丰富的蛋白质，每日每公斤体重按 1.5 ~ 2.0g 供给，以补充体内被消耗的蛋白质和增强机体免疫功能。首选的食品为牛奶，其他可选的食品有瘦肉、乳类、蛋类、豆制品、鱼类等。食用富含维生素 C 的食物，以增强体内代谢过程，可指导患者多吃绿叶蔬菜、新鲜水果、海藻类食品，如紫菜、海带等。另外补充富含维生素 D 和钙的食物，如动物内脏、蛋黄、乳制品、鱼肝油、虾皮等，以帮助组织修复和钙化。

（四）手术疗法及护理

主要为病灶清除术，即将病灶部位的死骨、脓肿、干酪样物质及肉芽组织等彻底清除。病灶清除术的指征为：①病灶内有大块死骨或较大脓肿不易自行吸收者；②慢性窦道经久不愈者；③脊柱结核合并截瘫者；④单纯性骨结核或滑膜结核经药物治疗未能控制，即将发展成为全关节结核者。对于晚期全关节结核者，由于产生严重关节畸形和功能障碍，应做病灶清除术及关节融合术等。

术前应积极改善患者的营养状况，纠正贫血，增强患者的体力。进行有效抗结核治疗

2～4周，有慢性窦道者应给予敏感抗生素3～7天。如做经胸病灶清除术的患者，术前应锻炼吹瓶法，以增加肺活量。术后护理如下：

1. 脊柱及髋关节结核手术较大，在手术当天输血、输液常为3000～4000ml。护士应严密观察患者病情，监测生命体征的变化以防发生休克。

2. 脊柱手术后，需观察肢体的知觉和运动情况。四肢手术后应注意观察肢体末梢的血运情况，如皮肤颜色和温度、知觉、运动、有无肿胀等。

3. 对于脊柱结核病灶清除患者，术后在给予翻身时要稳而轻，采取"轴线翻身"的原则，保证脊柱在一直线上，以防止脊柱扭转等。

4. 晚期膝、踝全关节结核患者做完病灶清除术后，常需做关节加压融合术，护士应每日检查关节夹的松紧，观察针眼处有无感染。

5. 加强术后伤口引流护理　对颈椎或胸腰椎结核的患者，做好术后各引流管的护理。

6. 需长时间卧床或局部制动者，在病情稳定后，应适当在床上运动，以改善心肺功能，防止长期固定造成患肢肌肉萎缩、关节强直、骨质脱钙等。护士应指导患者做床上操：抬头及转头（颈椎及胸椎患者免做），反复4次；两臂伸直上举，并做伸屈活动，反复4次；两臂外展扩胸，反复4次；腹式呼吸运动，反复4次；两腿伸屈及直腿抬高（腰椎或腰骶结核者免做），反复4次。

（五）心理护理

结核病患者在患病期间往往存在着自卑感，针对结核病患者的心理特点，在患者住院期间及在家继续治疗期间，作为护理人员和家庭成员均应该严格按照患者的病情而进行适当的心理护理，以提高药物疗效和增强患者战胜疾病的信心。

1. 发挥同情心　对于那些忧心忡忡，整天处于紧张状态的患者，应该主动热情地关心他们，主动倾听患者的主诉，以积极的态度去护理患者。禁止"谈痨色变"，以免给患者增加负面影响，在做好自我保护，消毒隔离的过程中，应把利害关系向患者讲清楚，以取得合作。

2. 耐心引导，帮助患者树立战胜疾病的信心　由于结核病患者治疗时间长，患者往往不能坚持正规服药，而是盲目求医。对此，护士应正确引导，耐心劝阻，鼓励和帮助他们树立"既来之，则安之"的静养心境，树立战胜疾病、恢复健康的信心和勇气，增强患者心理的承受能力，调动患者的积极因素，使患者振作精神，主动配合执行医疗及护理方案。

3. 采用文娱、音乐治疗　结核病患者往往情绪比较低落，护士应建议患者选择一些生动活泼的戏剧、电视小品、相声、欢快的音乐、歌曲等进行欣赏，这样可使低落的情绪兴奋起来，使患者忘记疾病所带来的烦恼和生活中的琐事。另外，在病情允许的情况下，可适当地进行活动，以增加组织器官的新陈代谢，改善大脑的思维环境。

4. 调节饮食，舒心养神　食物与情绪有一定的关系，食用新鲜的食品、蔬菜，可使人增加营养外，还可达到镇静、安神、健脑的作用。

（六）健康教育

指导患者出院后应保持精神愉快，注意休息，避免过度劳累。可适当进行锻炼，做一些与疾病无害的活动，如散步、做体操等。注意高营养饮食，忌生冷食物。注意防风防寒。坚持按时准确服用抗结核药物，并观察有无药物反应。嘱患者出院后3个月到医院复查。

七、预期结果及其评价

经过治疗和护理，患者生理需要得到满足，无外伤发生，皮肤完整无破损，焦虑感减轻，心理舒适感增强，能按时主动服用抗结核药物。

第四节　关节脱位患者的护理

一、概述

关节脱位（俗称脱臼）是指组成关节各骨的关节面，因外力或病理的破坏而移位，失去正常的对合关系。一般外伤性脱位多发生于中年人，男性较女性多见，而儿童和老年人少见。先天性脱位多见于女性儿童。

（一）按脱位产生的原因可分为

1. **损伤性脱位**　因直接暴力或间接暴力作用于正常的关节引起的脱位，这种脱位发生率最高。

2. **先天性脱位**　因胚胎发育异常或胎儿在母体受外界因素的影响而引起的脱位，如先天性髋关节脱位。

3. **病理性脱位**　因关节的结构受到某种病变的破坏而产生的脱位，如结核、化脓性关节炎、肿瘤等所导致的脱位。

4. **习惯性脱位**　即损伤性关节脱位经复位后屡次复发者，最常见于肩关节。

（二）按脱位程度可分为

1. **完全脱位**　是指脱位后两关节面完全失去正常对合的关系。

2. **不完全脱位或半脱位**　是指脱位后两关节面部分失去对合关系。

（三）按脱位后的时间可分为

1. **新鲜脱位**　是指脱位未满 3 周。

2. **陈旧性脱位**　是指脱位时间超过 3 周以上，一般闭合复位困难，而常需切开复位。

（四）按脱位后皮肤是否破损而分为

1. **闭合性脱位**　是指皮肤完好。

2. **开放性脱位**　是指关节软骨面与外界空气相通。

关节脱位中以肩关节最为多见，其次为踝、肘、髋关节等。

二、病因和发病机制

脱位多为外伤引起，亦可因关节结核、化脓性关节炎、肿瘤等引起。

（一）肩关节脱位

这是全身关节脱位中最多见的一种，这是由其解剖特点所决定的。肩关节是由肩胛骨的关节盂和肱骨头构成的，其关节盂小而浅，而肱骨头较大，呈半球形，周围关节囊、韧带薄弱、宽大而松弛，所以它能做各个方向的活动，如外展、内收、前屈等运动。在整个关节的前、上、后方有坚强的肌肉保护，而下面较薄弱，因此一旦有外伤，肱骨头最易从此处脱出。肩关节脱位根据肱骨头脱位方向可分为前脱位、后脱位、上脱位及下脱位四型，以前脱位最多见。由于暴力大小、力作用的方向以及肌肉的牵拉，前脱位时，肱骨头可能位于锁骨下、喙突下、关节盂下。

（二）髋关节脱位

髋关节由髋臼和股骨头组成，髋臼深而大，能容纳大部分股骨头，两者互相密合，形成真空，能互相吸引，关节囊和周围韧带较坚强，其结构稳固，只有在强大暴力下才能脱位。髋关节脱位可分为后脱位、前脱位和中心脱位，以后脱位最为常见。

（三）肘关节脱位

肘关节是由肱骨滑车和尺骨半月切迹、肱骨小头近端关节面构成。由于尺骨半月切迹前端冠状突较短小，关节囊的前后壁没有韧带加强，因此容易发生脱位。肘关节脱位可分为后脱位、侧脱位和前脱位，其中后脱位最为常见。

三、病理

主要表现为关节囊撕裂、关节脱位。在脱位的过程中关节囊撕裂或经关节边缘处撕脱，有时伴有关节缘处骨折或肌腱韧带的断裂。移位的骨端压迫神经血管甚至使之损伤，肩关节脱位可使臂丛神经损伤，髋关节脱位后可使坐骨神经挫伤，肘关节后脱位可使肱动脉和神经同时损伤。脱位后产生血肿，血肿机化钙化后可形成骨化性肌炎，若关节软骨面损伤，可造成骨关节炎。

四、护理评估

（一）健康史

评估患者是否受到机械伤害、跌倒等意外伤害；有无骨关节其他疾病，如关节结核、化脓性关节炎、肿瘤等。

（二）身体评估

损伤的关节处疼痛、肿胀；关节盂空虚，畸形；肢体缩短或延长、功能障碍，可于脱位关节附近触及不正常的骨性突起及骨性标志关系改变。

1. 肩关节脱位　临床主要表现为患肩疼痛、肿胀、功能受限，外观呈"方肩"畸形、上臂呈弹性固定于半外展位。肩峰下有空虚感，在腋下、喙突下或锁骨下可触到肱骨头。典型体征为 Dugas 征，即患肢处于轻度外展和前屈位，肘部离开胸壁的固定姿势，如使肘部贴近胸壁，则患侧手不能触及对侧肩部。如先将手置于对侧肩上，则肘部不能贴近胸壁。

2. 髋关节脱位　临床主要表现为患部疼痛、关节功能障碍。后脱位时患肢缩短，髋关节呈屈曲、内收、内旋畸形，并在臀部可摸到上移的股骨头。前脱位患者可见患肢增长，并呈外展、外旋和屈曲位畸形，可在腹股沟下摸到股骨头。

3. 肘关节脱位　临床主要表现为肘关节呈弹性固定于半屈位，患部剧痛，不敢活动，前臂缩短，肘部呈明显的畸形和肿胀，肘后三角失去正常关系，肘前方可摸到突于皮下的肱骨远端，肘后可摸到显著后突的鹰嘴。

常见的并发症有：①骨折；②神经损伤：主要表现为神经牵拉损伤或压迫，极少发生神经断裂，如肩关节脱位可压迫腋神经或臂丛神经，致使三角肌麻痹；③血管损伤：不多见，多为压迫伤；④骨端关节面缺血坏死：多见于髋关节脱位后股骨头无菌性坏死，可高达20%；⑤外伤性关节炎：下肢比上肢多见，尤以髋关节为多。

（三）辅助检查

X 线检查可明确脱位的情况，有无合并骨折等。

（四）心理社会评估

评估患者对疾病的反应，如焦虑、害怕等。评估患者的生活方式、社会角色、身体心理等是否受到疾病的影响。评估患者对疾病治疗的态度。

五、护理诊断及医护合作性问题

1. 疼痛　与关节脱位有关。

2. 有皮肤受损的危险　与使用夹板、石膏固定有关。

3. 躯体移动障碍　与患肢制动有关。

4. 焦虑　与关节突然制动，出现神经血管症状有关。

5. 知识缺乏　缺乏本病的医疗护理知识。

六、计划与实施

通过治疗与护理，患者疼痛减轻，皮肤完整，内心焦虑感减轻，无并发症的发生。

（一）协助医师及时复位

1. 手法复位　应在无痛和肌肉松弛的条件下进行，上肢可使用局麻以使肌肉松弛，下肢因为肌力强，不易松弛，因此可用全身麻醉或硬膜外麻醉进行整复。复位的原则是使脱位的关节端，按原来脱出的途径倒退回原来的地方，并要严格遵循各关节脱位的复位操作方法，严禁动作粗鲁，以免造成骨折或血管神经的损伤。复位成功的标志是被动活动正常，骨性标志正常，X 线片显示已复位。复位失败往往是麻醉不完全，肌肉不松弛和复位手法不正确所致。要研究失败原因，采取有效的措施。不要盲目反复复位，否则将造成软组织的严重损伤，形成大量瘢痕。

（1）肩关节脱位的复位：足蹬法：患者于仰卧位，术者站在或半坐于患侧床边，将与患肢相同侧的一足置于患者腋下向外推动肱骨头，双手握住患肢部向下用力牵引，足跟向上蹬住腋窝作对抗牵引，同时在持续牵引下内收和内旋上臂，即可复位（图84-2）。

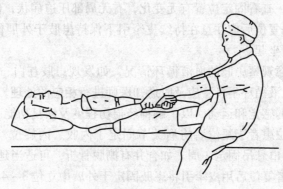

图 84-2　足蹬法

（2）髋关节脱位的复位：Allis 法：即提拉法，患者为仰卧位，一助手蹲下用双手按住髂嵴以固定骨盆。术者面对患者，弯腰站立，先使髋关节和膝关节屈曲至90°，然后用双手握住患者的腘窝做持续牵引，待肌肉松弛后，略作外旋，便可以使股骨头还纳至髋臼内。如感到有明显的弹跳和响声，则提示复位成功（图84-3）。

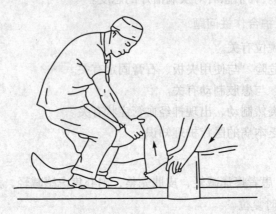

图84-3　Allis 法

（3）肘关节手法复位：患者取坐位，局部或臂丛麻醉（如损伤时间在30分钟以内也可不施麻醉）。助手紧握上臂，术者一手握住患肢腕部，沿原有畸形方向牵引，另一手拇指从肘前将肱骨下端向后推压，余指将鹰嘴向前提拉即能复位。

2. 切开复位　切开复位的指征是：伴有骨折使手法复位失败者；有软组织嵌入使手法复位失败者；陈旧性脱位复位失败者；脱位伴有骨折复位后关节不稳定，易再脱位者。

（二）保持有效的固定

1. 向患者及其家属说明关节脱位复位后固定和牵引的重要性和必要性，取得患者的合作。指导正确有效的固定（或牵引）可加快软组织的愈合，并防止关节再脱位。

2. 经常观察患者，查看固定位置有无变化，有无局部压迫症状，保持患肢于功能位置。尤其是髋关节脱位手法复位后应注意在持续皮牵引下保持患肢于外展位，防止髋关节屈曲、内收、内旋，严禁患者坐起。

3. 固定期间应注意观察患肢的血液循环情况，如发现患肢苍白、发冷、大动脉搏动减弱或消失等，均提示血液循环不良，应及时通知医师进行相应的处理。

4. 定期检查患肢的感觉和运动，以了解神经损伤程度及恢复功能。

5. 对于肩关节脱位患者于复位后将肩关节固定于内收、内旋位，屈肘90°，患肩腋下置一棉垫，前臂用三角巾悬吊固定3周。如合并有撕脱骨折，可适当延长固定时间。

6. 髋关节脱位患者复位后用皮牵引将患肢固定于外展中立位3~4周，在此期间不要做盘腿、并腿等动作，以防髋关节再次脱位。3个月内患肢不能负重，以免缺血的股骨头受压变形，影响正常的行走功能。

7. 肘关节及其他关节脱位者固定时间一般为3周，对陈旧性脱位或伴有小片骨折者固定时间可适当延长。

（三）健康教育

1. 指导患者科学合理的功能锻炼，防止因锻炼不当或恢复日常活动过早而引起的习惯性脱位。

2. 为了促进关节功能的早日恢复，防止关节功能障碍，避免发生再脱位，应指导患者在关节脱位复位后数日就要开始适当的关节周围肌肉的收缩活动和其他关节的主动运动，这样有利于增加血液循环，消除肿胀，防止发生关节僵硬和失用性萎缩。解除固定后逐步进行患肢的主动功能锻炼。切开复位者应适当延迟功能锻炼的时间。

3. 肩关节脱位患者的功能锻炼

（1）复位后用三角巾悬吊患肢于胸前，固定期间活动腕部和手指。疼痛、肿胀减轻后，可指导患者健侧缓慢推动患肢外展与内收活动，活动的范围以不引起患肩疼痛为限。

（2）3周后指导患者进行弯腰、垂臂、甩肩锻炼，患者弯腰90°，患肢自然下垂，以肩为顶点做圆锥形环转运动，开始范围小，然后逐渐扩大运动的范围。

（3）4周后指导患者做手指爬墙和手高举摸顶的锻炼。患者面对或侧身对墙而立，患手摸墙，用手指交替上爬直至肩关节上举完全正常。手高举摸顶，患侧手触摸头顶后逐渐向对侧移动，患侧手越过头顶触到对侧耳朵，或锻炼用患手触摸对侧肩胛骨，使肩关节功能完全恢复正常。

4. 髋关节脱位患者的功能锻炼

（1）复位后在皮肤牵引固定下行股四头肌收缩锻炼、双上肢及患肢踝关节的活动。

（2）3日后进行抬臀练习。

（3）去除皮牵引后，指导患者用双拐练习步行。

（4）髋关节脱位后有发生股骨头坏死的可能性，因此患肢不能过早负重，最好观察3个月，经X线检查证实股骨头血液循环良好后方可弃拐步行。

5. 肘关节脱位患者的功能锻炼

（1）固定期间可做伸指握拳等锻炼，同时在外固定保护下做肩、腕关节的活动。

（2）外固定去除后，锻炼肘关节的屈伸活动及肘关节周围肌力。锻炼时应注意主动锻炼为主，被动活动时应轻柔，以不引起剧烈疼痛为度，切忌粗暴，以免引起骨化性肌炎而加重肘关节僵硬。

（四）疼痛的护理

1. 及时给予患者精神安慰，减轻紧张心理，并适当应用镇静剂，缓解疼痛。

2. 护士应协助医师及时复位。

3. 脱位早期应给予患者冷敷，超过24小时后局部热敷以减轻肌肉的痉挛。

4. 在移动患者时应托扶患肢，动作轻柔，避免因动作剧烈而引起的疼痛。

（五）消除肿胀

1. 早期予以局部冷敷，以减轻损伤部位的出血和水肿。

2. 改善血液循环，促进渗出液的吸收。常用的方法有超声波疗法、电疗法、蜡疗等。

3. 晚期使用热敷，可以促进血肿、水肿的吸收。

七、预期结果与评价

经过治疗和护理，患者自述疼痛减轻；皮肤完整，无破损发生；基本生活需要得到满足；焦虑感减轻，舒适感增加；患者能说出关节脱位的功能锻炼的方法，并坚持锻炼。

（邹海欧　张　欢）

第五节　骨质疏松症患者的护理

一、概述

骨质疏松症是老年人最常见的代谢性骨病。人类认识到老年人易发生骨折与骨脆性增加有关，距今至少有两百年的历史，但"骨质疏松"一词是19世纪中叶首先由Pommer提出的。世界卫生组织对"骨质疏松"的定义是以各地区年轻成人的骨质密度平均值，减去2.5个标准差为标准，当骨质密度低于此标准时，即称为骨质疏松症。以下是在女性中应用的四种综合诊断标准：

（1）正常：骨密度或骨含量在年轻成人均值的1个标准差以内。

（2）低骨量（骨量减少）：骨密度或骨含量比年轻成人均值低1.0~2.5个标准差。

（3）骨质疏松症：骨密度或骨含量比年轻成人均值低2.5个标准差以上。

（4）严重的骨质疏松症：骨密度或骨含量比年轻成人均值低2.5个标准差以上，并伴有一处或多处的脆性骨折。

1993年国际上对骨质疏松症的最新定义，包括三个方面：①"骨质疏松症"为一组疾病，所表现的是骨密度的降低；②骨质疏松症的病理变化是骨小梁变薄、断裂形成空洞；③造成骨折发生率的增加。

近年来随着科学的发展和人类的进步，老年人口迅速增加，骨质疏松的发病率也随之出现了增加的趋势。欧美一些国家的统计结果显示，目前骨折的发生率每10年增长40%~60%。Cooper等预计，至2050年全世界65岁以上的老年人将由目前的3.23亿增加到15.55亿，届时髋部骨折的发生人数也将由166万增加到626万。目前骨质疏松症在世界常见病多发病中已跃居第7位，估计患病总人数已超过2亿。据官方统计，美国每年用于骨质疏松症方面的直接和间接费用达100亿美元，骨质疏松症所造成的如此巨大的社会和经济的负担，构成了一个严重的全球性问题，已经引起了世界各国的极大关注。尽管我国的确切患者数不详，但估计发病率相当高，而且随着老龄社会的到来还会逐渐增高。骨质疏松症分为原发性和继发性两种。

（一）原发性骨质疏松症

为临床上最为常见的骨质疏松类型。

1. 绝经后骨质疏松症　主要见于50岁以上的绝经妇女。其发病主要是因为绝经所致女性雌激素缺乏。雌激素能刺激成骨细胞的产生，同时可抑制破骨细胞的活性，雌激素不足可导致妇女骨质大量流失从而导致骨质疏松症。

2. 老年型骨质疏松症　老年男女皆可发生，但在65岁以上时，女性是男性的两倍。其发生原因主要是因为老年人活性维生素D合成的降低，导致钙的吸收大为下降，因而发生骨质疏松症。

（二）继发性骨质疏松症

可见于任何年龄的男性或女性，是由其他因素而造成的。

1. 先天性　常见于成骨发育不全、性腺发育不全、染色体疾病等。

2. 获得性

（1）内分泌系统疾病：如皮质醇增多症、甲亢、肢端肥大症、性腺功能低下、卵巢切除、垂体功能低下、糖尿病等。

（2）消化系统疾病：慢性肝胆疾病、吸收不良综合征、胃肠切除、慢性胰腺炎、腹泻、进食障碍等。

（3）肾脏系统疾病：慢性肾衰竭等。

（4）营养性：维生素 C 缺乏、维生素 D 缺乏、蛋白质缺乏、营养不良等。

（5）失用（制动）性：长期卧床、失重（太空飞行）、瘫痪等。

（6）肿瘤：多发性骨髓瘤、白血病、淋巴瘤、其他恶性肿瘤及转移瘤等。

（7）药物：糖皮质激素、肝素、咖啡因、利尿剂、抗癫痫药物及免疫抑制剂等。

（8）其他：类风湿性关节炎、缺氧、吸烟、酒精中毒、妊娠等。

本节主要讨论原发性骨质疏松症。

二、病因和发病机制

多数人认为原发性骨质疏松症的发生可能是由于在骨的再建过程中，激素的系统调节和各种细胞因子的局部调节发生变化，导致激活频率增加或骨吸收和骨形成的偶合机制障碍，使骨再建失衡，从而引起骨质疏松。骨质疏松症常与下列因素有关：

（一）先天性因素

1. 年龄　骨骼的生长和发育起自胚胎时期，并持续到出生后20多年。成年人骨骼的数量不再发生变化，但骨的代谢持续不休，只是骨的生成与骨的吸收这两个过程处于平衡状态。当年龄超过40岁以后，骨的生成保持不变，但骨的吸收却有所增加。有资料显示，数十年后的骨组织数量仅为30岁时的一半。

2. 遗传因素　父母亲患有骨质疏松症的子女，患骨质疏松症的比率要比一般人高。

3. 种族　骨质疏松症在不同地区、不同人种中的发病率不一样。一般来说在白种人中最为明显，尤其是西欧和北欧的妇女，黄种人次之，黑种人发生概率最少。

4. 性别　男女皆可患有骨质疏松症，但女性的发生率是男性的6~8倍。

（二）后天性因素

1. 吸烟　有资料显示烟中的尼古丁会增加钙质从尿中大量排出，因而抽烟的人易患骨质疏松症，特别是每日吸烟一包以上的人。

2. 饮酒　长期酗酒者可能会因为营养状况差及酒精的毒性作用，而使人易患骨质疏松症。

3. 过量的咖啡因摄取　和尼古丁一样，咖啡因也会增加钙质的排出，而使人易患骨质疏松症，特别是每日喝4~5杯或更多咖啡的人。

4. 营养不均衡　挑食者、钙质缺乏者、蛋白质缺乏者均易患骨质疏松症。

5. **长期不动的生活形态** 如久坐、久站或长期卧床、坐办公室、缺乏运动者，易患骨质疏松症。有调查表明，城市居民要比乡村居民更易患骨质疏松症，这可能与城市居民长期不动的生活方式有关。

6. **体格** 身材瘦小、体重过轻者，特别是停经后的瘦小妇女，较易发生骨质疏松症。

7. **停经** 停经后的妇女，由于雌激素分泌骤减，可造成骨质快速的流失。

三、病理

由于各种原因导致的骨骼内矿物质大量的流失，骨骼的外表是没有变化的，而骨量却降低了。骨骼内孔隙增大、变多，骨小梁量减少，骨皮质变薄，造成骨质密度降低，如同已腐蚀的梁柱，没有能力承受重量，患者即使只承受一点点压力，都容易形成骨折的严重结果。

四、护理评估

（一）健康史

应询问患者有无家族史。询问患者有无不良的生活史，如长期吸烟、饮酒、缺乏运动、过度挑食等。询问患者有无长期服用某些药物或食物，如咖啡、激素药物、利尿剂等。

（二）身体评估

骨质疏松症早期并没有明显的症状，很多患者平日没有症状，直到发生了骨折、疼痛、身高变矮时才到医院就诊。因此，有人称此种病为"隐性杀手"。

1. **身体变矮、驼背** 人体身高变矮的主要原因在于脊椎的变化，理论上说脊椎是由一节节的骨骼堆砌而成的，当骨质疏松时，就会塌陷下来。因此，人的身高会变矮，脊椎外观呈脊柱后弯，出现驼背。严重的脊柱畸形可使肋骨与髂峰相接触，引起下部肋骨的疼痛，同时可能会压迫胸腹腔脏器而导致呼吸困难和胃肠道症状。

2. **腰酸背痛** 早期是局部的，后来可能会散布全身。老年人常认为腰酸背痛是正常现象，常被多数人所忽略。

3. **骨折** 骨折及其并发症是骨质疏松症最常见的临床症状，当无诱因或仅是轻微的碰撞就发生骨折时，应怀疑患有骨质疏松症。最常见的骨折部位是脊椎、髋骨和腕骨。其中以髋骨骨折最为严重，大部分患者会因为疼痛、行动困难而长期卧床，进而导致各种并发症的发生。

（三）辅助检查

1. **血生化**

（1）血钙：一般患者的血钙可维持在正常范围内，但如骨质疏松严重，发展快速，则血钙会升高。

（2）血磷：磷在骨骼代谢中起着重要的作用，它可促进骨的形成和矿物质的沉积，在骨质疏松患者中血磷浓度常降低。

（3）碱性磷酸酶：血清中碱性磷酸酶与骨密度呈负相关。血清中碱性磷酸酶升高时，则骨密度下降。但一般骨质疏松患者的血清碱性磷酸酶可维持在正常范围内。

2. **尿液**

（1）尿钙：可反映体内钙代谢的变化，是监测骨质疏松及骨骼变化的重要指标。骨质疏松引起骨吸收加快时，尿钙也会增加。

（2）羟脯氨酸：是胶原蛋白的代谢产物。胶原蛋白占骨质的 90%～95%，骨质疏松时，骨质会大量分解，因此血液和尿液中的羟脯氨酸的含量会大量增加。

3. X 线检查　表现为骨密度下降，椎体成双凹状，骨皮质变薄，髓腔扩大。

4. 骨密度检查（bone mineral density，BMD）　是利用仪器在体外对人体骨骼中矿物质含量进行测量和分析的一种方法。通常以 g/cm^2 的单位表示，是指在仪器扫描过的单位平面面积内，共有多少骨矿物质。一般来说，骨质密度检查数值在 0.9 左右为正常，0.8 以下要注意，0.7 以下要治疗，0.6 以下就很容易发生骨折了。目前常用的方法是双能量 X 线骨密度检查（dual energy X-ray absorptiometry，DEXA），于 1987 年开始应用于临床，由于其辐射小，检查时间短且无痛、无创伤，是临床中较为常用的检查方法。应注意的是如果患者在近 5 日内曾经做过影像学的检查，如 MRI、CT、X 线等不宜再做此种检查。另外妊娠妇女禁止做这项检查。

5. 其他检查　骨质疏松症的原因很复杂，内分泌疾病是导致骨质疏松症的常见原因，因此患者可做下列相关的内分泌检查：甲状腺功能检查、肾上腺皮质功能检查、性腺功能检查等。

（四）心理社会评估

评估患者对骨质疏松症的认知及对疾病的反应，评估患者家庭支持系统对此病的认识以及家庭是否能承受治疗费用。由于对本病了解不够，患者会产生焦虑心理。

五、护理诊断及医护合作性问题

1. 疼痛　与骨折有关。
2. 有受伤的危险　与骨量减少、骨脆性增加有关。
3. 活动无耐力　与疼痛有关。
4. 知识缺乏　缺乏本病的医学知识。
5. 焦虑　与患病有关。

六、计划与实施

通过治疗与护理，患者疼痛减轻，无外伤发生，能遵医嘱按时、准确地服用药物并坚持合理饮食，焦虑感减轻，情绪稳定。

（一）疼痛护理

1. 卧床休息　仰卧或侧卧数天到一周，可解除疼痛，床垫应坚固且无凹陷。
2. 服用药物　评估患者的疼痛程度以决定是否需要使用止痛剂，药物包括麻醉性或非麻醉性止痛药物、肌肉松弛剂或抗炎药物等。
3. 使用辅助用物　如腰围等，可限制脊椎的活动度。特别是在下床活动时，腰围给予脊柱支持，可减轻疼痛。
4. 热疗的应用　疼痛部位可使用湿热敷，促进血液循环，以减少肌肉痉挛，借此达到减轻疼痛的目的。
5. 肌肉按摩　减少因肌肉僵直所引发的疼痛。

（二）积极预防意外伤害及骨折的发生

凡是患有骨质疏松症的患者，最令人担心的是跌倒，因为这样易产生骨折，其中脊椎、髋骨及腕骨是三个最容易发生骨折的部位。腕部受伤的年龄层多在 50～60 岁，因为这个年龄层的人还有足够的反应，当他们跌倒时，还来得及用手撑到地上。70 岁以后，如不慎跌倒，常来不及反应就跌倒在地上，因此常造成脊椎或髋骨的骨折。另外，住院患者易于傍晚及用餐时间跌倒，因此护理人员应加强这个时间段的照明及生活护理，以尽量避免跌倒。

1. 注意患者周围环境的安全　老年人由于动作缓慢、肢体协调欠佳，反应力差且视力衰退，很容易跌倒，因此要注意周围环境安全。

（1）地板：不可在地板上散布小物品及障碍物，避免使用过滑的地板和松脱的地毯。

（2）家具：患者家中的家具不可经常变换位置，因为老年人的活动模式一旦定型，很难改变。

（3）灯光：患者由于年纪大且视力下降，因此照明设备应充足，特别是卧室、浴室及厨房的灯光。

（4）浴室：许多患者的意外是在浴室中发生的，因此应保持浴室地面不滑并保持干燥。

2. 患者的穿着要合适

（1）应避免穿易滑且易跌倒的鞋，如高跟鞋、有鞋带的鞋或过大的鞋等。

（2）衣服太松或衣带太长的衣服易绊倒，因此老年人衣服要方便实用、大小适中且有利于活动。

3. 日常生活中应注意的事项

（1）日常所需的用物，如茶杯、开水等物品应尽量放置在床边，以便于患者的取用。

（2）避免突然伸懒腰、扭转、弯曲等动作，以防止腰部损伤。

（3）避免过度的劳动或突然的撞击，且在改变动作时动作要缓慢，以免发生骨折。

（4）告诉患者正确的弯腰、举物及坐、站姿。

（5）必要时，可建议患者使用手杖或助行器，以增加活动时的稳定性，预防跌倒。

（6）有些药物会引起眩晕、嗜睡、四肢软弱等副作用，因此要指导患者注意观察服药后的副作用，注意用药后的安全。

（7）定期测量身高，注意有无变化，以了解脊椎塌陷的程度。

（三）饮食指导

1. 摄取足够的钙质　护士应教导患者均衡饮食的重要性，尤其是要摄取足够的钙质和维生素 D。钙质最好的来源是奶制品，如鲜牛奶、奶酪、酸奶等。患者每日最好喝 2～3 杯的牛奶，若需限制脂肪和热量，则可喝脱脂牛奶。其他富含钙的食物有：①绿叶蔬菜类：如荷兰豆、毛豆、韭菜、葱、菠菜、蒜、空心菜、香菜、油菜、雪里红、干香菇、木耳、枸杞、芥蓝菜、苋菜、干紫菜、发菜等；②蛋类：鸡蛋、鸭蛋、鸽蛋、鹅蛋等；③豆类及豆制品：豌豆、红豆、绿豆、豆腐、蚕豆、豆腐干、豆豉等；④肉类：如猪肉、肉松等；⑤海产类：如海蜇皮、牡蛎、金梭鱼、虾、螃蟹、虾米等；⑥水果类：如柠檬、葡萄干、黑枣、红枣、橄榄等；⑦坚果类：如栗子、瓜子、花生米、杏仁、莲子干等。

2. 摄取足够的维生素 D　钙质必须经肠道吸收才能进入骨骼中，而钙质在吸收过程中，必须有维生素 D 的协助，才能进入血液中。青年成人每日需维生素 D 400IU，老年人需维生素 D 800IU。维生素 D 最佳的来源是照射阳光，所以应指导患者每日保持 15～20 分钟晒太阳的户外活动，这样有助于合成体内所需的维生素 D。另外可多食用富含维生素 D 的食物，如沙丁鱼、小虾、鳕鱼、鱼肝油、瘦肉等。

3. 摄取足够的维生素 A 　维生素 A 缺乏时，骨组织会出现变性，而且还可使肾小管上皮损伤，影响钙质的吸收。富含维生素 A 的食物有牛奶、鱼肝油、韭菜、胡萝卜、菠菜、雪里红、油菜、辣椒、杏、芒果、琵琶等。动物肝脏、蛋黄、黄油、奶酪的维生素 A 含量亦高，但老年人不宜常用。

4. 摄取足够的维生素 C 　体内缺乏维生素 C 时，骨骼内的蛋白质、多糖类物质的代谢会出现障碍，而这两种物质正是组成骨基质的基本成分，所以维生素 C 缺乏时，会造成骨质疏松症。富含维生素 C 的食物有新鲜蔬菜、水果、酸枣、红果、沙田柚等。

5. 减少或避免饮酒 　酒精对胃肠道黏膜有明显的刺激作用。长期饮酒，除了会造成胃肠道及肝脏的损伤外，亦可引起消化道对钙、磷、蛋白质及维生素 D 的吸收障碍。另外还应尽量减少咖啡的摄入，因为食入大量的咖啡可促使钙从尿液及大便中排出，不利于骨质的增加。喝咖啡时，可加入脱脂奶粉，以增加钙量。

6. 积极戒烟 　烟草中的有毒物质会对肝脏及肾脏等器官造成损害，使维生素 D 的功能无法发挥，进而影响钙的吸收。因此戒烟对预防或延缓骨质疏松症的发生和进展有着积极的作用。另外，戒烟可使肌肉的兴奋性升高，肌肉力量增强，从而使全身活动量增加，有利于预防骨质疏松症的发生。

（四）正确服药

1. 服用钙剂治疗 　当从食物中不能摄取足够的钙质时，应指导患者服用钙剂以补充钙量。服用钙剂虽然不能使骨骼继续增粗，但可减少骨丢失，延缓骨质疏松症的发生。目前常用的钙剂有碳酸钙、磷酸钙、乳酸钙及葡萄糖酸钙等。在服用钙剂时，应注意以下几点：

（1）服用钙剂时要增加饮水量，以增加尿量，减少泌尿系结石形成的机会。

（2）服用钙剂时不可与绿叶蔬菜一起服用，因为绿叶蔬菜如空心菜、菠菜、苋菜等虽然含钙量很高，但含草酸及植物酸也很多，会形成钙复合物，减少钙的吸收。

（3）服用时最好在用餐时间外服用，空腹服用效果最好。

（4）应同时服用维生素 D，以利于钙的吸收。

2. 补充维生素 D 　维生素 D 是参与和调节骨代谢的重要物质，其主要作用为促进肠道对钙的吸收，增加骨的形成。应指导患者每天补充活性维生素 D，剂量为 $20\mu g$（即 800 个国际单位），但切忌用量过大，否则可引起维生素 D 中毒，其表现为食欲减退、乏力、心律不齐、恶心、呕吐、烦渴、腹泻、多尿、便秘等。

3. 雌激素治疗 　使用雌激素有增加胃肠道对钙的吸收、降低骨吸收和促进骨形成两方面的作用。从 20 世纪 60 年代起已有人开始进行绝经后骨质疏松症的雌激素替代疗法，如今雌激素治疗已成为防治雌激素缺乏所致骨质疏松症的最有效的药物。目前公认的最佳治疗方案是应用雌激素和孕激素周期疗法，口服雌激素最低有效剂量是炔雌醇 0.25mg/d 或复方雌激素 0.625mg/d，通常按每月 25 天为一周期来用药，在子宫切除的妇女不必使用孕激素，但在保留子宫的妇女可在服用雌激素后 10 天加用孕激素，如甲羟孕酮 5~10mg·d，以减少子宫出血。使用时应注意：

（1）必须在医师的指导下使用，用药的剂量要适当。

（2）与钙剂、维生素 D 等共同使用，效果较好。

（3）由于长期使用有致癌的可能，因此要告诉患者定期做乳房的自我检查，并且每半年做一次宫颈涂片检查、盆腔检查等，以便早期发现肿瘤。

（4）可与孕激素一起使用，这样可降低乳腺癌和子宫内膜癌的发生率。

（5）应每4～12个月进行一次疗效评估，包括骨密度检查、血清钙、尿液钙检查等。

（6）老年人合并有动脉硬化者用药应慎重，一般疗程不应超过3年。

（7）患有子宫内膜癌、乳腺癌、冠心病、血栓症的患者，禁止使用雌激素治疗。

（8）少数患者服药后可有白带增多、恶心、呕吐、头痛、腹胀、乳房胀痛等表现，应指导患者密切注意观察，并及时报告医师。

4. 降钙素 降钙素是一种重要的钙调节激素，能适当抑制破骨细胞的活性，减少骨中钙离子向血液中释放，从而降低血液中钙离子的浓度。同时，在骨质疏松骨折愈合的早期，降钙素能抑制Ⅲ型胶原mRNA的表达，防止过度炎性反应。在骨折愈合晚期，降钙素能促进成骨细胞Ⅰ型胶原mRNA的表达，抑制Ⅱ型胶原mRNA表达，从而促进软骨性骨痂向骨性骨痂转换，促进骨形成。临床中常用的为鲑鱼降钙素如密盖息，一般用法为50～100u，肌内注射，一天一次。少数患者可有恶心、呕吐、头晕、面部潮红并伴有发热感、关节痛、多尿等不良反应。

5. 双膦酸盐 这是目前较新的有效抑制骨吸收药物，其机制是附着于骨表面并抑制破骨细胞，以达到抑制骨吸收和减少骨结构重塑的频率而增加骨量，从而增加了骨单位的矿化作用。如阿仑膦酸盐（福善美），70mg，一周一次，服用时注意清晨空腹服用，服用后需保持立位至少30分钟，以免药物反流至食管灼伤食管。另外一种药物如密固达，一年输注一次，输注之前需静脉补液，进行水化，以减少药物对肾脏的损害。

（五）维持身体的活动

骨质疏松症患者往往需要利用休息来减轻疼痛等不适症状，但是长期卧床休息，可导致肌肉萎缩及骨质流失的现象。适当的运动和锻炼可促进骨的塑性和骨量的增加，同时运动也可改善患者的自身形象，提高身体的柔韧性，因此护士应鼓励患者尽量维持身体的活动度，可依病情协助患者做主动、被动的关节运动及等长的肌肉收缩运动。具体可包括参与日常活动，每日进行生理限制下的活动，应鼓励患者维持良好的身体机转与姿势，避免突然的弯腰、振动及用力高举的动作。

患者可在医务人员的指导下根据自身的年龄、条件和状况，选择合适的运动方式和运动量，一般以能耐受和不出现疲劳为宜。运动的种类可包括：①负重运动：走路、游泳、慢跑、骑车等，但保龄球、高尔夫球、网球、骑马等运动由于会扭曲脊椎且比较剧烈，有一定的危险；②伸展运动：可增加关节的活动度及肌肉的张力，并且可刺激骨骼及肌肉的血液循环。可实施的运动有深呼吸、扩胸运动、四肢的等长运动及全关节运动等。通常每周至少3次，每次至少30分钟，应根据患者的情况协助拟定运动计划，避免过度剧烈的运动，以免引起骨折。

在做运动前要做好准备活动，不可骤然运动，要循序渐进，因为骨质疏松患者除了骨骼脱钙、强度下降以外，与骨骼相关的韧带、关节囊、肌肉等结构的弹性、韧性、柔软性也都会降低。如果运动前未做充分的准备，突然进入运动状态，很容易造成软组织损伤，严重者还可出现骨折。另外，运动时应坚持持之以恒的原则，因为骨质疏松症是长期逐渐形成的，而运动所产生的效果是无法在短时间内被观察到的，所以必须坚持运动，才能有较好的效果。运动时，要使身体各部位尽可能做到均衡，且运动姿势应轻缓，避免摔倒。

（六）心理社会支持

当骨质疏松症影响患者的日常生活，并限制其活动时，不仅患者本人需要调整，其家属亦要面对此种状况。因此，护理人员要协助患者及其家属了解患者功能的限制，做好患者及其家属的心理护理。

（七）骨质疏松的预防

由于骨质疏松症常给老年人的生活带来极大不便和痛苦，一旦发生骨折又将危及生命，因此，要特别强调三级预防。

1. 一级预防　应从儿童、青少年做起，如膳食营养搭配要合理，应多食用含钙丰富的食品。坚持良好的生活方式，如坚持体育锻炼，多接受阳光照射，不吸烟，不饮酒，少喝咖啡、浓茶及碳酸饮料，少吃糖及食盐，动物蛋白也不宜过多食用，晚婚，少育，哺乳期不宜过长，尽可能保存体内钙质，以丰富钙库，将骨峰值提高到最大值，这将是预防生命后 1/3 时期发生骨质疏松症的最佳措施。

2. 二级预防　人到中年，尤其妇女绝经后，骨量丢失加快。此时期应每年进行一次骨密度检查，对骨密度偏低或每年骨骼丢失很快，如骨密度逐年明显减少的人群，应及早采取防治对策。多数学者主张，在妇女绝经过渡期及绝经后 3～5 年内应开始进行雌激素补充治疗，同时还要坚持长期预防性补钙，以安全、有效地预防骨质疏松，例如日本就主张用活性维生素 D 及钙来预防骨质疏松症。另外，还要积极治疗与骨质疏松症有关的疾病，如糖尿病、类风湿性关节炎、脂肪泻、慢性肾炎、甲状旁腺功能亢进、甲亢、骨转移癌、慢性肝炎和肝硬化等。不过在绝经最初的 3～5 年内，单纯补钙并不能预防此阶段由于雌激素缺乏造成的骨骼快速丢失。

3. 三级预防　对已经诊断为骨质疏松症的中老年患者，应积极进行抑制骨吸收（雌激素、降钙素、二磷酸盐、雷洛昔芬等）、促进骨形成（活性维生素 D、氟化物）的药物治疗，同时还应加强防摔、防碰、防绊、防颠等。对老年骨折患者应积极手术治疗，实行坚强的内固定，早期活动，止痛，促进骨生长，遏制骨丢失，提高免疫功能及整体素质。老年性骨质疏松症受到雌激素调控、营养状态、物理因素、免疫状况、遗传基因、生活方式、经济文化水平、医疗保健等八个方面的影响，若能及早加强平时的自我保健意识，提高自我保健水平，注意保护视力，减少外伤的机会，均有助于防止骨折。另外，积极进行科学干预，老年性骨质疏松也是可以延缓和预防的。

七、预期结果与评价

经过治疗和护理，患者疼痛减轻，无意外伤害及骨折的发生，能进行适当的运动；能坚持服用药物及摄取均衡的饮食，患者自述焦虑心理减轻。

（邹海欧　陈亚萍）

第八十五章 运动系统畸形患者的护理

关键词

developmental dislocation of the hip	发育性髋关节脱位
acetabulum	髋臼
femoral head	股骨头
femoral neck	股骨颈
pelvis	骨盆
spine	脊柱
hip joint	髋关节
capsula articularis	关节囊
frog position	蛙式位
human position	人体位
congenital scoliosis	先天性脊柱侧凸
idiopathic scoliosis	特发性脊柱侧凸
dysplasia of the vertebrae	椎体发育不良

第一节 发育性髋关节脱位患者的护理

一、概述

发育性髋关节脱位，过去称为先天性髋关节脱位，主要是髋臼、股骨近端和关节囊等均存在发育上缺陷而致关节的不稳定，直至发展为髋关节的脱位。如不及时治疗或处理不当，年长后可造成患髋和腰部疼痛，影响劳动能力。若矫正和恢复关节组成的正常关系，关节会随生长而正常发育，故又有人称之为先天性髋关节发育不良。本病不同的种族、地区发病情况差别很大，世界上高发区如意大利、法国发病率为9‰~12‰，我国六大城市对新生儿调查显示，平均发病率为3.9‰。女孩多见，男女之比为1:6，单侧比双侧多见，单侧中左侧又多于右侧。

二、病因及发病机制

发育性髋关节脱位的病因尚不清楚，但越来越趋向于先天因素作为基础，而出生后发育异常是主要原因。

维持髋关节稳定性的解剖学三因素是髋臼直径、深度与股骨头的比例；髋臼深度与圆韧带长度的比例；髋关节周围的肌肉、韧带和关节囊是否正常。近年来研究证明，出生时婴儿髋臼深度相对较浅，圆韧带长度生长速度远远快于髋臼深度，从而使髋关节活动度较大。这有利于胎儿娩出，而不利于髋关节稳定。加上分娩前母体分泌大量雌性激素，使胎儿的关节、韧带均处于极度松弛状态，一旦受到外力，如臀位产就很容易发生髋关节脱位。新生儿发育性髋关节脱位 3%~4% 是臀位产。

另外，髋关节脱位的发生还与生后婴儿下肢的姿势有关。蛙式位，即保持髋关节外展、外旋位，是髋关节最稳定的姿势。这就可以解释为什么我国南方或习惯背背婴儿的民族，其髋关节脱位发生率明显低于我国北方或习惯采用传统包裹婴儿（俗称蜡烛包）方法的民族。所以采用合理的襁褓方法可以预防并减少本病的发生。

其次，遗传因素也与髋关节脱位的发生有关。约 20% 的患儿有明显的家族史，且趋向于多基因遗传。

三、病理

骨骼、关节面、关节囊、软组织等变化在髋脱位中都存在，很难区分产生异常的先后，随着年龄的增长，这些变化进一步加剧。

（一）骨质变化

髋关节发育异常是重要的变化，这些变化包括髋臼、股骨头、股骨颈，偶尔骨盆、脊柱亦有影响。

1. 髋臼　髋臼在出生时尚属正常，仅在外上方有切迹或呈椭圆形。随着生长发育，髋臼逐步变浅，呈三角形。正常髋臼方向是向外、向下变成了向上、向前，髋臼前缘内上方常见一个缺损。髋臼发育不良，与股骨头缺少摩擦，使髋臼进一步变小，其中充满脂肪。圆韧带经不断牵拉而增厚、肥大，充塞髋臼中。由于髋臼方向改变，脱位的股骨头移向髋臼的后上方，不断刺激髂骨翼，在髂骨翼出现凹陷，关节囊在此处粘连可形成假髋臼。

2. 股骨头　正常股骨头呈球形，脱位后股骨头骨骺出现迟缓，发育不良。随着时间的推移，股骨头失去球形而不规则，变扁、变狭小。

3. 股骨颈　髋关节发育异常亦影响股骨颈，它变短而粗，使肢体缩短。正常侧位观察股骨颈在横断面与股骨髁水平面上向前成 5°~15° 角，称作前倾角。新生儿此角高达 15°~30°，到 2 岁时逐渐减少至 15° 左右。由于髋关节脱位，股骨头移向髋臼后方，正常肌肉收缩使股骨头向前旋转，前倾角因而增大，一般可达 60°~90° 之多。

4. 骨盆　单侧脱位时，脱位一侧的骨盆往往伴有髂骨翼的倾斜。另外，坐骨结节分开，耻骨联合增宽。

5. 脊柱　单侧的脱位使骨盆倾斜，脊柱出现代偿性弯曲；双侧脱位骨盆较垂直，腰椎前凸增加，臀部后凸明显。

（二）软组织变化

髋关节周围的软组织都有不同程度的变化，有些很早即存在。这些变化中最重要的是盂唇、关节囊和肌腱。

1. 盂唇　盂唇在盂缘后上方，股骨头脱位后，盂唇翻入髋臼内，阻碍复位。

2. 关节囊　新生儿关节囊是一层纤维组织，厚度为 0.5~1mm。股骨头向外上方移位后，关节囊被牵拉而增长、增厚，可达 3~8mm。关节囊与髂骨翼产生粘连，形成结缔组织，髋关节囊呈葫芦形，使股骨头不易复位。

3. 圆韧带 脱位后圆韧带受到牵拉而增厚、增长、肥大。有时与关节囊粘连而消失。

4. 肌肉与筋膜 随着股骨头向上移位，髋关节周围的肌肉及筋膜发生挛缩，如臀肌、内收肌群、髂腰肌等均有不同程度的挛缩。

（三）发育性髋关节脱位由于其病变程度的不同，可分为三型：

1. 髋关节发育不良 又称不稳定髋关节。髋臼发育差，髋臼指数超过25°。此类病例将股骨头纳入髋臼中，6个月后完全正常。

2. 髋关节半脱位 股骨头、髋臼发育较差，股骨头向外上方移位，但未完全脱离髋臼。X线检查可见股骨头向外移位，髋臼指数增大至35°以上，但腹股沟前方仍可摸及股骨头。髋关节半脱位不是髋关节发育不良与全脱位的过渡阶段，而是一个独特的类型，它可以长期如此而不变。

3. 髋关节全脱位 最为常见，股骨头已明显脱离髋臼，向外上方移位，盂唇翻入髋臼内。此类型治疗最困难。

四、护理评估

（一）健康史

1. 母亲孕期情况 孕期是否平顺；有无妊娠反应；有无感冒、服药史；有无接触放射线或化学毒性物质；母亲是否受过外伤等。

2. 母亲分娩及患儿出生时的情况 母亲分娩过程是否顺利；是自然产还是剖宫产；如果是自然产，是头位还是臀位；患儿出生体重；患儿全身有无其他畸形等。

3. 生长发育情况 出生后襁褓的方法；开始独立站立、行走的时间；何时发现患儿下肢长短不等、步态异常等。

4. 家族史 患儿家族成员中有无相似或其他畸形；有无其他遗传病史。

5. 既往史 是否得过其他疾病，如传染病；疾病治疗情况；有无手术、外伤史等等。

（二）临床表现

1. 新生儿和婴儿期 患儿尚不能站立行走，临床症状常不明显，主要表现为①会阴部增宽，双侧脱位时更为明显；②患侧肢体缩短；③两侧股内侧皮纹和臀纹不对称，患侧股内侧皮纹增多，臀纹上移；④患侧髋关节活动少且受限，蹬踩力量较健侧弱，常处于屈曲位，不能伸直；⑤牵拉患侧下肢时有弹响声或弹响感（图85-1）。

2. 幼儿期 患儿已能站立行走，主要表现为开始行走的时间晚，单侧脱位者可呈跛行步态；双侧脱位者因会阴部增宽，行走呈"鸭步"，站立时臀部后耸，腰部前凸特别明显（图85-2）。

3. 体格检查

（1）Allis征：患儿仰卧位，屈膝90°，两足平放于检

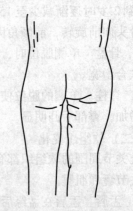

图85-1 右侧髋关节脱位
股内侧皮纹增多，臀纹上移

查台面上，两髁靠拢，可见两膝高低不等，患侧膝平面低于健侧膝平面，称为 Allis 征阳性（图85-3）。此检查适用于单侧脱位的患儿。

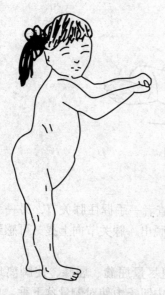

图 85-2 双侧髋关节脱位
站立时臀部后耸、腹部前坠

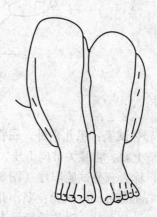

图 85-3 Allis 征阳性

（2）Ortolani 和 Barlow 试验（"弹入"及"弹出"试验）：患儿仰卧，助手固定骨盆。检查者一手拇指置于股骨小转子内侧，其余四指置于股骨大转子外侧。在外展髋关节的同时，将大转子向前和内侧推压，这时若有弹响或股骨头滑入感，即为 Ortolani 征阳性。而在内收髋关节的同时，将小转子向后和外侧推压，听到弹响声或感到弹跳（股骨头自髋臼脱出）；当解除推压力时，复现弹跳（股骨头自然弹回髋臼内），则为 Barlow 征阳性（图85-4）。此检

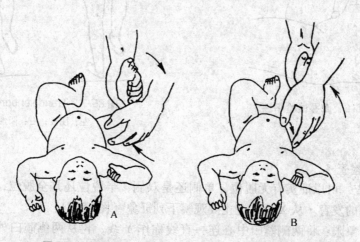

图 85-4 Ortolani 征阳性（A）和 Barlow 征阳性（B）

查方法仅用于 3 个月内的婴儿。

（3）髋关节屈曲外展试验：生后 9 个月以内的婴儿屈膝和屈髋各 90°后，双髋可外展至 80°左右。外展受限在 70°以内时应疑有髋关节脱位。检查时若听到响声后即可外展至 90°表示脱位已复位（图 85-5）。

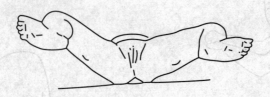

图 85-5　外展试验阳性

（4）套叠试验：患儿平卧，屈膝和屈髋各 90°，检查者一手握住膝关节，另一手抵住骨盆两侧髂前上棘，将膝关节向下压，可感到股骨头向后脱出，膝关节向上提又可感到股骨头进入髋臼，称为套叠试验阳性（图 85-6）。

（5）Trendelenburg 试验：嘱小儿单腿站立，另一腿尽量屈髋、屈膝，使脚离地。正常站立时对侧骨盆上升；脱位后股骨头不能抵住髋臼，臀中肌乏力使对侧骨盆下垂，从背后观察尤为清楚，称为 Trendelenburg 试验阳性（图 85-7）。

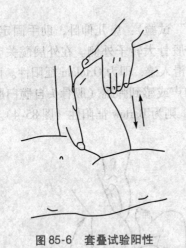

图 85-6　套叠试验阳性

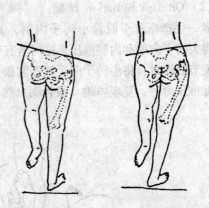

图 85-7　Trendelenburg 试验
左：阴性；右：阳性

（三）辅助检查

1. X 线检查　可以证实有无脱位，单侧还是双侧，半脱位还是全脱位，并且可观察髋臼、股骨头骨骺的发育。从 X 线片上主要观察下列征象（图 85-8）：

（1）Perkin 象限：将两侧髋臼中心连一直线称作 Y 线，再从两侧髋臼外缘向下作垂直线，将左右各划分成四格。股骨头骨化中心在第四象限为正常，在第三象限为半脱位，在第

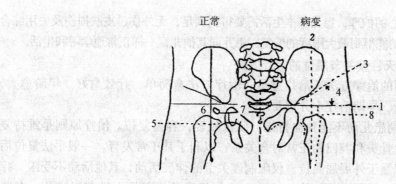

正常　　　病变

图 85-8　先天性髋关节脱位 X 线诊断

①Y 线；②Perkin's 线；③髋臼外缘至髋臼中央线与 Y 线
相接；④髋臼指数；⑤Shenton's 线；⑥股骨头上移距离；⑦股
骨头骨骺与耻骨联合的距离；⑧股骨干轴心线。

二象限为全脱位。

（2）髋臼指数：自髋臼外缘至髋臼中心作连线，此线与 Y 线相交成锐角，称作髋臼指数。正常约为 20°～25°，半脱位时髋臼指数常达到 25°～30°，全脱位者达 30°以上。

（3）Shenton 线：正常闭孔上缘的弧形线与股骨颈内侧之弧度相连成一个圆滑的抛物线，称为 Shenton 线，脱位时此线中断。

2. B 超检查　B 超检查对股骨头骨化中心未出现的婴幼儿既实用又无损伤，能诊断是否脱位和测量前倾角，目前应用较广泛。

（四）心理社会评估

应评估患儿及其家长对患儿患病的反应、采取的态度、接受程度和应对能力，评估其家庭和社会支持系统的情况。

一般对年长患儿来说，髋关节脱位可导致步态的改变，给日常活动带来不便，患儿会产生自卑心理。对父母和家庭来说，一方面对患儿所患疾病担忧和焦虑，十分担心会影响孩子将来的生活和工作，同时还要给予患儿更多的生活上的照顾；另一方面会产生负罪感，尤其是母亲，认为是自己的过失造成了孩子的不幸，往往处在深深的自责中。

五、护理诊断及医护合作性问题

1. 躯体移动障碍　与采用的治疗方法有关。

2. 有外伤的危险　与髋关节脱位有关。

3. 有皮肤完整性受损的危险　与患儿使用支具、石膏固定或手术有关。

4. 有废用综合征的危险　与牵引或石膏固定有关。

5. 便秘　与长时间卧床有关。

6. 家庭应对无效　与患儿患病住院有关。

7. 知识缺乏　缺乏本病的医疗、护理知识。

8. 焦虑　与患儿患病、担心预后有关。

六、计划与实施

通过及时的治疗和精心的护理，患儿基本生活需要得到满足，无外伤、皮肤损伤及失用综合征出现，髋关节的结构和功能得到最大限度的恢复，患儿同其他儿童一样正常地学习和生活。

（一）向家长介绍先天性髋关节脱位的治疗方法

不同年龄需采用不同的治疗方法。治疗愈早，治疗方法愈简单，疗效愈好。年龄愈大，疗效愈差。因此早期诊断、早期治疗十分重要。

1. 出生至1岁 此期患儿尚不能独立行走，脱位较轻，容易复位。治疗原则是维持复位后关节的稳定，保持股骨头和髋臼的正常对合关系，以利于其正常发育。一般手法复位后使用带蹬吊带法，保持双髋于外展屈曲位，仅限制髋关节的伸展活动，其他活动不受限，疗程3~6个月。Pavlik 吊带（图85-9）是 Pavlik 1975 年报道的，它是由帆布制成的一条胸带、两条肩带和两条脚蹬带组成。此方法成功率为85%~95%。此外还可以使用外展支架，如 Von Rosen 支架（图85-10）。

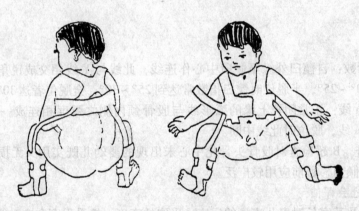

图 85-9 Pavlik 支具

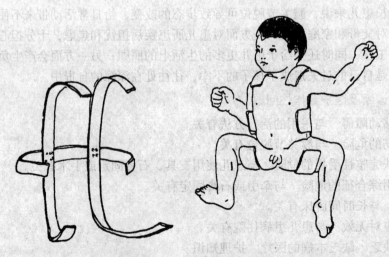

图 85-10 Von Rosen 支架

2. 幼儿期（1~3岁）　此期患儿已能站立行走，脱位加重，手法复位有一定困难。对一部分轻型患儿，可采用手法整复，石膏固定。整复方法：全麻下，患儿仰卧位，患侧屈髋屈膝90°，沿大腿长轴方向牵引，同时压迫大转子部位，使股骨头纳入髋臼内。整复后用人字位石膏固定。对大部分患儿需手术切开复位。

3. 3岁以上儿童　患儿已站立、行走几年，脱位严重，手法复位难于成功，应采用手术治疗。手术的目的是增加髋臼对股骨头的包容，使股骨头与髋臼达到同心圆复位。常用手术方法有 Salter 骨盆截骨术、Pemberton 髋臼截骨术及 Chiari 骨盆内移截骨术。

（二）满足患儿生理和心理的需要

护士应定时为患儿喂饭、喂水，较大的患儿可协助其进餐。患儿应多吃些高蛋白、高热量、含维生素丰富的食品，增加营养摄入，促进机体恢复和满足生长发育的需要。另外，由于长时间卧床，活动量少，可能会导致便秘，要鼓励患儿多引水。及时递送便器，保持床铺清洁、平整。

在患儿周围放一些颜色鲜艳、有声响的适于患儿的玩具，玩具一定要保证安全，应放在患儿取放方便的地方。对于较大的患儿，护士要多与其交流，经常给他（她）们讲故事，组织一些适宜的游戏和活动。在病情允许的情况下，鼓励患儿父母及家庭其他成员到医院探视。

（三）保证患儿安全

对于能够下床活动的患儿，应在家长或护士的陪伴下走动，不能一人独自活动。护士应经常巡视患儿，观察其表情，倾听其主诉。无论是上牵引还是石膏固定，都要保证患儿安全。每天检查牵引装置及效果，如牵引位置、力线是否正确，包扎松紧度是否合适，牵引绳索与滑轮是否合槽，重锤是否离地。牵引的重量和时间严格遵医嘱执行，不能擅自改变。骨牵引者，要保持穿针处皮肤的清洁，预防感染。经常评估患儿肢体末端的温度、皮肤颜色、各种感知觉变化；评估患儿呼吸形态，听呼吸音，有异常及时通知医师及时处理。

（四）做好皮肤护理

经常评估患儿皮肤状况，特别是仔细观察支具或石膏边缘部位、骨牵引穿针处皮肤有无红肿、破溃。保持皮肤清洁、干燥，每天为患儿擦身或洗澡，夏天出汗多，要及时更换衣服和被单。大小便后及时清洗干净，避免污染支具或石膏。支具松紧度要合适，避免过紧压迫皮肤。石膏边缘处可垫纱布，防止刺激和擦伤皮肤。经常为患儿翻身，避免一侧身体长时间受压。

（五）对行手术治疗的患儿，做好术前术后护理

术前评估患儿一般状况，包括精神状态、营养状况、全身有无感染、生命体征是否平稳、饮食排泄是否正常等。遵医嘱做好术前各项准备，如备皮洗澡、协助医师完成术前实验室化验检查。对懂事的年长患儿及家长，要评估其心理状态，做好术前心理护理。向患儿及家长介绍手术的目的和意义、手术的方式以及术后注意事项，耐心解答他（她）们所提出的问题。

术后密切观察生命特征变化，监测血压、脉搏、呼吸、体温。密切观察伤口情况，有无渗血、红肿。保持伤口清洁干燥，避免尿粪污染，若被污染要及时更换敷料。伤口换药严格

无菌操作。鼓励患儿进食，多吃高蛋白、高热量、富含维生素、易消化的食品，增加营养摄入。倾听患儿主诉，及时满足患儿的需要。

（六）做好患儿家长的心理护理，鼓励其参与患儿护理

护士应多与家长交流，了解他（她）们的想法，倾听其要求，多做些解释工作，并向家长简要介绍先天性髋关节脱位的一般知识，减轻其焦虑心理。

护士应指导家长参与患儿的日常生活护理。指导家长为患儿喂奶、喂饭，擦身、洗澡，穿衣。告诉家长要注意观察患儿皮肤状况，保持皮肤清洁干燥，并定时翻身。向家长解释增加营养的重要性，小婴儿多喝些新鲜果汁、菜汁，较大的患儿多吃些水果和蔬菜。另外，还应教会家长知道如何评估肢体末端循环和感知觉情况。

（七）做好出院指导

1. 遵医嘱按时到医院复查。
2. 遵医嘱坚持不间断治疗。
3. 保证患儿安全，防止受伤。
4. 坚持为患儿做肢体的被动功能锻炼。
5. 采用正确的襁褓方法。

七、预期结果与评价

1. 患儿生理和心理需要得到满足。
2. 患儿得到安全护理，无外伤发生。
3. 患儿皮肤完整，无破损。
4. 患儿肢体活动正常，无失用综合征发生。
5. 患儿每日排便 1~2 次，便软，成形。
6. 家长表达出对患儿所患疾病的认识和接受。
7. 家长对患儿所患疾病及其护理知识有所了解，能够参与患儿护理。
8. 患儿家长的焦虑感减轻，心理舒适感增强。

（李　杨）

第二节　脊柱侧凸患者的护理

一、概述

正常人脊柱在矢状面有四个生理弧度，额状面不应有任何弧度，脊柱侧凸是指脊柱的一个或数个节段向侧方弯曲伴有椎体旋转的三维脊柱畸形。国际脊柱侧凸研究学会对脊柱侧凸定义如下：脊柱偏离中线，应用 Cobb 法测量站立正位 X 线像的脊柱侧方弯曲，如角度大于 10°则定义为脊柱侧凸。脊柱侧凸并非罕见疾病，北京协和医院骨科曾调查北京地区 8~14 岁学龄儿童 21759 人，发现脊椎侧凸 10°及 10°以上者共 230 人，占 1.06%，女性和男性之比为 1.67:1，城区与山区无明显区别。

脊柱侧凸是多种病因引起的一种症状，按病因学分类，可分为结构性和非结构性两大类。结构性脊柱侧凸是指伴有旋转的结构固定的侧方弯曲，即患者不能通过平卧或侧方弯曲

自行矫正侧凸，或虽校正但无法维持，X 像可见累及的椎体固定于旋转位或两侧凸曲的 X 像表现不对称。如先天性脊柱侧凸、特发性脊柱侧凸、神经肌肉型脊柱侧凸等均属这一类。非结构性脊柱侧凸在侧方弯曲像或牵引像上可以被矫正，脊柱及其支持组织无内在的固有的改变，弯曲像表现对称，累及的椎体未固定在旋转位。包括姿势不正、癔症性、神经根刺激等，还有双下肢不等长、髋关节挛缩以及某些炎症一起的侧凸。

脊柱侧凸畸形中特发性侧凸所占比例最高，为 75%~80%，其次为先天性脊柱侧凸。特发性脊柱侧凸的椎体无畸形，根据年龄分为婴儿型（0~3 岁）、少儿型（3~10 岁）及青少年型（10 岁后），其中以青少年型最为常见。先天性脊柱侧凸是指椎体及邻近支持组织先天性异常引起的脊柱侧凸。脊柱的发育与脊髓、心血管系统、泌尿生殖系统关系密切，因此先天性脊柱侧凸常常合并这些系统的先天性畸形，如脊柱裂、先天性心脏病、肋骨缺如、高肩胛症等。

二、病因和发病机制

特发性脊柱侧凸的发病原因目前尚不明确，先天性脊柱侧凸的确切发病机制也仍不完全清楚。Wynn-Dewies 曾报道英国 Edin-burgh 医院的一组病例，发现多方面的脊椎混合型变异和隐性脊柱裂伴脑膜膨出之间有明显关系，但未发现单发变异（如半脊椎）与遗传有明确关系。

胚胎第 5~6 周是脊柱发育的关键时期。在第 5 周胚胎间叶分离形成原节，第 6 周原节上下之间融合形成椎体，中央部分形成椎间盘，脊索的一部分并入成为髓核。如果在第 5 周原节一侧发育不良，就会形成半椎体。原节一侧分节不良形成椎体单侧融合和楔形椎。双侧分节不良形成先天性融椎，但无楔形椎体。

造成脊柱发育异常的病因常为非遗传性胚胎环境因素，如曾经为控制早期妊娠反应而使用药物 thalodomide（反应停），会导致脊柱发育异常，并引起多种畸形。母体患有糖尿病者可导致胎儿骶骨发育不全。

脊胸发育不全或称脊肋发育不全表现为多平面的脊柱未分节和肋骨融合。患者常有阳性家族史，这是目前已知的少数常染色体隐性遗传所致的脊柱畸形之一。

三、病理

先天性脊椎侧凸可分为脊柱分节缺陷和脊柱形成缺陷。

（一）分节缺陷

患者相邻脊椎在某部位有骨性连接，即先天性骨桥。未分节的骨桥在脊椎的某一侧，随着患儿的发育，将引起脊柱侧凸，若骨桥发生在脊椎前方则可导致脊柱后凸畸形。

（二）形成缺陷

是脊椎的某部分未发育。脊椎的一侧缺失，另一侧就形成半脊椎。若椎体未发育而椎弓存在，则将发生脊椎后凸畸形。有时脊椎的前方及一侧未发育，只有一侧的后外 1/4 脊椎存在，则将发生后凸侧弯畸形。

四、护理评估

（一）健康史

1. 应询问患者母亲孕期情况，孕期是否平顺，有无妊娠反应及服药史，有无放射性或化学物质接触史，母亲健康状况如何，是否有糖尿病等慢性疾病史。

2. 询问患者是否有家族性发病史，有无其他遗传性疾病病史。

3. 患者是否伴有其他畸形存在，如马蹄足、脊柱裂、脑膜膨出等，以及是否伴有神经系统的异常，如感觉、肌力或肌张力的改变。

（二）身体评估

先天性脊柱侧凸常在年幼时被家长无意中发现，最常见的是"剃刀背"畸形（图 85-11），肩不等高或骨盆倾斜，这些异常发现给人整体感觉是躯体失衡，有的伴有行走姿势的异常，还有部分患者伴有马蹄足等其他畸形。往往患者最先表现出相应的症状，而后经检查方发现侧凸畸形。小部分患者因神经系统疾病，如下肢肌力的降低或感觉的障碍而发现患有脊柱侧凸畸形，这多为脊柱发育畸形伴随脊髓畸形而造成。

除了畸形以外，许多患者仅表现为腰背部疼痛，或者是活动后气短，甚至没有任何伴随症状，亦没有特殊不适的主诉。

患者幼年被发现患有先天性脊柱侧凸，畸形往往都会有不同程度的进展，这和椎体发生畸形的部位及患者的年龄有关。进入青春期后（女性患者为月经来潮，男性患者则为喉结、胡须的出现），侧凸的进展会迅速加快，而导致畸形更加严重。严重的先天性脊柱侧凸畸形伴有多种并发症：①胸部严重变形，且呼吸功能不良，甚至心肺功能障碍；②椎骨楔形变及椎间盘退变，导致骨关节炎，产生畸形区疼痛；③继发脊髓或神经根受压导致瘫痪；④外观上严重失衡，影响体态，给病人造成悲观心理，丧失劳动力，或中年早逝。

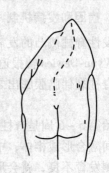

图 85-11 "剃刀背"畸形

对先天性脊柱侧凸的患者要做全面的体格检查。首先要检查患者的外观，肩是否等高，颈部及骨盆是否倾斜。然后检查脊柱，前屈位观察隆凸或剃刀背畸形，生理曲线是否存在，脊柱活动度有无受限。部分患者可于腰背部发现皮肤咖啡样斑，或者局部生长有异常毛发。自上而下用手指逐个按压棘突，可以触及脊柱侧凸的形态，是单凸或是双凸，胸凸或是腰凸，胸腰凸有时单独出现，有时联合出现。患者伴有脊柱裂畸形和脑脊膜膨出时，肉眼即可以看到膨出的部位，触诊时可发现局部棘突缺失，并摸到一韧性包块，有时按压包块会产生下肢麻木等神经症状。检查下肢时要两侧对比，观察长度和粗细是否对称均匀，有无足部的畸形。要注意检查下肢感觉平面和反射及肌力、肌张力的改变。如出现病理征，要考虑脊髓本身的病变，而且要考虑到高位脊髓病变的可能。

（三）辅助检查

1. 脊柱的正侧位全长站立位 X 线片　是必需的检查手段。先天性脊柱侧凸的患者，正位 X 线片能看出冠状面上侧凸的方向。Cobb 法是从 X 线片上测量侧凸角度的最常用方法：首先测定侧凸上、下端的中立椎体，该椎体的特点是一侧椎间隙由宽变窄，另一侧则由窄变宽。在上端中立椎体上缘和下端中立椎体下缘各做一条椎体缘线，这两条椎体缘线的垂直线相交之角即侧凸角度（图 85-12）。根据侧凸角度的测量来区分侧凸的程度，而且可根据以往的 X 线片来判断侧凸进展的程度。在 X 线片上能同时观察到肋骨的畸形，如并肋畸形。

注意从上而下清点椎体和肋骨的个数，有时会出现椎体或肋骨的增多或减少即移行椎畸形。注意棘突的位置有否偏移，并以此来判断椎体的旋转，椎弓根之间的距离是否增高，是否合并有椎板裂及棘突缺如。有时常规 X 线片对脊椎的结构不能清楚显示，可拍摄 Stagnara 相来帮助观察。

2. 脊柱矢状位片　可观察生理性胸后凸和/或腰前凸的改变，根据侧凸角度的测量来判断是否存在平背畸形。矢状位上的骨桥或半椎体畸形也可清楚的显示。

3. 先天性脊柱侧凸患者应常规行脊髓造影和 CT 检查，有条件时可做 MRI 检查，以了解是否并存脊髓纵裂、脊髓空洞和肿瘤等。

4. 电生理检查　电生理检查对了解脊柱侧凸患者有无并存的神经、肌肉系统障碍有着重要意义。常见的是肌电图检查，可以了解运动单元的状态，评定及判断神经肌肉功能。

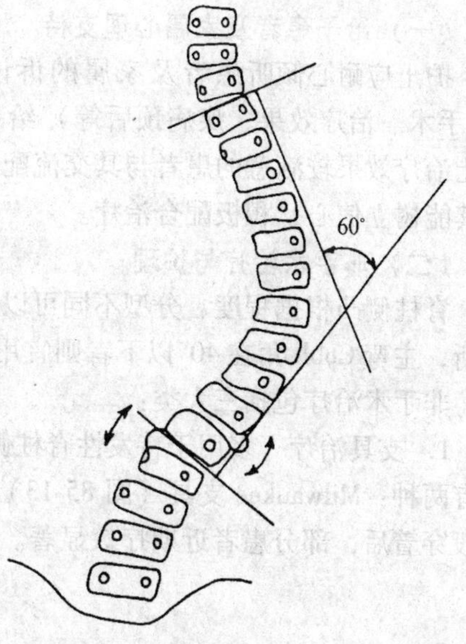

图 85-12　测量脊柱侧凸角度的 Cobb 法

（四）心理社会评估

应评估患者及其家长对患者所患疾病的反应，采取的态度，接受程度和应对能力，评估其家庭和社会支持系统的总体情况。

对于年龄较大患者来说，他们首先不满意自己的外形所带来的缺陷，而且畸形的加重会给其心理上产生巨大的压力。与同年龄人、正常人的差别亦会给患者带来深深的自卑感，对于本病的认识不够或不能接受，有些患者对本病怀有恐惧感。

就父母和家庭来说，一方面为患者的疾病担忧和焦虑，十分担心将来的生活和工作，同时还要给予患儿更多的生活上照顾；另一方面，父母会认为自己的过失造成孩子的不幸，常常处于自责、烦恼之中。还有少数家长因知识不够，偏听偏信，认为本病是先天的，没有治疗的可能，而失望地放弃治疗。因此作为家长，对本病应有正确的认识。

五、护理诊断及医护合作性问题

1. 焦虑　与即将手术有关。

2. 有外伤的危险　与本病伴有神经系统异常有关。

3. 躯体移动障碍　与手术后卧床有关。

4. 有皮肤完整性受损的危险　与手术后卧床有关。

5. 便秘　与术后长时间卧床有关。

6. 知识缺乏　缺乏有关本病的医学知识。

六、计划与实施

通过治疗和护理，术前患者及家属内心焦虑感减轻，患者不发生外伤。术后患者基本生活需要得到满足，皮肤完整无破损，患者及家属能叙述术后注意事项和出院指导。

（一）给予患者及家属心理支持

护士应耐心倾听患者及家属的诉说，理解、同情其感受，对患者及家属提出的问题（如手术、治疗效果、疾病预后等）给予明确、有效和积极的信息，建立良好的护患关系。可让治疗效果较满意的患者与其交流配合治疗的经验，缓解患者及家属的焦虑、恐惧心理，使其能树立信心，积极配合治疗。

（二）非手术治疗与护理

脊柱侧凸根据程度、分型不同可以进行非手术治疗和手术治疗，一般根据弯度的大小来判断，主弯 Cobb 角在 40°以下者则宜用非手术治疗。从年龄来讲，12 岁以下可行非手术治疗。非手术治疗包括三大类：

1. 支具治疗　多用于特发性脊柱侧凸患者，适用于年龄小，弯度为 20°～40°。常用支具有两种：Milwaukee 支具（图 85-13）和 Boston 支具（图 85-14）。支具可防止侧凸进展，一般穿着后，部分患者近期疗效显著。

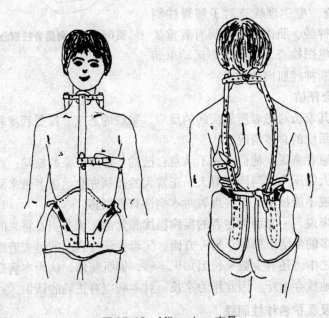

图 85-13　Milwaukee 支具

无论是何种支具，均要坚持每天 24 小时穿用，不要中断，需向患者及家属强调夜间佩戴支具的重要性。睡眠时可采用侧卧位，脊柱凸侧在下，凹侧在上，借助身体重力矫形。若不能 24 小时穿用，可以在晚上取下数小时，逐渐减少取换时间。支具不应过度压迫胸部、乳房和下颌部，对幼儿患者应根据生长发育情况调节支具，以免影响身体发育。另外，支具着力部位应用棉花垫衬，防止发生压疮。穿好支具时照一前后位片，观察矫正度为多少，一般可以获得 50% 以上的矫正度。

2. 电刺激治疗　利用平流电或双间脉冲电流刺激凸侧肌肉，以增强凸侧的肌力，纠正

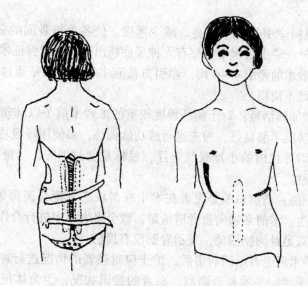

图85-14　Boston 支具

侧凸，目前较少用。

3．体育运动　目的在于有针对性地加强凸侧肌肉的收缩，纠正侧凸。

后两种方法对于特发性脊柱侧凸有效，对先天性有骨畸形的收效甚微，不在此赘述。

（三）手术治疗和护理

1．术前护理

（1）心理护理：术前患者及家属常会出现紧张、不安、焦虑，甚至恐惧等不良心理反应，担心麻醉和手术过程是否顺利，术中会不会出现意外，术后有无并发症，手术的疗效如何等，这些不良心理反应不利于疾病的治疗与康复。因此，做好术前心理护理，使患者处于接受手术的最佳心理状态十分重要。

术前护士应多与患者及家属沟通，了解他们对疾病、治疗，特别是对手术的认识和态度，了解他们的内心感受，鼓励患者及家属表达出内心的担忧和疑虑。护士应结合患者病情，耐心、具体地讲解有关疾病治疗的知识，强调手术有关的事项，如术前准备、手术的大致过程、麻醉方式、术后注意事项等等，以争取患者及家属的主动配合，保证手术顺利进行。

（2）术前宣教：术前护士应了解患者及家属对疾病及其治疗方面知识的了解程度，评估患者及家属对学习的需求和能力，根据患者的具体情况，给予讲解和指导。①早期手术治疗。因为弯度小，年龄轻，脊柱的顺应性好，容易收到良好的效果。尤其是先天性脊柱侧凸，应当早期手术治疗，早期固定防止侧凸加重，即使年龄较小也应早期手术；②脊柱侧凸手术原则上是矫正畸形，用内固定物矫正畸形的同时也可维持位置，在所矫正的位置上进行固定。要使脊柱固定，就需要进行植骨术，目前临床常用异体骨进行植骨；③手术麻醉方式是全麻。

（3）术前准备

1）术前牵引：纵向牵引把躯干拉直，减少弯度，使各个椎骨间的韧带、小关节松动，为手术做好准备。另外在牵引过程中观察有无神经症状出现，这对保证术中、术后避免截瘫是一个重要措施。一般术前牵引4~6周。牵引方法有多种，一般是通过头部、骨盆对抗牵引来进行，目前临床已不使用。

2）呼吸训练，增加肺活量：对于侧凸程度较重的患者术前予以肺功能检查，判断患者的肺功能情况。如肺功能不够良好，需先进行肺功能训练，多使用呼吸功能训练仪，使用时嘱患者用力吸气，将训练仪内的小球吸气上浮，目标是通过训练，尽量使三个小球均能浮起，且在顶部停留几秒。

3）清醒试验的训练：清醒试验是患者在术中麻醉状态下配合医师做的一项重要试验，目的是避免截瘫的发生。术前必须向患者讲清楚，教会患者术中进行合作，让患者活动双足趾，如果患者领会，双足趾均能活动，表示脊髓没有损伤。

2. 术后护理 手术后患者返回病房后，护士应对患者的情况进行评估，评估的内容包括：患者接受了何种手术，手术是否顺利，患者的意识状况，生命体征是否平稳，伤口情况，双下肢感觉活动情况，有无放置引流管，术后心理状态如何。

（1）体位：术后平卧6小时以利于压迫伤口止血，6小时后可以翻身，遵循轴线翻身的原则，每2小时翻身1次，夜间可适当延长。术后待病人麻醉清醒后一般可枕枕头，除脊柱节段高者如上节段达 T_1 甚至颈椎的患者，此类患者只能予以薄枕。

（2）生命体征的观察：术后予以心电监测以及氧气吸入，待生命体征平稳后可遵医嘱予以停止心电监测及吸氧。对于前路手术的患者尤其注意血氧的情况，以及时发现肺部并发症。

（3）专科的观察：术后需定时评估患者双下肢的感觉、活动情况以及伤口敷料是否干净，如有异常需及时通知医师。

（4）管路的护理：做好伤口引流管和尿管的护理。伤口引流管分为筋膜下引流和皮下引流两类，因此需了解病人引流管的位置。前者引流方式引流彻底，引流量偏大；后者引流方式引流量小，机体恢复较快。保持管路的通畅，观察引流液的颜色、形状以及量是否正常。伤口引流管及尿管一般术后24~72小时拔除。

（5）饮食：术后麻醉清醒后可少量喝水，术后第1天可少量予以清淡流食，之后逐步过渡到半流食直至普食。

（6）活动：术后麻醉清醒后患者可任意活动四肢，术后第1天鼓励患者进行直腿抬高以及踝关节的跖屈和背伸活动，以保持下肢的肌肉力量。术后遵医嘱指导患者下床活动。下床时间一般为术后2~5天。护理人员需指导患者如何正确坐起及躺下，保持手术区域的脊柱制动。下床活动时遵医嘱予以佩戴支具，并指导患者正确佩戴，以防造成机体不适以及皮肤受损。

（7）并发症的处理：患者术后常见的并发症有体温过高和腹胀。体温过高一般是术后吸收热所导致的，但不能排除伤口感染的可能性，因此术后患者体温过高时均需通知其主管医师，遵医嘱予以物理降温或药物治疗。临床中对于体温低于38.5℃的患者常用冰袋物理降温；如体温高于38.5℃的患者遵医嘱予以药物治疗如赖氨酸阿司匹林0.5克入壶或1/3吲哚美辛栓置肛等。

腹胀在临床中也非常常见，尤其是患者卧床期间。因此，在患者卧床期间，鼓励其进行四肢活动的同时，指导其进行腹部按摩，由右下腹开始顺时针进行按摩，同时予以饮食指导，嘱患者卧床期间尽量少进食容易产气的食物如牛奶、豆浆、甜水等。如果患者出现腹胀，应及时予以处理，如进行腹部按摩和热敷等，上述方法无效时需及时通知医师，予以开塞露置肛或肛管排气。减少患者因腹胀所导致的身体不适、情绪烦躁等负面影响。

（四）健康宣教

1. 脊柱侧凸关键在于早期预防，应积极向社会和家长宣传，教育儿童保持正确的站、坐、卧姿势，学龄儿童以背双肩背带书包为宜。调整坐椅和桌子的高度，使儿童能端坐学习。

2. 加强学校普查，中小学的校医每年为学龄儿童检查一次，方法是采用"弯腰实验"，即让儿童脱去上衣，双足立正位，双下肢伸直，站立在平整的地面上，双手掌正好落入双膝之间。检查者坐在儿童头前方，双眼平视，观察儿童双侧背部是否等高，如果发现双侧背部不等高，表明高侧系椎体旋转所致的肋骨隆凸。

3. 加强儿童的各种体育锻炼，增强体质。

4. 对新生儿进行仔细的体格检查，提高先天性脊柱畸形的检出率，一旦发现异常，及时纠正。

（五）出院指导

1. 起床活动时，应先教会患者及家属起床方法：先侧卧，用一手支撑身体，保持脊柱平直。先坐于床旁，然后再立于床旁，以防直立性低血压发生。

2. 教会患者端坐姿势，要用背部紧靠椅背。

3. 严禁弯腰拾物、扭转身体和提重物。

4. 告知患者及家属佩戴支具的注意事项，如支具内穿无纽扣的纯棉衣服，支具松紧适度等，戴支具3~6个月。

5. 免除体育活动半年至一年，禁止剧烈体育活动。

6. 发现异常及时就诊，定期复查。

七、预期结果与评价

1. 术前患者主诉恐惧及焦虑感减轻。

2. 患者得到安全护理，无外伤发生。

3. 术后卧床期间患者生理需要得到满足。

4. 患者皮肤完整，无破损。

5. 患者卧床期间排便正常。

6. 患者及家属能叙述出院健康指导。

（董俐俐　陈亚萍）

第八十六章　断肢（指）再植患者的护理

关键词

replantation of severed limb	断肢（指）再植
microsurgery	显微外科

第一节　显微外科概述

一、显微外科发展史

显微外科是利用光学放大设备和显微器材，对细小组织进行精细手术的一种特殊的外科技术，现已广泛应用于手术学科的各个领域，如骨科、整形外科、神经外科、妇科、泌尿外科以及五官科等，成为多学科交叉的一种边缘学科。

早在 1921 年，瑞士耳科医师 Nylen 首次使用手术显微镜为耳疾患者进行内耳手术。1950 年手术显微镜被应用于角膜手术中，使显微外科手术由单纯的扩大视野发展成了显微外科缝合技术。

虽然显微镜早在 1921 年就被用于辅助手术，可是显微手术被广泛地运用，却只是近三十多年的事情而已。因为在 19 世纪 60 年代以前，显微手术大多只用于使手术部位能够更仔细地被观察，也就是说这一类的手术即使没有显微镜的帮忙在肉眼下大致也能完成。例如耳鼻喉科的手术以及眼角膜的手术等。然而，60 年代以后，由于器械的进步以及显微手术实验室相继成立，显微手术开始突飞猛进，一些过去在肉眼底下，原本不可能吻合的小血管（直径 2mm 以下）现在不但成为可能而且还可保持血流通畅地流过吻合的部位。

1960 年美国的 Jaconbson 及 Suarez 利用手术显微镜对口径 1.6～3.2mm 的小血管进行缝合，从此显微外科技术开始应用于组织修复和器官移植领域。

1966 年，我国的杨东岳应用显微外科技术进行世界首例以第二足趾再造拇指，使显微外科应用于重建外科。尤其是 1972 年以后，吻合血管的游离皮瓣、肌肉、骨膜和神经移植相继成功，使吻合血管的组织移植迅速发展。随着对显微外科解剖学的深入研究，显微外科技术的临床应用范围日趋扩大。我国学者对显微外科学理论的深入研究和对手术方法的不断创新，为显微外科的发展做出了杰出贡献，使我国的显微外科水平居于世界领先地位。

二、显微外科手术的类别

显微外科手术的发展使其应用范围日趋广泛，主要应用于以下几个方面：

（一）神经系统的显微外科手术

神经组织很脆弱，易损伤，手术要求较高。用显微外科技术进行各种神经手术，疗效明显提高。国内外不少单位，已将显微外科技术列为神经外科的常规，已取得突破性进展。如巨大颅内动脉瘤手术、垂体瘤切除手术、听神经瘤手术等采用显微外科技术后其疗效都有明显提高。加上各种先进诊断技术的配合，如 CT、磁共振检查手段以手术器械的改革和创新，更推动了显微神经外科的发展。

在周围神经外科方面采用显微外科技术后，可以开展更精细的手术，如从神经外膜缝合法改进为束间缝合术，尽管后者还不能完全代替前者，且各有优缺点，但只要病例选择恰当，方法正确，可以取得更好效果。此外，还有周围神经瘤摘除术、神经束内外松解术、神经植入术，都适宜用显微外科技术进行，可最大限度保留正常神经束组织下切除病变及瘢痕组织，使功能恢复得更完善。

近年来吻合血管的神经移植术，对治疗较困难的神经外伤病例有很多优点，对神经缺损很长、软组织床瘢痕严重者尤为优越。常用的供区是带桡动脉的桡浅神经，带静脉蒂（动脉化）的腓肠神经。也有采用带尺侧副动脉的尺神经移植治疗臂丛根性撕脱伤，有较好的应用前景。

（二）血管显微外科手术

1. 吻合小血管的显微外科手术　这是以吻合直径小于 3mm 的小血管为主，来达到治疗目的的外科手术。体内不少器官和组织都有独立的动、静脉系统供应血循环，所以这些器官和组织可以带着供应其血循环的血管，移植到身体另一部分，来代替受区的功能。这类手术包括断指再植术、吻合血管的足趾移植手指再造术、吻合血管的皮瓣和肌皮瓣移植术、吻合血管的肌移植术、吻合血管的骨移植术、吻合血管的神经移植术、吻合血管的空肠和结肠移植术、颅内颅外血管吻合等手术。

2. 吻合血管神经的肌移植　吻合血管神经的肌移植还可以在一定程度上向受区提供动力。如前臂广泛肌外伤，前臂缺血性挛缩，无良好肌残留者，可考虑进行背阔肌移植，恢复手部的部分功能。背阔肌还可以成几组肌束进行移植，修复面肌瘫痪，也能收到一定效果。

3. 吻合血管的骨移植　吻合血管的骨移植将传统的骨移植后爬行替代生长过程转变为直接愈合的过程，大大缩短了疗程，尤其对大块骨缺损的修复提供了新的治疗手段。先天性胫骨假关节、外伤性或炎症性骨缺损及骨肿瘤局部切除术后的骨缺损，都可用吻合血管的骨移植进行修复，疗效较好。常用的供区为带腓动、静脉的腓骨移植和带旋髂深或浅动、静脉的髂骨移植。

近年还有带血管的骨皮瓣移植，为同时有皮肤缺损或瘢痕严重的骨缺损病例提供更有效的治疗手段。带血管的骨移植是活骨移植，具有较强的生长能力，但移植后若血管发栓塞，其后果会比常规骨移植的效果差，因为带血管骨移植是将带有不少附在骨膜外的肌袖一同移植的，一旦血管栓塞，这些软组织将发生坏死，会影响移植骨的愈合。此外，还有用带血管的骨膜移植，亦可起促使骨不连或骨缺损愈合的作用。

4. 吻合血管的第二趾移植再造拇指　已成为拇指再造的首选手术。国外仍有用趾后不影响足的行走功能。近年有用带血管的趾的骨及关节，另植中厚皮片于其上，这样既不损失趾，又可重建拇指。也有不少报道做 2、3 趾移植再造双指，甚至 5 趾移植再造 5 指，恢复一定手的功能。还有拇指缺损在外伤时，争论重建拇指时，也可利用 2 趾移植，再造拇指。

近年由于技术水平不断提高，有复合组织移植和组合组织移植之分。复合组织移植表示移植同一个血管蒂供应的几种不同组织，如骨皮瓣、皮瓣包含肌腱移植等在内。组合组织移植表示移植两块不同血管蒂的组织、互相连于一个血管蒂，如将两足的共 5 趾组合移植到同一手上的 5 指成形术。

（三）吻合血管的小器官移植手术

1. 吻合血管的小器官的自体移植手术　用吻合血管法将隐睾迁移到阴囊的手术，对一些血管蒂比较短的高位隐睾尤为适用。亦有在患子宫恶性肿瘤的年轻妇女，于接受放射治疗前，将双侧卵巢带着血管蒂，移位到腹后壁稍高的位置，从而避免了放射线照射时对卵巢的损害，保存卵巢的内分泌功能。

2. 吻合血管的小器官的异体移植手术　对双侧睾丸外伤性缺如者，可行异体睾丸移植，还有报告取得生育的效果。吻合血管的胎儿甲状腺和甲状旁腺异体移植，对因甲状腺大部革除术后引起的甲状旁腺功能不全的抽搐患者，有显著的近期疗效。吻合血管的异体卵巢移植对治疗因肿瘤或其他原因切除双侧卵巢的年轻妇女所出现的严重的性腺内分泌障碍具有疗效。还有吻合血管的肾上移植治疗肾上腺皮质功能减退症。所有这些手术，都有成功的病例报道。

三、显微外科手术的器械和设备

（一）手术显微镜或放大镜

种类很多，不同的专科，如眼科、耳鼻喉科、脑外科对手术显微镜有不同的要求。

1. 手术放大镜　手术放大镜体积小，佩戴在头上，使用方便，价格便宜。放大倍数一般为 2～6 倍，适用于直径在 1～2mm 以上的血管和神经的手术。目前，临床上使用的手术放大镜有镜片式和望远镜式，以望远镜式放大镜最常用。

手术放大镜的缺点：自身有一定重量，且靠移动术者的头部来调节焦距，长时间使用后，术者头部易疲劳；放大倍率小，视野较小，不适用于直径 1mm 以下血管神经的吻合。

2. 手术显微镜　手术显微镜是显微外科必不可少的设备，它可保证医师对细小组织进行手术修复。

手术显微镜由光学系统、照明系统、支架及各种附加设备组成，放大倍率为 6～25 倍。放大后的影像特点是呈正立体像，能产生空间位置感，便于进行手术操作，因此，必须有两个目镜从不同角度观察物体。按照同时参加手术人数的多少，手术显微镜分为单人双目式和双人双目式等，单人双目显微镜是手术显微镜中最基本的型式。

（二）显微手术器械

显微手术器械是指适合于医师在显微镜下对组织进行细致的解剖、分离和清创修复的特殊精细工具。具有小型、轻便、灵活，无磁性、不反光等特点。常用的显微手术器械有：

1. 显微组织镊　是显微外科手术中最常用的工具，作用为夹持、提起、分离组织，支撑开塌陷的血管壁，协助进针、接针与打结。镊子尖端有直型和 45°弯型，镊子柄有扁平形与圆柱形。

2. **显微剪刀** 显微剪刀有直型与弯型两种，均采用弹簧启闭装置。用于分离组织、游离血管、剪线和切割神经。

3. **显微持针器（钳）** 显微持针器为圆柄、弹簧式持针钳，头部有弯直之别。持针器的主要用途是夹针、拔针与打结。持针器应夹在针的中、后1/3交界处。

4. **显微血管钳** 有直型与弯型两种，其作用主要为分离组织、钳夹、结扎小血管等。

5. **显微血管夹** 用于夹住小血管，阻断血流，并能固定血管，便于观察血管断端并进行吻合。理想的血管夹应既能阻断血流，不发生血管夹脱落，又不损伤血管内膜。

6. **冲洗针头** 为钝性针头，这些针头有不同口径，针头末端平滑，伸入血管内不致损伤血管内膜。针头有直、弯型两种。其作用为术中用肝素溶液冲洗吻合口或扩张血管。

（三）显微缝合针线

显微外科的缝合针线为缝线一端连针的无损伤缝针。不同规格的显微镜缝合针线，适用于缝合不同口径的血管（表86-1）。

表86-1 不同规格的显微镜缝合针线

规格	针			线		用　　途
	直径 mm	长度 mm	种类	直径 mm	长度 m	
7/0	0.2	6	尼龙单丝	0.5	0.3	直径 >3mm 的动静脉、神经和肌腱
8/0	0.15	6	尼龙单丝	0.38	0.3	吻合直径 1~3mm 的血管
9/0	0.1	5	尼龙单丝	0.25	0.3	吻合直径 1~3mm 的血管
11/0	0.07	4	尼龙单丝	0.18	0.1	吻合直径 1mm 以下的细小血管、淋巴管和神经等

（四）显微外科技术的训练

显微外科技术具有高度精细、高度准确及高度无创操作的特点。手术者从肉眼手术到显微手术，必须在普通外科手术的基础上经过系统的专业训练。包括熟悉手术显微镜、放大镜和显微手术器械的使用，镜下的眼手配合以及手术者与助手间的配合。

（五）手术显微镜和器械的保养

1. **手术显微镜的保养** 每次用完后，将各个节臂收拢，旋紧制动手轮，刹紧底座上的刹车，罩上专用清洁布套，放于清洁干燥的储藏室内。及时擦掉手术显微镜上的血迹和分泌物。透镜表面宜先用橡皮球将灰尘吹去，然后用脱脂棉浸以 5% 乙醚或 95% 无水酒精轻轻擦，完全清除透镜上的灰尘和水渍。

2. **显微外科器械的保养** 显微外科器械比较精细，必须精心养护才能延长其使用寿命。所有器械在使用和保养过程中，均应放置于专门的器械盒中，以免器械的尖刃部位受损。常用 1:1000 的苯扎溴铵溶液浸泡 30 分钟或高压蒸汽灭菌。使用后及时清除血迹，擦干后用金属保护液涂抹一层，放置好备用。

第二节 断指再植手术患者的护理

一、概述

断肢（指）再植是对完全离断或不完全离断的肢（指）体，采用显微外科技术对其进行清创、血管吻合、骨骼固定以及修复肌腱和神经，将肢（指）体重新缝合到原位，使其完全存活并恢复大部分功能。如果外伤造成肢体离断，没有任何组织相连或有少量组织相连，但在清创时必须切除的，称为完全性断肢（指）。肢体骨折或脱位伴 3/4 软组织离断，主要血管断裂，如果不修复血管远端肢体将发生坏死的，称为不完全性断肢（指）。完全性或不完全离断的肢（指）体，其离断肢体发生多处离断（完全性或不完全性），此离断最严重，手术难度最大。

二、病因和发病机制

1. **整齐的断肢（指）损伤** 是由于铡刀、切纸刀、电锯、剪板机和铣床等所造成的离断。肢体的创缘整齐或比较整齐，创面周围没有严重的组织捻挫和缺损。

2. **不整齐的断肢（指）损伤** 多由于搅拌机、和面机、冲压机、压砖机、交通事故等所造成。多为绞断、撕脱、辗轧或压砸性损伤。组织的损伤范围广泛，断肢再植的成活率低，再植后肢体的功能恢复也多不理想。

三、现场急救处理

断肢（指）的现场的急救包括止血、包扎创面、保藏断肢（指）和迅速转运四个方面。

1. **止血和包扎创面** 断肢（指）的近侧端用无菌敷料加压包扎止血，尽量不用止血带。对于有大血管出血的，可用止血带止血，但要定时放松，以免止血带压迫过久导致肢体坏死。一般每小时放松一次，放松时间通常为 5～10 分钟。但一定要记录开始止血的时间，定时放松。放松时，用手指压住近心端的动脉主干或伤口加压包扎，以减少出血。

2. **保藏断肢（指）** 断肢（指）再植能否成活，与离断的远端肢体的保护方法关系很大。若现场急救时断肢（指）仍在机器中，切忌强行拉出或将机器倒转，以防肢体再次受到伤害，应立即停机，拆开机器，小心取出断肢（指）。

对于尚有部分组织连接的断肢（指），包扎止血后用夹板固定，以避免转运时进一步损伤组织。

完全离断的断肢（指），原则上暂不做无菌处理，禁忌冲洗，涂药或用溶液浸泡，应用干燥冷藏的方法保存。如用无菌敷料或清洁布类将断肢（指）包好后放入塑料袋内，再将其放入加盖的容器中，四周加放冰块低温保存。要避免断肢（指）与冰块直接接触而冻伤，同时要避免融化的冰水浸泡断肢（指），造成组织细胞肿胀，影响肢体再植的效果。

3. **迅速转运** 迅速将患者和断肢（指）送往医疗单位，力争在 6 小时内进行再植。若患者发生严重休克，转运前应首先处理休克，转运途中应密切观察生命体征的变化，对昏迷患者要保持呼吸道的通畅，以免发生生命危险。

四、医院紧急处理

患者送入急诊室后，医护人员应迅速了解受伤经过，根据病史和对患者的检查结果，做出准确的估计。有合并颅脑、胸、腹等其他部位的损伤或休克时，必须先处理全身情况，然后行再植手术。休克多属于失血性，因此，需要大量输血，以补充其血容量。

若患者无严重休克或危及生命的并发症，应立即将伤肢和离断的肢（指）体一起摄 X 线片，并立即送往手术室准备手术。医护人员应立即检查断肢（指），用无菌纱布包好，放入 4℃冰箱内，但不能放入冷冻层内，以免冻坏肢（指）体。若为多指离断，应分别包好，做好标记后放入冰箱保存，按手术进程逐个取出，以缩短热缺血时间。

五、护理评估

（一）健康史

1. 了解患者的年龄、工种，工作史和外伤史。

2. 询问现场急救处理情况和断肢保存方法。

3. 评估患者是否为孕妇。

4. 评估患者有无其他疾病史，如糖尿病、心脏病等。

（二）身体评估

1. 了解离断肢体的局部情况如伤口是否整齐，组织缺损情况。

2. 注意有无休克、昏迷等情况。

3. 判断患者的情况可否承受长时间的断肢再植手术。

4. 评估患者是否符合断指再植的适应证。

（1）全身情况允许，血小板计数及出、凝血时间正常的青壮年患者。

（2）一手多指离断，有再植条件者应力求全部再植。但应首先再植主要功能的手指。

（3）末节断指，只要在显微镜下能找到适合于吻合的动脉、静脉且软组织无明显的挫伤，应予再植。特别是拇、示、中指的末节离断。

（4）对于单指离断，拇指应努力再植。而环、小指可根据患者年龄、职业及意愿决定再植与否。

（5）小儿断指只要条件允许应尽量再植。

（三）辅助检查

急查血常规、血型并配血。同时做伤口的涂片以观察是否有革兰阳性粗大杆菌的存在。

（四）心理社会评估

1. 心理状态 断肢（指）再植患者多由于意外伤害所致，加上担心手术失败和术后形象问题，所以精神比较紧张。了解患者及家属对创伤的承受能力，患者及家属对创伤可能导致的伤残的接受程度，患者及家属的恐惧和焦虑的程度。

2. 社会支持情况 患者以及家属对这次创伤以及将要进行的断肢（指）再植手术的认知程度和接受能力；家庭经济情况，患者的社会支持系统是否完善等。

六、护理诊断及医护合作性问题

1. 焦虑/恐惧 与急性创伤打击，担心疾病预后、术后并发症、不适应住院环境等因素有关。

2. 部分自理缺陷 与患者手部功能障碍，绝对卧床有关。

3. 潜在并发症

（1）低血容量性休克、中毒性休克、肾衰竭。

（2）再植肢体血液循环障碍。

（3）抗凝血治疗的副作用。

4. 疼痛 与手术刺激以及神经的损伤有关。

5. 知识缺乏 缺乏术前准备以及术后注意事项、功能锻炼方面的知识。

七、计划与实施

（一）术前护理

1. 手术准备 脱去或剪去创伤部位的衣服，局部清洗。留置导尿管，急查血常规、血型并配血，同时做伤口的涂片以观察是否有革兰阳性粗大杆菌的存在。通知手术室，麻醉师做好准备。

2. 心理护理

（1）断肢（指）再植患者多由于意外伤害所致，加上担心手术失败和术后形象问题，所以精神比较紧张。因此，医护人员应耐心细致地做好患者的思想工作，用恰当的语言对患者进行安慰、疏导。详细讲解术前术后的注意事项及可能出现的问题和应对措施，使患者心情放松，坦然面对。如果患者带着恐惧、痛苦、焦虑心理接受手术治疗，将会严重影响治疗效果。

（2）对于突发性的意外创伤，不论伤情轻重，个体差异多大，伤员本人都需要不同程度的心理支持，对伤情的焦虑、痛苦和对生存的期盼，从伤员的眼神、表情、呻吟和可能的交谈中都可以反映出来，与患者直接或间接真挚的交流，都会减轻患者心理上的痛苦。

医护人员在治病的同时，要关心患者的思想情绪，经常与患者谈心，多做思想工作，调动患者战胜疾病的信心。

如遇到小儿断指再植的患者，对家长的安慰以及心理护理就显得尤为重要。孕妇断肢再植的患者担心自己的受伤以及术后的用药会影响胎儿的健康。我们要针对不同的人群的心理特点给予针对性的护理。

3. 补液 开通两条或以上静脉补液通道，遵医嘱及时、足量的输血、输液，预防休克的发生，并持续至术后。

4. 病室的环境 寒冷对血管刺激较大，可引起血管痉挛，所以室温保持 23～25℃，湿度 50%～70% 为宜，通风良好。限制探视人员，室内严禁吸烟，给患者提供整洁与舒适的环境。

（二）术后护理

术后的细心护理和观察，也是再植成功与否的重要环节之一，虽然经手术将血液循环接通，但仍可由于肢体肿胀、血液循环受阻、血管栓塞、感染等而导致失败。因此，手术后的护理和观察以及及时处理是非常重要的。

1. 心理护理

（1）患者受伤后往往因考虑到断肢（指）的功能可能不会完全恢复而影响自己今后的工作、学习、生活等方面，思想负担很重。医护人员在治病的同时，要关心患者的思想情绪，经常与患者谈心，多做思想工作，调动患者战胜疾病的信心。还要根据特殊人群的特点有的放矢地进行心理护理，以达到事半功倍的效果。特别是对小儿断肢（指）的患者，一定要安抚小儿的情绪，使用各种方法最大限度的减低患儿对医疗的恐惧，增加患儿的断肢再植的成活率。

（2）精神紧张、哭闹骚动可直接影响患指成活，心理护理要贯穿全程首先做好家属的心理护理。其次，针对患儿的心理特点，要态度和蔼，动作轻柔，多抽时间陪伴患儿，使其尽快适应病房环境，有针对性地做好解释工作，将断指术后的患儿带到病房现身说法，用玩具图片与患儿交流，取其信任，使其配合。

2. 卧位的护理

（1）术后患者需绝对卧床休息 10 天，患肢放置在自制的垫枕上抬高 30°，如动脉供血良好，静脉回流不畅，肢体较肿胀，可适当抬高患肢，有助于静脉回流；如动脉供血稍差，可将患肢略低于心脏水平以利动脉血的灌流。在卧床期间，加强皮肤的护理，防止压疮的发生。在患者卧床期间，一切生活都不能自理，护理人员要及时发现患者的需求，使得患者卧床期间的生活需要得到最大的满足。

（2）对于老人手指再植术后的护理：除按常规的卧位护理要求外，还要在再植肢体相对制动的情况下按时给患者变换体位，翻身拍背，促使分泌物得到很好的引流，以预防坠积性肺炎的发生。

（3）对于小儿手指再植术后的护理：体位的要求患儿年小易动，配合治疗不理想，嘱家属细心看护患儿，不可乱抓、乱动患指。对幼儿可采用飞机型石膏制动，患肢抬高至心脏水平，以促进静脉回流和消除肿胀。大幅度变换体位也是造成血管危象的原因之一，要求回病房后绝对卧床休息，避免侧卧或坐起，耐心做好护理宣教，保持床铺整洁、松软、舒适，减少患儿翻动。

（4）对于孕妇手指再植术后的护理：由于妊娠患者的新陈代谢旺盛，孕妇的汗腺、皮脂腺分泌增多，阴道分泌物也增加，常导致全身不适。在不影响再植指血循环的前提下，应做好皮肤护理，根据病情定时给予擦身、更单、更衣等，保持孕妇全身皮肤清洁。

3. 全身情况的观察

（1）预防低血容量性休克：由于手术时间较长，出血和渗血较多，血容量不足等原因易引起低血容量性休克；早期患者表现为烦躁不安或表情淡漠，皮肤黏膜苍白、湿冷，尿量减少，脉压减小，脉搏细数。因此，对术后患者应每 15 分钟测量生命体征；留置导尿，观察每小时尿量和尿比重；观察神智和皮肤黏膜色泽的改变，以便及早发现休克迹象，从而采取积极有效的措施，如输血、输液等，维持收缩压在 13.3kPa 以上，以防止血管吻合段栓塞而导致手术失败。

（2）预防中毒性休克的发生：如果肢体创伤严重、高平面离断、缺血时间长或严重感染等可使大量毒素吸收，导致中毒性休克，患者常出现中枢神经系统症状，如神志不清，抽搐、口吐白沫、牙关紧闭等。因此要严密观察患者神志的改变和神经系统体征，及时发现中毒性休克发生的迹象。若发生中毒性休克而危及患者生命时，应做断肢断指解离手术。

（3）监测肾功能：肾衰竭是断肢术后极其严重的并发症，可导致患者死亡。肾衰竭的主要原因是肾缺血和中毒，患者早期表现为少尿和无尿，尿比重降低，应严密观察患者神志、有无水肿、心率失常、恶心、呕吐、皮肤痒等尿毒症症状。严密观察尿量，测定尿比重，详细记录液体出入量。

4. 局部烤灯照射治疗：局部用 60～100W 烤灯照射，距离 33～50cm，24h 持续照射，夏季室温高于 30℃时停止照射，但在患指血液循环较差的情况下，则不宜使用烤灯，以免增加局部组织的代谢。加强夜间的巡视，以防夜间患者睡眠时导致烤灯距离的改变。局部照射一般持续 7～10 天左右即可停止。

5. 局部情况观察与护理

（1）皮肤温度：能反应局部血液循环的情况。再植肢体的皮肤温度应保持在 33～35℃，与健侧相比温差在 2℃以内，手术结束时皮温一般较低，通常应在 3 小时内恢复。每次测量皮温时要注意在同一部位，可用圆珠笔标出，以便定位观察。测定的先后次序及测量时间要恒定；测量的压力要恒定。

（2）皮肤色泽：正常再植肢（指）体的皮肤色泽应红润，或与健康的皮肤色泽一致。注意排除光线明暗，皮肤色素的影响，要在自然光线下观察比较可靠。

（3）再植术后严密观察肢（指）体的颜色、指腹弹性、毛细血管充盈时间和肿胀情况，每 0.5～1.0 h 观察 1 次，血管痉挛与栓塞多发生在术后 48～96h，48h 内多为栓塞，48h 后多为痉挛。

（4）夜间和凌晨是血管危象的高发时段，发生在 0：00～5：00am，其主要原因：①夜间患者进入深睡眠状态，基础代谢率低，血流慢。②凌晨室温下降易导致动脉痉挛。③夜间迷走神经张力增高，使小血管处于收缩状态。④机体疲劳，夜间熟睡后，体位不易控制，易压迫肢体造成血液回流缓慢或使血管受牵拉出现反射性痉挛。因此，要加强夜间巡视，及时纠正不正确体位，检查烤灯情况，有效杜绝夜间血管危象发生。

（5）血管危象

1）若出现指体由红润变为苍白或由红润变为浅灰色，或为花斑状，皮温下降 3～4℃，毛细血管充盈时间延长至 3～4s，指腹张力逐渐降低，系动脉危象。如出现动脉危象，应用解痉、止痛药物，观察 30 分钟仍无改善者，应立即行手术探察。

2）若指体由红润变为暗红，继而变为暗紫，皮温逐渐下降 1～2℃，毛细血管回充盈时间 <1s。指腹张力逐渐增高，严重时出现水疱，系静脉危象。如出现静脉危象应立即更换伤口周围敷料，清除伤口积血，拆除 1～2 针切口缝合线，缓解静脉压力。如静脉危象无明显缓解，可行拔甲或远端侧方小切口放血处理。

（6）患肢（指）的肿胀程度：再植肢体均有轻微肿胀，但皮纹存在。皮肤肿胀明显时，皮纹消失；极度肿胀时，皮肤表面可出现水疱；当静脉回流受阻或栓塞时，组织肿胀更为明显。但若血管痉挛或吻合口栓塞时，组织表现为干瘪。

6. 指端侧切口放血及拔甲渗血的护理　由于末节组织少，低血流量供给即可成活。用刀片在吻合指动脉对侧指端侧方行纵向切口，长约 6mm，深约 2mm，淤血不断渗出后可见指端张力减低，皮肤颜色转红，此时即可停止放血，并用肝素盐水（100ml 生理盐水加 1 支肝素）棉球堵住小切口，出血即可停止或仅有少量渗血，再次放血时只需将肝素棉球取掉，小切口即自行渗血，每 0.5～1.0h 更换 1 次，甲床渗血也同样用上述肝素盐水棉球敷在甲床上，每 0.5～1.0h 更换 1 次，5～7d 后侧支循环已建立，指端色泽逐渐转为正常即可停止上述处理。

7. 用药的观察 及时准确执行医嘱，正确使用抗感染、抗痉挛、抗凝药物，如罂粟碱、低分子右旋糖酐。用药过程中要注意不良反应，若发现不明原因鼻出血或腹痛剧烈应立即停药，报告医师及时处理。

(1) 抗生素的使用：断肢再植术后局部若发生感染，可以使吻合的血管栓塞，吻合口破裂或发生败血症等。因此手术时除彻底清创，严格遵守无菌操作外，应及时给予广谱抗生素预防感染。护理人员应观察抗生素的使用效果以及不良反应，监测患者的体温，体温术后三天在 38.5℃ 以下属于正常情况，若患者的体温持续很高，就要警惕术后感染的存在。如出现感染及时引流，以减少感染病灶对组织的破坏。

(2) 低分子右旋糖酐的使用：对于断肢再植术后的患者，应用低分子右旋糖酐（平均分子量为 41000，简称低右）静脉滴注来改善微循环和扩充血容量。低右通过提高血浆胶体渗透压降低血液黏滞性，从而改善微循环，提高再植成功率。

(3) 罂粟碱和肝素的使用：遵医嘱使用罂粟碱 30mg 或 60mg 每 6 小时 1 次肌内注射防止血管痉挛。因为肝素全身应用后易引起局部和全身其他部位出血，又能延长伤口愈合时间，因此，在一般情况下不主张使用。使用时，一般均用静脉点滴法，将肝素 12500U 加入 5% 葡萄糖注射液 1000ml 内以每分钟 8~15 滴的速度将凝血时间延长到正常人的两倍左右。然后维持在此标准，持续给药 3~5 天后停药。使用肝素后 10 余分钟即可起抗凝作用。在头一两天内不出现出血倾向，持续使用 3 天后，可发生出血现象。如使用过量，可给等量鱼精蛋白以中和肝素，使体内肝素迅速失效。使用肝素要注意点滴的滴数，一般每分钟不可超过 15 滴，或遵医嘱。还要随时询问患者有无不适。

8. 疼痛的护理

(1) 术后要及时缓解患者的疼痛，有条件的患者可以使用止痛泵进行止痛。及时倾听患者的主诉，遵医嘱使用各种止痛药物止痛，2 天后疼痛逐渐减轻，可用分散注意力的方法或配合口服止痛药物缓解疼痛。

(2) 小儿断指再植术后疼痛的护理：患指切口痛至少持续 1 周以上，疼痛除影响情绪以外，还常常影响活动，进而影响呼吸和循环，不但影响局部伤口，也影响全身，甚至影响排便。为了减轻疼痛，术后给予患儿人工冬眠，让父母或患儿最喜欢的亲人陪伴，放置患儿喜欢的玩具，分散注意力，从视觉听觉方面了解其引起疼痛的因素。在治疗护理过程中，减少刺激，少搬动，使患儿处于安静状态，并注意患儿母亲的心理护理，反复对患儿及其家属进行术后健康宣教。加强患儿及家属的依从性是护理成功的关键。

9. 石膏的护理（见第八十二章骨折患者的护理）

10. 注意控制输液速度及输液时限

(1) 输液速度对血管危象的影响：有研究显示，在断指再植术后 1 周内，控制输液速度，有助于减少血管危象的发生和提高再植成活率。其原因为输液速度过快可增加血管壁侧压，刺激患者引起疼痛不适，而疼痛可使机体释放 5 - 羟色胺（疼痛介质），有强烈缩血管作用，进而导致血管腔闭塞或血栓形成。因此，在静脉输液过程中，将输液速度控制在 30 gtt/min 以下，全程匀速输入；同时用热毛巾湿敷穿刺点以上皮肤，可舒张血管，增加患者的舒适感，减轻对血管壁的刺激，减少对患者的疼痛刺激，进而减少血管危象的发生。

(2) 输液时限与血管危象的关系：24 h 维持补液，不仅增加护理人员工作量，而且也给患者的生活带来不便，身体舒适度也受到一定影响，但手外科的患者大多属青壮年，手指的重建与功能的恢复对其日后的生活、工作都极为重要，故应坚持持续补液。术后1周内24 h维持补液，可在高危时期持续稀释血管内血液的黏稠度，从而减少血管危象的发生。

（3）手外伤患者绝大多数都是青壮年，心肺功能好，既往在输液过程中对输液速度的控制及输液时限的把握往往重视不够，但有研究显示，控制输液速度及输液时限可提高断指再植成活率。因此，护理人员应加强宣教，将24 h维持输液的目的、控制输液速度的意义及注意事项告诉患者；同时，协助患者每2小时对输液肢体进行轻柔按摩，减轻肢体的麻木等不适，以取得患者的合作，使其积极配合治疗，从而提高断指再植成活率。

11. 断肢再植的功能恢复　再植的手术，可使多数再植的肢体恢复一定或相当理想的功能。可是也有个别病例，虽然离断的肢体再植成活，但结果并不理想，致使再植的肢体留着无用，去之又觉得可惜，形成一个赘生物。断肢再植的目的是为了恢复伤肢的功能，使广大的患者尽快走上工作岗位。所以在接活断肢的基础上，一定要使伤肢恢复最大的功能。在再植术后3周左右，再植肢体血液供应情况已基本平稳，软组织也已愈合，在不妨碍骨折愈合的原则下，可以有计划地开始理疗，帮助肢体恢复功能。

术后患肢的功能锻炼要遵循循序渐进、主动的原则，按计划进行，不可操之过急。

（1）术后3周内为软组织愈合期，康复护理重点为预防和控制感染。可行超短波、红外线理疗，以改善血液循环，减轻肿胀，促进伤口一期愈合。

（2）未制动的关节可做轻微的伸屈活动，自术后4～6周开始，为无负荷功能恢复期。康复护理重点为预防关节僵直、肌肉和肌腱粘连及肌肉萎缩；此期骨折端愈合尚不牢固，应以主动活动为主，练习患肢的屈伸、握拳等动作；被动活动时动作要轻柔，并对截断部位妥善保护。

（3）术后6～8周，骨折已愈合，康复重点是促进神经功能的恢复，软化瘢痕、减少粘连，加强肢体运动和感觉训练。

（4）小儿正处于生长发育期，组织的修复与再生能力强。积极的康复练习可使患指获得满意的功能康复。术后3周即可进行被动伸屈活动。拔除克氏针后在理疗配合下进行锻炼，每日3～5次，每次10～20min，并逐渐加大活动量。由于小儿不能主动配合，故不宜进行常规的指体功能训练方法。小儿好动，喜欢玩耍，可指导小儿做适当游戏或工艺。如用筷子夹豌豆比赛、用指尖拾竹签、用手指捏黏土、捏泥人、绘画、写字等。这样小儿乐于接受，在游戏玩耍中达到锻炼手部动作的协调性和再植指的触觉灵敏度。在患指感觉没完全恢复时，应嘱家属注意防止患指冻伤、烫伤及其他意外的发生。

八、健康教育

1. 教育患者提高自我保护意识，不能饮用含有咖啡因的液体，例如咖啡、茶水、可乐等，以免引起血管收缩。

2. 不能直接或间接吸烟，因为烟中的尼古丁会降低血液中的含氧量，危及再植肢体的血液供应。

3. 告知患者及家属保持情绪稳定，防止患者激动、愤怒、忧虑，以免导致血管痉挛。

4. 给予高蛋白、高营养、易消化的食物，多食水果和蔬菜，保持大小便通畅，不憋尿。

5. 教会患者预防便秘的方法，必要时使用开塞露。

6. 防止冷空气直接吹到患者身上，以防血管痉挛的发生。

九、预期结果与评价

1. 患者自述焦虑心理减轻。

2. 患者卧床期间生活需要得到满足。

3. 患者治疗期间未发生低血容量性休克、中毒性休克、肾衰竭。

4. 患者的再植肢体成活。

5. 用药期间未发生抗凝药物的副作用。

6. 患者住院期间疼痛得到缓解。

7. 患者能说出术后功能锻炼的方法，并坚持锻炼；患者能复述术后以及出院以后的注意事项。

（高小雁　沈　杰）

第八十七章　骨肿瘤患者的护理

关键词

bone tumor	骨肿瘤
benign tumor	良性肿瘤
malignant tumor	恶性肿瘤
osteochondroma	骨软骨瘤
osteoid osteoma	骨样骨瘤
osteosarcoma	骨肉瘤
chondrosarcoma	软骨肉瘤
osteofibrosarcoma	骨纤维肉瘤

第一节　概　述

一、定义

凡发生在骨内或起源于各种骨组织成分的肿瘤，不论是原发性、继发性还是转移性肿瘤统称为骨肿瘤。

二、分类

2002 年 WHO 公布了第三版的骨肿瘤分类法，见表 87-1。

表 87-1　WHO 骨肿瘤的分类（2002）

成软骨性肿瘤	尤文肉瘤/原始神经上皮瘤
骨软骨瘤	神经上皮瘤
软骨瘤	尤文肉瘤
内生软骨瘤	造血细胞源性肿瘤
骨膜软骨瘤	浆细胞瘤
多发性软骨瘤病	恶性淋巴瘤
软骨母细胞瘤	巨细胞瘤
软骨黏液样纤维瘤	巨细胞瘤
软骨肉瘤	恶性巨细胞瘤

续　表

中央性、原发性和继发性软骨肉瘤	**脊索源性肿瘤**
	脊索瘤
外周型软骨肉瘤	**血管源性肿瘤**
去分化型软骨肉瘤	血管瘤
间叶型软骨肉瘤	血管肉瘤
透明细胞型软骨肉瘤	**平滑肌源肿瘤**
成骨性肿瘤	平滑肌瘤
骨样骨瘤	平滑肌肉瘤
骨母细胞瘤	**脂肪源性肿瘤**
骨肉瘤	脂肪瘤
普通性骨肉瘤	脂肪肉瘤
软骨母细胞型骨肉瘤	**神经源性肿瘤**
成纤维细胞型骨肉瘤	神经鞘瘤
骨母细胞型骨肉瘤	**其他肿瘤**
毛细血管扩张型肉瘤	造釉细胞瘤
小细胞型骨肉瘤	转移性恶性肿瘤
低恶性中央型骨肉瘤	**其他病损**
继发性骨肉瘤	动脉瘤性骨囊肿
皮质旁骨肉瘤	单纯性骨囊肿
骨膜骨肉瘤	纤维结构不良
高恶性浅表型骨肉瘤	**骨纤维发育异常**
成纤维原性肿瘤	朗格汉斯细胞组织细胞增生症
促纤维增生性纤维肿瘤	脂质肉芽肿病
纤维肉瘤	胸壁错构瘤
纤维组织细胞源性肿瘤	**关节病变**
良性纤维组织细胞瘤	滑膜软骨瘤病
恶性纤维组织细胞瘤	

三、发病情况

原发性骨肿瘤中，良性比恶性多见。良性骨肿瘤以骨软骨瘤、软骨瘤多见，恶性骨肿瘤以骨肉瘤、软骨肉瘤和纤维肉瘤多见。骨肿瘤发病男性比女性稍多。骨肿瘤的好发年龄在诊断上有参考价值，如骨肉瘤多发生于儿童和青少年，而骨巨细胞瘤主要发生于成人。解剖部位对肿瘤的发生也有重要意义，许多肿瘤多见于长骨生长最活跃的部位即干骺端，如股骨下端、胫骨上端、肱骨上端，而骨骺很少受影响。

四、临床特点

骨肿瘤的临床表现缺乏特异性，且多在疾病晚期出现。不同的肿瘤类型有不同的症状和体征。

（一）疼痛与压痛

疼痛是生长迅速的肿瘤最显著的症状。良性肿瘤多无疼痛，但有些良性肿瘤，如骨样骨瘤可因反应骨的生长而产生剧痛。恶性骨肿瘤几乎都有局部疼痛，开始为间歇性、轻度疼痛，以后发展为持续性剧痛、夜间痛，并有压痛。良性骨肿瘤恶变或合并病理骨折，疼痛可突然加剧。

（二）局部肿块与肿胀

良性肿瘤多以肿块为首发症状，肿块坚实无压痛，生长缓慢。生长迅速的恶性肿瘤，多在长管状骨干骺端一侧肿胀，当肿瘤穿破骨膜时可形成较大的弥散性肿胀，并有压痛，皮肤发热，浅静脉怒张。

（三）功能障碍和压迫症状

骨肿瘤靠近关节，由于疼痛和肿胀可使关节活动受到限制。脊髓肿瘤不论是良性、恶性都可能引起压迫症状，甚至出现截瘫。位于骨盆的肿瘤可引起消化道和泌尿道机械性梗阻症状。

（四）病理性骨折

骨干肿瘤骨质破坏，皮质变薄，损坏骨的坚固性，可发生病理性骨折。轻微外伤引起病理性骨折是某些骨肿瘤的首发症状，也是恶性骨肿瘤和骨转移癌的常见并发症。

（五）转移、复发与恶性变

恶性骨肿瘤，可经血流或淋巴转移到其他部位，如肺转移。恶性骨肿瘤经治疗后可能复发。有的良性肿瘤可恶变成肉瘤，如骨软骨瘤有1%的恶变可能。

五、外科分期

20世纪80年代以来，国内外逐渐采用一种骨肿瘤的分期系统，以指导治疗和评估预后，并有利于在统一条件下比较治疗效果。

外科分期采用G-T-M系统，G是肿瘤性质，T指肿瘤累及范围，M指肿瘤转移，G、T、M三者结合使用。良性肿瘤以阿拉伯数字1、2、3表示，分别代表静止性、活动性和侵袭性。恶性肿瘤以罗马字Ⅰ、Ⅱ、Ⅲ表示，Ⅰ期为低度恶性，Ⅱ期为高度恶性，Ⅲ期为发生转移。根据病损累及所在解剖间室程度分为间室内和间室外，分别以A和B表示。如骨肉瘤已累及间室外，其分期为ⅡB期。Ⅲ期指无论G和T分级如何，出现转移均为此期。

第二节　良性骨肿瘤患者的护理

一、概述

（一）骨样骨瘤

骨样骨瘤是一种孤立性、圆形的、成骨性的良性肿瘤，常发生于儿童和青少年，好发部位以下肢长骨为主。病灶呈圆形或卵圆形瘤巢，外有反应骨形成区环绕，肿瘤直径很少超过1cm。

（二）骨软骨瘤

骨软骨瘤是一种常见的软骨源性的良性肿瘤，是位于骨表面的骨性突起物，顶部覆盖有软骨帽，中间为髓腔。好发于青少年，男多于女。肿瘤随人体发育增大，当骨骺线闭合后，其生长也停止。骨软骨瘤分为单发性和多发性两种，单发性骨软骨瘤也叫外生骨疣，多发性骨软骨瘤也叫骨软骨瘤病，多数有家族遗传史，具有恶变倾向。多见于长骨干骺端，如股骨远端、胫骨近端和肱骨近端。

二、病理

（一）骨样骨瘤

肉眼观察骨样骨瘤呈棕红色，椭圆形或球形，颗粒状沙砾感。瘤巢可完全位于皮质内，或完全在松质骨内，也可骑跨在骨皮质内侧面。镜下显示瘤巢被增厚的皮质骨包围。病损组织由骨样组织、新形成骨和血管丰富的骨组织混杂组成。破骨细胞常可看到。

根据组织学可观察瘤巢形成的三个时相：①早期为血管丰富的基质内有骨母细胞大量增生；②中期显示骨样组织沉积于骨母细胞质之间，并有不同程度的钙化；③成熟期或骨瘤形成期可见骨样组织衍变成钙化而致密的不典型骨小梁。

（二）骨软骨瘤

大体检查：肿瘤切面显示三层典型结构。表层为血管稀少的胶原结缔组织，与周围骨膜衔接，并紧密附着于其下方组织。中层为灰蓝色的透明软骨，软骨即帽盖。基层为肿瘤的主体，含有黄髓的松质骨，与患骨相连。显微镜下：主要检查骨软骨瘤的软骨帽盖，软骨帽类似于骨骺生长板，具有增生带、柱状带，但结构较紊乱。

三、护理评估

（一）健康史

询问健康史时，应注意收集与骨肿瘤有关的危险因素及病因因素。

1. 注意患者的年龄和性别。
2. 询问患者有无外伤史及近期活动能力的改变。
3. 询问患者其他部位有无肿块及疼痛，对药物的敏感度。
4. 有无肿瘤史、手术治疗史或其他系统疾病史，有无家族性疾病史。

（二）身体评估

1. 骨样骨瘤 疼痛是本瘤的特征，有夜间痛，进行性加重，多数可服用阿司匹林缓解。疼痛可伴有肌萎缩、跛行、反射减弱。偶尔疼痛发生于 X 线表现变化前而导致误诊为神经官能症，靠近关节部位表现出关节炎的症状，位于脊柱则伴有疼痛性脊柱侧弯。

2. 骨软骨瘤 可长期无症状，多因无意中发现骨性包块就诊。骨性肿块为主要症状，部位遍及全身骨骼，但以股骨和胫骨多见。病初表现为局部渐行增大的、硬性无痛性包块，固定于骨表面。当肿瘤生长时，刺激周围组织可引起疼痛和关节功能受限等表现，其表面可合并有滑囊，多发性骨软骨瘤常合并明显的畸形如身材矮小、桡骨杆状病及下肢弯曲畸形。

（三）辅助检查

1. 骨样骨瘤 X 线检查对骨样骨瘤的诊断十分重要。如发生在皮质骨内，邻近皮质骨因骨膜新骨形成而增厚；若发生于松质骨内，则邻近的松质骨明显硬化。故不论在何部位，病灶周围均有硬化，瘤巢本身为均匀的 X 线透射区，但如位于骨皮质内，瘤巢中心有时致密，周围有一直径 1.0cm 以内的射线透亮带。

2. 骨软骨瘤　X 线表现为长管状骨干骺端表面的骨性隆起，由骨皮质及骨松质所组成，可为有蒂或无蒂。对解剖复杂的部位如肩胛骨、骨盆、脊柱等的诊断，CT 检查有较大的帮助。

（四）心理社会评估

评估患者对患病的反应、采取的态度以及认识能力，是否存在焦虑、烦躁，甚至恐惧心理。评估家庭支持系统的情况，家庭成员对患者患病采取的态度和接受程度。

四、护理诊断及医护合作性问题

1. 疼痛　与肿瘤压迫周围组织有关。

2. 潜在并发症：病理性骨折　与骨肿瘤造成骨质破坏有关。

3. 躯体移动障碍　与手术后卧床有关。

4. 恐惧/焦虑　与惧怕肿瘤有关。

5. 知识缺乏　缺乏本病的医学知识。

五、计划与实施

通过治疗与护理，患者情绪稳定，恐惧/焦虑程度减轻或消失，疼痛减轻或消失，卧床期间生活需要得到满足，无病理性骨折等并发症发生。

良性骨肿瘤治疗可采用手术及非手术治疗。其护理措施与其他肿瘤的护理差异不大，但骨肿瘤患者应特别注意防止因长期卧床所致的并发症及发生病理性骨折。当疼痛性质发生改变，或肿瘤的临床症状发生变化，影响肢体功能时才考虑行手术切除。

（一）一般护理

平时应做好生活护理，满足患者基本生活需要。活动时要注意保护，予以适当协助，以免造成病理性骨折。注意患者的皮肤和体重的变化，观察肿块大小的变化。饮食上给予高热量、高蛋白、高维生素的食物。

（二）疼痛的护理

1. 评估疼痛的性质、部位、程度及持续时间。

2. 协助和帮助患者控制疼痛，提供患者增进舒适的方法，如安排舒适的体位，指导做肌肉松弛活动等。安排消遣活动，以转移患者注意力，如看电视、阅读书报等。

3. 遵医嘱给予止痛药物，一般为口服非甾体类抗炎药，如双氯芬酸（扶他林），芬必得，凯扶兰等。此类药物对胃肠道刺激性较大，应嘱患者饭后服用。也可用乳剂涂于患处，如扶他林乳剂，可减轻患处疼痛。如果服用一般止痛药后无效，可加用弱阿片类制剂（如可待因、奇曼丁等），若仍不能控制疼痛再使用强阿片类制剂，如吗啡、哌替啶（杜冷丁）等。

（三）手术患者的护理

1. 良性骨肿瘤最常用的手术方式为刮除术或单纯切除肿瘤组织。有些病例可采用假肢植入或关节固定术，有些可采用骨移植。

2. 术前应全面评估患者的情况，向患者耐心解释手术的目的及注意事项；指导患者下肢手术术前 2 周开始练习股四头肌收缩；骶尾部手术术前 3 日开始做皮肤及胃肠道准备。

3. 术后注意观察患者的生命体征，手术部位有无出血及感染。较大的肢体手术伤口加压包扎 5 天左右，应注意创口有无渗液、渗血，渗出量及其性质，伤口引流是否通畅和连接稳固。护理人员帮助患者术后摆放体位，一般采取患肢抬高，以利于静脉回流，膝部术后膝关节屈曲 15°，踝关节屈曲 90°，髋关节取外展中立或内旋位，防止发生内收外旋脱位。

4. 手术可导致患者术后躯体移动障碍，护理人员应指导和协助患者合理进行功能锻炼，以促进躯体移动。术后即可指导患者进行肌肉收缩及邻近关节活动的锻炼，可借助健侧肢体辅助患侧进行活动，持续性被动运动可在术后第二日借助 CPM 机进行。鼓励患者早期下床活动，利于加强肌肉强度和身体的平衡。恢复期患者进行活动时应适当进行协助，在保证患者安全的同时鼓励其完成独立的生活自理。

（四）心理护理

良性骨肿瘤患者，一经发现，心理负担即加重。因此，对于此类患者，在确诊之后，要向患者讲明有关疾病的知识，包括发病情况、临床表现、治疗护理措施等，减轻患者的思想顾虑。

（五）健康教育

指导患者定期复查，发现骨肿瘤长大或影响肢体功能时，要及时就诊。对于术后活动受限的患者，护理人员应指导患者伤口护理、独立日常活动和躯体移动的方法，介绍适宜的功能锻炼方法及常用的辅助器械，并指导辅助器械的使用。

六、预期的结果及其评价

1. 患者恐惧/焦虑感减轻或消除。
2. 患者疼痛减轻。
3. 患者病理性骨折的发生率减低。
4. 患者生活需要得到满足。
5. 患者表示对本病有所了解。

第三节 恶性骨肿瘤患者的护理

一、概述

（一）骨肉瘤

骨肉瘤是一种最常见的恶性骨肿瘤，其发病率在原发性恶性骨肿瘤中居首位，好发年龄为 11～20 岁，其次为 20～30 岁，男性多于女性。骨肉瘤主要发生在生长活跃的干骺端，以股骨下端和胫骨上端最多见。它是间质细胞来源的最常见的恶性肿瘤。

（二）软骨肉瘤

软骨肉瘤是成软骨性的恶性骨肿瘤。好发于成人和老年人，男性发病稍多于女性。软骨肉瘤是发生于软骨细胞的骨恶性肿瘤，病损内有内生软骨骨化，但无真正的肿瘤骨样组织。好发于扁骨、肢带骨和长管状骨的近端。它可以是原发性肿瘤，也可继发于骨软骨瘤。

（三）骨纤维肉瘤

骨纤维肉瘤是一种少见的骨恶性肿瘤，男女发病率相同，多见于 30~60 岁的成年人。肿瘤由胶原纤维组织互相交织而成，没有骨、类骨及软骨组织。可为原发，亦可继发于纤维结构不良、骨硬化、骨髓炎、放射后骨病和骨巨细胞瘤。

二、病理

（一）骨肉瘤

1. 大体检查　由于骨肉瘤内纤维组织、软骨、骨组织所占比例不同，其标本致密程度不同，肿瘤可呈粉红色、灰白色或"鱼肉样"改变，或呈灰至蓝色改变，肿瘤断面上常见黄及黄白色的钙化灶及坏死组织。

2. 显微镜下　骨肉瘤的组织学诊断对治疗方法的选择及预后有重要的价值，其主要诊断依据是要有肉瘤性的基质组织，以及由它直接转变而形成的骨样组织及骨小梁。

（二）软骨肉瘤

1. 大体检查　肿瘤呈分叶状，由不同大小融合的结节所构成的肿瘤，切面为灰白色透明样组织，可见散在的钙化和骨化区，并可见局灶性黏液变。偶尔肿瘤由大小不一的囊性变结节构成。

2. 镜下观察　软骨肉瘤含有丰富的圆形或卵圆形细胞，有大量的双核细胞，有单核或多核的巨大肿瘤细胞，细胞具有多形性。根据肿瘤细胞数目、细胞分化程度、核分裂程度等组织学特点，可将软骨肉瘤分为 Ⅰ~Ⅳ 级。

（三）骨纤维肉瘤

1. 大体检查　骨纤维肉瘤是一种破坏、浸润性病变，肉眼所见与肿瘤的分化程度相关，低度恶性高分化的骨纤维肉瘤为灰白色质硬的组织，可以有假性包囊。而恶性度高低分化的肿瘤，肿瘤组织较柔软，伴有黏液变及坏死病灶。

2. 镜下观察　分化好的纤维肉瘤，由长方形和梭形细胞所形成，细胞大小和形态较一致，呈束状排列，间质中有较多的胶原纤维，偶尔见核分裂象。分化差的骨纤维肉瘤中细胞数目增加，细胞排列紧密，胶原含量减少，核分裂活动增加，瘤内常有出血坏死。

三、护理评估

（一）健康史

1. 询问患者有无外伤史。

2. 询问患者有无其他疾病及其他部位有无肿块。

3. 是否有家族性发病史，有无遗传性疾病病史。

4. 有无咳嗽、咯血等病史。

（二）身体评估

1. 骨肉瘤　最常见的首发症状是疼痛和软组织肿胀（或肿块）。疼痛开始可以是轻微的和间歇性的，逐渐加重并变为持久性，夜间尤重。患部可出现硬的软组织包块并固定于骨面，包块增长速度较快，明显增大的包块可出现邻近关节内积液、关节运动受限。局部可有压痛及表浅静脉怒张。患者出现症状时往往多主诉有局部轻微外伤史，但外伤与肿瘤的关系如何，迄今尚不清楚。

患者自出现症状至就诊，时间多在 2~4 个月内，就诊时患者全身情况良好。疾病发展至后期可出现发热、体重减轻及贫血等症状，出现肺转移初期可无症状，晚期可出现咯血、憋气及呼吸困难。

2. 软骨肉瘤　软骨肉瘤发病缓慢，原发性的软骨肉瘤常有隐袭疼痛，以后渐行加重。周围性的继发性软骨肉瘤常有大的肿块存在，表现为局部缓慢增长，可有压痛及局部皮温增高，关节活动可受限。根据肿瘤的生长部位，肿块压迫可引起不同的临床症状。大部分的软骨肉瘤是无痛的，且恶性程度低，倾向于局部复发，转移不常见，但高度恶性者转移多见。

3. 骨纤维肉瘤　起病缓慢，主要症状为疼痛，但较骨肉瘤轻。可有肿胀、关节活动受限、包块等症状，首次就诊并发病理性骨折者较多。

（三）辅助检查

1. 骨肉瘤

（1）X 线检查：是骨肉瘤的重要诊断手段。早期 X 线表现隐蔽，但患者就诊时往往均有明显的 X 线变化，并可有多种变化类型。一般根据临床 X 线变化将其分为三型，即硬化型、溶骨型和混合型。

（2）放射性核素骨扫描及 γ 闪烁照像：可以明确显示骨肉瘤的部位以及骨骼外转移的部位，方法简便。

（3）选择性血管造影及数字减影：可提供骨外肿瘤部分的轮廓及肿瘤血管供应及周围血管受压情况，术前可通过导管用明胶海绵堵塞肿瘤的主要血管，减少肿瘤区的血供，从而减少手术中的出血。对不能切除的肿瘤可通过导管进行介入治疗。

（4）CT：可以明确确定肿瘤的边界、病灶的范围以及其与邻近结构的关系，对肿瘤手术的选择及设计具有较重要的价值。

（5）MRI：磁共振图像可进一步了解肿瘤在髓内及周围组织中的范围，以及与周围血管等组织的空间毗邻关系。并可了解肿瘤的反应区及发现跳跃性病灶，对肿瘤的手术设计，选择肿瘤的切除范围有较重要的价值。

（6）化验检查：早期可正常，但瘤体过大，分化差及有转移者血沉可增快，45% ~ 50% 患者碱性磷酸酶增高，无特异性。但血沉和碱性磷酸酶可作为手术预后的指标之一，若术后血沉及碱性磷酸酶下降后再度升高，常提示肿瘤复发或转移。

2. 软骨肉瘤

（1）X 线检查：对确定诊断软骨肉瘤唯一最重要的手段是 X 线平片，X 线表现为周围骨皮质膨胀、变薄，一般无皮质的穿破，常表现为密度减低的阴影，病灶中有斑点状或块状钙化。当肿瘤穿破皮质，并发病理性骨折时，肿瘤可侵及周围软组织，表现为密度增高的软组织影，骨破坏呈地图样、虫蚀样及穿凿样改变，内骨膜遭受侵蚀可呈"扇贝"样改变。

（2）体层摄影和动脉造影：体层摄影有助于更好地显示基质钙化，评价皮质的改变和骨膜反应，检出隐性病理性骨折。动脉造影是勾画出肿瘤，了解其血供，选择手术活检区。

（3）CT 和 MRI：二者对评价肿瘤在骨内外蔓延范围相当重要，可精确判断肿瘤是否侵及软组织。

3. 骨纤维肉瘤　X 线表现为溶骨性骨破坏可呈地图形、虫蚀状及穿凿状，正常骨质到病变骨质之间的转化带宽。

（四）心理社会评估

骨肉瘤多发生于青少年，该时期儿童刚开始走向成熟，家长常表现为异常的痛苦和自责感，并在患者面前流露，使患者更加感到悲观，甚至厌世、轻生。一些骨肉瘤患者为得到有效的治疗，不得不选择截肢，这类患者因疾病造成肢体缺陷、伤残，多有强烈的丧失感，加上化疗或放疗的毒性反应，会更加感到悲观失望。骨肉瘤在临床上表现为剧烈、持久、夜间加重的疼痛，晚期剧烈顽固的疼痛是患者的主要痛苦，患者对疼痛的恐惧甚至大于死亡。当肿瘤出现转移时患者表现为恶病质和全身衰竭，随时会发生生命危险，患者则表现出极度的痛苦、恐惧。

软骨肉瘤多见于成人，患者在明确诊断后，随着肿瘤的发展或治疗的本身都可能造成患者生活自理能力的下降，甚至完全丧失，常表现出对死亡的恐惧、情绪急躁、焦虑不安、忧郁、悲观，甚至轻生等。

骨纤维肉瘤对化疗和放疗都不敏感，手术多为截肢或广泛切除后肢体重建，这不仅影响肢体功能，而且常会改变患者的外观，给患者带来沉重的精神负担，甚至失去生活的信心。由于疾病本身及手术的影响，患者生活自理能力不同程度下降或丧失，表现为烦躁和忧虑。

四、护理诊断与医护合作性问题

1. 恐惧/绝望　与恶性肿瘤预后不良有关。
2. 自我形象紊乱　与化疗、放疗或手术治疗等有关。
3. 疼痛　与肿瘤浸润，压迫周围组织有关。
4. 营养失调：低于机体需要量　与恶性肿瘤消耗有关。
5. 潜在并发症：病理性骨折　与骨肿瘤造成骨破坏有关。
6. 睡眠形态紊乱　与夜间疼痛加剧有关。
7. 生活自理缺陷　与疾病本身及手术有关。

五、计划与实施

通过治疗和护理，患者情绪稳定，能够正视现实，积极配合治疗；疼痛缓解或消失；营养摄入满足机体需要；无病理性骨折等并发症的发生；睡眠充足；生活需要得到满足。

（一）做好患者的心理护理

恶性骨肿瘤的手术多为截肢或广泛切除后肢体重建，这不仅影响肢体功能，而且常改变患者的外观，加上化疗或放疗的毒性反应，常给患者带来沉重的精神负担，甚至失去生活的信心。转移性骨肿瘤患者晚期出现恶病质和全身衰竭，随时会发生生命危险，患者极度痛苦、恐惧。因此，护士应具有深厚的同情心，充分理解患者的恐惧、悲观、自卑的心理反应，多关心患者，给予安慰、支持和鼓励，消除消极的心理反应，保持情绪稳定，使之积极配合治疗，乐观地对待疾病和人生。

（二）控制疼痛的护理

恶性骨肿瘤的主要表现之一是剧烈、持久、夜间加重的疼痛，晚期剧烈顽固的疼痛是患者的主要痛苦，患者对疼痛的恐惧甚于大于死亡。因此，为了提高晚期恶性骨肿瘤患者的生存质量，应及时有效地控制疼痛。

1. 药物治疗的护理　在药物镇痛方面，WHO癌症处推荐的三阶梯止痛疗法，效果较好。第一阶梯止痛药：为非阿片类制剂，如阿司匹林等；第二阶梯止痛药：如第一阶梯止痛药不能奏效，可加用弱阿片类制剂，如可待因、布桂嗪等；第三阶梯止痛药：如第二阶梯止痛药仍不能控制疼痛，可应用第三阶梯止痛药，即强阿片类制剂，如吗啡、哌替啶等。护理时应注意观察药物的疗效及副作用，指导患者餐后或同牛奶一起服药。

恶性骨肿瘤患者可单纯化疗，也可结合放疗或手术治疗。较小的转移性肿瘤化疗有较好的疗效，可于术前或术后使用。常用的骨肿瘤化疗药物包括：烷化剂（环磷酰胺、盐酸氮芥）；抗代谢药（甲氨蝶呤、5-氟尿嘧啶）；抗生素（阿霉素、放线菌素 D）；生物碱（秋水仙制剂）和激素（雌激素）等。

护理骨癌化疗患者应密切观察药物的作用及副作用，严密监测实验室检查结果及患者的体征、表现，以便及时处理可能发生的毒副反应。同时做好患者及家属用药的健康教育，指导他们正确用药，观察药物副作用，出现不良反应时及时就诊。

2. 放疗治疗的护理　放疗可以达到缩小瘤体从而缓解疼痛的作用。某些骨的恶性肿瘤可进行放射治疗，如骨肉瘤、尤文瘤。放疗在缓解疼痛、提高患者生活质量的同时会导致一些副作用，常见的副作用包括疲乏和皮肤、黏膜改变。

针对放疗患者皮肤、黏膜改变，护理时应注意以下几点：①要保持皮肤清洁干燥，特别是皮肤皱褶处；②减少对照射部位的刺激，避免粗硬衣物的摩擦；③应每天用温水清洗照射部位，避免使用强刺激性清洁用品，清洗时注意不要擦掉放疗标记，清洗后可用柔软的毛巾轻轻沾干，避免按摩摩擦；④要嘱患者不要擅自在照射部位涂抹化学药品，出现局部皮肤不适时不能抓挠，应及时就医；⑤外出时应注意保护照射部位，避免阳光直射；⑥放疗部位禁止过冷或过热刺激；⑦放疗期间应加强局部黏膜清洁，如口腔含漱、外阴冲洗等。

3. 手术治疗的护理　不断成熟的化疗促进和发展了保肢技术，实践证明保肢治疗与截肢治疗的生存率和复发率相同，局部复发率为 5%～10%。但是对于就诊较晚，破坏广泛和对其他辅助治疗无效的恶性骨肿瘤，截肢手术仍是一种重要有效的治疗方法。对于截肢术的选择须持慎重态度，严格掌握手术适应证，同时也应考虑术后假肢的制作和安装。截肢术后患者肢体残疾，会出现一系列生理、心理上的问题。随着外科治疗技术的进展，许多针对于患者肢体的补救措施已经出现，如关节置换、金属内固定、同种异体移植等，这些技术的出现使患者延长生存期的同时，其质量得到了一定程度的改善。对于截肢手术患者的护理应包括以下方面：

（1）术前指导患者学会拐杖的使用，进行手臂拉力锻炼，以便术后扶拐下地活动。

（2）术后保持引流管通畅，观察和记录引流液的量和性状。

（3）观察伤口渗血情况，保持伤口清洁，进行伤口护理时严格无菌技术操作。

（4）残肢护理：观察残端有无肿胀、发红、水疱、渗液、皮肤坏死、并发感染等。为避免残端积血和水肿，用棉垫加弹性绷带包扎，但不应在残肢近侧加压，以免远端水肿和缺血。每日用清水或中性肥皂清洗残肢，并擦干。残肢上不可涂抹任何物品。大腿截肢者要防止髋关节屈曲外展挛缩，小腿截肢者要避免膝关节屈曲挛缩。术后 3 周可做局部按摩，促使水肿消退，并练习残肢伸屈活动，达到术前的运动范围。

（5）残留的神经断端在愈合过程中产生疼痛或错觉，通常叫做幻肢痛。对幻肢痛的患者要关心体贴，尽量避免搬动残肢或触碰残端，以减少诱发疼痛的不良刺激。应多与患者交谈，适当做些娱乐活动，转移患者注意力。还可采用理疗、蜡疗和睡眠疗法，疼痛顽固者，可进行精神心理治疗，适当的残肢活动和早期行走亦有利于缓解症状。

（6）残肢要积极锻炼，进行主动活动以增强肌力，保持关节活动范围，早期扶拐行走，准备安装义肢。

（7）术后多数患者外观发生改变，造成巨大的心理打击，护理人员对截肢患者要关心体贴，从精神上、日常生活上多予以帮助，减轻其精神痛苦。指导患者进行仪表修饰，如在衣服下做衬垫以弥补肩部不对称，用裤子遮盖下肢残肢等。鼓励其尝试参加社会活动，尽可能完成自理，逐步正常生活和面对现实。

（三）满足患者生活需要

骨肿瘤患者由于疾病本身的影响、手术的影响或化、放疗反应，生活自理能力不同程度下降或丧失。因此护理人员应耐心、细致地做好基础护理，以满足患者的卫生及其他生活需要。此外，恶性骨肿瘤不能用力按摩挤压，不能热敷和理疗，不能涂油剂和刺激性药膏，不能随便使用中药外敷。患者活动时要注意保护，以免造成病理性骨折。

（四）给予患者营养支持

恶性骨肿瘤患者消耗大，晚期常出现恶病质，因此应加强饮食管理，保证营养物质的摄入，同时进行全身的支持疗法，以增强患者的抵抗力。应补充营养和水分，如有皮肤弹性差、脱水、体重减轻，提示患者的营养摄取和水分补充应加强。给予高热量、高蛋白、高维生素饮食，必要时可采用静脉高营养补充。

（五）病理性骨折护理详见骨折患者护理一章。

（六）保证患者睡眠与休息

应维持适当的活动与休息，对于不能下床走动的患者，可利用轮椅使其每天有一段室外活动时间。安排一个安静舒适的环境，睡前指导患者做松弛活动，或鼓励喝一杯牛奶，疼痛剧烈者服用止痛药物，以促进睡眠。

（七）术后早期进行功能锻炼

术后早期即可开始锻炼，如肌肉等长收缩、足趾活动等。截肢者要积极锻炼残肢，使其更好适应安装义肢。关节置换和异体骨移植者的功能锻炼要循序渐进，护士应鼓励和帮助患者进行合理的功能锻炼。

六、预期结果及其评价

1. 患者恐惧感基本解除。
2. 患者能够正视现实，积极治疗。
3. 患者疼痛减轻。
4. 患者营养得到补充，身体抵抗力提高。
5. 患者外伤的危险减少。
6. 患者能保证充足的睡眠。
7. 患者生活需要得到满足。

（李　菁　董俐俐）

第八十八章　肌病患者的护理

> ## 关键词
>
> | | |
> |---|---|
> | progressive muscular dystrophy（PMD） | 进行性肌营养不良 |
> | myotonic dystrophy（MD） | 强直性肌营养不良 |
> | myotonia | 肌强直 |

第一节　概　述

原发于骨骼肌（横纹肌）本身或神经 – 肌肉接头之间传递障碍所引起的疾病统称为肌病。骨骼肌是机体执行运动功能的效应器官，也是机体能量代谢的重要器官。到达运动神经末梢的电冲动必须通过神经 – 肌肉接头（又称突触）间的化学传递才能引起骨骼肌的有效收缩而完成各种自主运动。

骨骼肌由许多纵向排列的肌纤维（肌细胞）聚集而成。肌纤维为多核细胞，外被肌膜，内含肌质，细胞核位于肌膜下。肌质中有纵向排列的纵管和肌原纤维，以及线粒体、溶酶体、糖原、脂滴等。肌膜每隔一定距离向内凹陷，穿行于肌原纤维之间，形成横管。后者与纵管交接处略扩大，称为终池，终池内含有钙离子。肌原纤维由许多纵行排列的粗、细肌丝组成，粗肌丝含肌球蛋白，细肌丝含肌动蛋白。

骨骼肌受运动神经支配。一个运动神经元支配的肌纤维范围称为一个运动单位。一个运动神经元的轴突可分出数十至数千分支分别与所支配的肌纤维形成突触。突触前膜（神经末梢）和突触后膜（肌膜）间形成突触间隙。神经末梢无髓鞘，略显膨大，内含许多突触囊泡，囊泡中贮满乙酰胆碱；突触后膜则形成许多皱褶形凹陷，每个皱褶的隆起部存在许多乙酰胆碱受体。

神经肌肉接头的传递过程是电学和化学传递相结合的复杂过程。肌肉收缩和舒张所需的能源来自腺苷三磷酸（ATP），由肌纤维线粒体的氧化代谢过程所提供。肌病的临床表现可以归纳为以下几个方面：

1. 肌无力　是肌病的最常见症状。早期肌无力常出现在持久、用力活动时（如跑步等），表现为速度减慢或行走距离缩短。进一步会影响日常活动，如操持家务、提物上楼等。最后会丧失生活自理能力、被迫卧床。肌病的肌无力常以近端为主，而且往往呈对称性分布。

2. 易疲劳性　所有的肌病在活动后均易于疲劳。

3. 肌痛和触痛　常见于感染性肌病。

4. 肌肉萎缩 随着病情的进展，往往出现受累肌群的肌肉萎缩，其分布多以近端为主，呈对称性。

5. 肌肉肥大 由于肌纤维进行性萎缩，其周围的结缔组织和脂肪逐渐填充，表面表现为肌容积增大，触之坚硬，失去正常肌肉的弹性，称为假性肥大。

6. 肌强直 病态肌肉在随意收缩或物理刺激收缩后，不易立即松弛。

第二节 进行性肌营养不良患者的护理

一、概述

进行性肌营养不良是一组原发性肌肉变性病，与遗传因素有关，大多有家族史。临床特征为缓慢进行性加重的对称性肌无力、肌肉萎缩，个别类型还有心肌受累。根据遗传方式、发病年龄、萎缩肌肉的分布、病程和预后，可分为不同的临床类型。

二、病因及发病机制

本组疾病虽均为遗传性疾病，但遗传方式各不相同。其中对假肥大型肌营养不良的病因学研究比较深入，近年来有了突破性的进展。早在 20 世纪 80 年代初期已确认本病的基因位点位于 Xp_{21} 上。以后的研究证明此基因所编码的蛋白是一种细胞骨架蛋白，称为抗肌萎缩蛋白，分布于骨骼肌和心肌的细胞膜上，起支架作用，可保护肌膜抵抗收缩时所产生的力量而不致受损。患者因基因缺陷而致肌细胞内缺乏抗肌萎缩蛋白，造成功能缺失而发病。

三、病理

基本的肌肉病理变化包括肌纤维坏死和再生，肌膜核内移。随着疾病的进展，肌细胞大小差异越加明显。有的萎缩，有的代偿性增大，呈镶嵌分布。肥大肌细胞横纹消失，光学显微镜下呈玻璃样变。坏死肌细胞出现空泡增多、絮状变性、颗粒变性和吞噬现象。肌细胞间质内出现大量脂肪和结缔组织增生。心肌也可有类似病变。假肥大型肌营养不良的肌活检标本用免疫组化染色可见抗肌萎缩蛋白大量缺失，其对诊断有决定性意义。

四、护理评估

（一）健康史

应询问患者有无自觉症状；患者的家族史、家族成员中有无相似病变或其他畸形、有无遗传病史；了解患者是否得过其他疾病及其治疗情况、有无外伤史、手术史等。

（二）身体评估

不同类型的肌营养不良具有不同的临床表现。

1. 假肥大型 由于抗肌萎缩蛋白空间结构变化和功能丧失的程度不同，本型又分为两种类型：

（1）假肥大（Duchenne）型肌营养不良（DMD）：是我国最常见的 X 性联隐性遗传的肌病，发病率约为 1/3500 活男婴。女性为基因携带者，所生男孩约 50% 发病，女孩患病者罕见。起病隐袭，多在 4 岁以前发病。随着病情进展，一般在 15 岁以前即不能独立行走而被迫卧床。晚期可累及面肌、肢体远端肌肉，甚至出现肌肉挛缩和骨骼变形，智能也逐渐衰退。多数患者在 25～30 岁以前死于呼吸道感染、心力衰竭或消耗性疾病。

本病的典型特征为肌无力，自躯干和四肢近端开始，下肢重于上肢，表现为上楼及蹲位站立时困难，容易跌倒；进而出现腰椎代偿性前凸。因盆带肌无力，走路时向双侧摇摆，犹如鸭步。由仰卧起立时，患儿必须先翻身转为俯卧位，然后以双手支撑双足背、膝部等处顺次攀扶，方能直立，即为 Gowers 征，为本病的特征性表现。肩胛带肌也可同时受累，使举臂无力。并可因前锯肌和斜方肌无力，不能固定肩胛内缘，致使肩胛游离呈翼状竖立于背部，称"翼状肩胛"，尤其在双臂前推时最为明显。随着以上症状逐渐加重，四肢近端出现肌肉萎缩，而萎缩肌纤维周围又被脂肪和结缔组织充填，故体积增大，但肌力减弱。假性肥大还可见于臀肌、三角肌、冈下肌等。多数患儿伴有心肌损害。90% 左右患者同时伴有双腓肠肌假性肥大，触之坚硬。

肌电图检查为典型的肌原性损害。血清肌酸磷酸激酶（CPK）和乳酸脱氢酶（LDH）可显著增高，醛缩酶和谷草转氨酶也可增高。尿中肌酸增加，肌酐减少。

（2）Becker 型肌营养不良（BMD）：也是性联隐性遗传，但比 DMD 少见，病情也较 DMD 为轻。发病年龄较晚，多为 5～25 岁间，平均 11 岁。临床表现类似 DMD，但进展缓慢，至 25～30 岁常不能行走，50～60 岁死亡，有的寿命更长，病程可达 25 年以上。多不伴有心肌受累，或仅轻度受累。血清 CPK 及 LDH 也可显著增高，绝大多数患者的智商低于正常人。

2. 面肩肱型肌营养不良　属常染色体显性遗传的肌肉疾病中最常见的类型。发病年龄自儿童期至中年不等，以青春期为多。

早期症状多为双上肢上举困难、不能梳头，同时出现面部表情肌无力、萎缩，以眼匝肌、颧部肌肉、口轮匝肌最明显，临床表现为眼睑闭合无力，吹哨、鼓腮困难。有时口轮匝肌呈假性肥大而使口唇显得增厚而微噘。颞肌、咬肌、眼外肌和咽部肌肉常不受侵。以后病变逐渐延至肩胛带肌（产生"翼状肩胛"），以及三角肌、肱二头肌、肱三头肌和胸大肌上半部。下肢胫前肌也往往受累。偶尔可见三角肌及腓肠肌假性肥大。随着病情发展，可向躯干和骨盆带蔓延。一般不伴心肌损害。偶有心动过速、心肌肥大和心律失常者。

本病病情进展缓慢，有时甚至很长时间停止进展，其生命年限接近正常水平。肌电图为肌原性损害，血清肌酶可正常或轻度增高。

3. 肢带型肌营养不良　绝大多数病例属常染色体隐性遗传，散发病例并不少见。发病年龄在 10～20 岁之间。首发症状通常为骨盆带肌萎缩，腰椎前凸，步态呈鸭步，下肢近端无力，上楼困难。以后发生肩胛带肌萎缩，抬臂困难，出现"翼状肩胛"。面肌一般不受侵，有时可伴有腓肠肌假性肥大。

血清肌酶常显著增高，肌电图呈肌原性损害，心电图正常。病情进展缓慢，大多于发病后 20 年左右丧失行动能力。

4. 眼咽型肌营养不良　属常染色体显性遗传，也有散发病例。本病特点在于发病年龄多在 40 岁左右，而且病变仅限于双上睑下垂及吞咽困难。首发症状为上睑下垂和眼球运动障碍，双侧对称。以后逐步出现轻度面肌力弱，咬肌无力和萎缩，吞咽困难，构音不清，有少数家族出现肩胛带和骨盆带肌肉轻度力弱和萎缩。血清 CPK 正常或轻度升高。

5. 远端型肌营养不良　为常染色体显性变异型，典型为 40 岁以后起病，主要影响手足小肌肉、腕伸肌、足背屈肌，病程缓慢进展。

6. 眼肌型肌营养不良 为典型常染色体显性遗传，通常在 30 岁以前发病，上睑下垂为早期表现，随之发生进展性眼外肌麻痹，也常见面肌无力，易误诊为重症肌无力。

（三）辅助检查

常用检查有肌电图、血液生化检查等，不同类型的进行性肌营养不良检查结果各异，详见"临床表现"部分。

（四）心理社会评估

评估患者及其家属对疾病的反应、采取的态度、接受程度和应对的能力；评估患者家庭及其社会支持系统的情况。由于肌无力，影响日常活动，患者常常表现出焦虑、烦躁，容易产生自卑心理。随着症状加重，失去生活自理能力，患者会出现恐惧、悲观心理。

五、护理诊断与医护合作性问题

1. 焦虑/恐惧 与疾病进行性发展有关。
2. 生活自理能力缺陷 与肌无力有关。
3. 有失用综合征的危险 与进行性肌营养不良有关。
4. 有皮肤完整性破损的危险 与被迫卧床有关。
5. 有外伤的危险 与运动功能障碍有关。

六、计划与实施

本病进展缓慢，迄今为止尚无特效治疗，以支持疗法为主。因此，从医学遗传学角度出发，对假肥大型肌营养不良应尽早检出病变基因携带者。对已怀孕的病变基因携带者可用 DNA 探针进行产前检查，如发现胎儿为 DMD 或 BMD，则应早期进行人工流产，防止病儿的出生。

对于其他已经患病的患者，应通过及时的治疗和精心的护理，使患者心理舒适感增强，生活需要得到满足，尽可能地从事日常活动，无皮肤破损及外伤发生。

（一）用药护理

进行性肌营养不良的药物治疗尚无确定的方案，主要包括：①泼尼松 0.75mg/（kg·d）口服可以改善肌力约 3 年，泼尼松对本病的远期疗效尚不确定。注意观察激素副作用；②肌酸水化物 5~10g/d 可能有效；③别嘌呤醇：治疗假肥大型肌营养不良可不同程度地改善临床症状，治疗中应定期检查血中白细胞，如低于 3000 × 10⁶/L 应停用；④腺苷三磷酸、肌苷、甘氨酸、核苷酸、苯丙酸诺龙及中药等可试用；⑤人胚肌细胞注入治疗仅有短期效果，直接基因置换疗法目前正在研究之中。

（二）合理营养

适当的饮食对增进患者的健康和营养状况起着重要作用，并可能延缓病情的进展。应注意患者的营养状况，合理安排饮食，补充充足的水分，并给予高蛋白质饮食，特别是应有较多的动物性蛋白。碳水化合物、脂肪性食物要少食，应多进食含维生素丰富的蔬菜、水果。同时要兼顾到患者的生活习俗、饮食习惯、口味偏好，增加患者的食欲，鼓励多进食，以增强体质。

（三）积极预防和治疗呼吸道感染等并发症

应鼓励患者尽可能从事日常活动，避免长期卧床。早期患者应经常做深呼吸运动，延缓肺活量的减退。晚期患者长期卧床容易并发肺炎、压疮、心肌损害，而导致死亡，所以要注意防治并发症。

保持患者身体清洁及皮肤的完整，每天擦浴一次，每周洗头一次，满足患者的卫生需要。擦浴时，细心检查患者全身皮肤的状况，并给予适当的处理。每 2 ~ 3 小时翻身一次。注意处理排泄物，维持会阴部与骨突处皮肤的干燥，并保持患者病服和床单的平整，防止压疮的发生。

（四）保证患者安全

对肌腱挛缩、关节畸形的患者应给予相应的矫形措施，不能站立只能取坐位者要装配脊柱支架，以推迟脊柱后突畸形的发生，可采用轮椅。而对于能够下床活动的患者，应在家属或护士的陪伴下走动，不能一人单独活动。护士应经常巡视，观察患者的表情、倾听患者的主诉，在生活上给予适当的照顾。

（五）心理护理

护理人员应经常巡视病房，多与患者交谈，倾听患者的主诉，了解其心理情绪变化，有针对性地进行疏导、安慰、鼓励，解除患者的忧虑心情，增强战胜疾病的信心，积极配合临床治疗。在生活上给予周到、细心照顾，使其感到医院的温暖、工作人员的关怀，增强患者的安全、信任感，减轻恐惧及紧张心理。

（六）出院指导

1. 教育患者及其家属，遵医嘱定期到医院进行复查。
2. 遵医嘱坚持保守治疗，不间断。
3. 保证患者安全，防止受伤。
4. 注意个人清洁卫生，防止感染及其他疾病。

七、预期效果与评价

1. 患者主诉心理舒适感增强。
2. 患者主诉基本生活需要得到满足。
3. 患者无失用综合征发生。
4. 患者皮肤完整，无破损。
5. 患者安全，无外伤。

第三节　强直性肌营养不良患者的护理

一、概述

肌强直表现为受累的骨骼肌收缩后松弛显著延迟，导致明显的肌肉僵硬，肌电图出现特征性连续高频电位放电现象。

二、病因和发病机制

强直性肌营养不良症 1 型是一种多系统受累的常染色体显性遗传病，分子遗传学研究已证明本病的病变基因位于第 19 对染色体上。全球患病率为 3 ~ 5/10 万，是成人最常见的肌营养不良症，无明显地理或种族差异。肌强直的发病机制不清，认为是广泛的膜异常，包括骨骼肌膜、红细胞膜、晶状体膜等。

三、病理

典型的肌肉病理变化为细胞核内移，呈链状排列。肌细胞大小不等，呈镶嵌分布。肌原纤维向一侧退缩而形成肌质块，肌细胞坏死和再生不突出。

四、护理评估

（一）健康史

应询问患者有无自觉症状；患者的家族史、家族成员中有无相似病变或其他畸形、有无遗传病史；了解患者是否曾患其他疾病及其治疗情况、有无外伤、手术史等。

（二）身体评估

1. 强直性肌营养不良症1型（MD1） 通常在30或40岁时显现症状，主要症状是肌无力、肌萎缩和肌强直，前两种症状更突出。肌无力见于全身骨骼肌，前臂肌和手肌无力伴肌萎缩和肌强直，有足下垂及跨阈步态，行走困难易跌跤，部分患者出现构音障碍和吞咽困难。肌萎缩常累及面肌、咬肌、颞肌和胸锁乳突肌。肌强直常在肌萎缩前数年或同时发生，累及上肢肌、面肌和舌肌。

2. 强直性肌营养不良症2型（MD2） 临床特征与MD1相似，表现为肢体远端肌、面肌、胸锁乳突肌的肌无力和肌萎缩，伴肌强直，也可有白内障、睾丸萎缩、糖尿病、心脏异常等。

3. 近端肌强直性肌病 表现为肌强直、近端为主，肌无力及白内障，病程不如MD1严重。

（三）辅助检查

肌电图在肌肉用力收缩时可见典型的肌强直放电，受累肌肉出现连续高频强直波逐渐衰减。血清CK和LDH等肌酶滴度正常或轻度增高。肌活检显示轻度非特异性肌源性损害。

（四）心理社会评估

评估患者及其家属对疾病的反应、采取的态度、接受程度和应对的能力；评估患者家庭及其社会支持系统的情况。

五、护理诊断与医护合作性问题

1. 生活自理缺陷 与突发的肌肉痉挛有关。
2. 有外伤的危险 与突发的肌肉痉挛有关。

六、计划与实施

本病无有效的治疗方法，主要是对症治疗。肌强直可用膜系统稳定药治疗，能降低膜内钠离子浓度，提高静息电位，改善肌强直状态，如苯妥英0.1g，3次/d。肌无力尚无治疗方法，肌萎缩可试用苯丙酸诺龙治疗。本病患者护理措施请参见进行性肌营养不良患者的护理。

七、预期效果与评价

1. 患者主诉基本生活需要得到满足。
2. 患者安全，无外伤。

（赵 雁 李 杨）

第八十九章 运动系统常见诊疗技术与护理

> **关键词**
>
> arthroscopy   关节镜检查
>
> indication   适应证
>
> contraindication   禁忌证
>
> joint cavity paracentesis   关节腔穿刺术
>
> ankylosis   关节强直
>
> myelography   脊髓造影术

第一节 关节镜检查

关节镜检查是使用内镜深入关节腔内进行诊断检查和某些治疗操作的技术。关节镜检查的优点在于诊断准确率高，损伤小，恢复快，并发症少，术后痛苦轻。关节镜检查的应用范围越来越广，不仅应用在膝、髋、肘、踝等大关节，微型内镜还能应用于掌指、指间、跖趾等小关节的诊疗。我国目前以膝关节镜应用最为广泛。

一、关节镜检查及镜视下手术的适应证

（一）检查

1. 确定病损的部位及程度。

2. 直视下取活检。

3. 检查关节内异物或游离体等以明确或证实临床诊断。

（二）手术

1. 关节腔冲洗 对骨性关节炎、类风湿关节炎等疾病，可用生理盐水反复冲洗关节腔，使关节症状得以缓解。

2. 关节内手术 可用于摘除游离体，修整半月板，交叉韧带置换、削去增生的脂肪垫等。

二、禁忌证

1. 关节症状轻微者。

2. 局部或附近皮肤有感染病灶。

3. 关节已发生纤维性僵硬或强直者。

4. 全身情况差，不能耐受者。

5. 有严重的全身感染者。

三、护理

以膝关节镜检查为例。

（一）术前准备

1. 向患者介绍膝关节镜检查的特点、优点和操作过程，消除患者的紧张心理。

2. 清洁皮肤，常规备皮，范围同膝部手术，上至腹股沟下至踝关节。

3. 根据麻醉方式告知患者术前禁食禁水的时间。

4. 过度紧张者可予镇静剂，如检查前 30 分钟肌注地西泮 10mg。

5. 关节镜检查器械的准备。

（二）术中配合

1. 患者取仰卧位，膝关节屈曲，下垫一块海绵。

2. 患侧大腿用固定器固定。

3. 大腿部上气囊止血带，除非关节内出血活跃，影响视野，一般不充气止血。

4. 根据情况选择麻醉方式：如果只为诊断，患者能很好地配合，医师操作经验丰富可选用局麻；如果手术时间超过 1 小时又需使用止血带，则应选用腰麻；如需进行关节内手术，应选用连续硬膜外麻醉或全麻。

5. 严格无菌操作，消毒、铺无菌巾，其过程同膝部手术。

6. 检查调试好关节镜的照明、光源、监视记录系统。

7. 在髌骨下端内外侧各做一小切口，插入关节镜及光源系统，接通光导纤维束，打开冷光源开关，调节光亮度，并根据需要给予关节腔内手术器械等。

8. 检查中以生理盐水做持续关节腔冲洗。

（三）术后护理

1. 体位 术后患肢不需要抬高，体位主要取决于患者的麻醉方式。对于腰麻或是腰硬联合麻醉的患者术后需去枕平卧 6 小时，其余麻醉方式的患者待清醒后均可以枕枕头。

2. 患肢的专科观察 术后需要观察患肢远端的感觉、活动以及足背动脉是否正常。

3. 饮食 术后 6 小时后可以正常进食；术后 6 小时内如患者麻醉已恢复可以少量进食。

4. 并发症的观察 注意观察伤口敷料有无渗血、疼痛是否加重，警惕关节内积血；指导患者进行患肢的活动，并遵医嘱予以深静脉血栓的物理和药物预防方法，警惕深静脉血栓。

5. 患肢的活动及功能锻炼 术后除医嘱制动者，术后 6 小时即可指导患者逐步进行股四头肌锻炼，做直腿抬高活动等功能锻炼，每 2 小时 1 次，每次 5~10 分钟，以强化关节功能。术后 1 天即可恢复日常活动，一般可以下床活动，但需注意避免膝关节过度负重。出院后鼓励患者继续进行直腿抬高锻炼股四头肌以及 4 周内活动避免膝关节过度负重。

第二节 关节穿刺术

关节腔穿刺是指在无菌条件下，使用无菌注射器经皮肤刺入关节腔内，抽取关节腔内积液，以协助诊断及治疗的一项诊疗技术。

一、适应证

1. 抽取关节腔内积液进行化验检查、细菌培养、药物敏感试验、动物接种试验等，以帮助诊断和治疗。

2. 穿刺注入造影剂或空气，拍摄 X 线片协助诊断。

3. 抽取关节腔内渗出液、血液或分泌物以减轻症状。

4. 抽液后进行关节腔内给药治疗。

5. 关节腔置管引流冲洗。

二、禁忌证

1. 有出血性疾病的患者。

2. 穿刺部位皮肤感染者。

三、护理

（一）术前根据患者需要可向其介绍穿刺方法，以解除患者焦虑情绪。术中患者平卧于手术台上，关节放松。穿刺部位及周围按常规进行皮肤消毒，铺无菌洞巾。用1%~2%普鲁卡因局部麻醉后，避开血管、神经及重要器官，在距离关节腔最近的皮肤表面处穿刺。常见各关节穿刺部位如图89-1。

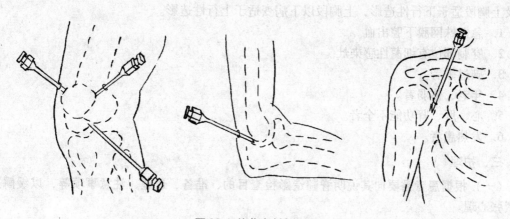

图89-1 关节穿刺部位图

（二）术后碘酒消毒针孔处，并用消毒纱布敷盖穿刺部位，胶布固定。如关节腔积液量多，抽吸后要加压包扎。应注意加压包扎患肢的末梢循环，感觉、运动是否正常，如有异常应重新包扎并查明原因。

（三）鼓励患者术后逐渐锻炼关节功能如屈膝运动，以防发生关节内粘连和关节强直。

第三节　椎管造影术

椎管造影是将造影剂注入蛛网膜下腔，通过改变患者体位，在透视下观察其造影剂的流动情况和脊髓形态，以诊断椎管内病变的一种检查方法。造影剂常用碘海醇（欧乃派克、优维显）等非离子型水溶性有机碘剂。一般在初步判断病变部位并摄取相应脊椎正侧位片后进行。脊髓造影可明确肿瘤所在位置及其同脊膜和脊髓的关系。

一、适应证

脊髓压迫性病变经脑脊液动力学检查，证明椎管蛛网膜下腔有梗阻，但病变的准确定位尚未能明确者适用。

1. 椎间盘突出症。
2. 椎管狭窄。
3. 椎管内占位病变。
4. 蛛网膜粘连。
5. 黄韧带骨化。
6. 先天性脊柱侧弯。
7. 马尾、神经根受压。
8. 脊髓外伤、炎症、血管畸形，以了解脊髓压迫的原因。

二、禁忌证

对估计手术治疗可能性不大的患者不应滥用。有炎症、出血者、造影剂过敏者暂缓。颈段及上胸段适于下行性造影，上胸段以下病变适于上行性造影。

1. 急性蛛网膜下腔出血。
2. 穿刺部位有细菌性感染灶。
3. 碘过敏者。
4. 年老、体弱者。
5. 心、肝、肾功能不全者。
6. 发热患者。

三、护理

（一）根据患者需要向其说明脊髓造影检查目的、准备、过程、注意事项等，以缓解患者紧张心理。

（二）术前行碘过敏实验

1. 询问过敏史　询问有无碘过敏史及特异性反应，过敏史不明者应行碘过敏试验。

2. 碘过敏试验方法

结膜试验：将造影剂 1~2 滴，直接滴入一侧眼内。阳性者在滴入 3~4 分钟后即可引起结膜充血、水肿，有刺激感。

舌下试验：将造影剂数滴滴入舌下，阳性者 5 分钟后有嘴唇麻木感，舌头感觉增厚及肿胀。

口服试验：检查前 2 天开始服用 10% 碘化钠（或钾）液 5ml，每日 3 次，共两天，观察反应。阳性者可有结膜红肿，唾液增加，恶心、呕吐，口、手、脚麻木及皮疹。

皮内试验：取 3% 的造影剂 0.1ml 做前臂皮内注射，20 分钟后观察结果。阳性者局部有红肿、硬块，直径超过 1cm。

静脉注射法：于检查前以造影剂 1ml 静脉注射，15～20 分钟后观察患者反应。

3. 过敏反应观察及处理 碘造影剂过敏反应多数发生在静脉注射造影剂后 20 分钟内，迟缓反应较少见。轻者可出现头晕、恶心、呕吐、胸闷、气促、呛咳、荨麻疹等，可给予吸氧，肾上腺素 1mg 皮下注射，或异丙嗪 25mg 肌注，或苯海拉明 25mg 肌注。严重者可有呼吸困难、哮喘、面色苍白、出冷汗、血压下降，甚至心脏停搏等。呼吸困难者立即给氧，极度呼吸困难者做气管插管。迅速皮下注射肾上腺素 1mg，静脉注射氢化可的松 100～200mg 后持续静脉滴注氢化可的松 100～200mg。休克者应给氧，保温，静脉输液补充血容量，升压、纠正酸中毒。心搏骤停者立即进行心肺复苏。极度不安或惊厥者应静脉注射地西泮 10mg，或苯巴比妥钠 0.1g。

4. 严密观察 15 分钟后无上述反应，可进行造影检查，反应可疑者重做过敏试验。反应阴性者造影过程中仍可能出现过敏反应，应加以注意，如有上述反应立即停止造影检查。

（三）术中协助患者摆好侧卧位，依病情需要确定穿刺部位后，按常规行腰椎穿刺（上行法）。穿刺成功后透视下注入造影剂，利用造影剂比重大于脑脊液的重力作用，调整检查床的倾斜度，重点检查颈、胸或腰骶部等，并迅速摄片。避免多次翻动或大幅度上下倾斜，而造成造影剂在脑脊液中过度稀释。摄片应包括正、侧、斜位片，必要时摄断层片。造影过程中要经常询问患者有无不适感，并注意观察患者的反应及全身情况。对脊椎损伤的患者应用滚动法翻身，加强脊椎保护，防止发生或加重脊髓损伤。

（四）检查完毕后应抬高患者头部，以免造影剂流入颅内，造成检查后头痛等症状。观察患者双下肢感觉活动以及背部穿刺点敷料是否干净，有无渗血渗液；检查后患者如无恶心、呕吐等胃部不适，可正常进食，同时鼓励患者多饮水，促进造影剂的排泄；检查后当天以卧床休息为主，可进行正常的日常活动如如厕，但不能奔跑、打闹、弯腰提重物等，检查后次日可恢复正常活动；检查后次日晨揭去背部穿刺点敷料，并观察穿刺点有无红肿、渗液等异常情况。

（五）术后 12～24 小时应注意观察患者意识状况、呼吸、脉搏、血压、瞳孔和肢体运动等变化。

（许　岩）

第九十章　神经系统概论

第一节　神经系统解剖与生理

神经系统主要由神经组织所组成，神经组织包括神经元和神经胶质。神经系统分为两个主要部分，即中枢神经系统和周围神经系统。其中中枢神经系统包括脑和脊髓，周围神经系统包括脑神经和脊神经。

一、神经系统的细胞

（一）神经元

神经元是神经系统的结构与功能单位，它具有感受刺激和传导兴奋的功能。可分为感觉神经元、运动神经元和中间神经元。虽然神经元形态与功能多种多样，但结构上大致都可分为细胞体和突起两部分，突起又可分为树突和轴突两种。树突和细胞体是接受其他神经元传来冲动的主要部位，而轴突是将神经元发出的冲动向远离细胞体的方向传导。

（二）神经胶质细胞

神经胶质对神经元起着支持、绝缘、营养和保护等作用，并参与构成血脑屏障。胶质细胞可分为中枢神经系统的胶质细胞和周围神经系统的胶质细胞。中枢神经系统胶质细胞包括星形胶质细胞、少突胶质细胞、小胶质细胞和室管膜细胞。周围神经系统胶质细胞包括施万细胞和卫星细胞。

（三）神经系统的活动方式

神经系统是机体的主导系统，它的基本活动方式是反射，即神经系统在调节机体的活动中，对内外环境的刺激所作出的适宜反应。反射活动的解剖基础是反射弧，包括感受器→感觉（传入）神经元→中枢神经→运动（传出）神经元→效应器。根据反射弧中感受器的位置，可分为浅反射和深反射。在有些神经系统疾病状态下出现的反射称为病理反射。

二、中枢神经系统

（一）脑

1. 端脑　端脑包括左、右大脑半球，其表面为大脑皮质所覆盖，凹凸不平，在脑表面形成脑回和脑沟。大脑皮质是意识、思维、运动和感觉的最高中枢，对全身有精细的调节作用。脑内部为白质、基底节和侧脑室。大脑半球划分为额叶、顶叶、颞叶、枕叶。各叶病变可有如下反应：

额叶受损　随意运动、言语及精神活动障碍。

顶叶受损　感觉或随意运动障碍。

颞叶受损　感觉性失语、幻觉、精神和行为异常。

枕叶病变　引起视觉障碍。

2. 间脑　间脑位于大脑半球和中脑之间，感觉纤维上行至大脑半球的第3级神经元所在地，由此投射至人脑半球相应代表区，病变时出现对侧偏身各种感觉障碍。

3. 脑干　可分为中脑、脑桥和延髓，脑干上与间脑相接，下与脊髓相连。脊髓与间脑、大脑和小脑间的上、下行纤维束及12对脑神经核均分布于脑干中，呼吸、循环中枢等生命中枢也在脑干，因此脑干的损害常可出现病变同侧脑神经麻痹和病变对侧的肢体瘫痪，损害到生命中枢可很快导致患者死亡。

4. 小脑　小脑对保持身体平衡、控制姿势和步态、调节肌张力和协调动作的准确执行具有重要作用。小脑蚓部损害可引起躯干的共济失调，一侧小脑半球损害可引起同侧肢体的共济失调。

（二）脊髓

脊髓是神经系统的低级部分，为四肢和躯干的初级反射中枢。自脊髓发出31对脊神经，主要分布到四肢和躯干。脊髓损伤可导致受损平面以下深、浅感觉缺失，上运动神经元瘫痪以及括约肌障碍等。

三、周围神经系统

周围神经系统包括脊神经根组成的脊神经和脑干腹外侧发出的脑神经。

（一）脑神经

脑神经共12对，用罗马数字依次命名。脑神经有感觉纤维和运动纤维，主要支配头面部。按性质可分为感觉神经、运动神经和混合神经，其中Ⅰ、Ⅱ、Ⅷ为感觉神经，Ⅲ、Ⅳ、Ⅵ、Ⅺ、Ⅻ为运动神经，Ⅴ、Ⅶ、Ⅸ、Ⅹ为混合神经。Ⅰ．嗅神经：司嗅觉，病变可导致嗅觉丧失或嗅觉异常。Ⅱ．视神经：司视觉，病变可导致视力障碍、视野缺损及视盘异常。Ⅲ．动眼神经：司眼球的运动，负责瞳孔的收缩与调节上眼睑的活动。Ⅳ．滑车神经：司眼球的运动。Ⅴ．三叉神经：司角膜反射、面部感觉、咀嚼和张口运动。Ⅵ．展神经：司眼球向外运动。Ⅶ．面神经：司面部表情、舌前2/3部的味觉。Ⅷ．听神经：听力及平衡。Ⅸ．

舌咽神经：舌后 1/3 味觉，唾液分泌，吞咽动作及咽反射。Ⅹ．迷走神经：协助吞咽动作，分布于胸腹腔内诸脏器。Ⅺ．副神经：使头部转动及耸肩。Ⅻ．舌下神经：支配舌肌，司舌头的运动。

（二）脊神经

共 31 对，其中颈段 8 对，胸段 12 对，腰段 5 对，骶段 5 对，尾神经 1 对。每一对脊神经均有两条神经根与脊髓相连。即背根（感觉）和腹根（运动）。背根是感觉神经，接收由身体传入的感觉冲动至中枢系统；腹根是运动神经，内含有支配腺体或随意及不随意肌的运动纤维，将神经元的讯息传至周边。

第二节　神经系统疾病患者的评估

一、健康史

健康史的采集在疾病诊断过程中起着重要的作用。健康史包括患者一般资料、疾病过程、既往史和家族史等内容。

1. 一般资料　了解患者的出生、生长发育情况，生活方式、运动习惯、饮食习惯、有无特殊嗜好等。了解职业及工作性质。特殊疾病还需要进行更深入的评估。

2. 疾病过程　了解疾病起病情况，包括发病时间、主要的症状、起病急缓、发病前有无诱因等；了解疾病进展及演变过程，包括症状从出现到加重的过程，有无缓解、恶化、复发等情况，有无其他伴发症状等。还包括疾病诊治的详细过程。对于意识障碍、智力障碍、有精神症状的患者，这些信息可能主要来源于家属或者目击者。

3. 既往史　主要包括其他疾病史、用药史、过敏史、外伤史、手术史等。这些信息可能会为疾病的诊断提供线索或依据。

4. 家族史　了解患者家族有无神经系统遗传病史，如进行性肌营养不良症、遗传性共济失调症等。还应询问患者家族中有无类似疾病发生等。

二、身体评估

在进行全面的健康史评估的基础上，要进一步进行规范详细的身体评估。

（一）神经系统疾病常见症状

1. 头痛　重点询问头痛的部位、性质、程度和持续时间，症状加重或缓解的因素，有无伴随症状，持续性还是发作性，涉及整个头部或仅限于局部。剧烈头痛多见于脑膜炎、蛛网膜下腔出血。颅内压增高导致的头痛的特点为：持续性整个头部胀痛；咳嗽、用力、低头、头部突然活动等可使头痛加剧；晨起较重；常伴有喷射性呕吐。

2. 疼痛及感觉异常　要了解疼痛的时间、部位、性质、有无放射。要了解疼痛伴发的症状，如疼痛的同时或之后是否出现瘫痪、疼痛时是否伴有感觉缺失。对于感觉异常者应评估其出现的部位、范围、对称性、性质、加重或缓解的因素。疼痛的性质包括冷热感、麻木感、重压感、针刺感等。

3. 视力障碍　神经系统疾患也可引起视力障碍，可能出现视力减退、视野缺损、复视或眼球震颤，应仔细询问和检查。如复视者应询问复视出现的方向，实像与虚像的位置关系，有无单眼复视；视力障碍者是否因视力下降或视野缺损发生过外伤。

4. 抽搐　询问初次发作的年龄、频率、时间，发作前有无诱因或先兆，发作时是否伴有意识丧失、发绀、跌倒外伤、舌咬破或尿失禁，发作后有无头痛等不适，发作间歇期是否规则等。

5. 活动能力　评估患者肌力、平衡能力、活动耐力，有无瘫痪，生活自理的程度等。瘫痪者应注重评估瘫痪的范围是单瘫、偏瘫、截瘫还是四肢瘫。起病缓急，是否伴有发热、疼痛、麻木、括约肌功能障碍、意识障碍、失语等。

6. 括约肌功能障碍　评估有无排便困难、便秘，有无尿失禁、尿潴留及继发性感染。

（二）神经系统体格检查

1. 意识状态　意识是指人对周围环境及对自身状态的识别和觉察能力。正常人意识清醒，意识清醒状态的维持需要正常的大脑皮质及脑干网状结构不断将各种内外感觉冲动经丘脑广泛地投射到大脑皮质。如果弥漫性大脑皮质或脑干网状结构损害，可引起意识障碍。根据意识障碍的程度按传统的分级方法可分为嗜睡、昏睡、浅昏迷和深昏迷。

（1）嗜睡：是最轻的意识障碍。患者意识清晰度水平降低，处于病态的睡眠状态，能被唤醒，唤醒后能配合检查及回答问题，停止刺激后又入睡。

（2）昏睡：意识清晰度较嗜睡降低，患者处于熟睡状态。给予患者较重的痛觉刺激或较响的言语刺激方可唤醒，醒后能作简单、模糊的答话，自发性言语减少，刺激停止后又转入熟睡。

（3）浅昏迷：意识丧失，仅对强烈刺激如压眶有痛苦表情及躲避反应，刺激不能使其恢复清醒或意识障碍变浅，不能与外界建立接触，可有较少无意识的自发动作，但角膜反射、瞳孔对光发射、咳嗽反射、吞咽反射、腱反射仍存在，生命体征无明显改变。

（4）深昏迷：患者对外界任何刺激均无反应，角膜反射、瞳孔对光反射及腱反射等均消失，巴宾斯基征阳性或跖反射消失，无自发性动作，生命体征也有变化。如果意识障碍同时伴有精神状态异常，则可出现：

1）意识模糊：除意识清醒水平下降外，对周围环境的时间、地点、人物的定向力有障碍。对外界感受迟缓，反应不正确，答非所问，有错觉。

2）谵妄：在意识清晰度下降的同时，精神状态不正常。有大量的错觉、幻觉，常躁动不安，定向力丧失，不能与周围环境建立正常的接触关系。

目前临床上对意识障碍的另一个分级方法是 Glasgow 昏迷评分法，此法因简单易行广泛应用于临床。从睁眼、语言和运动三个方面分别给定具体评分标准，以三者得分之和表示意识障碍程度。最高分为 15 分，表示意识清楚，8 分以下为昏迷，最低分为 3 分。具体见表90-1。

表 90-1　Glasgow 昏迷评分法

睁眼反应		言语反应		运动反应	
能自行睁眼	4	能对答，定向正确	5	能按吩咐完成动作	6
呼之能睁眼	3	能对答，定向有误	4	刺痛时能定位，手举向疼痛部位	5
刺痛能睁眼	2	胡言乱语，不能对答	3	刺痛时肢体能回缩	4
不能睁眼	1	仅能发音，无语言	2	刺痛时双上肢呈过度屈曲	3
		不能发音	1	刺痛时四肢呈过度伸展	2
				刺痛时肢体松弛，无动作	1

2. 精神状态　判断患者有无精神障碍。精神障碍指的是大脑功能活动发生紊乱，导致认知、情感、行为和意志等精神活动不同程度障碍的总称。常见的症状包括妄想、幻觉、错觉、情感障碍、哭笑无常、自言自语、行为怪异、意志减退。绝大多数患者缺乏自知力，不承认自己有病。此外，还可通过理解力、定向力、记忆力、判断力等检查，了解患者有无智能障碍。

3. 脑神经检查

（1）嗅神经：嘱被检查者闭目，将盛有被检查者熟悉而无刺激性气味的溶液如薄荷水、松节油、香水的小瓶或牙膏、香皂等分置于被检查者左或右鼻孔下，一侧测定后再测另一侧。试其能否感觉和辨别各种气味，结果为一侧或双侧正常、减退或消失。由于醋酸、酒精等可刺激三叉神经末梢，不宜用于嗅觉检查。嗅觉减退或消失见于嗅神经损害，也可由鼻黏膜炎症或萎缩引起。

（2）视神经：视神经的检查包括视力、视野和眼底。

1）视力：应用远或近视力表即可。视力减退到 0.1 以下时可嘱患者在一定距离内辨认手指，以距离表示视力。视力减退更严重者可用电筒检查有无光感。

2）视野：被检查者被检眼球正视前方，在眼球不动时所能看到的最大范围即为视野。一般用手试法，嘱被检查者背光，距检查者 60～100cm 相对而坐，各自遮盖相对的眼睛，对视片刻，保持眼球不动。检查者以手指置于两人中间，分别由视野周边的上内、下内、上外、下外逐渐向中心移动，至被检查者能见到手指移动时为止。以检查者正常视野为参照物，可粗测被检查者的视野。

3）眼底检查：应用眼底镜检查。正常眼底视神经盘圆形无水肿，色淡红，无充血或苍白，边缘清楚。视网膜血管动脉较细，色鲜红，静脉较粗，色紫红。

（3）动眼神经、滑车神经、展神经：3 对脑神经均支配眼球的运动，可同时检查。主要观察有无眼睑下垂、眼球运动障碍、斜视、复视等。嘱患者头不动，两眼注视检查者手指，并随之向左、右、上、下各方向转动，观察有无活动受限。检查瞳孔的大小及对光反射、调节反射。正常瞳孔为圆形，两侧等大，直径为 3～4mm，小于 2mm 为瞳孔缩小，大于 5mm 为瞳孔扩大。检查对光反射时，嘱患者注视远处，以手电筒光从侧面分别照射瞳孔，可见瞳孔缩小。正常时感光的瞳孔缩小，称直接光反射。未直接感光的瞳孔也缩小，称间接光反射。检查瞳孔的调节反射时，嘱患者先平视远处，然后再突然注视一近物，此时两侧眼球内聚,瞳孔缩小。

(4) 三叉神经

1) 面部感觉:用棉签或针尖自上而下,由内向外轻触前额、鼻部两侧及下颌,注意比较双侧感觉有无差异。

2) 咀嚼运动检查:先观察咬肌颞肌有无萎缩,再嘱被检查者做咀嚼运动,检查者两手分置于两侧咀嚼肌,比较双侧肌力是否相等,或嘱被检查者张口,观察张口时下颌有无偏斜。

3) 角膜反射:以捻成细束的棉花轻触角膜外缘,正常可引起两眼迅速闭合,同侧的称为直接角膜反射,对侧的称为间接角膜反射。

(5) 面神经

1) 表情肌检查:观察眼裂、鼻唇沟及口角两侧是否对称。检查时嘱被检查者做皱眉、闭眼、吹哨、露齿或鼓腮动作,比较两侧是否对称。中枢性面瘫时,病变对侧眶部以下表情肌瘫痪;一侧周围性面瘫表现为病变同侧额纹变浅或消失,眼裂增宽,不能皱眉、闭眼、露齿、鼓腮和吹哨,鼻唇沟变浅,口角垂并向健侧偏斜。

2) 味觉检查:嘱被检查者伸舌,以蘸醋、盐、糖等试液的棉签轻擦于舌前一侧以试味觉。不能讲话和缩舌,可让其指示写在纸上的甜、酸、咸、苦来表达,注意先测试可疑侧再患侧,并做两侧对比。

(6) 位听神经

1) 蜗神经:主要用耳语、表音或音叉检查其听力。用手掩住另一侧耳,声音由远至近,到听到声音,测其距离,再同另一侧比较,并和检查者比较。

音叉检查用于判断耳聋性质,鉴别神经性耳聋和传导性耳聋。用频率128Hz的音叉检查。

任内(Rinne)试验:用振动的音叉放于患者耳旁或将音叉柄端置于患者乳突部,分别试验气导及骨导时间。正常为气导>骨导,传导性耳聋时骨导>气导,神经性耳聋时气导>骨导,但两者时间均缩短。

韦伯(Weber)试验:将振动的音叉柄端置于患者额部头颅中线,比较哪一侧耳的音响强,神经性耳聋时偏向健侧,传导性耳聋时偏向患侧。

2) 前庭神经检查:询问被检查者有无眩晕、平衡障碍,观察被检查者有无眼球震颤。如有以上表现提示有耳蜗及前庭神经病变。

(7) 舌咽神经、迷走神经

1) 咽喉检查:观察被检查者有无发音低哑带鼻音、饮水呛咳或吞咽困难等症状。嘱被检查者发"阿"音,观察腭垂有无偏斜,两侧软腭上抬是否有力、对称。一侧麻痹时,该侧软腭上提差,腭垂偏向健侧。用棉签或压舌板轻触两侧软腭及咽后壁,了解有无感觉。

2) 咽反射:用压舌板分别轻触两侧咽后壁,正常应有恶心、呕吐动作。双侧吞咽或迷走神经损害,可出现咽反射消失。

(8) 副神经:重点观察胸锁乳突肌及斜方肌有无萎缩,有无斜颈或垂肩。检查时检查者将一手置于被检查者腮部,嘱被检查者对抗阻力转头以测试胸锁乳突肌的肌力,然后将双手置于被检查者双肩下压,嘱被检查者对抗阻力做抬肩动作以检查斜方肌的肌力。

（9）舌下神经：嘱被检查者伸舌，观察有无舌偏斜、舌肌萎缩及肌束颤动等。一侧舌下神经上运动神经元病变时，无舌肌萎缩与肌震颤，伸舌偏向病变对侧，多见于脑血管意外。双侧舌下神经麻痹，舌不能伸出口外，伴语言及吞咽困难。

4. 运动功能检查

（1）肌力：肌力指肌肉的收缩力量。一般以关节为中心检查肌群的伸、屈力量或外展、内收、旋前、旋后等功能。肌力可分为6级，即0～5级。

0级　完全瘫痪。

1级　肌肉可收缩，但不能产生动作。

2级　肢体能在床面上移动，但不能抬起。

3级　肢体能抬离床面，但不能抗阻力。

4级　能作抗阻力动作，但较正常差。

5级　正常肌力

（2）肌张力：肌张力是指肌肉静止状态时的肌肉紧张度。肌张力降低表现为肌肉弛缓柔软，被动运动时阻力减退，关节运动的范围扩大，见于下运动神经元病变，如周围性神经炎、脊髓前角灰质炎以及小脑病变等。肌张力增高时肌肉较硬，被动运动时阻力增大，关节运动的范围缩小。根据损害位置不同及性质不同，可分为折刀样肌张力增高、铅管样肌张力增高及齿轮样肌张力增高。折刀样肌张力增高是锥体束损害所致，表现为上肢的屈肌及下肢的伸肌张力增高更明显，被动运动开始时阻力大，终了时较小。铅管样肌张力增高是锥体外系损害所致，表现为伸肌、屈肌张力均等增高，被动运动时所遇阻力是均匀的。若伴有震颤者，出现规律而断续的停顿，称为齿轮样肌张力增高。

（3）姿势和步态：肌力、肌张力、深感觉、小脑、锥体外系功能障碍等均会影响姿势和步态，常见异常如下：

1）痉挛性偏瘫步态：常见于急性脑血管病等后遗症。表现为病侧上肢内收、旋前，指、腕、肘关节屈曲，行走时无正常摆动，下肢伸直并外旋，举步时将骨盆提高，足尖着地，往外做画圈样移步前进。

2）痉挛性截瘫步态：又称"剪刀状步态"，见于遗传性痉挛性截瘫、双侧锥体束损伤的患者。表现为行走时双下肢伸直，因内收肌张力高致双腿向内交叉，步态僵硬，形如剪刀。

3）共济失调步态：又称"醉汉步态"，表现为行走时两足分开过宽，腿抬得高，足落地沉重，因重心不易控制，故摇晃不稳，状如醉酒。小脑性共济失调者闭眼睁眼时都很困难，闭目时更甚。感觉性共济失调者睁眼时走得较好，闭眼时不稳甚至不能行走。

4）慌张步态：见于震颤麻痹患者，表现为全身肌张力增高，走路时步伐细小，足擦地而行，由于躯干前倾，身体重心前移，故以小步加速前冲，不能立即停步，而上肢前后摆动的联带动作丧失。

5）跨阈步态：见于腓神经麻痹而足下垂的患者，为使足尖离地而患肢抬得很高，如跨越门槛的姿势。

6）摇摆步态：又称鸭步，见于进行性肌营养不良症患者。由于骨盆带肌肉及腰肌萎缩无力，为维持身体重心平衡而脊柱前凸，步行时因不能固定骨盆，故臀部左右摆动，像鸭子走路。

（4）共济运动

1）指鼻试验：嘱被检查者前臂伸直外旋，以示指尖触自己的鼻尖，先睁眼后闭眼，先慢后快，反复上述动作。正常人动作准确，共济失调者指鼻不准。睁眼无困难，闭目不能完成者为感觉性共济失调；睁、闭眼均有困难者为小脑性共济失调。

2）指指试验：嘱被检查者伸直示指、屈肘，然后伸直前臂以示指触碰检查者的示指，先睁眼后闭眼。正常人可准确完成。总是偏向一侧者示该侧小脑病变。

3）快复轮替动作：嘱被检查者伸直手掌并反复做前臂快速旋前、旋后动作，或一侧手以手掌、手背快速连续交替拍打对侧手掌等。共济失调者动作缓慢而不匀。一侧快速动作障碍提示该侧小脑病变。

4）跟膝胫试验：嘱被检查者仰卧，抬一侧下肢使足跟置于对侧膝部，沿胫骨直线下移。共济失调者动作不稳或失误。

5）闭目难立征（Romberg征）：嘱被检查者闭目、双足并拢直立，两臂向前平伸，出现摇晃或倾斜即为阳性。感觉性共济失调时睁眼站立稳，闭眼时不稳。小脑性共济失调者睁眼闭眼都不稳。

5. 感觉功能检查　检查时被检查者应意识清晰、合作，注意左右侧、远近端对比，一般感觉障碍区向健处逐步移行。检查时患者宜闭目，忌用暗示性言语。

（1）浅感觉检查：包括皮肤、黏膜的痛觉、温觉和触觉检查。可用大头针检查痛觉，可用棉签检查触觉。检查温度觉可用装热水（40~50℃）与冷水（5~10℃）的试管。分别接触皮肤。如有感觉障碍要注意其部位和范围。

（2）深感觉检查：包括运动觉、位置觉、振动觉。

1）运动觉和位置觉：检查时嘱被检查者闭目，检查者以示指和拇指轻持被检查者手指或足趾两侧，做被动伸、屈动作，或将肢体放置于某一位置上，询问被检查者能否明确回答运动方向和肢体所处位置。

2）振动觉：用振动的音叉柄端置于被检查者肢体的骨突起处如内踝、外踝、腕关节、髂棘等处，询问有无振动感觉，注意两侧对比。

（3）复合感觉：包括皮肤定位觉、两点辨别觉、形体觉。

1）皮肤定位觉：为测定触觉定位能力的检查。检查者以手指轻触被检查者皮肤某处，让被检查者用手指出被触部位。

2）两点辨别觉：用分开的两脚规同时轻刺两点皮肤，如被检查者有两点感觉，再将两脚规距离缩短，直至被检查者感觉为一点时止。身体各部对两点辨别感觉的敏感度以舌尖、鼻端、手指为最高，四肢近端和躯干最差。

3）形体觉：是对实物大小、形状、性质的识别力。检查时嘱被检查者闭目，将铅笔、橡皮等物体置于被检查者手中，经抚摸后，要求被检查者说出物体名称。注意先患侧后健侧。

6. 神经反射检查

（1）浅反射检查

1）腹壁反射：患者仰卧，下肢略屈曲，腹壁放松，检查者用竹签沿肋缘下、平脐及腹股沟上的平行方向，由外向内轻划腹壁皮肤，反应为该侧腹肌收缩，脐孔向刺激部分偏移（图90-1）。

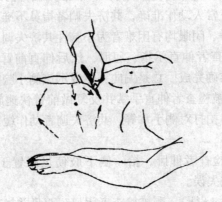

图90-1　腹壁反射检查法

2）提睾反射：用竹签自上而下轻划大腿内侧上部皮肤，反应为同侧提睾肌收缩，睾丸向上提起。

3）跖反射：用竹签轻划足底外侧，自足跟向前方至小趾根部足掌时转向内侧，反应为足趾跖屈。

4）肛门反射：用大头针轻划肛周皮肤，反应为肛门外括约肌收缩。

（2）深反射检查

1）肱二头肌反射：检查者以左手托扶被检查者肘部使前臂屈曲90°，以左拇指置患者肱二头肌肌腱上，用右手持叩诊锤叩击左拇指指甲，反应为肱二头肌收缩，引起屈肘（图90-2）。

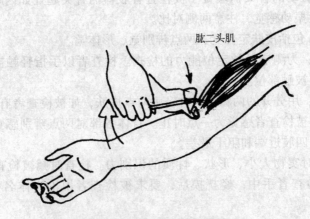

肱二头肌

图90-2　肱二头肌反射检查法

2）肱三头肌反射：检查者左手托起被检查者肘部外展，半屈肘关节，用叩诊锤叩击鹰嘴上方的肱三头肌肌腱，正常反应为肱三头肌收缩致前臂伸展（图90-3）。

3）桡骨膜反射：检查者以左手扶被检查者腕部，自然下垂，叩其桡骨下端，正常反应为肱桡肌收缩引起肘关节屈曲，前臂旋前（图90-4）。

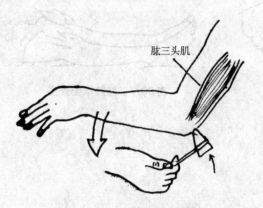

图90-3　肱三头肌反射检查法

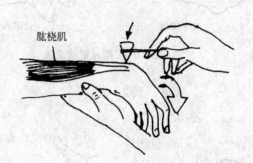

图90-4　桡反射检查法

4）膝反射：患者坐位时小腿完全松弛下垂与大腿成直角，或仰卧，检查者以左手托起被检查者膝关节使小腿屈成120°，右手持叩诊锤叩击股四头肌肌腱，反应为小腿伸展（图90-5）。

5）踝反射：患者仰卧位屈膝近90°，检查者左手握患者足掌使足背屈，叩击跟腱，正常反应为腓肠肌收缩，足跖屈。如不能引出，使被检查者跪于凳上，足垂凳边，叩击跟腱，反应同前（图90-6）。

6）阵挛：①髌阵挛：患者仰卧伸展下肢，检查者用拇示两指尖夹髌骨上缘，突然向下方推动，并维持用力，髌骨发生有节律的上下颤动（图90-7）；②踝阵挛：被检查者仰卧，膝关节稍屈曲，检查者一手托扶被检查者小腿，一手持被检查者足掌前端，突然用力推向背屈，并用手持续压于足底，可出现跟腱的节律性收缩（图90-8）。

7）霍夫曼（Hoffmann）征：检查者以右手示、中两指夹住患者中指中指节，腕略背曲，用拇指向下迅速弹拨患者中指指甲，反应为拇指及其他各指呈屈曲动作（图90-9）。

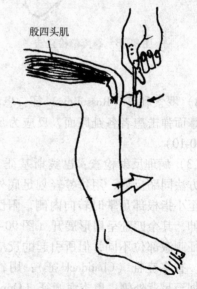

图90-5　膝反射检查法

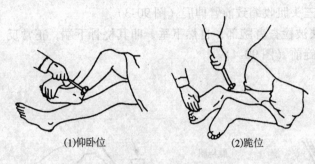

(1)仰卧位　　(2)跪位

图90-6　踝反射检查法

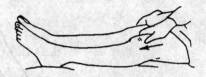

图90-7　髌阵挛检查法

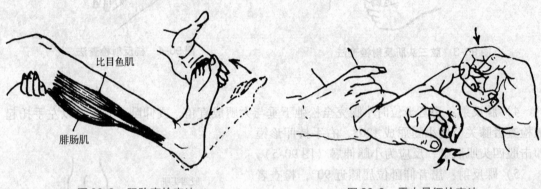

比目鱼肌

腓肠肌

图90-8　踝阵挛检查法　　　　　　　　　图90-9　霍夫曼征检查法

8）罗索利莫（Rossolimo）征：患者仰卧腿伸直，检查者用叩诊锤叩击足趾跖面，或用手指掌面弹击患者各趾跖面，反应为足趾向跖面屈曲（图90-10）。

（3）病理反射检查：巴宾斯基征（Babinski 征）：检查方法同跖反射，用竹签轻划足底外侧，自足跟向前方至小指根部足掌时转向内侧，阳性反应为拇趾缓慢背伸，其余四趾呈扇形展开（图90-11）。以下几个病理征刺激部位不同，但所引起的反应与巴宾斯基征相同。查多克征（Chaddock 征）：用竹签从外踝下方向前划至足背外侧；奥本海姆征（Oppenheim 征）：用拇示两指沿患者胫骨前自上而下加压推移；戈登征（Gordon 征）：用手挤压腓肠肌。

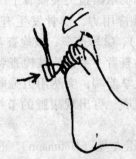

图90-10　罗索利莫征检查法

7. 脑膜刺激征　脑膜炎、脑炎、蛛网膜下腔出血及颅内压增高者可出现脑膜刺激征。主要的检查内容

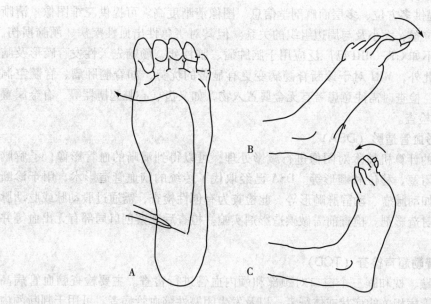

图 90-11 巴宾斯基征检查法
A. 竹签划行方向 B. 阴性反应 C. 阳性反应

有屈颈试验、凯尔尼格（Kernig）征、布鲁津斯基（Brudzinski）征。

屈颈试验：患者去枕仰卧，双下肢伸直，医师右手置于患者胸前上部，左手托扶患者枕部做被动屈颈运动。颈强直时被动运动有抵抗感，下颌不能触及胸部。

凯尔尼格（Kernig）征：患者仰卧，一腿伸直，另一腿髋、膝屈曲成90°，检查者于膝关节处试伸直小腿，如伸直受限并诉疼痛，大、小腿间夹角 <135°，为凯尔尼格（Kernig）征阳性。

布鲁津斯基（Brudzinski）征：患者仰卧，双下肢自然伸直；检查时一手托住患者枕部，另一手置于患者胸部，然后使头部被动前屈。患者出现双髋、膝部屈曲，为布鲁津斯基征阳性。

8. 自主神经功能检查

包括一般的观察、括约肌功能和一些自主神经反射，仅在必要时检查。

三、辅助检查

（一）电子计算机体层扫描（CT）

CT可确切显示脑组织病变影像。钙化和出血显示白的高密度影，坏死、水肿及脓肿显示黑色低密度影。同时CT是无创性检查，简便迅速。因此已广泛应用于各种神经疾病的诊断，包括脑梗死、脑出血、蛛网膜下腔出血、脑肿瘤、颅脑损伤、颅内血肿、脑积水、脑萎缩、脑炎症性疾病、脑寄生虫病等。

（二）磁共振成像（MRI）

MRI 较 CT 可提供多方位、多层面解剖学信息，图像清晰度高。可提供三维图像，清晰显示病变的形态、位置、大小及与周边组织的关系。但其对于急性出血性疾病、颅脑损伤、颅骨骨折等的判断不如 CT。MRI 已广泛应用于脑肿瘤、脑梗死、颅脑先天性发育畸形及脑炎等疾病的诊断。此外，MRI 对于诊断脊髓病变更有显著的优势，如脊髓肿瘤、脊髓空洞症、椎间盘脱出等。检查时需注意患者有无金属置入物，如义齿、心脏起搏器等，有金属置入物者不能行 MRI 检查。

（三）数字减影血管造影（DSA）

DSA 利用先进的计算机技术对图像进行减影处理，可以得到清晰的血管影像，了解脑血管的走行、有无闭塞、移位和畸形等。DSA 已经取代了传统的脑血管造影术，用于诊断头颈部血管病变，如动脉瘤、动静脉畸形等。此检查为有创性检查，需通过股动脉或肱动脉进行插管，然后注射造影剂。检查前需做碘造影剂实验。检查后观察创口局部有无出血等并发症。

（四）经颅多普勒超声检查（TCD）

TCD 通常通过颞、枕和眶三个窗口对颈部和颅内血管进行检查。主要检查脑血管病高危者，存在与脑血管病相关的症状或体征者，以及发生闭塞性脑血管病者。可用于判断颅内和颅外颈动脉有无严重狭窄和闭塞，了解大血管闭塞后侧支循环建立情况，协助判断动静脉畸形或动静脉瘘供血情况等。TCD 最常用和最有意义的检测指标是血流速度、频谱和脉动指数。

（五）颈动脉超声

颈动脉超声可检测血管壁结构（内膜、中膜、外膜）、血管内径和血流动力学变化。可提示血管内膜增厚、管腔动脉硬化斑块形成、动脉狭窄或闭塞、血管走行异常和动脉瘤等异常情况。

（六）腰椎穿刺脑脊液检查

主要用于中枢神经系统疾病的诊断与鉴别诊断，如脑膜炎和脑炎、蛛网膜下腔出血、脱髓鞘疾病、颅内转移瘤、脊髓病变等。通过腰椎穿刺可以测定颅内压，同时可以收集脑脊液，进行脑脊液实验室检查。

常规压力测定：可测定侧卧位颅内压力，正常压力为 $80 \sim 180mmH_2O$，压力高于 200 mmH_2O 提示颅内压增高。

脑脊液常规检查：正常脑脊液为无色透明液体。如为血性或粉红色可用三管法鉴别，三管连续接取脑脊液，为均匀一致血色提示为新鲜血，可能的原因有脑出血或蛛网膜下腔出血；前后各管颜色逐渐变淡提示为穿刺损伤出血；血性脑脊液离心后变为无色，可能为新鲜出血或穿刺损伤出血；液体为黄色提示陈旧性出血；脑脊液浑浊通常是由于细菌感染所致，提示各种化脓性脑膜炎。

脑脊液生化检查：可测定脑脊液蛋白质、糖和氯化物的含量，用于疾病的鉴别诊断。

此外，还可进行脑脊液细胞学检查、酶学检查、蛋白电泳和病原学检查等。

四、心理社会评估

神经系统结构和功能的特殊性导致其相关疾病通常具备如下特点：起病重、发病突然、疑难杂症诊断困难、迁延不愈、遗留症状多、自理受限、预后差等。神经系统疾病对于患者的身心是一个巨大的打击，同时疾病也给家庭带来沉重的精神和经济负担。患者的表现可能不尽相同，有些会情绪激动、易激惹、不合作，有些则会暗自神伤、郁郁寡欢。医务人员应耐心与患者及其家属进行沟通，了解他们的心理社会情况，积极为他们寻求各种帮助，逐步帮助患者适应病人角色，给予家属精神支持和护理技术指导，最终缓解患者的焦虑、抑郁情绪，避免自杀、自伤等危险行为。

（黄宝延）

第九十一章 周围神经疾病患者的护理

关键词

disease of the peripheral nerves	周围神经疾病
neuralgia	神经痛
trigeminal neuralgia	三叉神经痛
acute inflammatory demyelinating polyneuropathies（AIDP）	急性炎症性脱髓鞘性多发性神经病

第一节 概 述

周围神经系统由除嗅神经与视神经以外的 10 对脑神经和 31 对脊神经及周围自主神经系统所组成。周围神经疾病系指原发于周围神经系统的结构或功能的障碍，旧称神经炎。实际上，绝大多数都并非感染或炎症，因此现逐渐改称为神经病，临床上较常见。

一、周围神经疾病的病因和发病机制

周围神经疾病的病因很多，包括炎症、压迫、外伤、代谢、遗传、变性、免疫、中毒、肿瘤等。周围神经再生能力很强，不管何种原因引起的周围神经损害，只要保持神经元完好，均有可能经再生而修复，但再生的速度极为缓慢，为 $1\sim5mm/d$。周围神经疾病的发病机制主要包括：①前角细胞和运动神经根破坏，可致运动轴索 Wallerian 变性，后根破坏可致脊髓后索而不是周围神经的 Wallerian 变性；②结缔组织病变可压迫周围神经或神经滋养血管而使周围神经受损；③自身免疫性周围神经病可引起小静脉周围炎性细胞浸润及神经损伤；④中毒性（包括生物性毒物如白喉毒素，内源性毒物如尿毒症的毒性代谢物）和营养缺乏性病变可选择性损害神经轴索或髓鞘，未受损部分可保持完整；⑤遗传性代谢性疾病可因酶系统障碍，使构成髓鞘或轴索的必需成分缺乏，变性疾病使轴索代谢发生障碍而影响周围神经。

二、周围神经疾病的病理改变

1. 沃勒变性（Wallerian degeneration） 任何外伤使轴突断裂后，远端神经纤维发生的一系列变化。表现为断端远侧的轴突和髓鞘迅速自近向远端发生变性、解体。

2. 轴突变性（axonal degeneration） 由代谢、中毒性病因引起，从神经元开始，由近端向远端发展的变性。

3. 节段性脱髓鞘（segmental demyelination） 由感染、中毒等原因引起的节段性髓鞘脱失而轴突相对保存。

4. 神经元变性（neuronal degeneration） 是轴突参与周围神经的神经细胞的原发性损害。神经细胞体损害坏死后，其轴突的全长在短期内即变性、解体。

三、周围神经疾病的症状学特点

（一）感觉障碍

刺激症状可有感觉异常、感觉过度、疼痛等。感觉异常可见于各种感觉性或感觉运动性神经病。感觉过度可见于部分性周围神经损伤或其恢复过程中。而疼痛常发生于小纤维或大小纤维受累的神经病，以疼痛为主要表现的单神经病，称为神经痛（neuralgia）。麻痹症状有感觉减退或丧失，小纤维受损，早期即出现痛觉和温度觉丧失，大的有髓鞘纤维受损则出现深感觉丧失和感觉性共济失调。常见的感觉障碍类型有：①末梢型：手套袜子样对称性分布于四肢远端，且越向肢体远端，障碍程度越明显。多见于多发性神经炎。②神经干型：即某一周围神经干所支配的皮肤分布区域发生感觉障碍。如尺神经损害时相应分布区域内产生感觉障碍。③神经丛型：在受损的神经丛所支配的皮肤区域中产生感觉障碍，因神经丛由许多神经干组成，故感觉障碍范围大大超过单一神经干损害。如臂丛神经损害时，肩部以下的感觉障碍可波及正中神经、尺神经、桡神经、腋神经等范围。④神经根型：呈神经根分布的节段性感觉障碍，常伴有剧烈的根性疼痛。以上各型损害常同时有运动障碍、自主神经功能障碍等症状合并发生。

（二）运动障碍

刺激性症状有肌束颤动、疼痛、肌肉痛性痉挛等。肌束颤动可见于正常人，伴有肌肉萎缩时则为异常，任何下运动神经元疾病都可发生，但多见于运动神经元病。痉挛可能为神经干的刺激症状，多见于面神经。麻痹性症状有肌力减退或丧失。轴突变性或神经断伤后数周内可出现肌肉萎缩并进行性加重，如能在 12 个月内建立神经再支配，则可望完全恢复，否则恢复不完全。脱髓鞘性者一般无轴突变性，故肌肉萎缩不明显。周围神经损害均具有下运动神经元损害的临床特征和电生理特点。

（三）自主神经障碍

刺激性症状可有多汗、高血压。麻痹性症状有无汗、竖毛障碍、直立性低血压。其他可有泪液分泌减少、皮肤苍白或发绀、性功能障碍、膀胱及直肠功能障碍等。

（四）反射

有关的深、浅反射均减弱或消失。通常腱反射丧失为周围神经病的早期表现，尤以踝反射丧失为常见，但在主要损害小纤维的神经病可至后期才丧失。

（五）其他

动作性震颤可见于某些多发性神经炎。周围神经增粗可见于麻风、遗传性和后天性的慢性脱髓鞘性神经病、神经纤维瘤和施万细胞瘤。手、足、脊柱或其他关节的畸形可见于慢性多发性神经病，尤其疾病自幼发生时。失神经支配可致皮肤、指（趾）甲、皮下组织等营养障碍，以远端明显。因感觉丧失而反复损伤可出现营养性溃疡和神经性关节变性。

四、周围神经疾病的特殊检查

1. 电生理检查 神经传导速度测定结合肌电图检查在诊断周围神经病中有很大价值。
2. 周围神经活组织检查 在诊断周围神经病中神经活检也十分重要，可帮助鉴别以髓鞘脱失为主的周围神经病和以轴索损害为主的周围神经病，还可观察神经间质是否存在炎性反应和新生血管等。

3. 脑脊液检查　对周围神经病的诊断有时也有帮助，如吉兰－巴雷综合征可出现蛋白细胞分离现象。

第二节　三叉神经痛患者的护理

一、概述

三叉神经痛是三叉神经分布区内短暂的反复发作性剧痛，可能为致病因子使三叉神经脱髓鞘而产生异位冲动或伪突触传递所致。

二、病因和发病机制

原发性三叉神经痛是一种病因尚不明确的疾病，但三叉神经痛可继发于脑桥、小脑角占位病变压迫三叉神经以及多发性硬化。

三、病理

三叉神经感觉根活检病理发现神经节细胞消失，神经纤维脱髓鞘或髓鞘增厚，轴索变细或消失。部分患者可发现颅后窝异常小血管团压迫三叉神经根或延髓外侧。

四、护理评估

（一）健康史

1. 询问患者是否患有多发性硬化。

2. 检查有无颅内占位性病变。

3. 询问每次面部疼痛有无诱因。

4. 评估患者年龄，此病多发生于中老年人，40岁以上起病者占70%~80%，女略多于男，约2∶1~3∶1。

（二）身体评估

1. 评估疼痛的部位、性质、程度及时间。通常疼痛无预兆，大多数人单侧疼痛，疼痛开始和停止都很突然，间歇期可完全正常。发作表现为电击样、针刺样、刀割样或撕裂样的剧烈疼痛，每次数秒至2分钟，疼痛以面颊、上下颌及舌部最为明显。口角、鼻翼、颊部和舌部为敏感区，轻触即可诱发疼痛，称为扳机点。洗脸、刷牙、咀嚼、打哈欠和讲话等易诱发疼痛，以致患者不敢做这些动作，表现为面色憔悴、精神抑郁和情绪低落。

2. 严重者伴有面部肌肉的反复性抽搐、口角牵向患侧，称为痛性抽搐（tic douloureux）。并可伴有面部发红、皮温增高、结膜充血和流泪等。严重者可昼夜发作，夜不成眠或睡后痛醒。

3. 病程可呈周期性，每次发作期可为数日、数周或数月不等，缓解期亦可数日至数年不等。病程愈长，发作愈频繁愈重。神经系统检查一般无阳性体征。

（三）心理评估

由于三叉神经痛影响了正常的生活，患者会出现焦虑情绪，长期症状得不到缓解，会出现情绪低落，甚至抑郁症状。可使用焦虑量表评估患者的焦虑程度。

五、护理诊断及医护合作性问题

1. 疼痛　与三叉神经受损引起面颊、上下颌及舌疼痛有关。

2. 焦虑　与疼痛反复、频繁发作有关。

六、计划与实施

（一）药物治疗与护理

原发性三叉神经痛首选卡马西平药物治疗，卡马西平的副作用为头晕、嗜睡、口干、恶心等。若出现皮疹、再生障碍性贫血、白细胞减少、肝功能损害、共济失调等，需停药。护理者必须注意观察，每 1~2 个月复查肝功和血常规。也可按医师建议单独或联合使用苯妥英钠、氯硝西泮、巴氯芬、野木瓜等治疗。

（二）封闭治疗与护理

三叉神经封闭是注射药物于三叉神经分支或三叉神经半月节上，阻断其传导，导致面部感觉丧失，获得一段时间的止痛效果。注射药物有无水酒精、甘油等。封闭术的止痛效果往往不够满意，远期疗效较差，还有可能引起角膜溃疡、失明、颅神经损害、动脉损伤等并发症，且对三叉神经第一支疼痛不适于采用。但对全身状况差不能耐受手术的患者、鉴别诊断以及为手术创造条件的过渡性治疗仍有一定的价值。

（三）经皮选择性半月神经节射频电凝术与护理

在 X 线监视下或经 CT 导向将射频电极针经皮插入半月神经节，通电加热至 65~75℃，维持 1 分钟。可选择性地破坏节后无髓鞘的传导痛温觉的 Aδ 和 C 细纤维，保留有髓鞘传导触觉的 Aα 和 β 粗纤维，疗效可达 90% 以上。可有面部感觉异常、角膜炎、咀嚼无力、复视和带状疱疹等并发症。长期随访复发率为 21%~28%，但重复应用仍有效。本方法尤其适用于年老体弱不适合手术治疗的患者、手术治疗后复发者以及不愿意接受手术治疗的患者。

术后并发症的观察与护理：①观察患者的恶心、呕吐反应，随时处理污物，遵医嘱补液补钾；②询问患者有无局部皮肤感觉减退，观察其是否有同侧角膜反射迟钝、咀嚼无力，面部异样不适感觉，并注意给患者进餐软食，洗脸水温要适宜；③如有术中穿刺方向偏内、偏深误伤视神经引起视力减退、复视等并发症，应积极遵医嘱给予治疗并防止患者活动摔伤、碰伤。

（四）手术治疗

1. 三叉神经感觉根切断术　经枕下入路三叉神经感觉根切断术，三叉神经痛均适用此种入路，手术操作较复杂，危险性大，术后反应较多，但常可发现病因，可很好保护运动根及保留部分面部和角膜触觉，复发率低，至今仍广泛使用。

2. 微血管减压术　已知大约有 85%~96% 的三叉神经痛患者是由于三叉神经根存在血管压迫所致，用手术方法将压迫神经的血管从三叉神经根部移开，疼痛则会消失，这就是微血管减压术。因为微血管减压术是针对三叉神经痛的主要病因进行治疗，去除血管对神经的压迫后，约 90% 的患者疼痛可以完全消失，面部感觉完全保留，而达到彻底根治的目的。微血管减压术可以保留三叉神经功能，运用显微外科技术进行手术，减小了手术创伤，很少遗留永久性神经功能障碍，术中手术探查可以发现引起三叉神经痛的少见病因，如影像学未发现的小肿瘤、蛛网膜增厚粘连等，因而成为原发性三叉神经痛的首选手术治疗方法。

（五）心理支持与健康教育

由于本病为突然发作的反复的阵发性剧痛，患者易出现精神抑郁和情绪低落，护士应关心、理解、体谅患者，帮助其减轻心理压力，增强战胜疾病的信心。

指导患者生活有规律，合理休息、娱乐；鼓励患者运用指导式想象、听音乐、阅读报刊等分散注意力，消除紧张情绪。

七、预期结果与评价

1. 患者疼痛减轻。

2. 患者焦虑感减轻。

第三节 急性炎症性脱髓鞘性多发性神经病患者的护理

一、概述

急性炎症性脱髓鞘性多发性神经病（acute inflammatory demyelinating polyneuropathies，AIDP）又称吉兰-巴雷综合征（Guillain-Barre syndrome，GBS），是以周围神经和神经根的脱髓鞘及小血管周围淋巴细胞及巨噬细胞的炎性反应为病理特点的自身免疫性疾病。年发病率约为 0.6~1.9/10 万。发病无季节差异，但国内有报道春秋季节为多。

二、病因和发病机制

本病病因和发病机制尚未完全阐明。GBS 可发生于感染性疾病、疫苗接种或外科处理后，也可无明显诱因。有证据表明，GBS 与空肠弯曲菌感染有关。此外还可能与巨细胞病毒、EB 病毒、肺炎支原体、乙型肝炎病毒和人类免疫缺陷病毒等感染有关。

分子模拟是目前认为可能导致本病发生的最主要的机制之一。此学说认为病原体某些组分与周围神经某些成分的结构相同，机体免疫系统发生识别错误，自身免疫性细胞和自身抗体对正常的周围神经组分进行免疫攻击，致周围神经脱髓鞘。

三、病理

病变主要在前根、神经丛和神经干，也可累及后根、自主神经节及远端神经。病初在神经内膜的血管周围出现炎症细胞（多为淋巴细胞和巨噬细胞）浸润，继之引起节段性脱髓鞘。部分伴有远端轴索变性。急性脱髓鞘后两周内，神经膜细胞（施万细胞）增殖，随之髓鞘再生，炎症消退。极少数以轴突变性为主而无脱髓鞘者称急性运动轴索性多神经病，可能为一种特殊类型。

四、护理评估

（一）健康史

1. 评估患者发病年龄。

2. 询问患者发病前有无患过胃肠炎或呼吸道感染。

3. 询问患者发病前是否接种过疫苗，如注射流感疫苗。

（二）身体评估

1. 多数患者病前 1~4 周有胃肠道或呼吸道感染症状，或有疫苗接种史。

2. 多为急性或亚急性起病，出现肢体对称性弛缓性瘫痪，通常自双下肢开始，近端常较远端明显，多于数日至 2 周达到高峰。病情危重者在 1~2 天内迅速加重，出现四肢完全性瘫痪及呼吸肌麻痹，危及生命。可出现腱反射减低或消失，发生轴索变性可见肌萎缩。如果对称性肢体瘫痪在数日内从下肢上升到躯干、上肢或累及脑神经，称为 Landry 上升性麻痹。

3. 发病时多有肢体感觉异常如烧灼感、麻木、刺痛和不适感，呈手套袜子样分布，约 30% 患者有肌肉痛。有的患者出现 Kernig 征和 Lasegue 征等神经根刺激症状。

4. 有的患者以脑神经麻痹为首发症状，双侧周围性面瘫最常见，其次是延髓麻痹，眼肌及舌肌瘫痪较少见，因数日内必然要出现肢体瘫痪，故易于鉴别。

5. 自主神经症状常见皮肤潮红、出汗增多、手足肿胀及营养障碍，严重患者可见窦性心动过速、直立性低血压、高血压和暂时性尿潴留。

6. 所有类型 GBS 均为单相病程（monophase course），多于发病 4 周时肌力开始恢复。

7. 临床分型　根据吉兰-巴雷综合征的临床、病理、电生理表现分成经典吉兰-巴雷综合征（AIDP）、急性运动轴索型神经病（AMAN）、急性运动感觉轴索型神经病（AMSAN）、Fisher 综合征、不能分类的吉兰-巴雷综合征五种类型。

（三）辅助检查

1. 脑脊液检查　脑脊液特征性改变为蛋白细胞分离，即蛋白含量增高而细胞数正常。起病初期蛋白含量正常，至病后第 3 周蛋白增高最明显，少数病例细胞数可达（20~30）× 10^6/L。

2. 肌电图　神经传导速度减慢，远端潜伏期延长，动作电位波幅正常或下降。早期可能仅有 F 波异常，常提示神经近端或神经根损害，对本病诊断有重要意义。

3. 腓肠神经活检　发现脱髓鞘及炎性细胞浸润可提示 GBS，但腓肠神经是感觉神经，GBS 以运动神经受累为主，因此活检结果仅做参考。

（四）心里社会评估

因患者多为青壮年，突然出现肢体瘫痪不能接受，且患病高峰期由于呼吸肌麻痹带来的呼吸困难，使患者有一种濒死感，患者产生焦虑、恐惧。应评估患者对疾病的认识、应对方式以及家庭支持系统情况。

五、护理诊断和医护合作性问题

1. 潜在并发症　呼吸肌麻痹、窦性心动过速。

2. 生活自理缺陷（饮食、穿衣、如厕）　与运动神经脱髓鞘改变引起的四肢瘫痪有关。

3. 有皮肤完整性受损的危险　与瘫痪卧床有关。

4. 有失用综合征的危险　与运动神经脱髓鞘改变引起的四肢瘫痪有关。

5. 有误吸的危险　与病变侵犯脑神经，使颜面、舌、咽喉肌麻痹有关。

6. 焦虑/恐惧　与运动障碍引起的快速进展性四肢瘫及呼吸肌麻痹引起呼吸困难带来的濒死感有关。

六、计划与实施

（一）维持患者的正常呼吸功能及循环功能

1. 严密观察患者呼吸的频率、深浅及呼吸形态变化，随时询问患者有无胸闷、气短、呼吸困难等不适主诉，并定时监测其生命体征、血氧饱和度、氧分压、二氧化碳分压变化。

　　2．保持呼吸道通畅，使其头偏向一侧。定时翻身、叩背、吸痰，给予雾化吸入化痰稀释药物，以利于呼吸道分泌物及时排除，预防肺不张和肺部感染。

　　3．改善缺氧状态，根据患者的缺氧状态给予鼻导管或面罩吸氧，并及时发现患者胸闷、气短、烦躁、出汗、发绀等缺氧症状，遵医嘱给予急救处理。

　　4．准备好急救物品，把握气管插管、气管切开的时机。气管切开指征：疾病高峰期，有呼吸肌麻痹，呼吸困难征象，或严重的肺部感染，即肺活量降低至每公斤体重 25ml 以下、血气分析动脉氧分压低于 70mmHg，应立即气管切开，使用呼吸机。急救流程如下：

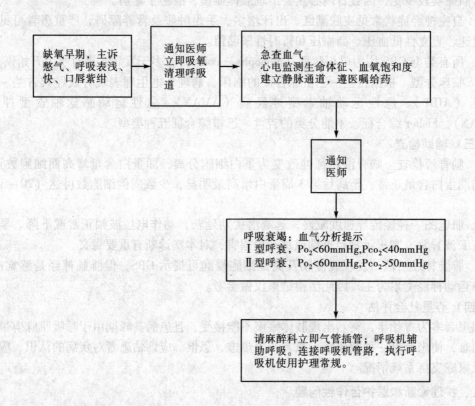

　　5．做好气管插管、气管切开、呼吸机使用的配合及常规护理，防止呼吸机相关性肺炎的发生，并做好心电监护护理。

　　6．患者入院后教会其使用床头呼叫器，并将呼叫器随时放在患者易取处，以便于其使用。在患者危重、出现四肢瘫、咽喉肌麻痹无力呼救他人时，应有专人陪伴，床边安有碰铃，以急救时呼叫他人之用。

　　（二）帮助患者恢复其功能，预防因运动障碍、长期卧床导致的并发症

　　1．防止瘫痪肢体发生失用综合征　　在患病早期就应保持患肢侧卧、仰卧时的良肢位，以防肩关节、髋关节外展、足下垂等并发症的发生。在恢复期做好患肢的被动、主动功能训练以及步态训练，以利于肢体功能恢复。

2. 保证皮肤的完整性，防止压疮的发生

（1）使用预防压疮用具：气垫床、气囊、软垫、减压贴等，以减轻受压部位的压力。

（2）保持床单位、患者皮肤的清洁、干燥，定时擦浴、翻身，以防局部汗浸、受压时间过长而引起压疮。注意给患者翻身时的手法，不要拖拉患者肢体，应扶住关节处，避免扭伤及脱臼。

3. 保证患者的安全，防止坠床、跌倒的发生。当患者有四肢瘫时应使用床档，肢体无力但能行走时，要有人陪伴；另外床、椅、坐便器高度要合适。

4. 保证营养摄入，防止发生误吸。当患者因咽喉肌麻痹出现吞咽困难时，应给予糊状食物，饮食时将床头抬高，使其取半卧位，并给患者充足的饮食时间。如有呛咳，无法自行饮食，给予鼻饲饮食。

5. 可穿弹力长袜预防深静脉血栓形成及并发的肺栓塞；尿潴留患者给予留置尿管导尿；便秘者给予灌肠处理。

（三）给予心理支持，减轻患者和家属的焦虑、恐惧心理

1. 做好健康宣教　入院后由于家属、患者对疾病的不了解，患者出现肢体瘫痪时，担心会影响自己的生活质量，此时应给患者、家属讲解疾病病因、病情发展过程、预后等，解除其顾虑，增加战胜疾病的信心。

2. 做好基础护理，减轻不适，增加患者舒适感　患者患病初期，往往出现严重的呼吸困难，有一种濒死感，这时易产生焦虑和恐惧心理。一方面应积极采取急救手段，解除呼吸困难；另一方面，做好患者的口腔、皮肤、会阴部的护理，定时更换体位，使患者卧床时感到舒适，并经常巡视病房，问候患者，使患者得以依赖，心理上得到支持，从而减轻焦虑、恐惧心理。

3. 帮助患者进行肢体功能恢复，增强自我照顾能力　尽早给患者做床上主动、被动训练，从协助到训练患者自己洗漱、更衣、进食、如厕等，随着自理能力的恢复，患者看到病情的好转，逐渐消除焦虑、紧张心理。

（四）药物治疗与护理

常用的药物治疗有：①血浆置换疗法，须限制在一定条件下完成，现较少应用；②应用大剂量免疫球蛋白治疗急性病例，可获得和血浆置换同样的效果，且安全，现广泛应用。应注意免疫球蛋白静脉点滴时，速度不宜太快，同时观察患者有无头痛、发冷、寒战、皮疹等过敏反应；③糖皮质激素治疗，近年来临床研究发现其效果未优于一般治疗，并发症多，现多已不主张使用。

七、预期结果与评价

1. 患者基本生活需要得到满足。

2. 患者皮肤完整，未发生感染。

3. 患者未发生失用综合征。

4. 患者未发生误吸。

5. 患者焦虑、恐惧感减轻。

（王　玲）

第九十二章 脊髓疾病患者的护理

关键词

disease of the spinal cord	脊髓疾病
Brown-Sequard syndrome	脊髓半切综合征
acute myelitis	急性脊髓炎
acute transverse myelitis	急性横贯性脊髓炎
acute ascending myelitis	急性上升性脊髓炎
demyelinative myelitis	脱髓鞘性脊髓炎
compressive myelopathy	脊髓压迫症

第一节 概　述

脊髓是神经冲动往来于大脑间的唯一传导系统，脊髓病变部位以下的脊髓神经支配区域功能会丧失。临床中常见脊髓疾病是急性脊髓炎和脊髓病。

一、脊髓解剖

脊髓自上至下共有 31 对脊神经：颈段 8 对，胸段 1 对，腰段 5 对，骶段 5 对，尾段 1对。脊髓亦分成 31 个节段，但其表面无节段界限。脊髓有 2 个膨大，称颈膨大和腰膨大。颈膨大为颈$_5$～胸$_2$，发出神经根支配上肢；腰膨大为腰$_1$～骶$_2$，发出神经根支配下肢。脊髓由三层结缔组织的被膜所包围，由内向外依次为软膜、蛛网膜、硬膜。软膜和蛛网膜之间的腔隙充满脑脊液，称为蛛网膜下腔；蛛网膜与硬膜之间为硬膜下腔。

在脊髓的横断面上，中央区为神经细胞核团组成的灰质，呈蝴蝶形或"H"形，外周则为上、下行传导束组成的白质。灰质中心有中央管，中央管前方为前连合，后方为后连合，中央管两翼分为前、后角，运动神经元居前角，后角为感觉神经即痛、温觉及部分触觉的第二级神经元集中处。神经前、后根，腹侧沟，背正中裂将白质分为前索、侧索和后索。后索主要为上行纤维，传递本体感觉、触觉的信息至脑干和脑；前索主要为下行纤维，传递精细运动神经冲动，从中枢至脊髓前角运动神经元及骨骼肌；侧索的上行纤维传递痛、温度觉至丘脑，其下行纤维传递大脑皮质运动的冲动至其所组成的锥体束的纤维以及脊髓前角运动神经元。

二、脊髓损害的临床表现

脊髓损害的临床表现主要为运动障碍、感觉障碍和自主神经功能障碍。由于脊髓灰、白质的功能结构特征，组成了不同部位脊髓损害的特征表现。

（一）脊髓节段性损害

1. 脊髓前角病变　前角病变表现为前角细胞支配的相应节段的骨骼肌下运动神经元性瘫痪，无感觉障碍。慢性进行性病变早期，受累肌肉中可见肌束颤动，这是由于尚未破坏的运动神经元受病变刺激的结果。单纯前角损害见于脊髓灰质炎（小儿麻痹症）、运动神经元病（进行性脊肌萎缩症）等。

2. 脊髓后角病变　脊髓后角的病变产生同侧节段性痛觉、温度觉消失或减退，但触觉及深感觉保留（分离性感觉障碍），因传递识别触觉和深感觉的纤维不经后角而直接进入脊髓的后索。单纯的后角损害见于脊髓空洞症。

3. 脊髓灰质前连合病变　脊髓灰质前连合损害后将破坏双侧脊髓丘脑束的交叉纤维，临床表现为双侧对称性节段性痛觉、温度觉障碍，但触觉和深感觉仍保留（分离性感觉障碍），见于脊髓空洞症、髓内肿瘤、脊髓血肿等。

（二）传导束损害

1. 后索损害　病变以下出现同侧深感觉缺失和触觉减退，出现感觉性共济失调，见于脊髓痨。病侧腱反射减弱或消失。

2. 脊髓丘脑束损害　当一侧脊髓丘脑束损害时出现损害平面以下对侧痛觉、温度觉减退或缺失，触觉及深感觉仍保留。

3. 皮质脊髓束损害　当皮质脊髓束损害时，损害平面以下出现同侧上运动神经元性瘫痪，见于运动神经元病，如原发性侧索硬化症。

4. 脊髓半侧损害　当脊髓半侧损害时，出现同侧相应节段的根性疼痛及感觉过敏区，同时损害平面以下同侧上运动神经元性瘫痪及深感觉缺失，对侧痛觉、温度觉缺失，称为脊髓半切综合征，见于早期脊髓压迫症。

5. 脊髓横贯损害　当脊髓横贯损害时，损害平面以下各种感觉缺失，上运动神经元性瘫痪及括约肌障碍等。脊髓横贯损害（如急性脊髓炎和脊髓外伤）的急性期常出现脊髓休克症状，包括损害平面以下呈弛缓性瘫痪，腱反射消失，肌张力低，病理反射引不出。休克期一般3～4周，以后逐渐转为上运动神经元性瘫痪的表现。休克期越长，预后越差。

第二节　急性脊髓炎患者的护理

一、概述

急性脊髓炎（acute myelitis）是指各种感染后变态反应引起的急性横贯性脊髓炎性病变，也称急性横贯性脊髓炎，以病损水平以下肢体瘫痪、传导束性感觉障碍和尿便障碍为临床特征。本病包括不同的临床综合征，可分为感染后脊髓炎、疫苗接种后脊髓炎、脱髓鞘性脊髓炎（急性多发性硬化）、坏死性脊髓炎和副肿瘤脊髓炎等。

二、病因与发病机制

本病病因未明，约半数患者发病前有呼吸道、胃肠道病毒感染的病史，但脑脊液中并未检出病毒抗体，神经组织里亦没有分离出病毒，推测本病的发生可能是病毒感染后所诱发的自身免疫性疾病，而不是病毒感染的直接作用。部分患者于疫苗接种后发病，可能为疫苗接种引起的异常免疫反应。

三、病理

受累脊髓肿胀，质地变软，软脊膜充血或有炎性渗出物，严重损害时可软化形成空腔。显微镜下可见软脊膜和脊髓血管扩张、充血，血管周围以淋巴细胞和浆细胞为主的炎性细胞浸润。灰质内神经细胞肿胀、尼氏体溶解，严重时细胞溶解消失。白质内神经纤维髓鞘脱失，轴突变性，大量吞噬细胞和神经胶质细胞增生。

四、护理评估

（一）健康史

1. 评估患者发病前有无呼吸道、胃肠道病毒感染的病史。
2. 询问患者近期是否接种疫苗。

（二）身体评估

急性横贯性脊髓炎（acute transverse myelitis）的临床特点是急性起病，病变水平以下运动、感觉和自主神经功能障碍，病变常局限于数个节段，如脊髓内有2个以上散在病灶称为播散性脊髓炎；如病变迅速上升波及延髓，称为上升性脊髓炎。

1. 可发病于任何年龄，青壮年较常见，无性别差异，散在发病。病前数天或1~2周常有发热、全身不适或上呼吸道感染症状，或有过劳、外伤及受凉等诱因。

2. 急性起病，常在数小时至2~3天内发展到完全性截瘫。首发症状多为双下肢麻木无力、病变部位根痛或病变节段束带感，进而发展为脊髓完全性横贯性损害，胸髓最常受累。典型表现是：

（1）运动障碍：早期常呈脊髓休克表现，截瘫肢体肌张力低、腱反射消失、病理反射阴性、腹壁反射及提睾反射消失。脊髓休克期可为数日至数周或更长，多为2~4周，取决于脊髓损害程度及并发症影响，脊髓损害严重和并发肺部及尿路感染、压疮者休克期较长。至恢复期肌张力逐渐增高，腱反射活跃，出现病理反射，肢体肌力由远端开始逐渐恢复。

（2）感觉障碍：病变节段以下所有感觉丧失，可在感觉消失平面上缘有一感觉过敏区或束带样感觉异常，随病情恢复感觉平面逐步下降，但较运动功能恢复慢，也不明显。

（3）自主神经功能障碍：早期为大、小便潴留，无膀胱充盈感，呈无张力性神经源性膀胱，膀胱可因充盈过度而出现充盈性尿失禁。随着脊髓功能的恢复，膀胱容量缩小，尿液充盈到300~400ml时即自主排尿，称反射性神经源性膀胱。损害平面以下无汗或少汗、皮肤脱屑及水肿、指甲松脆和角化过度等。

3. 急性上升性脊髓炎（acute ascending myelitis）的脊髓受累节段呈上升性，起病急骤，病变常在1~2天甚至数小时内上升至延髓，瘫痪由下肢迅速波及上肢或延髓支配肌群，出现吞咽困难、构音不清、呼吸肌瘫痪，甚至死亡。

4. 脱髓鞘性脊髓炎（demyelinative myelitis）即急性多发性硬化（MS）脊髓型，其临床表现与感染后脊髓炎相同，但临床进展较缓慢，可持续1~3周或更长时间。大多数患者前驱感染不确定或无感染史。其典型临床表现是，一侧或双侧麻木感从骶段向足部和股前部或躯干扩展，并伴有该部位无力及下肢瘫痪，进而膀胱受累，躯干出现感觉障碍平面。诱发电位及MRI检查可发现CNS其他部位损害。

（三）辅助检查

脑脊液无色透明，淋巴细胞和蛋白质正常或轻度增高，糖与氯化物正常。如脊髓水肿严重，蛛网膜下腔部分梗阻时，蛋白质可明显增高。脊柱 X 线，脊髓 CT 或 MRI 检查通常无特异性改变。若脊髓严重肿胀，MRI 上可见病变部位脊髓增粗、T_2 加权像呈高信号改变。

（四）心理社会评估

由于起病急，病情发展快，很快出现感觉/运动障碍、瘫痪甚至危及生命，患者会出现焦虑、恐惧心理。另外，此病青壮年多见，给患者及其家庭正常的生活和工作带来了很大影响。应评估患者对疾病的认识、应对方式，以及家庭支持系统情况。

五、护理诊断及医护合作性问题

1. 潜在并发症 呼吸肌瘫痪，与脊髓受累节段上升至延髓有关。

2. 有误吸的危险 与上升性脊髓炎的脊髓受累节段上升至延髓，出现吞咽困难有关。

3. 自理能力缺陷 与脊髓横贯损害的急性期常出现脊髓休克（断联休克）所致的损害平面以下呈弛缓性瘫痪有关。

4. 排泄异常 与自主神经功能障碍有关。

5. 感知觉改变 与脊髓损伤导致损伤平面以下的感觉障碍有关。

6. 有皮肤受损的危险 与瘫痪卧床有关。

7. 焦虑/恐惧 与突然出现感觉/运动障碍有关。

六、计划与措施

1. 保持呼吸道通畅

（1）观察呼吸的频率、深度，判断呼吸无效的原因，如是否有呼吸困难，咳嗽是否有力，听诊气管、肺部有无痰鸣音，血氧饱和度的指标等，胸部 X 线片可示肺部感染情况。

（2）脊髓高位损伤或出现呼吸困难时，给予低流量吸氧（鼻导管或吸氧面罩）。

（3）呼吸道痰鸣音明显时，鼓励、指导患者有效咳痰。如咳痰无力，予以吸痰管吸痰，清除痰液。每日按时给予雾化吸入以稀释痰液，减轻或消除肺部感染，利于排痰，同时雾化后及时有效吸痰，减少痰液坠积、结痂。

（4）对于舌后坠者，给予口咽通气道固定后，予以吸痰管吸痰，同时注意口腔清洁。

（5）患者出现呼吸困难且呼吸无效时准备好气管插管、呼吸机，并及时通知医师。

2. 排泄异常的护理

（1）尿失禁：根据入量（输液、饮水）时间，及时给予排便用品（尿盆、尿壶、尿不湿）协助排便，并及时撤换，同时在患者小腹部加压，增加膀胱内压，锻炼恢复自主排尿功能。

（2）尿潴留：给予留置导尿，根据入量（输液、饮水）时间，适时、规律地夹闭、开放尿管，以维持膀胱充盈、收缩功能；同时排放尿液时可采用一些方法刺激诱导膀胱收缩，如轻敲患者下腹部和听流水声。

（3）留置导尿患者，每日清洁尿道口、更换尿袋，观察尿液的色、量是否正常；当尿常规化验显示有感染时，可予 0.9% 生理盐水 500ml 膀胱冲洗或遵医嘱，再留取化验至正常，注意操作时保持无菌规范。

（4）大便秘结的患者，保证适当的高纤维饮食与水分的摄取，依照患者的排便习惯，选择一天中的一餐前给比沙可啶二粒，饭后因有胃结肠反射，当患者觉有便意感时，指导并协助患者增加腹压来引发排便，必要时肛入开塞露1～2支，无效时，可予不保留灌肠，每天固定时间进行，养成排便规律。

（5）大便失禁：选择易消化、吸收的高营养低排泄的要素饮食，同时指导患者练习腹肌加压与肛门括约肌的收缩，掌握进食后的排便时间规律，协助放置排便用品（便盆、尿垫）。出现臀红、肛周皮肤浸渍者，可予赛肤润喷涂后轻轻按摩1分钟。

3. 做好皮肤护理，预防压疮、烫伤

（1）换班时认真床头交接、检查皮肤，观察有无发红等情况；每日清洁皮肤，随时保持床单位的平整、干净、干燥。

（2）对排便异常患者，及时清理排泄物，温水擦洗，维持会阴、肛周皮肤的清洁、干燥，观察皮肤有无淹红、破溃。

（3）采用提单法为患者每1～2小时翻身1次，对骨凸或受压部位，如脚踝、足跟、膝部、股关节处、肘部等最易受压的部位常检查。要特别注意患者的翻身体位，预防压疮发生的卧位（图92-1），足跟垫起（图92-2），半卧位时使用楔形垫（图92-3）。

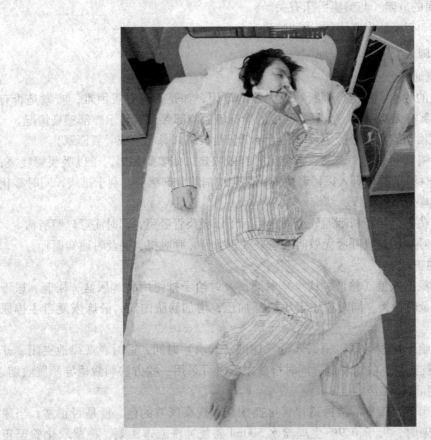

图 92-1 卧位角度

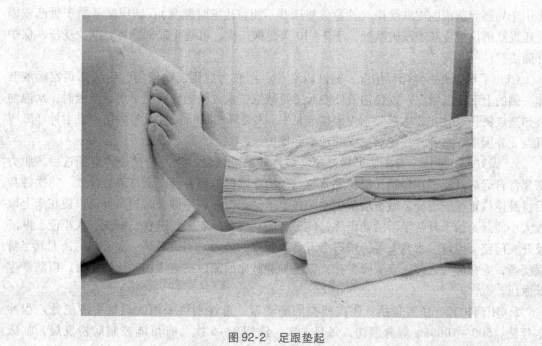

图 92-2　足跟垫起

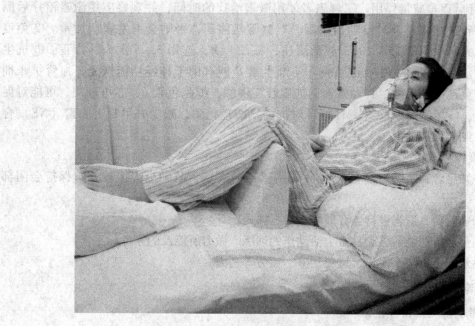

图 92-3　半卧位时使用楔形垫

（4）及时正确使用气垫床，通过电动气泵自动交替充气，改变全身受压点，减少压力集中于局部而造成的皮肤受损（注意气垫床并不能替代定时翻身）；减压贴平敷于骨凸或因受压发红部位或皮肤表浅破溃处，于7~10天更换一次，可防止局部摩擦、减少受压，保护外周皮肤。

（5）了解患者感觉障碍情况，输液以健侧、上肢为原则，输液前、后认真观察输液肢体一侧的上下皮肤情况，以免输液外渗而感觉减退造成皮肤损伤；给予患者洗漱时，水温勿过热造成烫伤（比正常人感觉适度温度要低），冰袋降温时间长易引起冻伤。自主神经障碍可致无外因皮肤水肿，注意对皮肤的观察和保护。

4. 做好功能锻炼　首先协助做好瘫痪肢体的功能恢复。急性脊髓炎休克期过后，肌力恢复常自远端开始。在脊髓受损初期就与物理治疗师根据患者情况制订康复计划。每次翻身后将肢体位置摆放正确，做被动或主动的关节运动。指导训练仰卧时抬高臀部以便在床上取放大小便器。给予日常生活活动训练，使患者能自行穿脱衣服、进食、盥洗、大小便、淋浴及开关门窗、电灯、水龙头等，增进患者自我照顾的能力。当患者第一次坐起时，尤其半身瘫痪者，应在起身之前，穿着弹性袜，以增加静脉血回流，逐渐增加坐位的角度，以防产生低血压。

5. 用药护理　主要包括：①皮质类固醇激素：急性期可采用大剂量甲泼尼龙短程冲击疗法，500~1000mg静脉滴注，每日1次，连用3~5次，有可能控制病情发展，临床明显改善通常出现在3个月之后；也可用地塞米松10~20mg静脉滴注，每日1次，10天左右为一疗程。使用上述两药之后，可改用泼尼松口服，每日40~60mg，随病情好转可于1~2个月后逐步减量停用。了解患者使用激素治疗的时间，并观察应用激素治疗后原症状是否好转或加重，及时反馈给医师。严禁骤然停药，否则会引发病情加重。②免疫球蛋白：成人每次用量15~20g，静脉滴注，每日1次，连用3~5次为一疗程。③抗生素：预防和治疗泌尿道或呼吸道感染。④维生素B族有助于神经功能恢复，血管扩张剂如烟酸、尼莫地平、丹参；神经营养药如腺苷三磷酸、细胞色素c，亦可选用，可能对促进恢复有益。⑤甲基酪氨酸（AMT）可对抗酪氨酸羟化酶，减少去甲肾上腺素（NE）合成，预防出血性坏死的发生。

6. 健康教育

（1）告知患者和照顾者膀胱充盈及尿路感染的表现，鼓励患者多饮水，保持会阴部清洁。

（2）加强营养，适当进行体育锻炼，增强体质。

（3）加强肢体功能锻炼和日常生活动作的训练，做力所能及的家务和工作。

（4）注意安全，防止受伤，避免受凉、疲劳等诱因。

七、预期结果与评价

1. 患者的呼吸维持在正常状态。

2. 患者大小便排泄规律，排泄功能已有改善或逐渐恢复。

3. 患者基本生活需要得到满足。

4. 患者皮肤清洁、完整。

5. 患者的肢体维持在功能体位。

6. 患者能正确认识药物的不良反应，积极配合治疗。

第三节　脊髓压迫症患者的护理

一、概述

脊髓压迫症（compressive myelopathy）是由于椎管内的占位性病变引起的脊髓受压的一组疾病，由于病变进行性发展，脊髓、脊神经根及脊髓血管不同程度受累，出现不同程度的脊髓损害和椎管阻塞。

二、病因和发病机制

（一）病因

主要包括：①肿瘤最常见，约占1/3以上，起源于脊髓组织及邻近结构者占绝大多数，其次为来自肺、乳房、肾脏和胃肠道等的转移瘤，多为恶性肿瘤、淋巴瘤和白血病等；②炎症如化脓性炎症、结核和寄生虫感染、邻近组织蔓延、反复手术和椎管内注药等，可引起急性脓肿、慢性肉芽肿、脊髓蛛网膜炎及蛛网膜囊肿等；③脊柱外伤如骨折、脱位及椎管内血肿形成；④脊柱退行性病变如椎间盘脱出、后纵韧带钙化和黄韧带肥厚等；⑤先天性疾病如颅底凹陷症、环椎枕化、颈椎融合畸形等，脊髓血管畸形可造成硬膜外及硬膜下血肿。

（二）发病机制

脊髓受压早期可通过移位、排挤脑脊液及表面静脉的血液得到代偿，外形虽有明显改变，但神经传导路径并未中断，可不出现神经功能受损；后期代偿可出现骨质吸收，使局部椎管扩大，此时多有明显的神经系统症状与体征。脊髓受压的病因和速度影响其代偿机制的发挥，急性压迫通常无充分代偿的时机，脊髓损伤严重。慢性受压时能充分发挥代偿机制，病灶相对较轻，预后较好。髓内病变，直接侵犯神经组织，症状出现早；髓外硬膜外占位性病变，由于硬脊膜阻挡故对脊髓压迫较轻。动脉受压长期供血不足，可引起脊髓萎缩，静脉受压淤血引起脊髓水肿。长期受压骨质吸收，可使椎管局部扩大。

三、护理评估

（一）健康史

1. 询问患者有无肿瘤病史，有无结核病史、寄生虫病史，以及脊柱外伤、脱位史。

2. 老年人要询问有无脊柱退行性病变史，有无椎间盘脱出等疾病。

3. 评估患者有无先天性疾病史，如颅底凹陷症、环椎枕化、颈椎融合畸形等。

（二）身体评估

1. 神经根症状　表现为根痛或局限性运动障碍。病变刺激后根分布区引起自发性疼痛，常如电击、烧灼、刀割或撕裂样，用力、咳嗽、排便等加大胸、腹腔压力动作可触发或加剧疼痛，体位改变可使症状减轻或加重，有时可表现相应节段的"束带感"，神经根症状可随病情进展，由一侧性、间歇性变为两侧性、持续性。检查可发现感觉过敏带，后期为节段性感觉障碍。脊髓腹侧病变使前根受压，早期出现运动神经根刺激症状，表现为支配肌群肌束颤动，以后出现肌无力或肌萎缩。

2. 感觉障碍 脊髓丘脑束受损产生对侧躯体较病变水平低 $2\sim3$ 个节段以下的痛、温觉减退或缺失，由于脊髓各节段感觉传导纤维在髓内有一定的排列顺序，有助于髓内外病变鉴别。髓内病变早期为病变节段支配区分离性感觉障碍，累及脊髓丘脑束时感觉障碍自病变节段向下发展，鞍区（$S_{3\sim5}$）感觉保留至最后才受累，称为"马鞍回避"。髓外病变感觉障碍常自下肢远端开始向上发展至受压节段。后索受压可产生病变水平以下同侧深感觉缺失。晚期出现脊髓横贯性损害，病变水平以下各种感觉缺失。

3. 运动障碍 一侧或双侧锥体束受压引起病变以下同侧或双侧肢体痉挛性瘫痪，肌张力增高、腱反射亢进及病理征阳性。初期双下肢呈伸直样痉挛性瘫，晚期多呈屈曲样痉挛性瘫。脊髓前角及前根受压可引起病变节段支配肌肉弛缓性瘫痪，伴有肌束震颤和肌萎缩。急性脊髓损害早期表现脊髓休克，病变水平以下肢体呈弛缓性瘫痪。

4. 反射异常 受压节段因后根、前根或前角受累而出现病变节段腱反射减弱或消失，锥体束受损则损害水平以下同侧腱反射亢进、病理反射阳性、腹壁反射和提睾反射消失。脊髓休克时各种反射均不能引出。

5. 自主神经症状 髓内病变较早出现括约肌功能障碍，病变在圆锥以上早期出现尿潴留和便秘，晚期出现反射性膀胱；马尾、圆锥病变出现尿便失禁。病变水平以下因血管运动和泌汗功能障碍，可见少汗、无汗、皮肤干燥及脱屑。

6. 脊膜刺激症状 多由硬膜外病变引起，表现为脊柱局部自发痛、叩击痛，活动受限如颈部抵抗和直腿抬高试验阳性等。

（三）辅助检查

1. 脑脊液检查 脑脊液动力学改变、常规和生化检查对判定脊髓受压程度很有价值。椎管严重梗阻时脑脊液蛋白细胞分离，细胞数正常，蛋白含量超过 $10g/L$ 时，黄色的脑脊液流出后自动凝结称为 Froin 征。通常梗阻愈完全、时间愈长、梗阻平面愈低，蛋白含量愈高。部分梗阻或阻塞，压颈试验时压力上升较快而解除压力后下降较慢，或上升慢下降更慢，提示可能为不完全梗阻。

2. 影像学检查

（1）脊柱 X 线平片：可发现脊柱骨折、脱位、错位、结核、骨质破坏及椎管狭窄、椎弓根变形或间距增宽、椎间孔扩大、椎体后缘凹陷等。

（2）CT 及 MRI：可显示脊髓受压，MRI 能清晰显示椎管内病变的性质和周围结构变化等。

（3）脊髓造影：可显示脊髓梗阻界面，椎管完全梗阻时上行造影只显示压迫性病变下界，下行造影可显示病变上界。

四、护理诊断和医护合作性问题

1. 疼痛 与脊髓受压有关。

2. 自理能力缺陷 与脊髓受压引起弛缓性瘫痪有关。

3. 排泄异常 与自主神经功能障碍有关。

4. 感知觉改变 与脊髓损伤导致损伤平面以下的感觉障碍有关。

5. 有皮肤受损的危险　与瘫痪卧床有关。

6. 焦虑/恐惧　与出现感觉/运动障碍有关。

五、计划与实施

(一) 减轻患者疼痛

1. 减轻引起疼痛的因素

(1) 因咳嗽、喷嚏、用力时脑脊液一过性增高，神经根被牵拉，可加剧疼痛。所以，指导患者减少突然用力动作，若不可避免时需做好心理准备。同时处理诱发原因，如咳嗽频繁者遵医嘱应用镇咳剂。用力后观察、记录疼痛变化。疼痛明显加重时通知医师，遵医嘱给予镇痛剂或进行相应检查。

(2) 向患者解释疼痛原因，使患者心理放松，才能准确评价疼痛级别，向护理人员提供有效信息并配合治疗。同情、鼓励患者，但注意适当分散患者注意力。

2. 手术治疗的护理

(1) 术前护理：①向患者讲明手术时间、术前准备的内容，备好颈托，并告之术后体位及轴位翻身，消除患者紧张的情绪。②术前日予以颈背部备皮，饮番泻叶水，晚餐流食，晚上 8 点后禁食、水。观察并保证患者夜间安睡。③术前手术室接患者时，测量血压是否稳定，遵医嘱予以术前针。由手术室护士给予留置胃管、尿管（手术室实施麻醉后予以插管的方法，可大大减少患者不适及不良并发症的发生，对患者也非常人性化）。

(2) 术后护理：①术后回病房，轴位搬动患者，去枕平卧，颈部固定。②给予心电监护，严密观察血压、呼吸、血氧饱和度及意识、瞳孔的变化。③术后观察患者麻醉恢复情况，清醒后呼吸良好，可通知医师并配合拔除气管插管：拔管前，气管插管、口腔内充分吸痰，拔管后经口、鼻充分吸痰，并予以外观清洁。④固定好手术引流袋的高度，观察引流液的量、色及性状，每日医师更换引流袋后记录引流量。如果引流袋漏，及时通知医师更换，以免引起颅内负压，同时与外界相通引起感染。⑤术后每 1～2 小时为患者进行轴位翻身。手术中因需要去除椎板减压，术后身体转动时如动作不协调会造成挤压脊髓而损伤，所以翻身时脊柱一定要平直成一直线（头颈，胸腰，骶、尾、腿三部分同时、同向、同速移动），特别是高颈位手术者还需带颈托固定。⑥留置胃管，根据患者意识恢复情况、自主吞咽功能以及胃肠蠕动情况，遵医嘱给予鼻饲饮食或拔除胃管。手术创伤大，胃肠功能较差可通过鼻胃管给予持续、慢速的鼻饲流食。

3. 皮肤护理及排泄异常的护理　请参见本章第二节。

六、预期结果与评价

1. 患者疼痛症状有所减轻或消失。

2. 患者大小便排泄规律，排泄功能已有改善或逐渐恢复。

3. 患者基本生活需要得到满足。

4. 患者皮肤清洁、完整。

5. 患者的肢体维持在功能体位。

（王　玲）

第四节 脊髓空洞症患者的护理

一、概述

脊髓空洞症是一种以脊髓空洞形成及胶质细胞增生为病理特征的、缓慢进行性的脊髓变性疾病。由于不同原因导致脊髓中央部分形成空洞而出现典型的临床症状。临床表现为节段性分离性感觉障碍，病变节段支配区肌肉萎缩与营养障碍。如病变侵及延髓，则称为延髓空洞症。

二、病因及发病机制

脊髓空洞症的病因和发病机制尚未明确，归纳起来有下列 3 种学说。

（一）脑脊液动力学异常

最早由 Gardner 等人提出。由于颈枕区先天性异常或由于第四脑室出口受到某种机械梗阻因素，妨碍了脑脊液从第四脑室进入蛛网膜下腔，转而进入脊髓中央管，导致脑室内脑脊液压力增高，其波动不断冲击，最终使中央管不断扩张、破裂而形成空洞。

（二）血循环异常学说

继发于脊髓外伤出血、蛛网膜炎或肿瘤。由于瘢痕缓慢收缩、血管梗阻，脊髓血液循环异常，引起髓内组织缺血、坏死、液化，最终脊髓中央形成空洞。

（三）先天发育异常学说

许多学者认为本病是一种先天发育异常。由于胚胎期神经管闭合不全或脊髓中央管形成障碍，在脊髓实质内残留胚胎上皮细胞而形成空洞。又因为本病常合并其他先天异常，如颅底扁平症或凹陷、小脑扁桃体下疝、椎节分化不全、寰椎枕骨化、脊柱侧后凸、脊椎裂、弓形足等，临床方面也不断有家族发病的报道，所以有人提出本病与遗传因素有关的说法，但尚未形成定论。

三、病理

连续切片观察，空洞最常见于颈膨大，常向胸髓扩展，腰髓则较少受侵。空洞可为单发，偶有多发，多发空洞互不相通。病变脊髓外观可能正常或呈萎缩状。如空洞较大则病变节段的脊髓外形为膨胀性梭形增大，软膜并不增厚。空洞内有清亮液体充填，其成分多与脑脊液相似。有的空洞内含黄色液体，其蛋白含量增高。典型的颈膨大空洞多先侵及灰质前连合，然后向后角扩展，呈"U"字形分布，以后可对称或不对称地侵及前角，继而压迫脊髓白质。

空洞在各平面的范围可不相同，组织学改变在空洞形成早期，其囊壁常不规则，可为梭形、椭圆形或圆形，大小不一致，有退变的神经胶质和神经组织。如空洞形成较久，其周围有胶质增生及肥大星形细胞，形成致密的囊壁，厚约 1~2mm。部分有薄层胶原组织包绕。空洞周围有时可见异常血管，管壁透明变性。当空洞与中央管交通时，部分空洞内壁可见室管膜细胞覆盖。

少数空洞仅发生在延髓，多为单侧，通常呈纵裂状，有时仅为胶质瘢痕而无空洞，可累及内侧丘系交叉纤维、舌下及迷走神经核。

根据空洞与脊髓中央管的病理关系，脊髓空洞症分两类：①交通性脊髓空洞症：因原发性脊髓中央管扩张所致，空洞与中央管相通，常合并枕颈区畸形，病变多由中央管附近向外周扩展；②非交通性脊髓空洞症：指空洞与脊髓中央管无关，常继发于髓内肿瘤、外伤、蛛网膜炎等。

按照空洞发生的部位分为：①脊髓空洞症：病变局限于脊髓；②延髓空洞症：病变主要在延髓，可向上累及脑桥。脊髓与延髓空洞症可单独发生或并发。

四、护理评估

（一）健康史

评估患者有无脊髓外伤出血、蛛网膜炎或肿瘤发生；询问患者有无先天异常，如颅底凹陷、小脑扁桃体下疝、椎节分化不全、寰椎枕骨化、脊柱侧后凸、脊椎裂、弓形足等；了解患者是否得过其他疾病及其治疗情况，有无外伤、手术史等。

（二）临床表现

本病症状可起自儿童期或青少年期，起病缓慢，进展缓慢，病程数月至数年，临床症状取决于空洞所在的部位及其范围的大小，一般在发病后逐渐加重，但可能有症状缓解期。

1. 节段性分离性感觉障碍、肌肉萎缩　因空洞最常起自一侧颈膨大后角基底部，故早期症状常常是同侧上肢的相应支配区痛温觉丧失而触觉及深感觉相对保留。患者局部皮肤常被烫伤而不自觉。当空洞向灰质前连合扩展，则出现双侧节段性分离性痛温觉障碍，其图形分布似短上衣形。痛温觉消失区域内常有自发性疼痛。空洞常同时向前角扩展，出现相应节段的肌肉萎缩、肌力下降、肌张力低下及肌束颤动。如空洞在颈膨大区，则双手小肌肉萎缩最突出，上肢腱反射减低甚至消失。如空洞侵及灰质前侧柱交感神经中枢（C_8、T_1侧角）则可出现同侧霍纳征。空洞如继续扩大，侵及脊髓丘脑束，则损害平面以下对侧皮肤痛温觉丧失。锥体束受侵则损害平面以下同侧肢体痉挛性瘫痪，锥体束征阳性。脊髓后索常最后受侵，出现损害平面以下深感觉缺失。

2. 关节、皮肤营养障碍　营养障碍也是本病的主要症状之一，其中最常见的是关节肿大，关节面磨损，骨皮质萎缩，骨质脱钙，多侵犯上肢关节，不伴疼痛，活动时有响声。这种神经源性关节病变称为夏科关节。此外，还有皮肤营养障碍，包括青紫，过度角化，皮肤增厚等。因无痛觉，故手指或足趾常受伤而形成顽固性溃疡，甚至在指、趾节末端发生无痛性坏死、脱失，称为莫旺征。疾病晚期可有膀胱、直肠功能障碍。

3. 延髓空洞症状　延髓空洞症单独发生者较少，常为脊髓空洞症的延伸。空洞常不对称，症状与体征常为单侧性。如疑核受侵则有同侧软腭和声带麻痹，饮水呛咳，吞咽困难和构音困难。三叉神经脊髓束核受侵则同侧面部洋葱皮样痛温觉缺失。舌下神经核受侵则同侧舌肌萎缩和肌束颤动、伸舌偏向患侧。前庭小脑通路受侵则出现眩晕、眼球震颤和步态不稳。如空洞向上延至脑桥面神经核，则可见周围性面瘫。延髓空洞如侵及长传导束则出现对侧半身感觉障碍和锥体束征。

4. 其他先天畸形　如颈枕区畸形、隐性脊柱裂、弓形足等。

5. 体格检查

（1）感觉：包括触觉、痛觉、温度觉等。检查后按感觉改变区域及程度详细用图纸记录。如在观察过程中，感觉区域有所改变，应另做记录，以便于比较。

（2）运动检查：肢体肌肉运动情况，有无肌肉萎缩、肌力下降、肌张力低下及肌束颤动等。

（3）营养状况：检查有无关节肿大等关节营养障碍表现，有无青紫、过度角化、皮肤增厚等皮肤营养障碍表现。

（三）辅助检查

1. 脑脊液检查　常无特殊发现。如空洞较大则偶可导致椎管部分梗阻，脑脊液蛋白含量增高。

2. 脊髓造影　常可发现病变段脊髓呈梭形膨大。

3. 骨骼 X 线检查　可能发现夏科关节、颈枕区畸形及其他骨骼畸形。

4. 延迟脊髓 CT 扫描（DMCT）　即在蛛网膜下腔注入水溶性造影剂，延迟一定时间，如 6 小时，12 小时，甚至 24 小时后再进行脊髓 CT 检查，可显示出高密度的空洞影像，有助于鉴别诊断。

5. 磁共振成像（MRI）技术　可在纵、横断面上清楚显示空洞的位置及大小，判断空洞的形态和类型，是目前诊断本病最准确的方法。

6. 气脑造影或气脊髓造影　在交通型脊髓空洞症可显示脊髓塌陷，还可了解有无脑疝、脑干或脊髓肿大、第四脑室畸形。

7. 放射性核素脊髓腔扫描　明确空洞范围及脑脊液动力学改变。

（四）心理社会评估

评估患者及其家属对疾病的反应、采取的态度、接受程度和应对的能力；评估家庭和社会支持系统的情况。

五、护理诊断与医护合作性问题

1. 生活自理缺陷　与肢体活动障碍有关。

2. 有皮肤完整性受损的危险　与皮肤营养障碍有关。

3. 有外伤的危险　与感觉、运动功能障碍有关。

4. 疼痛　与脊髓空洞损伤有关。

六、计划与实施

本病进展缓慢，有时可迁延数十年之久，未经治疗者也可数年无改变，部分患者经治疗症状可有所缓解，少数病例可长期稳定不发展。但轻微外伤可使症状突然加重，或由于血液进入空洞内而使病情恶化，导致脊髓横贯性损害发生截瘫。由本病直接致死者甚少，残疾者多由于延髓麻痹合并感染或其他致命性疾病。

通过及时的治疗和精心的护理，应使患者生活需要得到满足，疼痛减轻，无皮肤破损和外伤发生。

（一）保守治疗与护理

本病迄今为止尚无特效疗法。一般采用支持疗法，如服用 B 族维生素及其他神经代谢活化剂（ATP、辅酶 A）等。疼痛者给予镇痛剂。理疗使受累关节和麻痹肌肉症状缓解，防止关节挛缩、畸形。早期用深部 X 线治疗，阻止空洞发展，也可试用放射性核素[131]碘疗法

（口服或椎管内注射），但效果不肯定。

（二）疼痛的处理

避免诱发因素或对其进行积极的处理、治疗，保持良好的营养和卫生状态以及正确的体位，可以有效地防治疼痛。放松术、催眠术、暗示术、生物反馈、心理支持和教育等也有助于避免疼痛的发生或减轻疼痛。必要时可遵医嘱给予止痛剂。

（三）合理营养

注意患者的营养状况，合理安排饮食，补充充分的水分，并给予高蛋白、高维生素、高纤维的食物。同时要兼顾到患者的生活习俗、饮食习惯、口味偏好，刺激食欲，鼓励其多进食，以增强体质。

（四）保持身体清洁及皮肤的完整

每天擦浴一次，每周洗头一次，满足患者的卫生需要。擦浴时，细心检查患者全身皮肤的状况，观察有无局部发红现象，并给予适当的处理。

每2~3小时翻身一次。注意处理排泄物，维持会阴部与骨突处皮肤的干燥，并保持患者病服和床单的平整，防止血液循环障碍引起压疮，侧卧位时应使下面肢体的关节、膝关节屈曲，小腿部垫一软枕，使足根突出，两膝关节之间放一软枕。骨突处或受压的部位，如足跟、肘部、膝部及股关节处等，更要经常检查，定时用50%酒精按摩，以利局部的血液循环。使用热水袋保暖时注意温度不可过高，防止痛觉缺失区的皮肤烫伤。

（五）保证患者安全

对于能够下床活动的患者，应在家属或护士的陪伴下走动，不能一人单独活动。护士应经常巡视，观察患者的表情、倾听患者的主诉，在生活上给予其适当的照顾。

（六）手术前后护理

手术治疗的目的在于排除空洞内液体、减低脊髓内压，解除小脑扁桃体、延髓、脊髓的骨性压迫。如空洞较大，发生椎管梗阻，可行椎板切除减压。如合并颈枕区畸形、小脑扁桃体下疝等也可采用手术矫治。脊髓空洞－蛛网膜下腔分流术适用于颈脊髓空洞症病情逐渐恶化，无或有轻度扁桃体下疝者，对不伴有小脑扁桃体疝的普通型脊髓空洞症及创伤后脊髓空洞症治疗效果较好。枕颈区减压和空洞－蛛网膜下腔引流术，适用于复杂的枕颈部畸形合并脊髓空洞者，包括寰椎枕骨化、颅底凹陷等。终丝末端切开术适用于普通型脊髓空洞症。还有空洞－腹膜腔分流术和带蒂大网膜填塞术等。对较大的空洞，有主张用外科治疗的趋势，对较小空洞，仍采用保守疗法。

手术前按照医嘱进行各项准备，如备皮、洗澡，完成术前实验室检查，评估患者的一般情况、营养状况、生命体征等。向患者说明手术的目的、方法和注意事项，消除患者恐惧、忧虑和不安的情绪。手术前夜给予清洁灌肠，并指导患者翻身及床上使用便盆的方法。

手术后注意观察患者的一般状况，包括皮肤颜色、意识程度、定向力、生命体征，以及四肢的运动、力量和感觉。观察伤口情况，随时注意有无出血、有无脊髓液自伤口漏出，以及手术部位有无水肿，如果伤口敷料渗湿，应立即更换，以防感染。

（七）出院指导

1. 教育患者及其家属，遵医嘱定期到医院进行复查。

2. 遵医嘱坚持保守治疗，不间断。

3. 保证患者安全，防止受伤。

4. 注意个人清洁卫生，防止感染及其他疾病。

七、预期结果与评价

1. 患者主诉基本生活需要得到满足。

2. 患者皮肤完整，无破损。

3. 患者安全、无外伤。

4. 患者主诉疼痛减轻。

第五节 脊髓损伤患者的护理

一、概述

脊髓损伤为脊柱骨折或骨折脱位的严重并发症。脊柱各部位骨折或骨折脱位均可伴发脊髓损伤，但以胸腰段最常见，约占半数以上。在平时，脊髓损伤多由于严重交通、工伤事故或体育活动不慎而发生，在战时或震伤中尤为多见。根据美国社会调查表明，美国平均每年每百万人口中有 25~30 位新增脊髓损伤者，其中 35% 是由于车祸，15% 是由于跌伤，10% 是由于枪伤，6% 是由于潜水或跳水受伤，男性多于女性，单身多于已婚者。对脊髓损伤患者群的年龄研究显示，发生脊髓损伤的患者大多数为年轻人，一般年龄在 30 岁左右，以18~20 岁居多。由此可见，年轻、男性、单身、喜欢参与危险性活动者是好发脊髓损伤的危险人群。

二、病因及发病机制

造成脊髓损伤最常见的原因是闭合性钝性外伤，一般和脊柱骨折或错位有关。脊柱骨折患者中约有 20% 发生不同程度的脊髓损伤。一般，脊柱损伤越严重，脊髓损伤也越严重；但有时轻度脊柱损伤也可以造成完全性脊髓功能障碍。此外，还有可能在没有骨折的情况下，因为脊髓扭伤或血管损伤而导致脊髓损伤。

1. 严重外伤　常见的有脊椎骨折、脱臼导致椎体撕裂，如椎体及关节脱位、椎体或关节突骨折-脱位、椎体后缘骨折或并有移位、关节突骨折、椎弓或椎板骨折并有移位、棘突基底骨折并向前移位、椎间盘挤压、椎体脱位后又自行复位等，导致韧带及神经受伤，而枪弹杀伤和刀砍伤是属于穿透性外伤；同样，当脊椎受到撞击时，也会使脊髓腔及椎体受压，导致水肿、扭曲。

2. 先天性脊髓发育不全　脊柱裂是典型病例。

3. 后天性疾病　如多发性硬化，病变部位在脊髓时，会使肢体出现瘫痪现象。

4. 肿瘤　脊椎病变，肿瘤压迫致使脊髓受伤，神经、运动功能受损。

三、病理

（一）脊髓休克

亦称脊髓震荡。损伤后脊髓处于休克状态，损伤部位平面以下的感觉与运动功能及反射等暂时消失或减弱，常在数小时或数日内逐渐恢复，为暂时性、不完全性损伤。

（二）脊髓受压

由于脊椎骨折、脱位后，移位的小骨折片、突出的椎间盘、向内挤入的黄韧带或硬膜外血肿等压迫，使椎管变形、容积变小，脊髓受到单纯机械压迫，可在伤后立即出现该神经区域内不同程度的弛缓性截瘫，此时如能及时解除压迫脊髓的因素，脊髓功能可部分或全部恢复，但若压迫时间过久，脊髓可因血液循环障碍而发生缺血性坏死、萎缩、液化及瘢痕形成，其结果为永久性瘫痪。

（三）脊髓水肿

损伤后脊髓可因本身的物理性炎症反应而出现不同程度的水肿，一般受伤时较轻，伤后一定阶段内逐渐加重。

（四）脊髓和神经根损伤

可发生脊髓完全横断损伤伴神经根完整，脊髓和部分神经根损伤，脊髓和全部神经根损伤等。如果脊髓横断则其功能不能再恢复，即造成了完全性瘫痪。反之，如果神经根损伤不严重，经过神经再生可有部分功能恢复。

（五）马尾神经损伤

发生在第二腰椎以下骨折脱位，可引起马尾神经损伤。马尾神经不完全断裂者较少见，如马尾神经不完全断裂或断裂后进行缝合，经过神经细胞的再生，神经功能可以大部分或完全恢复。

脊髓损伤后即刻的组织学改变是中央灰质出现小出血点，逐渐向外延伸并相互融合，最后从灰质中间延伸到白质部分。由于血压降低、局部血管收缩及破坏，使受伤组织血流下降而引起局部缺血，多种潜在的对神经有毒性的物质被激活并在损伤部位释放，包括自由基、磷脂酶、蛋白酶、过氧化脂质和血管活性肽类等。在继发性细胞损伤时，损伤部位有大量的 Ca^{2+} 进入并沉着于神经细胞及其轴突上，触发细胞内反应，最终导致神经细胞死亡。损伤后几分钟内，由于血管内皮细胞损伤而出现水肿，损伤后 12 小时出现巨噬细胞浸润等炎性反应，72 小时达到高峰。巨噬细胞吞噬细胞碎片，从而引起反应性神经胶质增生。通常，在损伤最严重的区域内有中央坏死区域的囊性分解，即损伤严重区域的脊髓神经细胞可以发生整个神经元坏死，轴突发生变性，出现分解；而损伤较轻部位的轴突可能出现脱髓鞘病变。

四、分类

（一）按照解剖结构分类

按照解剖构造分析脊髓损伤情形，可分为椎体（骨）、肌肉和韧带、脊髓以及神经根（神经组织）受伤。

1. 椎体（骨）伤型　脊椎骨受伤，但未伤及神经或脊髓本身，有半脱位、压迫和骨折脱位。

2. 神经受损　脊髓受到震荡、挫伤、撕裂伤、压迫，或出血进入脊髓腔，造成肢体运动、感觉丧失，其为永久性破坏，不能再生。

3. 脊髓休克　当脊髓完全被破坏，所有受伤部位以下的运动、感觉功能和反射全部消失，而出现弛张性麻痹，持续时间在几个小时至几周。由于自主神经牵连在内，尤其是脊髓较高部位受损时，患者会有低血压、膀胱麻痹、便秘等症状，一段时间后（通常为 2～6 个月），反射恢复，感觉也渐恢复，称为脊髓休克。

（二）按照损伤部位分类

1. 下半身麻痹型　脊髓自第一胸椎（T_1）水平以下损伤，上肢可以正常，但下肢的感觉与运动功能将丧失，也称为截瘫。

2. 四肢麻痹型　脊髓自颈节段（C）至第一胸椎（T_1）之间损伤者，造成所有上下肢感觉与运动功能丧失，称为四肢瘫。

（三）按照损伤程度分类

1. 完全性脊髓损伤　脊髓受伤部位的所有运动和感觉等功能都丧失。

2. 不完全性脊髓损伤　受伤部位仅有一部分脊髓受到损伤的影响，部分功能仍存在。

五、护理评估

（一）健康史

脊髓损伤为脊柱骨折或骨折脱位的严重并发症，详细询问病史是诊断脊髓损伤的重要环节。凡由高处坠落或重物由高处下落击于颈背部，房屋、矿井等倒塌，快速机车撞击腰背部，因撞车、翻车事故脊柱受挤压以及跌倒时臀部着地等，均有发生脊柱损伤的可能，同时也可并发脊髓损伤。

应仔细询问受伤的时间、暴力的性质、大小、方向、作用部位及受伤时患者的体位。如患者已被护送至医疗单位，应了解其初步抢救情况、搬运方法及其所用工具。还应询问患者有无其他疾病及其治疗情况，有无其他外伤、手术史等。

（二）临床表现

脊髓损伤由于受损部位、损伤原因、损伤程度的不同，可出现不同的体征。临床体征主要取决于脊髓受损横切面的位置。损伤早期，表现为受伤平面以下，单侧或双侧的感觉（温、痛、触、位置、震荡感）、运动、反射及括约肌等功能全部暂时消失或减弱。颈髓损伤患者出现四肢瘫痪，且因肋间肌瘫痪而出现呼吸困难，呼吸道分泌物不易排出，高位麻痹患者表现为体温异常，如果脊髓完全横断损伤，则各项功能均不可以再恢复，而成为永久性瘫痪。

1. 中央索综合征　常见于脊髓血管损伤。由于脊髓动脉分布的特征，血管损伤时，脊髓中央先开始发生损害，然后向四周扩展。上肢的运动神经偏于脊髓中央，而下肢的运动神经偏于脊髓的外周，因而造成上肢神经受累重于下肢，上肢障碍比下肢明显，患者有可能自己步行，上肢却部分或完全麻痹。

2. 半切综合征　常见于刀伤或枪伤。脊髓仅损伤半侧，由于痛温觉纤维在脊髓发生交叉，造成同侧肢体本体感觉和运动丧失，对侧痛温觉丧失。

3. 前索综合征　脊髓前部损伤，造成损伤平面以下运动和痛温觉丧失，本体感觉存在。

4. 后索综合征　脊髓后部损伤，造成损伤平面以下本体感觉丧失，运动和痛温觉存在。

5. 脊髓圆锥综合征　指脊髓圆锥和椎管内腰神经根损伤后的表现。两下肢多无明显运动障碍，肛门与会阴部有鞍状感觉障碍，性功能障碍，大小便失禁或潴留，肛门反射消失，偶尔可以保留肛门反射和排尿反射。

6. 马尾综合征　是指椎管内腰骶神经根损伤所导致的膀胱、肠道及下肢反射消失。

7. **脊髓震荡** 是指暂时性和可逆性的脊髓或马尾神经生理功能消失。

8. **体格检查**

（1）感觉：包括触觉、痛觉、温度觉、震动觉、关节位置觉及形体、重量、两点分辨觉等。检查后按感觉改变区域及程度详细用图纸记录。如在观察过程中，感觉区域有所改变，应另作记录，以便于比较。

（2）运动检查：损伤平面以下肌肉运动情况，如为颈段脊髓损伤则应检查四肢、胸段以下脊髓损伤，重点检查双下肢。

（3）反射：包括浅反射、深反射及病理反射。浅反射应检查腹壁反射、提睾反射及肛门反射等。

（4）括约肌功能：在脊髓休克期间或脊髓、马尾神经完全横断早期，括约肌的功能往往完全丧失。排尿功能障碍表现为患者无尿意、尿潴留，直至膀胱胀满到一定程度时，尿液自尿道口自行溢出。肛门括约肌则完全松弛，大便干时表现为便秘，大便稀时则出现失禁。在脊髓、马尾、神经不完全横断或脊髓压迫症时，可导致不同程度的括约肌功能丧失。

（5）自主神经功能：在脊髓损伤早期，损伤平面以下表现为无汗、皮肤划痕试验阴性、血管舒缩功能障碍，还可导致静脉及淋巴回流不畅、两下肢出现水肿，胃肠道蠕动减慢，造成不同程度的腹胀。

（三）辅助检查

1. **实验室检查** 血尿便常规、肝肾功能、血脂、凝血功能、D-dimer、血气分析等均应及时测得结果。

2. **基本 X 线片检查** 当患者由急诊入院，仍躺在推车上未被移动前，即应先做脊椎的 X 线摄片，以找出脊椎骨折或脱位的部位，包括整个脊柱的正、侧位片，特别是伤区的脊椎和胸片。颈椎需要拍摄斜位片，C_1 需要张口正位片。

3. **脊髓造影** 脊髓造影一般从 $L_{4\sim5}$ 或 $L_{3\sim4}$ 进行穿刺，方法类似于腰麻，穿刺进入蛛网膜下腔后，适当地放出一些脑脊液，再注入等量的显影剂，之后进行 CT 的拍摄检查，这样能够明确椎管内的病变位置及脊髓压迫程度。

4. **CT、MRI** 能清晰显示脊髓压迫的影像，尤其能显示椎管内软组织的病变轮廓。

（四）心理社会评估

脊髓损伤患者多由外伤引起，多数患者伤前身体状态很好，突然的意外伤害致使其终身残疾，难免会出现一系列的心理反应，如情绪稳定性降低，暗示性增高，自身行为控制力降低，易出现消极情绪等。一般心理变化有以下几种：

1. **恐惧心理** 患者深感面临巨大威胁，精神上十分紧张，不可避免的终身残疾更加重了其恐惧心理。

2. **焦虑心理** 表现为患者对已发生的事情自责、后悔，对今后的工作、生活担忧，常出现失眠。

3. **消极心理** 当治疗效果不明显时，患者心理应激失控，自我价值感丧失，自信心降低，而产生消极心理，如对治疗失去信心，甚至不愿继续治疗等。

4. **自尊心理** 由于患者尊重的需要受到干扰，常表现出敏感、多疑、自尊心增强。在进行每项检查、治疗、护理之前，都希望了解其目的、效果、注意事项及可能产生的副作用等，也希望多了解有关疾病的知识。

5. 绝望心理　脊髓损伤患者的治疗没有特殊性，效果不明显，故患者极易产生绝望心理，情绪低落、消沉、焦虑、失望以致绝望。

6. 依赖心理　由于长期疾病缠身，患者依赖性增强，生活上的事不论大小都常依赖他人，行为退化。

7. 审慎心理　患者对医务人员的医德、医风、态度、举止都十分注意，并给予评价，称审慎心理。

8. 急躁情绪　患者常感觉烦躁不安、情绪化、易激动，甚至有愤怒情绪，而且易将烦躁、愤怒情绪发泄到其他人或事物上，表现为大发雷霆、与人争吵或冲撞物品，有时也将烦躁发泄到自己身上。

因此，应评估患者及其家属对疾病的反应、采取的态度、接受程度和应对的能力；评估家庭和社会支持系统的情况。

六、护理诊断与医护合作性问题

1. 焦虑　与意外伤害有关。
2. 恐惧　与肢体瘫痪有关。
3. 生活自理缺陷　与肢体活动障碍有关。
4. 有失用综合征的危险　与被迫长期卧床有关。
5. 有皮肤完整性破损的危险　与长期卧床有关。
6. 有外伤的危险　与感觉、运动功能丧失有关。
7. 疼痛　与脊髓损伤有关。
8. 便秘　与脊髓损伤有关。
9. 排尿形态改变　与脊髓损伤有关。
10. 体温异常　与脊髓损伤有关

七、计划与实施

外伤性脊髓损伤患者的早期处理可能决定其最终的转归，因此，应注意患者的搬运、治疗、营养、皮肤、病情及其心理变化等。通过及时的治疗和精心的护理，使患者焦虑、恐惧心理减轻，生活需要得到满足，皮肤完整无破损，无失用综合征及外伤发生，最大限度地恢复感觉和运动功能，尽可能回归社会。

（一）入院前处理

在损伤现场处理中应强调保持呼吸道通畅，维持呼吸和循环功能，注意损伤平面。因为 C_3、C_4 受损的患者可能会迅速死亡，C_4、C_5 受损的患者因横膈受到影响，会导致呼吸困难，所以两者均需协助患者换气，并给予颈部适当的固定。

另外，入院前处理一定要注意潜在脊髓损伤的危险性，必须稳定脊柱以免进一步损伤，维持脊髓的有效血液灌注和供氧。在确诊之前必须持续固定脊柱，始终保持脊柱的稳定。用适当的硬板、找出足够的人来搬运伤患，并在伤患四肢的骨凸处盖以衬垫，以防皮肤破损。对胸椎及腰椎受损者应使用够宽、够长的硬板或特殊的担架。因胸椎椎体很稳固，几乎不会移动，所以如果发现伤患胸椎处受到极大的外力冲击使胸椎受损时，应检查伤患是否有胸部受损。腰椎损伤时，要检查伤患是否有腹部损伤及骨盆骨折。

（二）用药护理

脊髓损伤早期药物治疗的核心是减轻脊髓的继发性损害，在临床上常用肾上腺皮质激素、咖啡类物质拮抗剂、渗透性利尿剂和东莨菪碱。

1. 肾上腺皮质激素　是目前国际公认的最好的脊髓损伤早期治疗药物，主要作用机制是稳定脊髓白质，抗炎，减轻水肿及成纤维细胞的活动，减少纤维蛋白的沉积，防止各种溶酶的释放，从而维持细胞膜、血管内皮细胞的完整性。最常用的药物为甲泼尼龙，尽可能在受伤后 8 小时内用药，一般首先进行冲击治疗，之后进行定量的静脉泵入。因为用量较大，有应激性胃溃疡的可能性，因此应予以预防性的使用抑酸药物及胃黏膜保护剂等。

2. 咖啡类物质拮抗剂　纳洛酮可阻断内源性咖啡类物质的降压作用，从而提高中等动脉血压及脊髓血流量，改善神经功能。

3. 渗透性利尿剂　可以应用呋塞米或甘露醇等，以减轻损伤局部的水肿，改善神经功能。

4. 东莨菪碱　东莨菪碱或阿托品可以改善微循环，从而减轻脊髓损伤的程度。

（三）心理护理

几乎所有脊髓损伤患者在伤后均有严重的心理障碍，出现紧张、焦虑、恐惧、多疑、为疾病的预后担忧、缺乏自信心、有依赖心理等。护理人员应经常巡视病房，多与患者交谈，了解患者的心理情绪变化，有针对性地进行疏导、安慰、鼓励，解除患者的忧虑心情，增强战胜疾病的信心，积极配合临床治疗。在生活上给予适当的、必要的照顾，使其感到医院的温暖、工作人员的关怀，增强患者的安全、信任感，减轻恐惧及紧张心理。

同时，向患者及其家属宣传有关疾病的知识，介绍有关治疗和护理的意义和方法，耐心讲解康复训练及提高生活自理能力的重要性，指导患者掌握和运用正确的自我护理方法，使患者消除依赖心理，逐步认识自己的状况，积极参加康复训练，尽可能通过改善、代偿或替代的方式增强实际生活、活动的能力。

（四）病情观察

在脊髓损伤后 48 小时内应予以心电监护及氧气吸入，密切观察患者呼吸形态的变化、呼吸困难的情形，以及是否使用辅助呼吸机呼吸；监测患者动脉血气分析，了解其缺氧的情形；观察患者是否有心动过缓等迷走神经刺激过度的反应，尤其是在给予翻身或吸痰以后，观察患者心血管的反应；注意观察患者脊髓受压的征象，在受伤后 24~36 小时内，每隔几个小时就要检查患者四肢的活动、张力强度、触痛觉等，以后每天至少检查 4 次，若在反应程度上有任何变化，应立即通知医师。

（五）疼痛的处理

绝大部分脊髓损伤患者在损伤平面以下均有不同程度的感觉异常，发生率 80%~94%。部分感觉异常可以是疼痛，发生率 14%~45%。世界公认的比例是 1/3~1/2 的脊髓损伤患者有疼痛，其中 10%~20% 达到严重程度并影响日常生活，5% 最严重者需要手术治疗。疼痛按照神经生理特征分类，有周围神经痛、脊髓中枢痛、内脏痛、肌肉张力或机械性疼痛以及心源性疼痛。疼痛可以由于感染、压疮、痉挛、膀胱和肠道问题、极度温度变化、吸烟、情绪波动因素诱发，因而避免这些因素或对其进行积极的处理、治疗，可以有效地防治疼痛。

同时，保持良好的营养和卫生状态，正确地处理骨折和软组织损伤，适当地进行关节被动和主动活动，以及正确的体位，均有助于避免疼痛的发生或减轻疼痛。所有慢性疼痛都有一定的精神因素参与，故放松术、催眠术、暗示术、生物反馈、心理支持及教育等也有助于治疗。必要时可遵医嘱给予止痛剂。

（六）定时翻身并给予合适的卧姿翻身与体位

对脊髓损伤患者，应在一般的床上加硬板，板子的长度要超过脊椎受损的范围。床垫最好是塑胶海绵做的（勿用弹簧软床），床上铺上翻身用的床单，并铺上塑胶中单，在患者大小便失禁时易于处理。翻身时需2人，遵循轴线翻身的原则；搬运患者时需3~5人，保持脊柱成一条直线，医师也应在场以明确头颈脊柱受损的部位，重点加以保护。维持患者的体位，使脊柱成一直线，若损伤部位在颈部，应在颈部两旁放置砂袋以助固定，或依医嘱注意颈部牵引的功能。

（七）合理营养

脊髓损伤的初期，先给患者胃肠外营养，并插入鼻胃管以预防腹胀。经常监测患者肠蠕动的情形，当蠕动正常后，便可开始经口摄取液体，补充充分的水分，并给予高蛋白、高维生素、高纤维的食物。根据患者的耐受度，渐进至摄取固体食物。注意患者的营养状况，合理安排饮食，同时要兼顾到患者的生活习俗、饮食习惯、口味偏好，刺激食欲，鼓励其多进食，以增强体质。若患者有肠胃腹胀时，应禁食。若患者需长期卧床不动，应限制含钙食物的摄取，以防泌尿道结石。若患者有恶心、呕吐的情形，应注意防止发生吸入性肺炎。

（八）排便（大小便）功能的护理

若受伤后患者无法自解小便，应采用密闭式引流系统，留置导尿管引流膀胱的尿液，并随时注意保持会阴部清洁，以防细菌感染。如果病情允许，鼓励患者多饮水，予以膀胱生理性冲洗。保持尿道口清洁，保证留置尿管系统的密闭性。对于长期留置尿管的患者一般一个月更换一次尿管，7天更换一次引流袋。若患者有麻痹性肠阻塞或腹胀时，应每天顺结肠蠕动方向按摩腹部2~3次，促进肠蠕动，必要时插入肛管或以薄荷油热敷，必须灌肠时200ml即可。

在进行康复训练时，应训练患者排大小便的功能。对痉挛性神经性膀胱患者，应定时喝定量的水，使膀胱蓄尿，并定时借导尿管引流膀胱内尿液。也可以定期刺激膀胱收缩以排除尿液，例如轻敲患者的下腹部（耻骨上方）、拉阴毛，以手刺激外生殖器或大腿内侧，以刺激膀胱收缩。对松弛性神经性膀胱患者，应教患者定期用力收缩未麻痹的腹肌及横膈或以双手握拳顺着输尿管方向压迫下腹部以压出小便，注意不可用力过大。

对大便失禁的患者，应先确定患者先前的排便习惯，每天固定时间训练，并维持适当的高纤维饮食与水分的摄取。当患者感觉有便意时，教导患者有效地增加腹部压力来引发排便，若无效，则可戴手套，涂以凡士林润滑油，伸入患者肛门口刺激排便，或再加甘油灌肠法，避免患者超过三天未解大便。

（九）并发症的预防

1. 皮肤压力伤的预防　每天擦浴一次，每周洗头一次，满足患者的卫生需要。擦浴时，细心检查患者全身皮肤的状况，观察有无局部发红现象，并给予适当的处理。

每2~3小时翻身一次，翻身时避免身体扭曲，行轴向翻身以免加重脊髓损伤。颈椎损伤时，最好用气垫床，定期自动交替改变压迫点，以减少压力集中于局部而造成皮肤的损伤。使用翻身架者，通常俯卧1小时，然后仰卧2小时，并依患者的特别需要而改变。颈椎损伤者应避免俯卧姿势。为防止血液循环障碍引起下肢水肿及足根部压疮，侧卧位时应使下面肢体的关节、膝关节屈曲，小腿部垫一软枕，使足跟空出，两膝关节之间放一软枕。骨突处或受压的部位，如足跟、肘部、膝部及股关节处等，更要经常检查，定时用50%酒精按摩，以利局部的血液循环。若患者使用支架时，应特别注意松紧适合，不可过紧，以防对皮肤造成压迫。

若在脊髓损伤的初期，患者有大小便失禁的情形，应注意处理排泄物，维持会阴部与骨突处皮肤的干燥，避免会阴及肛周皮肤潮红。保持患者被服和床单的平整。另外，脊髓损伤患者瘫痪肢体的温度觉丧失，对冷热刺激的耐受力较正常为低，故在使用热水袋保暖时注意温度不可过高，防止烫伤。

2. 肺部感染的预防　因为脊髓损伤，特别是高位截瘫的患者，呼吸肌的力量较弱，导致排痰能力弱，加之长期卧床容易肺部感染，一旦肺部感染，很难控制与治疗，甚至成为患者死亡的原因。因此预防肺部感染非常有意义。患者入院后应规律予以翻身、拍背，患者如咳痰困难，应定时予以吸痰。遵医嘱予以雾化吸入治疗，严格控制探视人员，防止交叉感染。

3. 深静脉血栓的预防　脊髓损伤患者是发生深静脉血栓的高危人群，应予以物理预防，方法包括穿下肢弹力袜及使用气压泵，根据患者的病情遵医嘱予以药物预防如皮下注射低分子肝素。如果患者双下肢能够活动，应鼓励患者多活动双下肢，特别是踝关节的活动，以促进血液回流；双下肢不能活动的患者需要用气泵等治疗方法促进血液循环，降低深静脉血栓的发生率。

4. 足下垂　长期卧床的患者特别是截瘫的患者很容易发生足下垂，因此应保持患者的功能位如足底踩软枕等。

（十）体温异常的观察与处理

患者可出现高热（40℃以上）或低温（35℃以下），主要是由于自主神经系统功能紊乱后对周围环境温度的变化丧失了调节和适应的能力。出现高热时，可降低室温同时应用物理降温方法，如应用冰毯或酒精擦浴；出现低温时，可提高室温，加棉被保暖，或应用热水袋，但水温 <50℃，且勿与患者皮肤直接接触。

（十一）手术前后护理

手术对于完全性脊髓损伤患者一般没有价值。在早期由于脊髓休克，难以确定脊髓损伤的严重程度，因而施行手术往往有一定困难，但是脊柱不稳定是永恒的手术指征。对于脊柱不稳定的患者，无论脊髓休克期是否过去，均可进行紧急手术。椎管减压术适用于脊髓损伤并发神经压迫症状，特别是进行性神经功能障碍的患者。骨折手术固定适用于脊柱不稳伴有或无相应神经功能损伤的患者、进行性神经功能损伤合并有神经压迫症状的患者。头环牵引的颈部固定作用最好，屈伸限制平均达到70%，侧屈和旋转也限制良好。

1. 手术前护理　同一般脊柱手术前护理常规，若为颈椎损伤患者应严密评估患者呼吸情况。手术前按照医嘱进行各项准备，如备皮、洗澡，完成术前实验室检查，评估患者的一般情况、营养状况、生命体征等。注意脊髓受压的情形，尤其是注意维持患者的正常呼吸，观察患者脊髓的功能，以及活动与感觉功能的丧失或恢复情况。向患者说明手术的目的、方法和注意事项，消除患者害怕、忧虑和不安的情绪。手术前给予清洁灌肠，并指导患者翻身及床上使用便盆的方法。

2. 手术后护理　同一般脊柱手术后护理常规，尤其密切观察患者肢体感觉活动恢复情况。手术后患者应睡于硬板床上，保持背部平直，可给予适当的支托，避免不必要的震动、旋转、摩擦和任意暴露。侧卧位时不可在背部垫枕头，以免引起伤口牵拉，可在手臂、肩膀和腿部垫支持物。颈椎手术后，头下不可垫高枕，可予以薄枕，于头两侧垫砂袋以达到颈部制动的效果。注意观察患者的一般状况，包括皮肤颜色、意识程度、定向力、生命体征，以及四肢的运动、力量和感觉。观察伤口情况，随时注意有无出血、有无脑脊液自伤口漏出，以及手术部位有无水肿，如果伤口敷料渗湿，应立即更换，以防感染。倾听患者主诉，及时满足其需要。

（十二）康复训练

在脊髓损伤初期，生命体征平稳之后，就应立即开始全身各关节的被动活动，每一关节活动时间为5分钟，1~2次/天，以避免关节挛缩与肌肉张力的减退。进行被动活动时，要注意动作轻柔、缓慢、有节奏，活动范围应达到最大生理范围，但不可超越，以免拉伤肌肉或韧带。同时，按照患者脊髓损伤的部位，可实行不同的物理治疗，以加强未麻痹肌肉的力量。

给予日常生活活动训练，使患者能逐步自行穿脱衣服、进食、盥洗、大小便、沐浴、开关门窗、电灯、水龙头等，增进其自我照顾的能力。鼓励患者尽可能早期离床，以利于改善下肢血液循环，防止静脉血栓的形成。特别注意当患者（尤其是半身瘫痪者）第一次坐起时，应在其起身之前，穿着弹性袜，以增加静脉血液回流，防止产生直立性低血压。

（十三）出院指导

1. 教育患者及其家属，遵医嘱定期到医院进行复查。

2. 教育患者及其家属继续进行康复训练。

（1）对于截瘫患者，康复过程中一项复杂而艰巨的工作就是功能重建问题，要让患者相信经过努力是可以取得成效的，即使不能完全恢复，也可持拐或借助轮椅行走。

（2）卧床期间应对未麻痹的肢体肌肉进行主动练习，如上肢的拉力练习等，以增加肌力，为以后的扶拐和迈步打下良好的基础。对于瘫痪的肢体，家属应帮助患者按摩、做被动训练，以防止关节强直和肌肉挛缩。待脊柱愈合后，可开始进行起坐、上下轮椅、带支架站立和行走等训练。

（3）坐位的训练应从坐、扶坐、自坐到床边垂足坐。为了方便患者练习，床上可安放支架或手环，也可用床头拉绳或有钩手杖，开始时患者利用手环或拉绳在床上坐，还可用手拉住床沿，练习左右翻身。待能自如起坐后，可练习上下轮椅，先将轮椅靠至床边，一手拉住手环，然后另一只手握住外侧椅把，依靠双手的牵拉和支撑，使臀部抬起移至轮椅上，用手将双下肢下垂，使足移至轮椅踏板上。

（4）最终练习站立和行走。站立时，应戴好支架，扶住床栏保持平衡。待能站稳后再开始练习行走。双手扶拐，先将左拐前移，将右下肢甩向前方，然后右拐前移，再将左下肢甩向前方。注意在进行站立和行走练习时，必须有家属保护，以防摔倒。

八、预期结果与评价

1. 患者主诉焦虑、恐惧心理减轻。
2. 患者主诉基本生活需要得到满足。
3. 患者肢体活动恢复，无失用综合征的发生。
4. 患者皮肤完整、无破损。
5. 患者安全、无外伤。
6. 患者主诉疼痛减轻。
7. 患者恢复正常的排便（大小便）功能。

（赵　雁　梁艳彩）

第九十三章　脑血管疾病患者的护理

关键词

cerebral embolism	脑栓塞
cerebral infarction	脑梗死
cerebral thrombosis	脑血栓形成
cerebrovascular disease（CVD）	脑血管疾病
hemianopia	偏盲
hemiplegia	偏瘫
intracerebral hemorrhage（ICH）	脑出血
rehabilitation	康复
stroke	脑卒中
subarachnoid hemorrhage（SAH）	蛛网膜下腔出血
transient ischemic attack（TIA）	短暂性脑缺血发作

第一节　概　述

脑血管疾病又称脑血管意外，是各种血管源性脑病变引起的脑功能障碍。脑卒中是急性脑循环障碍迅速导致局限性或弥散性脑功能缺损的临床事件。脑血管疾病是神经系统常见病和多发病，也是目前人类疾病三大死亡原因之一。在我国，脑血管疾病每年发病率约为150/10万，死亡率为120/10万。幸存者中50%~70%遗留偏瘫、失语等严重功能障碍。近年来患病者有年轻化趋势。脑血管疾病不仅给患者带来巨大痛苦，同时也给家庭和社会带来沉重负担。

一、脑血管疾病分类

脑血管疾病依据神经功能缺失持续时间、病理性质、病情严重程度等可有数种不同的分类方法。现主要介绍我国脑血管疾病分类草案（1986，简表）。

I. 颅内出血
    1. 蛛网膜下腔出血
    2. 脑出血
    3. 硬膜外出血
    4. 硬膜下出血

II. 脑梗死（颈动脉系统及椎－基底动脉系统）

    1. 脑血栓形成

    2. 脑栓塞

    3. 腔隙性梗死

    4. 血管性痴呆

Ⅲ. 短暂性脑缺血发作

    1. 颈动脉系统

    2. 椎 - 基底动脉系统

Ⅳ. 脑供血不足

Ⅴ. 高血压脑病

Ⅵ. 颅内动脉瘤

Ⅶ. 颅内血管畸形

Ⅷ. 脑动脉炎

Ⅸ. 脑动脉盗血综合征

Ⅹ. 颅内异常血管网症

Ⅺ. 颅内静脉窦及脑静脉血栓形成

Ⅻ. 脑动脉硬化症

二、脑血管疾病的病因及危险因素

脑血管疾病的病因很多,其主要病理过程是在血管壁病变的基础上,加上血液成分及/或血流动力学改变,造成缺血性或出血性疾病。脑血管疾病的危险因素是指在发生脑血管疾病之前,人体内外已经存在的一切有利于疾病发生的因素,又称诱因,在这些危险因素中有些是遗传的,不易改变;有些是受环境影响,能够预防的;有些是个体生活嗜好,是可以控制的;还有些是受遗传和环境共同作用而可以治疗的,了解这些危险因素对于疾病的预防至关重要。

1. **高血压** 高血压是世界卫生组织确定的首要脑血管疾病危险因素,不论是收缩压或舒张压,两者的水平都与脑血管疾病的发生率成正比。高血压病时,由于血管内压力增高,血中脂质容易进入血管壁,促进动脉粥样硬化症的发生和发展。高血压和脑动脉粥样硬化同时存在时更易发生脑出血。高血压可导致心脏扩大,而且造成左心室肥厚,患者也常合并冠心病和小动脉硬化症,这些都是发生脑血管疾病的病理基础。

高血压对于出血性和缺血性脑血管病都是重要的发病原因。高血压病人中有 20%~30% 死于脑血管疾病,脑血管疾病患者中病前有高血压史的占 60%~70%。因此,积极有效地控制高血压病是预防脑血管疾病的一项重要措施。

2. **心脏病** 心脏病是世界公认的脑血管病的危险因素。常见的能够诱发脑血管疾病的心脏病有风湿性心脏病、亚急性感染性心内膜炎、冠心病、高血压性心脏病、心房颤动和心力衰竭等。

心脏病诱发脑血管疾病的原因主要有:①当心源性栓子脱落,随血流进入脑部血管,可发生脑栓塞;②在脑动脉硬化的基础上,心脏病引起的血流动力学改变可导致脑血流下降,诱发脑血栓形成;③在冠心病发作时,脑血管同时痉挛,致使脑血管血流迟缓,循环瘀滞,脑缺血缺氧，有利于脑血栓形成。

3. 糖尿病　糖尿病也是公认的脑血管病危险因素，糖尿病患者发生卒中的可能性较一般人群成倍增加。糖尿病是缺血性卒中的重要危险因素，与微血管或大血管病变有密切关系。

4. 短暂性脑缺血发作（TIA）和脑卒中病史　约20%的脑梗死患者有TIA病史。TIA越频繁，脑卒中风险越高。有脑卒中病史者其复发率较一般人群高4倍。

5. 高脂血症　高脂血症是缺血性脑血管病的危险因素。高脂血症与动脉硬化的发生有着十分密切的关系，特别是低密度脂蛋白（LDL）水平增加与缺血性脑卒中有关。有效地控制高脂血症可以在一定程度上降低脑血管疾病发生率。

6. 高同型半胱氨酸血症　是动脉粥样硬化、缺血性卒中的独立危险因素，原因不明的青年或老年缺血性卒中要考虑本病可能。

7. 吸烟与饮酒　吸烟可使高血压、动脉硬化进一步恶化。吸烟者与不吸烟者脑血管疾病发病率存在显著差异。卒中风险与吸烟量及持续时间相关。长期大量饮酒或酒精中毒是脑血管病的危险因素。

8. 恶劣气候　恶劣气候是指寒冷、高热、大风和气压低等。恶劣的气候可使人体血管调节功能紊乱，而诱发脑血管疾病。脑血管疾病一年四季均可发病，但冬季最多，其次是秋季、春季、夏季。

9. 其他危险因素　其他危险因素还有遗传因素、肥胖、高钠饮食、口服避孕药、妊娠、A型行为等。

三、脑血管疾病的预防

脑血管疾病的预防包括一级预防和二级预防。一级预防是针对未发生过脑血管疾病但具有危险因素的人群，改变危险因素是一级预防的主要策略。二级预防主要针对已患脑血管疾病，尤其是TIA者，主要任务是避免其发生进一步的卒中。

第二节　脑梗死患者的护理

脑梗死又称缺血性脑卒中，是指局部脑组织因血液供应障碍引起缺血、缺氧，导致缺血性坏死或脑软化。脑梗死约占全部脑卒中的70%，主要包括脑血栓形成、脑栓塞、腔隙性梗死等类型。

一、脑血栓形成患者的护理

（一）概述

脑血栓形成是脑梗死最常见的类型。系由于脑动脉血管壁病变，尤其是在动脉粥样硬化的基础上发生血流缓慢、血液成分改变或血黏度增加，而使动脉管腔明显狭窄、闭塞或在狭窄的基础上形成血栓，引起脑局部的急性血流中断、缺血缺氧、脑组织软化、坏死。临床上常表现为偏瘫、失语、偏盲、偏身感觉障碍、共济失调等局灶性神经功能缺失。

随着老年人口的增加，脑血栓形成的发病率亦相应增高，相关研究亦显示，随着儿童肥胖症和早发性动脉粥样硬化的增多，脑血栓形成更趋向年轻化。

（二）病因和发病机制

能够引起脑血栓形成的病因，老年人中以动脉粥样硬化和高血压为主，在青少年人群中则以凝血功能异常为多见。

1. **动脉血管壁粥样硬化**　这是脑血栓形成的首要病因。动脉粥样硬化的主要病变是内膜深层的脂肪变性、胆固醇沉积、粥样硬化斑形成、纤维组织增生、斑块内出血或表面溃疡、血管内壁受损害、表面粗糙使血小板聚集黏附、破坏释放出促使凝血的血小板因子、血小板聚积而促使血栓形成，使血管腔狭窄甚至闭塞。高血压、高脂血症和糖尿病等可加速脑动脉硬化。

2. **动脉炎**　包括大动脉炎、变态反应性和肉芽肿性动脉炎、特异性感染（钩端螺旋体病、梅毒、结核等）与非特异性感染性（严重扁桃体炎、淋巴结炎）动脉炎、血栓闭塞性脉管炎等。

3. **血液成分的改变及凝血功能异常**　如真性红细胞增多、血小板增多症，以及血液黏度增加、血液凝固性增高等均是血栓形成的因素。

4. **血流动力学异常**　如各种原因引起的血流速度过缓和血流量过低，可引起脑灌注压下降。随灌注压下降，脑的小动脉扩张，血流速度更缓慢，若有动脉粥样硬化存在，则更易使血栓形成。

（三）病理

动脉粥样硬化是脑血栓形成的基础。动脉粥样硬化好发于颈总动脉起始部、颈内动脉起始部和虹吸部、大脑前中后动脉起始部、脑底动脉环、椎动脉起始部及进入颅腔处。当颅内任何一条动脉因血栓形成发生闭塞时，其远端供血中断，脑组织发生缺血缺氧，葡萄糖无氧代谢，能量耗竭，造成该动脉闭塞远端神经细胞坏死，同时坏死的脑组织产生大量自由基对周围的脑组织造成损害。脑动脉闭塞6小时内脑组织改变尚不明显，仅发生轻度细胞肿胀；8~48小时缺血最重的中心部位发生梗死，脑组织肿胀、变软、灰白质界限不清，梗死的范围可大小不等。如果梗死范围大，脑组织高度肿胀时，可向对侧移位，甚至形成脑疝。

病理改变可分五期：

1. **超早期（1~6小时）**　病变脑组织变化不明显，可见部分血管内皮细胞、神经细胞轻度肿胀。代谢紊乱，功能暂时消失，如果治疗及时，这部分脑神经细胞可以恢复其原有的各种功能，是可逆性的。

2. **急性期（6~24小时）**　病变脑组织苍白和轻度肿胀。

3. **坏死期（24~48小时）**　镜下见组织结构不清，神经细胞及胶质细胞坏死，毛细血管轻度扩张，周围可见液体或红细胞渗出。脑组织水肿明显。

4. **软化期（3日~3周）**　脑组织开始液化，周围水肿明显，病变区明显变软，神经细胞消失，吞噬细胞大量出现，星形细胞增生。

5. **恢复期（3~4周后）**　液化的坏死组织被吞噬和移走，胶质细胞、胶质纤维及毛细血管增生，小病灶形成胶质瘢痕，大病灶形成中风囊。此期可持续数月至1~2年。

绝大多数脑血栓形成呈上述病理改变，称为白色梗死。少数梗死区，特别是近皮质者，由于血管丰富，于再灌注时可继发出血，呈现出血性梗死或称红色梗死。

（四）护理评估

1. 健康史 认真评估患者是否存在脑血栓形成的危险因素。主要危险因素包括：①短暂性脑缺血发作；②卒中史；③高血压；④心脏疾病；⑤全身动脉粥样硬化临床征象；⑥糖尿病。次要危险因素包括：①高脂血症；②高血红蛋白；③吸烟；④肥胖；⑤口服避孕药；⑥高同型半胱氨酸血症；⑦饮酒；⑧纤维蛋白原增高。另外还应评估患者年龄、性别、家族史等。

2. 临床表现 脑血栓的临床特点是：

（1）在安静、睡眠、血压低、血流缓慢时起病。

（2）发病常不突然，其神经症状和体征可呈明显的台阶样加重，或在脑梗死之前先出现一系列短暂脑缺血发作，在 1～12 小时内进行性加重。

（3）发病时多数患者意识清楚。如果是大面积大脑半球的梗死或梗死累及脑干时，发病后可很快发生意识障碍。

（4）多数患者有头痛症状，但头痛较轻并局限于梗死一侧。

（5）不同动脉血栓形成时，局灶性神经症状和体征因受累血管不同、血管病变程度不同和脑循环的代偿功能状况不同而各异。

1）颈内动脉：常见症状为对侧偏瘫、偏身感觉障碍，优势半球病变时可有失语。如颈内动脉近端血栓影响眼动脉，可出现特征性的病变，即同侧一过性视力障碍。检查可见患侧颈内动脉搏动减弱或消失，局部可闻收缩期血管杂音，同侧视网膜动脉压下降，颞浅动脉额支扩张充血搏动增强。患者也可因发病缓慢、侧支循环好而无症状。

2）大脑中动脉：①大脑中动脉主干闭塞：出现病变对侧中枢性面舌瘫与偏瘫、偏身感觉障碍和偏盲。优势半球受累还可出现完全性失语。梗死面积大症状严重者可引起颅内压增高、昏迷，甚至死亡。②皮质支闭塞：偏瘫及偏身感觉障碍以面部及上肢为重，优势半球受累可有失语，非优势半球受累可出现对侧偏侧忽视症等体象障碍。③深穿支闭塞：内囊部分软化，出现对侧偏瘫，可伴面舌瘫，对侧偏身感觉障碍及偏盲，优势半球受损时，可有失语。

3）大脑前动脉：近端阻塞时因前交通支侧支循环良好可无症状。前交通支以后阻塞时，额叶内侧缺血，出现对侧下肢运动及感觉障碍，因旁中央小叶受累排尿不易控制。深穿支闭塞时，内囊前肢和尾状核缺血，出现对侧中枢性面舌瘫及上肢轻瘫。双侧大脑前动脉闭塞时，可出现淡漠、欣快等精神症状及双下肢瘫痪。

4）大脑后动脉：大脑后动脉供应大脑半球后部、丘脑及上部脑干。梗死时常见对侧同向性偏盲（有黄斑回避）。优势半球受累可出现命名性失语、失读。非优势半球受累可有体象障碍。深穿支阻塞累及丘脑和上部脑干，出现丘脑综合征，表现为对侧偏身感觉障碍，如感觉异常、感觉过度、丘脑痛；锥体外系症状如手足徐动、舞蹈、震颤等；还可出现动眼神经麻痹、小脑性共济失调。

5）椎-基底动脉：常出现眩晕、眼震、复视、构音障碍、吞咽困难、共济失调、交叉瘫等症状。基底动脉主干闭塞时出现四肢瘫、延髓性麻痹、意识障碍，常迅速死亡。脑桥基底部梗死可出现闭锁综合征，患者意识清楚，因四肢瘫、双侧面瘫、延髓性麻痹，不能言语、不能进食、不能做各种动作，只能以眼球上下运动来表达自己的意愿。

6）椎动脉：此处梗死又称延髓背外侧综合征或 Wallenberg 综合征。临床表现为突然眩晕，恶心呕吐，眼球震颤，吞咽困难，病灶侧软腭及声带麻痹（舌咽、迷走神经疑核受损），共济失调（前庭小脑纤维受损），面部痛觉、温度觉障碍（三叉神经脊束核受损），Horner 综合征（交感神经下行纤维受损），对侧半身痛觉、温度觉障碍（脊髓丘脑束受损）。

3. 辅助检查

（1）头颅 CT 检查：是诊断脑血栓形成的重要手段。一般脑梗死在发病 24 小时后逐渐显示低密度梗死灶，多为三角形或扇形。该检查的准确率受检查时间的限制及病灶大小、部位的影响。脑干或小脑部位的较小梗死灶较难通过 CT 辨认。

（2）MRI 扫描：可以弥补 CT 检查的不足，可清晰显示早期缺血性梗死、脑干及小脑梗死。梗死数小时后出现 T_1 低信号、T_2 高信号病灶。出血性梗死显示其中混杂 T_1 高信号。

（3）经颅多普勒（TCD）：可判断颅内和颅外颈动脉有无严重狭窄和闭塞；了解大血管闭塞后侧支循环建立情况等。

（4）数字减影血管造影（DSA）：可显示血栓形成的部位、范围及侧支循环的情况。但该检查属创伤性检查，有一定危险性，仅在有外科手术适应证时或必须明确血管病变时考虑行此检查。

（5）血液检查：除一般血、尿常规外，还应检查血生化、血脂、肝功能、肾功能。血液流变学检查、钩端螺旋体凝溶试验及艾滋病相关检查等，以有助于病因诊断及指导治疗。

4. 心理社会评估 患者多会出现焦虑抑郁、寂寞孤独、怨恨自己或他人、无奈、担心疾病恶化、担心成为家庭负担或预感性悲哀等心理变化。

（五）护理诊断及医护合作性问题

1. 潜在的并发症 颅内压增高、肺部感染、出血、深静脉血栓形成。

2. 有误吸的危险 与舌咽神经及迷走神经受损导致咽部感觉丧失、咽反射消失有关。

3. 焦虑 与患者突然患病且病情严重有关。

4. 有皮肤完整性受损的危险 与长期卧床及便失禁有关。

5. 尿潴留 与神经反射消失有关。

6. 尿失禁 与神经反射消失有关。

7. 躯体移动障碍 与偏身瘫痪有关。

8. 生活自理缺陷 与偏身瘫痪有关。

9. 有受伤的危险 与一侧肢体肌力差或偏身感觉障碍或偏盲等有关。

10. 沟通交流障碍 与运动性和/或感觉性失语有关。

11. 有失用综合征的危险 与长期卧床及脑血管疾病后异常的痉挛模式有关。

12. 预感性悲哀 与脑血管疾病的病死率、致残率高有关。

13. 知识缺乏：缺乏有关治疗、康复及预防复发等知识 与疾病的复杂性及缺乏知识来源有关。

（六）计划与实施

治疗原则：尽快改善脑的血液循环障碍，增加缺血区的血液及氧的供应；消除脑水肿，防止缺血进一步扩展；尽早开始神经功能锻炼，降低致残率。通过治疗与护理，患者颅内压保持在正常范围内；不出现肺部、皮肤、尿路感染等并发症；不发生失用综合征，肢体功能顺利康复；有良好的心理状态；掌握疾病预防与康复等相关的医学知识。

1. 一般护理

（1）尽量实现新的管理模式——卒中单元：卒中单元的核心工作人员包括临床医师、专业护士、物理治疗师、职业治疗师、语言治疗师和社会工作者。卒中单元体现多学科合作的理念，使患者在一个医疗单元可以完成药物治疗、肢体康复、语言训练、心理康复和健康教育。

（2）保持安静：注意患者情绪变化，医护人员及患者家属不在患者面前谈论病情，以免患者情绪变化，不利于治疗与康复。

（3）病情监测：在急性期内，患者病情变化快且复杂。应定时观察患者的意识、瞳孔、体温、呼吸、血压和肢体活动能力的变化，认真听取患者主诉，及时发现患者的病情变化并给予处理。

（4）维持呼吸道通畅：对于病重者尤其是昏迷患者，保持呼吸道通畅是抢救成败的关键。定时用吸引器吸出呼吸道分泌物、误吸的胃内容物等，头稍偏向一侧，注意吸痰操作要轻柔，以免损伤气管黏膜，如吸痰困难，可滴入化痰药物数滴，吸痰前可轻拍患者胸背部，使痰液易吸出，对于昏迷者、痰多不易吸出者、有呼吸道梗阻者，应急诊行气管切开或借助人工呼吸机辅助呼吸。已行气管切开者，要按气管切开常规护理。

（5）血压控制：定时测量血压，观察血压变化。急性期不宜过度降低血压，因为血压下降会减少脑灌注，加重脑缺血。病后 24~48 小时收缩压 >220mmHg、舒张压 >120mmHg 或平均动脉压 >130mmHg 时可用降压药，可选用 ACEI 类降压药物，如卡托普利 6.25~12.5mg 含服。

（6）满足营养需求：尽量经口或鼻胃管进食，不可过多或过快。急性期不宜多用高渗或等渗葡萄糖，以免加重脑损伤。昏迷及重症患者可暂时禁食 1~2 天，期间适当补充液体。有关进食的注意事项参看防止肺部并发症的护理。

（7）血糖水平监测：血糖水平宜控制在 6~9mmol/L，过高或过低均会加重缺血性脑损伤，如果血糖 >10mmol/L 应给予胰岛素治疗。

（8）保障病人安全：对于有癫痫发作者要进行抗癫痫药物治疗。有精神症状者应及时应用抗精神病药物。要注意保障病人的安全，防止各种外伤。

2. 用药护理

（1）降颅压治疗：脑水肿是指脑实质液体的增多导致脑容积的增加。脑血栓所致脑水肿是细胞毒性和血管源性脑水肿的混合型。在脑梗死数分钟至 6 小时内，因细胞缺血缺氧所发生的脑水肿为细胞毒性；随着缺血缺氧时间的延长，细胞内蛋白质、脂肪、核酸等溶解，微粒释放，组织渗透压梯度改变，毛细血管通透性增加，血-脑屏障破坏，出现血管源性脑水肿。脑水肿的出现，结果必导致颅内压增高，若不即时解除脑水肿、降低颅内压，最终可因脑疝形成致死。患者发病后 48 小时至 5 天为脑水肿高峰期，此期应密切观察颅内压增高症状并及时用药。

消除脑水肿、降低颅内压的常用药物有 20% 甘露醇、10% 甘油果糖和呋塞米。20% 甘露醇 250ml 快速静脉滴注，6~8 小时 1 次。甘露醇经静脉注射后，主要分布于细胞外液，血浆渗透压迅速提高。其药理作用为：①增加血-脑及血-脑脊液渗透压梯度；②使脑血管收缩，血容量减少，颅内压下降；③使血液黏稠度降低；④可扩张肾小动脉，增加肾血流量，使利尿作用增强；⑤有清除自由基的作用，因自由基可引起并加重脑水肿缺血性脑损伤，甘露醇特别对毒性强的羟自由基（OH^-）清除作用最显著。甘露醇主要副作用为引起水电解质及酸碱平衡紊乱、肾衰竭等，严重者可以致死。应尽量减少甘露醇用药，避免盲目用药。应用前需评估患者有无肾功能不全等，如有者需慎用或不用。在应用甘露醇后应观察并记录患者尿量。

（2）溶栓治疗：溶栓治疗是超早期治疗的主要内容。应力争在发病3~6小时治疗时间窗内溶栓治疗。静脉溶栓法：①尿激酶（UK）：50~150万单位溶入100ml生理盐水，在1小时内静脉滴注。或10%的剂量先静脉推注，其余剂量在1小时内持续静脉滴注。②重组组织型纤溶酶原激活物（rt-PA）：用量为0.9mg/kg，最大剂量<90mg。10%的剂量先静脉推注，其余剂量在1小时内持续静脉滴注。动脉溶栓法：溶栓药物直接向阻塞部位分次注入，之后重复局部造影。溶栓适应证：急性缺血性卒中，无昏迷；发病6小时内；大于等于18岁；已排除颅内出血。溶栓禁忌证：积极治疗后血压仍>185/110mmHg；可疑蛛网膜下腔出血；CT检查怀疑出血、脑水肿、肿瘤、占位效应、动静脉畸形；2周内有过大手术或创伤；7日内做过动脉穿刺、有活动性内出血；正在应用抗凝剂或卒中前48小时用过肝素治疗；有血液疾病或有出血素质、凝血障碍。

溶栓并发症及其处理：①脑出血：用药后应密切监测出凝血时间和凝血酶原活动度。用药时和用药后应密切观察病人生命体征及神经体征的变化，患者如果出现突然的意识障碍、急性高血压，主诉新出现的头痛、恶心呕吐，应立即停止溶栓治疗并即刻行CT检查。②血管再闭塞：病人表现为已经改善的神经功能再次加重，应行头颅CT检查排除继发出血。

（3）抗凝治疗：为防止血栓扩展、进展性卒中、溶栓后再闭塞等可短期应用抗凝治疗。常用药物为肝素、低分子肝素、双香豆素、华法林。卧床病人可用低分子肝素4000皮下注射，1~2次/日，预防肺栓塞和深静脉血栓形成。治疗期间应监测出凝血时间及凝血酶原活动度。同时注意预防和观察出血并发症，定期检查尿常规、便潜血，观察并防止其他器官的出血，如牙龈出血、皮下出血，可建议患者使用软毛刷刷牙，指导并协助患者活动，避免摔伤等意外发生。治疗期间应避免针灸、腰椎穿刺和任何外科小手术。进行肌内注射等侵入性操作后应延长按压时间。如有出血则应停止抗凝治疗，同时给予维生素K 10~40mg肌肉或静脉注射。应用肝素出血时可用鱼精蛋白中和。

（4）抗血小板治疗：在排除出血性疾病之后，不能进行溶栓治疗的患者应尽快给予抗血小板药物治疗。应用阿司匹林50~300mg/d。

（5）脑保护治疗：其临床效果尚不明确。可应用的药物有依达拉奉、胞磷胆碱等。

3. 并发症的预防与护理 脑血管疾病常见并发症有肺部感染、尿路感染、压疮。

（1）预防肺部感染：脑血管疾病患者通常伴有昏迷、呼吸中枢处于抑制状态、呼吸道纤毛运动减弱使分泌物积聚、应用脱水剂、误吸呕吐物、舌后坠以及长期卧床等情况，这些因素可使脑血管疾病患者极易发生窒息及肺部感染等并发症。主要的护理措施有：①保持呼吸道通畅，及时有效吸痰，必要时行气管切开；②保持口腔卫生，协助患者早晚刷牙一次，饭后漱口，昏迷者应进行口腔护理；③定时协助患者变换体位，侧卧或坐位有利于排痰，同时辅助叩背，叩背应由下到上，由外侧到内侧；④密切监测患者体温变化，及时行胸部X

光检查，给予抗感染治疗；⑤评估患者有无吞咽障碍的症状，如进食中及进食后呛咳、进食时间延长、进食内容变化只选择容易吞咽的食物、进食时疲劳、口腔内污物多等。如果有上述表现，则应严格执行以下护理内容，防止窒息和误吸：a. 协助患者进食，速度宜慢，每勺食量要少，给患者充分的时间咀嚼吞咽，避免呛咳，防止食物或水误吸入气道；b. 选择软饭或半流食，避免粗糙、干硬、辛辣的食物；c. 在进食期间保持周围环境安静，避免分散患者注意力；d. 进食时患者不要讲话，以免引起误吸；e. 吞咽障碍严重者需经鼻胃管喂食，留置鼻胃管者头部应稍抬高，防止胃内容物反流导致误吸，尤其是在夜间睡眠状态。f. 鼻饲之前应先抽吸胃液，确认胃管位置，防止将食物注入呼吸道。

（2）预防尿路感染：偏瘫患者长期卧床，且常伴有不同程度的大小便功能障碍如尿失禁或尿潴留，因此很容易合并尿路感染。主要的护理措施有：①保持会阴部卫生，勤换衣裤和床单，对不能自理者应进行会阴冲洗；②尿潴留或尿失禁者可留置导尿管，并间歇开放；③注意观察尿液颜色、性质和量；④长期留置尿管或怀疑有尿路感染者应行膀胱冲洗，操作时注意遵守无菌原则；⑤定时做尿常规及尿液细菌培养；⑥发生尿路感染者应予抗生素治疗，同时注意多饮水。

（3）皮肤的护理：脑血管患者多数伴有不同程度的活动障碍和感觉缺失，如果护理上疏忽，常可导致皮肤完整性受损，发生压疮。压疮主要因为身体局部组织长期受压，血液循环障碍，以致局部组织失去正常功能而形成溃烂和组织坏死。压疮不仅给患者增加痛苦，严重时可因继发感染引起败血症而危及生命。因此，必须加强护理，维持患者皮肤完整性，杜绝压疮的发生。压疮的易发部位多在受压、缺乏脂肪组织保护、无肌肉包裹或肌层较薄的骨骼隆突处，如枕骨粗隆，耳郭、肩胛部、肘部、脊椎体隆突处、骶尾部、膝关节的内外侧、内外踝、足跟部等处。压疮的预防主要在于消除发生的原因。具体护理措施：①避免局部长期受压，应鼓励和协助卧床患者床上活动并经常更换卧位，使骨隆突处交替地减轻压迫。一般每2小时翻身1次。协助翻身时应避免拖、拉、推的动作，以防擦破皮肤。床上活动不仅可有效预防压疮的发生，同时也是预防下肢深静脉血栓的重要措施。②保护骨隆突处和支持身体空隙处。协助患者摆放好体位后，可在身体空隙处垫软枕或海绵垫，必要时可垫海绵垫褥或气垫褥等，使支持体重的面积宽而均匀。③避免潮湿、摩擦及排泄物的刺激，床铺要保持清洁、干燥、平整、无碎屑。伤口若有分泌物，要及时更换敷料；有大小便失禁、呕吐及出汗等情况者，应及时擦洗干净，污染的被服及时更换。④对容易发生压疮者，要经常检查受压部位，定时用50%酒精按摩背部及受压处，经常用温水擦澡，擦背或用湿热毛巾行局部按摩，以促进血液循环，改善局部循环状况。⑤增加营养摄入，根据病情给予高蛋白、高维生素膳食，以增强抵抗力和组织修复能力。

4. 脑血管疾病患者的心理护理 脑血管疾病的突发对于患者的心理也是一个重大打击。脑血管疾病人群中焦虑和抑郁的发生率远高于一般人群。医护人员要态度和蔼、语言亲切、动作轻柔。多与患者进行交流，耐心倾听患者心声。对于有偏瘫或失语等功能障碍的病人要给予更多关注。偏瘫患者生活不能自理，常常对治疗丧失信心，对肢体锻炼不热心，甚至不配合。护士应主动为患者介绍疾病的相关知识以及配合康复治疗的重要性。有言语障碍的患者更易发生情绪低落，甚至悲观厌世。护理人员对待这样的患者要更有耐心，努力尝试多种交流方式，如手势、图片、画板等，尽快找到有效的交流方式，满足其生理和心理需求。

5. 肢体康复护理 详见脑血管疾病的肢体康复护理一节。

（七）预期结果与评价

1. 护士及时发现颅内压增高、肺部感染及继发出血等并发症，并及时处理。

2. 患者呼吸道通畅，不发生误吸。

3. 患者情绪稳定，焦虑程度逐渐减轻。

4. 患者皮肤完好，不出现压疮等皮肤破损。

5. 患者应用留置尿管，尿潴留得到缓解。

6. 患者躯体移动能力逐渐增强，活动范围逐渐扩大。

7. 患者自理能力逐渐增强，最终达到完全自理。

8. 患者在疾病恢复期间无外伤发生。

9. 患者肌力逐渐增强，活动耐力渐增强。

10. 通过良好的康复，患者不出现肌肉萎缩、关节强直等失用综合征的表现。

11. 患者能够表达悲哀情绪，主动配合治疗，对治愈疾病充满信心。

12. 患者能够了解有关疾病治疗、康复、预防的有关知识，并愿意依从。

二、脑栓塞患者的护理

（一）概述

脑栓塞系指由于各种栓子随血流进入颅内使血管腔急性闭塞，引起相应供血区的脑组织缺血、坏死，导致相应的脑功能障碍的一种急性缺血性脑血管疾病。

（二）病因和发病机制

根据栓子来源不同，可分为心源性脑栓塞、非心源性脑栓塞和来源不明脑栓塞。

1. 心源性脑栓塞约占脑栓塞的 50% 以上，能引起脑栓塞的常见心脏病有：

（1）风湿性心脏病：风湿性心脏病二尖瓣狭窄合并心房颤动时，左心房扩大，血流缓慢淤滞，易发生附壁血栓，血流不规则易使栓子脱落形成栓塞。

（2）亚急性细菌性心内膜炎：瓣膜上的炎性赘生物质嫩而且易脱落，脱落后成为栓子引起栓塞。

（3）心肌梗死及心肌病：心内膜病变形成附壁血栓，在心房颤动或心肌收缩时附壁血栓脱落，成为栓子。

（4）其他：心力衰竭、先天性心脏病、心脏瓣膜手术等亦可成为脑栓塞的原因。

2. 非心源性脑栓塞 系指除心源性栓子以外，能查明栓子来源的脑栓塞。常见的栓子来源有：

（1）动脉及其发出的大血管发生动脉粥样硬化，一旦出现粥样硬化斑块溃疡，会有胆固醇结晶与脂质凝集成栓子进入血流，随血流运行阻塞脑动脉形成脑栓塞。

（2）肺静脉血栓或血凝块，血栓脱落随血流至脑动脉引起脑栓塞。

（3）其他较不常见的有骨折后的脂肪栓塞、各种原因引起的空气栓塞、癌细胞栓塞、寄生虫或虫卵栓塞、感染脓栓栓塞。

3. 来源不明脑栓塞 指临床已证实为脑栓塞，但栓子来源未能明确查出者。

（三）病理

任何类型的栓子进入脑循环，最后栓塞在脑动脉血管内，使被栓塞的血管所供应的脑组织区域发生脑梗死。脑栓塞多见于颈内动脉系统，特别是大脑中动脉，栓子堵塞的部位多在动脉的分叉处。由于栓子突然堵塞动脉不但可引起供血区的急性缺血，而且还经常引起局部脑血管痉挛，甚至可引起整个血管床发生弥漫性痉挛，使缺血范围更加扩大。当痉挛减轻，栓子可因分裂溶解或血管扩张而向动脉远端移去，以及侧支循环建立，缺血范围缩小，症状减轻。

脑栓塞引起的病理改变大体上与脑血栓形成相似，但可多发，且出血性梗死更为常见，约占50%左右。这是因为栓子阻塞血管可引起血管壁坏死，当血管痉挛减轻、栓子分解破裂，栓子移向动脉远端后，使血流恢复，已受损的血管壁可在血流恢复后发生渗漏性出血；此外，某些固体栓子常为不规则形凝块，不易将血管完全阻塞，血液可通过缺血损伤的血管漏出。病灶周围有大片脑水肿，脑回肿胀呈棕红色，镜检显示神经元、髓鞘及神经胶质不同程度的分解，血管周围出血。

脑栓塞可多发，当栓子来源未消除时，还可反复发生。继发于心源性疾病的脑栓塞常为多发性与出血性梗死；死于脂肪栓塞的患者，其脑无特征性改变，供应的动脉可显示气泡；炎性栓子可引起局限性脑炎、脑脓肿，局限性脑动脉内膜炎，或形成细菌性动脉瘤；寄生虫或虫卵栓塞可见栓塞部位发生寄生虫性肉芽肿。

（四）护理评估

1. **健康史** 评估患者有无引起脑栓塞的疾病史，如近期心肌梗死、风湿性心脏病伴二尖瓣狭窄与心房颤动、动脉粥样硬化、骨折、手术等。

2. **临床表现** 脑栓塞的临床特点为：

（1）发病急骤，症状多在数秒钟或数分钟达到高峰，约2/3的患者在活动中发病，1/3的患者在夜间睡眠中发病，大部分患者无任何前驱症状。

（2）患者的意识障碍多较轻，但是如果在颈内动脉或大脑中动脉主干栓塞则可导致大面积脑梗死，可发生严重脑水肿、颅内压增高，甚至脑疝和昏迷。椎 – 基底动脉系统发生栓塞常发生昏迷。

（3）脑栓塞可发生在单一动脉，也可广泛多发，发病后立即出现的局灶性神经体征，按受累动脉不同而表现为各种脑动脉阻塞综合征。大约4/5的脑栓塞累及Willis环前半部分，以大脑中动脉阻塞最常见，双侧受累的机会大致相等。表现为突然发作的偏瘫、失语、偏盲、偏身感觉障碍、局灶性癫痫发作等颈内动脉 – 大脑中动脉系统受累。偏瘫以面部和上肢为重，下肢相对较轻。抽搐大多数为局灶性，如为全身性大发作，则提示栓塞范围广泛，病情较重。大约1/5的脑栓塞发生在Willis环后半部的分布区，即椎 – 基底动脉系统，临床表现为眩晕、复视、共济失调、交叉瘫、四肢瘫、构音障碍及吞咽困难等。累及网状结构及丘脑下部受累为主者可出现昏迷与高热。累及延髓生命中枢较严重者可迅速致死。一侧或双侧大脑后动脉阻塞可致双眼同向偏盲或皮层盲。累及小脑下部可因水肿而引起急性脑干受压或枕大孔疝，导致患者很快死亡。

3. **辅助检查**

（1）头颅CT检查：一般于发病24~48小时后可见低密度梗死区，如在低密度区中有散在高密度影提示为出血性梗死。合并出血性梗死高度支持脑栓塞诊断。CT 检查不仅可确定梗死的部位及范围，同时还可发现脑水肿、有无脑室受压、移位及脑疝形成。

（2）MRI 检查：在脑 CT 扫描不能确诊时，或脑干、小脑受累时可行此项检查。

（3）脑脊液检查：多数无色透明，压力正常，细胞数正常或仅含少数白细胞；大面积梗死者压力可增高；出血性梗死者脑脊液可呈血性，压力增高；感染性栓子引起脑炎或脑膜炎者脑脊液中白细胞与蛋白明显增加；脂肪栓塞者则可见脂肪球。

（4）经颅超声多普勒（TCD）：可见栓塞血管的血流速度降低，若小血管栓塞，可无阳性发现。

（5）心电图和超声心动图：对脑栓塞患者是一项必不可少的检查，可发现异常，借以推断是否为心源性脑栓塞。

（6）血、尿、粪便常规：细菌性栓子栓塞时，患者血中白细胞总数和中性粒细胞升高。脂肪栓塞时，患者的尿中可发现脂肪球。大便常规一般无异常，但重症患者要检查大便潜血，以便及时发现消化道出血。

4. 心理社会评估 由于疾病突然，患者多难以接受患病现实，表现为焦虑、悲哀、无奈、脆弱或易激惹。由于患者多伴有心脏疾患，患者会更担心预后。

（五）护理诊断及医护合作性问题

1. 潜在的并发症 颅内压增高、出血、再栓塞。

2. 感知觉改变 与脑动脉循环受阻有关。

3. 生活自理缺陷 与偏瘫有关。

4. 焦虑 与突然患病及疾病的严重程度有关。

5. 有失用综合征的危险 与疾病导致长期卧床有关。

（六）计划与实施

通过治疗与护理，患者颅内压增高得到控制；不出现出血并发症；通过良好的康复，肌力增强、自理能力增强、不发生失用综合征。

脑栓塞的治疗护理大致与脑血栓形成相同，但更应注意原发病的治疗，尤其是心脏病导致的心源性脑栓塞，治疗护理中应注意以下几点：

1. 当患者有意识障碍时多合并有严重的脑水肿，应密切观察患者的意识、瞳孔、血压、呼吸、脉搏的变化，注意有无脑疝的发生，应积极脱水、降颅压治疗。

2. 应注意心功能情况，记录出入量。在输液过程中注意观察病情变化，尤其在输注甘露醇时，注意有无心、肾功能的衰竭征象。

3. 应用抗凝治疗预防随后多发栓塞。治疗中定期监测凝血功能并调节剂量，密切观察患者有无颅内出血征象。

4. 患者有再栓塞的危险，再次栓塞可能发生在脑的其他血管，也可能在身体的其他脏器或部位，应严密监护。

（七）预期结果与评价

1. 护士能够及时发现患者颅内压的改变，并给予及时的处理。

2. 护士能够及时发现患者出血的征象，并给予处理。

3. 护士能够及时发现患者再栓塞的征象，并给予及时的处理。

4. 患者感知觉明显改善。

5. 患者自理能力逐渐增强，最终达到完全自理。

6. 患者焦虑程度减轻，情绪稳定，能够主动配合医务人员的治疗与护理。

7. 通过良好的康复，患者不出现肌肉萎缩、关节强直等失用综合征表现。

第三节　脑出血患者的护理

一、概述

脑出血是指原发性脑实质出血。脑出血约占全部脑血管疾病的 10%~30%。脑出血是急性脑血管疾病中发病急、进展迅速和最严重者，其病死率及致残率均很高。

二、病因及发病机制

高血压是引起脑出血最多见的原因，高血压患者约有 1/3 的机会发生脑出血，而 95% 脑出血患者有高血压病史。脑血管的发病是在原有高血压和脑血管小动脉病变基础上，突然情绪激动或活动增强，血压进一步骤升，超过血管的承受能力，引起血管破裂发生脑出血。尸解发现大多数脑实质内出血是由于小动脉的微动脉瘤破裂引起，而小动脉的微动脉瘤是由于长期高血压造成的。微动脉瘤破裂出血，同时高血压引起的脑小动脉痉挛可能造成其远端供血区脑组织缺氧、坏死，发生点状出血和脑水肿。这一过程若持续加重，坏死、出血区可融合形成大片出血。

此外，引起脑出血的原因中还有少数为非高血压性原因，如脑淀粉样血管病、脑血管畸形（包括动静脉畸形、海绵状血管瘤、毛细血管扩张症等）、颅内动脉瘤、凝血功能障碍（如白血病、血小板减少性紫癜、血友病或抗凝治疗后）等。

三、病理

脑出血中基底节区出血约占 70%，桥脑出血约占 10%。病理发现脑外观多可见明显动脉粥样硬化，出血侧半球膨隆肿胀，脑回宽，脑沟窄，有时可见少量蛛网膜下腔积血。出血灶一般在 2~8cm 左右，绝大多数为单灶。原发性脑室出血在出血量小时只侵及单个或多个脑室的一部分，大量出血时全部脑室均可被血液充满，脑室扩张积血。脑出血血肿周围脑组织受压，水肿明显，颅内压增高，脑组织移位。幕上半球出血，血肿向下破坏或挤压丘脑下部和脑干，使其变形、移位和继发出血，并常出现小脑幕疝；如中线部位下移可形成中心疝；颅内压增高明显或小脑出血较重时均易发生枕大孔疝，这些都是导致患者死亡的直接原因。

急性期后，血块溶解，含铁血黄素和破坏的脑组织被吞噬细胞清除，胶质增生，小出血灶形成胶质瘢痕，大者形成中风囊。

四、护理评估

（一）健康史

脑出血主要见于中、老年人，以 50 岁以上为多。应评估患者既往有无高血压、血压控制情况、动脉硬化病史等；有无肥胖和长期高盐饮食等高血压的危险因素。

（二）临床表现

多数患者发病前无任何先兆症状而突然起病，少数发病前有头痛、头晕、肢体麻木或短暂性肢体运动及感觉障碍。脑出血发病时或发病前多有明显的诱因，如情绪激动、剧烈体力活动、酗酒、用力排便、剧烈咳嗽、举重物、突然跌倒或性交等，这些因素均可使血压骤然升高引起血管破裂出血。脑出血多发于寒冷季节和气温突然变化时。

脑出血起病急，进展快，数十分钟到数小时达高峰。神经系统的症状发展很快，多有不同程度的意识障碍，轻者可有嗜睡，重者可昏迷，血压增高，脉搏慢，呼吸深慢，鼾声大作。少数以癫痫发作起病，或者出现大小便失禁。可迅速出现双眼同向偏斜，病变对侧偏瘫。大脑优势半球出血者可伴有失语。

因出血部位和出血量的不同，临床症状和体征也不同。

1. 基底节区出血　为脑出血中最多见的一种，它可包括壳核出血、丘脑出血和尾状核出血，其中壳核出血最多见。各核出血均有其特点，但出血较多时均可侵及内囊，出现一些共同症状。依症状的轻重可分为两型。

轻型：多为壳核出血，或为丘脑小量出血，出血限于丘脑或侵及内囊后肢。患者常表现为突然头痛、头晕、恶心呕吐，意识清楚或轻度障碍，常出现病灶对侧不同程度的偏瘫、病灶对侧的偏身感觉障碍及病灶对侧同向偏盲，即"三偏征"，优势半球出血可有失语。

重型：多为壳核大量出血，向内扩展或穿破脑室；或为丘脑较大量出血，血肿侵及内囊或破入脑室。患者发病突然，意识障碍重，鼾声较大，频繁呕吐，可因胃部应激性溃疡而呕吐咖啡样胃内容物，两眼向病灶侧凝视或固定于中央位，常有双侧瞳孔不等大，一般为出血侧散大，出血对侧偏瘫，肌张力降低。如果血液大量进入脑室或损伤丘脑下部及脑干，出现昏迷加深、去脑强直或四肢迟缓、鼾声大、中枢性高热等，最后多发生枕大孔疝死亡。

2. 脑叶出血　多见于中青年患者。脑叶出血以顶叶多见，以后依次为颞叶、枕叶、额叶，40%为跨叶出血。脑叶出血的临床症状和体征是多种多样的，轻重程度也不一样。各脑叶出血的临床特点是：

额叶出血：出血对侧偏瘫、失语、尿便障碍、摸索等。

颞叶出血：失语，精神症状等。

顶叶出血：偏身感觉障碍、空间构象障碍及失用。

枕叶出血：以出血对侧视野同向偏盲为主。

3. 脑桥出血　为脑干出血最常见的部位。常起病急骤，可先有剧烈头痛及呕吐，多迅速陷入昏迷，以累及双侧脑桥者多见，出现双侧瞳孔呈针孔样，核性面神经瘫痪及四肢弛缓性或痉挛性瘫痪，双侧巴宾斯基征阳性，多伴有中枢性高热及呼吸节律紊乱。脑桥出血也可先发生在一侧，再扩展到对侧，此时可先一侧外展及面神经伴对侧上下肢瘫痪，常出现双眼向病灶对侧凝视。出血量较大时，可向中脑下部，甚至丘脑部位发展，血液可直接破入第四脑室并累及延髓，预后极差。小量局限性脑桥出血，预后较好。

4. 小脑出血　多见于一侧半球的齿状核部位，小脑蚓部也可发生。发病突然，眩晕明显，频繁呕吐，枕部疼痛，病变侧共济失调，可见眼球震颤。出血量增加时，还可出现脑干受压体征，如同侧周围性面瘫。病情如继续恶化加重，颅内压增高明显，极易发生枕大孔疝而死亡。

5. **脑室内出血**　可分为原发性与继发性两种。原发性脑室内出血常见的原因是脉络丛动脉瘤、动静脉畸形及脑室壁血管破裂，临床表现轻时只出现头痛呕吐而无局灶性体征；重者可剧烈头痛、频繁呕吐、昏迷、瞳孔缩小或大小不等、偏瘫、抽搐、双侧巴宾斯基征阳性，出现脑膜刺激征及高热等。继发性脑室内出血主要由脑实质出血破入脑室内引起，有出血灶部位为主的临床症状与体征。

（三）辅助检查

1. **CT 扫描检查**　脑 CT 对大脑半球脑出血的诊断率为 100%，故为首选检查。因脑出血后立即出现高密度影，对于直径 >1.5cm 以上的血肿，均可精确地显示。可确定出血的部位，血肿大小、形状，是否有脑室受压、中线结构移位、脑水肿或脑积水的存在等。但对陈旧性的中等、点片状小的出血及小灶脑桥出血，CT 有时难以明确诊断。

2. **MRI 检查**　在显示颅底和后颅凹的出血灶及各部位的陈旧性出血灶方面，MRI 优于CT。但是，MRI 检查速度较慢，对不能合作的患者难以完成检查，所以在脑出血的急性期一般不做 MRI 检查。

3. **腰椎穿刺脑脊液检查**　仅在无 CT 检查条件且无明显颅内压增高症状时才选择应用。一般脑出血患者往往有严重的脑水肿和颅内压增高，此时不宜行该检查，以免发生脑疝。脑出血患者的脑脊液在发病 6 小时后 80% 以上呈血性，蛋白增高，脑脊液压力多高于 1.96kPa（200mmH_2O）。当考虑有小脑出血者，做腰穿检查更应慎重。如果考虑有后颅窝出血时，应禁止做腰穿检查，以防迅速出现脑疝。

4. **尿及血液检查**　血及尿常规、血糖、血尿素氮等应列为常规检查。

（四）心理社会评估　参见"脑血栓形成患者的护理"。

五、护理诊断及医护合作性问题

1. **潜在的并发症**　颅内压增高、出血。
2. **有误吸的危险**　与舌咽神经及迷走神经受损导致咽部感觉丧失、咽反射消失有关。
3. **体温过高**　与脑出血导致体温中枢损伤有关。
4. **疼痛**　与颅内压增高有关。

其余诊断参见"脑血栓形成患者的护理"。

六、计划与实施

治疗原则：防止再出血、控制脑水肿、维持生命功能和防治并发症。

通过治疗与护理，患者病情得到及时控制，意识障碍逐渐减轻，颅内压稳定，呼吸道通畅，无消化道出血。疾病恢复期患者通过良好的康复治疗能够完成自理活动，不发生废用综合征。

（一）一般护理

1. **绝对卧床休息**：床头抬高 15°。应尽量减少不必要的搬动和颠簸，最好就地处理和就近治疗。控制探视，避免患者情绪波动。

2. **严密监测病情变化**：定时评估患者的体温、脉搏、呼吸、血压和意识程度，观察患者有无头痛、恶心、呕吐等颅内压增高症状，并做好抢救准备。

3. **保持呼吸道通畅**：协助解开患者的衣领，取下义齿。侧卧位较好，及时清理呼吸道分泌物。必要时吸氧。对意识不清、痰不易咳出者、呼吸道分泌物过多者，可在必要时进行气管插管或气管切开。

4. 对于中枢性高热者，要密切监测体温变化，宜采用物理降温法。

5. 保持大小便通畅，以免患者因屏气用力而导致颅内压增高。

6. 意识障碍或消化道出血者应禁食 24～48 小时之后放置胃管。

7. 保证营养和水电解质平衡。

（二）降低颅内压

由于血肿在颅内的占位效应及其周围组织因受压和缺氧迅速发生脑水肿，致使颅内压升高，甚至引起脑疝。因此，降低颅内压是脑出血的治疗关键。常用方法有：

1. 头部降温：用冰帽降低脑部温度，降低颅内新陈代谢，有利于减轻脑水肿和降低颅内压。

2. 应用脱水降颅压药物：常用 20% 甘露醇、10% 甘油果糖和呋塞米。20% 甘露醇 125～250ml，每 6～8 小时一次，疗程 7～10 天，如有脑疝形成征象，可快速加压经静脉滴注。冠心病、心肌梗死、心力衰竭和肾功能不全者慎用。

（三）控制高血压

急性脑出血时血压升高是颅内压增高情况下保持正常脑血流量的自动调节机制。血压降低可影响脑血流量，导致低灌注或脑梗死。但如果血压持续增高可使脑水肿恶化。收缩压 180mmHg 以内或舒张压 105mmHg 以内，可暂时不用降压药。脑出血后患者可发生血压骤升或降低，这是因脑出血直接或间接损害丘脑下部等处所致。发病后血压过高或过低，均提示预后不良。

（四）防治并发症

1. 感染：老年患者合并意识障碍易并发肺部感染，可经过痰培养和药物敏感试验选用抗生素，同时加强呼吸道护理。尿潴留或留置导尿管易合并尿路感染，可给予预防性抗生素治疗。

2. 应激性溃疡：凡出血在内囊内侧、丘脑附近或累及脑干、脑室系统者，因为血肿的刺激和压迫，周围脑组织水肿，可引起丘脑下部迷走神经的功能失调，产生自主神经的反射性营养障碍，在胃和十二指肠发生应激性溃疡，导致上消化道出血。脑出血合并上消化道出血者死亡率明显增高。在脑出血急性期过早发生急性上消化道出血，或在终末期病情加重时合并急性上消化道出血，均提示预后不良。

可以应用 H_2 受体阻滞剂进行预防治疗，如西咪替丁 0.2～0.4g/日，静脉滴注。雷尼替丁 150mg 口服，1～2 次/日，或应用质子泵抑制剂静脉滴注。应密切观察患者上消化道出血征象，如呕血或咖啡色胃内容物、黑便等。消化道出血者应禁食 24～48 小时，之后放置胃管。留置胃管期间注意观察胃内容物颜色、性质和量。

3. 痫性发作：全面强直－阵挛发作或局灶性发作为主，可以静脉缓慢推注地西泮 10～20mg 或苯妥英钠 15～20mg/kg 控制发作。一般不需长期治疗。

（五）手术治疗与护理

当脑出血确诊后，应根据出血部位、原因、出血量、患者的意识及全身情况决定是否需要手术治疗。手术宜在早期进行。手术治疗的目的是清除血肿、降低颅内压和止血。手术治疗脑出血的关键是掌握手术适应证，根据病情选择手术方法。常用的手术方法有小脑减压术、开颅血肿清除术、颅骨钻孔血肿清除术、脑室持续引流术等。

手术后应严密监测患者意识变化，监测血压，将血压保持在较低水平，以降低出血的危险；保持营养及电解质平衡，可给予持续匀速鼻胃管饮食，既满足营养所需又可防止上消化道出血。

七、预期结果与评价

1. 护士能够及时发现患者颅内压的改变，并给予及时的处理。
2. 护士能够及时发现患者出血的征象，并给予处理。
3. 患者呼吸道通畅，不发生误吸。
4. 患者体温降至正常，舒适感增加。
5. 患者颅内压得到控制，头痛症状减轻。

第四节 蛛网膜下腔出血患者的护理

一、概述

蛛网膜下腔出血是指各种原因使血液进入脑脊膜的蛛网膜与软膜之间的蛛网膜下腔所引起的综合征。脑实质出血、脑室出血、颅脑外伤引起的硬膜下或硬膜外出血流入蛛网膜下腔称为继发性蛛网膜下腔出血。由脑的表面和脑的底部血管破裂，血液进入蛛网膜下腔的称为原发性蛛网膜下腔出血。本节讨论的是原发性蛛网膜下腔出血，多因脑底部动脉瘤或动静脉畸形破裂引起。

蛛网膜下腔出血约占脑血管疾病总发病率的10%。任何年龄都可发病，以30~60岁多见。一年四季均可发病，以春季稍多。

二、病因及发病机制

（一）颅内动脉瘤

颅内动脉瘤破裂是蛛网膜下腔出血最主要的原因。颅内动脉瘤好发于颅底动脉环的动脉分叉部。颅内动脉瘤的形成原因：先天性缺陷，如血管壁本身肌层缺如，弹力纤维少，管壁薄弱以及脑血管发育异常；后天随着年龄的增加，高血压、脑动脉硬化及炎症等，长年的血流冲击可使有缺陷的血管壁形成囊状的血管瘤；脑底动脉环的分叉部受血流的冲击较大，更容易使有缺陷的血管膨出形成动脉瘤。

当颅内动脉瘤壁的血管坏死、脂质代谢障碍的瘤壁变性或炎症细胞浸润瘤壁脆弱时，动脉瘤可发生破裂，血液进入蛛网膜下腔。另外，颅内动脉在通过蛛网膜下腔时，周围没有组织支持，容易发生渗血或破裂出血。瘤体积越大越易破裂，直径<3mm较少出血，5~7cm极易出血。50%的病人在40岁以后出现症状。

（二）动静脉畸形

颅内动静脉畸形可发生在脑的任何部位，但最常见于大脑中动脉系统，也见于大脑后动脉。颅内动静脉畸形的形成原因：胚胎早期原始动静脉发育过程中，动静脉之间未经毛细血管而直接沟通，形成迂曲的短路畸形血管网；在脑的发育过程中，脑皮质表面簇聚错综的曲张动脉血管网团被脑实质挤成圆锥状，其尖端插入脑实质并可突入脑室，底部突露表面。颅内动静脉畸形与颅内动脉瘤两者可发生于同一病人。

由于颅内动静脉畸形时，动静脉血液直接交流，致使短路区血管网扩大、血液淤积、血管扩张、血管壁变薄，容易发生渗血或破裂出血。在脑表面和脑室部分的血管因缺乏周围组织的支持，故也容易破裂出血。

（三）其他颅内血管病

毛细血管扩张症；非动脉瘤的动脉破裂，如高血压、动脉粥样硬化、烟雾病等。动脉粥样硬化的血管，其薄弱的管壁部分，在高压脑血流的长期冲击下，可发生梭形动脉瘤，由此破裂引起蛛网膜下腔出血。

（四）其他

如颅内肿瘤或转移性癌、脑血管炎、血液病及凝血障碍疾病、抗凝治疗并发症等。

三、病理

血液进入蛛网膜下腔后，使脑脊液染血，整个或部分脑表面呈紫红色，尤其在脑底部、脑池、脑沟中染色更深。如出血量大，血液凝结后，颅底的血管、神经可被掩盖。脑膜可有轻度炎症反应，以后可粘连。脑底大量积血和/或脑室内积血影响脑脊液循环，30%～70%的病人早期即出现急性梗阻性脑室扩张积水，随着病情恢复多可好转。约有5%病人蛛网膜颗粒受出血影响发生粘连，影响脑脊液吸收，出现不同程度的正常颅压脑积水。

此外，还可见到引起出血的原发病变迹象。仔细分离可找到破裂的动脉瘤或病变血管；脑膜炎所致的蛛网膜下腔出血可见大量炎性细胞浸润；转移癌等病例血凝块中有时可找到癌的微型结节；白血病引起的蛛网膜下腔出血，在软脑膜、脑实质及血管的周围可见大量幼稚的白细胞浸润。

四、护理评估

（一）健康史

1. 年龄：发病可见于任何年龄，动脉瘤破裂多发生于40～60岁，动静脉畸形导致的蛛网膜下腔出血多发生于10～40岁者。

2. 发病时间：多数起病急骤，可在白天或夜间，但很少发生在睡眠中。

3. 诱因：约1/3患者在活动状态下发病，常见诱因是突然用力或情绪激动，可在用力排便、咳嗽、举重物、性交时发病。

4. 先兆症状：在发病前数日或数周内部分患者出现头痛、眩晕、恶心、呕吐、烦躁、嗜睡、腰背痛、视物模糊、共济失调等症状。

（二）临床表现

1. 症状：患者突然发生剧烈头痛，呈劈裂样剧痛或全头剧痛。这是动脉瘤破裂出血的典型表现。患者同时伴面色苍白，恶心、呕吐，全身出冷汗。半数以上患者出现不同程度的意识障碍，轻者有短暂的意识模糊，重则昏迷并逐渐加深。有的患者意识始终清醒，但可表现为淡漠，并有畏光、怕响、拒动等，少数患者可出现精神症状，如烦躁不安，定向力障碍。部分患者可有全身性或局灶性癫痫发作。老年人临床表现可不典型，起病较缓慢，头痛不明显，或仅出现精神症状。动静脉畸形破裂引起的头痛常不严重。患者剧烈头痛主要是由于血液流入蛛网膜下腔刺激痛觉敏感结构所致，颅内压的进一步增高使头痛加剧。

2. 体征

（1）脑膜刺激征：表现为颈项强直、Kernig 征和 Brudzinski 征阳性。患者可于发病后数小时至 1~2 天内出现，一般 3~4 周后好转或消失。

（2）肢体瘫痪：有的患者可出现偏瘫、单瘫、截瘫及四肢瘫，一般程度较轻，持续时间短，容易恢复，由血块压迫或脑血管痉挛引起。如果瘫痪持续或加重，则提示有脑梗死或脑血肿等并发症。

（3）眼底变化：部分患者出现一侧或两侧视网膜、视网膜前层（玻璃体后）片状出血。

（4）发热：患者 2 周内可出现发热，发热的原因可能为血性物质吸收热，但一般不是高热；还可能是因为血细胞及其分解产物的刺激导致血管痉挛，引起下丘脑损害，从而影响体温中枢所致，体温可高达 39℃。

（三）辅助检查

1. 颅脑 CT 检查：因为其安全、敏感性高，可为首选检查。增强扫描后可显示血管畸形和大的动脉瘤，有助于明确病因。

2. 脑脊液检查：脑脊液检查对蛛网膜下腔出血具有特征性诊断价值。腰椎穿刺可见脑脊液压力增高，高于 220mmH$_2$O 以上，一般在 2~3 周后恢复正常。脑脊液外观呈均匀一致的血性。小量出血时脑脊液微混浊，大量出血时脑脊液呈鲜红色或粉红色。脑脊液内蛋白量增多决定于出血的程度。

3. 数字减影脑血管造影（DSA）：明确蛛网膜下腔出血诊断后需要通过 DSA 检查进一步明确病因。DSA 可确定动脉瘤位置、显示血管走行、侧支循环状况及有无合并血管痉挛，是诊断颅内动脉瘤和脑血管畸形的金标准，同时可为制定外科手术方案提供可靠依据。

（四）心理社会评估 参见"脑血栓形成患者的护理"。

五、护理诊断及医护合作性问题

1. 疼痛 与血液刺激脑膜有关。

2. 生活自理缺陷 与肢体瘫痪及医嘱绝对卧床有关。

3. 体温过高 与出血后血液逐渐被吸收有关。

4. 便秘 与长期卧床有关。

其余诊断参见"脑血栓形成患者的护理"。

六、计划与实施

治疗原则：预防再出血、预防迟发性脑血管痉挛、根除病因防止复发。

通过治疗与护理，患者症状能够得到及时控制，疼痛减轻，生活需要得到满足。若有动脉瘤者能够及时接受手术，术后恢复良好。

（一）一般护理

1. 绝对卧床休息 4~6 周，床头抬高 15°~20°。除非有明确的手术指征，否则绝对不能搬动患者和进行非急需的检查。避免一切可能引起血压或颅内压增高的原因，如用力排便、咳嗽、喷嚏、情绪激动等。发病后 1 月内再出血的可能性最大，再出血使死亡率约增加一倍。应严密监测病情变化，如果病情稳定后突发剧烈头痛、呕吐、痫性发作、脑膜刺激征等，可能为再出血。

2. 保持呼吸道通畅，避免剧烈咳嗽。

3. 保持大小便通畅，防止尿潴留和便秘，可适当应用缓泻剂防止便秘。

4. 监测血压变化，如有血压过高宜缓慢降压。

（二）头痛的护理

1. 评估患者头痛的部位、程度、持续的时间及伴随的症状。

2. 向患者解释头痛原因，安慰患者，消除患者紧张情绪。

3. 病房应保持安静、舒适、光线柔和，以减少刺激，避免患者头痛加重。

4. 及时应用脱水剂、镇痛剂及镇静剂。在颅内压较高或呼吸不规则的情况下，禁用吗啡、哌替啶等镇痛剂。镇静药物可选用布桂嗪、地西泮、苯巴比妥等。

5. 指导患者使用放松技术，如缓慢的呼吸、全身肌肉放松等。

（三）用药护理

1. 脱水、降颅压治疗。

2. 预防再出血：可应用抗纤溶药，抑制纤溶酶形成，可以阻止血凝块被溶解，可防止或减少再出血。常用药物为6-氨基己酸。氨甲苯酸、巴曲酶等止血剂的应用仍有争论。

3. 预防脑血管痉挛：早发性脑血管痉挛出现于出血后，数分钟或数小时可缓解。迟发性脑血管痉挛于出血后3~5天开始，5~14天为高峰期，2~4周后逐渐减少，是死亡和致残的重要原因。可应用钙通道拮抗剂预防治疗。早期使用钙离子拮抗剂可有效防止脑血管痉挛，扩张脑血管，增加脑血流量；同时还可作用于神经元细胞，增强其抗缺血、缺氧的能力。可选用药物有：尼莫地平40mg口服，4~6次/日；尼莫同10mg/d，6小时内缓慢滴注。使用钙通道拮抗剂后可能出现血压下降，故临床应用时应剂量准确，宜应用静脉泵匀速泵入。同时监测血压变化，评估患者有无低血压症状。

（四）其他治疗

1. 腰椎穿刺放脑脊液　腰穿缓慢放出血性脑脊液，每次缓慢放出10~20ml，每周两次。临床使用中严格掌握适应证，防止脑疝、颅内感染、再出血等危险。

2. 手术治疗　可根除病因、防止复发。患者若为动脉瘤或脑动静脉畸形，要根据病变的部位和大小，选择不同的时机和方法加以处理。常用手术方法有动脉瘤颈夹闭术或结扎术、脑动脉瘤血管内栓塞术、动脉瘤切除术、动静脉畸形全切术等。

七、预期结果与评价

1. 患者疼痛明显减轻，情绪稳定，能够安静休息。

2. 卧床期间患者各种生理需要得到满足。

3. 患者体温渐降至正常，舒适感增加。

4. 患者不发生再出血、脑血管痉挛等并发症。

第五节　脑血管疾病患者的康复护理

脑血管疾病患者多数会遗留不同程度的偏瘫，偏瘫导致患者长期卧床，由此可引发肌肉萎缩、关节挛缩、骨质疏松、肩痛、活动障碍等并发症，同时患者活动空间缩小，年轻患者从此失去工作机会，甚至生活不能自理。偏瘫严重影响患者的身心健康。随着近些年康复医学的不断发展，脑血管病患者如果能够接受及时正确的康复治疗，多数患者可以完全康复，顺利地回归家庭和社会。

偏瘫患者肢体功能康复治疗的目的是通过运动功能的重新训练，促进中枢神经系统的代偿功能，使大脑皮质可塑性发展，防治并发症，减少后遗症，促进功能恢复，充分发挥残余功能，消除或减轻患者功能上的障碍，同时调整心理状态，最大限度地恢复生活和劳动能力。

肢体功能康复应尽早开始，脑卒中后，以不影响临床抢救为前提，马上即可进行康复治疗、保持良肢位、体位变换、适宜的肢体被动活动等。主动训练则应在患者神志清楚、生命体征平稳且神经系统症状不再进展后48小时开始。

成功的康复不仅取决于各种治疗，更取决于患者如何度过治疗外的剩余时间，甚至睡眠的姿势对预后也会产生明显影响。因此，康复应认为是一天24小时都存在的管理和生活方式。这其中很重要的内容是在病室内的康复护理和床上训练，它可以有效地预防继发性损害，如压疮、关节挛缩、肌萎缩、关节活动范围低下、关节痛等，从而为下一步主动训练阶段创造条件。

肢体康复护理的主要内容：

1. 床单位的摆放　床的摆放位置要保证患者的偏瘫侧对向房间的门，这有利于探视、陪伴人员及护理人员在患者的偏瘫侧接触患者，增加病人对患侧的注意，防止和治疗偏侧忽视症。

2. 保持良肢位　良肢位是指为防止或对抗痉挛姿势的出现、保护肩关节及早期诱发分离运动而设计的一种治疗性体位。偏瘫患者在功能恢复过程中会出现痉挛，上肢多为屈肌痉挛，下肢为伸肌痉挛。典型的痉挛姿势表现为上肢的肩下垂后缩、肘关节屈曲、前臂旋前、腕关节掌屈；下肢的外旋、髋、膝关节伸直、足下垂内翻。早期注意并保持床上的正确体位，有助于预防或减轻上述痉挛姿势的出现和加重。可采用患侧卧位、健侧卧位及仰卧位。

（1）患侧卧位：即患侧在下、健侧在上。患侧上肢前伸，使肩部向前，避免肩关节受压和后缩。肘关节伸展，手指张开，掌心向上。健侧上肢可放在身上或身后的枕头上，放在身前是错误的，因其带动整个躯干向前而引起患侧肩胛骨后缩。患侧下肢在后，髋关节微后伸膝关节略屈曲（图93-1）。这是最重要的体位，患侧肢体处于下方，这样有助于刺激、牵拉患侧，从而减轻痉挛。

（2）健侧卧位：即健侧在下、患侧在上。患侧上肢下垫一个枕头，上举使患侧肩部前伸、肘关节伸展、前臂旋前、腕关节背伸。患侧骨盆旋前，髋、膝关节呈自然半屈曲位，置于枕上。患足与小腿尽量保持垂直位，注意足不能内翻（图93-2）。健侧卧位有利于改善患侧的血液循环，预防患肢水肿。

（3）仰卧位：患者仰卧，患侧肩后部垫一枕头，将伸展的上肢置于枕上，防止肩胛骨后缩。前臂悬后，手掌心向上，手指伸展张开。在患侧在臀部下垫一枕头，以防止患侧骨盆后缩（图93-3）。应尽量少用仰卧位，因此种卧位时异常反射活动最强，且发生压疮的危险性增加。

3. 床上体位变换（翻身动作训练）

（1）主动向健侧翻身训练：翻身前双手十指交叉握手，注意将患手拇指置于健手拇指之上，以支持患侧上肢。健腿插入患腿下方。双上肢伸直举向上方做左右侧方摆动，借助摆动的惯性，双上肢和躯干一起翻向健侧，康复人员可以协助其旋转骨盆。

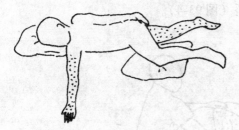

图 93-1　正确的患侧卧位

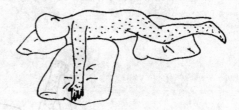

图 93-2　正确的健侧卧位

（2）主动向患侧翻身训练：翻身前双手十指交叉握住，由健侧上肢带动患侧上肢伸直，健侧下肢屈曲；用健侧上肢将患侧上肢置于外展位，以防翻身后受压；健侧足蹬床使身体向患侧旋转，健侧上肢向患侧前伸，带动肩旋转，使身体呈侧卧位，完成翻身动作。

4. 上下肢床上康复训练　脑血管患者肩关节由于缺乏正常的保护性随意性肌肉活动和反射性肌肉活动，容易造成损伤，表现为肩关节下沉、后缩，甚至脱位，肩关节的控制能力降低，不能外展、前屈。患者常以过度上抬肩部或躯干侧弯加以代偿。如果早期开始肩部运动则可防止上述情况的发生和发展，防止肩痛和肩关节挛缩，并可诱发上肢分离运动的出现。应指导患者按正确方法活动，以免不适当的活动引起肩关节周围软组织损伤和肩痛。

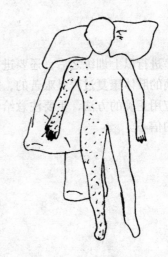

图 93-3　正确的仰卧位

（1）被动运动：在软瘫期应以被动运动为主，由康复护理人员对患者肩部做无痛范围内的关节活动。护理人员一手托住患者肘和前臂，另一手托住患者上臂，外展约 140°~150°，外展时保持患肢外旋；肩关节在前屈 140°范围内做全方位的外旋和内旋运动；肘、腕、指关节也进行伸、屈运动，此时肩关节应保持 20°~30°外展位。每次肩关节活动 15~20 次。注意在早期进行肩关节活动时活动范围可小一些，以免造成损伤。

（2）主动辅助运动：首先要教会患者 Bobath 握手，即双手掌心相对，十指交叉握手，注意患侧手的拇指必须位于上方，称为 Bobath 握手。患者双手十指交叉，用健侧上肢带动患肢在胸前伸肘上举，然后屈肘，双手返回置于胸前。

（3）上肢分离运动及控制能力训练：仰卧位，支持患侧上肢于前屈 90°，让其上抬肩部使手伸向天花板或患侧上肢随康复护理人员的手在一定范围内活动，并让患者用患手触摸自己的前额、嘴等部位。或者，让患肩外展 90°，以最小限度完成屈肘动作，即嘱患者用手触摸自己的嘴，然后再缓慢地返回至肘伸展位。

（4）下肢桥式运动：桥式运动可以训练骨盆的控制能力，诱发下肢分离运动，用健侧上、下肢带动患侧上、下肢运动，缓解躯干、下肢痉挛以及提高床上生活自理能力。具体方法：患者仰卧位，上肢放于体侧，或双手十指交叉，上肢上举；双腿屈膝，足支撑在床上，将臀部主动抬起，并保持骨盆成水平，状如拱形桥（图93-4）。

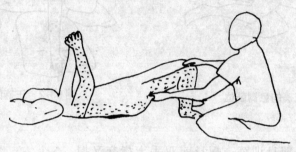

图93-4　桥式运动

进行以上训练之后，还要进行坐位平衡、立位、步行以及日常活动等训练内容。脑血管疾病的肢体康复过程是艰苦的，需要患者付出极大的努力，医务人员在训练过程中不仅要注意应用正确的方法，更要注意给予患者心理上的支持，鼓励患者坚持训练，不断增强战胜疾病的信心。

（黄宝延）

第九十四章　帕金森病患者的护理

关键词

Parkinson disease（PD）　　　　帕金森病

paralysis agitans　　　　　　　震颤麻痹

一、概述

帕金森病（Parkinson disease，PD）又称为震颤麻痹（paralysis agitans），由英国医师 James Parkinson（1817 年）首先描述，是一种中老年常见的运动障碍疾病。以黑质多巴胺（dopamine，DA）能神经元变性缺失和路易小体（Lewy body）形成为病理特征，临床表现为静止性震颤、运动迟缓、肌强直和姿势步态异常等。65 岁的人群患病率为 2%。目前我国的帕金森病患者人数已超过 200 万。

二、病因及发病机制

（一）病因

本病的研究已有近 190 年的历史，由于其病因和发病机制十分复杂，至今仍未彻底明了。

1. 原发性帕金森病　主要病理改变是黑质变性，但引起黑质变性的原因和发病机制至今不明。有遗传、病毒感染、早衰、免疫介导引起的细胞死亡、内外环境中毒性物质引起代谢中毒（如神经毒素 MPTP）、其他原因引起的选择性的中枢神经变性等学说。

2. 继发性帕金森综合征　即继发于明显已知原因引起的帕金森综合征，如脑炎、血管性（动脉硬化或脑卒中后）、颅脑外伤、基底节肿瘤或钙化等病损，一氧化碳、二氧化硫、锰、汞和氰化物等有害物质以及利血平、酚噻嗪类、丁酰苯类和抗抑郁剂等药物中毒，均可产生与 PD 相类似的临床症状，这些情况统称为继发性帕金森综合征。此外有一些患者具有典型的帕金森病的症状和体征，但还伴有其他的神经系统障碍的体征，如小脑、锥体束、自主神经以及大脑皮质功能的障碍，如纹状体–黑质变性、进行性核上性麻痹、关岛帕金森–痴呆综合征、Shy-Drager 综合征、老年性痴呆、肝豆状核变性、老年性舞蹈症等，称作帕金森叠加综合征，需与原发性帕金森病鉴别。

（二）发病机制

多巴胺和乙酰胆碱是纹状体内两种重要的神经递质，功能相互拮抗，维持二者之间的平衡对于基底节环路活动起着重要的调节作用。脑内多巴胺递质通路主要为黑质–纹状体通路。帕金森病时由于黑质多巴胺能神经元变性、缺失，纹状体多巴胺含量显著降低（超过80%），造成乙酰胆碱系统功能相对亢进，导致肌张力增高、运动减少等临床表现。近年发现在中脑－边缘系统和中脑－皮质系统多巴胺含量也显著减少，这可能与智能减退、行为情感异常、言语错乱等高级神经活动障碍有关。

导致黑质多巴胺能神经元变性死亡的确切发病机制目前尚不完全清楚，但已知氧化应激、线粒体功能缺陷、蛋白错误折叠和聚集、胶质细胞增生和炎症反应等在黑质多巴胺能神经元变性死亡中起着重要的作用。

三、病理

脑外观无明显改变，切面上主要的改变是中脑黑质、脑桥的蓝斑及迷走神经背核等处脱色，其中尤以黑质最为显著，外观颜色变浅甚至完全无色。光镜下可见该处的神经细胞脱失，残留的神经细胞中有 Lewy 小体形成以及胶质细胞增生。黑质神经元消失具有特殊分布区，主要见于致密带的腹外侧部，腹内侧部次之，背侧较轻。出现临床症状时该处多巴胺能神经元丢失达 50% 以上，症状明显时细胞丢失更严重。

Lewy 小体见于黑质、蓝斑、迷走神经背侧运动核、丘脑、下丘脑和无名质残存的神经元的胞体中。HE 染色呈圆形的嗜伊红的包涵体，直径为 8~30μm，周围有一淡染的空晕，中央为玻璃样变的核心，该核心可被 Masson 三色染成亮红色，但尼氏染色则不着色。神经元胞质内一般可见一个或数个大小不一 Lewy 小体。电镜观察 Lewy 小体中心部为颗粒状物与微纤维混杂成团状，周围的空晕部位为细纤维，呈放射状排列并含中心高电子密度的小泡。Lewy 小体内含 α 突触核蛋白和泛素等，与帕金森病发病有关。由于目前对 Lewy 小体的进一步分离尚有一定的困难，该小体内一定还有目前尚无法确定的其他多种蛋白成分存在。

此外，在黑质和蓝斑神经元胞质中还有一种苍白小体，在 HE 染色中为圆形颗粒状、伊红淡染小体。电镜观察见均质结构，其中散在稀疏颗粒物、小空泡及丝状物，周边可有散在黑色素，该苍白小体不同与 Lewy 小体，系另外一种包涵体，其意义不明。

四、护理评估

（一）健康史

1. 患者生活的环境　询问患者从事的职业及家居周围的环境，是否有过工业毒素和农业毒素的接触史。

2. 患者的家族史　询问患者家属中是否有患相同症状的病人，40 岁以前患者阳性家族史达 46%。

3. 患者是否曾患其他疾病　如颅内感染、颅脑外伤、脑血管病、一氧化碳中毒或服用酚噻嗪类药物等情况。

（二）临床表现

多见于 50 岁以后发病，男性稍多于女性。起病缓慢，逐渐进展。初始症状以震颤最多（60%~70%），依次为步行障碍（12%），肌强直（10%）和运动迟缓（10%）。症状常自一侧上肢开始，逐渐扩展至同侧下肢，对侧上肢及下肢，即呈 "N" 字形进展（65%~70%）。患者最早的感受是肢体震颤和僵硬。

1. 静止性震颤（static tremor）　震颤常为本病的首发症状。多自一侧上肢远端开始，表现为规律性的手指屈曲和拇指对掌运动，如 "搓丸样"（pill-rolling）动作，其频率为 4~6Hz，幅度不定，以粗大震颤为多。震颤可逐渐扩展至四肢，但上肢震颤通常比下肢明显，下颌、口、唇、舌及头部受累较晚。震颤在静止时明显，精神紧张时加重，做随意动作时减轻，睡眠时消失。在疾病晚期，震颤变为经常性，做随意动作时也不减轻或停止。部分病例尤其是高龄老人（70岁以上）可不出现震颤，此点应引起注意。当患者坐位双手放于膝部时不易检出静止性震颤，只有当行走、兴奋和焦虑时才出现。震颤对天气变化较敏感，有时也是全身情况好坏的标志。当老年帕金森病患者出现感染（如肺炎）时静止性震颤可减轻甚至消失，随全身情况的好转再度出现。

2. 肌强直（rigidity）　帕金森病的肌强直系锥体外系性肌张力增高，即伸肌和屈肌的张力同时增高。当腕，肘关节被动运动时，检查者感受到的阻力增高是均匀一致的，称为"铅管样肌强直"（lead pipe rigidity）；如患者合并有震颤，则在伸曲肢体时可感到均匀阻力上出现断续的停顿，如同齿轮转动一样，称为"齿轮样肌强直"（cogwheel rigidity）。另外，有一种具有早期诊断价值的体征称为"路标现象"，即嘱患者将双肘关节立于桌面上，使前臂和桌面呈垂直位置，双臂及腕部肌肉放松，正常人腕关节和前臂成90°角，而帕金森病患者由于腕部肌肉强直而使腕关节呈伸直位置，很像铁路上竖立的路标。

帕金森病患者常因肌强直严重而出现腰痛及肩、髋关节疼痛，尤其在老年患者有时易被误诊为骨关节病或其他疾病等。

3. 运动迟缓（bradykinesia）　运动迟缓是帕金森病一种特殊的运动障碍。患者可表现多种动作的缓慢，随意运动减少，尤以开始动作时为甚。如坐下时不能起立、起床、翻身、解系纽扣或鞋带、穿鞋或衣裤、洗脸和刷牙等日常活动均发生困难。由于臂肌和手部肌肉的强直，使患者的上肢不能做精细动作，表现为书写困难，所写的字弯弯曲曲，越写越小，尤其是在行末时写得特别小，呈现"写字过小征"（micrographia）。面部表情肌少动，表现面部无表情、不眨眼、双眼凝视，称之为"面具脸"（masked face）。

4. 姿势步态异常　由于四肢、躯干和颈部肌肉强直，常呈现一种特殊的姿势，即患者表现头前倾，躯干俯屈，肘关节屈曲，腕关节伸直，前臂内收，髋和膝关节略弯曲，称为"屈曲体姿"。手部也呈特殊姿势，表现为指间关节伸直、手指内收、拇指呈对掌位置。患者走路转弯时平衡障碍极为明显，此时因躯干和颈部肌肉强直，必须采取连续原地小步行走，使躯干和头部一起转动。步态异常最为突出，表现为走路拖步、迈步时身体前倾，行走时自动摆臂动作减少或消失。"慌张步态"（festination）是帕金森病患者的特有的体征，表现为行走时起步困难，一迈步时即以极小的步伐前冲，越走越快，不能立即停下脚步，容易倾跌。

5. 其他症状　因口、咽和腭肌运动障碍使讲话缓慢、语调变低，严重时发音单调、吐字不清，使人难以听懂，还可有流涎和吞咽困难。自主神经系统紊乱症状表现为顽固性便秘、夜间大量出汗、直立性低血压。皮脂腺分泌亢进时表现为脂颜。精神症状发生率亦较高（约27%），最常见抑郁症，尚可有无欲、思维迟钝和视幻觉等。疾病晚期可出现智力衰退现象。

（三）辅助检查

血、脑脊液常规化验均无异常，CT、MRI检查亦无特征性改变，但下列检测项目对诊断可能有一定意义。

1. 生化检测　采用高效液相色谱可检测到脑脊液和尿液中高香草酸（HVA）含量

降低。

2. 基因诊断　采用 DNA 印记技术 PCR、DNA 序列分析等可能发现基因突变。

3. 功能显像诊断　采用 PET 或 SPECT 进行特定的放射性核素检测，可显示脑内多巴胺转运体（DAT）功能显著降低，多巴胺递质合成减少及 D2 型多巴胺受体活性早期超敏、晚期低敏等，对早期诊断、鉴别诊断及监测病情有一定价值。

（四）心理社会评估

帕金森病是一种慢性病，药物治疗虽使患者的症状在一定时间内获得一定程度的好转，但皆不能阻止疾病的自然进展。应评估患者对患病的反应，采取的态度，接受程度及应对能力，评估患者家庭和社会支持系统的情况。

由于震颤、运动障碍给日常生活带来了不便，患者会产生自卑心理，常有心烦、焦虑、忧郁等情绪变化。

五、护理诊断及医护合作性问题

1. 躯体移动障碍　与神经肌肉受损有关。
2. 语言沟通障碍　与下颌活动障碍有关。
3. 营养改变　低于机体需要量　与吞咽困难、食物反流有关。
4. 自尊紊乱　与身体形象改变有关。
5. 有感染的危险　与长期卧床、营养不良有关。

六、计划与实施

帕金森病呈逐渐进展性，不经治疗者，一般在起病后十年左右因严重肌强直和继发的关节强硬而不能行动。并发症有吸入性肺炎、跌伤、压疮等。通过治疗与护理，患者能够解除心理负担，增强治疗的信心，症状改善，肢体和语言功能得到最大程度的康复。

（一）用药治疗与护理

目前，在帕金森病的各种治疗方法中仍以药物治疗最为有效。在药物治疗时要注意的是：①掌握好用药的时机，即疾病早期无需特殊治疗，应鼓励患者进行适度的活动如体育锻炼，若疾病影响患者的日常生活和工作能力时可进行药物治疗；②坚持"细水长流，不求全效"的用药原则；③"low 和 slow"的原则，即尽可能的维持低剂量，增加剂量应缓慢；④强调治疗个体化。

1. 药物治疗　药物治疗是帕金森最主要的治疗方法，通过维持纹状体内乙酰胆碱和多巴胺两种神经递质的平衡，使临床症状得以改善。

（1）抗胆碱药：对震颤和肌强直有效，对运动迟缓疗效较差。适于震颤突出且年龄较轻的患者。常用药物：①苯海索：每次 1～2mg，每日 3 次口服；②丙环定：每次 2.5mg，每日 3 次口服；③其他：如甲磺酸苯扎托品，环戊丙醇等，作用与苯海索相似。

抗胆碱药物的副作用主要来源于对周围副交感神经的阻遏，可有口干、唾液和汗液分泌减少、瞳孔扩大和调节功能不良（视物模糊）、便秘和尿潴留等，也可发生中枢症状如不宁、幻觉、妄想、精神错乱等，停药或减少剂量即可消失。青光眼和前列腺肥大者禁用。长期使用抗胆碱药物可影响记忆功能，对老年患者尤应引起注意。

（2）金刚烷胺（amantadine）：可促使神经末梢释放多巴胺和减少多巴胺的再摄取，能改善帕金森病的震颤、肌强直和运动迟缓等症状，适用于轻症患者，可单独使用，但疗效维持不过数月。常规剂量每次 100mg，每日 2 次。副作用较少见，如不宁、失眠、头晕、头痛、恶心、下肢网状青斑、踝部水肿等。癫痫患者慎用，哺乳期妇女禁用。

（3）多巴胺替代疗法：可补充黑质纹状体内多巴胺的不足，是帕金森病最重要的治疗方法。由于多巴胺不能透过血脑屏障，采用替代疗法补充其前体左旋多巴，当左旋多巴进入脑内被多巴胺能神经元摄取后脱羧转化为多巴胺而发挥作用，左旋多巴治疗可以改善帕金森病患者的所有临床症状。治疗自小剂量开始，最初每次 125mg 口服，每日 3 次，每隔 7 天增量 250mg/d，同时服药次数逐渐增加至每日 4～5 次。患者的需求量和对副作用的耐受程度差异很大。常用的维持量为 1.5～4.0g/d。

使左旋多巴脱羧的多巴胺脱羧酶，不仅存在于脑内，在其他脏器和血管壁细胞内也广泛存在。因此，在左旋多巴的吸收和传输过程中，大部分已转化为多巴胺。后者不但不能透过血脑屏障在脑内发挥生理作用外，反而会刺激各系统内的多巴胺受体而引起副反应的发生。进入脑内的药物除产生治疗作用外，也会改变多巴胺受体的敏感度或造成递质间的平衡紊乱而产生神经精神症状。基于上述原因，左旋多巴的副作用是多方面的，如消化系统的副作用有恶心、呕吐、腹部不适、肝功能变化等；心血管系统的不良反应有心律失常、直立性低血压等；泌尿系统的副反应有尿潴留、尿失禁、加重便秘、血尿素氮升高等；神经系统可表现为不宁、失眠、幻觉、妄想等。左旋多巴类药物在青光眼、前列腺肥大和精神分裂症患者应禁用。

复方左旋多巴系由左旋多巴和外周多巴胺脱羧酶抑制剂组成。主要有两种：美多芭，由左旋多巴 200mg 和苄丝肼 50mg 组成；息宁，由左旋多巴 200mg 和卡比多芭 20mg 组成。开始小剂量服用，每次 1/4 片，逐渐增加量至 1/2 片或 1 片，每日 3 次，每日总量（以左旋多巴计算）300～600mg 已足够，少数患者每日总量可达 800～1000mg。

复方左旋多巴又分为标准剂、控释剂和水溶剂三大类。其中标准剂应用最普遍，控释剂次之。标准剂有美多芭和心宁美两种片剂，每日服用 2～3 次，少数患者达 4 次以上。而控释剂如息宁控释片，每日 2 次即可。优点是有效血药浓度稳定，作用持续时间较长，有利于控制症状的波动，可减少服药的次数，适用于早期轻症的患者或长期服药出现症状波动者；缺点是起效慢，不适用于晨僵的患者，生物利用度相对较低，服用剂量比标准计量增加 25% 左右。水溶剂为弥散型美多芭，吸收迅速，起效快，约 30 分钟改善症状，药效维持时间与标准剂基本相同。适用于清晨运动不能、吞咽片剂有困难者、需要缩短"关期"而迅速起效者或剂末肌张力障碍者。长期（5～6 年）服用左旋多巴出现的主要并发症有症状波动、运动障碍及精神障碍。

（4）多巴胺受体激动剂：帕金森病患者使用左旋多巴治疗 3～5 年后会发生疗效减退及运动系统并发症，而多巴胺受体激动剂被引入到帕金森病的治疗中，并逐渐成为帕金森病的另一大类重要药物。其中有：①溴隐亭，为 D2 受体激动剂，开始 0.625mg/d，每隔 3～5 日增加 0.625mg，通常治疗剂量 7.5～15mg/d，分 3 次服用，最大剂量不超过 20mg/d。可作为左旋多巴的加强剂使用，或单独应用于轻症患者。副作用主要为恶心、呕吐、直立性低血压及精神症状等，加用多巴胺受体阻断剂多潘立酮（吗丁啉）可减轻恶心、呕吐症状。②培高利特，商品名协良行，对 D1 和 D2 两类受体均有激动作用，作用可维持 6 小时以上，在改善症状波动方面优于溴隐亭。培高利特的有效剂量一般在 0.375~1.5mg/d，最大剂量不超过 2.0mg/d，给药应从小剂量（0.025mg/d）开始，每隔 5 日增加 0.025mg，逐渐加量至达到最小有效剂量，最常见的副反应是恶心、呕吐，可用多潘立酮缓解症状。③普拉克索为新型多巴胺受体激动剂，可选择性作用于 D3 受体，口服吸收迅速，每次 0.125mg，每日 3 次，逐渐增至 1.0mg，每日 3 次，常用剂量为 3~5mg/d。单独应用对早期患者有改善作用，尚可减轻帕金森病患者的抑郁症状，与左旋多巴合用可减少后者的剂量与副作用。

（5）B 型单胺氧化酶抑制剂（MAOI-B）：可阻止多巴胺降解，增加脑内多巴胺含量。与复方左旋多巴合用有协同作用，可减少约 1/4 的左旋多巴的用量，能缓解"开关"现象的出现。该药可单独使用或与左旋多巴联合用于治疗早期或中晚期帕金森病患者。常用药物为司来吉林，每次 2.5mg，每日 2 次，宜早、午服用。副作用有疲倦、口干、恶心、呕吐、失眠、多梦、幻觉等。该药与维生素 E 合用，被称为经典的 DATATOP 方案。精神病患者慎用，不宜与氟西汀合用。

2. 外科治疗　手术治疗适用于药物无效、不能耐受或出现异动症的患者，并非对所有的帕金森病患者有效。手术治疗可改善症状，但手术后仍需继续服药，故不能作为首选治疗方法。有关手术的适应证、安全性、远期疗效的综合评价尚在进一步的探索中。目前开展的手术有苍白球毁损术、丘脑毁损术、脑深部电刺激术等。

3. 细胞移植治疗及基因治疗　自体或胎儿肾上腺髓质或胎脑移植到壳核或尾状核治疗研究报道较多，但存在的问题有供体来源有限、远期疗效不肯定和免疫排斥等。酪氨酸羟化酶和神经营养因子基因转染及干细胞治疗都是在探索中的具有广阔前景的治疗方法，目前尚处在动物实验阶段，技术上还不成熟，不能正式进入临床应用。

4. 康复治疗　对改善帕金森病症状有一定作用，通过对患者进行语言、进食、走路及各种必须生活的训练和指导可改善患者生活质量。晚期卧床者应加强护理，减少并发症的发生。康复治疗包括语音及语调锻炼，面部肌肉的锻炼，手部、四肢及躯干的锻炼，松弛呼吸肌的锻炼，步态平稳的锻炼及姿势恢复锻炼等。

（二）做好心理护理

疾病对患者而言是一种较为沉重的心理压力，可能产生相应的心理反应。心理反应的轻重，与患者的心理素质以及病情轻重有关。焦虑、担忧等心理问题，不仅常发生于疾病期，也发生于疾病的康复期。患者为躯体康复、功能恢复、病后的家庭和社会生活、工作和学习问题而担忧。因此，针对以上出现的情况，护理人员必须掌握患者在疾病期的心理特点，做好相应的心理护理。首先，需要给予患者较多的心理支持去协助他们认识和接受此病。护理人员以热情的态度和亲切的语言对待患者，了解他们的心理，进行安慰解释。生活上给予患者体贴入微的帮助和照顾，以解除其心理负担。尽量放松他们的紧张情绪，增强其对治疗的信心，鼓励患者参与文娱活动。

（三）满足患者生理需要

1. 提供舒适的环境　提供安全、舒适的环境，保证充分休息，避免精神刺激。保持室内清洁、安静、空气新鲜、阳光充足、温度适宜。

2. 休息　患者取头高位或半卧位，有利于呼吸及起床。轻者可下地活动，但不要过累，严重震颤或肌强直者应卧床休息，活动时需人协助，以免摔伤。

3. 适当活动 坚持患者能做的事自己做，但如果患者能行走，应予以保护。因患者易发生直立性低血压（因自主神经障碍或治疗帕金森病的药物副作用）常有头晕症状，或因疾病本身的姿势平衡障碍而易摔倒，特别在用药后行动改善时易有因摔倒而发生骨折的危险。

4. 饮食与排泄 为了维持体重，鼓励患者进食高蛋白、高热量、低胆固醇、高维生素易消化的食物为宜。对有吞咽困难者给予浓流汁，必要时给予鼻饲混合奶、高能营养素。注意食管倒流，及时吸出口腔内反流物，防止窒息和肺炎。对生活不能自理者，给予喂水、喂饭，供给充分的水果和蔬菜，预防便秘。如有便秘，必要时给予开塞露等通便药物。

5. 睡眠 保证患者充足的睡眠，对有睡眠障碍的患者应重视，必要时给予安眠药（不可过量）。不能让患者蒙头睡眠，以免妨碍观察，也预防有自杀行为的发生。

（四）预防压疮及肺炎

经常给患者进行温水擦浴，保持皮肤清洁。注意保暖，避免受凉。保持呼吸道通畅，鼓励咳痰，预防肺炎。对于长期卧床的患者，定时给予翻身，每日 2 ~ 3 小时一次，并按摩骨突处，防止压疮。保持床铺平整无皱褶，清洁干燥无屑。

（五）加强功能训练，促进康复

1. 运动功能训练 着重于各关节活动范围的操练，通过医疗体操或日常技能训练以维持四肢和躯干各关节的活动范围，特别需进行手部精细动作锻炼，如系扣、穿衣、持筷等。

2. 身体姿势训练 矫正躯干和四肢的屈曲姿势，反复训练患者保持躯体直立和四肢的良好姿态。

3. 步行步态训练 步行时双眼直视，双上肢与双下肢保持协同合拍动作，逐步改善小步和慌张步态，步行时足尖尽量抬高，跨步要慢，步距要小，并做左右转向和前后进退的操练。

4. 言语发音训练 患者言语低沉，发音单调，有时口吃。言语锻炼可对镜操练，如大声反复发"o"和"e"音，并加强舌头、口唇动作范围，反复训练可提高语言强度和言语速度。

5. 基本动作训练 起、坐、立、卧等动作操练，重病患者可以在床上锻炼坐位、卧位和翻身等体位变动的训练。

（六）给予患者卫生宣教

了解患者及家属的学习能力，制定可行的患者教育计划。征求患者、家属意见，选择合适时间，有计划地分次为患者提供以下教育：疾病发展过程、诊断及治疗、饮食指导、活动指导、语言指导、排泄指导、家庭护理，及时反馈学习效果，给予必要的书面资料，耐心、反复讲解。鼓励患者进行一些可能的自我护理，参与社会活动，如吃饭、穿衣、散步、谈话等，增加其独立性，并随时给予指导。嘱患者注意营养，宜食低脂、高蛋白饮食。不宜到公共场所去，防止受凉感冒及交叉感染。

（七）出院指导

1. 遵医嘱按时服药。

2. 注意增减衣服，预防感冒。

3. 保持乐观情绪，保持充足睡眠。

4. 康复训练最好有专人保护，定期到医院检查。

5. 观察服药后效果，如不适，随时到医院调整药物。

七、预期结果与评价

1. 患者的运动功能能够达到良好水平。

2. 患者能表达自己的需要。

3. 患者能够保持良好的营养状态，表现为入量充足，体重增加。

4. 患者能够认识到自己的价值，心理需要得到满足。

5. 患者皮肤完整，无破损，患者无感染的症状。

（赵桂京）

第九十五章　癫痫病患者的护理

关键词

epilepsy	癫痫
generalized tonic-clonic seizure	全面性强直－阵挛发作
status epilepticus	癫痫持续状态

一、概述

癫痫是一组由不同病因所引起，脑部神经元高度同步化，且常具有自限性的异常放电所导致，以发作性、短暂性、重复性及通常为刻板性的中枢神经系统功能失常为特征的综合征。每次发作称为痫样发作，反复多次发作所引起的慢性神经系统病症则称为癫痫。按照有关神经元的部位和放电扩散的范围，功能失常可能表现为运动、感觉、意识、行为、自主神经等不同障碍，或兼有之。患者可有一种或数种发作为其症状。癫痫是一种常见病，国内流行病学调查显示其患病率为5‰，全国约有600万~700万患者。可见于各个年龄组，青少年和老年是癫痫发病的两个高峰年龄段。

二、病因及发病机制

（一）病因分类

癫痫都是有病因的，但限于对癫痫认识的局限性，有些病因人类已知，有些则在探索中。前者称为症状性或继发性癫痫，后者称为特发性癫痫。对临床表现提示为症状性癫痫，但尚不能明确病因者则称为隐源性癫痫。

1. 特发性癫痫　特发性癫痫应是病因不清楚的癫痫，一旦明确病因就应归于继发性癫痫中。但目前临床上更倾向于将基因突变和某些先天因素所致，有明显遗传倾向，需用分子生物学方法才能发现病因的癫痫仍称为特发性癫痫。特发性癫痫另一个主要特征是到目前为止，仍然没发现其脑部有足以引起人类癫痫发作的结构性损伤或生化异常。在这类患者的脑部并无可以解释症状的结构变化或代谢异常，而是和遗传因素有较密切的关系。

2. 症状性癫痫　由多种脑部病损和代谢障碍所引发。

（1）先天性疾病：如染色体异常、遗传性代谢障碍、脑畸形、先天性脑积水等。

（2）产前期和围生期疾病：产伤是婴儿期癫痫的常见病因。脑挫伤、水肿、出血和梗死也能导致局部脑硬化，若干年后形成痫灶。脑性瘫痪病人也常伴发癫痫。

（3）高热惊厥后遗症：严重和持久的高热惊厥可以导致包括神经元缺失和胶质增生的脑损害，主要在颞中侧面，尤其在海马体。

（4）外伤：颅脑损伤后遗癫痫者，以伴有凹陷骨折、硬脑膜撕裂、局部神经系统体征、长期外伤后记忆障碍以及外伤后数周内即发生早期痫性发作的病例最多。

（5）感染：见于各种细菌性脑膜炎、脑脓肿、肉芽肿、病毒性脑炎以及脑寄生虫病，如猪囊虫、血吸虫、弓形虫等感染。

（6）中毒：例如铅、汞、一氧化碳、乙醇、士的宁、异烟肼中毒以及全身性疾病如妊娠高血压综合征等。

（7）颅内肿瘤：在成年期开始发作的症状性癫痫中，除外伤外，幕上肿瘤也是常见原因，尤其是生长于额叶及中央回皮质附近的少突胶质细胞瘤、脑膜瘤、星形细胞瘤和转移性癌肿等。

（8）脑血管疾病：脑血管畸形和蛛网膜下腔出血、卒中后、高血压脑病等。

（9）营养、代谢性疾病：儿童佝偻病、胰岛细胞瘤所致低血糖、低血钠、高渗透压状况（如糖尿病高血糖、高血钠等）、尿毒症、肝性脑病、卟啉病、甲亢、甲状旁腺功能减退和维生素 B_6 缺乏症等。

（10）变性疾病：阿尔茨海默病和皮克病等。

（二）癫痫发作的临床分类可简单分为：

1．全身性发作

（1）强直 - 阵挛型。

（2）失神发作。

（3）其他类型（强直、阵挛、肌阵挛、失张力）。

2．局灶性发作

（1）简单部分发作。

（2）复杂部分发作。

（3）部分性发作发展至继发全身性发作。

3．不能分类的发作

（三）影响癫痫发作的因素可分遗传和环境两个方面

1．遗传因素　在特发性癫痫的近亲中，患病率为 2%~6%，高于一般人口的 0.5%~1%。特发性癫痫实际上包含多种疾病和综合征，具有不同的遗传方式，牵涉一个或数个基因。在大多数疾病中，所遗传者仅为痫性发作的预致性。其外显率也受年龄限制，即如以脑电图上 3Hz 棘慢波组合为特征的儿童期失神癫痫，其兄弟姐妹在适龄时（5~16 岁）有 40%以上呈现同样异常脑电图，但其中仅 1/4 发生临床发作，提示环境因素的作用。

在症状性癫痫患者的近亲中，癫痫患病率为 1.5%，也略高于常人，指示同样罹病时，癫痫预致性的作用。

2．环境因素

（1）年龄：有多种特发性癫痫的遗传因素，其外显率和年龄密切相关。在另一方面，脑的发育过程也影响癫痫的表现形式。例如儿童失神癫痫，多在六七岁开始，表现为频繁失神发作，青春期后常转化为全面性强直 - 阵挛发作。

（2）内分泌：在女性患者中，任何类型的发作通常在经期和排卵期加频。实验证明雌激素低落时和黄体酮急降时最易发作，少数患者仅在经期内发作，称为经期性癫痫。更有少数患者仅在妊娠早期有发作，称为妊娠性癫痫。

（3）睡眠：特发性全面性强直－阵挛发作常在晨醒后发生，婴儿痉挛症也有类似现象。良性儿童中央－颞部癫痫大多在睡眠中发作。复杂部分性癫痫（颞叶癫痫）常在日间表现精神运动发作，而在夜间发生强直－痉挛发作。此外，睡眠缺乏常会诱发发作。

（4）诱发因素：除睡眠缺乏外，疲劳、饥饿、便秘、饮酒、情感冲动以及各种一过性代谢紊乱和过敏反应，都可能激发患者的发作。过度换气对于失神发作，过度饮水对于强直－痉挛发作，闪光对于肌阵挛发作，也有诱发作用。有些患者仅在某种特定条件下开始发作，例如闪光、音乐、惊吓、心算、阅读、书写、下棋、玩牌、沐浴、刷牙、起步、外耳道刺激等，统称为反射性癫痫。

（四）发病机制

癫痫的发病机制仍不完全清楚，但一些重要的发病环节已为人类所知。

1. 神经元异常放电及其扩布　神经元异常放电是癫痫的病变基础，而异常发电的原因是离子异常跨膜运动所致，后者的发生则与离子通道结构和功能异常有关，调控离子通道的神经递质或调质功能障碍又是引起离子通道功能异常的主要原因，离子通道蛋白和神经递质多数以 DNA 为模板进行代谢的基因表型产物，因而其异常往往与基因的表达异常有关。

起步神经元的异常放电要变为成千上万神经元高度同步化放电就必须通过神经元间连接通道多方向扩布。神经元间的连接通道有直接和间接两大类，后一种连接方式称为突触连接，是人类神经元连接的主要方式。有研究表明，癫痫病人神经元突触有明显的功能异常，这种病态突触通过囊泡的快速循环再生使正常情况下每秒仅能传播数次或数十次神经冲动的突触传递功能增加到数十次到数百次/秒，使癫痫样放电得以迅速扩布。可用下列表达方式来表述病因、神经元异常放电及其扩布与癫痫的关系，但每个环节中的具体细节，则仍在研究中。

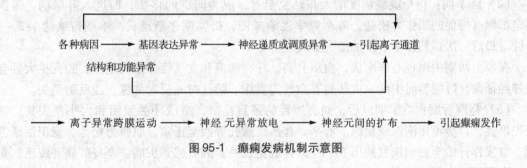

图 95-1　癫痫发病机制示意图

2. 脑电图上痫性放电与临床发作　单个神经元的异常放电并不足以引起临床上的癫痫发作，但这种异常的神经元放电进入到局部的神经网络并在其中传播时，可受到网络内兴奋或抑制神经元的增益或抑制，使这种异常电流增大或降低。当异常电流增加到一定程度，并可通过脑电图记录到时，就表明为脑电图上的痫性放电。当电流增加到足以冲破脑部的抑制功能，或脑内对其抑制作用减弱时，就会沿电阻最小径路传播，引起临床上的癫痫发作。现有研究资料支持脑电图上的痫性放电是以谷氨酸为代表的脑内兴奋功能增强的结果，临床上的癫痫发作除兴奋功能增强外，还与 GABA 为代表的脑内抑制功能绝对或相对减弱有关。

3. 不同类型癫痫发作的可能机制　异常电流的传播被局限在某一脑区，临床上就表现为局灶性发作；痫性放电波及到双侧脑部则出现全面性癫痫；异常放电在边缘系统扩散，可引起复杂部分性发作；放电传到丘脑神经元被抑制，则出现失神小发作。

三、护理评估

（一）健康史

1. 如果患者年龄较小，应询问患者母亲围生期情况，是否有产伤而导致患儿脑挫伤、脑水肿、脑出血等。

2. 询问患者家族史，家族成员中有无相似的症状，有无其他遗传病史。

3. 患者是否患过其他疾病，如外伤、脑部感染、中毒、颅内肿瘤、脑血管疾病等，以及疾病的治疗情况。

4. 评估患者是否存在癫痫发作的诱发因素，如睡眠不足、疲劳、便秘、情感冲动等。

5. 评估患者生活环境是否舒适。

（二）临床表现

癫痫发作最常见的为强直－阵挛发作，失神发作，简单部分性发作，复杂部分性发作等。

1. 强直－阵挛发作（大发作）　以意识丧失和全身抽搐为特征。发作可分三期：

（1）强直期：所有的骨骼肌呈现持续性收缩。上睑抬起，眼球上翻，喉部痉挛，发出叫声。口部先强张而后突闭，可能咬破舌尖。颈部和躯干先屈曲而后反张。上肢自上举、后旋，转变为内收、前旋。下肢自屈曲转变为强烈伸直。强直期持续 10 ~ 30 秒后，在肢端出现微细的震颤。

（2）阵挛期：待至震颤幅度增大并延及全身，成为间歇的痉挛，即进入阵挛期。每次痉挛都继有短促的肌张力松弛。阵挛频率逐渐减慢，松弛期逐渐延长。本期持续约 1/2 ~ 1 分钟。最后一次强烈痉挛后，抽搐突然终止。

在以上两期中出现心率增快，血压升高，汗、唾液和支气管分泌物增多，瞳孔扩大等自主神经征象。呼吸暂时中断，皮肤自苍白转为发绀。瞳孔对光反射加深，浅反射消失。

（3）痉挛后期：痉挛期以后，尚有短暂的强直痉挛，造成牙关紧闭和大小便失禁。呼吸先恢复，口鼻喷出泡沫或血沫。心率、血压、瞳孔等回至正常。肌张力松弛。意识逐渐苏醒，自发作开始至意识恢复约历 5 ~ 10 分钟或更长些。醒后感到头痛、全身酸痛和疲乏，对抽搐全无记忆。不少患者意识障碍减轻后进入昏睡。个别患者在完全清醒前有自动症或情感变化，如暴怒、惊恐等。在药物不全控制下，发作的强度和时间可能减少。

强直期的脑电图表现为振幅逐渐增强的弥漫性 10 次/秒波。阵挛期脑电图表现为逐渐变慢的弥漫性慢波，附有间歇发生有成群棘波。痉挛后期脑电图呈低平记录。

癫痫持续状态指一次癫痫发作后在意识尚未恢复又一次的反复发作或相继连续发作，或临床发作和/或脑电发放持续 30 分钟以上的一种固定而持续的状态，以强直－阵挛持续状态最常见。由于持续抽搐，脑组织缺氧，机体代谢活动剧增，可引起生命功能衰竭而造成永久性损害甚至死亡，故应作紧急处理。

2. 失神发作（小发作）　以短暂的意识障碍为特征，表现为突然发生意识丧失，呼之不应，双眼瞪视，言语中断，手持物落地，一般历时 5～30 秒，清醒后对发作无记忆。

3. 简单部分性发作　以局部症状为特征，多见于一侧口角、眼睑、手指或足趾，也可能涉及一侧面部或一个肢体的远端，呈阵发性抽搐，历时数秒或数分钟，如不扩展成大发作，则意识并无障碍。

4. 复杂部分性发作　又称精神运动性发作，以精神症状为特征的一种颞叶癫痫，属于继发性癫痫。发作时间不等，一般持续数分钟至数小时，发作时患者可表现为意识混乱，如视物变形、移位、幻觉，做无意识动作例如机械地重复原来的动作，或出现其他动作如吸吮、咀嚼、舔唇、清喉，或是搓手、抚面、解扣、脱衣、摸索衣裳、挪动桌椅，甚至游走、奔跑、乘车、上船，也可有自动言语或叫喊、歌唱等。对发病时的行为全无记忆。

（三）辅助检查

1. 脑电图检查　对本病诊断有重要价值，约有半数以上癫痫患者在发作的间歇期亦可出现各种痫样放电，如棘波、尖波、棘 - 慢波等病理波。强直 - 阵挛发作时可见弥漫性棘波。常规脑电图记录时间短，目前 24 小时磁带记录监测日益被重视。

2. 颅脑 CT、MRI　显示脑萎缩较多见，其他可显示颅内占位、脑梗死、脑血管畸形。

（四）心理社会评估

应评估患者及其家属对患者患病的反应，采取的态度，接受程度和应对能力，评估其家庭和社会支持系统的情况。

癫痫是一种慢性疾病，部分病例治疗比较困难，甚至迁延终身。躯体的痛苦，社会的偏见，严重影响患者心理健康，患者常感到紧张、恐惧、焦虑、情绪不稳，每时每刻都在担心再次发病。

四、护理诊断及医护合作性问题

1. 清理呼吸道无效　与发作时喉部痉挛、唾液或支气管分泌物增多，癫痫持续状态有关。

2. 气体交换受损　与发作时间长导致误吸、发作时引起低氧血症、肌肉痉挛所致换气减少有关。

3. 脑组织灌注量改变　与继发癫痫的脑缺氧、脑水肿有关。

4. 有受伤的危险　与突然意识丧失、抽搐、癫痫持续状态、判断力受损有关。

5. 完全性尿失禁、排便失禁　与高级中枢抑制作用减弱、癫痫持续状态有关。

6. 有误吸的危险　与癫痫持续状态、唾液、支气管分泌物增多有关。

7. 知识缺乏　与不理解疾病过程、药物性能、无自我保健及自理知识有关。

8. 自理缺陷　与癫痫持续状态有关。

9. 社交障碍　与抽搐发作、尿失禁、影响社交形象有关。

10. 潜在并发症

（1）窒息、吸入性肺炎：与癫痫发作时全身抽搐、意识丧失、呕吐物误吸入气管有关。

（2）脑水肿：与癫痫发作时脑缺氧有关。

五、计划与实施

通过及时的治疗和精心的护理，患者病情得到控制，癫痫发作时保持呼吸道通畅，无误吸、窒息、外伤等并发症出现，患者能和正常人一样生活。癫痫不论是原发性或继发性，其最重要的是控制发作，而控制发作的主要手段是药物治疗。

（一）抗癫痫药物的治疗与护理

由于服药是长期的，可有多种副作用，常需配合定期的临床实验检查。在开始治疗前需向患者或其家属解释清楚，以获得其充分合作。

1. 常用的药物　苯妥英钠为乙内酰脲盐，作用是稳定神经膜，阻止钠离子通路和减少高频冲击后的突触易化。卡马西平为三环类化合物，作用和苯妥英钠类似。苯巴比妥为巴比妥类，作用为阻止痫性电活动的传导。乙琥胺为琥珀酸胺，作用为减少重复性传递和抑制皮质的兴奋性传入。丙戊酸钠为脂肪酸，作用为抑制 γ-氨基丁酸转氨酶。氯硝西泮为苯二氮䓬类，作用于抑制性受体。扑痫酮为苯巴比妥先驱物，作用与其相同。常用药物的剂量及副作用详见表95-1。

表 95-1　常见抗癫痫药物

	有效血浓度 mg/L	每日剂量（mg）			副作用		
		儿童		成人	轻	中	重
		3~6岁	>6岁				
苯妥英钠	10~25	100~150	150~300	300~500	胃肠道反应、牙龈增生、毛发增生、失眠、头痛	皮疹、眼震复视、呐吃、共济失调、贫血、低血钙、高血糖	剥脱性皮炎粒细胞缺乏症、淋巴结肿大、脑病
卡马西平	4~10	200~400	400~800	600~1200	胃肠道反应、嗜睡、头痛	皮疹、血白细胞减少、眩晕、复视、共济失调、眼震	再生障碍性贫血、精神症状、剥脱性皮炎
扑痫酮	5~15		25~1000	75~1500	嗜睡、烦躁	共济失调、眩晕、皮疹、贫血、抑郁	剥脱性皮炎
苯巴比妥	15~30	30~120	60~150	90~300	嗜睡、烦躁	皮疹、共济失调	剥脱性皮炎
丙戊酸钠	50~100	400~600	600~1000	600~1600	胃肠道反应、嗜睡、脱发、头痛、震颤、体重增加	共济失调、皮疹	肝损害、血小板减少
乙琥胺	40~120	250~750	500~1000	750~1500	胃肠道反应、头痛、眩晕	皮疹	精神症状、血小板减少、粒细胞缺少
氯硝西泮	0.015~0.05	1~3	2~4	4~6	嗜睡、不宁、便秘、唾液增多	皮疹、呐吃、共济失调、精神症状	白细胞缺乏

2. 药物的选择　主要决定于发作类型，还要考虑药物的毒性。部分性发作，卡马西平或苯妥英钠为首选药。全身强直-阵挛发作，丙戊酸钠、卡马西平或苯妥英钠为首选药。精神运动性发作，卡马西平、扑痫酮为首选药。失神小发作，乙琥胺、丙戊酸钠为首选药。强直性、失张力性或非典型失神发作，卡马西平、苯巴比妥、氯硝西泮、丙戊酸钠为首选。婴

儿痉挛症首选药为促肾上腺皮质激素（ACTH），其次为氯硝西泮。

抗痉挛药物应选择止痉作用快、效果好的药物。在静脉注射过程中必须随时调整速度，严密观察生命体征的变化，因为这类药物有抑制呼吸、心跳等副作用。如有呼吸变浅、心跳变慢，应立即放慢注射速度或停止注射。如出现呼吸抑制、心跳暂停，应立即停止注射，行人工呼吸、心脏按压和氧气吸入，必要时给予呼吸兴奋剂。连续抽搐者应防止缺氧而致脑水肿，可按医嘱静脉快速滴入脱水剂，应保证药物剂量和注射速度，并给予吸氧。

3. 用药原则

（1）传统的用药方法是选用一种药物，由小剂量逐渐加量。如继续发作，可选用两种药物。但不宜使用两种在化学结构上同类的药物，然后调整到控制发作，以不产生中毒反应为宜。

（2）一般不得随意更换或间断，更换药物应逐渐过渡，更换期间可在原先用药基础上加用新药，逐渐减少及停止原用药物。

（3）应坚持长期服药，至完全控制癫痫发作3～5年且脑电图正常后，方可逐渐减量或停药。减药过程亦需1～2年，切忌短期或突然停药。病程越长，剂量越大，停药越要缓慢。停药后如复发，重新给药如前。少数患者可能需终生服药。

4. 服用方法　由于大多数药物会产生胃肠道反应，每日剂量一般分数次服用。苯妥英钠有强碱性，宜在饭后吞服。对于发作多在夜晚和清晨的患者，用药可集中在下午和入睡前。

5. 对于症状比较顽固，虽经长期服用各种抗癫痫药物仍经常发作，可以采用手术治疗。手术治疗必须符合以下条件：①至少经过两年以上的正规治疗，血药浓度在治疗范围内仍不能控制发作者；②发作频繁，每月平均发作4次以上并影响正常的工作、学习；③病灶局限，定位明确，而且病灶不位于重要的功能区，如语言中枢、记忆中枢、感觉运动中枢等。癫痫病灶切除以后还要坚持服药一段时间，一般在两年左右，两年后如不再犯，就可以逐渐减药、停药，最后痊愈。

（二）癫痫持续状态的护理

1. 遵医嘱给药，尽快控制抽搐发作　①地西泮是治疗癫痫持续状态的首选药物，首次量儿童0.2～0.4mg/kg，成人为20mg/kg，静脉注射，1～3小时可重复用药一次。也可以配合苯巴比妥钠0.1g，4～6小时，肌内注射一次；②苯妥英钠静注，成人首次剂量为每公斤体重14mg，溶于10mg注射用水中，以每分钟5mg速度为限，儿童每次每公斤体重3～5mg极缓慢静注。对心脏传导阻滞及心动过缓者忌用；③10%水合氯醛20～30ml（儿童每公斤体重0.5ml）保留灌肠。

2. 降低脑水肿　由于持续发作常伴发脑水肿，在控制抽搐的同时应给脱水剂快速静脉滴注，常用药物为20%甘露醇。同时应认真记录24小时出入量，控制进水量。密切观察病情，观察应用脱水剂后患者意识障碍是否改善，生命体征是否好转，若情况逐渐恶化说明脑水肿还在加重，脱水治疗仍需加强。

3. 保持呼吸道通畅　患者取侧卧位，避免呕吐物误吸导致窒息或吸入性肺炎。及时吸痰，必要时做气管切开术。给予吸氧。

4. 及时处理高热，防止水、电解质和酸碱平衡失调。

5. 注意全身情况，维持呼吸、循环正常功能，给予有效抗生素预防肺部感染。

6. 发作控制后，继续定期给予常规维持量抗癫痫药物，进行各种检查，找出病因，及时对因治疗。

（三）满足患者的心理需要

患者因长期反复发作，故而恐惧、焦虑、悲观、自卑、精神负担重，如果家人对患者不关心甚至嫌弃，使患者更郁闷。因此必须协同家属对患者鼓励、疏导、劝说，解除其精神负担。家属的亲切关怀及温暖可使患者恢复正常生活情趣，增强其对家庭的责任感，而增强治愈的迫切感及信心，愿意并主动配合诊疗及护理。

（四）满足患者的生理需要

1. 病室环境　患者病室清洁、安静，光线不可过强，空气清新，有适宜的温度和湿度，减少一切不必要的刺激，以免诱发癫痫。

2. 饮食　生活中要注意不要暴饮暴食，不要一次饮水过量（一般小于 400ml/次）和摄入大量的甜食，因为有时胃受牵张可致癫痫发作。如癫痫频繁发作，患者体力消耗大时，应给予高蛋白、高热量、高维生素的食物。癫痫发作后，神志未完全清醒前，不要给患者喂水喂饭，以免引起窒息。如 24 小时以上不能经口进食者或昏迷患者，给予鼻饲流质，供给足够的营养。每日饮水量限制在 1500ml 左右，水分过多可促使癫痫发作。

3. 睡眠　不要过分紧张、劳累，避免过喜、过悲等精神刺激，保证足够的睡眠，不要伏卧睡眠，以防发作时影响呼吸。

（五）安全的护理

患者不要单独外出，不要到公共浴池、河边等危险的地方，更不要高空作业，以防意外。睡眠时，床周围应加床档，以防发作时摔伤。如果发现患者有癫痫发作的先兆，应迅速做好保护，立即扶其卧倒，注意保护头部及四肢，眼镜与义齿摘掉，速将衣领、衣扣、裤带松开。发作时，尽快将头置于侧位，防止呕吐物吸入呼吸道。保护抽搐的肢体以防碰伤，但不要用力按压，以免造成骨折、肌肉撕裂及关节脱位。抽搐停止前，护士应守护床边观察，并保护患者。

（六）皮肤的护理

癫痫发作可使膀胱与腹壁肌肉强烈收缩而发生尿失禁，应加强皮肤护理，及时更换被褥。昏迷病人每 1～2 小时翻身一次，翻身时动作要轻，避免拖、拉。保持床铺平整、清洁、干燥，受压部位加气垫或棉垫，温水擦浴按摩。一旦出现压疮，应用红外线照射，减少渗出，按时换药。

（七）保持呼吸道通畅，防止窒息

在强直阵挛发作时患者有意识丧失，应将患者头位放高转向一侧，使唾液由口角流出，并及时吸痰。必要时托起下颌，用舌钳拉出舌或插入口咽通气管，以防舌后坠引起呼吸道阻塞。

（八）密切观察病情

癫痫发作前有先兆症状，虽为时仅几秒钟，但常能提示病灶的部位。如患者出现幻听、幻视等先兆，有的患者发作前可感到头痛、肢体麻木发软、恐惧、惊慌、躁动等，发现上述先兆应迅速做好保护。发作期间，应密切观察患者的神志、瞳孔、面色、呼吸、血压及脉搏的变化，并详细记录发作的情况，如抽搐的部位、顺序、持续时间和间歇时间、发作时有无大小便失禁、呕吐、外伤等。

（九）提高患者及家属对疾病的认识，加强自我护理能力

应向患者及家属介绍本病的基本情况，特别是告诉患者有哪些诱发因素，以便知道如何避免诱因，减少发作。应建立严格的生活制度，劳逸结合，禁饮酒，饮食应富于营养又易消化，多吃蔬菜水果。保持心情愉快，情绪平稳。做力所能及的工作，注意环境安全，避免单独行动，限制其有危险性的工作和活动如登高、游泳、驾驶车辆、带电作业等。随身携带简要病情诊疗卡，以备万一发作时能及时得到有效的处理。

（十）做好出院指导

1. 坚持服药 2~5 年不间断，为防止遗忘，可于固定地方放置药物，并于每日固定时间服用。

2. 养成良好的生活习惯，按时休息，保证充足睡眠，避免过度劳累及进食刺激性强的食物。避免受凉、淋雨及用过冷过热的水沐浴。

3. 外出需有人陪行，如有发作先兆，应尽快找一安全地点平卧，并于上下齿间咬上纱布或手帕。平时随身携带疾病治疗卡，以利发作时及时得到抢救和治疗。

4. 不宜从事高空、水上、炉旁、驾驶或高压电机房等危险性工作，不宜参加剧烈运动和重体力劳动。

5. 尽量避免某些特发因素，如闪电、音乐、生气、惊吓等，减少声光刺激，如使用窗帘、滤声器，不去镭射或卡拉 OK 厅等嘈杂声所，保持安静环境。

6. 遵医嘱按时到医院复查。

六、预期结果及评价

1. 患者癫痫发作时保持呼吸道通畅，避免窒息。

2. 患者保持良好的气体交换功能，表现为呼吸平稳、规律，无发绀。

3. 患者能够保持良好的脑灌注，表现为神清，语言流利，瞳孔大小正常，对光反射灵敏。

4. 患者得到安全护理，无外伤发生。

5. 患者尿床次数减少，肛周皮肤保持完整。

6. 患者不发生误吸。

7. 患者能够讨论疾病过程，治疗及安全措施。

8. 患者的生理需要得到满足。

9. 患者保持正常心态，参加正常社交活动，心理需要得到满足。

10. 患者没有感染的症状或体征，不发生窒息。

11. 患者不发生脑水肿。

（赵桂京）

第九十六章　重症肌无力患者的护理

▶▶ 关键词

myasthenia gravis（MG）	重症肌无力
myolloid	肌样细胞

一、概述

重症肌无力（myasthenia gravis，MG）是一种神经－肌肉传递障碍的获得性自身免疫性疾病，病变主要累及神经－肌肉接头突触后膜上乙酰胆碱受体（acetylcholine receptor，AchR）。临床特征为部分或全身骨骼肌极易疲劳，通常在活动后症状加重，经休息和胆碱酯酶抑制剂（cholinesterase inhibitor，ChEI）治疗后症状减轻。

二、病因及发病机制

正常神经－肌肉接头的兴奋传递包括：①运动神经终末端内合成乙酰胆碱（Ach），并贮存于突触小泡中。每个突触小泡内均含有足量的 Ach；②神经兴奋到达末端时，能引起数百个突触小泡内的 Ach 同时进入突触间隙，使 Ach 弥散到突触后膜；③两个分子的 Ach 与突触后膜上一个 Ach 受体结合，引起突触后膜的离子迁移和膜电位的产生。数百个小终板电位叠加形成终板电位和动作电位而完成肌肉收缩。上述传递过程中任何部位的障碍均引起肌无力症状。

重症肌无力最先由英国的 Thomas Willis 报道（1672 年），1960 年 Simpson JA 首次提出该病与自身免疫功能障碍有关。近几十年的临床及实验研究表明，重症肌无力是由于神经肌肉接头突触后膜乙酰胆碱受体被自身抗体损坏所致的自身免疫性疾病。实验研究证明：①将由电鳗鱼放电器官提取并纯化的 Ach R（乙酰胆碱受体）注入家兔，可成功地产生实验性重症肌无力，并在实验动物的血清中可测到 AchR 抗体。进一步研究证明这些抗体的结合部就在突触后膜的 AchR。用免疫荧光法发现实验动物突触后膜上 AchR 的数目大量减少，从而确定 MG 的发病机制为体内产生了 AchR 的抗体。由于一个乙酰胆碱受体上有两个 α 亚单位，每一个 α 亚单位上有一个与 Ach 相结合的部位，故每一个乙酰胆碱受体可有两个部位与 Ach 结合，如果这个部位与 Ach 受体抗体结合就会占据与 Ach 结合的部位。此外在补体的参与下和 AchR 发生免疫应答，破坏了大量的 AchR，导致突触后膜传递障碍而产生肌无力。②80%~90% MG 患者血清中可测出 AchR 抗体，这种抗体是特异性抗体，在其他肌无力患者中一般不易测出，因此对诊断本病有特征性意义。③将重症肌无力患者的血清输入小鼠可产生类重症肌无力的症状和电生理改变。同理，新生儿重症肌无力是由于重症肌无力母亲的 AchR 抗体经胎盘传给了胎儿。④80% 以上的重症肌无力患者伴有胸腺异常，其中 10%

~20% 的患者为胸腺瘤。33%~75% 胸腺瘤患者合并重症肌无力。胸腺切除以后，70% 的患者临床症状改善。⑤重症肌无力患者常合并其他自身免疫性疾病，如甲状腺功能亢进，甲状腺炎，系统性红斑狼疮，类风湿性关节炎和天疱疮等。部分患者还与内分泌功能紊乱有关，女性患者常在月经期症状加重，闭经、妊娠时症状减轻，分娩或产后期症状加重。卵泡激素能促进 AchR 的合成，因此，孕二酮类激素在某些重症肌无力患者中有相当疗效。

以上研究表明重症肌无力是一自身免疫性疾病，其发病机制为体内产生的 AchR 抗体，在补体参与下与突触后膜的 AchR 产生免疫应答，破坏了大量的 AchR，不能产生足够的终板电位，导致突触后膜传递障碍而产生肌无力。AchR 抗体是一种多克隆抗体，主要成分为 IgG，10% 为 IgM。骨骼肌盐酸型 AchR 受体是一个分子量为 250kD 的五聚体跨膜糖蛋白，由 4 类 5 个同源亚单位构成，其中 α 亚单位上有一个与乙酰胆碱结合的特异结合部位，也就是 Ach 抗体的结合位点。在 AchR 抗体干扰中，有些直接竞争性抑制 Ach 与 AchR 结合，称为直接封闭抗体；有些 AchR 抗体干扰 Ach 与 AchR 结合，称为间接封闭抗体。与 AchR 结合的 AchR 抗体通过激活补体而使 AchR 降解和结构改变，使突触后膜上的 AchR 绝对数目减少。因此，当连续的神经冲动到来时，随着突触间隙内 AchR 浓度的下降，就不足以产生可引起肌纤维收缩的动作电位，从而在临床上表现为易疲劳的肌无力。细胞免疫在 MG 的发病中也起一定的作用。MG 患者周围血中辅助性 T 细胞增多，抑制性 T 细胞减少，造成 B 细胞活性增强而产生过量抗体。

但是，引起重症肌无力免疫应答的始动环节仍不清楚。由于几乎所有的重症肌无力患者都有胸腺异常，故推断诱发免疫反应的起始部位在胸腺。胸腺是一免疫器官，是 T 细胞成熟的场所，T 细胞可介导免疫耐受以免发生自身免疫反应。而增生的胸腺中的 B 细胞可产生 AchR 抗体。在正常和增生的胸腺中存在肌样细胞（myoid cell），具有横纹并载有 AchR，最近还在胸腺中检测到 AchR 亚单位的 mRNA，因而推测在一些特定的遗传素质个体中，由于病毒或其他非特异性因子感染后，导致肌样细胞上的 AchR 构型发生某些变化，成为新的抗原，其分子结构与神经-肌肉接头处的 AchR 的结构相似，刺激了免疫系统而产生 AchR 抗体，它即作用于肌样细胞上的 AchR，又作用于骨骼肌突触后膜上的 AchR（交叉反应）。淋巴增生的胸腺的 B 细胞产生的 AchR 抗体随淋巴系统循环流出胸腺进入体循环，到神经肌肉接头突触后膜与 AchR 产生抗原抗体反应。AchR 抗体的 IgG 也可由周围淋巴器官和骨髓产生。另一个始动因素可能是神经-肌肉接头处 AchR 的免疫原性改变，因治疗类风湿的 D-青霉胺可诱发重症肌无力。家族性重症肌无力的发现及与人类白细胞抗原（HLA）的密切关系提示重症肌无力的发病与遗传因素有关。

三、病理

本病的病理改变包括肌纤维、神经-肌肉接头和胸腺三大部分。

（一）肌纤维

主要表现为：①局灶性炎性变，可见急性肌纤维凝固、坏死、肿胀，横纹及肌原纤维消失及吞噬细胞浸润；②肌纤维间、小血管周围可见淋巴细胞集结，称为淋巴溢；③散在失神经性肌萎缩。肌纤维的上述三种形态学改变均非特异性，可见于多发性肌炎或其他神经源性疾病。

（二）神经－肌肉接头

可见终板栅变细、水肿和萎缩。电镜下神经－肌肉接头处活检可见突触后膜皱褶减少、变平坦，其上乙酰胆碱受体数目减少、受体变性。免疫化学染色还可见到突触后膜上有 IgG-C3-Ach 受体结合的免疫复合物沉积、后膜崩解等。

（三）胸腺

是重症肌无力病理的重要组成部分。80% 以上患者伴发胸腺增生，即使没有胸腺增生的正常胸腺中亦可见到淋巴小结生发中心增生。10%～20% 患者伴发胸腺瘤。病理形态中常有淋巴细胞型、上皮细胞型和混合型三种，后两种细胞类型者常伴重症肌无力。

四、护理评估

（一）健康史

1. 询问患者是否患其他自身免疫疾病，如甲状腺功能亢进、系统性红斑狼疮、类风湿性关节炎等。
2. 女性患者询问有无月经期症状加重，闭经、妊娠时症状减轻，分娩或产后症状加重。
3. 询问患者是否有胸腺瘤。
4. 询问患者家属中是否有类似的患者。

（二）临床表现

任何年龄均可发病，最小数个月，最大 70～80 岁。女性略多于男性，男女比例为 1：1.5。总体上说本病约有两个发病高峰年龄，第一个高峰为 20～30 岁，以女性为多；第 2 个高峰为 40～50 岁，以男性和伴发胸腺瘤者较多。如母亲患重症肌无力，则其婴儿可从胎盘获得 AchR 抗体而出现暂时性的重症肌无力症状，多于生后 6 周左右症状消失。我国 10 岁以下发病者占重症肌无力患者的 10%，家族性病例少见。感染、精神创伤、过度疲劳、妊娠、分娩等为常见的诱因，有时甚至诱发重症肌无力危象。

重症肌无力有以下临床特征：

1. 受累骨骼肌病态疲劳　肌肉连续收缩后出现严重肌无力甚至瘫痪，经短暂休息后可见症状减轻或暂时好转。肌无力症状易波动，多于下午或傍晚劳累后加重，晨起和休息后减轻，称之为"晨轻暮重"。

2. 受累肌肉的分布　虽然全身骨骼肌均可受累，但以颅神经支配的肌肉及脊神经支配的肌肉更易受累。常从一组肌群无力开始，逐步累及到其他肌群。首发症状常为一侧或双侧眼外肌麻痹，如上眼睑下垂，斜视和复视。重者眼球运动明显受限，甚至眼球固定，但瞳孔括约肌不受累。若累及面部肌肉和口咽肌则出现表情淡漠、苦笑面容；连续咀嚼无力，进食时间长；说话带鼻音、饮水呛咳、吞咽困难。若胸锁乳突肌和斜方肌受累则颈软、抬头困难、转颈、耸肩无力。四肢肌肉受累以近端为重，表现为抬臂、梳头、上楼梯困难，腱反射通常不受影响，感觉正常。呼吸肌受累出现咳嗽无力、呼吸困难，称之为重症肌无力危象，是致死的主要原因。心肌偶可受累，可引起突然死亡。

3. 胆碱酯酶抑制剂治疗效果好，这是重症肌无力一个重要的临床特征。

4. 起病隐袭，整个病程有波动，缓解与复发交替，晚期病人休息后不能完全恢复，但重症肌无力不是持续进行性加重疾病。少数病例可自然缓解，多发生在起病后 2～3 年内。

偶有亚急性起病，进展较快者。多数病例迁延数年或数十年，靠药物维持。

5. **临床分型**　Osserman 根据发病年龄、肌无力受累范围和病情严重性分为下列数种类型。

(1) 成年肌无力：又可分为五型。①Ⅰ单纯眼肌型（15%~20%）：病变限于眼外肌，出现上睑下垂和/或复视。对肾上腺糖皮质激素反应佳，预后好。②Ⅱa 轻度全身型（30%）：从眼外肌开始逐渐波及四肢和球部肌肉，出现四肢肌肉轻度的病态疲劳，但呼吸肌常不受累；Ⅱb 中度全身型（25%）：四肢肌群受累明显，除伴有眼外肌麻痹外，还有较明显的延髓肌麻痹症状，如说话含糊不清、吞咽困难、饮水呛咳、咀嚼无力，但呼吸肌受累不明显。③Ⅲ急性进展型（15%）：发病急，多在 6 个月内达到高峰，常出现延髓肌、肢带肌、躯干肌和呼吸肌严重无力，有重症肌无力危象，需做气管切开，死亡率高。④Ⅳ迟发重症型（10%）：2 年内从Ⅱa 或Ⅱb 发展而来，症状同Ⅲ型，常合并胸腺瘤，预后较差。⑤Ⅴ肌萎缩型：为肌无力伴有肌萎缩者。

(2) 儿童肌无力：占我国重症肌无力患者的 10% 左右。该组病例的绝大多数仅限于眼外肌麻痹、双睑下垂等单纯眼肌麻痹。约有 1/4 的病例可自行缓解。仅少数病者累及全身骨骼肌。儿童重症肌无力中还有两种特殊亚型：①新生儿肌无力：占肌无力母亲分娩的婴儿中的 10%~14%。在出生后的第 1 天即出现无力，表现为吸吮困难、哭声低沉。新生儿肌无力的发生与母亲血液中抗 Ach 受体抗体通过胎盘到达胎儿体内有关。多数婴儿在 2 周后逐渐好转；②先天性肌无力：系指出生或生后短期内出现婴儿肌无力，并持续存在眼外肌麻痹。这组婴儿母亲虽无重症肌无力，但其家族中或同胞兄妹中有肌无力病史。

(3) 少年型重症肌无力：系指 14 岁以后 18 岁前起病之重症肌无力，此型肌无力病者亦以单纯眼睑下垂或斜视、复视多见，吞咽困难或全身无力者较儿童肌无力多见。亦有部分患者仅表现单纯四肢肌无力。

(4) 肌无力危象：由于肌无力患者因呼吸、吞咽困难而不能维持基本生活、生命体征，称为肌无力危象，发生率占肌无力总数的 9.8%~26.7%。呼吸道感染、分娩、妊娠、药物使用不当（抗胆碱酯酶药物停用或过量、皮质激素、卡那霉素、链霉素等）可诱发。肌无力危象发生的原因有 3 种情况：①肌无力危象：系由疾病发展和抗胆碱酯酶药物不足所引起。临床表现吞咽、咳嗽无力，呼吸窘迫、困难乃至停止的严重状况。体检可能见瞳孔扩大、腹胀、肠鸣音正常和新斯的明注射后症状好转等特点。②胆碱能危象：约占危象例数的1.0%~6.0%，由于抗胆碱酯酶药物过量所引起。除肌无力的共同特点外，患者有瞳孔缩小、浑身出汗、肌肉跳动、肠鸣音亢进，肌注新斯的明后症状加重等特征。③反拗危象：由感染、中毒和电解质紊乱所引起，应用抗胆碱酯酶药物可暂时减轻，继之又加重的临界状态。以上三种危象的临床鉴别如表96-1。

不管何种类型的重症肌无力，除儿童患者可有自发缓解外，一般均可将临床过程划分为波动期、稳定期和慢性期。波动期为发病后 5 年内，特别是 1~2 年内病情有较大波动，且易发生肌无力危象，病死率较高。病程在 5 年以上为稳定期，10 年以上为慢性期，此两期患者，预后良好，极少发生危象。

表 96-1 三种肌无力危象的鉴别

	肌无力危象	胆碱能危象	反拗危象
瞳孔大小	大	小	正常或偏大
出汗	少	多	多少不定
流涎	无	多	少
腹痛腹泻	无	明显	无
肉跳或肌肉抽动	无	常见	无
抗胆碱酯酶药物反应	良好	加重	不定

（三）辅助检查

1. 疲劳试验　受累肌肉重复活动后症状明显加重。如嘱患者用力眨眼 30 次后，眼裂明显变小；或持续上视出现上眼睑下垂；或两臂持续平举后出现上臂下垂，休息后恢复则为阳性。

2. 抗胆碱酯酶药物试验　新斯的明试验：新斯的明 0.5~1.5mg 肌内注射，20 分钟后症状明显减轻者为阳性，可持续 2 小时，可同时注射阿托品 0.5mg 以对抗新斯的明的毒蕈碱样反应（瞳孔缩小、心动过缓、流涎、多汗、腹痛、腹泻、呕吐等）。

3. 重复神经电刺激　常用的具有确诊价值的检查方法。应在停用新斯的明 17 小时后进行，否则可出现假阴性。典型改变为低频（2~3Hz）和高频（10Hz 以上）重复刺激尺神经、面神经和腋神经等运动神经时，当出现动作电位波幅第 5 比第 1 波递减 10% 以上（低频刺激）或 30% 以上（高频刺激）时为阳性。80% 的病例低频刺激时为阳性，且与病情轻重相关。

4. 单纤维肌电图检测　可见肌纤维间兴奋传递不一致或有传导阻断现象，单纤维肌电图对全身型 MG 的正确率在 95%，对眼肌型较低。

5. AchR 抗体滴度测定　对重症肌无力的诊断具有特征性意义。80% 以上重症肌无力病例的血清中 AchR 抗体浓度明显升高，但眼肌型病例的 AchR 抗体升高不明显，且抗体对与临床症状的严重程度不成比例。

6. 胸腺 CT、MRI 或 X 线断层扫描检查　可发现胸腺增生和肥大。

7. 其他检查　5% 重症肌无力患者有甲状腺功能亢进，表现为 T3、T4 升高。类风湿因子、抗核抗体、甲状腺抗体也常升高。

（四）心理社会评估

重症肌无力是一种难治性疾病，给患者造成很大痛苦，给家庭造成困难。应评估患者及其家人对疾病的反应，采取的态度，接受程度和应对能力，评估其家庭和社会支持系统的情况。

对于患者来讲，疾病的折磨和精神上的痛苦，造成生理和运动方面的障碍与不便。对于家庭来讲带来麻烦和困难。周围的人对患者的不理解、态度不好，常使某些患者产生沉重的心理压力。

五、护理诊断和医护合作性问题

1. 有误吸的危险　与面部、咽部、喉部肌肉及呼吸肌无力有关。

2. 气体交换受损　与继发肌无力或胆碱能危象的呼吸衰竭有关。

3. 语言沟通障碍　与肌肉无力或气管插管有关。

4. 营养失调：低于机体需要量　与肌无力、无法吞咽及药物所致食欲欠佳有关。

5. 知识缺乏　与不熟悉疾病过程及治疗有关。

6. 感知改变　与眼外肌无力引起眼睑下垂、斜视、复视有关。

7. 吞咽困难　与肌无力有关。

8. 自理缺陷　与肌无力、运动障碍有关。

9. 潜在并发症：呼吸衰竭　与继发性肌无力及胆碱能危象有关。

六、计划与实施

本病为一种慢性病，症状迁延，患者往往长期不能坚持正常工作、学习和生活。因此，医务人员应体贴、关心患者，鼓励患者树立长期与疾病做斗争的必胜信念是治疗本病的首要条件。通过治疗与护理，患者能够保持乐观的情绪，良好的营养状态，能够与他人沟通，生活需要得到满足，不发生误吸。

（一）药物治疗与护理

1. 抗胆碱酯酶药物　是本病最主要的有效药物，常用药物有：

（1）新斯的明：片剂15mg/片，常用剂量为15～30mg，每日2～4次。针剂为0.5mg/支，每次0.5～1.0mg，每天注射数次，或遵医嘱。该药作用时间快，肌注后30分钟即见作用，1小时左右最好，半衰期为1～2小时，作用时间为3～4小时，副作用为毒蕈碱样反应，可用阿托品对抗。适用于临床症状较轻或疾病早期。

（2）溴化溴吡斯的明：最常用，片剂60mg/片，每次60～120mg，每日3～6次。该药作用时间为6～8小时，作用温和、平稳，副作用小。适用于治疗眼肌型、延髓肌和全身肌无力型患者。严重或伴发感染患者对药物吸收和敏感性均降低。

（3）溴吡斯的明：口服剂量（成人）为每次60～120mg，每日3～4次，作用时间为6～8小时，副作用小。

（4）安贝氯铵：片剂5mg/片、10mg/片。抗胆碱酯酶作用强，约为新斯的明2～4倍，持续时间长，可维持6～8小时，但副作用大，安全系数小。常用剂量为5～10mg，每日2～4次。

所有抗胆碱酯酶药物的应用均应按个体差异决定，从最小剂量开始，以保持最佳效果和维持进食能力等标准为度。所有抗胆碱酯酶药物的副作包括腹痛、腹泻、出汗、肌肉跳动、瞳孔缩小等。严格掌握用药的时间及剂量，如用药不足或突然停药易导致肌无力危象。一旦给药过量，可发生胆碱能危象，造成病情恶化甚至生命危险。护理人员应严密观察患者的用药反应，发现异常，及时报告医师处理。

2. 肾上腺皮质激素　可抑制自身免疫反应，适用于各种类型的重症肌无力。它通过抑制AchR抗体的生成，增加突触前膜Ach的释放量及促进运动终板再生和修复。

（1）冲击疗法：适用于住院危重病例，已用气管插管或呼吸机者。

甲基泼尼松龙（methyl prednisolone，MPL）1000mg 静脉滴注，每日 1 次，连用 3~5 天，随后地塞米松 10~20mg 静脉滴注，每日 1 次，连用 7~10 天。若吞咽功能改善或病情稳定，停用地塞米松，改为泼尼松 80~100mg 每晨顿服。当症状基本消失后，每周 2 次，每次减 10mg。减至 60mg/d 时，每周减 1 次，每次减 5mg。减至 40mg/d 时，开始减隔日量，每周减 5mg，即周一、三、五、七服 40mg，周二、四、六服 35mg，下一周的隔日量为 30mg，依次类推，直至减量为 0。以后隔日顿服泼尼松 40mg，维持一年以上。若病情无反复，每月减 5mg，直至完全停药或隔日 5~15mg 长期维持。若中途病情波动，则需随时调整剂量。也可开始就口服泼尼松每天 60~80mg。大约两周后症状逐渐缓解，常于数月后疗效达高峰，然后逐渐减量。

（2）小剂量递增法：从小剂量开始，隔日每晨顿服泼尼松 20mg，每周递增 10mg，直至隔日每晨顿服 60~80mg 或症状明显改善，最大疗效常在用药后 5 个月，然后逐渐减量，每月减 5mg，至隔日 15~30mg 维持数年。病情无变化再逐渐减量至完全停药。此法可避免用药初期病情加重。长期应用激素者应注意胃溃疡出血、血糖升高、库欣综合征、股骨头坏死、骨质疏松等并发症。

3. 免疫抑制剂　适用于因有高血压、糖尿病、溃疡病而不能用肾上腺糖皮质激素，或不能耐受肾上腺皮质激素，而对肾上腺糖皮质激素疗效不佳者。副作用有周围血白细胞、血小板减少，脱发，胃肠道反应，出血性膀胱炎等。一旦白细胞小于 3×10^9/L 或血小板小于 60×10^9/L，应停药，同时注意肝肾功能的变化。

（1）环磷酰胺：口服，每次 50mg，每日 2~3 次；或 200mg，每周 2~3 次静脉注射，总量 10~20g；或静脉点滴 1000mg，每 5 日 1 次，连用 10~20 次。

（2）硫唑嘌呤：口服，每次 25~100mg，每日 2 次，用于泼尼松治疗不佳者，用药后 4~26 周起效。

（3）环孢素 A（cyclosporine A）：口服，6mg/（kg·d），12 个月为一疗程。对细胞免疫和体液免疫均有抑制作用，可使 AchR 抗体下降。副作用有肾小球缺血坏死、恶心、心悸等。

4. 禁用和慎用的药物　奎宁，氯仿，吗啡，链霉素，黏菌素，多黏菌素 A、B，紫霉素及巴龙霉素等均有加重神经 - 肌肉接头传递障碍或抑制呼吸肌作用，应当禁用。地西泮（安定）、苯巴比妥等镇静剂对部分精神紧张、情绪不稳定的患者常有改善症状之效，但呼吸衰竭、严重缺氧者必须慎用。

（二）胸腺治疗

1 胸腺切除　手术切除胸腺可去除重症肌无力患者自身免疫反应的始动抗原。适应证为伴有胸腺肥大和高 AchR 抗体效价者；伴有胸腺瘤的各型重症肌无力；年轻女性全身型；对抗胆碱酯酶药治疗反应不满意者。约 70% 患者术后症状缓解或治愈。

2 胸腺放射治疗　对不适于做胸腺切除者可行胸腺深部 ^{60}Co 放射治疗。

（三）血浆置换

通过正常人血浆或血浆代用品置换患者血浆，能清除血浆中 AchR 抗体及免疫复合物。起效快，近期疗效好，但不持久。疗效维持 1 周~2 个月，之后随抗体水平逐渐增高而症状复现。交换量平均每次 2 升，每周 1~2 次，适用于危象和难治性重症肌无力。

（四）大剂量静脉注射免疫球蛋白

外源性 IgG 可使 AchR 抗体的结合功能紊乱而干扰免疫反应，IgG $0.4g/(kg·d)$ 静脉滴注，5 日为一疗程，作为辅助治疗缓解病情。

（五）肌无力危象的处理

一旦发生呼吸肌瘫痪，应立即进行气管切开，应用人工呼吸器辅助呼吸，但应明确是何种类型的危象，然后进行积极抢救。

1. 肌无力危象　为最常见的危象，往往由于抗胆碱酯酶药量不足引起。如注射依酚氯铵或新斯的明后症状减轻，则应加大抗胆碱酯酶药的剂量。

2. 胆碱能危象　由于抗胆碱酯酶药物过量引起，患者肌无力加重，出现肌束颤动及毒蕈碱样反应，可静脉注射依酚氯铵 2mg，如症状加重，则应立即停用抗胆碱酯酶药物，待药物排除后可重新调整剂量。

3. 反拗危象　由于对抗胆碱酯酶药物不敏感，依酚氯铵试验无反应，此时应停用抗胆碱酯酶药而用输液维持。过一段时间后如抗胆碱酯酶药物有效时再重新调整剂量。

肌无力危象是一种危急状态，病死率为 $15.4\%\sim50\%$。不管何种肌无力危象，基本的处理原则完全相同。

（1）保持呼吸道通畅：当自主呼吸不能维持正常通气量时应尽早行气管切开和人工辅助呼吸。

（2）积极控制感染：选用有效而足量的抗生素，可用林可霉素、哌拉西林、红霉素、头孢菌素等静脉滴注。感染控制的好坏与预后直接相关。反之，神经功能是否恢复又是影响感染能否积极控制的重要条件。

（3）皮质激素：选用大剂量甲基泼尼松龙 $500\sim2000mg/d$，或地塞米松 20mg/d，静滴 $3\sim5$ 天，再逐渐递减。

（4）血浆置换。

（5）严格做好气管切开和鼻饲护理：保持呼吸道通畅、湿化，严防窒息和呼吸机故障。

（六）满足患者的心理需要

患者常因眼睑下垂、表情呆板或语言低沉、鼻音呐吃等而疏于与外界交流，护士应主动关心体贴患者，多与其交谈，帮助其适应周围环境及住院生活，消除其自卑心理，鼓励其进行正常的人际交往。帮助患者保持乐观情绪，使其积极配合治疗。因本病呈进行性加重趋势，需长期治疗，如果症状加重可能长期卧床不起，要尽力宽慰患者，使其保持情绪稳定，树立战胜疾病的信心。

（七）满足患者的生理需要

患者应在安静、舒适的环境中休息，避免剧烈运动。保证足够的睡眠，养成定时作息的良好习惯。注意劳逸结合，尤其注意午后休息和妇女月经期休息。症状明显或使用大剂量激素冲击治疗期间，应限制在室内活动，发生危象时则应卧床休息。在饮食方面，应进食低盐、高蛋白、富含钾、钙的饮食，以补充营养，减少糖皮质激素治疗的副作用。咀嚼无力或吞咽困难者，以软食、半流、糊状物或流质如肉汤、牛奶等为宜，并在药物生效后小口缓慢进食，反呛明显不缓解时给予鼻饲流质，以免发生窒息和误吸。

（八）做好口腔护理

患者咀嚼、吞咽困难，伸舌不能，咽反射消失，口腔内常留一些食物残渣，加之口腔分泌物过多，易引起口腔感染，必须保持口腔清洁，口腔护理一天2次。

（九）做好皮肤护理

因患者长期卧床，易形成压疮，应做好皮肤护理，每日用50%红花酒精按摩皮肤受压部位，严防压疮的发生。

（十）呼吸功能的观察

本症患者常出现呼吸困难，应细心观察注意有无口唇、指甲发绀及鼻翼扇动，如有呼吸困难应及时吸氧或做人工呼吸。对口腔、呼吸道分泌物过多，黏稠不易咳者，严重影响通气量时，应及时进行气管切开，并严密观察呼吸频率、深浅，缺氧情况，及时调节潮气量。经常检查患者的氧分压、氧饱和度和血液 PH 值等，以助于了解呼吸功能有无改善。

（十一）预防肺部感染

出现肌无力危象后，因呼吸肌麻痹，咳嗽反射减弱或消失，呼吸道分泌增多又不能自行排除，故肺部感染很难控制。为了防止肺部感染，患者出现吞咽困难时应及时尽早给予鼻饲，以防止误吸。在发生严重肺部感染时，应早期做气管切开，以利于排痰。另外根据痰培养的致病菌种，选择应用大剂量抗生素。勤翻身拍背，吸痰，定期气管内滴生理盐水及糜蛋白酶，利于痰的湿化。

（十二）做好患者家属的卫生宣教

向患者家属介绍有关重症肌无力的一般知识，多与家属交流，鼓励他们多安慰患者，关心患者。理解家属的心情，多做解释工作，减轻其焦虑心理。告诉患者及家属除药物治疗外，还可以采用以下治疗方法。

1. 胸腺摘除　对胸腺增生者效果好。年轻女性患者，病程短，进展快的病例效果更佳。

2. 放射治疗　如因年龄较大或其他原因不适于做胸腺摘除者可行深部^{60}Co 放射治疗。

3. 血浆交换　按体重的5%计算血容量，每次交换患者血浆 1000～2000ml，连续5～6次为一疗程。血浆交换治疗可使多数严重患者症状缓解，缓解时间为数周至数月。缺点是医疗费用太高，不能推广。血浆交换合并泼尼松及硫唑嘌呤治疗可延长缓解期。

（十三）做好出院指导

1. 坚持按时服药，不可随意更改药物剂量与用法，外出时也不应忘携带药物与治疗卡。

2. 注意增减衣服，预防感冒。

3. 保持乐观情绪，避免过度疲劳，保证充足睡眠，注意午后休息。

4. 使用免疫抑制剂如硫唑嘌呤等，应随时检查血象，并注意肝肾功能变化。

5. 禁止使用对神经－肌肉传递阻滞的药物如各种氨基糖苷类抗生素（庆大霉素、链霉素、卡那霉素、阿米卡星等）、奎宁、氯丙嗪，以及各种肌肉松弛剂等，以免加重病情，使肌无力加剧。

6. 病情加重及时就诊。

七、预期结果与评价

1. 患者不发生误吸。

2. 患者能够保持充足的气体交换，表现为心率正常，动脉血气分析值在正常范围。

3. 患者能用语言替代方式充分表达自己的需要。

4. 患者保持良好的营养状态，表现为体重增加，摄入量充足。

5. 患者表示了解疾病的过程、危险因素、药物治疗及副作用。

6. 患者能够对人、地点、时间和情境正确定位。

7. 患者能掌握正确的进食方法。

8. 患者能在帮助下完成日常生活。

9. 患者的并发症得到及时发现，及时处理。

（赵桂京）

第九十七章　多发性硬化患者的护理

关键词

multiple sclerosis（MS）　　　　　　　多发性硬化

一、概述

多发性硬化（multiple sclerosis，MS）是一种以中枢神经系统白质脱髓鞘为特征的自身免疫性疾病。本病多在成年早期发病，女性多于男性，大多数患者表现为反复发作的神经功能障碍，多次缓解复发，病情每况愈下。最常累及的部位为脑室周围白质、视神经、脊髓、脑干和小脑。

多发性硬化在世界上分布广泛，发病率与地理纬度有一定的关系，大致是愈远离赤道，其发病率愈高。如北欧、美国北部、加拿大南部、新西兰等地的发病率最高，可达 30～60/10 万人。流行病学研究还发现，15 岁前从多发性硬化高发病区移至低发病区的移民的发病率明显降低，推测儿童晚期短暂的易患窗内接触的特殊外源性因子如病毒，可能是多发性硬化的环境性病因。据 2001 年加拿大温哥华和多伦多地区户口普查显示，亚裔多发性硬化总发病率为 4.8/10 万，与一般亚洲国家相近，明显低于西方。这说明作为患病的危险因素，出生地比移民后的居住地显得更为重要。

二、病因和发病机制

多发性硬化的确切病因和发病机制尚未阐明，较公认的观点认为多发性硬化可能是遗传易患个体与环境因素相互作用而发生的中枢神经系统自身免疫性疾病，其发病可能与以下因素有关。

（一）病毒感染

1. 大量流行病学资料提示多发性硬化发病与病毒感染有关，在患者血清和脑脊液中可检测到多种病毒抗体的滴度升高，如人类疱疹病毒-6、内源性反转录病毒、单纯疱疹病毒、水痘带状疱疹病毒、巨细胞病毒、犬瘟热病毒、麻疹病毒、风疹病毒、流行性腮腺炎病毒、冠状病毒等。

2. 研究者在多发性硬化病毒学动物模型的研究中发现，感染 Theiler 病毒的大鼠的临床特点和组织病理学特征与多发性硬化患者表现出惊人的相似，提示环境因素中的病毒感染与多发性硬化发病有关。病毒可能通过分子模拟机制，启动其邻近的多发性硬化易患基因而致病。

3. 尽管在多发性硬化患者的血清和脑脊液中检测到多种病毒抗体滴度的升高，甚至有从病变组织中分离出疱疹病毒、副流感病毒、巨细胞病毒与 Corona 病毒样颗粒的散在报告，但均未能获得满意的复制。因此，有关多发性硬化与病毒关系的研究所获得的结果大多数是间接的，其与多发性硬化的确切关系尚未得到确认。

（二）自身免疫反应

多发性硬化发病过程中中枢神经系统内的免疫应答：①应用髓鞘碱性蛋白（MBP）免疫 Lewis 大鼠，可构建多发性硬化的实验动物模型即实验性自身免疫性脑脊髓炎（EAE），而且 EAE 可以通过 MBP 致敏的细胞系被动转移，即将 EAE 大鼠识别 MBP 多肽片断激活的 T 细胞转输给正常大鼠可引起 EAE，提示多发性硬化是由 T 细胞介导的自身免疫性疾病。②局部免疫事件也使大量的 B 细胞进入中枢神经系统，并促使 B 细胞向浆细胞转化，发挥体液免疫的致病作用。大多数多发性硬化患者脑脊液-IgG 指数或 24 小时合成率增高，脑脊液中可检出寡克隆 IgG 带。

（三）遗传因素

虽然家系研究还没有提供多发性硬化是遗传病的直接证据，但多发性硬化仍表现出一定程度的家族聚集现象。流行病学资料提示多发性硬化的遗传易感性与环境和民族有关。有人认为，患多发性硬化的个体可能是对环境中某种致病因子产生特异的易感性并以这种形式遗传该病。

（四）环境因素

流行病学中已述及多发性硬化的发病率与纬度高低、气候是否寒冷有关。

三、病理

多发性硬化的特征性病理改变是局灶性、多位于脑室周围的散在的脱髓鞘斑块，伴反应性神经胶质增生，也可有轴突损伤。病变可累及大脑白质、脊髓、脑干、小脑和视神经。

四、护理评估

（一）健康史

1. 询问患者是否有家族病史，了解患者出生地、生长环境及地区。

2. 询问患者是否首次发病，既往发病时间，症状缓解时间。

3. 近期有无感冒、发热、外伤、手术、拔牙、过度紧张、药物过敏等。

（二）身体评估

多发性硬化的起病年龄多在 20～40 岁，10 岁以下和 50 岁以上患者少见，男女患病之比约为 1∶2。起病方式以亚急性起病多见，急性和隐匿起病仅见于少数病例。绝大多数多发性硬化患者在临床上表现为空间和时间多发性，空间多发性是指病变部位的多发，时间多发性是指缓解－复发的病程。少数病例在整个病程中呈现单病灶征象；单相病程多见于以脊髓征象起病的缓慢进展型多发性硬化和临床少见的病势凶险的急性多发性硬化。由于多发性硬化患者大脑、脑干、小脑、脊髓可同时或相继受累，故其临床症状和体征多种多样。值得注意的是，多发性硬化体征多于症状，例如主诉一侧下肢无力、麻木刺痛感的患者，查体时往往可见双侧皮质脊髓束或后索受累的体征。多发性硬化的临床经过及其症状体征的主要特点归纳如下：

1. **肢体无力**　最多见，大约50%的患者首发症状为一个或多个肢体的无力。运动障碍一般下肢比上肢明显，可为偏瘫、截瘫或四肢瘫，其中以不对称瘫痪最常见。腱反射早期正常，以后可发展为亢进，腹壁反射消失，病理反射阳性。

2. 感觉异常　浅感觉障碍表现为肢体、躯干或面部针刺麻木感，异常的肢体发冷、蚁走感、瘙痒感以及尖锐、烧灼样疼痛及定位不明确的感觉异常。疼痛感可能与脊髓神经根部的脱髓鞘病灶有关，具有显著特征性。亦可有深感觉障碍。此外被动屈颈时会诱导出刺痛感或闪电样感觉，从颈部放射至背部，称之为莱尔米特征（Lhermitte sign），是因屈颈时脊髓局部的牵拉力和压力升高、脱髓鞘的脊髓颈段后索受激惹引起，是多发性硬化特征性的症状之一。

3. 眼部症状　常表现为急性视神经炎或球后视神经炎，多为急起单眼视力下降，有时双眼同时受累。眼底检查早期可见视盘水肿或正常，以后出现视神经萎缩。约30%的病例有眼肌麻痹及复视。核间性眼肌麻痹是多发性硬化的重要体征之一，提示内侧纵束受累，表现为患者向一侧侧视时，同侧眼球不能内收，对侧眼球外展时伴粗大眼球震颤，双眼内聚正常。旋转性眼球震颤常高度提示本病。

（三）辅助检查

1. 脑脊液检查　可为多发性硬化临床诊断提供重要证据。脑脊液单个核细胞数轻度增高或正常；约40%患者脑脊液蛋白轻度增高；脑脊液-IgG指数增高。

2. 电生理检查　包括视觉诱发电位（VEP）、脑干听觉诱发电位（BAEP）和体感诱发电位（SEP）等，50%~90%的患者可有一项或多项异常。

3. 影像学检查　主要包括脑部CT、MRI检查。

（四）心里社会评估

评估患者对疾病的认知、采取的态度和应对能力，评估患者的社会支持系统情况。多发硬化疾病是一个慢性疾病，患病后患者可生存10年甚至更长时间，这还需要一个支持团队的支持。

五、护理诊断和医护合作性问题

1. 有受伤的危险　与神经损伤引起的肢体无力有关。

2. 感知觉改变（视觉、痛觉、温觉）　与神经损伤有关。

3. 抑郁　与疾病反复、进行性加重有关。

4. 排尿异常　与神经损伤引起的尿潴留、尿失禁、便秘有关。

六、计划与实施

（一）安全护理

1. 建立安全的病室环境。

2. 注意观察患者情绪变化，发现患者有自杀倾向应有专人看护，以防自杀。

3. 加强看护，预防患者跌倒。

4. 视力障碍的护理　保持环境的安全性，如病房宽敞，地面无障碍物，光线充足；日常生活用品放在患者视觉较好的一侧，并反复向其交代物品的位置；活动时用眼罩遮挡另一只眼，当眶周疼痛疲劳时，嘱患者闭目休息或轻揉眼部。

5. 肢体感觉异常的护理

（1）预防烫伤：①患者洗漱时注意水温的测试，比正常感觉的水温再低2℃为宜；②沐浴室内的热水管上一定有醒目标志，以防不慎触及而烫伤；③保暖时禁用热水袋。

（2）减轻异常感觉所带来的不适：①穿宽松肥大的棉制衣服以防止束带感加重；②凉水擦拭四肢以减轻烧灼感；③给患者静脉输液时选择感觉相对完整肢体的大血管，最好给予静脉留置，并定时巡视输液肢体有无肿胀及肤色异常等。

（3）缓解感觉异常的训练指导：①对于感觉麻木的患者痛温觉刺激；②对于痛性痉挛的患者给予肢体的主动/被动运动及按摩、针灸配合药物治疗，减少痉挛的发生。

（二）并发症的护理

1. 排便困难的护理　应多食用粗纤维食物，促进肠蠕动而利于排便；遵医嘱应用缓泻剂；养成定时排便的习惯。运用排便刺激法诱导排便，即排便前先使用开塞露，然后用手刺激肛周10~15分钟，再协助患者坐在便器上利用重力排便。

2. 排尿异常的护理　留置尿管协助排尿，注意定时夹闭尿管。注意预防泌尿系感染。

（三）大剂量应用糖皮质激素治疗的护理

1. 注意糖皮质激素的副作用，大量应用糖皮质激素可产生高血压、高血糖、低血钾、水钠潴留、皮疹、皮肤痤疮等副作用，尤其容易继发感染性疾病及精神异常。因此冲击量应用糖皮质激素时，注意监测血糖、血钾值，记录出入量，观察患者精神状态等；当症状控制、病情稳定后，应严格遵医嘱逐渐减量，切忌减量过快或突然停药。

2. 科学掌握用药时间　皮质激素在人体的分泌具有规律性，即上午8~10点为分泌高峰，随后逐渐下降，午夜12点为分泌低潮期，因此皮质激素以清晨8点顿服好。口服激素应饭后服用，以减少对胃肠道的刺激，防止消化道出血。

（四）心理护理

由于多发性硬化患者以青壮年多见，而且此病有复发、进展加重的特点，约60%的患者在病程中有抑郁体验，自杀率是同年对照组的7.5倍，因此做好患者的心理护理很重要。

1. 认识患者的心理需求　①安全感的需要：患者对所住的地方有安全感，对照顾他们的人有信心，是解决和疾病有关问题的基础；②被需要：患者日益衰弱的时候，自认为自己是别人的负担，他们需要重建信心，知道自己被爱、被需要；③自尊心的需要：虽然由于疾病和身体日益衰退而丧失各种能力，但患者仍需要被别人尊重，保持良好的自我形象；④信赖的需要。

2. 细听倾诉　耐心倾听患者诉说各种症状和烦恼，充分了解患者的病情及生活背景。

3. 支持与鼓励　在建立良好的医患关系的基础上给予同情、安慰，动员和指导家人及朋友在各个方面关心、支持、帮助患者，如肢体语言康复训练，使其功能得到最大的恢复，并运用自理理论，指导患者在现有状态下建立自理能力。

4. 梳理心情，感受性耳机音乐治疗　白天播放患者喜欢的音乐或播放一些能振奋精神、舒肝解郁、节奏明快的乐曲，晚上睡前则播放一些能镇静安神、平心静气、旋律轻柔的乐曲，每日2次，30分钟1次。

5. 健康教育　①预防复发：避免感冒、发热、外伤、手术、拔牙、过度紧张、药物过敏及寒冷。另外热敷、热水浴、理疗等使体温增高而诱发本病，应尽量避免。②运动训练：

如游泳是最理想的运动方式，有浮力支持和低温环境。

七、预期结果与评价

1. 患者未发生受伤。

2. 患者排泄异常得到控制。

3. 患者的焦虑、抑郁症状有所减轻。

（王　玲）

第九十八章　颅内肿瘤患者的护理

≫ 关键词

glioma	胶质瘤
meningioma	脑膜瘤
pituitary tumor	垂体瘤
increased intracranial pressure	颅内压增高

颅内肿瘤是神经外科中最常见的疾病之一，分为原发性和继发性肿瘤两大类。原发性颅内肿瘤可发生于脑组织、脑膜、脑神经、垂体、血管及残余胚胎组织等。而继发性肿瘤则指身体其他部位的恶性肿瘤转移或侵入颅内的肿瘤。常见的肿瘤有胶质瘤、脑膜瘤、垂体瘤、听神经瘤、血管瘤、颅咽管瘤等。

据调查，原发性颅内肿瘤的年发病率为 $7.8 \sim 12.5/10$ 万人。颅内肿瘤可发生于任何年龄，但是有一个突出特点是某些肿瘤好发于某一年龄组。大部分肿瘤的发病年龄高峰是 $30 \sim 40$ 岁，胶质瘤的综合年龄高峰是 $30 \sim 40$ 岁，还有一年龄高峰是 $10 \sim 20$ 岁。髓母细胞瘤、室管膜瘤、颅咽管癌和畸胎瘤的年龄高峰均在 10 岁以前，颅内转移瘤在 $40 \sim 50$ 岁，60 岁以上年龄组内各种肿瘤的发生率明显降低。男女发病机会均等，仅有少数肿瘤发生率男性略大于女性。

颅内肿瘤引起的症状有两大类，其一为颅内压增高的症状，另一为局灶性症状，是由于肿瘤压迫或侵犯邻近脑组织所致，常见的有意识障碍、全身性或部分性癫痫发作、进行性运动功能障碍、进行性感觉障碍、各颅神经的功能障碍和小脑症状等。

第一节　神经上皮细胞肿瘤患者的护理

一、概述

神经胶质瘤亦称胶质细胞瘤，简称胶质瘤，是发生于神经外胚层细胞的肿瘤，故亦称神经外胚层肿瘤或神经上皮肿瘤。胶质瘤是颅内最常见的恶性肿瘤，占颅内肿瘤的 $40\% \sim 50\%$。胶质瘤根据瘤细胞的分化情况可分为：星形细胞瘤、少突胶质瘤、室管膜瘤、髓母细胞瘤、多形性胶质母细胞瘤等。其中以多形性胶质母细胞瘤和髓母细胞瘤恶性程度最高。

胶质瘤的发病以男性较多见，特别在多形性胶质母细胞瘤、髓母细胞瘤，男性明显多于女性。胶质瘤的发病年龄有两个高峰即 $7 \sim 13$ 岁和 $25 \sim 45$ 岁，各类型胶质瘤各有其好发年龄，如星形细胞瘤多见于青壮年，多形性胶质母细胞瘤多见于中年，室管膜瘤多见于儿童及青年，髓母细胞瘤大多发生在儿童。

二、病因及发病机制

胶质瘤的发病原因目前尚不清楚。神经胶质瘤的家族发生率很低。近 20 年来许多学者对神经胶质瘤的染色体进行了研究，结果发现染色体有异常改变，多见于 C 组染色体。但染色体的异常可能是肿瘤生长的原因，也可能是其结果，目前尚未明了。确定神经胶质瘤的遗传基础的证据尚不足。

三、病理

各类型胶质瘤的好发部位各有不同，如星形细胞瘤多发生在成人大脑半球，与周围脑组织分界不清楚，在儿童则多发生在小脑；多形性胶质母细胞瘤几乎均发生于大脑半球；室管膜瘤多见于第四脑室；少突胶质细胞瘤绝大多数发生于大脑半球白质内；髓母细胞瘤几乎均发生于小脑蚓部。

肿瘤逐渐生长增大，形成颅内占位病变，并常伴有周围脑水肿，当超过代偿限度时，即产生颅内压增高。肿瘤阻塞脑脊液循环或压迫静脉窦致静脉回流发生障碍时，更加重颅内压增高。如肿瘤内发生出血、坏死及囊肿形成，可加快其进程。肿瘤增大，局部颅内压力最高，颅内各分腔间产生压力梯度，造成脑移位，逐渐加重则形成脑疝。

四、护理评估

（一）健康史

评估患者年龄、性别、患病时间、发病时症状体征、既往身体状况等。

（二）身体评估

胶质瘤的病程因其病理类型和所在部位不同而长短不一，自出现症状至就诊时间一般多为数周至数月，少数可达数年。恶性程度高的和后颅窝肿瘤病史多较短，较良性的肿瘤或位于所谓静区的肿瘤病史多较长。肿瘤如有出血或囊肿形成，症状发展进程可加快，有的甚至可类似脑血管病的发展过程。病程中常见如下症状：

1. 颅内压增高的症状

（1）头痛：肿瘤增长，颅内压逐渐增高，压迫、牵扯颅内疼痛敏感结构如血管、硬膜和某些神经而产生头痛。疼痛大多为跳痛、胀痛，部位多在额颞部或枕部，一侧大脑半球浅在的肿瘤，头痛可主要在患侧。头痛开始为间歇性，多发生于清晨，随着肿瘤的发展，头痛逐渐加重，持续时间延长。

（2）呕吐：呕吐系由于延髓呕吐中枢或迷走神经受刺激所致，常伴发于严重头痛时，亦常见于清晨，可先无恶心，呈喷射性。儿童可由于颅缝分离而头痛不显著，但呕吐较突出。

（3）视盘水肿：颅内压增高可产生视盘水肿，日久导致视神经继发萎缩，视力下降。展神经易受挤压牵扯，常导致麻痹，产生复视。

2. 癫痫症状　部分肿瘤患者有癫痫症状，并可为早期症状。始于成年后的癫痫大多为脑瘤所致，且药物不易控制。肿瘤邻近皮层者易发生癫痫，位置较深的则少见。癫痫的发作形式与肿瘤部位有关。

3. 精神症状　有些肿瘤特别是额叶较大肿瘤可逐渐出现精神症状，如性格改变、淡漠、言语及活动减少、注意力不集中、记忆力减退、对事物不关心、不知整洁、欣快感等。部分颞叶、顶叶肿瘤亦可出现精神症状。

4. 局灶性症状 肿瘤所在部位不同会产生相应的不同症状,且进行性加重。特别是恶性胶质瘤,生长较快,对脑组织浸润破坏,周围脑水肿亦显著,局部症状较明显,发展亦快。额叶中央前回者,可有不同程度的对侧偏瘫。优势半球语言中枢者可出现失语。顶叶者可产生对侧感觉障碍、失读和失写(优势半球)。枕叶者可有同向偏盲、幻视等。

(三)辅助检查

1. 颅脑电子计算机断层扫描(CT) 目前应用最广泛的无损伤脑成像技术,诊断价值最大。静脉滴注造影剂后强化扫描,定位准确率几乎是100%。它可显示肿瘤的部位、范围、形状、脑组织反应情况及脑室受压移位情况等。

2. 头颅平片 多数患者有颅内压增高表现,部分有肿瘤钙化及松果体钙化移位等。

3. 磁共振成像(MRI) 对脑瘤的诊断较CT更为准确,影像更为清楚,可发现CT所不能显示的微小肿瘤。

4. 脑脊液检查 腰椎穿刺脑脊液压力大多增高,有的肿瘤如位于脑表面或脑室内者脑脊液蛋白量可增高,白细胞数亦可增多,有的可查瘤细胞。颅内压显著增高者,腰椎穿刺有诱发脑疝的危险,故一般仅在必要时才做。

(四)心理社会评估

胶质瘤为恶性肿瘤,且手术后复发率高,预后差。患者及家属一般难以接受患病现实,表现为绝望、悲哀。也有患者由于对疾病缺乏认识而盲目乐观,认为手术可以彻底治愈疾病。同时由于疾病本身会引发一些精神症状,因此患者可能会表现为行为怪异,令人不可思议,从而给心理护理带来困难。

五、护理诊断及医护合作性问题

1. 有受伤的危险 与肿瘤引起的视野改变或癫痫发作有关。

2. 有体液不足的危险 与颅内压增高引起剧烈呕吐及应用脱水剂有关。

3. 脑组织灌注异常 与肿瘤压迫、颅内压增高有关。

4. 潜在的并发症 脑疝。

5. 潜在的并发症 颅内出血。

6. 疼痛 与颅内压增高、手术损伤有关。

7. 预感性悲哀 与肿瘤的恶性程度有关。

六、计划与实施

通过治疗与护理,患者症状得到控制,能够顺利接受手术,术后不发生并发症,能够了解有关疾病治疗的医学知识。

对神经胶质瘤的治疗以手术治疗为主,但由于肿瘤浸润性生长,与脑组织间无明显边界,难以做全部切除,一般都主张综合治疗,即术后配合放射治疗、化学治疗等,可延缓复发及延长生存期。晚期不但手术困难,危险性大,并常造成神经功能缺失,特别是恶性程度高的肿瘤,常于短期内复发。

（一）手术治疗与护理

1. 手术治疗方法　原则是在保存神经功能的前提下尽可能切除肿瘤。早期肿瘤较小者应争取全部切除肿瘤。对位于额叶或颞叶前部较大的肿瘤，可做脑叶切除术，连同肿瘤一并切除。肿瘤累及大脑半球两个脑叶以上已有偏瘫但未侵及基底节、丘脑及对侧者，亦可做大脑半球切除术。肿瘤位于运动、言语区而无明显偏瘫、失语者，应注意保存神经功能适当切除肿瘤，避免遗有严重后遗症。脑室肿瘤可根据所在部位从非重要功能区切开脑组织进入脑室，尽可能切除肿瘤，解除脑室梗阻。应注意避免损伤肿瘤邻近的下丘脑或脑干，以防发生危险。

2. 术前护理

（1）认真监测患者的颅内压变化，评估患者有无颅内压增高症状，如头痛、恶心、呕吐等。密切观察患者的神志、瞳孔大小变化及对光反射情况，发现异常应及时报告医师，给予脱水降颅压药物，严格控制液体与钠盐摄入，防止脑疝发生。减少导致颅内压增高的一切因素，如预防感冒、便秘；床头抬高15°～30°，促进颅内静脉回流；给予患者吸氧，改善脑缺氧。

（2）手术前应保证患者的安全，视力或视野有改变的患者应适当限制其活动，应告诉患者其视野缺损的方向，教会患者自我保护的方法，防止患者跌到。告诉有感觉障碍的患者不要使用热水，防止烫伤。有癫痫症状者应在术前合理应用抗癫痫药物控制症状，防止因癫痫发作导致的外伤。

（3）患者由于颅内压增高及频繁呕吐，加之脱水治疗，可能导致营养不良和水电解质紊乱，降低患者对手术的耐受力，并影响组织的修复，从而使手术的危险性增加。因此，手术前应给予营养丰富、易消化的高蛋白、高热量饮食，或静脉补充营养液，以改善患者的全身营养状况。但亦应予以含纤维素高的食物，以保持大便通畅，避免患者排便过于用力，使颅内压增高。

（4）术前了解患者的精神、心理状态，针对存在的心理问题，给予疏导和精神上的安慰，耐心讲解疾病的有关知识，稳定患者的情绪，鼓励患者增强战胜病痛的信心，使之积极配合治疗。对一些心理适应能力较差、反应敏感者，可给予保护性医疗措施，使患者顺利接受手术。

（5）对于有精神症状的患者，在护理工作中应注意在交谈中态度要诚恳、和蔼，工作要耐心、细致，以建立良好的护患关系。对兴奋、狂躁的患者要避免不良环境因素的刺激，保持病室安静，适当陪护，同时加强观察，注意安全防护措施，防止自伤及伤人。

3. 术后护理

（1）严密监测颅内压变化：手术损伤可导致脑组织水肿，从而引起颅内压增高。应用监护仪测压较传统的腰椎穿刺测压法要安全和准确。目前常用的测压方法有硬脑膜外测压法、脑室内置管测压法及蛛网膜下腔测压法。①每15～30分钟测压一次并记录，持续观察其动态变化，病情平稳后适当延长测压时间；②观察颅内压升高的幅度，持续时间及有无病理波形；③密切注意患者有无颅内高压表现，如呼吸深慢、血压升高、心率缓慢、意识丧失、一侧瞳孔散大、对光反射迟钝、肢体活动障碍等，要警惕脑疝的发生。一旦发现异常，立即给予脱水、利尿等降颅压措施；④测压时要去除使颅内压进一步增高的因素，如呼吸道不通畅、血压不稳定、高热、便秘、水电解质及酸碱平衡紊乱、引流管脱出或受压、导线扭曲脱落等，以确保数值的准确。

（2）患者手术清醒后应采取 15°~30°头高脚低斜坡卧位，以利于颅内静脉回流，减轻头部水肿。有时可能为防止出血而包扎过紧，造成局部水肿明显，此时应注意水肿部位的护理，尤其是眼部。同时给予患者吸氧，改善脑缺氧的状况。

（3）伤口及引流管的护理：术后注意观察患者伤口的敷料情况，如出现渗血、渗液较多的情况要及时通知医师换药，防止颅内感染。同时患者术后可能会根据手术情况不同留置不同的引流管，如瘤腔引流管、硬膜外引流管或脑室引流管，应注意保持引流管的通畅，防止引流管扭曲、压迫或堵塞引流管的情况发生，详细观察和记录引流液的性质、量及颜色，判断有无活动性出血，一旦发现异常，应及时通知医师给予处理。应按照严格无菌操作倾倒引流液。

（4）对于去骨瓣减压的患者，注意保护减压窗，并且可通过骨窗观察颅内压的变化。

（二）化学治疗与护理

1. 常用药物　和一般的肿瘤不一样，颅内肿瘤的患者应选择能通过血脑屏障、对中枢神经无毒性、在血液及脑脊液中能维持长时间高浓度的药物。目前临床常用药物以亚硝基脲类药物疗效较好，如卡莫司汀（氯乙亚硝脲，BCNU）、洛莫司汀（环己亚硝脲 CCNU）、司莫司汀（甲环亚硝脲，me-CCNU）U、丙卡巴肼（甲基苄肼）等。其他尚有顺铂、阿霉素、甲氨蝶呤、长春新碱等。对神经胶质瘤的化疗倾向于联合用药，根据细胞动力学和药物对细胞周期的特异性，用两种以上药物，甚至多种药物联合应用。

（1）氯乙亚硝脲（BCNU）用量为 $80~100mg/(m^2 \cdot d)$，或 $2.5~3mg/(kg \cdot d)$，溶于 5%~10% 葡萄糖或生理盐水 250~500ml 中静脉滴入，连续三天。6~8 周后可再重复治疗。经颈动脉造影加灌注化疗可提高局部药物浓度，疗效更好。

（2）环己亚硝脲（-CCNU）用量为 $100~130mg/m^2$，口服，每 6~8 周一次，可连服 5~6 次。

2. 药物副作用及其护理

（1）化疗药物对骨髓造血功能有抑制作用，亚硝基脲类药物及甲基苄肼骨髓抑制作用出现较晚，多在用药 4~6 周后。用药后应定期监测血象变化，以评估有无发生骨髓抑制。

（2）化疗药物常有胃肠道反应，可于用药前后应用止吐药，以减轻胃肠道反应。同时注意调换饮食的色、香、味，以增加患者的食欲。

（3）药物经肝脏解毒由肾脏排出，用药前后应注意监测患者肝肾功能等。

（三）健康教育

1. 其他治疗方法　胶质瘤的治疗除手术治疗、化学治疗外，还可辅以放射治疗。放射治疗宜在手术后一般情况恢复后尽早进行。各种类型的神经胶质瘤对放射治疗的敏感性有所不同。一般认为分化差的肿瘤较分化好的肿瘤敏感性高，以髓母细胞瘤对放疗最为敏感。此外，尚可有免疫治疗法。免疫治疗是通过免疫方法，调动机体的防御能力，以达到遏制肿瘤生长的目的。免疫治疗目前仍在试用阶段，疗效尚不肯定，有待进一步研究。

2. 复发的问题　胶质瘤复发率高，尤其是恶性程度高的肿瘤。患者及家属出院后仍应注意有无头痛、恶心、呕吐等颅内压增高征象；有无视力视野障碍；有无精神症状出现等。

如果发现应立即就医继续诊治。

七、预期结果与评价

1. 患者在手术前后不发生各种外伤。
2. 患者在手术前维持正常的体液容量。
3. 患者在手术前颅内压增高症状得到良好控制，维持脑组织正常灌注。
4. 护士在患者手术前后能够及时观察到患者颅内压的变化，并给予及时的处理，防止脑疝发生。
5. 护士在患者术后48小时内能够及时发现患者颅内出血的体征，并给予及时处理。
6. 患者在手术前后主诉疼痛缓解，舒适感增加。
7. 患者能够表达哀伤，接受患病事实，主动配合医务人员的治疗与护理。

第二节　脑膜瘤患者的护理

一、概述

脑膜瘤为仅次于胶质瘤的第二种常见颅内肿瘤，约占颅内肿瘤的20%左右。脑膜瘤多为良性。其高峰发病年龄为30~50岁，成年人较多，60岁以上的老年与20岁以下的青少年发病较少。女性稍多于男性或相近。

二、病因

在早年曾有人观察到有的脑膜瘤发生在颅脑外伤后，肿瘤生长部位又与伤部吻合，认为颅脑损伤可能是诱发脑膜瘤的一个因素，但不少人对此提出异议。近年社会人口中脑膜瘤的流行病学调查结果表明，脑膜瘤的发病与损伤并不存在病因关系。脑膜瘤的病因迄今不清楚，可能与一定的内环境改变和基因变异有关，并非单一因素造成的。

三、病理

脑膜瘤源发于蛛网膜内皮细胞，凡属颅内富含蛛网膜颗粒与蛛网膜绒毛之处，都是脑膜瘤的好发部位。脑膜瘤有多发者，可多达几十个，散在于同一部位，其中有一个大的瘤结节，还有小的肿瘤，如粟粒；也可同时生长在脑表面与脑室内、幕上与幕下、颅内与椎管内等。脑膜瘤多为良性，恶性或恶性变者占1%~2%。脑膜瘤的形状与生长部位有关，多数呈球形或半球形，少数为扁平型，生长特性不同。球形脑膜瘤多具有包膜，为一个大的瘤体或呈分叶、结节状。扁平形脑膜瘤多数位于颅底，如蝶骨嵴、斜坡等处，呈片状匍匐生长，基底很宽。有时也见到扁平形与球形脑膜瘤结为一体。脑膜瘤血运极丰富，有时与血管瘤相似，多由颈外动脉与颈内动脉（或椎基底动脉）双重供血或多路供应。

四、身体评估

（一）健康史

评估患者年龄、既往有无慢性头痛史、有无癫痫病史、视力情况等。

（二）临床表现

脑膜瘤是一种缓慢生长的肿瘤，因此病人自觉症状不明显，病程较长。由于肿瘤对邻近脑组织、颅神经产生压迫以及因瘤体大而影响脑部血液回流或阻碍脑脊液的循环与吸收，患者会出现颅内压增高的症状，包括头痛与视力障碍，晚期甚至可能出现双目失明。

同时，不同部位脑膜瘤可使邻近脑神经组织受累，引起相应的神经功能缺损的症状或刺激症状，如大脑中央沟区域脑膜瘤常引起癫痫与对侧肢体不完全性偏瘫；额叶与前颅窝脑膜瘤可出现精神症状；蝶骨嵴内侧型脑膜瘤与鞍结节脑膜瘤，早期均引起视力减退或视野缺损。

（三）辅助检查

1. 颅骨 X 线平片　除颅内压增高引起的症状外，还可见颅内肿瘤造成的局部骨质增生或破坏等表现，如蝶鞍骨质侵蚀、眼眶后壁与颞部骨质增生、眶上裂破坏扩大等。

2. 颅脑电子计算机断层扫描（CT）　确诊率可达 100%。CT 扫描示密度增高的肿块伴有广泛密度减低的脑水肿区，增强后更明显。

3. 磁共振成像（MRI）　虽然对小的、钙化的、不伴有灶周水肿的脑膜瘤有时漏诊，但能清楚显示肿瘤与重要血管、血窦之间的关系，而且 MRI 能清楚显示颅内血管血流情况，有时可替代脑血管造影。

4. 脑血管造影　可了解脑膜瘤供血情况，也可在术前行供瘤血管栓塞术。

5. 脑电图　可用于脑膜瘤引起癫痫者的术前、术后监测，以指导用药。

（四）心理社会评估

脑膜瘤多为良性，因此患者心理反应较胶质瘤患者好。但由于是颅脑手术，有一定危险性，患者常表现为焦虑、恐惧。

五、护理诊断及医护合作性问题

1. 有外伤的危险　与视力、视野改变或癫痫发作有关。
2. 潜在的并发症　颅内压增高、颅内出血
3. 焦虑　与即将行颅脑手术有关。

六、计划与实施

通过治疗与护理，术前患者焦虑心理减轻，生理和心理处于接受手术的最佳状态，术后不发生出血等并发症，能够早期康复痊愈。

（一）手术治疗方法

在肿瘤未使周围组织与重要颅神经、血管受到损害之前手术，应能达到全部切除的目的。但是有一部分晚期肿瘤，尤其是深部脑膜瘤，肿瘤巨大，与神经、血管、脑干及丘脑下部粘连太紧，或将这些神经、血管包围不易分离。这种情况下，不可勉强行全切手术，以免加重脑组织和脑神经损伤并引起术中大出血，甚至导致患者死亡或严重残疾。此时宜行肿瘤次全切除，缩小肿瘤体积，辅以减压性手术，以减少肿瘤对脑组织的压迫，缓解颅内压力，保护视力，或以分期手术的方式处理。对确属无法手术切除的晚期肿瘤，行瘤组织活检后，仅做减压性手术，以延长生命。恶性者可辅以放疗。

（二）术前护理

1. 由于脑膜瘤血运极为丰富，瘤体较大，与周围结构关系复杂，常伴有明显的颅内压增高。术前可应用脱水降颅压药物暂时控制颅内压。术前几日应用少量肾上腺皮质激素，有

利于降低颅内压。

2. 术前要充分备血，因为脑膜瘤血运丰富，一旦发生大出血，需要大量的血液补充。

3. 有癫痫发作者，应给予抗癫痫药物治疗。

（三）术后护理

1. 麻醉未清醒前取平卧位，头偏向一侧。清醒后床头抬高 10°~30°，以利于颅内静脉回流。

2. 严密监测生命体征及肢体活动，特别注意意识和瞳孔的变化。术后 48 小时内要严密观察有无颅内出血、脑水肿症状的出现，做到及时发现，及时处理。

3. 术后并发症的护理

（1）继发性颅内出血：多由于凝血机制障碍、术中止血不彻底、对高血压患者采取控制措施所致的控制性低血压，以及患者躁动等原因，而发生颅内出血。护理中应动态、定时监测生命体征变化，及时观察并记录伤口引流量，保持伤口引流管通畅。防止患者躁动，及时排除因尿潴留引起的烦躁不安。密切观察，及时发现有无周身血容量不足。

（2）脑水肿：密切监测颅内压力的变化，保持呼吸道通畅，给予持续吸氧。限制液体入量，控制液体滴速。对于脑水肿明显、病情有恶化趋势者，根据医嘱合理应用脱水剂，并尽快做好手术准备。

4. 不同部位脑膜瘤术后的对症护理不同

（1）额叶与颅前窝脑膜瘤术后易出现精神症状。

（2）大脑半球手术后易出现癫痫发作，应密切观察病情，预防性应用抗癫痫药物。癫痫持续状态时应做好对症护理。

（3）位于运动性语言中附近肿瘤易出现运动性失语，做好心理护理，给予解释和安慰，早期进行语言训练，由简单到复杂，循序渐进，重复练习发声。

（4）肢体功能障碍者，加强肢体功能锻炼。瘫痪肢体应防止足下垂。应做被动运动和主动运动，预防肢体畸形、挛缩。

七、预期结果与评价

1. 患者在手术前后不发生各种外伤。

2. 护士在患者手术前后能够及时观察到患者颅内压的变化，并给予及时的处理。

3. 护士在患者术后 48 小时内能够及时发现患者的颅内出血的体征，并给予及时处理。

4. 患者术前焦虑感减轻，能够得到良好休息。

第三节 垂体瘤患者的护理

一、概述

垂体瘤是发生于脑垂体的肿瘤，占颅内肿瘤的 10%~20%，一般均有内分泌功能。根据细胞的分泌功能分类，可将其分为催乳素腺瘤（PRL 瘤），生长激素腺瘤（GH 瘤），促肾上腺皮质激素瘤（ACTH 瘤），促甲状腺激素瘤，无功能垂体瘤等。在大体形态上可分为：如果肿瘤的直径不到 1cm、生长限于鞍内者称为微腺瘤；如果肿瘤直径增大超过 1cm、已超过鞍隔者称为大腺瘤；如果肿瘤直径大于3cm者，称为巨腺瘤。

二、病因

垂体瘤的病因尚不明，可能与饮食中有性激素或口服避孕药有关，也可能与环境因素有关，但目前尚无研究证实。

三、病理

垂体瘤90%为良性腺瘤，少数为增生，极少数为癌。垂体瘤多呈球形或卵圆形，表面光滑并有完整包膜。小腺瘤在临床上常仅有内分泌症状，甚至无症状，仅于解剖时才发现。垂体腺瘤细胞的分泌功能仅从电镜形态尚难以确定，需要结合临床和免疫组织化学法测定。

四、身体评估

（一）健康史

评估患者生长发育情况，既往有无内分泌疾病，近期视力、视野变化。

（二）临床表现

垂体瘤起病大都缓慢而潜隐，微腺瘤或大腺瘤早期可无症状，不少垂体瘤可始终无症状，仅在解剖时发现。有症状的肿瘤，其发生的症状主要包括两方面，一是由于肿瘤导致激素分泌异常而出现的症候群，另一是由于肿瘤压迫垂体及其周围组织而引起的症候群。

1. 不同种类垂体瘤的内分泌功能异常表现

（1）生长激素腺瘤：早期瘤仅数毫米大小，主要表现为分泌生长激素过多。未成年患者可发现生长过速，甚至发育成巨人。成年人骨骺融合者，表现为肢端肥大症，如面容改变、额头变大、下颌突出、鼻大唇厚、舌肥厚、发音变粗（声带肥厚所致）、手掌变厚、手指变粗、足变肥厚，有的患者并有饭量增多、毛发皮肤粗糙、色素沉着、手指麻木等。重者感全身乏力、头痛、关节痛、性功能减退、闭经不育，甚至并发糖尿病。

（2）催乳素腺瘤：主要表现在女性为闭经、溢乳、不育，重者腋毛阴毛脱落、皮肤苍白细腻、皮下脂肪增多，还有乏力、易倦、嗜睡、头痛、性功能减退等。男性则表现为性欲减退、阳痿、乳腺增生、胡须稀少，重者生殖器官萎缩、精子数目减少、不育等，男性女性变者不多。

（3）促肾上腺皮质激素腺瘤（ACTH瘤）：由于垂体腺瘤持续分泌过多ACTH，引起肾上腺皮质增生促使皮质醇分泌过多，即皮质醇增多症，导致一系列物质代谢紊乱和病理变化，临床表现为身体向心性肥胖、满月脸、水牛背、多血质、腹部大腿部皮肤有紫纹、毳毛增多等。重者闭经、性欲减退、全身乏力，甚至卧床不起。有的患者并发高血压、糖尿病等。

（4）促甲状腺激素瘤：较少见，由于垂体促甲状腺激素分泌过盛，甲状腺激素增高，临床表现为甲亢症状，在垂体瘤摘除后甲亢症状即消失。另有甲状腺功能低下反馈引起垂体腺发生局灶增生，渐渐发展成垂体腺瘤，腺瘤长大后也可引起蝶鞍扩大，以及附近组织受压迫的症状。

2. 视力视野障碍　早期垂体腺瘤尚未压迫视神经交叉，多无视力视野障碍，随着肿瘤长大，向上伸展，压迫视交叉，则出现视野缺损。外上象限首先受影响，红视野最先表现出来。以后肿瘤增大，压迫较重，则白视野也受影响，渐渐缺损可扩大至双颞侧偏盲，此为典型症状。如果未及时治疗，视野缺损可再扩大，并且视力也有减退，以致全盲。因为垂体瘤多为良性，初期病变可持续相当长时间（数月至数年），待病情严重时，视力视野障碍可突然加剧。如果肿瘤偏于一侧，可致单眼偏盲或失明。

3. 其他神经症状和体征　如果垂体瘤向后上生长压迫垂体柄或下丘脑，可致多饮多尿（尿崩症）；如果肿瘤向侧方生长侵犯海绵窦壁，则出现动眼神经或展神经麻痹；如果肿瘤穿过鞍隔再向上生长至额叶腹侧部，有时出现精神症状；如果肿瘤向后上生长阻塞第三脑室前部和室间孔，则出现头痛、呕吐等颅内压增高症状。

（三）辅助检查

1. 内分泌学检查　直接测定脑垂体多种内分泌激素的变化，如生长激素、催乳素、促肾上腺皮质激素、促甲状腺激素、黑色素刺激素、滤泡刺激素、黄体生成素等，对垂体瘤的早期诊断有很大帮助。

2. 放射学检查

（1）CT扫描：能直接显示肿瘤的形态、大小、供血情况及有无囊性变等，冠状位增强扫描可显示肿瘤与其周围结构的关系。

（2）MRI扫描：其最大优点在于能从轴位、冠状位和矢状位三方面进行定位，了解肿瘤与海绵窦、蝶窦等周围结构的关系。

（3）蝶鞍平片：可根据蝶鞍鞍底下沉、双鞍底、蝶鞍扩大等征象间接诊断鞍区病变，垂体肿瘤术前蝶窦的气化情况可根据侧位片来评价。

（四）心理社会评估

患者可能因不了解疾病而焦虑恐惧，尤其是由于激素改变而带来身体的改变者焦虑程度更高。同时可能会有自卑甚至轻生的心理，不愿向人袒露心声，有些患者甚至隐瞒病情而延误就诊。

五、护理诊断及医护合作性问题

1. 有受伤的危险　与视野缺损有关。
2. 自我形象紊乱　与疾病造成激素改变引起的身体结构和功能的改变有关。
3. 有误吸的危险　与手术后鼻腔填塞及口腔渗血有关。
4. 有感染的危险　与脑脊液漏有关。
5. 潜在的并发症　电解质紊乱、颅内出血、脑脊液鼻漏、垂体功能低下。

六、计划与实施

通过治疗与护理，患者术前无外伤发生，术后不发生误吸，保持水、电解质平衡，无脑脊液鼻漏发生，不出现颅内感染。

（一）手术治疗方式

1. 开颅手术治疗　包括开颅经额叶入路、经颞叶入路、经蝶骨翼（前外侧）入路，适宜于较晚期的垂体瘤瘤体较大且向鞍上或鞍旁发展、有明显视力视野障碍者。手术可在直视下切除肿瘤，对视神经交叉减压彻底。但手术进入较复杂，更要处理至颅底静脉窦的交通静脉，术中要尽量避免损伤视神经、颈内动脉以及供应垂体柄、下丘脑的小动脉，以免引起不良后果和严重的并发症。

2. 经蝶窦垂体瘤摘除术

（1）适应证：①尚未超越鞍隔的垂体微腺瘤，并向蝶窦方向发展；②蝶鞍不扩大或略扩大，有双底或局部膨出现象；③视力视野无变化或稍有变化。

（2）禁忌证：①鼻部感染或有鼻中隔手术史；②未满成年或蝶窦发育不良气化不好者；③有凝血机制障碍或其他严重疾患者。

（3）手术方法：静脉全麻，气管插管，插管固定于左侧口角处，避免阻挡手术进路。在上唇内面近黏膜反褶处作横切口，紧贴上颌骨向上分离组织，露出梨状孔。沿鼻腔底向后分离黏膜，再转向内分离鼻中隔黏膜，必须小心保持鼻黏膜完整。先由右侧或左侧鼻孔进入，张开鼻黏膜，切除鼻中隔的中下部分，直至蝶骨腹侧部。凿开蝶窦腹侧部，进入蝶窦，尽量刮除蝶窦黏膜。即可见蝶鞍底部的前面和下面，再凿开鞍底前下部，便露出鞍内硬脑膜，后面的手术操作在手术显微镜下进行。切开硬膜即达垂体，即可吸除或刮除瘤组织。术中应注意不要损伤动脉，以免引起大出血；不要损伤鞍隔漏斗柄处蛛网膜，以免引起脑脊液漏。如果术中发现脑脊液流出，要用自体肌肉浆、脂肪片、吸收性明胶海绵等加上医用生物胶堵住鞍底开口处。最后用肠线缝合唇部切口，鼻腔内用油纱条填塞，有利于止血和黏膜愈合。

（二）术前护理

1. 术前常规准备　主要包括口鼻准备。口腔及鼻腔是手术入路的第一道关口，认真进行口鼻黏膜的准备对于避免术后感染是至关重要的，必须予以足够重视。术前防止感冒与感染，注意检查口鼻黏膜有无感染，如有损伤、溃疡、疖肿等感染灶，须彻底治愈后方可手术。术前3天用朵贝尔溶液漱口，每日6次，用0.25%氯霉素眼药水和新麻液滴鼻每日3次，保持口鼻腔清洁。术前1天剪鼻毛，同时行右股内侧备皮，以备术中取脂肪填塞蝶鞍。

2. 遵医嘱应用激素治疗，改善患者垂体功能不足，防止术后可能发生的急性垂体功能衰竭。

3. 术前要保证患者安全，复视者要防止摔伤、撞墙、烫伤。垂体瘤瘤体较大者应避免剧烈运动，以免造成瘤体破裂。

4. 有针对性地进行健康教育，使患者能了解当前的医学发展水平和正确认识自己的病情，对治愈疾病充满信心。

（三）术后护理

1. 生命体征监测　严密监测患者的生命体征，特别注意瞳孔大小的变化和对光反射。

2. 防止脑脊液鼻漏　垂体瘤术后患者清醒后可垫枕平卧，如果术中即发现有脑脊液漏或怀疑会发生脑脊液漏，则需严格去枕平卧两周，直至无脑脊液流出为止。如无脑脊液鼻漏患者术后3日左右拔除鼻腔内纱条，可先用生理盐水湿润纱条后再轻柔取出，以免造成损伤。纱条取出后注意观察有无无色透明的脑脊液流出，用0.25%氯霉素眼药水及新麻液滴鼻，每日3次，防止感染。若有脑脊液流出，不可用棉签或纱布等堵住鼻腔，以免造成颅内逆行感染。纱条取出后注意不可挖鼻子，以免损伤刚刚愈合的创面。要预防感冒，尽量避免打喷嚏或咳嗽。

3. 保持呼吸道通畅　由于术后患者鼻腔置碘仿纱条填塞，呼吸模式发生了改变，完全经口腔呼吸，同时口腔内有伤口，术后会有渗血，因此患者很容易发生误吸。应积极采取有效措施来维持呼吸道通畅，可在患者清醒前继续维持气管插管，直至其完全清醒。要及时吸除口腔内渗血及分泌物，防止误吸。

4. 口腔护理　患者术后完全经口呼吸，易造成口腔干燥，应该使用湿纱布盖于口唇外，以湿化经口进入的空气，保持口腔湿润，同时使用润唇膏涂抹嘴唇，防止水分丢失，减轻患者的不适。同时患者口腔内有伤口，应每日做口腔护理，保持口腔内清洁。

5. 保持水电解质平衡　由于手术的损伤，患者可能在短期内出现多尿而导致水电解质失衡。

（1）严格记录 24 小时出入量，维持液体出入平衡。

（2）留置尿管，定时测尿比重、渗透压及尿中钾、钠含量，若比重 < 1.005，24 小时尿量 > 4000ml 或每小时尿量 > 250ml，则有尿崩症可能，可应用垂体后叶素以增加肾脏对水的重吸收，维持尿量在 3000 ~ 4000ml/d。

（3）每日测血钾、钠、氯、二氧化碳结合力、尿素氮、肌酐、渗透压，及时了解其变化，为进一步处理提供依据。

（4）对禁食时间长、严重呕吐、大量使用脱水剂、应用肾上腺皮质激素、盐水补充不足者要特别注意血电解质变化，该类患者因摄入不足或排出增加，容易导致低钾血症和/或低钠血症。可通过饮食补充一定的钾盐和钠盐，建议患者吃些咸菜并选择一些含钾量高的食物，如香蕉、橙子、红枣、鲜蘑菇、香菇等。

6. 预防垂体功能低下　常发生于术后 3 ~ 5 天，主要是由于机体不适应激素变化而引起的，主要表现为头晕、发热、全身无力、恶心、呕吐、不思饮食等。此时应检查血皮质醇和甲状腺激素，诊断明确后，在医师指导下使用琥珀酸氢化可的松替代治疗。

（四）健康教育

宣教的内容主要是有关垂体瘤的辅助治疗。

1. 放射治疗　对垂体腺瘤有一定效果，它可以控制肿瘤发展，有时使肿瘤缩小，致使视力视野有所改进，但是不能根本治愈。年老体弱不适于手术者，或手术切除不彻底者可以采用。在放射治疗过程中，有时瘤内坏死出血，视力急剧下降，甚至失明，应立即中断放射治疗，并采用手术挽救视力。晚期较大垂体瘤视神经受压较重，其血液供给非常差，放射治疗有时可使仅有的一点视力丧失，但能控制肿瘤的发展，对患者仍有一定好处。

2. 药物治疗　常用药物为溴隐亭和赛庚啶。服溴隐亭后可恢复月经和排卵受孕，也可抑制病理性溢乳，并使催乳素腺瘤缩小。较大的催乳素腺瘤术前可服溴隐亭，待瘤体缩小时有利于手术摘除。部分患催乳素微腺瘤的青年妇女有生育要求，而又不愿手术者，可服用溴隐亭做姑息治疗，有相当一部分患者可以月经来潮、妊娠、生育，但在产后或催乳素腺瘤长大时，仍需手术切除肿瘤。溴隐亭对生长激素细胞腺瘤也可减轻症状，但一旦停药，肿瘤迅速增大，并不能根本治愈。赛庚啶对于脑垂体促肾上腺皮质激素细胞腺瘤可以暂时使症状缓解，但并非对所有患者都有效，也不能根治。

七、预期结果与评价

1. 患者手术前后无外伤发生，如摔伤、烫伤等。

2. 患者能够接受疾病所带来的自我形象改变，对于治愈疾病充满信心。

3. 患者术后呼吸道通畅，不发生误吸。

4. 患者术后不出现颅内感染。

5. 护士在术后能够及时发现电解质紊乱、颅内出血、脑脊液鼻漏以及垂体功能低下的征象，及时通知医师处理。

（黄宝延 许 柯）

第九十九章　颅脑损伤患者的护理

> **关键词**

craniocerebral injury	颅脑损伤
contact phenomena	接触现象
scalp injury	头皮损伤
skull injury	颅骨损伤
brain injury	脑损伤

一、概述

颅脑损伤是因暴力直接或间接作用于头部所造成的头颅及脑部各组织结构的损伤，是一类极为常见的损伤性疾病。随着现代工业、动力机械以及高速交通工具的发展，颅脑损伤的发生率有大幅度增加的趋势，和平时期颅脑损伤在各类创伤中占第二位，仅次于四肢损伤，发生率为22%~42%，而病死率为首位，占创伤总死亡的72.2%~92.5%。颅脑损伤往往伤及中枢神经系统，极易遗留严重残疾，增加家庭和社会负担。因此，对颅脑损伤应给予高度重视，积极预防和治疗。

二、分类

颅脑损伤有多种分类方法，目的在于制定治疗常规，评价疗效及预后。临床常用的方法有三种：临床应用分类、伤情轻重分类和昏迷程度分类。

（一）临床应用分类　适用于临床诊断。

按损伤机制及病理改变可分为原发性颅脑损伤和继发性颅脑损伤；按损伤后头皮、硬脑膜是否完整，受损的颅骨、脑组织是否与外界相通分为开放性脑损伤和闭合性脑损伤；按病程时间分类可分为急性损伤（1~3天）、亚急性损伤（3天~3周）和慢性损伤（超过3周）；按损伤性质部位分类，分为头皮损伤、颅骨骨折与脑损伤，三者虽然可以独立发生，但须警惕其合并存在。其中，对预后起决定性作用的是脑损伤的程度及其处理效果。

头皮损伤包括头皮血肿、头皮裂伤和头皮撕裂伤等。颅骨骨折按照骨折部位分为颅盖骨折与颅底骨折；按照骨折形态分为线性骨折与凹陷性骨折。脑损伤根据损伤机制及病理改变可分为原发性损伤和继发性损伤：原发性脑损伤是指暴力作用于头部时立即发生的脑损伤，主要有脑震荡、弥散性轴索损伤、脑挫裂伤等；继发性脑损伤是指受伤一定时间后出现的脑受损病变，主要有脑水肿和颅内血肿。

（二）伤情轻重分类　国内学者公认的标准。

1. 轻型（Ⅰ级）：主要指单纯脑震荡，有或无颅骨骨折，昏迷时间在半小时以内，只有轻度头痛、头晕等自觉症状，神经系统和脑脊液检查无明显改变。

2. 中型（Ⅱ级）：主要指轻度脑挫裂伤，有或无颅骨骨折，蛛网膜下腔出血，无脑受压征，昏迷在 12 小时以内，有轻度神经系统阳性体征，有轻度生命体征改变。

3. 重型（Ⅲ级）：广泛颅骨骨折，广泛脑挫裂伤，脑干损伤或急性颅内血肿，昏迷在 12 小时以上，意识障碍逐渐加重，或出现再昏迷，有明显神经系统阳性体征，如瘫痪、脑疝综合征、去大脑强直等。

4. 严重型（Ⅳ级）：病理改变情况同Ⅲ级相似，但病情发展快，很快出现深昏迷、去大脑强直或伴有其他脏器损伤、休克等，迅速出现脑疝、双瞳散大、生命体征紊乱或呼吸已经停止。

（三）按 Glasgow 昏迷量表评分（Glasgow Coma Scale，GCS）分类

1. 轻型：15 ~ 13 分，伤后昏迷在 0 ~ 30 分钟以内。

2. 中型：12 ~ 9 分，伤后昏迷时间在 6 小时以内。

3. 重型：8 ~ 3 分，伤后昏迷在 6 小时以上，或在伤后 24 小时以内意识恶化，再次昏迷 6 小时以上者。

三、病因及发病机制

（一）病因

在城市中，导致颅脑损伤的主要原因是交通事故，约占总数的 32%；其次为打击伤，约占总数的 24%，包括工伤事故、自然灾害、斗殴等；坠落伤约占总数的 22%，摔跌伤约占总数的 15%，刺伤约占总数的 2%，其他约占总数的 5%。在农村及少数民族地区则以坠落伤为主，约占总数的 41%，其次依次为摔跌伤、交通事故、打击伤、砍伤、火器伤。

（二）作用方式

颅脑损伤的作用方式有直接的与间接的，不论是哪种暴力作用，暴力所持续的时间与致伤关系密切。

1. 直接作用

（1）加速性损伤：头部在静止状态时，被一运动的物体撞击，使头部沿着外力的方向做加速运动，由此所引起的颅脑损伤称为加速性损伤，例如头部被一投掷物击中或头部被暴力打击等。

（2）减速性损伤：运动中的头部撞于固定的硬性物体，由此所产生的颅脑损伤称为减速性损伤，例如人从高处坠下，头部着地。

（3）加速减速性损伤：上述两种情况可以先后同时发生于同一病例。如在车祸中，先是头部被撞击，即是加速性损伤；撞后跌倒，头部着地，则为减速性损伤。两者的综合称为加速减速性损伤。

（4）挤压性损伤：头部受到两个以上不同方向力的作用，例如头部被挤压于车轮与地面之间。

2. 间接作用

（1）力作用于足部或臀部：经脊柱传递到颅底，引起颅底骨折或脑的损害。

（2）力作用于胸部：引起胸腔内压力的突然增高，冲击上腔静脉，引起颅内各小血管产生广泛点状出血，常见于拥挤人群中被践踏所引起的颅脑损伤，又称外伤性窒息。

（3）力作用于躯体：引起躯体的加速运动，使颅颈交界处产生强烈的过伸过屈运动。因头颈部的运动很像挥鞭索的运动，故这类损伤又称"鞭索性损伤"。

（三）作用机制

致伤物的性质及暴力的大小、方向和速度，各人头皮的厚薄、坚韧程度，都可影响颅脑损伤的情况。致伤物的性质有硬软、钝锐、大小之分。

1. 头皮损伤的机制　头皮血肿多因钝器伤所致，可出现皮下血肿、帽状腱膜下血肿和骨膜下血肿；头皮裂伤可由锐器或钝器伤所致；头皮撕脱伤多因发辫受机械力牵扯，使大块头皮自帽状腱膜下层或连同颅骨骨膜被撕脱所致。

2. 颅骨骨折的机制　是外力直接或间接作用于颅骨所致，其伤势轻重不仅取决于外力的大小、性质、方向、速度、作用持续时间等因素，还与颅骨本身的外形结构、机械强度和受伤时头部的动态等因素有关。按骨折形态分为线性骨折、凹陷性骨折、粉碎性骨折和穿入性骨折。

3. 脑损伤的机制　闭合性脑损伤的机制很复杂，简单概括为由两种作用力造成。一为接触力，物体与头部直接撞击，由于冲击、凹陷性骨折或颅骨的急速内凹和弹回，而直接导致脑局部的原发性损伤；另一为惯性力，来源于受伤瞬间头部的减速运动或加速运动，使脑在颅内急速移位，与颅骨相撞或与颅底摩擦，导致多处或弥散性脑损伤。

四、病理

颅脑损伤病理改变的轻重是由致伤因素和致伤方式所决定的。暴力作用于头部时，头皮、颅骨作为表面屏障首先对抗外力，如果暴力强度较小，则仅仅引起头皮和/或颅骨的损伤，而脑部无损伤或损伤较轻微；若暴力超过了表面屏障的致伤阈，则头皮、颅骨、脑组织同时受损；若暴力是通过身体其他部位间接作用于头部，则只引起脑组织的损伤，而头皮和颅骨往往完好无损。不仅如此，遭受暴力而受伤的脑组织，除了发生原发性损伤之外，可引起一系列颅内继发性病理生理现象，主要有颅内血肿、脑水肿、颅内压增高、脑移位及脑疝等。这些病变虽都发生于颅脑损伤早期，但都需要有一定的条件才能形成，并不是每例都会发生。

五、护理评估

（一）健康史

应详细询问患者、家属或目击者颅脑损伤的过程，如致伤的原因、受伤的时间、暴力的性质、大小、方向、作用部位及受伤患者的体位，这对于判断损伤的性质、损伤的程度及估计预后都是很重要的信息。同时护士要尽可能了解初步抢救情况和搬运方法等，了解有无其他外伤史、手术史。

（二）临床表现

1. 头皮损伤　绝大多数的颅脑损伤首先直接伤及头皮，头皮血肿多因钝器所致，常在1~2周内自行吸收；锐器或钝器损伤可导致头皮裂伤，由于头皮血管丰富，出血较多，可引起失血性休克；如果发辫受机械力牵扯可致头皮撕脱伤，可见大块头皮自帽状腱膜下层或连同颅骨骨膜被撕脱，可导致失血性休克或疼痛引起的神经源性休克，同时极易并发感染。

2. 颅骨骨折

（1）颅盖骨折：

1）线性骨折：常表现为骨折局部的头皮肿胀和压痛。单纯线性骨折本身不需要特殊处理，但要警惕是否合并脑损伤。

2）凹陷性骨折：致伤物直接冲击颅盖可造成凹陷性骨折，多发生于额、颞、顶骨等颅盖骨。在急性期，触诊时可检出局部颅骨下陷。凹陷骨折片常刺破硬脑膜和脑实质，造成局限性脑损伤，有时可合并各种类型的颅内血肿。

3）粉碎性骨折：当暴力大，与颅骨接触面积广时可造成粉碎性骨折，形成多条骨折线，出现多块碎骨片。有的骨片可互相重叠，有些陷入脑组织，造成硬脑膜撕裂和脑组织广泛的挫伤，同时合并颅内血肿。

（2）颅底骨折：

1）前颅窝骨折：因外伤常在头前部，骨折线可通过额骨眶上壁、额窦、筛板和视神经孔，故患者可能出现如下体征：鼻出血、脑脊液鼻漏、眼睑皮下及球结膜广泛淤血即"熊猫眼"，也可合并嗅神经和视神经损伤，表现为嗅觉或视力减退或丧失。

2）中颅窝骨折：骨折线经过颞骨岩部和中耳，脑膜、骨膜及鼓膜均破裂时，出现耳出血及脑脊液耳漏；也可造成面神经或听神经损伤，表现为周围性面瘫或听力丧失。

3）后颅窝骨折：骨折线通过颞骨岩部后外侧时，多在伤后 1~2 日出现耳后淤血斑（Battle 征）；可合并舌咽神经、迷走神经和舌下神经功能障碍，表现为吞咽障碍、声音嘶哑或伸舌偏斜等。

3. 脑损伤

（1）脑震荡：表现为一过性意识障碍，一般不超过 30 分钟，清醒后逆行性遗忘，即不能回忆伤时及伤前片刻情况。伤后可有头痛、头晕、恶心、呕吐、失眠、记忆力减退等症状，神经系统检查及腰椎穿刺脑脊液化验均为阴性。通常脑震荡无需特殊治疗和护理，卧床休养 2 周后多数病人可完全恢复。

（2）脑挫裂伤：脑挫裂伤患者出现的临床征象差别很大，这主要与损伤的部位和严重程度有关，也与是否出现继发性脑损伤（脑水肿、颅内血肿）有关。

1）意识障碍：意识障碍是衡量脑损伤轻重的客观指标，受伤当时立即出现，脑挫裂伤多数患者意识障碍显著，其程度和持续时间与挫裂程度和范围有关，时间短者数小时或数日，长者数周至数月。

2）头痛：是最常见的症状。昏迷患者清醒后即感头痛、头晕。由于伴有蛛网膜下腔出血和不同程度的脑水肿，因此头痛较脑震荡重，有些意识障碍不深的患者，可因头痛而出现躁动不安。

3）恶心呕吐：多因脑挫裂伤者颅内压力的变化所致，颅内压增高明显者出现剧烈头痛和喷射性呕吐。

4）神经功能障碍或体征：由于脑组织的破坏、出血和缺氧，患者常出现与病灶相对应的神经功能障碍或体征，如偏瘫、失语、偏侧感觉障碍、偏盲、局灶性癫痫等。若合并有外伤性蛛网膜下腔出血，患者出现头痛剧烈、颈项强直等脑膜刺激征。

5）生命体征变化：要注意观察患者的病情变化，如果突然出现躁动、脉搏呼吸减慢、血压升高、头痛、呕吐等，可能预示着出现继发性脑损伤。

4. 颅内血肿　颅内血肿是脑损伤中常见的继发性损伤。由于血肿直接压迫脑组织，常引起颅内占位性病变的症状、体征和颅内压增高的病理生理改变，严重时可导致脑疝危及生命。

（1）硬脑膜外血肿：是指出血积聚在硬脑膜外腔内，多见于颅盖部，尤以颞区最常发生。症状取决于血肿的部位和扩展的速度。一般成人幕上血肿达 20ml 以上、幕下达 10ml 时，即可能引起颅内压增高。

1）意识障碍：典型的急性硬脑膜外血肿多有伤后即刻昏迷 - 清醒 - 再昏迷，即"中间清醒期"。部分病人伤后无中间清醒期，可有"意识好转期"，即意识未及清醒却又加重，或表现为持续进行性加重的意识障碍。

2）颅内压增高与脑疝：在中间清醒期，颅内压增高的症状更明显，头痛剧烈、恶心、呕吐，同时出现血压升高、脉搏洪大、呼吸深慢等生命体征改变，在再次昏迷前出现躁动。血肿继续发展可引发脑疝，表现为血肿侧瞳孔散大、对侧肢体偏瘫、肌张力增高、腱反射亢进、病理征阳性。若未得到及时有效处理，引起继发性脑干损害，导致生命中枢衰竭而死亡。

3）瞳孔改变：小脑幕切迹疝早期患侧单侧瞳孔有短暂缩小，继之瞳孔逐渐散大，直接、间接对光反射消失，伴有意识障碍，对侧肢体偏瘫。双侧瞳孔散大、光反射消失多提示病情危重、脑疝晚期。

4）局灶症状与体征：由于血肿位于运动区和其邻近部位较多，因此中枢性面瘫、轻偏瘫、运动性失语比较常见。

（2）硬脑膜下血肿：是指出血积聚于硬脑膜下腔。常继发于对冲性脑挫裂伤，多见于额颞前部。由于多数存在继发的脑水肿，临床症状较重，尤其是超急性血肿，伤后仅 1～2 小时即可出现双瞳散大、病理性呼吸的濒死状态。意识障碍多呈进行性加深，无中间清醒期或意识好转期。颅内压增高与脑疝的其他征象多在 1～3 天内进行性加重。

（三）辅助检查

1. 颅骨 X 线检查　可以显示颅骨骨折的部位、类型、范围、异物或骨片存留、骨折线是否经过血管沟或静脉窦而造成血管损伤。凹陷性骨折可拍切线位片，了解骨片陷入深度。

2. 颅脑 CT 检查　CT 扫描是判断颅脑损伤的首选检查手段，能确定脑组织损伤部位及性质。CT 检查明确颅内血肿部位、大小、数目；了解脑水肿范围；脑室有无受压变形及中线有无移位。

3. 颅内压监测　对重型脑损伤有意识障碍者应密切监测颅内压，以便及时处理，将颅内压控制在一定范围内。颅压低于 2.0kPa 为正常，2.0～2.7kPa 为轻度升高，2.7～5.3kPa 为中度升高。

4. 脑诱发电位　可分别反应脑干、皮质下和皮质等不同部位的功能情况，对确定受损部位、判断病情严重程度和预后等有帮助。

5. 腰椎穿刺　目的是留取脑脊液进行常规和生化检查，同时测定颅内压力。适于意识清楚，但头痛剧烈、有脑膜刺激征或疑有蛛网膜下腔出血者。如有明显颅内高压、有脑疝前期症状疑有后颅窝血肿或有脑脊液漏者，则忌做腰椎穿刺，以免诱发脑疝。

（四）心理社会评估

评估患者颅脑损伤后的反应、接受程度以及采取的态度，评估患者家属及其社会支持系统的反应和对患者的态度。由于颅脑损伤中意外伤害较多见，面对突如其来的打击以及对生命的威胁，患者没有心理准备，会出现焦虑和恐慌。护士在观察病情的同时要了解患者伤后的心理状况，了解患者及其家属能否接受受伤的现实和将带来的一系列变故，家属对患者能否提供有效的心理支持。对于伤后即出现意识障碍并始终未清醒者，其家属的心理压力会非常大，也需要医务人员的关心和帮助。

五、护理诊断及医护合作性问题

1. 疼痛 与损伤有关
2. 焦虑 与意外伤害有关。
3. 恐惧 与颅脑损伤有关。
4. 生活自理能力缺陷 与肢体活动障碍有关。
5. 有失用综合征的危险 与长期卧床有关。
6. 有皮肤完整性破损的危险 与长期卧床有关。
7. 有外伤的危险 与昏迷、躁动有关。
8. 便秘 与颅脑损伤有关。
9. 有感染的危险 与开放性损伤或脑脊液漏有关。
10. 体温调节无效 与脑干或丘脑下部损伤有关。
11. 清理呼吸道无效 与意识障碍或脑干损伤有关。
12. 潜在并发症 颅内压增高、颅内感染、颅内血肿、脑疝、休克。

六、计划与实施

通过积极的治疗和精心的护理，患者焦虑、恐惧心理减轻，基本生活需要得到满足，无失用综合征、皮肤破损、外伤及感染发生。

（一）现场急救护理

在颅脑损伤的抢救与治疗中，时间是一个非常重要的因素。及时有效的现场抢救，不仅使当时的某些致命性威胁得到缓解，如窒息、大出血、休克等，而且为进一步治疗创造了有利条件，能防止或减少再损伤，预防或减少感染的机会。

1. 保持呼吸道通畅 由于颅脑损伤患者常有不同程度的意识障碍，丧失正常的咳嗽反射和吞咽功能，呼吸道分泌物不能主动排出，血液、脑脊液及呕吐物会误吸入呼吸道，造成呼吸困难甚至窒息。因此，对于颅脑损伤后昏迷的患者，应将患者头转向一侧，放置口咽通气道，清除口腔和鼻咽部分泌物、血块或呕吐物，防止误吸。对于昏迷较深的患者应尽早行气管切开，以保持呼吸道通畅。

2. 减少出血，预防感染 头皮撕脱或撕裂伤、开放性颅脑伤累及较大血管或静脉窦时，可发生出血性休克，威胁患者生命。因此，妥善处理伤口，制止活动性外出血，维持循环功能极为重要。对于单纯性头皮出血可加压包扎止血。开放性颅脑伤可用吸收性明胶海绵贴附再以无菌干纱布覆盖，包扎不宜过紧，以免加重脑组织损伤。尽早应用抗生素和破伤风抗毒素，预防感染。

3. **抗休克** 观察患者的情况，评估是否有脸色苍白、血压低、脉搏快等休克的典型症状。在急性颅脑损伤时为防止加重脑水肿不宜补充大量液体或生理盐水，因此，及时有效的止血、快速地输血或血浆是防止休克、避免循环功能衰竭的最有效的方法。严禁使用吗啡或抑制呼吸、缩小瞳孔的药物，以免影响病情观察。

4. **做好护理记录** 正确记录受伤经过、初步检查所见、急救处理经过以及患者的意识、瞳孔、生命体征、肢体活动等病情变化等，为进一步处理提供依据。

（二）颅脑损伤的处理

1. 颅骨骨折

（1）颅盖骨折：多为线性骨折，摄颅骨 X 线片可确诊，一般不需特殊治疗，关键是警惕有无脑损伤。若为凹陷性骨折，对于骨折范围不大、陷入不深者可予观察；对陷入深度超过1cm、范围大于5cm，或陷入深度在1cm以内，但位于重要功能区均应手术复位。对大静脉窦处凹陷性骨折，如未引起神经体征或颅高压，应慎重考虑手术，必须手术时，可能在去除骨片时导致大出血，因此在术前和术中都需做好处理大出血的准备。

（2）颅底骨折：颅底骨折本身无需特殊治疗，着重于观察有无脑损伤及处理脑脊液漏、脑神经损伤等合并伤。对于伤后视力减退，疑为碎骨片挫伤或血肿压迫视神经者，应争取在l2小时内行视神经探查减压术。

2. 脑损伤

（1）脑震荡：为短暂性脑功能障碍。注意观察 24 小时，卧床休息 2 周，不宜使用脑力，给予对症治疗。

（2）脑挫裂伤：指主要发生于大脑皮层的损伤。脑挫裂伤的原发损害手术治疗无益，关键在于加强监护，防治脑挫裂伤所致继发性改变，包括脑水肿和颅内血肿。

（三）严密观察病情

颅脑损伤患者伤情重、病情变化快，特别是重型颅脑伤患者随时可能发生脑疝，若不及早发现、采取有效的抢救措施，常危及患者生命。因此，对颅脑伤患者的观察极为重要。

1. **生命体征的评估** 无论伤情轻重，急救时应该建立观察记录单评估患者的生命体征。观察及记录间隔时间，根据病情每 15 ~ 60 分钟一次，待病情相对稳定后可适当延长观察的间隔时间。有条件的医院应将重型颅脑伤患者在伤后或术后早期安置在 ICU 室，每位患者床边配有监护仪，能连续动态监测患者生命体征变化，即体温、脉搏、呼吸和血压变化。

大多数颅脑损伤患者均有体温升高，重型颅脑损伤体温可达 39℃，下丘脑体温中枢受损，体温可达 40℃ 以上。因为高热可使代谢率增高，加重脑缺氧和脑水肿，必须及时处理。护理措施为定时测量腋温或肛温；减少盖被；遵医嘱应用物理或药物降温，可使患者头部枕冰袋或戴冰帽，在腋下及腹股沟部位使用冰袋；使用低温毯；及时观察降温效果。

脑外伤后急性颅内高压或脑疝早期患者出现的三联反应，即血压升高（收缩压可达24kPa 以上），脉搏减慢、洪大（可在 60 次/分以下），呼吸减慢而加深，临床上称之为库欣三主征，即所谓"两慢一高"，是颅内高压致脑血流量减少、脑缺氧时，机体通过自主神经系统的代偿反应。当病情发展至终末期时，血压下降、脉搏细弱、呼吸表浅而不规则，很快发生呼吸停止。

2. **意识状态的评估** 意识障碍是颅脑损伤患者常出现的重要的脑神经功能障碍，其程度与脑损伤的严重程度成正比。护士应及时评估病人意识状态的变化，原发性脑损伤者如果从意识清醒逐渐出现意识障碍，或者意识障碍的程度加重，说明患者可能出现了继发性脑损伤，预示着病情进一步加重。

目前临床上对意识障碍的分级有两种方法，一个是传统的方法，将意识障碍分为嗜睡、昏睡、浅昏迷、中昏迷和深昏迷。此方法应用较广泛，但是在实际应用时还需具体描述语言、痛觉反应等。另一个分级方法是 Glasgow 昏迷评分法，从睁眼、语言和运动三个方面分别定出具体评分标准，以三者的积分表示意识障碍程度。最高分为 15 分，表示意识清楚，8 分以下为昏迷，最低分为 3 分，此法因其简单易行广泛应用于临床。具体见神经系统概论章节。

3. 瞳孔的评估　护士应该及时评估瞳孔变化并做好记录，以备前后比较。注意评估瞳孔异常时，是否用过影响瞳孔的药物，如吗啡、氯丙嗪能缩小瞳孔；阿托品、麻黄碱等能使瞳孔散大。

（1）一侧瞳孔有短暂缩小，继之瞳孔逐渐散大，直接、间接对光反射消失，伴有意识障碍，对侧肢体偏瘫是小脑幕切迹疝早期的表现。

（2）一侧瞳孔伤后立即散大，对光反应迟钝或消失，但无意识障碍和偏瘫，常提示动眼神经损伤。

（3）一侧瞳孔伤后立即产生散大、失明，但散大侧的间接对光反应常存在，提示视神经损伤。

（4）如果双侧瞳孔缩小、光反射消失，伴两眼同向偏斜，或瞳孔时大时小，提示脑干损伤，预后不良。

（5）双侧瞳孔缩小也见于蛛网膜下腔出血及运用吗啡类或冬眠药物，但注射纳洛酮后瞳孔可重新散大。

（6）双侧瞳孔散大、光反射消失多提示病情危重、脑疝晚期。

（四）保证呼吸道通畅

由于颅脑损伤患者丧失正常的咳嗽反射和吞咽功能，清理呼吸道能力下降，呼吸道分泌物、血液、脑脊液及呕吐物会误吸入呼吸道，造成呼吸困难甚至窒息。因此，保持患者呼吸道的通畅是治疗颅脑损伤的一项重要措施。由于脑组织耗氧量大，对缺氧的耐受性差，尤其是大脑皮质神经元更为敏感，所以，应该维持有效的呼吸功能，常规持续吸氧。对于躁动或意识障碍患者应尽早进行插管或气管切开，应用呼吸机辅助通气，不仅有助于保持呼吸道通畅，还有助于减少因躁动引起的颅内压增高。插管前清除口腔和鼻腔内的异物、分泌物、积血和呕吐物。插管成功后将气管插管的球囊充气，以防止或减轻误吸。插管后也要及时吸痰，保持吸入空气的湿度和温度。吸痰时注意无菌操作，动作轻柔、准确，吸痰管一次到位，螺旋式上升吸痰，根据患者痰液情况进行气道冲洗、雾化吸入，尽量减少患者的咳嗽。虽然咳嗽有助于排痰，但是剧烈的咳嗽可能使颅内压进一步增高，因此应减少引起剧咳的刺激。同时定期做呼吸道分泌物细菌和药敏试验等措施，防止呼吸道感染。

（五）根据外伤情况给予适当的卧位

常规床头抬高 15°～30°，有利于脑部静脉回流，减轻脑水肿和脑肿胀，降低颅内压。头皮撕裂伤患者，为了保证植皮存活，植皮区不能受压。

（六）脑脊液漏患者的护理

颅底骨折合并脑脊液漏时，需预防颅内感染，取头高卧位，枕上垫无菌治疗巾；不可堵塞或冲洗耳道或鼻腔，在鼻前庭或外耳道放无菌棉球，如有浸湿及时更换；避免大力咳嗽、打喷嚏和擤鼻涕等可能使鼻腔或鼻窦内液体反流颅内的机会；可积极给予抗生素预防感染。绝大多数漏口会在伤后 1～2 周内自行愈合，如超过 1 个月仍没有停止脑脊液漏，可以考虑行手术修补硬脑膜，以封闭漏口。

（七）保证营养摄入，维持水、电解质平衡

营养障碍能降低机体的免疫力和修复功能，也易于发生或加剧并发症。由于颅脑伤早期常存在不同程度脑水肿以及意识障碍，故伤后初期要常规禁食，使用肠外营养，以维持创伤后机体需要。在肠道功能基本恢复后，即可采用全肠内营养逐渐代替肠外营养，通过鼻饲或经皮胃造瘘管给予高蛋白、高热量、高维生素饮食，也可给予要素饮食，满足机体的营养需要。

严重脑挫裂伤、脑水肿和脑肿胀患者在使用利尿药物时，需观察有无低钾现象出现。对于使用深静脉插管补液的患者，需预防静脉血栓形成和感染。另外，颅脑伤患者常有呕吐、高热、大汗或强直抽搐等表现，容易出现代谢紊乱。加之伤后早期限制水、钠摄入，进行脱水利尿、激素等药物治疗等，患者会出现不同程度脱水和电解质紊乱，要注意调整。静脉补液速度不宜过快过多，以免加重脑水肿或诱发急性肺水肿等。严格记录 24 小时出入量，尤其是丘脑下部损伤患者会出现尿崩症，应该认真记录尿量和尿比重。

（八）口腔和皮肤护理

不能进食和昏迷高热患者每日做口腔护理 2 次，定时翻身，昏迷患者每 2 小时翻身拍背 1 次，高热患者用温水擦浴。有腹泻患者应做好肛周皮肤护理。

（九）注意角膜保护

对于眶部损伤、面瘫或昏迷患者，眼分泌物增多时，应该定时清洗，必要时给予抗生素眼药水或眼膏，以防眼部感染。眼睑闭合不全者，可用眼罩或凡士林纱布将眼睑暂时贴合，并给予抗生素眼膏，以防暴露性角膜炎。

（十）大小便处理

颅脑伤患者会因大便干结、肠蠕动减少、排便反射抑制或卧床等原因导致便秘。便秘会引起腹胀、腹痛，继而影响患者情绪和食欲。颅内高压患者还可能因用力排便诱发脑疝。所以，保持患者大便通畅也是颅脑伤患者护理的一项基本要求。另外，有些颅脑伤患者因消化不良、继发性肠道感染、饮食不当等原因发生腹泻和大小便失禁，故而应加强会阴部和臀部护理，定时翻身和清洗，保持会阴部和臀部干燥，以防发生压疮。对于昏迷患者禁止使用热水袋，以防烫伤。

（十一）躁动的护理

当患者突然由安静转入躁动，或由躁动转为安静嗜睡状态时，应该提高警惕，观察是否有伤情恶化，特别是要排除呼吸道梗阻和颅内高压所致的躁动。切勿轻率给予镇静剂，以防影响病情观察。对于躁动病人不能强加约束、捆绑四肢，以免造成病人过度挣扎使颅压进一步增高，加强能量消耗。可加床档以防坠床，必要时由专人守护。对于确诊为额叶挫伤所致的躁动，应该给予适量镇静剂，注射时需要有人合作，以防断针。另外，要勤为患者剪指甲

以防抓伤，保持床褥被服整洁，防止皮肤受损。

（十二）癫痫的护理

癫痫是颅脑损伤患者最常见的临床表现，多见于额颞叶挫伤患者，常发生在损伤后2～4日脑水肿高峰期。对于癫痫大发作或癫痫持续状态的患者，除立即给予抗癫痫药物外，应立即帮助患者松解衣扣和裤带，使之头偏向一侧，清除呼吸道分泌物，保持通畅，持续低流量给氧。用纱布包裹的压舌板垫在患者上下牙齿之间，防止咬伤；同时避免舌后坠影响呼吸、发生窒息。注意保护患者，防止患者肌肉拉伤、骨折或关节脱位。

（十三）手术前后护理

开放性脑损伤者原则上须尽早行清创缝合术，使之成为闭合性脑损伤。硬脑膜外血肿者，主要的治疗方法是开颅手术清除血肿。可采用骨瓣开颅，以有足够的显露，便于彻底清除血肿和止血。对于硬脑膜下血肿者，尤其是急性硬脑膜下血肿，由于其病情发展迅速，必须争分夺秒进行手术治疗。手术方法可根据病人情况而采用开颅血肿清除术或颅骨钻孔引流术。手术前按照医嘱进行各项准备，如备皮、洗澡，完成术前实验室检查，评估患者的一般情况、营养状况、生命体征等。向患者说明手术的目的、方法和注意事项，消除患者恐惧、忧虑和不安的情绪。手术前夜给予清洁灌肠，并指导患者翻身及床上使用便盆的方法。手术后注意观察患者的一般状况，包括皮肤颜色、意识程度、定向力、生命体征，以及四肢的运动、力量和感觉。观察伤口情况，随时注意有无出血、有无脑脊液自伤口漏出，以及手术部位有无水肿，注意引流管的位置及引流量和颜色，注意伤口敷料，如有大量渗血应通知医师及时更换，以防感染。

（十四）心理护理

颅脑损伤患者由于各种原因可出现不同程度的心理障碍，如对受伤情景的回忆，头痛头晕引起的不适感觉，担心生命危险及治疗后是否有并发症和后遗症等，这些常表现为恐惧、焦虑、忧愁、痛苦等。这些不良情绪可导致神经功能失调而影响治疗效果。因此，心理治疗与护理不可忽视。

学会心理疏导，增强患者自信心。要从患者细微情绪变化中，发现其积极和消极因素，采用说服、解释、启发、鼓励、对比等方法，调动患者积极因素，提高战胜伤残的信心。

选择最佳治疗方案，使患者有安全感，加强查房和细致的检查，耐心向患者进行治疗方案、药物疗效的宣教，及时总结疗效和发现征兆，使患者感受到被关心与重视，从而积极配合治疗。

医护人员要有良好的职业道德、心理素质和业务水平，注重自身形象，使患者有信任感。操作娴熟细致，护理耐心周到，态度热情和蔼，使患者乐于接受所给予的治疗。

创造良好的治疗环境，使患者有舒适感。要为患者提供清洁、舒适、安静、安全的休养环境，避免外界不良刺激。伤后早期精神烦躁者，应让其与亲属多接近，有利于稳定情绪。康复期应限制过多探视以使环境安静，更有利于心理状态平稳。

采用工娱疗法，使患者感受自身价值，在不同阶段针对不同的伤残程度，协助指导患者由功能锻炼、恢复自理能力逐步过渡到看书学习、手工制作及参与社会活动，展现自身才能和价值，使身心调节到最佳状态。

康复期患者更需加强心理护理。对于轻型患者应鼓励尽早自理生活，防止过度依赖医务人员。要让他们树立战胜伤病的信心，消除"脑外伤后综合征"的顾虑。重型颅脑伤患者在神志、体力逐渐好转时，常有头痛、眩晕、耳鸣、记忆力减退、失眠等症状，应该向患者做适当解释，让患者知道有些症状是属于功能性的，是可以恢复的。对于遗留神经功能残疾的患者今后生活工作、颅骨修补、偏瘫失语的锻炼等问题，应该积极向患者及家属提出合理建议，鼓励患者面对现实，树立争取完全康复的信心。

七、预期效果与评价

1. 患者主诉疼痛能得到及时缓解，舒适度增加。
2. 患者主诉焦虑、恐惧心理降低。
3. 患者主诉基本生活需要得到满足。
4. 患者肢体活动得到最大限度的恢复，无失用综合征发生。
5. 患者皮肤完整，无破损。
6. 患者安全，无院内外伤发生。
7. 患者排便规律。
8. 患者未发生感染。
9. 中枢性高热能得到及时有效的处理，患者的体温维持在正常范围内。
10. 患者呼吸道分泌物能顺利清除。

（赵雁 许柯）

第一百章　中枢神经系统感染性疾病患者的护理

>> 关键词

source of infection	传染源
route of transmission	传播途径
herd susceptibility	人群易感性
convalescent period	恢复期
incubation period	潜伏期
epidemic encephalitis type B	流行性乙型脑炎
tuberculous meningitis（TBM）	结核性脑膜炎

第一节　流行性乙型脑炎患者的护理

一、概述

流行性乙型脑炎（epidemic encephalitis type B）简称乙脑，是以脑实质炎症为主要病变的中枢神经系统急性传染病。病原体是乙脑病毒，经蚊虫传播，多在夏秋季流行，2~6岁儿童发病率最高。临床上以高热、意识障碍、抽搐、病理反射及脑膜刺激征为特征，重症者常出现中枢性呼吸衰竭，病死率较高，可有后遗症。目前尚无特效药物，护理以控制高热、防止受伤、满足患者生活需要、恢复期协助康复训练为重点。预防应采取以灭蚊、防蚊及预防接种为主的综合性预防措施。

二、病因及发病机制

（一）病原学

乙脑病毒属虫媒病毒 B 组，属黄病毒科，核心为单股正链 RNA，外有脂蛋白包膜，其表面具有含血凝素刺突（由糖蛋白组成），能凝集雏鸡、鸽、鹅红细胞。病毒的抵抗力不强，不耐热，56℃ 30 分钟可灭活，对各种常用消毒剂如乙醚和酸等都很敏感，但耐低温和干燥。

（二）流行病学

1. 传染源　乙脑是人畜共患的自然疫源性疾病，人或动物（包括家畜如猪、牛、羊、马等和禽类如鸭、鹅、鸡等）感染乙脑病毒后可出现病毒血症，成为本病的传染源，但人感染后病毒血症期短（一般少于 5 日）。一般先在猪中间传播流行，然后才在人群中流行，经过流行季节的幼猪其感染率可达100%，且猪、马、狗等自然感染高峰比人群流行高峰早3 周，而猪的饲养面广，猪感染后血中病毒数量多，故幼猪是本病的主要传染源。

2. 传播途径　本病通过蚊虫叮咬传播，蚊虫吸血后，病毒先在其肠道内增殖，然后移至蚊唾液腺，经叮咬传播给人或动物，再由动物感染更多蚊虫。蚊感染后并不发病，但可带毒越冬或经卵传代，可成为乙脑病毒的长期储存宿主，造成蚊→动物→蚊的不断循环。

3. 人群易感性　人对乙脑病毒普遍易感，但感染后多数呈隐性感染，乙脑患者与隐性感染者之比为 1∶1000～2000。感染后可获得较持久的免疫力，故患病者大多为 10 岁以下儿童，尤以 2～6 岁儿童患病率最高。近年由于儿童和青少年广泛接种乙脑疫苗，故成人和老年人的发病率相对增高，但总的发病率呈较大幅度的下降。

4. 流行特征　乙脑流行于亚洲东部的热带、亚热带及温带地区，我国除东北部、青海、新疆、西藏外均有本病流行。在热带地区，本病全年均可发生，而温带和亚热带流行则集中在 7、8、9 三个月，由于气温、雨量和蚊虫孳生密度高峰关系，乙脑呈季节性流行。本病集中暴发少，呈高度散发性，家庭成员中少有同时多人发病。

（三）发病机制

人被带病毒的蚊虫叮咬后，病毒进入人体，先在单核 - 巨噬细胞内繁殖，随后进入血流，引起病毒血症。病毒若无侵入中枢神经系统则呈隐性感染，仅在少数情况下，当机体防御能力减弱，病毒可通过血脑屏障进入中枢神经系统而发生脑炎。

近来研究病毒性脑炎的发病机制与病毒对神经组织的直接侵袭有关，致神经细胞变性、坏死和胶质细胞增生与炎性细胞浸润。另一机制与免疫性损伤有关，当机体特异性 IgM 与病毒抗原结合后，在脑实质和血管壁上沉积，激活补体系统及细胞免疫，引起免疫攻击，致脑组织损伤和坏死，以及血管壁破坏，产生附壁血栓，和大量炎性细胞渗出血管壁，形成血管套。血管附壁血栓致管腔节段性闭塞。

三、病理

乙脑的病变范围较广，可累及脑及脊髓，但以大脑皮质、间脑和中脑最为严重。部位越低，病变越轻。肉眼观察，大脑和脑膜有充血、水肿和出血。镜检可见神经细胞呈程度不等的变性、肿胀和坏死，血管内淤血、附壁血栓及出血灶。血管周围炎性细胞浸润以淋巴及单核细胞为主，形成"血管套"。胶质细胞增生（主要为小胶质细胞），如聚集成群，则形成胶质小结，多位于小血管旁或坏死的神经细胞附近。若小胶质细胞、中性粒细胞侵入神经细胞内，形成噬神经细胞现象。严重者脑实质出现粟粒状或米粒大小的坏死软化灶。软化灶内可有坏死的细胞碎屑，周围可有炎性细胞浸润或伴有脑实质水肿，其病变的局灶性有人认为与局部血循环障碍（淤血及血栓形成）导致严重缺氧，产生组织坏死有关。

四、护理评估

（一）健康史

1. 评估患者年龄，10 岁以下儿童，尤其是 2～6 岁易患此病。

2. 评估预防接触史，是否接种过流行性乙型脑炎疫苗。

3. 评估发病季节、地区。

4. 了解近期有无蚊虫叮咬。

（二）临床表现

潜伏期 4～21 日，一般为 10～14 日。常见临床类型有以下四型：

1. 轻型　发热在 38～39℃，神志清楚，无抽搐，轻度嗜睡，脑膜刺激征不明显。病程 5～7 日。

2. 普通型　发热在 39～40℃，嗜睡或浅昏迷，偶有抽搐及病理反射阳性，脑膜刺激征较明显。病程约 7～10 日，多无恢复期症状。

3. 重型　发热在 40℃以上，昏迷，反复或持续抽搐，浅反射消失，深反射先亢进后消失，病理反射阳性。常有神经定位症状和体征，可有肢体瘫痪或呼吸衰竭。病程多在 2 周以上，恢复期常有精神异常、瘫痪、失语等症状，少数患者留有后遗症。该型在流行早期较多见。

4. 极重型（暴发型）　起病急骤，体温于 1～2 日内升至 40℃以上，反复或持续性强烈抽搐，伴深度昏迷，迅速出现中枢性呼吸衰竭及脑疝等。多在极期中死亡，幸存者常有严重后遗症。

典型乙脑的临床表现经过分为三期：

（1）初期：起病急，体温在 1～2 日内高达 39～40℃，伴头痛、恶心和呕吐，多有嗜睡或精神倦怠，可有颈项强直及抽搐。病程 1～3 日。

（2）极期：病程 4～10 日，初期症状逐渐加重，主要表现为脑实质受损症状。

1）高热：体温常高达 40℃以上，一般持续 7～10 日，重者可长达三周。

2）意识障碍：程度不等，包括嗜睡、谵妄、昏迷、定向力障碍等。神志不清最早可见于病程第 1～2 日，但多见于第 3～8 日，通常持续 1 周左右，重者可长达 4 周以上。

3）惊厥或抽搐：可由高热、脑实质炎症及脑水肿所致，多见于病程第 2～5 日。患者先见于面部、眼肌、口唇的小抽搐，随后呈肢体阵挛性抽搐，可为单肢或双肢，重者出现全身抽搐、强直性痉挛，历时数分钟至数十分钟不等，均伴有意识障碍。频繁抽搐可导致发绀甚至呼吸暂停。

4）呼吸衰竭：主要为中枢性呼吸衰竭，多见于重症者，由脑实质炎症，尤其是延脑呼吸中枢病变，脑水肿、脑疝、颅内高压和低血钠脑病等所致。表现为呼吸节律不规则及幅度不均，如呼吸表浅、双吸气、叹息样呼吸、潮式呼吸、抽泣样呼吸等，最后呼吸停止。外周性呼吸衰竭多见于脊髓病变致呼吸肌麻痹，或因呼吸道痰阻、并发肺部感染等所致。表现为呼吸先增快后变慢，胸式或腹式呼吸减弱，发绀，但呼吸节律整齐。混合型指中枢及外周呼吸衰竭同时存在。

高热、抽搐和呼吸衰竭是乙脑极期的严重症状，三者相互影响，呼吸衰竭常为患者致死的主要原因。

5）其他神经系统症状和体征：乙脑的神经系统症状多在病程 10 日内出现，是乙脑患者最危险的时期，第 2 周后就很少出现新的神经症状。常有浅反射消失或减弱，膝、跟腱反射等深反射先亢进后消失。病理性锥体束征，如巴氏征呈阳性。昏迷时尚可有肢体强直性瘫痪。

此外，乙脑患者还因病变损害部位不同，常有不同的神经定位症状和体征，如颞叶损害可致听觉障碍；枕叶损害可有视力障碍，视物变形等；累及间脑会致严重的感觉障碍；丘脑下部病变，可出现超高热等体温调节障碍；若丘脑双侧受损，可引起四肢强直性瘫痪，称去大脑强直；单侧中脑受损，则呈对侧瘫痪。

（3）恢复期：极期过后，体温逐渐下降，精神神经症状逐日好转，一般于 2 周左右可完全恢复。但重症患者可有神志迟钝、痴呆、失语、多汗、流涎、吞咽困难、颜面瘫痪、四肢强直性瘫痪或扭转痉挛等恢复期症状。经积极治疗后大多数患者于 6 个月内恢复，约 5%~20% 的重症患者在发病半年后仍有精神神经症状，称为后遗症，其中以失语、瘫痪、扭转痉挛和精神失常较为常见。

（三）辅助检查

1. 血象　白细胞总数常在 $(10~20)×10^9/L$，中性粒细胞在 80% 以上，嗜酸性粒细胞减少。

2. 脑脊液　压力增高，外观无色透明或微混，白细胞计数多在 $(50~500)×10^6/L$，个别可高达 $1000×10^6/L$ 以上，白细胞的多少只反应炎症渗出性改变情况，与病情轻重及预后无关。早期以中性粒细胞稍多，氯化物正常，糖正常或偏高。少数病例于发病初期脑脊液检查正常。

3. 血清学检查

（1）补体结合试验：一般在病程第 3~4 周出现。单份血清 1:4 为阳性，双份血清抗体效价增加 4 倍为阳性。一般做回顾性诊断，也可用于当年隐性感染率的流行病学调查。

（2）血凝抑制试验：抗体出现较早，于第二周效价达到高峰，持续时间长，阳性率高于补体结合试验。可用于诊断和流行病学调查。

（3）中和试验：特异性较高，抗体出现迟，于 2 个月时效价最高，可持续 5~15 年。仅用于人群免疫水平的流行病学调查。

（4）特异性 IgM 抗体测定：病后 3~4 天即可出现，可做早期诊断用。

（四）心理社会评估

评估急性传染病给患者或患儿家属带来的压力、焦虑；患者和家属对疾病治疗、护理的态度、情绪等；患者家属对患者是否支持、关心。

五、护理诊断及医护合作性问题

1. 体温过高　与病原体感染有关。

2. 有受伤的危险　与疾病所致惊厥或抽搐有关。

3. 低效型呼吸形态　与疾病所致呼吸衰竭有关。

4. 生活自理能力缺陷　与疾病所致意识障碍有关。

5. 知识缺乏　与缺乏康复知识有关。

6. 焦虑/恐惧　与病情严重并留有后遗症有关。

六、计划与实施

通过治疗与护理，患者体温应得到控制，不发生坠床等伤害，意识障碍期间生活需要能够得到满足，呼吸形态恢复正常，能够获得有关疾病康复的知识和信心，焦虑情绪得到缓解。

目前尚无特效抗病毒药物，应积极采取对症措施与护理，控制高热、抽搐和呼吸衰竭等危重症状，降低病死率和防止后遗症的发生。

（一）昆虫隔离

住隔离病室，病室有灭蚊、防蚊措施如纱门、蚊帐、蚊香、灭蚊剂等。

（二）高热护理

因为高热可增加耗氧量，加重脑水肿和神经细胞损伤，从而使抽搐加重，而抽搐又加重缺氧，致呼吸衰竭和加重脑部病变，故必须及时给予处理。采用物理降温为主，药物降温为辅。室温保持 16～18℃，减少被盖，用冷毛巾或冰袋置于患者额部、腋下或腹股沟部等体表大血管处冷敷，也可用酒精或温水进行擦浴，还可用冷盐水灌肠。患者宜卧床休息，减少能量消耗。必要时遵医嘱给予解热药物肌注，安乃近成人 0.5g，4～6 小时一次。幼儿和年老体弱者可用 50% 安乃近滴鼻，防止用过量药物致大量出汗而引起虚脱。

（三）惊厥或抽搐护理

1. 去除病因　如为脑水肿所致，以脱水为主，可用 20% 甘露醇快速静脉滴注或静推（每次 1～2g/kg），注意避免外漏致皮下，根据病情每 4～6 小时可重复应用，同时可合用肾上腺皮质激素、呋塞米、50% 高渗葡萄糖注射。

如因呼吸道分泌物堵塞致脑细胞缺氧者，应吸痰、给氧，保持呼吸道通畅，必要时行气管切开，加压呼吸。如因高热所致，以物理降温为主。

如因脑实质病变引起，可遵医嘱使用镇静剂。首选地西泮，成人 10～20mg，小儿 0.1～0.3mg/kg，每次不超过 10mg 肌注或缓慢静推。水合氯醛灌肠，成人每次 1～2g，小儿每次 100mg/kg，每次不超过 1g。

2. 保证患者安全　齿间置牙垫防止舌头被咬伤。加强巡视，加设床档，防止患者坠床。松开领口和袖口，必要时使用约束带，防止受伤或自我伤害。固定患者身上各种管子，避免滑脱。

（四）呼吸衰竭的护理

吸痰、翻身、拍背以利痰液引流。痰液黏稠者可给予雾化吸入，α-糜蛋白酶 5mg，小儿 0.1mg/kg。伴有支气管痉挛者可加用异丙肾上腺素 0.25%～0.5%。脑水肿所致者，用脱水剂 20% 甘露醇 1～2g/kg，4～6 小时一次。中枢性呼吸衰竭者有呼吸表浅、节律不整或发绀时，遵医嘱使用呼吸兴奋剂，首选山梗菜碱，成人每次 3～6mg，小儿 0.15～0.2mg/kg，静注或静滴。也可用尼可刹米、二甲弗林等，可交替使用。突发呼吸衰竭或呼吸停止者，来不及做气管切开或上呼吸道梗阻有望在 2～3 日内解除者，可行气管插管。呼吸道阻塞短期内无法解除或需用人工呼吸通气者可行气管切开，并适当用抗生素防止细菌感染。

（五）意识障碍患者的护理

通过观察生命体征、自发动作、生理反射及对言语刺激、痛觉刺激的反应评估患者意识障碍的程度。对昏睡甚至昏迷的患者需给予全面的生活护理。

1. 置患者于仰卧位，头偏向一侧，以使口腔分泌物可以自口角流出，防止误吸入呼吸道引起窒息。随时清理口、鼻分泌物，保持呼吸道通畅。给予口腔护理，每日 3 次。

2. 眼睑闭合不全者应加强眼部护理，可用生理盐水或凡士林纱布覆盖眼部，以防因角膜外露、干燥和异物刺激而发生的结膜炎和角膜溃疡，必要时可使用眼药水或眼药膏。张口呼吸者，用两层生理盐水纱布盖于口鼻部，以湿润经口鼻进入呼吸道的空气，避免呼吸道干燥。

3. 保持床褥平整，1~2小时翻身一次，观察受压区皮肤是否发红或破损，必要时使用气垫床褥，防止压疮发生。

4. 留置尿管者每日两次冲洗尿道口，女患者做会阴冲洗每日两次，注意尿液颜色、性状并定期检查尿常规。大便失禁患者注意及时清理排泄物，用温水擦洗清洁后涂氧化锌软膏保护肛周皮肤。

5. 维持水、电解质酸碱平衡，严格记录出入量，一般成人24小时入量2500ml，尿量1500ml，同时监测血电解质。注意营养物质的摄入，每日热量应保证3000kcal。鼻饲者注意食物的温度，勿过量。静脉补充营养者注意选择合适的血管，保证每日补液能顺利完成。

6. 乙脑患者意识障碍通常持续一周左右，必要时需给予患者床上擦浴。昏迷患者虽不能说话，对患者进行护理时仍应耐心与患者交谈以促进患者恢复意识。

（六）健康教育

1. 告诉患者及家属本病死亡率在10%以下，轻型和普通型患者多能顺利恢复。恢复期重症患者可有神志迟钝、痴呆、失语、多汗、流涎、吞咽困难、颜面瘫痪、四肢强直性瘫痪或扭转痉挛等症状，恢复期症状经积极治疗后大多数患者6个月内可恢复。

2. 向患者家属婉转说明，重型和暴发型患者的病死率可高达15%以上，死亡病例多发生在极期即发病后4~10天，主要因中枢性呼吸衰竭所致。存活者可有程度不等的后遗症，致残率57%，经积极治疗后，多渐可恢复。

3. 鼓励患者学习康复知识，进行功能锻炼，包括吞咽、语言和运动功能锻炼。可用理疗、针灸、按摩、体疗、高压氧治疗等，逐渐恢复智力、语言和运动功能。

七、预期结果与评价

1. 患者住院期间体温 <37.3℃。

2. 患者住院期间无坠床等外伤发生。

3. 患者呼吸正常，血气分析结果示动脉血氧分压 > 60mmHg，二氧化碳分压 < 50mmHg。

4. 患者昏迷期间基本生活需要得到了满足。

5. 患者双侧瞳孔等大等圆，自述头痛减轻，脑脊液检查示颅压不高（0.69 ~ 1.76kPa）。

6. 患者情绪稳定，表示了解疾病的转归，并积极进行康复治疗与锻炼。

第二节　结核性脑膜炎患者的护理

一、概述

结核性脑膜炎（tuberculous meningitis，TBM）简称结脑，是由结核杆菌引起的非化脓性脑膜炎，是最常见的神经系统结核病。半数以上患者为成人，其余为儿童，特别是3岁以内婴幼儿，结脑是小儿结核病中最严重的一型。近年来由于结核杆菌基因突变、抗结核药物的研制相对滞后以及AIDS患者的增多，国内外结核病的发病率及病死率均逐年增加。临床表现除结核杆菌感染引起的全身症状，如低热、盗汗、精神不振、全身无力、食欲不振外，还有头痛、喷射样呕吐，颈项强直等颅内高压症状和脑膜刺激征。脑脊液外观呈磨玻璃样改变，X线胸片多可见到结核病改变。

二、病因和发病机制

结脑为全身结核病的一部分，约占全身性结核病的6%，可继发于粟粒性结核及其他器官的结核病灶，小儿结核性脑膜炎常在结核原发感染后一年内发生，尤其在初感染结核3～6个月最易发生。也可为脑实质或脑膜的结核病灶破溃，结核菌进入蛛网膜下腔及脑脊液中所致。

三、病理

结核菌到达蛛网膜下腔，在人体过敏反应性增高的情况下，引起变态反应，感染波及软脑膜、蛛网膜使其发生充血、水肿、炎性渗出并形成结核结节。渗出物因重力关系易在脑底诸池聚集。浆液纤维蛋白渗出物包围挤压颅神经引起Ⅶ、Ⅲ、Ⅳ、Ⅵ、Ⅱ对颅神经损害。炎症累及下丘脑可引起自主神经紊乱。病程后期由于炎症粘连、堵塞可导致脑积水。脑内动脉也可受累，严重者可导致脑组织缺血软化而致偏瘫。炎性病变从脑膜蔓延至脑实质或脑实质原已有结核病变，可致结核性脑膜脑炎。

四、护理评估

（一）健康史

1. 评估患者年龄，成年患者或3岁以内婴幼儿多见。

2. 询问预防接种史，有调查表明约92%的患儿未接种过卡介苗。

3. 了解患者有无结核接触史，特别是家中有无开放性肺结核患者，有调查表明约63%患儿有结核接触史。

4. 询问患者继往有无肺部、泌尿生殖系统、肠道等结核病灶，近一年内发现又未治疗者。

（二）临床表现

起病缓慢，临床可有低热、盗汗、精神不振、全身无力、食欲不振、消瘦等全身症状。小儿表现为少言、懒动、喜哭、烦躁等。继而出现头痛、喷射样呕吐，颈项强直等颅内高压症状和脑膜刺激征。部分患者出现意识障碍，如嗜睡、谵妄、昏迷等。颅神经受累则引起面神经麻痹、眼睑下垂、斜视、复视、瞳孔不等大等症状。

小儿结脑根据病理变化、病情轻重可分为浆液型、脑底脑膜炎型、脑膜脑炎型、脊髓型四型。①浆液型特点为渗出物仅限于脑底，脑膜刺激征和颅神经障碍不明显，多为疾病早期，病情较轻；②脑底脑膜炎型为最常见的一型，脑脊液呈典型结脑改变，多属于疾病中期，病情较重；③脑膜脑炎型即脑膜和脑实质均受累，病程长，迁延不愈；④脊髓型即炎症蔓延至脊髓膜或脊髓，除脑及脑膜症状明显外，还有脊髓和神经根障碍，此型病程长，多见于年长儿，临床恢复慢，常遗留后遗症。

小儿典型病例病程3～7周，大致可分为三期：

（1）早期（前驱期）：约1～2周，小儿主要呈现少言、懒动、易倦、烦躁等性格改变症状。可有发热、盗汗、食欲不振、呕吐、腹泻等。因头痛不会表达表现为皱眉、嗜睡等。

（2）中期（脑膜刺激期）：约1～2周，由于颅内压增高致喷射样呕吐、烦躁不安或嗜睡、惊厥等，体检可见明显的脑膜刺激征。此期可出现颅神经障碍，常见的有面神经瘫痪、动眼神经和展神经瘫痪。部分患儿出现脑炎体征如定向障碍和运动障碍。

（3）晚期（昏迷期）：约1～3周，上述症状进一步加重，惊厥频繁发作，意识模糊，继而进入昏迷。患儿极度消瘦，呈舟状腹。常出现水、盐代谢紊乱。最终因颅内压急剧增高导致脑疝死亡。

（三）辅助检查

1. 血象　白细胞在发病初期可增高，中性粒细胞增加，血沉加快。

2. 脑脊液检查　对本病的诊断极重要。脑脊液压力增高可达400mmH$_2$O或以上，外观无色透明或呈磨玻璃状。白细胞多在（50～500）×10^6/L，分类以淋巴细胞为主。蛋白含量增高，一般在1.0～3.0g/L。糖量减低，氯化物含量减低，两者同时减低为结脑的典型改变。脑脊液沉渣做涂片检查，结核菌检出率高。

3. 结核菌素试验　早期呈阳性，但有半数免疫力低下或严重病例可呈阴性反应。

4. 影像学检查　胸部X线检查可见活动性或陈旧性结核感染，有助于诊断。85%结核性脑膜炎患儿的胸片有结核病改变。CT、MRI检查可见脑膜增厚，脑池密度增高、模糊，脑室扩大，脑实质改变等，不但可检出早期病变，还对观察疗效和评价预后有价值。

（四）心理社会评估

评估患者及其家属对结核病的认识、态度，患者及家属对抗结核治疗的了解程度，是否有信心坚持长期治疗等。

五、护理诊断与医护合作性问题

1. 舒适的改变：头痛、呕吐　与颅内压增高有关。

2. 生活自理缺陷　与疾病所致昏迷有关。

3. 营养失调：低于机体需要量　与摄入不足、消耗过多有关。

4. 知识缺乏　与缺乏知识来源有关。

六、计划与实施

通过治疗与护理，患者乏力、盗汗、头痛、呕吐等症状能够减轻，昏迷期间基本生活需要能够满足，保证足够的热量摄入，体重有所增加，能获得有关结核病治疗的知识，愿意接受抗结核治疗。

（一）保证患者休息

患者应卧床休息，减少能量消耗，提供良好的休养环境，尽量减少噪音等外界不良刺激。

（二）用药护理

1. 治疗原则　早期给药、合理选药、联合用药和系统治疗，只要患者临床症状、体征及实验室检查高度提示本病，即开始抗结核治疗。应选用易透过血脑屏障的抗结核杀菌药物异烟肼（INH）、链霉素（SM）、吡嗪酰胺（PZA）、乙胺丁醇（EMB），并分阶段治疗。

INH成人每日600mg，儿童每日10～20mg/kg（每日<400mg），全量清晨空腹顿服，INH为小儿结核首选药物。PZA成人每日2g，儿童每日20～30mg/kg（每日<0.75g），疗程3个月。INH、PZA副作用为肝功能损害，需定期检查肝功。EMB成人每日750～1000mg，

儿童每日 15 ~20mg/kg（每日 <0.75g），EMB 适于年长儿。SM 总量为 90g，初为每日 1g，1~2 月后改为隔日 1 次，或每周两次，儿童每日 15~20mg/kg（每日 <0.75g）。SM 达到总量即停药，因其可损害听神经及对肾脏有损害，婴儿慎用，需定期检查肾功能。

2. **鞘内注射** 若症状和脑脊液改善不明显，可考虑做腰穿行鞘内注射，每日或隔日 INH 50mg，儿童 25mg。

腰穿时患者采取侧卧位卧于硬板床上，背部与床边垂直，头向胸前弯曲，腰向后弓起，双手抱膝向腹部屈曲，使脊柱尽量后凸以增宽椎间隙，便于进针。不安、躁动和不能合作的患者可在镇静剂或基础麻醉下进行，幼儿和精神紧张患者应注意看护。穿刺过程中如出现脑疝症状时，如瞳孔散大、意识不清、呼吸节律改变，应立即停止放液。穿刺术后 12~24 小时应注意观察意识状况、呼吸、脉搏、血压、瞳孔和肢体运动等变化。术后去枕平卧 4~6 小时，避免因低颅压所致的头痛。

（三）饮食护理

保证每日总热量 3000kcal，食物中应富含蛋白质如肉类、乳类、蛋类、豆类。如患者不能经口进食，则需经管饲供给高蛋白混合奶（牛奶 700ml、豆浆 300ml、鸡蛋两个、糖 100mg、盐少许）以保证营养供给。注意保证食物新鲜，超过 24 小时禁用，温度 38℃，每次 300~400ml，每日 4~6 次。管饲前后注意用温开水冲管腔以防食物阻塞管腔。

（四）做好消毒隔离

因患者多有肺部结核病灶，故应注意进行呼吸道隔离。患者离开病室外出做检查或治疗需戴口罩。患者的呼吸道分泌物污染的纸、痰杯，患者的餐具均要消毒。室内空气要消毒，经常通风，注意不要打开楼道的门窗。

（五）控制颅内压

1. 除应用脱水剂、利尿剂外，早期应用肾上腺皮质激素很有必要，可抑制炎症渗出从而降低颅内压，并可以减少粘连，有利于脑脊液循环。泼尼松每日 40mg，儿童 1~2mg/kg（每日 <30mg）症状好转后逐渐减量直至停用。有椎管堵塞者可鞘内注射，地塞米松每日 1~2mg，隔日一次。20% 甘露醇每日 4~6 次，半小时内静脉滴注，儿童每次 1~2g/kg，每日 2~4 次。

2. **侧脑室穿刺引流** 颅压增高未能控制，或怀疑患儿出现脑疝时，应做侧脑室穿刺引流，以抢救患儿生命。一般引流量为每日 50~200ml，持续引流时间为 1~3 周。持续脑室引流期间应特别防止继发感染，每日伤口换药，每日需更换引流瓶。还应注意观察引流是否通畅，如引流不畅，可轻轻旋转引流管使其离开脑室壁。避免引流管发生扭曲、折叠。患者下床时应暂时夹闭，防止引流过度导致出汗、心搏过速、头痛、恶心。

3. **外科治疗** 蛛网膜粘连所致梗阻性脑积水，经侧脑室引流无效时，而脑脊液检查已恢复正常时，为彻底解决颅内高压问题，可以用脑脊液分流术治疗。

（六）健康教育

1. 及早治疗，治疗越晚病死率越高，脑积水、肢体瘫痪、癫痫、智力低下等后遗症越多。患者要有长期治疗的思想准备，抗结核药物总疗程不少于 12 个月，需坚持全程用药。

2. 做好病情及药物副作用的观察，最初 1~2 个月门诊复查肝功、血沉、体重、脑脊液一次，注意有无神经系统异常，智力和意识的状况等，如情况正常，以后每 3~6 个月复查一次。

3. 制定良好的生活制度，保证休息，适当户外活动。饮食应供给充足营养，每日热量 2000～3000kcal，食物中应含丰富蛋白质，如牛奶、豆浆、鸡蛋、豆腐、鱼、瘦肉，应含有丰富的维生素 C 及硫胺素以增强体内代谢过程，可多吃些新鲜的蔬菜水果。肝功能不好的患者可适当限制脂肪的摄入，以减少肝脏的负担。大蒜可杀菌，梨、山药、百合等可润肺，对结核患者很有好处。

4. 避免继续与开放性结核患者接触，防止重复感染，积极预防各种急性传染病。呼吸道分泌物、餐具、痰杯需消毒处理。

5. 治疗结束后密切随访观察，复发病例全部发生在停药后 4 年内，故停药后随访观察至少 3～5 年。临床症状消失，脑脊液正常，疗程结束后 2 年无复发者，才认为治愈。

七、预期结果与评价

1. 患者双侧瞳孔等大等圆，自述头痛减轻，脑脊液检查示颅压不高。

2. 患者昏迷期间基本生活需要得到满足。

3. 患者自述乏力、盗汗、食欲不振等症状好转，体重增加。

4. 患者能说出结核治疗的原则，表示能坚持服药。

（许　岩　许　柯）

第一百零一章　睡眠障碍患者的护理

》关键词

sleep	睡眠
sleep cycles	睡眠周期
sleep-waking rhythm	睡－醒节律
wakefulness	醒觉
non-rapid eye movement sleep（NREMS）	非快动眼睡眠
rapid eye movement sleep（REMS）	快动眼睡眠
dreaming	做梦
electroencephalogram（EEG）	脑电图
sleep disorders	睡眠障碍
insomnia	失眠
somnambulism	睡行
night terrors	睡惊
somniloquy	睡语

第一节　概　述

睡眠是一种正常且复杂的生理现象，也包括人通过某种刺激而发生的意识的改变。在进化过程中，人类将睡眠的功用作为维持生存、减少感觉输入、减少活动和能量消耗的一种行为。睡眠，是一种与生俱来的本能的行为，睡眠可使人体对于外界环境处于一种无反应的阶段。人类通过睡眠，可以消除疲劳，更好地恢复精神和体力，使人在睡眠之后，保持良好地觉醒状态，提高工作、学习效率。

人的一生中有大约 1/3 的时间是在睡眠中度过的。睡眠完全是个人的体验，人们在白天或夜间的睡眠时间不同，对睡眠的满意程度亦各不相同。影响睡眠的因素包括年龄、情绪、噪音、药物、疾病、饮食、运动等。另外，睡眠与身体功能、生物节律、神经细胞活动、心率、血压和体温的变化密切相关，睡眠的好坏直接影响人的健康。

一、睡眠的作用和意义

睡眠是人类生活中一件很重要的事情，一个人能健康地生存，最根本的要素即饮食和睡眠。饮食提供人体所需的物质上的营养素，睡眠则提供精神上的营养素。二者对保持人的身心健康起着至关重要的作用。

白天活动、吃饭，夜间休息、睡眠，劳逸结合，是人们长时间逐渐形成的习惯。如果更改作息时间，夜间进餐、活动，夜晚不能得到休息和良好的睡眠，可导致人们白天食不甘味、体力、精力不支，如果长此以往，就会造成恶性循环，影响人的健康。人通过睡眠可以维持正常生命活动的自然休息，保持大脑皮层细胞免于衰竭，补充并恢复消耗的能量，以便在觉醒时更好地维持大脑皮层的兴奋性，从事学习工作，进行生存竞争活动。人丧失睡眠24小时，即有沉重瞌睡感；丧失睡眠48小时，则呈现极度的瞌睡状态，出现幻视和定向障碍，警觉、记忆、反应、思维、判断力均受到影响。长期失眠的人会提早衰老，每天睡眠不足4小时且睡眠不实者的寿命可以较正常睡眠者缩短1/3。人在连续活动时，机体代谢会旺盛，体温也随之升高；而睡眠休息则能使人的代谢活动减慢，体温降低，使机体得到修整复原的机会。

睡眠对人类如此重要，是否睡眠时间越长越好？过去的传统观念认为，睡眠时间对健康有很大帮助，只强调儿童及青少年一昼夜应睡足10~12小时，成人睡够8~9小时，但却忽略了睡眠质量的重要性。

早在18世纪，德国哲学家康德就曾对睡眠与健康提出了与传统观念相反的见解，他认为人要健康，就应少睡眠，睡得酣。近年来，随着社会物质和文化生活水平的提高，人们的睡眠观念也正在发生变化，过去认为睡眠时间对健康帮助的传统观念正在改变，睡眠时间随着社会的进步和科学技术的发展也有所缩短。现在，人们的生活方式发生了很大的变化，摄入的营养丰富的饮食使人精力充沛；加快的生活节奏使人思维活动增强，大脑皮层兴奋性延长；社会激烈的竞争，要求人们用更多的时间学习、勤奋工作。医学专家、生物学家乃至哲学家都认为过多的睡眠不仅对智力发展不利，对健康也无益。人们可以通过短时、有效的睡眠恢复体力和智力，通过积极的思维活动增加机体的免疫力，减少生病的机会，达到健康和延年益寿的目的。

当然，睡眠时间的长短应按照个人体格、生活条件、环境、脑力劳动与体力劳动等多种因素考虑，要因人而异。保质保量的睡眠，不仅对人们的智力发育带来好处，而且对增进人们的健康奠定了坚实的基础。

二、睡眠生理

睡眠是一种周期性的、由不同时相组成的休息形式，睡眠和觉醒是维持生命活动所必需的生理现象。地球的自转形成了昼夜24小时节律，这种节律对生物产生明显的作用，如人体的体温变化、睡与醒的周期变化等。人们将这种像钟一样，按时间有节律地调节自己活动的功能称之"生物钟"。在调节生物的生理及社会活动中，生物钟起着重要的作用。

睡与醒的节奏是以昼夜为基础交替进行的，即白天觉醒工作，夜晚休息睡眠。这种生理节奏如果受到干扰或被打乱，人的生物钟出现失调，将会导致生理和心理方面的失调，使人们感到倦怠、烦躁和食欲不振。

（一）睡-醒的生理节律

生理节律是指人体昼夜24小时内发生的节律变化，包括睡-醒周期的改变、体温变化及激素分泌的波动。例如，一个人的体温在醒觉时最高，睡眠时降至最低。生理节律的时间变化可能会受到环境因素的影响，如洲际飞行后人们会发生时差反应。在交通高度发达的现代，当旅行者乘坐飞机跨洲旅行，短时期内跨越多个地理时区到达大洋彼岸时，新环境的日出日落时间与故居的日出日落时间可以截然不同，形成昼夜颠倒。在到达彼岸后的最初几天里，旅行者的生物钟仍然按照故居的时间活动，其结果是夜晚不能入睡，而白天又瞌睡沉沉。这种时差反应清楚地表明了睡眠－醒觉生物钟的存在。

人类功能及行为的生理节律似乎与各人行为模式有一定关系。习惯于早睡早起的人与习惯于熬夜晚起的人相比，前者生物功能与行为效率达到一天顶峰的时间要比后者来得早，往往是醒来之后很快就能精力旺盛地工作；而后一种人醒来以后要经过好几个小时，其代谢功能及行为效率才逐渐上升到高峰。

神经、内分泌的活动，如生长激素的分泌、肾上腺皮质激素的释放及抗利尿激素的释放，都与 24 小时的睡－醒周期有密切的关系。人的睡眠－醒觉周期被干扰就会影响这些因素的分泌及释放，人的靶器官及各系统功能均会因为这些激素的变化，而受到不同程度的损害。

（二）睡眠的分期

1929 年，德国精神病学家汉斯·伯格（Hans Berger）最先描述了人在醒觉时脑电图出现的电活动 α 波和 β 波。他用脑电图仪描记人脑活动过程中产生的脑电波，并研究和区分了这些脑电波的各种节律，还发现了这些脑电波的波形和人的清醒状态、睡眠状态及其他精神状态的关系。从此，人类可以直接描记脑电波活动的变化，客观地研究睡眠过程。

脑电波是大脑皮层神经细胞持续性的、节律性的、自发的电位改变，用脑电图机在头皮上用电极引导出来，加以放大并描记下来，即称为脑电图（EEG）。正常成人在清醒、安静并闭眼时脑电图出现的是 α 波，当睁开眼睛，进行计算或大脑兴奋时 α 波消失，呈现出 β 波。在困倦时，可见到 θ 波及 δ 波。在清醒状态时，人的脑电图中不会出现 δ 波，只有当其入睡以后，脑电图中才会出现大而慢的 δ 波，睡眠越深，δ 波占的比重就越大。如果将睡者唤醒，δ 波就会消失，转而呈现出快波。

睡眠包括两种状态，一种称为非快动眼睡眠（NREM），另一种状态称为快动眼睡眠（REM）。在非快动眼睡眠阶段中，没有眼球的快速运动，脑电图的特征与醒觉时相比，脑电波呈现慢波，同步脑电活动的频率随睡眠加深而减慢，故又称正相睡眠、慢波睡眠或同步睡眠。在快动眼睡眠阶段，眼球出现阵发性的快速运动（60~70 次/min），一夜之中可出现 5~6 阵，其脑电活动类似醒觉时或初入睡时，所以又称异相睡眠、快波睡眠或去同步睡眠。

NREM 睡眠分为四个阶段，即第一、二、三及四期睡眠，各有其特征性的脑电活动。见图 101-1。

第一期 清醒和睡眠的过渡时期，是一种很浅的睡眠。脑电图上可呈现低幅的、几种混合的波形，其特点是出现 θ 波。这一期为时很短，0.5~7 分钟。在此阶段人们常常感到似乎还是清醒着的。

第二期 进入中等深度的睡眠。脑电图特点是出现 α 波自动调幅现象，即一阵 α 波出现，开始振幅较小，中间变大，后来又变小，呈梭形。每一阵持续 0.5~2 秒。此期还出现一种特殊的波，叫 κ 波（卡帕波），由负相和正相的大慢波组成。这一期，人可有短暂的、片断的思维活动。

第三期 此期睡眠的脑电波特征是 δ 波占整个脑电活动的 20%~50%。入睡者进入深

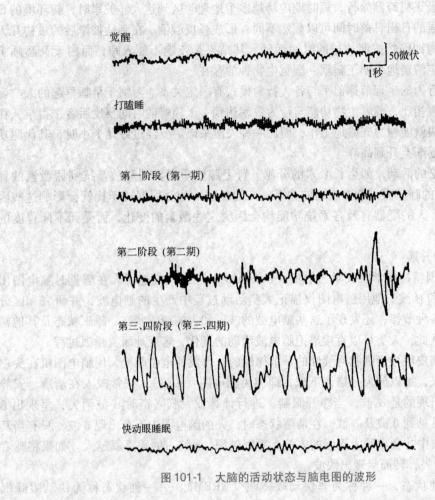

图 101-1　大脑的活动状态与脑电图的波形

睡眠。

第四期　最深的睡眠。δ 波占 50% 以上。第三期和第四期合称为"δ 波睡眠"，主要出现在前半夜的睡眠中。

正常睡眠时各期按顺序出现，即从清醒→1→2→3→4，以后睡眠又渐转浅，从 4→3→2，随即便进入 REM 睡眠状态。

（三）睡眠的周期变化

睡眠是一种主动过程，是一种周期性需要的状态。人在睡眠时，首先经历的是身体松弛但头脑还清醒的入睡前阶段，其后进入 NREM 睡眠第一期。通常年轻成人的正常睡眠，第一期（浅睡眠）约占一个晚上总睡眠时间的 5%，持续 0.5 ~ 7 分钟；第二期（中等深度睡眠）占 50%，大多数人入睡后 30 ~ 45 分钟进入 δ 睡眠（NREM 睡眠第三期及第四期）；第三、第四期各占 10%（即深睡眠占 20%）。δ 睡眠持续的时间从几分钟到 1 小时不等，然后又变浅，回到第二期睡眠。在开始入睡后 70 ~ 90 分钟，出现一夜中的第一个 REM 阶段，一般只持续5分钟左右。这第一个 REM 睡眠阶段的生理表现（眼球快速运动）及心理表现（做梦）的强烈程度都是一夜间各个 REM 阶段中最弱的一次。

第一个 REM 睡眠之后再进入 NREM 睡眠的第二期，表明第二个睡眠周期开始。见图101-2。

第二个周期中的 δ 睡眠一般要比第一个周期时短些，大约在入睡后3个小时左右，便进入当晚的第二个 REM 睡眠阶段，持续约10分钟。

从第二次 REM 睡眠起到早晨醒来为止，成人的 NREM 睡眠第二期与 REM 睡眠大约每隔90分钟交替一次，儿童的交替周期较成人短，约60分钟左右。第四期 NREM 睡眠主要发生在前半夜，后半夜第三期第四期睡眠时间越来越少，以致后来只有第三期而没有第四期深睡。第一次 REM 阶段以后，两次 REM 阶段之间的时间间隔逐渐缩短，每次 REM 睡眠持续的时间逐渐延长。一夜的睡眠中，这种 NREM-REM-NREM 睡眠周期可出现4~6次。REM 睡眠约占一夜总睡眠时间的25%。

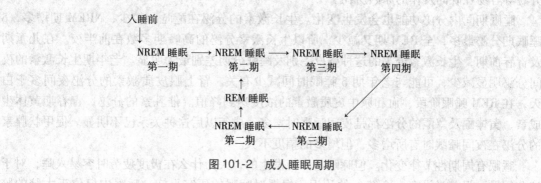

图101-2 成人睡眠周期

（四）睡眠的生理变化

睡眠状态下机体的很多生理活动情况与醒觉时不同，其中有些改变是相对一致地贯穿于整个睡眠过程，有些在 NREM 睡眠与 REM 睡眠阶段则各不相同。在 NREM 与 REM 睡眠阶段共有的生理变化包括：

1. 肌张力　骨骼肌的张力减低，全身肌肉处于松弛状态。

2. 刺激与反射　机体对刺激的感受与反应减弱，既包括视、听、嗅、触等外感受系统，也包括内部感受系统。如醒觉状态下呼吸中枢对于血液中二氧化碳的浓度极为敏感，稍有增加便会引起呼吸加快；而睡眠时，呼吸中枢则能耐受较高的血二氧化碳浓度。睡眠时咳嗽反射也发生变化。对于呼吸道的刺激，不像醒觉可以引起咳嗽反射，睡眠时，有时会引起反射性的呼吸暂停。如果有害刺激的强度增加，入睡者会醒转，通过咳嗽清除异物。当人处于极度疲倦、睡眠不足或者在服用镇静安眠药物之后入睡，需要比平时更强的刺激才能使入睡者醒转。在这些情况下，入睡者比较容易发生睡眠呼吸暂停。

3. 内脏活动的改变　睡眠时心排出量减少，周围血压略有下降。一般情况下胃酸分泌减少，但患十二指肠溃疡的患者其胃酸的分泌会增多。人在睡眠时，吞咽动作和食管蠕动均减弱。

NREM 与 REM 睡眠阶段不同的生理变化有：在 NREM 睡眠阶段，全身肌肉松弛，而且随着睡眠的加深，肌肉张力越来越弱。除偶尔改换姿势外，其他时间安卧不动，也没有眼球运动。机体的基础代谢率降低 10%~15%，心率减慢，每分钟可减慢 10~20 次，血压下降，收缩压可降低 1.3~4kPa（10~30mmHg），呼吸减慢，换气量减少。这些内脏活动的改变程度随睡眠的加深而愈趋明显，δ 睡眠期的心率及血压在 24 小时中都是最低的。

REM 睡眠阶段的生理变化比较复杂，有人将 REM 睡眠阶段分为两种状态，一种是没有特殊活动时出现的基础性状态，另一种是有肌肉阵发运动和/或内脏活动明显变化的发作性状态。在基础状态下，没有骨骼肌的运动，全身肌张力高度松弛，只有膈肌照常活动，此时，内脏活动处于相对平稳状态。在发作性状态出现时，除眼球快速运动之外，面肌及四肢肌肉也可发生小的抽动，有时还可出现嘴唇的吸吮动作、喉部短促发声和手足徐动样运动。另外，还有内脏活动不稳定、呼吸不规则、心率快慢不等、血压暂时升高等，有时血压可升高 5.3kPa（40mmHg），以及胃酸分泌增加、胎动增加等。这即是心肌梗死、溃疡病穿孔和分娩等容易在晚间发作的原因所在。

睡眠期间内分泌功能也会发生变化。生长激素的分泌在醒觉时较少，NREM 期增多，δ 睡眠期分泌最多，至 REM 期又减少，所以生长激素分泌的高峰期多数在前半夜。在儿童期及青春前期，生长激素分泌的这种昼夜差别及睡眠分期差别最为明显。老年期生长激素的夜间分泌明显减少，可能与老年期 δ 睡眠时间减少有关。肾上腺皮质激素的分泌夜间多于白天，在 REM 睡眠阶段，血和尿中皮质激素的浓度达到峰值。催乳素的分泌，青春期黄体生成素、黄体酮及睾酮的分泌都是夜间睡眠时增多，成年以后这种关系已不明显。促甲状腺素的分泌在夜间睡眠时有所增多，但增多的幅度不大。

睡眠有周期性节律变化。但睡眠是如何发生的，人为什么在极度疲劳时容易入睡，对于这些问题，目前尚没有一个统一的认识。根据对睡眠的研究得知，睡眠中枢位于大脑的脑干，由神经细胞核团组成。这些核团各自产生一些能引起睡眠的特殊物质，如 5-羟色胺、去甲肾上腺素、褪黑素、精氨酸缩宫素、前列腺素 D_2 等，它们有明显的促进 NREM 睡眠和 REM 睡眠的作用，但作用的快慢、强弱及持续的时间不尽相同。这些特殊物质既相互协调又相互拮抗，周期性地控制清醒状态时神经系统的活动。在觉醒状态下，机体各部分都处于紧张的代谢活动中，同时也不断地产生代谢产物，包括上述睡眠物质，这些睡眠物质随体液循环进入中枢的延髓网状结构或间脑。当受体与睡眠物质结合后，机体处于觉醒抑制状态，即睡眠。睡眠具有不同的时相，是因为有不同的受体，在不同部位与不同睡眠物质相结合。各类受体所需要的浓度阈值不一样。NREM 睡眠中，引起睡眠的物质浓度随 NREM 睡眠的加深而减少，同时能引起 REM 睡眠的物质浓度增高，当达到一定浓度时，便进入 REM 睡眠。引发两种睡眠物质的浓度交替上升而又相互抑制。当这些物质都低于一定浓度时，机体便觉醒。由于受体的相互协同、相互拮抗的作用，形成了正常的"醒觉-睡眠"和"NREM 睡眠-REM 睡眠"的周期。

（五）睡眠与梦

人在睡眠时常会做梦，梦是睡眠中的重要现象。如前所述，人的睡眠有非快动眼睡眠和快动眼睡眠之分。做梦可发生在睡眠的任何阶段，但主要发生在快动眼睡眠期间。梦具有普遍性，因为每个人都做梦。从个体发育的历程可见，越是年幼阶段，有梦睡眠所占的时间就越多。随着年龄的增长，有梦睡眠也随之减少。新生儿有梦睡眠约占全部睡眠时间的50%，儿童期时约占总睡眠时间的25%，成年时占20%左右，老年人则减少到15%。

梦的内容是做梦者本人的主观体验，别人无从得知。做梦是脑的一种工作方法，是大脑处理信息的一种方式，把白天传送进来的各种事件的信息，从大脑的感觉接受调入大脑储存记忆的区域中去，使之保存下来。对梦内容的分析研究证明，出现在梦中的内容，大多与近来几天的种种活动有关，如工作中出现的问题，与某人发生争执，即所谓"日有所思，夜有所梦"。

精神分析学派的创始人弗洛伊德（Sigmund Freud）是现代学术界人士中第一个从心理学理论高度对梦进行研究的人。他在长期的精神分析治疗生涯中，发现很多患者在作自由联想时，常常主动谈到自己的梦。经过系统的考察，他得出"梦是了解心灵潜意识活动的捷径"的论断。弗洛伊德认为梦是无意识愿望的一种产物，它能减轻精神上紧张和压力，做梦甚至成为精神治疗的一种重要手段。弗洛伊德的重要著作《梦的解析》（the Interpretation Dreams）于1900年出版，成为梦的心理研究史上的一个里程碑。

对梦的回忆能力有很大的个体差异，有的人能将梦完整地回忆起来，有人则完全忘记梦的内容。睡眠研究发现，做梦人在REM睡眠阶段或紧接其后被唤醒，通常能很清楚地回忆梦境。如果离REM睡眠阶段越远，对梦的淡忘也越多，甚至完全记不起自己在做梦。

梦境的回忆也受人的性格影响。内在型性格以及焦虑的人都能回忆出生动的梦境，有些自诉平时梦多的人睡眠中极易被唤醒，对梦的回忆程度也高；而那些自诉平日不做梦的人，睡眠不大警醒且不易被唤醒，即使唤醒后对梦的回忆程度也较低。

人人都做梦，梦是一种普遍的生理现象，梦对健康的影响既有益处也有弊端。做梦可以锻炼脑的功能。德国神经学家科恩贝尔教授认为，大脑细胞平时的活动只有其中的一部分，另一部分脑细胞则处于休眠状态，这些休眠的脑细胞如果长期不能使用，其功能将逐渐衰退。为防止这种现象发生，可借睡眠时做梦锻炼功能，避免休眠状态的脑细胞衰退。

梦也可以调节人的情绪，有助于次日适应困难的处境，以现实的态度处理问题。梦还能影响人的认识过程，有益于智能活动和创造性思维。对于一般人来说，噩梦报病也并非坏事，它能提醒人对疾病的警觉，以便及时到医院诊治。

虽然做梦可以锻炼脑的功能，但也会对人的身心健康带来损坏。惊慌、恐怖的梦常使人从睡眠中惊醒，醒后梦境历历在目，又使人难以重新入睡。正常睡眠时间减少，导致白天学习、工作时无精打采，倦怠无力。长期被噩梦侵扰，大脑皮层不能得到充分休息。在REM睡眠阶段，精神、智力的恢复受到影响，此阶段睡眠将被延长，NREM睡眠期会因此而缩短，又影响在该期身体体力的恢复。

三、影响睡眠的因素

促进一个人睡眠的因素可能会成为阻碍另一个人睡眠的因素，单一因素也许不会是睡眠障碍唯一的原因。生理、心理及环境因素都能改变睡眠的质与量。

（一）年龄

年龄与睡眠关系非常密切，是影响睡眠需要的重要因素，不同年龄段的人对睡眠的需求各不相同。有的人一天4小时睡眠即可满足休息的需要，而有的人则需要10小时。年龄越小，其大脑皮层的兴奋性愈低，神经细胞的耐受性也愈低，所需的睡眠就越多。人到了老年，脑细胞逐渐减少，大脑皮层的功能随之减弱，所需的睡眠时间也相应减少。见图101-3。

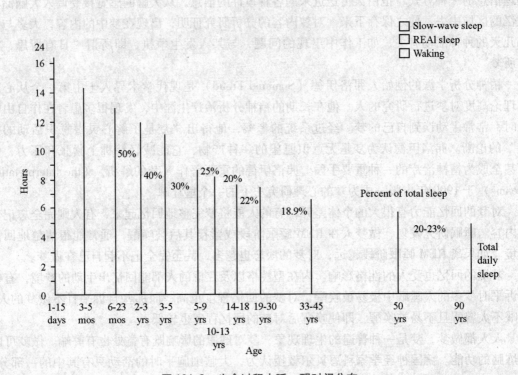

图 101-3　生命过程中睡－醒时间分布

1. 新生儿睡眠需要　　新生儿一天的睡眠时间约有 10～23 小时，平均 16 小时。正常新生儿从母体娩出后处于清醒状态，大约 1 小时后可安静下来，对内、外界刺激反应减弱。一个睡眠时期持续几分钟到几小时不等，醒后对各种刺激反应灵敏。新生儿出生后第一周期的睡眠主要是从分娩过程中恢复过来，这段时间的睡眠有约 50% 是 REM 睡眠，以兴奋大脑高级中枢，这对新生儿的发育至关重要，因为新生儿尚没有很多醒觉时间以应对各种外界刺激。

2. 婴儿睡眠需要　　婴儿的睡眠形态不尽相同。较活跃的婴儿的睡眠时间少于安静的婴儿。婴儿长至 3～4 个月时，通常能形成夜晚睡眠的形态，尽管白天小睡几次，但夜间仍能保持 8～10 小时的睡眠。一个月至 1 岁的婴儿每天平均睡眠 14 小时，以 REM 睡眠为主。

3. 学龄前儿童睡眠需要　　2 岁以上的儿童白天只有很短的睡眠时间，每天约睡眠 12 小时。REM 睡眠所占的百分比逐渐减少。随着儿童大脑的不断发育成熟，对内刺激的需要相对减少，表现为不愿睡觉。这也许是儿童害怕分离的一种表现形式，宁愿醒着与父母在一起。

学龄前儿童有时较难从一天的活动中放松或安静下来进入睡眠状态，有些儿童因为单独睡觉而有恐惧感，或夜里被噩梦惊醒影响有效睡眠。此时，父母应陪伴孩子使其尽快入睡。

4. 学龄儿童睡眠需要　学龄期儿童的睡眠需要因人而异，因为活动量及每人的健康水平不相同。一个 6 岁的儿童每夜睡眠时间约 11~12 小时，而 11 岁的儿童只需 9~10 小时睡眠。

儿童入睡前不应做剧烈的活动，因为此期的儿童比较活跃，兴奋性较强。较大些儿童入睡时间可稍晚于年龄较小的儿童，时间长短以次日晨起不感疲倦、乏力为准。

5. 青少年睡眠需要　青少年一天的活动比较多，体力、脑力的消耗比较大。由于愿与同伴、朋友相处，而减少对睡眠的需要，一旦困意袭来能很快入睡。青少年平均每晚睡眠时间 8~9 小时。

6. 成人睡眠需要　成人因繁忙的学习工作，常常会干扰正常的睡眠形态。成人通常每晚需要 6~8 小时睡眠，在一夜睡眠中，约 20% 的睡眠是 REM 睡眠，这种睡眠状态在人的一生中将一直保持下去。中年期以后，人的睡眠时间渐渐减少，δ 睡眠期中第四期睡眠明显减少。成人还会因年龄的增长和生活、工作中的压力而失眠，也会焦虑、抑郁或身体不适影响正常睡眠而依靠药物帮助入睡。

7. 老人睡眠需要　随着年龄的增长，人进入老龄后，总的睡眠时间不会有很大变化，但睡眠质量有所下降。REM 睡眠周期虽仍为 90 分钟，但 NREM 睡眠第三期和第四期均减少，有些人甚至没有第四期睡眠。

不同年龄睡眠形态的变化见图 101-4。

从儿童期到老年期，REM 睡眠与 NREM 阶段的 δ 睡眠时间逐渐减少。早产新生儿，其睡眠时间的 60%~80% 为 REM 睡眠，足月新生儿的 REM 睡眠时间只占整个睡眠时间的 50%。随着年龄的增长，在青春期以后，REM 睡眠时间约为 20%，以后基本稳定在此水平上，直到 80 岁以前很少再有改变。因此，REM 睡眠的时间由出生的 8 小时减少到青春期以后的 1.5~1.75 小时。由于 REM 睡眠时脑电活动呈去同步化，很像醒觉状态下的注意力集中状态，而 REM 睡眠时大脑的耗氧量大于醒觉时，童年期 REM 睡眠的时间变化基本上与大脑皮质联络纤维的发育及大脑髓鞘发育的时间相平行，因此，有学者认为 REM 睡

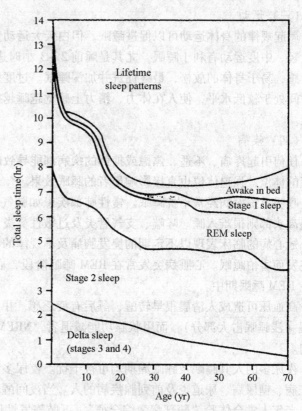

图 101-4　不同年龄阶段睡眠周期的分布情况

眠对儿童脑部的发育至关重要，类似于体育锻炼对肌肉的发育作用。

NREM 阶段 δ 睡眠从童年到老年慢慢减少，与晚间自发醒来的次数增多有关。一般情况下，70 岁的老人比 20 岁的青年人夜间醒转的次数多 6 倍。但 NREM 睡眠的第一、二期却随之增多，说明即使是健康人，年龄增长以后其睡眠的质与量也会下降。婴幼儿时期是整个机体、特别是大脑发育的重要阶段，脑力与体力活动非常活跃，所需睡眠多，REM 睡眠时间最长。老年期体力和脑力活动都减少，睡眠量也随之减少。精神发育迟滞儿童的 REM 睡眠时间明显少于正常儿童，痴呆老人 REM 睡眠量也显著少于同龄的健康老人。因此，REM 睡眠与脑力活动呈平行关系。

（二）生活方式

长期以来，人们按照一定的规律及时间顺序调理饮食起居，调节生活，即白天学习、工作，晚上休息和睡眠，形成"昼夜节律"。有的人因职业原因，轮班工作，需白天睡眠，晚上醒觉，则可导致体内昼夜生物节律包括睡眠 – 醒觉节律与新的休息 – 活动时间的不同步，从而造成睡眠紊乱，因为此时他们体内的生物钟仍然按照正常的昼晚节律运行。

有些人很难适应改变了的时间节律，夜班工作后，常常感到全身疲乏无力且不易入睡。其实，人体的生物钟有较大的可塑性，可以"调拨"，能随着人的生活节奏的变化而发生相应的变动。当习惯于夜间工作后，身体可以无不适感觉，不表现出睡眠紊乱，并保持健康状态。

（三）运动

晨起规律的身体运动可以促进睡眠，但白天大运动量的活动锻炼往往会干扰睡眠。晚上进行轻、中度运动有利于睡眠，尤其是睡前 2 ~ 3 小时进行一定的运动可使体温下降，产生疲劳感，易于身体的放松，最终促进并加深睡眠。过度疲劳后不宜懒睡，因为会使新陈代谢长时间处于较低水平，使人在体力、精力上感觉越睡越疲乏，不利于恢复正常睡眠，且损害健康。

（四）疾病

任何引起疼痛、不适、焦虑或抑郁的疾病都能导致睡眠障碍。疾病迫使患者不得不采取一定的体位，强迫体位也直接影响患者的睡眠效果。

呼吸系统疾病经常干扰睡眠。慢性肺部疾患如肺气肿患者因呼吸短促，若无 2 ~ 3 个枕头垫高头部则很难入睡。哮喘、支气管炎及过敏性鼻炎，均可以改变呼吸节律而妨碍睡眠。

冠心病的临床表现以不定期的突发胸痛及不规律的心率为特征，患者因担心心脏病在夜间突发而害怕睡眠。心脏病突发常在 REM 睡眠阶段，心脏病猝死也经常在夜间发生，特别是在 REM 睡眠期中。

高血压可造成人清晨很早转醒，醒后有疲乏感。甲状腺功能亢进的患者多有入睡困难、易醒（浅睡眠占大部分），而甲状腺功能减退者，NREM 睡眠阶段第四期减少，有过度睡眠倾向。

夜尿多的人其睡眠及睡眠周期均可被干扰。夜尿多常见于膀胱肌肉张力减弱的老人、患心脏病、糖尿病、尿道炎及前列腺疾病的人。当夜间醒转排尿后，较难进入睡眠状态。

老年人常会体验"腿部痉挛综合征"，下肢阵发性地、有节律地抽动，导致夜间频繁醒转，可能与动脉循环障碍有关。荨麻疹、皮肤瘙痒症等也可因难以忍受的奇痒而影响睡眠。

患胃溃疡的患者由于夜间（凌晨 1~3 时）胃酸分泌增多，引起胃部疼痛而干扰睡眠。肝性脑病患者入睡的难易、睡眠的深度及睡眠的稳定性都与体内的血氨有关。病情轻者（血氨 37.7~69.6μmol/L）夜间睡眠时间减少到 4 小时以内，夜间醒来的时间占睡眠时间的 1/3，入睡时间也较正常人明显延长。重症者（血氨 87~130.5μmol/L）上述睡眠改变更明显，且难判断患者的睡眠深度。当血氨值降低后患者的睡眠形态会恢复正常。

各种疼痛如神经痛、头痛、关节痛、牙痛等也能影响患者入睡或使患者中途醒转。

（五）药物

治疗疾病的某些药物可能会给睡眠带来问题。青年及中年人也许会依赖药物应对生活中的压力，老年人则要服用各种药物控制或治疗慢性疾病。单独或同时服用几种药物时，药物的副作用或药物间的作用可较严重地干扰睡眠，使失眠加重。

1. 安眠药　可干扰进入深睡眠期。服用后只能在短时期内（1 周）增加睡眠量，若长期服用则可导致睡眠倒错，白天昏睡，意识模糊，全身活动减少，能量减退，夜间烦躁不安，精神错乱，还可使老年人睡眠呼吸暂停加重。

2. 利尿药　联合用药可引起夜尿增多，频繁起夜，扰乱睡眠。利尿后排钾过多也可导致心血管节律性障碍，引起失眠。

3. 抗抑郁药及中枢兴奋药　服用此类药物后可使人入睡困难，也可使人在夜间睡眠中醒转，引起失眠，并抑制 REM 睡眠。

4. 酒精　含酒精制品是人们经常饮用的饮料，有一定的催眠作用，但若饮入过量，不仅不能加深睡眠，反而会因频繁起夜影响睡眠，使再入睡困难。酒精能抑制 REM 睡眠。酒精与安眠药有协同作用，巴比妥类药物能加强酒精对呼吸的抑制，如果酒精在血中浓度已经很高，此时再服用巴比妥类药物镇静，助人催眠，就有可能造成意外死亡。

5. β 阻滞剂　β 阻滞剂主要作用于心脏，阻断心脏的 β1 受体可使心率减慢，收缩力减弱，心排出量减少，血压降低。β 阻滞剂因抑制心肌收缩力而产生慢性心衰，表现为呼吸短促，夜间咳嗽，过度出汗。β 阻滞剂还可引起失眠、做噩梦及夜间醒转。

6. 安定药　安定药能减少 NREM 睡眠的第二、四期及 REM 睡眠。

7. 麻醉剂　可造成人在睡眠中频繁醒转及昏迷，并抑制 REM 睡眠。大剂量长期使用药物，会产生严重副作用及毒性反应，其危害程度已超过失眠。因此，在用药之前应先熟悉药物的作用及副作用，避免联合用药。必须联合用药时，要认真检查药物各种成分的交叉作用及相辅作用。

虽然镇静安眠药物都能使人熟睡，但也能使 REM 睡眠减少或消失。REM 睡眠被剥夺后，人会变得焦虑不安，脾气暴躁。服用安眠药促使的睡眠，是对大脑的一种轻度麻醉。药物作用于神经系统，诱导脑向睡眠状态发展。安眠药促成的强制性睡眠与正常自然睡眠有很大程度上的不同，不仅 REM 睡眠较自然时间短，而且一旦停药，REM 睡眠时间又将大大延长，做不愉快的梦，甚至噩梦，晨起醒后无精打采。

药物安眠只能解决一时的失眠之苦，一旦停用药物，失眠仍然存在。而且长期依赖药物催眠，容易养成依赖药物睡眠的习惯，即"戒断反应"。有人为避免发生戒断反应，只能继续服用。长期如此，不仅全身无力，精神不振，甚至会给健康带来损害。

（六）饮食

某些食物的摄入及个人体重都能影响睡眠形态。"饱思睡、饥失眠"，当饭后人有饱满感时，就会发困，想睡觉。根据生物钟及睡－醒生理节律，人在白天处于醒觉状态，早餐后因要开始活动（学习、工作），此时交感神经兴奋性增高，所以很少有欲睡觉的感觉。当一天的活动结束并进晚餐后，精神放松，大脑活动兴奋性降低，故易进入睡眠状态。

但当人过饱时，不仅不思睡，反而入睡困难。进食过多可增加胃肠负担，产生不舒适感。体内不舒服感觉的冲动信号，沿中枢神经系统上行，刺激脑干的网状结构使其兴奋，使大脑思维活跃，从而使人的情绪易于波动而难以入睡。

饥饿或空腹时也不易入睡，即使勉强睡着也常因饥肠辘辘而多次醒转。空腹时，血液中营养成分含量减少，机体发出需补充营养的信息。这种信息与饥饿时产生的不舒适感经过神经细胞传递刺激至脑干网状结构，网状结构系统因刺激而兴奋，致使意识上的醒觉水平提高，从而妨碍睡眠。

体重增减与睡眠质量密切相关。体重减轻者睡眠时间减少，随着进食的增多，体重增加，睡眠也会得到改善。但每个人应根据自己的具体情况调整饮食结构。可增进睡眠的食物包括乳酪、牛奶和金枪鱼等，这些食物中富含氨基酸（主要是色氨酸），色氨酸能抑制脑的兴奋从而抑制大脑思维活动，使人进入睡眠状态。

（七）情绪

人在认识客观事物和现象的时候，总有一定的态度，或喜欢或厌恶，或崇敬或鄙视。心理学家将人们这种对客观事物和对自己的态度反应称为情绪。它包括人的内心感受、兴奋、沮丧、痛苦、惊异、愤怒、爱和恨。

人都会有情绪，情绪在人们的日常生活中占有重要位置。积极的情绪使人精神振奋，力量倍增。因生活事件使人产生的焦虑、抑郁心理，会造成情绪发生较大变化，或悲观失望，或心有余悸。生活事件包括亲人的死亡、离婚、子女出生、失业、退休及即将进行手术等。生活事件在人的健康与疾病中起着重要作用。人在心烦意乱情绪不稳定时，诱发大脑及内分泌系统功能紊乱，不仅干扰睡眠，还会对人体产生不良影响，导致疾病。临睡时，情绪松弛平稳、神志安定宁静，将烦恼、焦虑及忧伤抛开，就能很容易入睡。反之，如果睡前思绪万千，喜怒忧思占满头脑，必会烦躁不安，辗转难眠。

（八）环境

环境是决定人能否顺利入睡并保持睡眠的一个很重要的影响因素，如室温、声音、光线、卧具、卧姿及睡眠地点等。

1. 室温　要想入睡快，就需要合适的睡眠环境温度。炎热的夏天，由于温度高，往往使人很难入睡；而寒冷的冬季，如果没有较好的取暖设备，人会因卧室温度太低蜷缩一团，久久不能入睡。按照一般标准，卧室温度以夏天 22℃，冬天 12℃（湿度 40%~60%）为最佳睡眠环境温度。室温过高或过低，可以使人睡眠变浅，醒转频繁，睡眠中身体动作增多，REM 睡眠减少。

2. 声音　声音对睡眠的影响因音量的高低而不同。有人入睡前需要绝对的安静，而有人则需借助音乐进入睡眠状态。噪音的大小可对睡眠造成不同程度的影响，较弱的噪音更容易把入睡者从 NREM 睡眠第一期中唤醒，而强的噪音往往将睡者从 NREM 睡眠第三、四期里唤醒。

在医院里，噪音是困扰住院患者休息的一个问题。患者对医院里的噪音感到新奇和陌生而难以入睡，特别是在住院的最初阶段。患者总的睡眠时间及 REM 睡眠均减少，醒觉时间延长，醒转次数增多。Seiditz（1981）、Hilton（1987）分别在不同医院的不同病房（包括重症监护病房）做实验，监测医院内设备、仪器及医护人员操作时发生的声音，结果显示：人与人之间谈话的声音为 50dB（分贝）；护士打开橡胶手套包装 86dB；带警报器的静脉输液泵 44~80dB；心脏监护仪（带警报器）44~78dB；医院内部通讯联络系统发出的声音 60~70dB；撕纸的声音 41~81dB。声音如果超过 35~40dB 就成为了噪音，超过 50dB 能够加剧疼痛感。

3. 光线　临入睡前，室内光线的刺激会令人感到不舒服，这是因为亮光透过眼皮刺激视神经，使人难以入睡。有人愿意在无亮光的卧室睡眠，而有些人如儿童，则喜欢在柔光的环境里休息、入睡。

4. 卧具　依照人体工程学观点，床的宽度以肩宽的 2.5~3 倍最为适宜。在各种类的床中，木板床既能促进睡眠又符合人的生理要求。枕头对睡眠关系很大，枕头的高低要适中，过高使头前屈，造成颈部酸痛，易引起颈椎病并阻碍呼吸；过低易导致面部水肿、颈部肌肉酸痛。

5. 卧姿　睡眠姿势因各人习惯不同而不一样，有俯卧、仰卧和侧卧。右侧卧位是良好的睡姿，且双腿弯曲，这样可使全身肌肉得到最大限度松弛，也不压迫心脏，还有助于胃内食物向十二指肠输送。患胃部疾病、心脏病或晚餐过饱者宜采取右侧卧位入睡。

6. 睡眠地点　人们习惯于在自己熟悉的环境中睡眠。当外出旅行或患病住院而更换睡眠地点后，不仅缩短睡眠的量，也影响睡眠的质。

（九）舒适与疼痛

人们在舒适、心情愉快的情况下能很快进入睡眠状态，感觉不舒适时则干扰睡眠，尤其是当患病住院时。医院陌生的环境、疾病的折磨及诊断性检查能妨碍睡眠，疼痛的患者甚至彻夜难眠。

第二节　常见睡眠障碍患者的护理

一、睡眠状态的评估

对患者睡眠状态评估，是为了制定相应的计划，提供有效的护理措施促进睡眠。评估的内容包括睡眠习惯、影响睡眠的因素、患者的身体状态等。

（一）睡眠习惯

如果一个人对自己的睡眠效果感到满意，就可以认为其睡眠是正常的。护士在评估患者的睡眠时，可以通过询问的方式了解其习惯。如问患者通常什么时候入睡、是否很快入睡、平均每晚几小时、夜里醒几次、通常清晨几时起床等问题。将收集到的资料与患者的年龄做一对比，以明确患者是否有睡眠问题。

（二）影响睡眠因素

如年龄、生活方式、疾病等。

（三）身体状况

护士应评估患者既往是否存在健康问题而干扰睡眠，如躁狂抑郁症患者，当情感过度低落（抑郁）时较高涨（躁狂）时睡眠更多，精神分裂症的患者睡眠可呈间断性。

患者如果近期行手术治疗疾患，护士应评估其睡眠是否因手术而受到干扰。因手术的范围、大小、复杂程度的不同，对睡眠效果的影响也会不同。术日患者可经常夜间醒转，只有深睡眠或 REM 睡眠，根据手术种类，患者也许需要几日才可恢复正常睡眠周期。

（四）体格检查

1. 一般观察　护士应观察患者的外表，如眼睛是否肿胀、眼圈是否变黑，患者姿势（站、坐、卧姿），患者精神状态如定向力的检查等，以明确患者睡眠是否充足。患者平卧后，观察是否有因鼻塞而致的呼吸困难，因鼻通路堵塞会妨碍睡眠。颈静脉怒张表明患者患有充血性心力衰竭，充血性心衰患者平卧时可有明显的入睡困难。长期睡眠不足，可使患者头昏眼花，视物不清。

2. 皮肤　观察皮肤颜色、充盈度及完整性。皮肤发绀可表明有心脏或肺部疾患，如支气管炎，因而干扰正常睡眠。皮肤完整性受损如压疮而致的疼痛或全身出疹瘙痒，也可影响患者的睡眠。

3. 胸部　检查胸部可以发现影响睡眠的情况。视诊时护士应评估患者呼吸的速率、深度、节律等。呼吸短促、频繁咳嗽都能妨碍睡眠。胸部听诊可检查心率、心律及心脏瓣膜是否有异常。呼吸道分泌物增多或堵塞时，肺部听诊有异常呼吸音，如喘息音。心、肺功能异常可明显干扰患者睡眠及休息。

4. 腹部　腹部听诊检查是否有肠鸣音亢进或减弱，以明确患者是否患有干扰睡眠的病症，如急性肠炎、肠麻痹或便秘等。腹痛、触痛或全身瘙痒症状均能够影响睡眠。

（五）实验室检查

脑电图、眼电图、肌电图检查能显示出患者入睡所需的时间及夜间睡眠周期的变化，即NREM 与 REM 睡眠交替的过程，以帮助护士评估患者是否有睡眠异常或睡眠障碍。

二、常见睡眠障碍

（一）失眠

失眠是最常见的睡眠障碍。失眠是个体的一种症状，即入睡困难（原发性失眠）、维持睡眠困难（间歇性失眠）或醒后不能进入睡眠状态（终末失眠）。然而，失眠者对睡眠不足的感觉比实际失眠要明显。在睡眠实验室，当对失眠者进行测试时，许多失眠人的睡眠都是正常的，有典型的睡眠潜伏期（约 15 分钟）及正常的睡眠时间（约 7 小时），并显示正常的 NREM 和 REM 睡眠周期。但晨起醒后，他（们）常抱怨夜间不能入睡。当然，另一些失眠者的确表现出在 NREM 睡眠及 REM 睡眠期的生理异常。因此，失眠不单是睡眠的一种障碍，也随年龄增加而表现愈加突出。

1. 失眠的原因

（1）习惯性失眠：因形成条件反射性失眠行为所致。

（2）环境因素：住处环境吵闹嘈杂、灯光太亮、卧室温度过高或过低、床位不舒服等。

（3）生理因素：饥饿、过饱、不和谐的性生活等都可引起失眠。

（4）心理因素：焦虑、紧张、激动、烦闷、思虑过度都能造成失眠。有人怕做噩梦、睡中发病，这种心理可引起或加重失眠。

（5）睡眠－醒觉节律打乱：如乘飞机洲际旅行后的时差反应，流动性质的工作经常在旅行中度日，轮班（三班倒）工作者会发生失眠。

（6）继发于精神障碍：如神经衰弱、焦虑症、抑郁症、精神分裂症或某些人格障碍者。

（7）继发于躯体情况：疼痛、瘙痒、咳嗽、腹胀、多尿、哮喘等都容易引起或加重失眠。睡眠呼吸暂停综合征、夜间肌阵挛综合征、不宁腿综合征等也常伴发失眠。

（8）物质和药物的服用或戒断：常见的情况如饮茶、喝咖啡、喝可口可乐类饮料、服用中枢神经兴奋药；戒酒、安眠药的戒断等可导致失眠。

2. 各种类型失眠的表现

（1）习惯性失眠：这类失眠的发生与适应不良性睡眠条件反射的形成有关，且非常常见。其他各类原因如躯体疾患、精神障碍或环境因素等引起的失眠，时间长久后，容易附加习惯失眠的成分，使失眠的性质复杂化。

在习惯了的睡眠条件下，一些中性因素如卧室的环境、卧具或睡眠时的体位，都会与睡眠建立条件联系，成为促进睡眠的条件刺激。反之，在失眠情况下，上述各种因素可与失眠建立条件联系，成为使失眠维持下去的条件因素。

习惯性失眠与失眠者对于失眠的担心有关。由于种种内外因素的影响，人在生活中均会发生睡眠不好的情况。如果对其适应了，睡眠就会恢复。若有的人对这种暂时性的睡眠差及其影响过分忧虑担心，并总想获得一夜安眠，往往会因担心与努力使生理上的警醒程度升高，而使入睡变得更为困难。时间一久，就形成恶性循环：越害怕失眠，想致力于睡眠，越睡得不好。

（2）生理心理性失眠：生理心理性失眠分为暂时性与持久性两类，区别主要在于失眠延续时间的长短，在3周以内者属于暂时性，超过3周者属于持久性。

暂时性生理失眠是指人们在遭遇各类内外刺激所发生的一过性失眠反应，如学习的困难、工作的紧张、思想的冲突、成功的喜悦、希望的幻灭、亲人的离别等，无一不可带来不眠之夜。但这种失眠是生理心理性的而非病理性的。随着刺激的解除，或心理上对刺激事件的适应，失眠会很快消失。暂时性失眠如果没能及时解除，就有可能由于附加上习惯因素而迁延下去，成为持久性的。

持久性生理心理失眠是睡眠不良与习惯失眠因素的结合。睡眠不良素质的生理基础是中枢神经醒觉系统与睡眠系统的功能不协调，这种失眠者的心理特征是遇事不表露出来，憋在心里。表现为平日睡眠尚可，一旦遇到境遇的变化或心情、情绪的波动，就容易发生失眠。除此之外，中途醒转次数还可增加，常做有焦虑内容的梦。白天自觉情绪不好，出现一系列躯体不适如倦怠、头昏、周身不适等。

（3）与精神障碍伴发的失眠：很多精神障碍可以伴发失眠，比较常见的有神经衰弱、焦虑症、抑郁症及精神分裂症等。

失眠是神经衰弱的常见症状之一，抑郁症、焦虑性神经症也常有失眠。这几种精神障碍的失眠表现或为入睡困难，或为中途醒转增多或早醒，也可以几种情况兼而有之。

精神创伤后应激综合征常伴有失眠症状，其典型表现是经常重复性地做与精神创伤经历有关的梦，梦境富于焦虑色彩，醒后久久不能成寐。

因抑郁症而发生睡眠障碍的特征是 REM 睡眠期缩短，睡眠效率降低及 δ 睡眠缩短。多数情况下，失眠程度与抑郁程度持平，随着抑郁症的好转，睡眠也渐趋正常。

精神分裂症患者在急性阶段常有入睡困难，沉湎于妄想及幻想，情绪上受其影响常陷于愤怒、焦虑与恐惧之中，使患者迟迟不能入睡。

（4）与物质及药物的使用或戒断伴发的失眠：有些失眠的发生与服用药物或其他物质有关，另一些失眠则与药物或物质的停用有关。日常生活中与睡眠关系最密切的物质包括含咖啡因的饮料和酒精。茶、咖啡、可乐类饮料等都含有中枢神经兴奋剂咖啡因，在睡前饮用可引起失眠。

饮酒也是与失眠有关的常见情况之一。酒精的作用先使人昏沉欲睡，似对睡眠有益，但实际却干扰睡眠结构，使睡眠变浅，且断断续续，至酒精作用逐渐消失后，引起失眠。慢性嗜酒者的睡眠脑电图表现为中途多次醒转，频繁转变睡眠阶段，REM 睡眠减少，δ 睡眠减少或完全消失。嗜酒者如果停止饮酒，有时可引起戒酒性谵妄，通常发生于突然戒酒之后一周左右。表现为意识模糊、幻觉或错觉、躯体震颤、大汗、心跳加速等，晚上失眠而白天兴奋躁动，也可表现为嗜睡。

导致失眠的药物包括中枢兴奋药苯丙胺、皮质类固醇、β-肾上腺素能阻滞药如普萘洛尔（心得安）、抗抑郁药普罗替林。其他如甲基多巴、甲基麦角酰胺等。各类安眠药在服用较长时间之后突然停用，都可引起失眠，包括入睡困难、醒转增多、做梦增多。

（5）与疾病有关的失眠：很多躯体疾病可以引起失眠，如某些神经系统疾病、心脏病、肾衰竭、癌症等。心血管疾病时常有失眠，尤其当夜间心绞痛发作、心律不齐及左心衰竭时更易发生，表现为难以入睡、中途醒转增多、醒觉时间延长及睡眠变浅。

哮喘患者也常有失眠，因哮喘多在夜间发作，以醒觉增多、睡眠变浅及早醒为特征。夜间哮喘发作与睡眠阶段无关，在各种睡眠时相里都可发生。

十二指肠溃疡患者每到 REM 睡眠阶段，胃酸分泌就增加，因此常在夜间发生疼痛不适，干扰睡眠并发生失眠。

慢性肾功能减退及慢性尿毒症患者常有失眠，表现为中途频繁醒转，δ 睡眠时间减少。神经性厌食症时常伴有失眠，尤以早醒更为明显。神经性厌食症患者在治疗前 REM 睡眠及 δ 睡眠都减少，治疗之后，体重增加，δ 睡眠时间也随之增多，但 REM 睡眠时间要到康复后期才逐渐恢复。

偏头痛及丛集性头痛时常伴有失眠，夜间偏头痛或丛集性头痛发作多发生于 REM 睡眠阶段。帕金森病也常发生失眠，既难入睡，又容易醒转。

（6）其他失眠：包括 REM 睡眠反复中断及多导睡眠图呈非典型改变的失眠。有的人常在 REM 睡眠阶段自行醒转，因此晚上每隔 2 小时左右就醒来一次，但从不在 NREM 睡眠阶段醒转。这种情况就是 REM 睡眠反复中断。此现象不常见，需通过多导睡眠图检查确定诊断。多导睡眠图呈非典型改变的失眠者自己并不察觉有失眠存在，但早晨醒后自觉肌肉僵硬、疼痛或对痛觉敏感。睡眠脑电图检查显示睡眠及醒觉阶段的脑电波型混合在一起，如睡眠时出现 α 波。此外，各个不同睡眠阶段的脑电波型也可混合出现。

（二）睡眠过多

睡眠过多突出的临床表现是嗜睡，其特征是夜间虽已获得睡眠，但白天仍然嗜睡，致使总睡眠时间增多。导致睡眠过多常见的原因是抑郁、情绪低落、沮丧。这种人表现为 REM 睡眠的增强、REM 发生的加快、REM 时期的延长及眼球快速运动增快。

发作性睡病是一种常见的睡眠障碍，在 1880 年由 Gelineau 医师首先报告。其特征是：白天有阵发性的不可抗拒的睡眠，多伴有猝倒症状，一部分人还有入睡前幻觉或睡眠性瘫痪。发作性睡病患者的夜间睡眠与一般人不同，患者刚入睡不久即进入 REM 睡眠，而一般人要经过 70 ~ 90 分钟才进入 REM 期，患者白天睡眠发作也呈 REM 睡眠。发作性睡病与 REM 睡眠发生机制异常有关，致使 REM 睡眠不能按通常规律出现。猝倒及睡眠怀瘫痪发作是由于 REM 睡眠时的运动抑制已运行，但意识抑制机制尚未发动所致。入睡前幻觉是 REM 睡眠开始发作时伴有的梦样主观体验。

发作性睡病的起病是循序渐进的，最基本的症状是白天有不可抗拒的短暂睡眠发作，发作时虽力求保持清醒，但在 1 ~ 2 分钟内就进入睡眠状态，一般持续 10 ~ 15 分钟。每天都可发生几次，夜间睡眠不足时发作变频。发作不择时间地点，工作、进餐或行走时都可发作，如在游泳或开汽车时发作可危及生命。发作时若入睡受到阻挠或突然被唤醒，患者会显得烦躁易怒。当患者从短暂的睡眠发作中自行醒转时，会觉得头脑清新、精力充沛。除短暂睡眠发作外，发作性睡病还表现为猝倒、入睡前幻觉及睡眠性瘫痪。

猝倒的表现是突然出现的一过性全身或部分肌群的肌张力丧失，通常持续几秒钟。轻症表现为不自主地垂头或下颌下跌，重者全身肌张力突然丧失，身靠墙壁，或坐或跪，或跌倒在地，手中物件跌落，但意识始终完全清醒。也可有暂时性的语音不清、上睑下垂、复视或调视困难。猝倒发生与睡眠发作频繁不同，各种情绪激动如惊异、发怒时都易诱发猝倒，大笑也是诱发猝倒的原因之一，有时毫无情绪变化也可发生猝倒。

入睡前幻觉是发生于将睡未睡之际的生动梦样体验，以幻听最为常见，也有幻视或幻触，幻视可常与幻听同时出现。个别病例其入睡前幻觉格外生动，以至于可与精神分裂症或癔症发生混淆。有些患者入睡前的幻觉表现为看见有很多影子穿窗入室，感到有蛇鸟之类在肚子里爬行，后又穿口而出。正常人偶尔也可现入睡前幻觉，但内容单调，通常是不带情绪意义的意象。

睡眠性瘫痪发生在将睡未睡或将醒未醒时，呈松弛性瘫痪，累及全身肌肉。患者突然不能动，也不能发声，但有的患者可以睁开眼睛，偶尔发生短促叫喊。瘫痪一般只持续几秒钟，也可长达 15 ~ 20 分钟，但极少见，个别病例可超过 1 小时。瘫痪能自行消退，旁人的呼唤或推摇也可使发作中止。

发作性睡病患者一般没有阳性体征，体格检查及神经系统检查可无异常发现，脑电图检查亦属正常范围。多次睡眠潜伏期测定可发现平均入睡潜伏期缩短，常在 5 分钟以下。最具特征的改变是 REM 睡眠潜伏期明显缩短，入睡后 1 ~ 15 分钟内即出现 REM 睡眠。发作性睡病的严重程度轻重不一，轻者发作程度轻微，发作次数少，对生活无明显影响；重者发作频繁而且严重，干扰工作及生活，甚至使人形同残废。

很多躯体疾病也可有嗜睡表现，如感染性疾病发热时、糖尿病、甲状腺功能低下、Cushing 综合征、肝功能衰竭等。这些情况引起的嗜睡为睡眠时间延长，而非短暂的睡眠发作。中枢神经系统疾病伴有脑水肿或颅内压增高时，常有嗜睡表现，其中最明显的是累及下丘脑后部的疾病如昏睡性脑炎。

深眠状态指有些正常人不能从睡眠中很快清醒，要经历短暂的意识模糊阶段，属病态性质。这种情况通常从年轻时开始发生，有的人从童年起即如此，30岁以后首发的现象极少发生。男性患者略多于女性，约1/3的患者家族中有同样的情况。这种障碍的显著特征是患者不能由睡眠中迅速清醒过来，不论是自然醒来或是被叫醒，总要经历一个意识不清的过渡阶段。当时表现为意识模糊不清、定向障碍、共济失调，并断断续续短暂入睡，通常要经过15~60分钟才能完全清醒。这种障碍的另一特点是嗜睡。患者晚上很快入睡，中途很少醒转，不易被叫醒，白天嗜睡，每天睡眠时间约16小时。

深眠状态是一种良性情况，不会发展或恶化，患者身体及精神状况无其他异常。其原因不明，少数发病于头部外伤、脑炎或脑血管病之后，部分病例的发病可能与遗传因素有关。

（三）睡中异常

睡中异常是一组与睡眠或睡眠阶段有关的障碍，可在睡眠中发生或因睡眠而加剧，如睡行、睡惊、睡语、梦遗等。

有的睡中异常如睡行、睡惊主要发生于童年阶段。儿童期δ睡眠程度较深，时间也较长，有的儿童很难从δ睡眠中直接醒转，此时如果被唤醒，则容易陷入似睡似醒的意识模糊状态，脑电波显示深睡（δ波）与醒觉（α波）混合，睡行、睡惊就是在这种情况下发生的。

有的睡中异常与特定的睡眠阶段有关，如睡行发生于NREM睡眠的δ期，痛性阴茎勃起发生于REM睡眠期。

1. 睡行 睡行即睡中行走，发生于从δ睡眠期醒转时。有的睡行者并不下床行走，只是坐起做一些刻板或无目的的动作，1~2分钟后自行躺下，继续入睡。有的睡行者则表现复杂。睡行者慢慢从床上下来，在屋内走动，做一些协调复杂的动作，并能准确地避开屋内的障碍物。睡行者似乎意识不到周围人的存在，周围事物也很难引起其注意。睡行者动作结束得很自然，当进食、开门、关门、上街行走等动作完成后，自行上床睡觉，并盖好被、毯。次晨醒后，对夜间发生的一切均无记忆。

有人也许认为睡行是在梦中发生的，所以过去称之为梦游，其实不然。睡行几乎总是在NREM睡眠的第三期或第四期发生，特别是在一夜睡眠的前1/3内，即以慢波睡眠为主的阶段。睡行很少在REM睡眠期发生。

睡行多发生于男性儿童，以6~12岁时最为常见，成人睡行较少见，多数是从童年开始并延续下来的。睡行发生的原因不完全清楚，儿童睡行的发生有家族倾向。15岁以后睡行会逐渐停止，说明其发生与中枢神经系统的发育、成熟过程有关。

由于睡行是深睡阶段发生的现象，各种可以使睡眠加深的因素都有诱发睡行的可能，如白天疲劳过度、连续睡眠不足、儿童感染发热、躁狂性精神患者服用神经阻滞药治疗时。

2. 睡惊 睡惊是发生在睡眠中的另一种惊扰状态。睡惊发生于第一个睡眠周期的δ睡眠阶段，即入睡1~2小时之后。睡眠者会突然坐起，尖叫，双眼固定盯在无可见物体的地方，呼吸急促，不规律，大汗淋漓，处于紧张、惊恐状态，对周围环境没有反应。这种现象持续几分钟后，睡惊者继续入睡。晨起醒后，对夜间睡惊发作几乎全部遗忘。睡惊发作时睡眠者很难被叫醒，醒后虽记得片断的恐怖印象，但却没有详细的梦。

儿童睡惊发作通常在 4~12 岁之间，高峰年龄 4~7 岁，在青春发育期前后逐渐停止发作。约 50% 的睡惊者有家族史，因此，儿童期的睡惊可能与发育或遗传因素有关。睡眠时间不规律，过度疲劳，情绪紧张及精神受刺激时发作变频。规律的作息时间及充足的睡眠可以减少发作。

成年人的睡惊多在 20~30 岁时开始发作，常与精神因素有关，如焦虑症、抑郁症、精神创伤后应激障碍等。

3. 睡语　睡语可发生在睡眠周期的任何阶段，睡语时不一定是在做梦。睡语的发生率很高，儿童或成人都会有这种体验，而且没有显著的年龄、性别差异。大多数情况下，睡语的内容只有短短的几个字，涵义不易了解，又称为呓语。有的人经常睡语，内容较多，可能与做梦有关。

4. 睡眠中的头痛　丛集性头痛是一种程度很剧烈的头痛，常在睡眠中发作，将患者痛醒。头痛是由于眼眶及其附近的颅外动脉扩张所致，多限于一侧，主要在眶后或眼眶周围，可向颞部、上颌或顶枕部扩展。头痛呈阶段性发作，发作时每天头痛约 1 小时，每一发作阶段持续数周或数月，然后自行停止。丛集性头痛多见于成年男性。

（四）睡眠剥夺

从严格的意义讲，睡眠剥夺不是睡眠障碍，往往住院患者睡眠被剥夺的概率很高。睡眠剥夺包括睡眠时间的减少、质量降低及睡眠被频繁地打断，睡眠时间的减少导致了 REM 睡眠的丧失。

睡眠剥夺的原因是多方面的，包括疾病的影响如发热、呼吸困难或疼痛，睡眠障碍，情绪紧张，年龄，服用药物，频繁的护理操作等。

睡眠剥夺的表现因人而异，包括生理和精神方面的症状。生理方面如双手震颤、反射减弱、反应时间延长、记忆力下降、心律不齐、听力和视力减退等。精神症状包括定向力障碍、烦躁易怒、嗜睡、焦虑不安等。

三、促进睡眠的措施

（一）养成良好的睡眠卫生习惯

1. 不要熬夜，最好晚间 10 时以前入睡，早睡早起。

2. 入睡前不阅读使人兴奋的小说，不讨论问题，不争吵。临睡前避免剧烈运动、饮酒、饮浓茶、咖啡等，晚餐不宜过饱。因为这些不良习惯都会破坏睡眠的环境和气氛，给夜间安眠带来不良影响。

3. 睡前清洗会阴不仅对女性重要，对男性也同样重要。因为男性的阴囊、阴茎皮肤皱褶较多，汗腺分泌很旺，伸缩性也大，若不经常清洗，从阴茎、阴囊到肛门部分，就会形成卫生死角，并可引起身体疾患，如阴茎癌、阴囊炎、股癣等。

（二）提供良好的睡眠环境

环境应安静，避免噪音，卧室光线不宜太亮，室温不宜太高或太低，提供患者舒适的床铺、枕褥。

（三）教会患者促进睡眠的方法

1. 睡前用热水泡脚，按摩足心、足趾、足背，能温通经脉，调和气血，加强良性刺激，起到防病治病的效果。

2. 睡前饮一杯热牛奶，具有安神、促进睡眠的作用。

3. 睡前可听一些轻松的音乐。

（四）安排好夜间治疗，尽量少打扰患者

护士在执行护理措施时，时间应集中，尽量避免在夜间操作，必须在夜间进行治疗或护理时，要做到"四轻"，即开关门轻、操作轻、走路轻、说话轻，以免影响病室其他休养的患者。

（五）增强患者的舒适感

由于疾病的困扰，会影响患者的睡眠，应积极对症处理。如疼痛患者，可遵医嘱给予镇痛剂；呼吸困难患者可采取舒适的卧位、吸氧，或呼吸机辅助呼吸。

（六）做好患者及其家属的卫生宣教

告诉患者有关睡眠的一般知识，如睡眠生理、影响睡眠的因素等，使患者对睡眠知识有所了解。

（七）给予催眠药物

当患者因焦虑、紧张、某些疾病（高血压、甲状腺功能亢进）或某些疾病症状（疼痛、咳嗽）引起失眠时，服用适量的催眠药物对因治疗，有助于改善患者的睡眠障碍。服用此类药物时，一般采用小剂量短期给药或间断给药。用药超过 2～3 周，停药时应逐渐减量，以免发生戒断反应。

常用药物有：①地西泮：2.5～5mg/次，睡前服；②氯氮䓬（利眠宁）10～20mg/次，睡前服；③氟西泮：15～30mg/次，睡前服；④硝西泮：5～10mg/次，睡前服；⑤甲喹酮（安眠酮）：0.1～0.2g/次，睡前服。

护士应明确患者身体状况，严格掌握适应证，避免滥用。妊娠和哺乳期妇女，急性青光眼和重症肌无力患者，严重心、肝和肾功能损害者应禁用此类药物。婴幼儿及年老体弱者、驾驶员、高空作业者和严重抑郁症患者要慎用此药。

（刘建芬）

第一百零二章　神经系统常见诊疗技术与护理

》关键词

| lumbar puncture | 腰椎穿刺术 |
| cerebral angiography | 脑血管造影 |

第一节　腰　椎　穿　刺

　　脑脊液是存在于脑室和蛛网膜下腔内的一种无色透明液体，成人总量为 110～200ml，平均 130ml，中枢神经系统任何部位发生器质性病变时，如感染、炎症、肿瘤、外伤、水肿和脑脊液循环障碍等，都可引起脑脊液成分发生变化，需行腰椎穿刺术进行证实和诊断。

一、适应证

（一）诊断性穿刺

1. 需采集脑脊液进行常规、生化、免疫细胞学及细菌学检查，鉴别中枢神经系统感染。

2. 测定脑脊液压力。

3. 腰穿注入造影剂进行脑或脊髓造影，明确梗阻部位，病变性质。

（二）治疗性穿刺

1. 腰麻。

2. 鞘内注射药物治疗相应疾病。

3. 根据病情注入液体或放出脑脊液以维持、调整颅内压平衡。

二、禁忌证

（一）颅内压增高已发生明显视盘水肿。

（二）后颅窝病变伴有严重颅内压增高者。

（三）穿刺部位的皮肤、皮下软组织或脊柱近期有感染病灶。

（四）败血症或全身感染。

（五）休克、衰弱、病危者。

（六）使用肝素或任何原因导致的出血倾向患者。

三、护理

（一）术前护理

1. 向患者说明腰穿的目的、方法和术中配合要点，消除患者顾虑，取得合作。

2. 术前嘱患者清洁皮肤、排空膀胱。

3. 神志不清、躁动不安或不能合作的患者可在镇静剂或基础麻醉下进行。

（二）术中护理

1. 配合医师让患者采取侧卧位卧于硬板床上，背部与床边垂直，头向胸前弯曲，腰向后弓起，尽量屈颈抱膝，使腰椎后凸，椎间隙充分增宽，便于进针，提高穿刺成功率。通常选用第3、4腰椎间隙为穿刺点（两侧髂嵴最高点连线和后正中线交点为第3～4腰椎间隙）。

2. 协助医师进行局部常规皮肤消毒，铺无菌洞巾，进行局部麻醉，用2%利多卡因1～2ml在穿刺部位注射皮丘，皮下浸润麻醉。

3. 穿刺过程中协助患者保持正确体位，观察患者的面色、意识、呼吸、心率情况。

4. 颅内压增高的患者不宜过多放脑脊液，防止脑疝，如患者出现瞳孔散大、意识不清、呼吸节律改变，应提醒医师立即停止放液。

5. 如进行颅内注药，应注意剂量和浓度，避免化学性刺激引起不良反应。

（三）术后护理

1. 术后患者去枕平卧4～6小时，避免因低颅压所致的头痛，严重颅内压增高者需卧床1～2天。

2. 加强巡视，倾听患者主诉，如有头痛、头晕及时通知医师。

3. 术后酌情大量饮水，以减少低颅压反应，必要时静脉输注生理盐水。

4. 颅压高的患者，腰穿后要注意观察意识、血压、脉搏、呼吸、瞳孔变化，警惕脑疝发生。

第二节　脑血管造影

脑血管造影是20世纪90年代以来广泛应用于临床的一种崭新的X线检查新技术，是将含碘造影剂引入脑血管中使脑血管显影的方法。造影剂所经过的血管轨迹连续摄片，通过电子计算机辅助成像为脑血管数字减影造影（digital subtraction angiography，DSA）。脑血管造影主要用于诊断脑动脉瘤、血管发育异常和血管闭塞等症，并了解脑瘤的供血动脉。

一、适应证

1. 脑血管性病变如动脉瘤、动静脉畸形、动静脉瘘、血管狭窄、栓塞、闭塞等。

2. 颅内占位性病变有定位体征者。

3. 颅脑损伤所致脑外血肿者。

4. 蛛网膜下腔出血需明确原因者。

二、禁忌证

1. 碘过敏者。

2. 严重动脉硬化、冠状动脉疾病、心肾功能损害者禁忌。

3. 急诊患者应待病情稳定后再检查。

三、主要操作过程

1. 先行动脉穿刺术，一般选用股动脉进行穿刺。找到腹股沟韧带中点股动脉搏动最明显处，一般在此点下方 1～2cm 处进行穿刺。注意避开感染、血肿、动脉瘤、动脉闭塞部位，用尖刀片将皮肤切开约 0.2～0.3cm，用示指和中指固定股动脉，穿刺针角度为 45°左右刺入。当刺中动脉时，可见穿刺针随动脉搏动而跳动，其方向与动脉纵轴相一致。拔出针芯，缓缓退出套针直至见动脉血喷出，迅速插入导丝，确定导丝已进入动脉后，退出针套，并用手压迫穿刺处，以防血液沿导丝周围流出而形成皮下血肿。

将导管送入主动脉弓内，根据需要，操纵导管使其分别进入颈总、颈内和椎动脉，导管进入椎动脉不可过深，不得超过 C_6 水平。试注造影剂确定导管位置适当后，即可与高压注射器相接进行造影。如股动脉穿刺困难者，或经股动脉逆行插管有困难者选择肱动脉穿刺，宜可直接经颈总动脉穿刺插管。颈总动脉穿刺者如产生颈部血肿压迫造成呼吸困难，应立即切开，取出血块，必要时行气管切开。偶可损伤喉返神经导致声音嘶哑。

2. 脑血管造影常规摄正位和侧位片，必要时加摄斜位片，每注射点以不超过 3 次造影为宜。如欲显示脑供血动脉起始部的狭窄或阻塞，可做主动脉弓造影。

3. 间歇使用肝素溶液冲洗导管使导管肝素化，以防止血栓形成堵塞导管。切勿注入空气。造影检查和介入治疗完毕后，拔出导管，穿刺局部加压 15～20 分钟，待穿刺点无出血后，加压包扎。

四、护理

（一）术前护理

1. 向患者说明脑血管造影的目的及并发症，消除患者顾虑，取得合作。

2. 术前应先行碘过敏试验，于检查前以试验用造影剂 1～2 滴点眼，15 分钟后观察，无结膜充血者为阴性，再用 1ml 试验用造影剂静脉注射，观察患者反应，15 分钟后无头晕、恶心、呕吐、胸闷、气促、呛咳、荨麻疹等反应为阴性。

3. 嘱患者清洁皮肤，右侧腹股沟部位备皮。

4. 术前 4～6 小时禁食，防止呕吐。必要时于术前 30 分钟给予镇静剂，如术前 15～30 分钟肌注地西泮 10mg，减少术中不良反应。

（二）术后护理

1. 检查后 24 小时内患者平卧、患肢制动加压包扎，协助患者生活护理。

2. 观察伤口敷料是否有渗血，监测患者生命体征，比较双下肢皮肤温度、湿度、颜色和双侧足背动脉搏动。

3. 嘱患者多饮水，以利于造影剂的排出。

4. 避免大笑、打喷嚏、咳嗽等增加腹压的动作，如有头痛、头晕、恶心、呕吐及时通知医师。

第三节 脑室穿刺术

脑室穿刺引流术是对某些颅内压增高疾病进行急救的措施和检查方法之一。

一、适应证

（一）用于诊断

1. 由脑室注入气体、碘造影剂等行脑室造影。

2. 由脑室注入颜料，然后腰穿检查颜料排出情况，以推测脑室系统有无梗阻及梗阻程度。

3. 抽取脑室液进行生化与细胞学检查。

4. 经脑室引流管测量颅内压、动态监测颅内压变化。

（二）用于治疗

1. 因肿瘤或炎症形成的梗阻性脑积水，病情危重而又不能立即手术加以解除者，可先行脑室穿刺减压及脑室引流，以暂时改善症状，为进一步检查及治疗创造条件。

2. 后颅窝占位性病变，出现颅内压增高危象者，可行紧急脑室穿刺减压，以挽救患者生命。

3. 后颅窝手术时，先进行脑室穿刺减压，可减少手术损伤，改善手术效果。

4. 向脑室内注入抗生素，治疗脑室内感染。

5. 在颅内压监测过程中，如发现颅内压急骤升高，可通过引流管放液，降低颅内压等。

二、禁忌证

（一）硬脑膜下积脓或脓肿邻近脑室者，脑室穿刺可能使感染向脑内扩散，且有脓肿破入脑室的危险。

（二）大脑半球占位性病变，常造成患侧脑室受压、变形及移位，行健侧脑室穿刺引流时，有使脑移位加重的可能，不适于进行脑室持续引流。

三、主要操作过程

脑室穿刺的方法和步骤：

1. 前角（额角）穿刺术　一般行右侧前角穿刺。患者取仰卧位，钻孔部位在发际内和中线旁各 2.5~3cm。消毒铺巾，局麻后应用颅钻穿刺头皮，抵颅骨后，开始钻骨孔直至钻透，取一穿刺针刺破硬脑膜，用前端圆滑的套管针向下及后，指向双外耳道的假想连线，垂直或稍偏向内侧穿刺，一般刺入 4~5cm 即可入脑室，刺入脑室时有落空感。一次穿刺未中时，应将脑穿刺针拔出后再重新改变方向穿刺，禁止在脑实质内任意改变方向。穿刺成功后，给予固定。在套管针尾端接三通接头，一端接颅内压测量系统，一端接引流瓶。其整个引流管的最高点应在头颅平面上方20cm 左右，如果过低，可致患者低颅压状态。

2. 后角（枕角）穿刺术　多用于手术前或手术中穿刺。患者取侧卧、俯卧或坐位，穿刺点位于枕外粗隆上 5~6cm，中线旁3cm。操作方法同前，穿刺方向指向前外即向穿刺侧眉弓外端，进针深度约 5~6cm。

四、护理

（一）术前准备及护理

1. 正确评估患者的文化水平，合作程度，了解患者的病情和心理状况。

2. 向患者介绍手术的目的，说明脑室穿刺术的注意事项，取得患者的充分信任和合作。

3. 剃除患者头发，将头发洗净后用治疗巾覆盖。

（二）术后护理及并发症的观察

1. 嘱患者卧床休息并减少头部活动，注意穿刺伤口有无渗血和脑脊液漏出。

2. 连续 3 天监测患者体温、脉搏和呼吸，每日 3 次。

3. 严密观察患者有无意识、瞳孔改变，有无肢体抽搐、偏瘫和失语等情况，如有严重的头痛、恶心和呕吐等不适，报告医师及时处理。

4. 并发症的观察

（1）脑室内出血：少量出血常见于脑脊液引流过快时，是脑室壁的血管和脉络丛发生渗血所致，一般不需特殊处理，减慢引流速度或定期开放引流管即可自止，必要时可用止血药物。大量出血多是由于穿刺脑室时，损伤脉络丛或脑室壁血管所致，严重者可在脑内或脑室内形成血肿。行脑室穿刺时应严格掌握穿刺方向和深度，操作动作应轻巧。如脑室引流后，脑脊液呈血性，患者出现昏迷甚至脑疝时，应行手术探查穿刺的脑室，以清除血肿。

（2）硬脑膜下和硬脑膜外血肿：如在脑室显著扩大时，行脑室穿刺引流出大量脑脊液使其压力突然降低，可使脑皮质塌陷，以致将皮质通向矢状窦的桥静脉撕裂，造成硬脑膜下血肿，有时也可由于硬脑膜塌陷而形成硬脑膜外血肿。

（3）脑室感染：多因消毒不严或脑室引流过久，使细菌沿管道侵入脑室内引起。一旦发生感染，病情常十分严重，所以在引流过程中，应严格无菌操作，常规使用抗生素，按时更换敷料，如出现感染迹象，迅速采取积极、有效的治疗措施。

（三）脑室引流管的护理

1. 保持无菌 整个引流装置为无菌装置，因严格保持引流装置及管道内无菌。患者头下垫无菌治疗巾，每日更换。

2. 妥善固定 引流管头皮穿刺处用缝线固定1~2针，并用纱布固定好，外套弹力网罩防止其脱出；保持患者安静，适当限制患者头部的活动范围，对于意识不清、躁动不安、有精神症状的患者，应防止患者意外拔除引流管，必要时遵医嘱约束；做检查或翻身扫床时避免将管子脱出；搬动患者前先暂时夹闭引流管，防止牵拉、扭曲、脱出；引流管一旦脱出，切忌将管插回脑室内，应立即用无菌敷料覆盖创口，并及时通知医师处理。

3. 保持引流通畅 引流管不可受压、扭曲、成角、折叠，如无脑脊液流出，应查明原因，给予处理。可以通过观察引流液面的波动情况来判断引流管是否通畅，如发现管内的脑脊液液面随患者的呼吸上、下波动或有脑脊液从管内流入引流袋内则说明引流通畅；如引流管内液面波动不明显，则嘱患者咳嗽或按压双侧颈静脉，使颅内压力暂时增高，可见液面波动。

4. 控制引流速度 正常脑脊液每日分泌量为400~500ml，在有颅内感染或循环受阻时其分泌量会增加。引流管口应高出脑室平面10~15cm，以控制引流速度维持正常颅内压；严密观察患者的意识状态、瞳孔、体温、脉搏、呼吸和血压变化，防止颅内压急骤增高或降低；早期引流切忌过多过快，同时注意预防水电解质失衡；留置引流管期间告诉患者避免头部大范围活动；搬动患者时暂时夹闭引流管。

5. 观察引流液的性状 正常脑脊液无色透明，无沉淀。术后1~2日引流液可略为血性，以后转为橙黄色。

6. 更换引流袋 每日定时按无菌原则更换引流袋，并记录引流量。

7. 按期拔管 开颅术后一般引流3~4日，不宜超过5~7天，因引流时间过长，可能发生颅内感染。拔管前1日，应试行抬高引流袋或夹闭引流管，如患者无头痛、呕吐等症状，即可拔管。拔管后，应观察切口处有无脑脊液漏出。

（许岩 赵雁 许柯）

第一百零三章　风湿性疾病概论

关键词

rheumatic disease　　　　　　风湿性疾病

第一节　概　　述

一、概念

风湿性疾病是指一类病因各不相同，共同点为累及关节及周围软组织，包括肌腱、韧带、滑囊、筋膜等的一组疾病。关节病变除有疼痛外尚伴有肿胀和活动障碍，呈发作与缓解交替的慢性病程，部分患者还可出现关节致残和内脏功能衰竭。

二、分类

风湿性疾病根据其发病机制、病理及临床特点分为 10 类。

1. 弥漫性结缔组织病　如类风湿关节炎、红斑狼疮、硬皮病、多肌炎、血管炎病等。

2. 脊柱关节病　如强直性脊柱炎、银屑病关节炎、Reiter 综合征等。

3. 退行性变　如骨关节炎等。

4. 与代谢和内分泌相关的风湿病　如痛风、假性痛风等。

5. 和感染相关的风湿病　如反应性关节炎、风湿热等。

6. 肿瘤相关的风湿病　如原发性：滑膜瘤、滑膜肉瘤；继发性：多发性骨髓瘤、转移瘤等。

7. 神经血管疾病　如神经性关节病、雷诺病等。

8. 骨与软骨病变　如骨质疏松、骨软化、肥大性骨关节病、骨炎等。

9. 非关节性风湿病　如关节周围病变、椎间盘病变等。

10. 其他有关关节症状的疾病　如周围性风湿病、间歇性关节积液等。

第二节　风湿性疾病患者的评估

一、健康史

评估患者家族中有无同类疾病患者，了解近期有无细菌、病毒或支原体感染，以及有无某些诱发因素，如潮湿、寒冷或创伤等。是否使用普鲁卡因胺、肼苯达嗪、甲基多巴、异烟肼、博莱霉素等药物。有无接触某些化学药品，如聚氯乙烯、有机溶剂等。

二、身体评估

（一）关节疼痛、肿胀及功能障碍

1. 疼痛　关节疼痛在风湿性疾病多见。但不同疾病关节受累其疼痛性质、分布部位和表现不同。类风湿关节炎呈一般性关节疼痛；痛风的关节痛剧烈难忍；骨性关节炎于关节活动后，如久站，走路多后，疼痛加剧，休息后就可缓解。类风湿关节炎多影响腕、掌指、近端指间关节；强直性脊柱炎易累及膝、髋、踝关节，多为不对称性；骨性关节炎多累及负重的髋、膝关节；痛风发作时关节痛多不对称，易累及第一跖趾关节；系统性红斑狼疮受累的关节常是近端指间关节、腕、足部、膝、踝等关节，呈对称性分布。此外，系统性硬化症患者也常表现关节痛。

2．关节肿胀和压痛　关节肿胀和压痛往往出现在有疼痛的关节，是滑囊炎或周围软组织炎的体征，其程度因炎症轻重不同而异，可由关节腔积液或滑膜肥厚所致，如类风湿性关节炎。骨性增生性肥大则多见于骨性关节炎。

3．关节畸形和功能障碍　指关节丧失其正常的外形和活动范围受到限制，如膝关节不能完全伸直，手的掌指关节有尺侧偏斜，关节半脱位等，这些改变都与软骨和骨遭到破坏有关，在类风湿关节炎中最常见。

（二）多系统、多器官损害的症状

风湿性疾病可累及多系统、多器官，如皮肤、肺、胃肠道、肾、心脏、神经系统、血液系统等均可受到损害。如类风湿性关节炎患者可在肘关节附近有皮下结节；系统性红斑狼疮患者多数面部有对称性皮疹，部分患者有狼疮性肾炎，表现为蛋白尿和水肿等；系统性硬化症患者因消化道受累而导致吞咽困难、便秘等，肺部病变使通气与换气功能均受损而出现呼吸困难。

三、辅助检查

1．血沉　血沉增快，是滑膜炎症的活动性指标。

2．类风湿因子（RF）　是一种自身抗体，在常规临床工作中所测为 IgM 型 RF，其滴度与疾病的活动性和严重性成正比。

3．补体　血补体 C3 含量降低可间接反映循环免疫复合物含量增加，与病情活动有关。

4．抗核抗体谱　这是针对细胞核中不同成分的一组抗体，共有十余种，不同种类风湿性疾病患者可出现抗体阳性率不同。

5．关节 X 线检查　了解关节病变的分期，监察病情的演变，X 线片中可了解关节周围软组织与骨质破坏的情况。

四、心理社会评估

患者在患病初期，由于关节疼痛等躯体症状，会出现疑虑和焦虑情绪，多数患者随着病情逐渐适应而恢复正常心态，而少数患者随着疾病的反复迁延，出现全身多系统的损害，给生活带来许多负面的影响，而出现焦虑、恐惧、精神痛苦、悲观和失望等心理方面的问题，患者不能应对所发生的一切。长期生病及疾病的治疗，会影响患者的工作和经济收入。少数患者由于生活、工作、社会关系受到影响，心理上对生活环境中生活事件的刺激和身体的不适承受力降低，表现出敏感、多疑、易激动、自我为中心、焦虑、抑郁和偏执等，与病前相比有较显著的变化。另外，应详细评估家属及工作单位对患者及其所患疾病的态度，了解患者有无经济困难和付费的方式。

（梁晓坤）

第一百零四章 类风湿关节炎患者的护理

> **关键词**
>
> | | |
> |---|---|
> | rheumatoid arthritis（RA） | 类风湿关节炎 |
> | synovitis | 滑膜炎 |
> | pannus | 血管翳 |
> | vasculitis | 血管炎 |
> | subcutaneous nodules | 皮下结节 |
> | stiffness morning | 晨僵 |
> | rheumatoid factor | 类风湿因子 |
> | C-reactive protein | C 反应蛋白 |
> | nonsteroidal anti-inflammatory drags | 非甾体抗炎药 |
> | adrenocorticosteroids | 肾上腺皮质激素 |
> | joint replacement | 关节置换 |
> | synovectomy | 滑膜切除术 |
> | tripterygium wilfordii hook（T2） | 雷公藤总苷 |
> | methotrexate（MTX） | 甲氨蝶呤 |

一、概述

类风湿关节炎是主要表现为周围对称性的多关节慢性炎症性的疾病，可伴有关节外的系统性损害，如浆膜、心、肺及眼等脏器组织。其病理为关节的滑膜炎，当累及软骨和骨质时出现关节畸形。70% 患者血清中出现类风湿因子，是一种自身免疫性疾病。

本病在我国人口的患病率为 0.30%~0.32%，女性患者 2~3 倍于男性。任何年龄均可发病，发病的高峰年龄为 40~60 岁。本病是造成我国人群丧失劳动力与致残的主要病因之一。

二、病因及发病机制

本病病因尚未完全明确。一般认为是遗传易感因素、环境因素及免疫系统失调等各种因素综合导致的自身免疫性疾病。类风湿关节炎的发生及病程迁延是病原体和遗传基因相互作用的结果。细菌、病毒、支原体等感染人体后，在某些诱因（潮湿、寒冷、创伤等）的作用下，首先被巨噬细胞吞噬、消化、浓缩后与其细胞膜的 HLA-DR 分子结合形成复合物，若此复合物被 T 细胞受体识别，则该 T 辅助淋巴细胞被活化，通过分泌的细胞因子、生长因子及各种介质，引起一系列的免疫反应，包括激活 B 淋巴细胞，使其分化成浆细胞，分泌大量的免疫球蛋白，其中就有类风湿因子（RF）和其他抗体，同时还使关节出现炎症反应和破坏。RF 和免疫球蛋白形成的免疫复合物是造成关节和关节外病变的重要因素之一。

细胞因子是细胞之间相互作用的重要介质，由不同的但已活化的细胞所分泌，如活化的巨噬细胞能分泌 IL-1、IL-6、肿瘤坏死因子（TNF）等。细胞因子一方面使活化的巨噬细胞、淋巴细胞持续活化、造成慢性病程；另一方面也产生许多临床表现，如 IL-1 可促进前列腺素代谢，引起炎症变化；促进胶原酶产生，造成关节破坏、骨和软骨的吸收；使肝细胞合成急性期蛋白，导致发热；促进某些细胞因素（如 IL-6）等的分泌，加重 RA 炎症和关节破坏。

三、病理

类风湿关节炎关节的基本病理改变是滑膜炎。病变早期，滑膜充血水肿，间质中有单核细胞、多形核细胞和淋巴细胞浸润。病变进入慢性期，为典型的慢性滑膜炎，滑膜增生呈绒毛状突入滑膜腔。在小血管周围的滤泡内，浆细胞、巨噬细胞及淋巴细胞形成结节状血管翳。血管翳持续增长扩张，覆盖于软骨面，阻断软骨与滑液的接触，影响软骨的营养摄取。血管翳中免疫活性细胞释放炎性介质及蛋白水解酶、胶原酶等，对关节软骨、软骨下骨、韧带、肌腱等组织进行侵蚀，引起关节软骨破坏，软骨下骨溶解、关节囊破坏松弛、关节脱位、关节融合以致骨化，是最终造成关节破坏，关节畸形，功能障碍的病理基础。

血管的基本病理改变为血管炎。血管炎可发生在类风湿关节炎患者关节外的任何组织。它累及中、小动脉和/或静脉，管壁有淋巴细胞浸润，纤维色素沉着，内膜有增生及血栓形成导致血管腔的狭窄或堵塞。

类风湿结节可出现在全身各组织和器官而导致复杂的临床表现，是病情严重的指征。其中心是血管炎基础上发生的纤维素样坏死区，中间为组织细胞和巨噬细胞，最外层为肉芽组织及慢性炎性细胞。

四、护理评估

（一）健康史

询问患者家族中有无同类疾病患者，是否存在遗传因素；了解患者有无细菌、病毒或支原体感染，以及有无某些诱发因素，如潮湿、寒冷或创伤等。

（二）临床表现

大部分患者起病缓，在出现明显关节症状前可有乏力，全身不适，发热，食欲不振等症状。

1. 关节表现

（1）晨僵：病变的关节在静止不动后出现较长时间（半小时至数小时）的晨僵，如胶黏着样的感觉，活动后方能缓解或消失，出现在 95% 以上的类风湿关节炎患者。晨僵持续时间和关节炎症的程度成正比，它常被作为观察本病活动性的指标之一。

（2）关节疼痛及肿胀：关节痛往往是最早的关节症状，最常出现的部位为腕、掌指关节，近端指关节，其次是足趾、膝、踝、肘、髋等关节。多呈对称性、持续性，但时轻时重。疼痛的关节往往伴有压痛。关节肿多因关节腔内积液或关节周软组织炎症引起。病程长者可因滑膜慢性炎症后的肥厚而引起肿胀，凡受累的关节均可肿胀。常见的部位为腕、掌指、近指、膝关节，亦多呈对称性。故本病是主要累及小关节，尤其是手关节的对称性多关节炎。病情多呈慢性且反复发作，如不给予恰当治疗则逐渐加重。

（3）关节畸形及功能障碍：关节畸形多见于较晚期患者。因滑膜炎的绒毛破坏了软骨和软骨下的骨质造成关节纤维性或骨性强直的畸形，又因关节周围的肌腱、韧带受损使关节不能保持在正常位置，出现手指关节的半脱位。常见的关节畸形如梭形肿胀、尺侧偏斜、天鹅颈样畸形、峰谷畸形、"钮孔花"畸形等（图104-1）。关节周围肌肉的萎缩、痉挛则使畸形更为加重。关节肿痛和畸形造成了关节的活动障碍。颈椎的可动小关节及周围腱鞘受累可

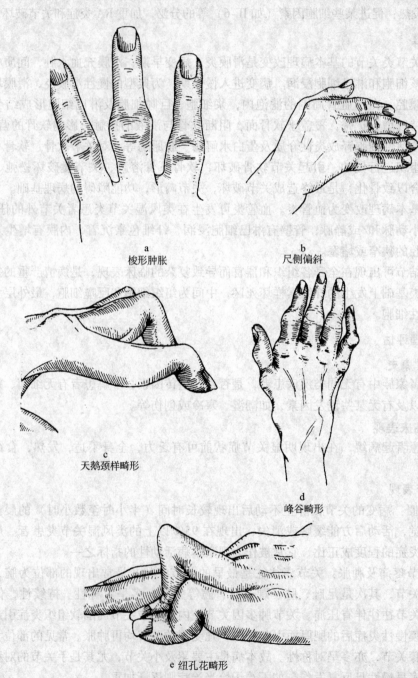

图 104-1 类风湿关节炎关节畸形

出现颈痛、活动受限。约 1/4 的类风湿关节炎患者颞颌关节受累，早期表现为说话或咀嚼时疼痛加重，严重者有张口受限。

美国风湿病学院将本病影响生活能力的程度分为四级。

Ⅰ级　能照常进行日常生活和各项工作。

Ⅱ级　可进行一般的日常生活和某种职业，但参与其他项目的活动受限。

Ⅲ级　可进行一般的日常生活，但参与某种职业或其他项目的活动受限。

Ⅳ级　日常生活的自理和参与工作的能力均受限。

2. 关节外表现　关节外表现为类风湿关节炎病情严重或病变活动的征象。类风湿结节是本病较特异的皮肤表现，出现在 20%～30% 患者，多位于关节隆突部及受压部位的皮下，如前臂伸面、肘鹰嘴突附近、枕、跟腱等处。其大小不一，质硬、无压痛、对称性分布（图 104-2）。少数患者在病情活动时可有脾、淋巴结肿大，轻、中度正细胞正色素贫血及血小板增多。患者的贫血程度通常和病情活动相关，尤其是和关节的炎症程度相关。眼部可有巩膜炎、结膜炎及脉络膜炎。肺部可有胸膜炎、肺间质纤维化，临床表现为胸痛、胸腔积液、干咳、进行性呼吸困难、发绀、肺动脉高压等。心脏损害如心包炎、心肌炎等，表现为胸痛、心包摩擦音。神经系统损害可有周围神经病变，可出现单个或多个肢体局部感觉缺失、垂腕症、垂足症、腕管综合征；环枢关节脱位而压迫脊髓时，可出现颈肌无力、进行性步态异常和颈部疼痛。

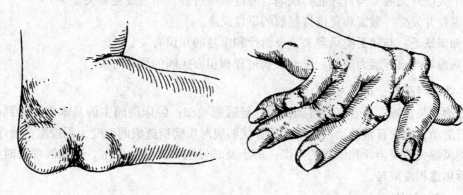

A.肘部皮下结节　　　　　　　　　　　B.指部皮下结节

图 104-2　类风湿结节

（三）辅助检查

1. 血象　有轻至中度贫血。活动期患者血小板可增高，白细胞及分类多正常。

2. 血沉　血沉增快，是滑膜炎症的活动性指标。

3. C 反应蛋白　是炎症过程中出现的急性期蛋白。它的增高说明本病的活动性。

4. 类风湿因子（RF）　是一种自身抗体，在常规临床工作中所测为 IgM 型 RF，其滴度与本病的活动性和严重性成正比。但 RF 并非 RA 的特异性抗体，甚至在 5% 的正常人中也可以出现低滴度的 RF。

5. 关节滑液　正常人的关节腔内的滑液不超过3.5ml。在关节有炎症时滑液就增多，滑液中的白细胞也明显增多。

6. 关节X线检查　X线片中可以见到关节周围软组织的肿胀阴影，关节端的骨质疏松（Ⅰ期）；关节间隙因软骨的破坏而变得狭窄（Ⅱ期）；关节面出现凿样破坏性改变（Ⅲ期）；晚期则出现关节半脱位和关节破坏后的纤维性和骨性强直。以手指及腕关节的X线摄片最有价值。本项检查对本病的诊断、对关节病变的分期、监察病情的变化均重要。

7. 类风湿结节活检　具有典型的病理改变有助于本病的诊断。

（四）心理社会评估

患者关节的疼痛、肿胀、畸形和功能障碍等生理上的变化，会导致患者心理方面的问题，如焦虑、恐惧、精神痛苦、悲观和失望等，患者不能应对所发生的一切。长期生病及疾病的治疗，会影响患者的工作和经济收入。应详细评估家属及工作单位对患者及其所患疾病的态度，了解患者有无经济困难。

五、护理诊断及医护合作性问题

1. 慢性疼痛　与长期关节炎症有关。

2. 躯体移动障碍　与疼痛、关节功能受损有关。

3. 活动无耐力　与多系统炎症、贫血有关。

4. 自理缺陷　与关节功能障碍、疼痛、疲乏有关。

5. 个人应对无效　与自理能力缺陷、慢性疾病过程、角色改变有关。

6. 潜在并发症　激素和免疫抑制剂的不良反应。

7. 知识缺乏　与缺乏类风湿关节炎治疗和康复的知识有关。

8. 焦虑　与自理能力缺陷、慢性疾病过程和担心疾病的预后有关。

六、计划与实施

通过治疗与护理，患者疼痛得到控制，舒适感增加；卧床期间主诉基本需要得到满足；能够适当活动，完成日常活动，生活自理；能够应对疾病所造成的改变，积极配合治疗；能够复述类风湿关节炎治疗和康复的知识；护士及时发现并发症的发生，通知医师及时处理；患者自诉焦虑程度减轻。

（一）活动与休息

包括休息、关节制动（急性期）、关节功能锻炼（恢复期）、物理疗法等。卧床休息只适用于急性期、发热以及内脏受累的患者。

护士应强调休息和治疗性锻炼两者兼顾的重要性。指导患者进行功能锻炼以保持和恢复关节功能。疾病急性期患者应卧床休息，同时注意体位和姿势。肩两侧可放置软枕支撑，双臂间置枕头维持肩关节外展位，勿将肩关节处于外旋位；双手可握纸卷等物，以维持指关节的伸展；髋关节两侧放置软枕或靠垫，防止髋关节外旋；平卧的患者可于小腿处放置软枕，避免膝关节固定于屈曲位。也可采用短时间的制动法，使关节休息，减轻炎症。短时间制动过程，轻柔按摩肌肉，缓解肌肉紧张度，帮助关节活动。卧床患者每日进行1~2次主动或主动加被动的最大耐受范围内的四肢关节伸展运动。急性期过后可进行锻炼，目的是保存关节的活动功能，加强肌肉的力量与耐力。患者应按动静结合原则，加强治疗性锻炼，包括手指的抓捏练习，如织毛衣、下棋、玩魔方和健身球等；腕、肘、膝关节基本动作为伸展与屈曲，活动量依耐受程度决定。如患者活动后出现疼痛或不适应，应适当减少活动量。锻炼前可先行理疗，可增加局部血液循环，使肌肉松弛，并有轻度止痛效果，有利于锻炼，以保持和增进关节功能。理疗方法有热水袋、热浴、蜡浴、红外线、热敷、激光理疗及推拿与按摩等。对无力起床者，卧床时应保持功能位，以免长期卧床后形成畸形。应鼓励卧床患者在床上进行各种运动。如股四头肌舒缩锻炼、举腿活动，每日3次，每次由5～10次逐渐增至50次。

（二）缓解疼痛

1. 评估患者疼痛的部位、开始时间、持续时间、性质、强度以及加重或缓解疼痛的因素。

2. 鼓励患者适当活动，并注意劳逸结合以减轻疼痛。

3. 教患者通过热疗法减轻疼痛，在进行热敷时应避免直接与皮肤接触而造成皮肤损伤。传导热疗法是通过热源直接与机体接触，使热能直接传入人体以治疗疾病的方法，即通过扩张局部毛细血管增加其通透性，促进局部渗出的吸收，达到镇痛、消除肌痉挛和增加软组织的伸展性。在急性炎症渗出期和有明显发热的情况下，不宜采用热疗法，以免使毛细血管过度扩张，血管内压升高，加重局部渗出。常用的有热水袋疗法、石蜡疗法、热泥疗法等。

4. 给患者讲解炎症与疼痛的关系，并遵医嘱给予抗炎药物，观察药物不良反应。

5. 必要时遵医嘱给予止痛药，并注意观察患者疼痛缓解情况及药物不良反应。

6. 鼓励并教患者使用非药物止痛法，如松弛技术、自我暗示法、呼吸控制法、音乐疗法、注意力分散法及引导想象法。

7. 日常生活中注意保暖，避免潮湿、寒冷。

8. 在护理病人过程中，护士要注意与病人建立相互信任的关系，倾听患者主诉，陪伴患者，并通过触摸的方法给患者以心理上的支持。

（三）讲解疾病治疗方面的知识

护士应告诉病人早期诊断和尽早的进行合理治疗是本病治疗的关键。治疗措施包括一般性治疗、药物治疗、外科手术治疗，其中以药物治疗最为重要。

1. 一般性治疗　急性期关节肿痛、发热、内脏受累患者，应卧床休息，给予充足蛋白质及高维生素饮食，有利于疾病的康复。恢复期进行适当的关节功能锻炼，或借助物理疗法，避免关节畸形。

2. 药物治疗　改善症状的抗风湿药物分为非甾体类抗炎药（NSAID）、改变病情抗风湿药（DMARD）、糖皮质激素等。护士应密切观察药物的作用和不良反应，监测血象、免疫指标，同时指导患者药物的服用方法及注意事项、不良反应，使患者能自觉坚持服药，不随便停药、换药、增减药量并监测药物不良反应。

（1）非甾体抗炎药：目前常用的药物有乙酰水杨酸（阿司匹林）、吲哚美辛（消炎痛）、布洛芬、萘普生等。其作用机制为抑制环氧化酶，减少炎症介质前列腺素、前列环素、血栓素等的合成，从而使炎症减轻，达到消炎止痛的作用。此类药物起效快，可缓解关节疼痛和晨僵等症状，但不能控制病情的发展。在服用此类药物后易出现胃肠道不良反应如胃部不适、胃痛、恶心、反酸，甚至胃黏膜出血，还可出现肝损害、皮疹、哮喘等，久用这类药物后可出现肾间质性损害。

1）塞来昔布：每日用量为 200~400mg，分 1~2 次服用，有磺胺过敏者禁用。

2）美洛昔康：每日用量为 7.5~15mg，分 1~2 次服用。

3）双氯芬酸：每日用量为 75~150mg，分 2 次服用。

4）吲哚美辛（消炎痛）：每日用量为 75~150mg，分 3 次服用，对关节肿痛有良好的效果，但胃肠道反应较多。

5）布洛芬：每日剂量为 1.2~3.2g，分 3~4 次服用。其疗效好，且不良反应少，是最常用的治疗关节肿痛的药物。

6）萘普生：每日剂量为 0.5~1.0g，分 2 次服用，不良反应少。

（2）改变病情抗风湿药常用的药有：甲氨蝶呤（MTX）、环磷酰胺（CTX）、金制剂、雷公藤、青霉胺、硫唑嘌呤等。本类药物起效时间较 NSAID 慢，临床症状的明显改善大约需 1-6 月，有改善和控制病情进展的作用，其中部分属免疫抑制剂，一般首选甲氨蝶呤（MTX）。在临床治疗时，多采用本类药物与非甾体抗炎药联合应用的方案。其主要副反应为胃肠道不适、黑便、头痛、口腔溃疡、肝功异常和骨髓抑制等。

1）甲氨蝶呤（MTX）：甲氨蝶呤作用快，疗效和耐受性较好，目前应用最为广泛。每周 5~20mg，口服、肌内或静脉注射，1~3 个月起效。不良反应有恶心、呕吐、口腔溃疡、腹泻、肝损害、肺泡及肺间质浸润、骨髓抑制等。同时服用叶酸或亚叶酸可减少不良反应的发生，且不影响疗效。

2）柳氮磺吡啶：剂量为每日 2~3g，分两次服用，由小剂量开始，会减少不良反应，对磺胺过敏者禁用。

3）来氟米特：用于成人活动期类风湿关节炎。口服每日 1 次，每次 50mg，3 天以后 10~20mg。不良反应主要有腹泻、瘙痒、可逆性肝酶增高、脱发、皮疹等。

4）金制剂：用于早期和轻型类风湿关节炎。口服每日 2 次，每次 3mg。一般 3~9 个月后起效。不良反应有腹泻、皮疹、口腔溃疡、白细胞及血小板减少、蛋白尿等。

5）雷公藤：每次口服 20mg，每日 3 次，1~2 周起效，近期疗效好。不良反应有色素沉着、肝肾损害、白细胞及血小板降低、性腺抑制等。

6）青霉胺：用于重症活动性类风湿关节炎。起始剂量小，125~250mg/d，如无不良反应，以后每月增加 125mg/d，直至每日剂量 500~750mg/d，2~6 个月起效后，可维持在 250~500mg/d。不良反应有蛋白尿、白细胞及血小板减少、恶心、呕吐、口腔溃疡等。

7）硫唑嘌呤：每日口服 2~2.5mg/kg，3~6 个月起效。不良反应有恶心、呕吐、骨髓抑制等。

（3）糖皮质激素：本药有强大的抗炎作用，可使关节炎症状得到迅速改善，但它不能根本控制本病。本药适用于有关节外症状者。长期使用皮质激素造成停药困难和许多不良反应。常用药物有泼尼松，每日量为 30~40mg，症状控制后递减，以每日 10mg 维持。逐渐以非甾体药物代替。关节腔注射激素有利于减轻关节炎症状，改善关节功能，但一年内不宜超过 3 次。过多的关节腔穿刺除并发感染外，还可发生类固醇晶体性关节炎。

（4）植物药制剂：

1）雷公藤总苷：有抑制淋巴、单核细胞集抗炎作用。每日量为 30~60mg，分 3 次服用。不良反应为对性腺的毒性，表现为月经量减小、停经、精子活力及数目降低，肝损害和胃肠道反应等。

2）青藤碱：青藤碱 60mg，饭前口服，每日 3 次。常见的不良反应有皮肤瘙痒、皮疹等过敏反应，少数患者出现白细胞减少。

（5）生物制剂：生物制剂的出现是风湿病治疗的重要里程碑，开拓了风湿性疾病治疗的新纪元。生物制剂大致可以按照靶向的自身免疫和炎症反应的成分而分为几类。例如，针对细胞因子如肿瘤坏死因子-α（TNF-α）、白介素 1（IL-1）等；针对 T 淋巴细胞靶位点，如 T 细胞协同刺激分子 CTLA4 等；针对 B 淋巴细胞，如 CD20、B 淋巴细胞刺激因子等，近年在国内外都在逐渐使用，临床试验提示他们有抗炎及防止骨破坏的作用。为增加疗效和减少不良反应，本类生物制剂宜与 MTX 联合应用。其主要的不良反应包括注射部位局部的皮疹，感染（尤其是结核感染）等。有关其长期疗效、疗程、停药复发和副作用还有待进一步研究。

3. 外科手术治疗 关节置换适用于较晚期有畸形并失去正常功能的关节，这种手术目前只适用于大的关节，术后可改善关节功能。滑膜切除术可以使病情得到一定程度的缓解。关节置换术后患者的护理，参见相应章节。

（四）促进患者自理能力

给患者讲解疾病知识、治疗方案、功能锻炼的方法，使患者能正确对待疾病，进行自我护理，坚持治疗。

1. 评估患者的自理能力，以了解患者哪些日常活动能够独立完成，哪些需要他人协助完成。

2. 保持恰当的姿势，指导患者通过镜子了解自己的姿势是否正确，试着连续坐着或站立。

3. 患者起床活动时，可提供拐杖，并要穿着合适、防滑的鞋子，以保证患者活动时的安全。

4. 类风湿关节炎的患者久坐后会发生关节僵硬，护士应指导患者在站起前先活动一下关节再站起，这样会容易些。久坐时，定时进行关节活动可增加舒适感。

5. 为类风湿患者提供比普通轮椅稍高些的轮椅，这样，当患者站起或坐下时，可减少髋及膝部的受力。

6. 类风湿患者在如厕、站起、蹲下时会有一定的困难，便器放置的位置或马桶的高度应稍高些，马桶旁或便器旁边应有扶手以便患者抓扶。

7. 护士应把患者常用的物品放在易触及的地方，并要经常巡视患者，及时发现其需要，满足患者的基本需要。对于完全不能自理的患者应做好基本的生活护理，如口腔、会阴及皮肤护理，协助进食及床上大小便等。

8. 职业治疗对帮助建立和恢复自理能力非常重要。护士可请职业治疗师协助患者进行自理能力的训练。

（五）促进患者应对能力

1. 评估患者的应对能力，了解其能否正确对待疾病所造成的生活的变化、角色的改变。

2. 对于那些不能正确对待疾病、调整自己，无法面对现实的患者，护士应与患者一起讨论患者生活中发生了哪些变化，如何处理这些变化；鼓励患者与家属一起谈论生活发生改变后的感受；护士应注意聆听患者的诉说，帮助患者及家属寻找解决问题的办法；鼓励患者在身体状况允许的情况下，尽可能保持其原有的角色。

3. 指导非常困难应对的患者向心理医师或精神病学专家咨询，以帮助他们找到重新调整、适应的方法。

（六）饮食护理

饮食无特殊禁忌，宜供给富含维生素的食物。蛋白质、糖和盐量不要过多，过多可增加患者的敏感性而加重关节疼痛。贫血患者应多食含铁、叶酸和维生素 B_{12} 丰富的食物。

（七）心理护理

多鼓励、安慰病人，以消除患者精神痛苦，悲观和失望。向患者介绍疾病的性质，病程和治疗方案以及疾病的预后。可告诉患者疾病的自然病程各个患者不一样，约10%的患者在短期发作后可自行缓解，不留后遗症。另有约15%的患者在 1~2 年间就发生关节骨的明显破坏。大多数患者则出现发作与缓解的交替过程，并出现轻重不等的关节畸形和功能受损。早期合理的治疗方案可使疾病得到及早、合理的控制。只有在病程中出现系统性血管炎、感染、淀粉样变时会有预后不良。使患者了解与疾病相关的知识，解除焦虑情绪，同时积极主动配合治疗。

（八）加强基础护理

对于关节功能障碍、长期卧床或轮椅生活的患者，应加强日常基础护理，包括：口腔黏膜、皮肤护理，预防口腔黏膜感染、破溃及压疮，进行胸廓及肺部的被动活动，如翻身、拍背、深呼吸、咳嗽等，以预防上呼吸道及肺部感染。

七、预期结果与评价

1. 患者疼痛得到控制，舒适感增加。
2. 患者卧床期间主诉基本需要得到满足。
3. 患者能够适当活动，完成日常活动，生活自理。
4. 患者能够应对疾病所造成的改变，积极配合治疗。
5. 患者能够复述类风湿关节炎治疗和康复的知识。
6. 护士及时发现并发症的发生，通知医师及时处理。
7. 患者自诉焦虑程度减轻。

（梁晓坤　张　欢）

第一百零五章　系统性红斑狼疮患者的护理

关键词

systemic lupus erythematosus（SLE）	系统性红斑狼疮
immune tolerance	免疫耐受性
antimalarial drag	抗疟药
immunosuppressive agent	免疫抑制剂
Raynaud phenomenon	雷诺现象
antiphospholipid antibody syndrome（APS）	抗磷脂综合征

一、概述

系统性红斑狼疮是累及全身多个系统的自身免疫病，血清出现多种自身抗体，并有明显的免疫紊乱。临床表现多有典型面部蝶形红斑，多脏器受累，反复发作，常迁延不愈。

本病遍及全世界，黑种人和亚洲人患病率较高，美国黑种人患病率比白种人高3倍，我国患病率高于西方国家，约为0.7~1/1000，系统性红斑狼疮以年轻女性多见，育龄妇女占患者的90%~95%，发病高峰在15~40岁，男女比为1:7~10。

二、病因和发病机制

（一）病因

病因不明，可能由于遗传、雌激素、环境等多种因素相互作用，引起机体免疫调节功能紊乱。

1. **遗传**　系统性红斑狼疮有家族聚集倾向，患者的近亲发病率为5%~12%，一个家族中同时可有数个成员发病。据统计异卵孪生的发病率为2%~9%，同卵孪生则高达23%~69%，目前已知与系统性红斑狼疮密切相关的基因主要在HLA的某些基因位点上，说明遗传和本病的发生有关。

2. **雌激素**　大部分系统性红斑狼疮患者是育龄妇女。在人类无论是男性或女性系统性红斑狼疮患者，体内的雌酮羟基化产物皆增高，且妊娠可诱发本病。由此可见性激素和本病的发生有关。

3. **环境**　导致系统性红斑狼疮的环境因素有感染、日光、食物（如苜蓿）、药物（如普鲁卡因胺、肼苯达嗪、氯丙嗪、甲基多巴、异烟肼等），以上因素可促发本病。

（二）发病机制

至今尚未清楚。在内在和外来的因素作用下，机体丧失了正常的免疫耐受性，以致淋巴细胞不能正确地识别其自身组织，而出现自身免疫反应。突出的表现为B淋巴细胞高度的活化而产生多种自身抗体，其中尤以抗核抗体（ANA）为重要。ANA对系统性红斑狼疮的发病、诊断和病情都起了关键的作用。许多自身抗体有明确的致病作用。ANA 中的抗双链 DNA 抗体与肾小球的 DNA 相结合后形成免疫复合物，而导致肾小球肾炎。免疫复合物也可沉积在各个器官的血管壁，引起血管炎导致该器官的损伤。目前认为免疫复合物是引起系统性红斑狼疮组织损伤的主要机制。其他的自身抗体在系统性红斑狼疮的发病中也起一定的作用，如某些自身抗体可与血小板结合通过吞噬、杀伤作用而造成血小板减少。

总之，系统性红斑狼疮主要是由细胞和体液免疫紊乱而导致的组织炎症性的损伤。

三、病理

系统性红斑狼疮的受损组织一般表现为炎症及炎症后病变，以血管炎或血管病变尤为突出。多数组织有单核细胞浸润，滑膜显示淋巴细胞浸润。显著组织学表现为类纤维蛋白变性，代表免疫复合物的沉积，特别是影响小动脉和毛细血管。

本病的特征性组织病理学改变是：①苏木紫小体，系由苏木紫染成蓝色的均匀球状物质所构成。在形态学与组织化学上与狼疮细胞的包涵体相似，几乎见于所有受损的炎症区。②"洋葱皮样"病变，系指脾中央动脉及其他动脉周围有显著向心性纤维增生。最具特征性的病理学器官是肾脏，表现为肾小球系膜细胞和系膜基底层增殖、炎症，免疫球蛋白和补体在肾小球基底膜部位沉积。

四、护理评估

（一）健康史

评估患者的家族史，了解患者家族中有无系统性红斑狼疮患者。询问患者的年龄，是否妊娠。是否曾患感染、受阳光暴晒，是否使用普鲁卡因胺、肼苯达嗪、甲基多巴、异烟肼等药物。

（二）临床表现

起病可为暴发性、急性隐匿性，开始可仅有单一器官受累，也可多个系统同时受累。病程迁延，反复发作，阳光照射、感染、妊娠、分娩以及药物常为诱发因素。多数患者有疲倦、乏力、发热、体重下降等全身症状。现将受累器官、系统表现分述如下：

1. 皮肤与黏膜 80% 患者有皮肤损害，常见于皮肤暴露部位，包括颊部呈蝶形分布的红斑、盘状红斑、指掌部和甲周红斑、指端缺血、面部及躯干皮疹，其中以颊部蝶形红斑最具特征性。皮损为不规则水肿性红斑，病情缓解时，红斑可消退，留有棕黑色素沉着。在系统性红斑狼疮患者中也可见到盘状红斑的皮损，常呈红色圆形、环状或不规则形，边界清楚，表面黏附鳞屑，中心部色素减退或呈萎缩凹陷性瘢痕，皮肤毛细血管扩张和永久性色素脱失，愈后可留有色素沉着和瘢痕。此外在手掌的大小鱼际、指端及指（趾）甲周也可出现红斑，这些都是血管炎的表现。40% 患者在日晒后出现光过敏，有的甚至诱发系统性红斑狼疮的急性发作。30% 活动期患者可有脱发，30% 患者急性期出现口腔溃疡伴轻微疼痛。30% 患者有雷诺现象。

2. 关节与肌肉 80% 患者有关节受累，大多数患者表现为关节痛，部分尚伴有关节炎。受累的关节常是近端指间关节、腕、足部、膝、踝等关节，呈对称性分布，而肘及髋关节较少受累，通常不引起骨质破坏。肌痛见于 50% 患者，有时出现肌炎。

3. 浆膜 半数以上患者在急性发作期出现多发性浆膜炎，有单侧或双侧胸膜炎，出现中小量胸腔积液。30%患者有心包炎，可伴有少量或中等量渗出液，偶有血性渗出液。

4. 肾　SLE 患者的肾损害很常见。几乎所有患者的肾组织均有病理改变，约半数患者有狼疮性肾炎。可表现为轻型肾炎，肾病综合征，急、慢性肾炎，远端肾小管中毒及尿毒症，患者表现为不同程度的水肿、蛋白尿等，病程进展不同，一旦发展为尿毒症常为狼疮性肾炎的结局，是患者死亡最常见的原因。

5. 心与肺　约 10%患者累及心与肺。心脏各部分均可受累，心包炎在心脏病变中最常见，表现为胸痛、心动过速。肺部可出现急性狼疮性肺炎，表现为发热、干咳、气促、肺 X 线可见片状浸润阴影。系统性红斑狼疮所引起的肺间质性病变主要是急性和亚急性期的玻璃样改变和慢性期的纤维化，表现为活动后气促、干咳、低氧血症、肺弥散功能下降。

6. 消化系统　临床常表现为不同程度的食欲减退、恶心、呕吐、腹痛、腹泻。发生肠系膜血管炎时，可表现为腹痛、肠梗阻、肠道溃疡、肠坏疽等严重情况。少数可发生各种急腹症，如急性腹膜炎、胰腺炎、胃肠炎等有关表现，肝肿大多见。

7. 神经系统　约 20%患者有神经系统损伤，症状复杂，称神经精神狼疮。轻者仅有偏头痛、性格改变、记忆力减退或轻度认知障碍；中枢神经受累以精神障碍、癫痫发作、偏瘫及蛛网膜下出血等多见。精神障碍表现为幻觉、妄想、猜忌、强迫观念等。出现中枢神经损害常预示病变活动、病情危重，预后不良。但如及时治疗，症状可以缓解。

8. 血液系统　最常见的血液异常是轻度或中度正常色素细胞性贫血，约半数患者的白细胞数在 $(2 \sim 4.5) \times 10^9/L$。极少数患者出现自身免疫性溶血性贫血或严重血小板减少性紫癜。约半数患者有局部或全身浅淋巴结肿大，部分患者有肝、脾肿大。

9. 消化系统　约 30%的患者有食欲减退、腹痛、呕吐、腹泻等，部分患者以上述症状为首发症状。约 40%患者血清转氨酶升高。少数患者可并发急腹症，如胰腺炎、肠穿孔、肠梗阻等，往往是 SLE 发作的信号。消化系统症状与肠壁和肠系膜血管炎有关。

10. 眼底变化　约 15%患者有眼底变化，如出血、视盘水肿、视网膜渗出物等。其原因是视网膜血管炎。另外血管炎可累及视神经，两者均影响视力，重者可致盲。早期治疗，多数可逆转。

11. 抗磷脂综合征　可出现在系统性红斑狼疮的活动期，临床表现为动脉和/或静脉血栓形成，习惯性自发流产，血小板减少。

（三）辅助检查

1. 免疫学检查　患者血清中可以查到多种自身抗体，它们的临床意义是 SLE 诊断的标记、疾病活动性的指标及可能出现的临床亚型。

（1）抗核抗体谱：这是针对细胞核中不同成分的一组抗体，共有十余种，但临床上常用下列试验。

1）抗核抗体（ANA）：是系统性红斑狼疮的标准筛选试验，但其特异性小，因它也出现于其他结缔组织病。系统性红斑狼疮患者约 95%阳性，抗体效价与病情活动进展不一定平行。

2）抗双链 DNA 抗体：诊断 SLE 的标记抗体之一，多出现于 SLE 的活动期，其含量与疾病活动性密切相关。

3）抗 Sm 抗体：诊断 SLE 的标记抗体之一，特异性高，但敏感性低，系统性红斑狼疮患者的阳性率是 20%~30%。本抗体与系统性红斑狼疮活动性无关。

（2）血清补体：血补体 C3 含量降低可间接反映循环免疫复合物含量增加，与病情活动有关。

（3）免疫病理检验：肾穿刺活组织检查对治疗狼疮性肾炎和估计预后有价值。皮肤狼疮带试验是用免疫荧光方法观察患者皮肤的表皮与真皮连接处有无免疫球蛋白的沉着，如有则为阳性。SLE 阳性率为 50%~70%。必须采取腕上方的正常皮肤，可提高本试验的特异性。

2. 其他　血、尿常规的异常代表血液系统和肾受损。病情活动时血沉常增快，常有贫血、低蛋白血症、白细胞计数减少、血小板减少。

（四）心理社会评估

患者全身多系统的损害对患者的生活带来许多负面的影响，会导致患者心理方面的问题，如焦虑、恐惧、精神痛苦、悲观和失望等，患者不能应对所发生的一切。长期生病及疾病的治疗，会影响患者的工作和经济收入。少数患者由于生活、工作、社会关系受到影响，心理上对生活环境中生活事件的刺激和身体的不适承受力降低，表现出敏感、多疑、易激动、自我为中心、焦虑、抑郁和偏执等，与病前相比有较显著的变化。另外，应详细评估家属及工作单位对患者及其所患疾病的态度，了解患者有无经济困难。

五、护理诊断及医护合作性问题

1. 皮肤完整性受损　与系统性红斑狼疮导致的皮损有关。
2. 活动无耐力　与贫血、营养不良、多器官功能受损有关。
3. 体液过多　与心包、胸膜渗出液及肾功能受损，蛋白丢失引起水肿及腹腔积液有关。
4. 有感染的危险　与使用免疫抑制剂、激素，自身免疫功能紊乱而致抗感染能力下降有关。
5. 个人应对无效　与疾病的慢性过程，反复发作有关。
6. 知识缺乏　与缺乏系统性红斑狼疮用药和日常生活注意事项的知识有关。

六、计划与实施

通过治疗与护理，患者的皮肤保持完整，无破损；能够识别导致活动无耐力的因素，适当运动；水肿减轻，出入量平衡，电解质维持正常范围，无呼吸困难，水肿部位皮肤无破损，体重、肢围、腹围不增加；患者无感染的发生，表现为体温维持在正常范围，白细胞计数在正常范围；能够正确面对疾病，应对疾病所造成的改变，积极配合治疗；能够叙述出系统性红斑狼疮用药和日常生活注意事项的知识。

（一）病情观察

护士应注意观察患者的生命体征，了解患者有无发热；观察意识及瞳孔的变化及精神障碍；观察患者关节疼痛的情况，是否存在雷诺现象；观察皮肤、黏膜的改变，有无皮疹、红斑、口腔溃疡等。

（二）活动与休息

活动期患者应卧床休息，卧床期间要注意保持关节功能位；慢性期或病情稳定的患者可以适当活动或工作，并注意劳逸结合。

（三）用药护理

指导患者用药，勿随意减药、停药，尤其是激素类药物。有些患者对激素类药物存在错误认识，擅自停药或减量，会造成疾病治疗的延误。护士应给患者讲解药物的作用及不良反应，督促检查患者服药，并注意观察药物的作用和不良反应。

1. 糖皮质激素　是目前治疗系统性红斑狼疮的主要药物，适用于急性暴发性狼疮，脏器受累（肾、中枢神经系统、心、肺等），急性溶血性贫血，血小板减少性紫癜等。通常采用泼尼松，剂量为每日 1mg/kg，根据病情药物剂量可加减。一般治疗 4~6 周，病情明显好转后开始减量。较多病人需要长期用小剂量泼尼松，如 10~15mg/d，以维持病情稳定。对病情突然恶化的狼疮性肾炎和严重中枢神经系统病变者，可用甲泼尼松龙进行冲击疗法，0.5~1g/d，溶于 5% 葡萄糖 250ml 中，静脉缓慢滴注，共 3 天。如病情需要，1 周后可重复使用。由于用激素剂量很大，应特别注意引起严重感染、高血压、心律失常、高血糖、药物性肌炎、股骨头无菌性坏死和骨质疏松等不良反应。

2. 免疫抑制剂　适用于重型及易复发而不能使用激素者。常用的免疫抑制剂有环磷酰胺（CTX）、硫唑嘌呤。加用免疫抑制剂有利于更好地控制 SLE 活动，减少激素的需要量。狼疮肾炎用激素联合 CTX 治疗，可减少肾衰竭的发生。

（1）环磷酰胺：口服每日 1.0~2.5mg/kg，也可静脉用 200mg/次，3 次/周，或 400mg/次，2 次/周，或大剂量静脉冲击治疗，0.5~1.0/m^2 体表面积，使用 3~4 周。目前多采用静脉冲击治疗。环磷酰胺主要的不良反应为胃肠道不适、脱发、骨髓抑制、性腺抑制、感染、出血性膀胱炎等。当血白细胞 $<3 \times 10^9$/L 时应暂停使用。

（2）硫唑嘌呤：口服每日 1~3mg/kg，主要的不良反应为胃肠道反应和骨髓抑制等。

（3）环孢素：对上述免疫抑制剂无效的肾炎患者有效。每日 5mg/kg，分 2 次口服，服用 3 个月，以后每月减少 1mg/kg，至 3mg/kg 维持治疗。主要的不良反应是肾功能减退、高血压、多毛症。

3. 抗疟药　对于控制皮疹、光敏感及关节症状有一定效果，是治疗盘状狼疮的主要药物。可用磷酸氯喹 250~500mg/d，或羟基氯喹 200~400mg/d。当病情控制后，可减量维持。氯喹衍生物排泄缓慢，长期应用可在体内蓄积，引起视网膜退行性病变，引起视觉异常和失明，故应在用药前及用药后每 3~6 个月检查眼底，发现病变及时停药，视力可恢复正常。另外，服用此药还可出现皮肤色素沉着、皮疹、毛发变白、白细胞和血小板减少以及神经系统的不良反应。

4. 雷公藤总苷　对狼疮肾炎有一定效果。每次 20mg，每日 3 次。不良反应主要为性腺毒性、肝损害、胃肠道反应、白细胞减少等。

（四）皮肤护理

护士应给患者讲解阳光对系统性红斑狼疮患者皮肤的损害，指导患者避免将皮肤暴露于阳光的方法，如避免在上午 10 点至下午 3 点阳光较强的时间外出，外出时应穿长衣裤，打伞或戴遮阳镜、遮阳帽，以免引起皮疹加重。禁用碱性过强的肥皂清洁皮肤，宜用偏酸或中性肥皂。最好用温水洗脸，女患者勿用各类化妆品。剪指甲勿过短，防止损伤指甲周围皮肤。

（五）防止感染和出血

系统性红斑狼疮患者机体抵抗力差，易发生感染，护士在护理病人前应洗手，要严格无菌技术操作。注意观察患者有无感染迹象，如发热、监测生命体征和白细胞等。白细胞低的患者最好住单间，避免接触感染患者，并减少家属探视。做好患者的口腔护理，每日进行会阴冲洗，注意保持皮肤的清洁、干燥。出院后，尽量少去公共场所，以防止感染。血小板低的患者易发生出血，应避免外伤，刷牙时用软毛牙刷，勿用手挖鼻腔。

（六）水肿的护理

评估患者水肿程度、部位、范围以及皮肤状况。每天测量患者体重、腹围、肢围。严格记录24小时出入量，尿量少时应及时通知医师。对于使用利尿剂的患者，护士应监测患者血清电解质浓度。有腹腔积液、肺水肿、胸腔积液、心包积液的患者应半坐位或半卧位，以保证呼吸通畅。对于有下肢水肿的患者，应抬高下肢，以利于静脉回流。因肾脏损害而致水肿时，饮食上应限制盐及水的摄入，尿毒症患者应限制蛋白的摄入。护士应协助卧床水肿患者及时更换体位，防止压疮发生。

（七）饮食护理

饮食以高蛋白、富含维生素、营养丰富、易消化为原则，避免刺激性食物。肾功能损害者，宜给予低盐饮食，适当限水；尿毒症患者应限制蛋白质的摄入；心脏明显受累者，应给予低盐饮食；吞咽困难者给予鼻饲；消化功能障碍者应给予无渣饮食。

（八）心理护理

疾病的迁延、反复以及给身体带来的损害，给患者造成很大的心理压力，护士应评估疾病及其治疗导致的心理问题，如焦虑、悲哀、失望等，鼓励患者家属与患者共同讨论疾病及治疗对其生活的影响，并寻求解决问题的办法，如向专业人员进行心理咨询，寻求社区及社会机构的支持。给患者讲解疾病的预后，使患者保持乐观情绪，树立战胜疾病的信心，积极配合治疗。系统性红斑狼疮患者如早期诊断和有效治疗，预后可大为改观，据报道1年存活率约96%，5年约85%，10年约75%，20年约68%。少数患者可长期无症状，也无免疫学检查的异常，处于完全缓解状态。目前，系统性红斑狼疮死因中感染、肾衰竭、中枢神经系统病占1/3。我国患者因长期服用激素，部分患者发生结核病扩散。

（九）并发症的护理

系统性红斑狼疮患者合并肾脏、心脏、神经系统和消化系统病变的护理，具体措施请参阅相关章节。

七、预期结果与评价

1. 患者的皮肤保持完整，无破损。

2. 患者能够识别导致活动无耐力的因素，适当运动。

3. 患者水肿减轻，出入量平衡，电解质维持正常范围，无呼吸困难，水肿部位皮肤无破损，体重、肢围、腹围不增加。

4. 患者无感染的发生，表现为体温维持在正常范围，白细胞计数在正常范围。

5. 患者能够正确面对疾病，应对疾病所造成的改变，积极配合治疗。

6. 患者能够叙述出系统性红斑狼疮用药和日常生活注意事项的知识。

（梁晓坤）

第一百零六章　系统性硬化病患者的护理

》关键词

systemic sclerosis（SS）　　　　　　　系统性硬化病

一、概述

系统性硬化病是一种全身性结缔组织病。特点是胶原增生，炎症细胞浸润，血管阻塞，缺血性萎缩，免疫异常。临床上以局限性或弥漫性皮肤增厚和纤维化为特征，而且可累及多系统。男女发病率之比为 1∶3～5，30～50 岁为发病高峰。患病率为 19/10 万～75/10 万人口。

系统性硬化病的分型：①弥漫型：对称性，广泛硬皮，影响肢体远端及近端、面、躯干，皮损进展快，内脏受损出现早；②局限型：对称性硬皮只涉及前臂远端（腕关节上 1/3）及面，皮损进展慢，内脏受损出现较晚，约在起病 10 年以后；③重叠型：上述任何一型伴有另一种结缔组织病。

二、病因和发病机制

（一）病因

病因不详，可能与下列因素有关：

1. 性别　育龄妇女比男性发病率明显升高。

2. 化学药品与药物　聚氯乙烯、有机溶剂、博莱霉素等可诱发硬皮与内脏纤维化。

3. 免疫异常　移植物抗宿主疾病可出现硬皮样改变。

（二）发病机制

系统性硬化症的发病可能是由于免疫反应产生的细胞因子与炎症因子刺激成纤维细胞并损伤血管内皮细胞。

三、病理

系统性硬化症的主要病理改变是结缔组织炎症性细胞浸润，血管内皮增生与血管闭塞、组织纤维增生与硬化萎缩。

（一）血管

受累组织内毛细血管明显减少，毛细血管内皮细胞肿胀，基底膜破裂，晚期血管壁萎缩纤维化。

（二）皮肤

初期为真皮层胶原纤维水肿分离，弹力纤维断裂，随着病情发展，水肿消退，真皮层胶原纤维增多，表皮层则变薄萎缩，脂肪组织与汗腺萎缩减少。

（三）其他

食管下段黏膜变薄，黏膜下纤维增生，肌层萎缩。肠道也有类似病变。肾脏可出现肾皮质梗死和肾小球硬化症。肺有弥漫性间质纤维化，骨骼肌与心肌也见间质纤维化，关节见滑膜炎。

四、护理评估

（一）健康史

评估患者的年龄、性别，询问患者是否曾接触聚氯乙烯、有机溶剂等化学药品和服用博莱霉素等药物。

（二）临床表现

1. 全身症状　起病隐袭，可有低、中度发热、食欲不振、体重下降。

2. 雷诺现象　大约80%雷诺现象患者是由于系统性硬化病，表现为寒冷或情绪紧张诱发血管痉挛，引起手指、耳、鼻等末梢部位发白、发绀、发冷，伴麻木感和疼痛，通常累及双侧手指，有时是足趾。温暖或去除情绪紧张因素后，上述部位逐渐变红、转暖。另外患者常有手指肿胀僵硬或关节痛、关节炎。

3. 皮肤病变　一般先见于双侧手指及面部，然后向躯干蔓延。初为水肿期，多始于手指、手背和颜面，表现为浮肿性肿胀，无压痕。患者自觉手或颜面部发紧。继之为硬化期，皮肤病变进一步发展，皮肤增厚变硬如皮革，紧贴于皮下组织，不能提起，呈蜡样光泽。最后为萎缩期，皮肤、皮下组织和皮肤附属器均可发生萎缩，皮肤光滑而细薄，紧贴于皮下骨面，皮纹消失，毛发脱落。由于受累部位不同，临床表现可有不同，面部皮肤受损造成正常面纹消失使面容刻板，张口困难，呈面具面容；四肢皮肤硬化可有活动受限、僵直；胸部皮肤硬化萎缩，呼吸运动受限。

4. 内脏损害　食管下端功能失调引起咽下困难，由于括约肌受损常发生反流性食管炎，引起烧灼感，久之可引起狭窄。小肠和结肠受累，产生吸收障碍综合征，表现为腹部胀满、腹痛、嗳气、呕吐、腹泻与便秘交替出现。肺部病变主要表现为间质纤维化导致呼吸困难。肺功能检查示通气与换气功能均受损。心脏受累表现为心脏增大、心力衰竭、心律失常。肾脏受累一般仅表现轻微尿变化，有时可突然出现硬皮病肾危象，严重者可发生肾衰竭。

5. 关节、肌肉损害　关节炎与腱鞘炎可发生于早期，晚期由于皮肤和腱鞘纤维化，发生挛缩使关节僵直固定在畸形位置，主要表现在手指关节，但大关节也可发病。肌肉除发生失用性萎缩外，还可发生近端肌无力和典型多发性肌炎。

（三）辅助检查

1. 血沉正常或轻度升高。

2. 部分患者有贫血，血红蛋白降低。

3. 约50%患者类风湿因子阳性和免疫球蛋白增高，70%患者抗核抗体阳性。

4. 双手X线检查早期可有骨质疏松，病情进展可有不规则的骨侵蚀，关节间隙狭窄，少数患者有末节指骨吸收。胸部X线可见早期肺纹理增厚，典型者下2/3肺野有大量细小结节或网状阴影，严重时呈"蜂窝肺"。食管钡餐检查早期可发现食管下段轻度扩张、蠕动减弱，钡剂在食管内滞留时间延长，严重者蠕动完全消失，食管严重扩张。

（四）心理社会评估

患者全身多系统的损害对患者的生活带来许多负面的影响，会导致患者心理方面的问题，如焦虑、恐惧、精神痛苦、悲观和失望等，患者不能应对所发生的一切。长期生病及疾病的治疗，会影响患者的工作和经济收入。应详细评估家属及工作单位对患者及其所患疾病的态度，了解患者有无经济困难。

五、护理诊断及医护合作性问题

1. 自理缺陷　与皮肤硬化萎缩、关节僵硬、畸形有关。

2. 营养失调：低于机体需要量　与消化道受累所致的吞咽和吸收障碍有关。

3. 焦虑　与长期、慢性病程所致的机体功能的改变，自理能力的降低有关。

六、计划与实施

通过治疗与护理患者自述基本需要得到满足，能够得到所需的营养，血红蛋白、清蛋白维持在正常范围，自述焦虑程度减轻。

（一）病情观察

对于重症病情，累及心、肺、肾脏时，要严格监测生命体征。注意观察患者有无气急、胸闷、心律失常、呼吸困难、水肿等，病情变化应及时通知医师。

（二）用药护理

向患者解释长期用药的重要性，不要自行停药或减量。注意观察药物的不良反应。

1. 抗胶原增生药　如青霉胺，是治疗系统性硬化病应用最广泛的药物，可干扰胶原分子间交联作用，抑制新胶原生物合成，口服 $0.5 \sim 1g/d$，连服 $1 \sim 3$ 年，服药期间应密切观察不良反应，如皮疹，肝、肾损害，骨髓抑制等。

2. 血管扩张药　对频发的雷诺现象可使用钙通道阻滞剂，如硝苯地平、地尔硫草等。血管紧张素转换酶抑制剂，如卡托普利、依那普利等，对治疗硬皮病肾危象效果显著。

3. 糖皮质激素与免疫抑制剂　糖皮质激素对皮肤水肿、关节炎、炎症性肌炎、心包炎、心肌损害和肺间质炎症期均有一定疗效。联合免疫抑制剂治疗，可提高疗效，减少糖皮质激素的用量。泼尼松 $30 \sim 40mg/d$，数周后逐渐减至 $10 \sim 15mg/d$ 维持。应用大剂量激素时，注意继发感染和水电解质失调。免疫抑制剂常用甲氨蝶呤、环磷酰胺和硫唑嘌呤。应用环磷酰胺的患者，应嘱其多饮水，注意有无出血性膀胱炎的发生。另外还应注意患者是否出现骨髓抑制，恶心、呕吐等消化道症状。

（三）心理护理

患者会存在无助、无望及自尊改变等方面的心理问题。护士应与患者建立互相信任的关系，主动倾听患者的心声，鼓励家人给患者以心理支持。告诉患者应保持乐观的精神状态，稳定的情绪，过于激动、紧张、焦虑会加重病情。通过给病人讲解本病的预后以减轻病人的焦虑情绪。系统性硬化病进展缓慢，确诊后的 5 年生存率为 $60\% \sim 70\%$。随着治疗条件的改善，本病的生存率也不断提高。本病的预后与其临床类型，受损内脏的部位及程度有关。弥漫型的致残率和死亡率较局限型为高。有心、肺、肾受损者预后不佳。

（四）饮食护理

饮食上注意给予高蛋白质、高维生素、适量食物纤维。蛋白质丰富的食物，如鸡蛋、鱼、瘦肉等，多吃新鲜水果、蔬菜，防止便秘。嘱患者细嚼慢咽，少食多餐，避免辛辣、过冷、过烫的食物，以细软易消化为宜。因食管狭窄出现吞咽困难的患者给予流食或半流食，必要时给予管喂饮食。一次进食量不宜过大，进食后稍走动后再躺下，半坐卧位，以防止食物反流。心血管系统受累患者应给予低脂低盐饮食。

（五）皮肤护理

因皮肤硬化而失去弹性，应预防干裂。避免过多洗澡，减轻皮肤干燥。在患处涂硅霜或凡士林，避免接触刺激性较强的洗涤剂。由于患区皮肤损害，出现少汗或无汗，体温调节作用失常，故夏季嘱患者多饮水，多吃西瓜、冬瓜、黄瓜等利尿的水果、蔬菜。室内温度不宜过高，外出避免阳光暴晒。卧床患者及时翻身，防止压疮发生。应注意避免外伤，因系统性硬化病患者皮肤血运差，愈合慢。

（六）减少或避免雷诺现象发生

避免情绪激动、寒冷、吸烟等诱发血管收缩的因素，可控制雷诺现象发生。告诉患者保持情绪稳定，避免紧张、焦虑等不良情绪；注意保暖，冬季外出时应穿着暖和的外衣，并注意戴好帽子、手套；嘱患者戒烟。

七、预期结果与评价

1. 患者自述基本需要得到满足。
2. 患者能够得到所需的营养，血红蛋白、清蛋白维持在正常范围。
3. 患者自述焦虑程度减轻。

（梁晓坤）

第一百零七章　强直性脊柱炎患者的护理

》关键词

ankylosing spondylitis	强直性脊柱炎
enthesopathy	肌腱端病
sulfasalazine（SSZ）	柳氮磺胺吡啶

一、概述

强直性脊柱炎是一种中轴骨骼系统的慢性炎症性疾病，主要累及骶髂关节和脊柱，引起强直和纤维化。骶髂关节炎的存在是其特征，并可有不同程度的眼、肺、心血管、肾等多器官的病变。有时继发于反应性关节炎、银屑病、溃疡性结肠炎和克罗恩（Crohn）病，称为继发型强直性脊柱炎，但大多数为原发型。

我国患病率为 0.3% 左右。患者多为青年人，20～40 岁为发病高峰，45 岁以后发病者少见，男性与女性之比为 5:1。女性病情较轻，外周关节表现较多，脊柱改变较男性相对少见。

二、病因和发病机制

强直性脊柱炎的病因不清，目前认为其发病机制与遗传、细菌感染、免疫学异常等因素有关。

（一）遗传

本病是一组多基因遗传病。据流行病学调查发现，强直性脊柱炎与 HLA-B27 密切相关。强直性脊柱炎患者 HLA-B27 阳性率高达 85%～90%，而普通人群 HLA-B27 阳性率仅为 4%～9%。HLA-B27 阳性率者强直性脊柱炎的发病率可达 10%～20%，而普通人群仅为 0.1%～0.2%，相差约 100 倍。强直性脊柱炎有家族聚集倾向，一级亲属患强直性脊柱炎的危险性比正常人高 20～40 倍。

（二）细菌感染

许多研究发现强直性脊柱炎患者大便中肺炎克雷伯杆菌检出率明显高于对照组，活动期患者血清中针对该菌的抗体滴度升高。可能克雷伯杆菌与 HIA-B27 有相同的抗原残基结构或交叉反应，确切的机制有待进一步明确。

（三）免疫学异常

60% 的强直性脊柱炎患者血清补体增高，免疫球蛋白 IgA 增高，血清中有循环免疫复合物存在，提示免疫机制可能参与了本病的发生。

三、病理

强直性脊柱炎的特征性病理改变为附着点炎或肌腱端病，炎症主要集中在肌腱、韧带和筋膜与骨的连接处。脊柱周围韧带的慢性炎症使韧带硬化，骨赘形成并纵向延伸，在两个相邻的椎体间连接形成骨桥。椎间盘纤维环与骨连接处的骨化使椎体变方，脊柱呈"竹节状"。同时脊柱骨突关节与肋椎关节的慢性滑膜炎引起关节破坏，纤维化或骨化。上述病变由下而上或由上而下发展，最终使脊柱强直，活动受限。

周围关节的病变主要为滑膜炎，跟骨附着点可形成跟骨骨刺。心脏病变的特点是出现心脏瓣膜、心包、心肌、房室纤维化。

肺部病变的特点是肺组织呈斑片状炎症，圆细胞和成纤维细胞浸润，进一步可发展为肺泡间质纤维化。

四、护理评估

（一）健康史

评估患者的年龄、性别，询问患者家族中有无同类疾病的患者，了解患者近期有无感染的发生。

（二）临床表现

1. 骨、关节病变的表现　病变累及骶髂关节、脊柱和外周关节。

（1）骶髂关节：多数强直性脊柱炎患者病变首先累及骶髂关节，出现双侧对称，持续或间歇的腰骶部或臀部疼痛，可向大腿及腹股沟放射，伴有晨僵。临床症状轻重差异很大，有的患者仅感腰部隐隐不适。体检时直接按压或伸展骶髂关节时患者感疼痛。

（2）脊柱：大多数患者症状隐匿，呈慢性、波动性，病变可停止在骶髂关节，少数患者则进行性发展累及脊柱。一般从腰椎向上至胸椎和颈椎，约3%的强直性脊柱炎患者先累及颈椎，再向下发展，也有相当一部分患者首发症状在背部。腰椎受累时患者常主诉下背部疼痛及腰部活动受限。体检可发现患者腰部前屈、后仰、侧弯、转身等动作均受限。腰椎脊突压痛，椎旁肌肉痉挛，晚期可萎缩。脊柱活动度可用改良 Schober 实验测量，即患者直立，以两髂后上棘连线的中点为起点向上 10cm（也可再向下 5cm）做一标记，测量此两点之间的距离。令患者弯腰（双膝直立），再测此两点间的距离，若增加小于 2.5cm 为异常。胸椎受累表现为背痛、前胸痛、胸廓扩张度受限。此时用软尺测量第四肋间隙水平（女性乳房下缘）深呼气和深吸气之间胸围差，强直性脊柱炎患者常常小于 2.5cm。颈椎受累出现颈部疼痛，头部固定于前屈位，抬头、侧弯和转动受限。患者直立靠墙，枕骨结节与墙之间的水平距离即枕墙距，正常人为 0，患者常大于 0。晚期整个脊柱完全强直、僵硬，给患者生活和工作带来极大不便。

（3）外周关节：周围关节症状多见于青少年患者，以髋关节受累最为常见，患者表现为髋部或大腿内侧疼痛，下肢活动受限。近 1/3 的患者可因髋关节严重侵蚀性病变引起关节强直、功能丧失而致残。膝、踝、足、腕、肩等关节也可受累，出现急性关节炎症状。临床上以下肢关节病变多见，且多不对称。肌腱端病可致足跟、耻骨联合等疼痛。

2. 关节外表现

（1）全身症状：部分患者可有发热、消瘦、乏力、食欲下降、贫血等。

（2）眼部症状：25%的患者可发生结膜炎、虹膜炎、葡萄膜炎或葡萄膜炎。与病情轻重程度无关，且具自限性。若治疗不当可出现青光眼或失明。

（3）心脏表现：见于晚期病情较重的患者，出现主动脉瓣关闭不全、房室或束支传导阻滞、心包炎、心肌炎等。

（4）肺部表现：少数患者发生肺上叶纤维化，出现咳痰、气促甚至咯血，并发感染或胸膜炎时症状较重。胸廓僵硬可导致吸气时肺部不能充分扩张，由膈肌代偿呼吸。

（5）神经系统表现：晚期较严重的患者因脊柱强直和骨质疏松，引起椎体骨折、椎间盘脱出产生脊髓压迫症状。马尾综合征的原因不明，表现为臀部或小腿疼痛，骶神经分布区感觉丧失，膀胱和直肠运动功能障碍。骨折最常发生于颈椎，所引起的四肢瘫是强直性脊柱炎最可怕的并发症，死亡率较高。

（6）肾脏损害：肾淀粉样变虽然较少见，但是本病主要死亡原因之一。强直性脊柱炎可合并 IgA 肾病。

（三）辅助检查

1. 血常规　白细胞计数正常或稍高，15%患者有正细胞正色素性贫血。

2. 血沉　75%的患者血沉升高。

3. C 反应蛋白（CRP）　75%的患者 CRP 升高，CRP 与疾病活动性相关。

4. 血清免疫球蛋白　IgA 轻中度增高。

5. 类风湿因子（RF）　阳性率同普通人群，即 <5%。

6. HLA-B27　90%的患者阳性。

7. X 线检查　对强直性脊柱炎的诊断有重要价值。

（1）骶髂关节：大部分患者有骶髂关节的 X 线改变。病变一般为对称性，由骶髂关节的中下部开始，髂骨侧先受侵犯。根据纽约标准将病变分为 5 级：0 级为正常骶髂关节；Ⅰ级表现为骨质疏松，关节间隙增宽，可疑的骨质侵蚀和关节面模糊；Ⅱ级表现为微小的关节面破坏，关节边缘模糊，略有硬化，可见囊性变；Ⅲ级为关节破坏与重建的表现，关节间隙明显变窄，边缘模糊，明确的囊性变，关节两侧硬化，密度增高；Ⅳ级以硬化为主，关节间隙消失，关节融合或强直。

（2）脊柱：病变多由下开始向上发展。早期表现为骨质疏松，腰椎因正常前凸弧度消失而变直，可出现椎体压缩性骨折。随着病情发展出现椎体变方，骨桥形成，脊柱呈特征性"竹节样"改变。

（3）周围关节：髋关节可表现为侵蚀性病变，后期出现关节强直。足跟、坐骨结节和耻骨联合附着点炎表现为跟骨骨刺及局部骨膜炎。

（四）心理社会评估

患病初期，患者会因关节疼痛等躯体症状，影响日常生活，而出现焦虑情绪。随着病情的不断反复，进一步加重，关节活动受限，患者的生活、工作、社会交往受到了影响，患者表现出敏感、多疑、易激动、焦虑、抑郁等，性格表现与病前有显著的差别。

五、护理诊断及医护合作性问题

1. 疼痛　与关节炎症有关。

2. 躯体移动障碍　与关节疼痛、关节畸形有关。

3. 知识缺乏　与缺乏强直性脊柱炎治疗和康复的知识有关。

4. 营养失调：低于机体需要量　与强直性脊柱炎所致的食欲下降、贫血、消瘦有关。

5. 焦虑　与疾病的反复迁延影响生活、工作等有关。

六、计划与实施

通过治疗与护理，患者自述疼痛减轻；病情允许的范围内，进行日常活动和生活；能够复述强直性脊柱炎治疗和康复的知识；能够得到所需营养，血红蛋白维持在正常范围内；自述焦虑程度减轻，积极配合治疗。

（一）病情观察

密切观察患者的生命体征，了解有无体温升高、呼吸困难、气促以及心律的变化。观察患者关节疼痛和活动受限的情况。

（二）缓解疼痛

护士应及时评估患者疼痛的部位、开始时间、持续时间、性质、强度，以及加重或缓解疼痛的因素，用药后疼痛有无缓解，指导患者用温泉浴、热水浴等，增加局部血液循环，使肌肉放松，减轻疼痛。同时做有利于关节的活动，保持正常功能，防止畸形发生。鼓励并教患者使用非药物止痛法，如松弛技术、自我暗示法、呼吸控制法、音乐疗法、注意力分散法及引导想象法。生活中注意保暖，避免潮湿、寒冷。

（三）活动与休息

护士应强调休息和活动两者兼顾的重要性。指导患者进行功能锻炼以保持和恢复关节功能。疾病急性期患者应卧床休息，同时注意保持关节功能位。也可采用短时间的制动法，使关节休息，减轻炎症。短时间制动过程，轻柔按摩肌肉，缓解肌肉紧张度，帮助关节活动。卧床患者每日进行1～2次主动或主动加被动的最大耐受范围内的四肢关节伸展运动。急性期过后可进行锻炼，目的是保存关节的活动功能，加强肌肉的力量与耐力。基本动作为关节的伸展与屈曲。活动量依耐受程度决定，如患者活动后出现疼痛或不适应，应适当减少活动量。锻炼前可先行理疗，可增加局部血液循环，使肌肉松弛，并有轻度止痛效果，有利于锻炼，以保持和增进关节功能。理疗方法有热水袋、热浴、热敷、推拿与按摩等。让患者坚持做深呼吸以及颈椎、腰椎和四肢的活动，如屈膝、屈髋、转头和转体运动。这样有利于保持脊柱生理曲度，防止畸形及肌肉萎缩，维持正常的呼吸功能。

（四）用药护理

1. 非甾体类抗炎药　为治疗关节疼痛和晨僵的一线药。常用药物有：①芬必得0.3g，每日2次；②双氯芬酸25～50mg，每日三次；③吲哚美辛栓剂100mg，每晚一次。这类药物有消炎止痛、减轻晨僵及肌肉痉挛的作用，主要用于缓解症状。应强调个体化。不良反应为胃肠道反应、皮疹、肾脏损害、出血时间延长等。

2. 糖皮质激素　主要用于：①急性虹膜炎、葡萄膜炎，剂量略大些，包括滴眼和口服。对顽固性眼病，除皮质激素外，还可应用甲氨蝶呤、硫唑嘌呤及环孢菌素A等免疫抑制剂。②对非甾体类药物过敏，或严重的外周关节炎用非甾体类药物无效时，可小剂量口服或局部注射。

3. 柳氮磺胺吡啶　对控制病情活动有效，剂量由 0.25g 每天 3 次开始，每周增加 0.25g，3 次／日，直至 1.0g 每日 3 次时维持。不良反应有胃肠道反应、皮疹、血象改变、肝功能异常等。

4. 甲氨蝶呤　小剂量疗法为每周 1 次，第一周 2~5mg，以后每周增加 2.5mg，至 10~15mg 时维持。口服、肌内注射和静脉给药均可。不良反应有胃肠道反应、骨髓抑制、脱发、口腔炎、血象改变、肝功能损害。

5. 雷公藤总苷　可控制疾病活动。不良反应有白细胞减少、胃肠道反应、月经紊乱、精子活力下降等。常用量为 20mg，每日 3 次口服，症状减轻后应减量。

（五）手术治疗的护理

严重髋关节、脊柱畸形可行手术矫正。腰椎畸形者可行脊椎截骨术；颈椎严重畸形者可行颈胸截骨术；髋关节严重屈曲畸形者可行全髋关节置换术或髋关节成形术。术后护理措施，参阅相关章节。

（六）心理护理

通过教育患者和家属，使他们了解本病的性质、病程、治疗措施，告知他们本病的预后良好，进展较缓慢，病变局限在骶髂关节，仅少数进行性累及脊柱，最终脊柱强直致残。增强他们抗病的信心和耐心，保持乐观情绪，消除紧张、焦虑、抑郁和恐惧心理，理解和配合治疗。

七、预期结果与评价

1. 患者自述疼痛减轻。
2. 患者在病情允许的范围内，进行日常活动和生活。
3. 患者能够复述强直性脊柱炎治疗和康复的知识。
4. 患者能够得到所需营养，血红蛋白维持在正常范围内。
5. 患者自述焦虑程度减轻，积极配合治疗。

（梁晓坤）

第一百零八章 特发性炎症性肌病患者的护理

关键词

polymyositis（PM）	多发性肌炎
dermatomyositis（DM）	皮肌炎
juvenile dermatomyositis	儿童皮肌炎
inclusion body myositis（IBM）	包涵体肌炎
amyopathic dermatomyositis	无肌病性皮肌炎
Gottron sign	戈特隆征

一、概述

特发性炎症性肌病是一组病因未明，以四肢近端肌无力为主的骨骼肌非化脓性炎症性疾病。目前分为七类：多发性肌炎、皮肌炎、儿童皮肌炎、恶性肿瘤相关性多发性肌炎和皮肌炎、其他结缔组织病伴发的多发性肌炎和皮肌炎、包涵体肌炎、无肌病性皮肌炎。发病率为 $0.5 \sim 8.4/10$ 万人口，多发性肌炎的发病率大约是皮肌炎的两倍。女性高于男性，男女发病率比为 $1:2$，任何年龄均可发病，发病的高峰年龄在 $10 \sim 15$ 岁和 $45 \sim 60$ 岁。

二、病因和发病机制

本病的病因和发病机制不明，其发病可能与遗传和病毒感染有关。细胞和体液免疫都起了致病作用。目前认为由某些外源性致病抗原，如病毒，对多发性肌炎和皮肌炎易感人进行攻击，导致以骨骼肌免疫炎性损伤为主要表现的全身性疾病。多发性肌炎主要由细胞介导的抗原性细胞毒作用有关，皮肌炎的发病更多与体液免疫有关。

三、病理

特发性炎症性肌病的病理特点为肌纤维肿胀，横纹肌消失，肌质透明化，肌纤维膜细胞核增多，肌组织内炎症细胞浸润，以淋巴细胞为主，巨噬细胞、浆细胞、嗜酸性粒细胞、嗜碱性粒细胞和中性粒细胞也可出现。多发性肌炎和皮肌炎的免疫病理不同，细胞免疫在多发性肌炎的发病中起主要作用，多发性肌炎特征性病理改变为骨骼肌纤维变性、坏死、再生与束周纤维萎缩。典型病理征象为肌纤维灶性或广泛性退行性变，空泡形成；肌纤维部分或全部坏死，并有巨噬细胞吞噬现象；间质区或/和血管周围有单核细胞浸润；有肌纤维再生现象；肌纤维断面粗细不一，间质纤维增生；束周纤维萎缩等。

体液免疫在皮肌炎的发病中起更大作用。皮肌炎以皮肤改变为主。初期皮肤水肿，小血管扩张，继而表皮角化，棘层萎缩，基膜细胞液化变性。晚期真皮血管周围炎症细胞浸润，色素增多或减少，胶原纤维肿胀，结构不清，胶原纤维之间有类酸性黏多糖蛋白沉积，但无免疫荧光抗体。

四、护理评估

（一）健康史

评估患者的年龄、性别，询问患者家族中有无同类疾病，了解近期有无病毒感染史。

（二）临床表现

特发性炎症性肌病的主要临床表现为对称性四肢近端肌无力。全身症状可有发热、关节痛、乏力、体重减轻。

1. 多发性肌炎　横纹肌、平滑肌、心肌均可受累，而以横纹肌最常见，受累肌群包括四肢近端肌肉、颈部屈肌、脊柱旁肌肉等。肌无力是主要症状，患者下蹲、起立、举臂、平卧位抬头、翻身、正坐、发音、吞咽均感困难。部分患者肢体远端也受累，表现前臂、手、小腿、足无力。受累肌肉不同，患者可出现呼吸困难、复视、大小便失禁、便秘等不同的临床表现。体检可见有肌力低下，25%患者肌肉有压痛。晚期可出现肌萎缩。

除肌肉外，内脏系统亦可受累，尸检资料近1/4患者有心肌炎，临床表现为心电图异常、心律失常、心力衰竭等。5%～10%患者发生间质性肺纤维化，出现肺功能障碍、气短。严重咽下困难，可导致吸入性肺炎。全身可表现为发热、关节痛、体重减轻、雷诺现象等。

2. 皮肌炎　可出现皮肤及肌肉症状，肌肉症状同多发性肌炎的表现，不再赘述。皮肤症状可出现在肌炎之前、同时或以后。皮疹可为多样性，但典型皮疹为面、颈、前胸上部弥漫性红斑（又称红皮病），以及关节伸侧的红斑性鳞屑性疹，疹中间部可以萎缩。如发生在掌指关节及近端指间关节背面紫红色红斑称戈特隆征。上眼睑可有特殊淡紫色肿胀，称向阳性皮疹。还可出现指甲双侧充血。

3. 儿童皮肌炎　表现为起病急，肌肉水肿、疼痛明显，常伴有血管炎、异位钙化、脂肪代谢异常，皮疹与肌无力同时存在。

4. 恶性肿瘤相关性多发性肌炎和皮肌炎　约8%的患者伴发恶性肿瘤，可先于恶性肿瘤出现，也可同时或晚于恶性肿瘤出现。常见肿瘤有肺癌、卵巢癌、乳腺癌、胃肠道癌和淋巴瘤。

5. 其他结缔组织病伴发的多发性肌炎和皮肌炎　许多结缔组织病常表现为肌无力症状，其特点是易发生雷诺现象、肌痛、关节炎等。

6. 包涵体肌炎　多见于中老年人，起病隐袭，进展缓慢，特征性的病理变化是肌细胞质和/或核内有嗜碱性包涵体和镶边空泡纤维。临床可表现为局限性、远端、非对称性肌无力，通常腱反射减弱或消失，可有心血管受累，以高血压最常见。20%的患者出现吞咽困难。

7. 无肌病性皮肌炎　约10%的患者临床及活组织检查证实有皮肌炎表现，但临床及实验室检查无肌炎证据，可能是疾病的早期，或"只有皮肤改变阶段"，或是一种亚临床类型。

（三）辅助检查

1. 一般实验室检查

（1）血常规：多数正常，少数有白细胞及嗜酸性粒细胞增多和轻度贫血。

（2）血沉：部分患者血沉增快。

（3）清蛋白减少，α_2 及 γ 球蛋白增高。

2. 肌酶谱　肌酸肌酶（CK）、醛缩酶（ALD）、碳酸酐酶Ⅲ、天冬氨酸转移酶（AST）、丙氨酸氨基转移酶（ALT）、乳酸脱氢酶（LDH）的升高程度与病情一致。血肌酸肌酶（CK）最敏感，可用来判断病情的进展情况和治疗效果。99% 的患者有酶升高，肌炎的急性期肌酶谱升高，提示肌肉受损，病情好转后下降。

3. 尿肌酸　病情活动期常伴有尿肌酸排泄量增加。由于肌肉病变，摄取肌酸减少，血中肌酸增加，并从尿中大量排泄，故使尿肌酸排泄量增加，24 小时尿肌酸在 200mg 以上。

4. 肌红蛋白测定　肌红蛋白是骨骼肌和心肌独有的血红蛋白。70% ~ 80% 的多发性肌炎患者血肌红蛋白含量增高，少数可出现于尿中。血清肌红蛋白浓度的改变与病情相一致，比血清肌酶变化早。

5. 自身抗体　大部分患者抗核抗体阳性，部分患者类风湿因子阳性。近年来研究发现了一类肌炎特异性抗体。

6. 肌电图　90% 的患者有肌电图异常。肌电图示肌原性损害，对本病有重要诊断价值。

7. 肌活检　90% 患者肌活检异常，表现为肌纤维变性或空泡性坏死，肌纤维粗细不一，有再生现象，间质有炎性细胞浸润和纤维化。

（四）心理社会评估

本病病情为进行性，很少自行缓解，机体功能的逐渐降低，会给患者造成焦虑和恐惧的心理。疾病治疗过程中也会给患者以及患者的家庭带来沉重的经济和精神压力。

五、护理诊断及医护合作性问题

1. 躯体移动障碍　与肌肉炎症所致的肌力下降、肌肉萎缩而运动能力降低有关。

2. 疼痛　与肌肉的炎症有关。

3. 便秘　与消化道平滑肌受累，肠蠕动减慢所致的大便滞留有关。

4. 焦虑　与疾病的进行性过程有关。

5. 沟通交流障碍　与咽部肌肉受损有关。

六、计划与实施

通过治疗与护理，患者在病情允许的情况下进行适当运动；自述疼痛减轻；能够排出成形软便；自述焦虑减轻，积极配合治疗；能够与医护人员进行有效的沟通交流。

（一）病情观察

密切观察患者生命体征的变化，评估有无疼痛、呼吸困难，心率和心律的异常。病情加重时，伴有呼吸困难者，应及时给氧，并做好抢救准备。伴有心脏受损时，注意强心利尿药使用的疗效及副作用，并限制液体摄入。

（二）活动与休息

急性期病情严重，有明显肌痛、肌肿胀症状时，患者应绝对卧床休息，减少活动以避免肌肉的损伤。活动时避免日光直射，暴晒或冻伤。病情缓解期及血清酶下降后可以逐渐增加活动量，从短距离散步开始，不宜做剧烈运动。

（三）饮食护理

饮食应给予营养丰富易消化的高蛋白食物，摄入适量的食物纤维，以刺激肠蠕动。密切观察患者进食状况。有呛咳者要注意进食速度，不可过快以免水或食物呛入气管。咀嚼吞咽困难者，应给予流质或半流质饮食，必要时可给予管喂饮食，以保证患者的营养需求。

（四）用药护理

指导患者用药，并注意观察药物副作用，在维持用药期间，不可任意增减药量，特别是皮质激素或免疫抑制剂。

1. 糖皮质激素　糖皮质激素为首选药。泼尼松用量宜大，$1 \sim 2mg/(kg \cdot d)$，根据病情的好转，酶谱的变化，调整激素的用量，用药 $1 \sim 4$ 周病情可见改善，至 $3 \sim 6$ 个月治疗后缓慢减量，治疗时间应足够长，一般需 $1 \sim 2$ 年。90% 患者病情明显改善，50% $\sim$ 75% 患者可完全缓解，但易复发。

2. 免疫抑制剂　重型病例或激素治疗不理想，为减少激素用量和不良反应，可合用免疫抑制剂，如硫唑嘌呤 $100 \sim 150mg/d$、甲氨蝶呤 $25 \sim 100mg/$周、环磷酰胺 $100mg/d$。

3. 为促进蛋白质合成，加强肌力恢复，可加用丙酸睾酮 $25mg/$周，静脉输入能量合剂，大量维生素 C、E。

（五）皮肤护理

注意保持患者皮肤的清洁、干燥。急性期红肿、有水疱时可使用炉甘石洗剂，有渗出时可用3%的硼酸溶液湿敷。保持床单、被褥、衣服的清洁卫生。

（六）心理护理

因咽部肌肉无力，患者可能会发生发音困难。护士应采用非言语交流等方式与其进行有效的交流，并耐心倾听患者的感受。

七、预期结果与评价

1. 患者在病情允许的情况下进行适当运动。

2. 患者自述疼痛减轻。

3. 患者能够排出成形软便，保持大便通畅。

4. 患者自述焦虑减轻，积极配合治疗。

5. 患者能够与医护人员进行有效的沟通交流。

（梁晓坤）

第一百零九章　风湿热患者的护理

> **关键词**
>
> | | |
> |---|---|
> | rheumatic fever | 风湿热 |
> | connective tissue disease（CTD） | 结缔组织病 |
> | aschoff | 风湿小体 |
> | carditis | 心脏炎 |
> | rheumatic carditis | 风湿性心脏炎 |
> | arthritis | 关节炎 |
> | chorea | 舞蹈病 |
> | subcutaneous nodule | 皮下结节 |

一、概述

风湿热是一种常见的风湿性疾病，主要表现为心脏炎、游走性关节炎、舞蹈病、环形红斑和皮下结节，其中心脏炎是最严重的表现，反复发作可致永久性心脏瓣膜病变。本病多见于 6～15 岁的学龄儿童，3 岁以内的婴幼儿极为少见；性别差异不大；一年四季均可发病，以冬春多见。

总体来看风湿热的发病率有明显下降趋势，病情也明显减轻，但在发展中国家仍常见且严重。风湿热在我国各地均有发生，各地发病情况不一，我国总体发病率约为 22/10 万，其中风湿性心脏病患病率为 0.22‰，低于其他发展中国家，但仍明显高于西方发达国家。我国农村和边远地区发病率仍然很高，应引起重视。

二、病因及发病机制

（一）病因

风湿热是 A 组乙型溶血性链球菌咽峡炎后的晚期并发症，大约 0.3%～3% 因该菌引起的咽峡炎患儿在 1～4 周后发生风湿热。皮肤和其他部位 A 组乙型溶血性链球菌感染不会引起风湿热。

（二）发病机制

A 组乙型溶血性链球菌的抗原分子结构与机体器官抗原存在同源性，机体的抗链球菌免疫反应可与人体组织产生免疫交叉反应，导致器官损害，是风湿热发病的主要机制。如细菌细胞壁外层 M 蛋白质和 M 相关蛋白与人体心肌和心瓣膜有共同抗原。当链球菌感染后，人体产生相应的抗链球菌抗体，此抗体则与人心肌、关节等组织发生抗原抗体反应，形成免疫复合物沉积在人体关节滑膜、心肌、心瓣膜，激活补体，导致自身免疫性反应。

此外，尚有毒素学说，即 A 组链球菌还可产生多种外毒素和酶类直接对人体心肌和关节有毒性作用,但尚未得到确认。

人群中患链球菌性呼吸道感染者只有一小部分发作风湿热;且发现单卵双胞胎同时患风湿热者较双卵双胞胎为高,故提示本病发生还与遗传易感性有关。有学者发现 HLA-B35、HLA-DR2、HLA-DR4 和淋巴细胞表面某种特殊标记等与风湿热发病有关。

三、病理

主要病变发生在结缔组织胶原纤维,全身各器官均可受累,但以心脏、血管及浆膜等处的改变最为明显。风湿热基本的病理改变为风湿小体。病变的发展过程分为三个阶段:①第一期为渗出期:胶原纤维呈局灶性肿胀和纤维素样变性或坏死,并有非特异的炎性细胞浸润和浆液渗出。此期持续 1～2 个月,然后恢复或进入第二、三期。②第二期为增生期:此期特点是风湿小体的形成,风湿小体是一个肉芽肿,其中心是肿胀坏死的胶原纤维,边缘是风湿细胞,其胞质丰富,呈嗜碱性,胞核为单核或多核,核仁明显。风湿小体是风湿活动标志,此期 3～4 个月。③第三期为硬化期:风湿细胞变为纤维细胞,纤维增生,形成瘢痕,此期 2～3 个月。风湿热反复发作,上述各期病变常交错存在,但各器官病理表现不同,临床过程也不尽相同。如关节和心包病变以渗出性为主,能恢复,不发生关节畸形或缩窄性心包炎。心肌、心内膜病变则经历上述三个阶段,有瘢痕形成,如在慢性风湿性心脏病所见的瓣膜改变,可造成永久性损害。

四、护理评估

(一)健康史

1. 个人史

(1)出生史:询问患儿是第几胎第几产,是否足月顺产,母亲孕期、分娩时情况,患儿出生体重,出生时有无窒息、产伤等。

(2)喂养史:患儿是母乳喂养还是人工喂养,辅食添加及断奶情况,有无挑食、偏食等不良进食习惯。

(3)生长发育史:了解患儿既往生长发育情况,体格生长指标,何时会抬头、抬胸、坐、站、行、说话、出牙等等。

(4)预防接种史:询问患儿是否按时进行计划免疫接种。

2. 既往史　询问患儿自出生至今患过何种疾病,疾病治疗情况,有无后遗症,有无手术史,是否对某种食物或药物过敏。

3. 家族史　父母是否近亲结婚,家族有无遗传性疾病史,家族成员的健康状况,家族成员中有无风湿热患者或类似疾病。

4. 此次发病情况　询问患儿此次发病的时间,最初的症状,起病前几周是否得过咽炎、扁桃体炎等上呼吸道感染。

(二)身体评估

1. 一般症状　在发病前 1～5 周可有咽炎、扁桃体炎等上呼吸道感染病史,症状轻重不一。1～3 周后开始发病,患儿精神不振、疲倦、食欲减退、面色苍白、多汗、鼻出血,有时可有腹痛。发热大多数为长期持续性低热且热型多不规则,持续约 3～4 周。

2. 心脏炎　小儿风湿热以心脏炎起病者占 40%～50%,年龄越小,心脏受累的机会越多，以心肌炎及心内膜炎多见，亦可发生全心炎。轻者可无明显症状，仅心率稍快和轻度的心电图变化，严重者可导致心力衰竭。

（1）心肌炎：患儿心率增快，与体温升高不成比例。心音减弱，心尖部第一心音低钝，有时出现奔马律。心律异常可出现期前收缩、不同程度的房室传导阻滞，尤其是Ⅰ度房室传导阻滞最为多见。心脏轻度或明显扩大。

（2）心内膜炎：二尖瓣最常受累，主动脉瓣次之。心尖部出现Ⅱ至Ⅲ级吹风样全收缩期杂音，向腋下及左肩部传导，此杂音提示二尖瓣关闭不全。约半数心尖可伴有Ⅱ至Ⅲ级舒张中期杂音，这是由于左心室舒张期快速充盈或二尖瓣口相对狭窄引起。急性期患儿二尖瓣的心脏杂音多与瓣膜炎症有关，急性炎症消退后，约半数杂音可消失。主动脉瓣区的舒张期杂音则很少消失。

（3）心包炎：重症患儿可出现心包炎，多与心肌炎及心内膜炎同时存在。患儿表现为心前区疼痛、呼吸困难或端坐呼吸。早期可在心底部听到心包摩擦音，一般积液量不多。X线检查心影向两侧扩大，呈烧瓶状，卧位则心腰增宽，立位时阴影又复变窄。心电图检查早期示低电压、ST段抬高，以后ST段下降和T波平坦或倒置。

3. 关节炎　特点为游走性及多发性，以膝、踝、腕、肘等大关节为主，小关节偶可同时受累。局部出现红、肿、热、痛，一般在数日或数周消失，不留畸形。轻者只有关节痛，关节炎症状轻者，常并发心脏炎。而有典型关节炎者，心脏多不受累。

4. 舞蹈病　舞蹈病是风湿热的主要表现之一，可单独存在，或与其他风湿热症状同时存在，但很少同时见于关节炎患儿。典型症状为全身或部分肌肉呈不规则的不自主的运动，以四肢动作最多，不能持物，不能解结纽扣。颜面肌肉抽搐时可引起奇异面容和语言障碍，还可出现皱眉、闭眼、耸肩等动作。以上动作在兴奋或注意力集中时加剧，入睡后消失。可出现肌力减弱。也可有情感障碍，表现为不适当的哭泣、烦躁不安等。感觉无障碍。好发年龄多在6岁以后，以8~12岁为多见，青春期后则大为减少。女孩多于男孩。舞蹈病大多在链球菌感染后2~6个月出现，一般病程1~3个月，不留后遗症。

5. 皮肤损害

（1）皮下结节：呈圆形，质硬，可隆起于皮肤，与皮肤无粘连、可活动，多无压痛。多如豌豆大小，个别大到直径1~2cm。数目不等，自数个至数十个，常见于肘、腕、膝、踝等关节伸侧的骨质隆起或肌腱附着处。皮下结节时隐时现，一般经2~4周自然消失。常与心脏炎并存，为风湿活动的显著标志，但发生率低，仅为1%~4%。

（2）环形红斑：环形红斑对风湿热诊断有特征性意义，发生率约为10%。它是一种皮肤的渗出性病变，多见于躯干部及四肢屈侧，呈环形或半环形，边缘稍隆起，呈淡红色，无痛感及痒感，环内皮肤颜色正常。此种红斑常于摩擦后表现明显，1天之内可时隐时现，不遗留脱屑及色素沉着。环形红斑可间歇出现，有时与风湿活动不平行。

（三）辅助检查

1. 血常规检查可有轻度贫血、白细胞增加及核左移现象。

2. 血沉加快。

3. C反应蛋白呈阳性反应，黏蛋白或糖蛋白增高。

4. 咽拭子培养有时可培养出A组β溶血性链球菌，但有些风湿热患者，特别在抗生素治疗后，咽拭子培养可呈阴性。

5. 常用的链球菌感染的检测方法　①血清抗链球菌溶血素 O（ASO）滴定度增加，在 1：400 以上为阳性；②血清抗链激酶滴度增加，1：40 以上为阳性；③血清抗透明质酸酶增加，1：2048 以上为阳性。风湿热患儿以上三项均阳性者占 95%。

6. 血清蛋白电泳分析示清蛋白降低，α_2 球蛋白及 γ 球蛋白升高。

7. 免疫学检查可出现免疫球蛋白增高、循环免疫复合物增高、抗心肌抗体吸附试验阳性等。

8. 心脏炎由于受累部位不同，可出现不同的心电图变化、心脏 X 线检查异常及超声心动图的改变。如心包炎，心电图可有 ST 段上升、QRS 低电压、以后 T 波倒置、ST 段下降。胸部 X 线透视可见心影搏动减弱或消失，心影向两侧扩大，呈烧瓶形，卧位时心腰部增宽，立位时心腰部阴影又变窄。超声心动图在左室后壁与心包之间出现无回声区。

（四）心理社会评估

应评估患儿及其家长对患儿患病的反应、采取的态度和接受程度，以及家庭和社会支持系统情况。

患病不仅使患儿承受着身体上的痛苦和不适，而且增加其心理负担和压力。由于住院与家人分开，患儿会产生分离性焦虑。另外，面对陌生的环境和各种治疗，患儿会产生不安全感和恐惧心理。学龄儿童还会由于住院暂时中断学习，担心影响学业会落后于其他同学。与学校老师和同学分离，还会使患儿产生孤独感。

家长则对患儿的病情表现出担忧和焦虑，十分关心疾病的预后，怕影响孩子将来的生活和工作。

五、护理诊断及医护合作性问题

1. 舒适的改变：疼痛　与关节炎有关。

2. 心输出量减少　与心脏炎有关。

3. 体温过高　与风湿活动有关。

4. 有外伤的危险　与舞蹈病有关。

5. 有皮肤完整性受损的危险　与皮肤损害导致的皮下结节和环形红斑有关。

6. 潜在的营养失调：低于机体需要量　与持续性低热、食欲减退有关。

7. 焦虑　与患儿住院治疗，担心影响学习有关。

8. 知识缺乏　缺乏有关风湿热的医疗、护理知识。

9. 潜在的并发症

（1）心力衰竭：与心肌炎有关。

（2）药物治疗副作用：与使用阿司匹林、泼尼松治疗有关

六、计划与实施

通过全面的治疗和护理，患儿机体舒适感增强，无外伤、皮肤破损和感染发生，营养状况良好，若出现心力衰竭等并发症，能及时得到有效治疗。

（一）卧床休息及控制活动量

患儿绝对卧床休息，无心脏炎者卧床两周，有心脏炎时轻者 4 周，重者 6～12 周，伴心

力衰竭者待心功能恢复后再卧床 3～4 周，血沉接近正常时方可逐渐下床活动，活动量应根据心率、心音、呼吸、有无疲劳感而调整。一般恢复至正常活动量所需时间是：无心脏受累者 1 个月，轻度心脏受累者 2～3 个月，严重心脏炎并发心力衰竭者 6 个月。

（二）加强饮食护理

由于持续发热，患儿机体消耗较大，应保证充足的营养摄入。给予患儿容易消化，富含蛋白质、糖类及维生素 C 的食物，宜少食多餐。由于患儿食欲减退，应经常变换花样，提高食品的色、香、味。还可以让家长做一些可口的患儿爱吃的食品，以增加其食欲。在满足患儿营养摄入的同时，要注意监测其体重、血红蛋白的变化，以便及时了解患儿的营养状况。

（三）控制链球菌感染

风湿热患儿常规肌注青霉素，每次 40～80 万 U，每日 2 次，用 10～14 天，可根据病灶情况及咽拭子培养结果适当延长。对青霉素过敏者可改用红霉素，剂量为每日 30～50mg/kg，分 3～4 次口服，服用 10 天。注意监测体温的变化，一般每日测量 4 次，体温超过 38.5℃时，应采取降温措施，如物理降温法（头枕冰袋、酒精擦浴、温湿敷等）。若物理降温无效，可给予口服退热剂。

（四）关节炎的护理

1. 观察关节炎局部症状，有无红、肿、热、痛，以及红、肿、热、痛的部位和程度。倾听患儿的主诉，了解症状的持续时间和变化情况。

2. 帮助患儿采取舒适的体位，避免痛肢受压，移动肢体时动作轻柔。

3. 受累关节减少过多的活动，避免碰撞，以及过热、过凉等不良刺激。可用热水袋热敷局部关节，以减轻疼痛。

4. 采用讲故事等方法，分散患儿注意力。

（五）心脏炎的护理

1. 密切观察病情，注意患儿心率、心律、心音、呼吸、脉搏的变化，并做详细记录。注意观察患儿有无烦躁不安、多汗、面色苍白、呼吸困难、端坐呼吸等充血性心力衰竭的症状，以便及早发现，及早处理。

2. 保证病室空气清新，提供给患儿安静舒适的休养环境，并做好患儿生活护理。

3. 充血性心力衰竭的护理 保证病室安静，避免各种精神刺激。体位宜采取半坐卧位，使横膈下降，有利于呼吸。限制水、钠摄入，轻者给予少盐饮食，每日饮食中钠盐不超过 0.5～1g；重者给予无盐饮食。输液速度不可过快，每小时应小于 5ml/kg，尽量减少静脉输液。防止用力过度，保持大便通畅。出现呼吸困难、发绀，及时吸氧。遵医嘱严格按时按剂量给予洋地黄制剂，密切观察洋地黄的毒性反应，如心动过缓、心律失常（各种期前收缩和传导阻滞）、恶心、呕吐、食欲不振，以及嗜睡、头昏等神经系统症状。一旦出现洋地黄中毒症状，应立即停药。观察应用利尿剂后的后果，记录尿量并监测体重变化，注意观察有无水、电解质失衡症状，尤其是低血钾症状，一旦出现要及时补钾。密切观察生命体征变化，定时测量心率、呼吸、血压、脉搏，听心音，必要时进行心电监护。

（六）舞蹈病的护理

1. 病室保持安静，尽量减少外界不良刺激，使患儿情绪稳定，避免过度兴奋或激动。

2. 保证患儿安全，避免坠床、摔倒等外伤发生。地面应平整、干燥，防止滑倒。护士应加强巡视。

3. 遵医嘱给予药物治疗。轻症可用苯巴比妥、地西泮等镇静剂。近年报道用氟哌啶醇1mg 加同量苯海索，每日 2 次，可较快控制舞蹈动作，并减少氟哌啶醇的副作用，效果较好。

（七）做好皮肤护理

观察皮下结节和环形红斑出现的部位、数量及消退情况。保持皮肤清洁，勤洗澡、勤换衣服。避免搔抓、搓擦皮肤，防止皮肤破损。

（八）抗风湿药物治疗及护理

常用的抗风湿药物有阿司匹林和肾上腺皮质激素，两者均有退热、消除关节症状及抑制心脏炎的抗炎作用。心脏炎伴有心力衰竭者须首选泼尼松；多发性关节炎者首选阿司匹林；对于舞蹈病，两者均无明显效果。

1. 阿司匹林　用量 $80 \sim 100mg/(kg \cdot d)$，每日用量不超过 $3 \sim 4g$，少数病例增加到 $120mg/(kg \cdot d)$，每 6 小时 1 次，分 4 次口服。开始剂量用至体温下降，关节症状消失，血沉、C 反应蛋白及白细胞数下降至正常，大约 2 周左右减为原量的 3/4，再用 2 周左右，以后逐渐减量至完全停药。单纯关节炎者用药 $4 \sim 6$ 周，有轻度心脏炎者宜用 12 周。

阿司匹林常见的副作用有恶心、呕吐、食欲减退等胃肠道症状，饭后服药，并给予氢氧化铝同服，可减轻胃肠道刺激症状。阿司匹林服用后出汗较多，应及时更换衣服，防止受凉。另外阿司匹林可抑制凝血酶原的合成，影响血小板的黏附作用，故可发生出血倾向，如鼻出血、胃肠道出血，应密切观察出血倾向。大剂量服用阿司匹林还会出现耳鸣、听力障碍，应及时减量。如发生酸中毒和精神症状应立即停药。近年报告阿司匹林可引起肝细胞损害、转氨酶升高等中毒性肝炎表现。

2. 泼尼松　用量为 $2mg/(kg \cdot d)$，分 $3 \sim 4$ 次口服，对于严重心脏炎者可提高至 $100mg/d$。开始用量持续 $2 \sim 3$ 周，以后缓慢减量，至 12 周完全停药。

泼尼松常见的副作用有肥胖、满月脸、多毛、痤疮、血压增高、精神异常、惊厥、电解质紊乱、消化性溃疡、骨质疏松、感染扩散及生长发育迟缓等。

用泼尼松和阿司匹林治疗后，在减量或停药 2 周内常出现反跳现象。轻者表现为发热、关节痛、心脏又出现杂音、血沉加快及 C 反应蛋白阳性；重者可出现心包炎，甚至心力衰竭。轻症常于数日内自愈，重症需再加用阿司匹林治疗。

（九）做好患儿及家长的心理护理

护士尽可能相对固定，并设法使患儿尽快熟悉周围环境。关心和爱护患儿，耐心解释各项检查、治疗、护理措施的意义，取得患儿合作。及时解除患儿的各种不适，如发热、疼痛等。多与患儿交流，倾听其主诉，及时满足患儿的各项需要，从而密切护患关系，增强患儿的信任感和安全感。在病情允许的条件下，组织患儿适当地看书、做作业、绘画及开展游戏活动。鼓励患儿与同伴、同学联络，允许他们来医院探视，交流学习进展情况，设法帮助患儿继续学习。

护士应向家长简要介绍风湿热的一般知识、目前患儿的病情状况、采取的治疗护理措施以及预后等，使家长心中有数。经常与家长沟通，让家长了解患儿住院情况，减轻其焦虑心理。护士应教会家长一般护理知识，如如何观察病情，保证患儿安全，以及做好饮食、皮肤护理等，鼓励家长参与患儿护理。

（十）健康宣教

把风湿热的预防知识告诉给家长及患儿。风湿热的预防包括原发性预防和继发性预防。

1. 原发性预防　通过积极治疗链球菌感染，防止风湿热发生。主要措施包括：①改善居住等生活条件；加强儿童保健和卫生宣教，锻炼身体，增强体质；避免寒冷和潮湿，防止呼吸道感染。②积极治疗急性咽炎、扁桃体炎、猩红热、中耳炎等链球菌感染，给予青霉素肌注，每次 40～80 万 U，每天 2 次，疗程不少于 10 天。有反复发作扁桃体炎等病灶，且药物治疗无效者，宜在风湿热活动静止后 2～4 个月摘除。③在集体单位如学校和幼儿园中，发现链球菌性急性咽炎，除治疗患儿外，应及时对全体儿童进行预防治疗。

2. 继发性预防　对已有风湿热病史的患儿，应注意预防风湿热复发。风湿热的复发率为 30%～75%，患过风湿热的病人发生 A 组溶血性链球菌感染时更易复发。对有过风湿热病史的患儿应给予长时间的持续性预防措施，措施包括：①肌注苄星青霉素 G120 万 U，每 4 周肌注 1 次；②对青霉素过敏者可口服磺胺嘧啶或红霉素。磺胺嘧啶 1.0g，每日 1 次，如果体重 <25kg，每次 0.5g，每日 1 次。红霉素 0.25g，每日 2 次。采用药物预防复发的时间不应少于 5 年，最好延长到成人期。

七、预期结果与评价

1. 患儿主诉机体舒适感增强，疼痛减轻。

2. 给予降温措施后，患儿体温恢复正常。

3. 患儿无外伤发生。

4. 患儿皮肤完整，无破损、感染发生。

5. 患儿营养摄入满足其机体需要量，住院期间体重不下降。

6. 患儿及家长表达对患儿所患疾病的认识和接受，焦虑感减轻。

7. 家长对疾病护理知识和预防知识有所了解，能够积极参与患儿护理。

8. 护士密切观察患儿有无心力衰竭症状及药物副反应发生，及时发现，及时处理。

（李　杨）

第一百一十章 过敏性紫癜患者的护理

关键词

anaphylactoid purpura	过敏性紫癜
Henoch-Schonlein syndrome（HSP）	亨 – 舒综合征
allergosis	变态反应
rash	皮疹

一、概述

过敏性紫癜又称亨 – 舒综合征，是以小血管炎为主要病变的系统性血管炎。临床特点为血小板不减少性紫癜，主要表现为皮肤紫癜、消化道黏膜出血、关节肿胀和肾炎等。本病多见于儿童及青少年，少数为成年发病，好发年龄 3 ~ 17 岁，学龄期儿童发病者多。在我国男性略多于女性。一年四季均有发病，冬春季发病多，夏季少。

二、病因及发病机制

病因不明，目前认为本病可能是在某些外源性或内源性抗原作用下，机体产生变态反应所致。各种致敏因素，包括感染（细菌、病毒、寄生虫等），食物（牛奶、鸡蛋、鱼虾类等），药物（抗生素、磺胺类、解热镇痛剂等），花粉，虫咬，预防接种等使具有敏感素质的机体发生变态反应，产生自身抗原，继而产生相应抗体，形成抗原抗体复合物，沉着于全身的小血管壁，引起毛细血管脆性和通透性增高。研究表明，A 组溶血性链球菌感染是诱发过敏性紫癜的重要原因。

过敏性紫癜的发病机制可能为：各种刺激因子，包括感染原和过敏原作用于具有遗传背景的个体，激发 B 细胞克隆扩增，导致 IgA 介导的系统性血管炎。

三、病理

本病基本病理变化是累及全身各组织器官的无菌性血管炎，包括毛细血管、小动脉和小静脉。常见的受累部位是皮肤、关节、胃肠道和肾脏。皮肤损伤主要见于真皮血管，血管周围有中性粒细胞和嗜酸性粒细胞浸润，红细胞经血管壁渗出，血管壁发生纤维样坏死及间质水肿，重者呈坏死性小动脉炎。肠道改变以黏膜下为常见，出现显著水肿、出血，甚至黏膜溃疡。肾脏改变主要是肾小球局灶性或弥漫性损伤，毛细血管内皮增生，局部纤维化和血栓形成，也可见新月型病变。荧光显微镜检查肾小球毛细血管基底膜有膜性和广泛性增殖性改变，有 IgA、IgG、C3 及颗粒纤维蛋白沉积。

四、护理评估

（一）健康史

1. 个人史

（1）出生史：患儿是第几胎第几产，是否足月顺产，母亲孕期及分娩情况，患儿出生体重，出生时有无窒息、产伤、阿氏评分等。

（2）喂养史：患儿是母乳喂养还是人工喂养，选用何种乳品，添加辅食及断奶情况。有无挑食、偏食、吃零食等习惯。

（3）生长发育史：患儿何时会抬头、挺胸、爬、坐、站、走路、说话、出牙等等，了解患儿生长发育情况与同年龄儿童相比，是正常、落后，还是超常。

（4）预防接种史：患儿是否按时进行计划免疫接种。

2. 既往史　患儿自出生至今患过何种疾病，以前是否得过同样的疾病，疾病治疗情况。有无外伤、手术史，有无药物、食物过敏史，对哪种具体物质过敏，患儿是否是过敏体质。是否到过疫区，有无传染病接触史。

3. 家族史　家族成员的健康状况，家族成员中有无遗传性疾病史。

4. 此次发病情况　起病的时间，最早出现的症状，此次发病前 1~3 周有无上呼吸道感染史，发病前是否吃过蛋、奶、鱼虾等食物，是否服过抗生素、磺胺类药物，是否被虫咬或有花粉接触。

（二）身体评估

多为急性起病，各种症状可以不同组合，首发症状以皮肤紫癜为主，少数病例以腹痛、关节炎或肾脏症状首先出现。发病前 1~3 周常有上呼吸道感染史，可伴有低热、食欲不振、乏力等全身症状。

1. 皮肤症状　皮疹是本病主要的表现，且常常是首发症状。皮疹的形态和色泽可有不同，初起为小型荨麻疹或粉红色斑丘疹，继而颜色加深形成红斑。红斑中心发生点状出血、颜色变成暗紫色即为紫癜。紫癜稍高出皮面，压之不褪色，用手可触之，大小不同，有时融合成片，最后颜色变为棕色而消退，绝大多数不留痕迹。少数患儿的皮疹呈淤斑状，伴表皮坏死形成溃疡。

皮疹呈对称性分布，以下肢最为多见，踝关节周围密集。其次是臀部和上肢远端，偶见于面部，躯干部罕见。皮疹反复成批出现，每一批的皮疹常持续存在数日消退，不过数日新的一批又出现，这种反复常见于发病早期。皮疹本身不痛、不痒。另外，皮肤症状还可出现血管神经性水肿，常发生于头部、面部、手足，发生及消失均迅速。

2. 消化道症状　约有 2/3 患儿出现胃肠道症状，表现为腹痛，多为较剧烈绞痛，发生在脐周或下腹部，3/4 的患儿有腹部压痛。同时可伴有呕吐、便血，呕血者少见。常易被误诊为急腹症，尤其是腹痛出现在皮疹之前。少数患儿可并发肠套叠、肠梗阻或肠穿孔。

3. 关节症状　约 1/3 患儿出现多发性、游走性关节痛或关节炎，下肢关节受累最多，关节周围有皮疹者关节肿痛更加明显。关节腔有积液，关节症状数日内自行缓解，不留关节畸形。

4. 肾脏症状　约 30%~60% 的患儿发生肾脏病变，常在病程 1~8 周内出现，病情轻重不一。轻者只有镜下血尿，无其他肾脏病的异常表现。部分患儿出现血尿，伴血压增高及水肿，称为紫癜性肾炎；少数呈肾病综合征表现。虽然有些患儿的血尿、蛋白尿持续数月甚至数年，但大多数都能完全恢复，少数发展为慢性肾炎，死于慢性肾衰竭。

5. **其他症状** 可有神经系统症状，如昏迷、视神经炎、蛛网膜下腔出血，可伴有脑电图异常。还可出现鼻出血、牙龈出血、咯血等。重症病例可因心肌缺氧、缺血引起心电图暂时性异常。

（三）辅助检查

本病无特异性化验检查所见，约半数患儿的毛细血管脆性试验阳性。白细胞轻度增多，可伴嗜酸性粒细胞增多。血小板计数、出血和凝血时间、血块退缩试验均正常。血沉增快，血清 IgA 轻度增高。

另外可通过尿常规、脑电图、心电图检查了解肾脏、脑、心脏受累情况。以大便潜血试验监测消化道出血情况。肾组织活检可确定肾脏受累程度及肾炎病变性质，对治疗和预后的判定有指导意义。

（四）心理社会评估

评估患儿及其家长对患儿患病的反应，采取的态度，认识和接受程度，以及家庭和社会支持系统情况。

由于住院与家人分开，患儿会产生分离性焦虑。对住院环境的陌生和各种治疗、护理措施的不了解，患儿会出现紧张、甚至恐惧心理。学龄期患儿还会担心功课被落下，影响学习。

家长对患儿患病往往表现出焦虑和无奈，担心预后不好，影响孩子以后的成长发育，甚至生活和工作。

五、护理诊断及医护合作性问题

1. 组织完整性受损 与皮肤毛细血管炎症有关。
2. 舒适的改变：疼痛 与肠道和关节变态反应性血管炎有关。
3. 体液过多 与紫癜性肾炎有关。
4. 潜在的营养失调：低于机体需要量 与呕吐、便血有关。
5. 焦虑 与患儿担心住院治疗影响学习以及家长担心疾病复发、预后不好有关。
6. 知识缺乏 家长缺乏本病的医疗、护理知识。
7. 潜在并发症
（1）出血。
（2）药物治疗副作用。

六、计划与实施

通过计划的实施，患儿机体舒适感增强，不发生皮肤破损、感染，营养摄入满足机体需要，患儿及家长焦虑心理减轻。肠道或其他部位出血以及药物治疗副反应及时被发现，及时得到处理。

（一）皮肤护理

评估全身皮肤状况，观察皮疹出现的部位、数量，皮疹的形态、颜色，皮疹消退情况，以及是否反复出现。保持皮肤清洁、干燥、勤换内衣。保持床铺清洁、平整。告诉患儿勿搔抓皮肤，尤其是皮疹部位。护士做任何操作动作要轻柔，忌用力拉、拽，防止患儿皮肤擦伤、破溃。如果皮肤已出现破溃，应及时处理，防止继发感染。病情恢复期脱皮时嘱患儿不要用手剥离皮屑。

（二）腹痛的护理

观察腹痛的部位、性质、程度、持续时间，以及有无恶心呕吐、便血发生。记录呕吐的次数、呕吐物的性状，血便的次数、性状及量。腹痛时应卧床休息，并帮助患儿采取舒适的卧位。给予患儿高营养、易消化的少渣半流饮食，如蛋羹、面条等，待病情好转后，可进普食。肠出血较多，病情严重者应禁食，经静脉供给营养。腹痛患儿禁止腹部热敷，防止肠出血。

（三）关节痛的护理

观察关节疼痛和肿胀的部位及程度，帮助患儿选用舒适的体位，保持肢体的功能位置。给予患儿生活上周到、细致的护理，满足其生活需要。另外可通过讲故事等方法，分散患儿注意力。

（四）紫癜性肾炎的护理

1. 注意休息　严重水肿和高血压时应卧床休息，待水肿消退、血压降至正常、肉眼血尿消失，可下床活动或户外散步，逐渐恢复正常活动。

2. 饮食护理　给予低盐饮食，每日食盐量 1～2g。给予患儿高碳水化合物饮食以满足机体的需要。经常变换食物的花样，注意颜色搭配，提高患儿食欲。监测血红蛋白和体重的变化，了解患儿营养状况。

3. 密切观察病情　观察尿液颜色，准确记录 24 小时出入量。监测血压变化，一旦出现高血压脑病症状，如血压突然升高、剧烈头痛、呕吐等，应及时通知医师及时采取相应措施。观察水肿情况，水肿的部位和程度。监测心率、脉搏、呼吸等生命体征变化，警惕严重循环充血的发生。

（五）密切观察出血倾向

观察大便的性状和次数，有无便血，有时外观正常但潜血阳性，留取大便标本送检。观察小便的性状和次数，有无肉眼血尿，并留尿标本送尿常规检查。观察有无鼻出血、牙龈出血、颅内出血的表现。监测患儿生命体征变化，观察患儿面色、神志，警惕出血性休克发生。

（六）药物治疗及护理

1. 药物治疗　短期的皮疹不需要特殊处理，如皮疹反复超过一个月，且较严重者，可用雷公藤总苷每日 1mg/kg 分次服，每日最大剂量不超过 60mg，疗程 1～2 月左右。急性期过敏性紫癜腹型患儿，可用氢化可的松每次 5～10mg/kg，放入葡萄糖液中静点，每日 1 次，症状好转后改泼尼松口服，并逐渐减量，疗程根据病情 2～6 周不等。

紫癜肾炎的治疗依肾脏受累程度而定，血尿加蛋白尿者用雷公藤总苷，剂量如前，疗程可延至 3～6 月。临床表现为肾病综合征或血尿蛋白尿治疗无效，肾活检病理示系膜增生者，可继续用雷公藤总苷治疗，适当延长疗程。如果病理显示有新月体形成，或临床表现为肾病综合征，除用雷公藤外加泼尼松中长程治疗，即起始从每日泼尼松 2mg/kg，分次服，最大剂量每日不超过 60mg，4 周后改隔日清晨一次顿服，以后每 4 周减 5mg，总疗程 6～12 个月。如新月体较多，或临床上病情进展较快，则在开始治疗阶段用甲泼尼龙冲击，即甲泼尼龙每次 15～30mg·kg，每日一次，放入葡萄糖液中静点 1～2 小时，最大剂量不超过 1g。隔天 1 次或连用 3 天，间断 2～3 天后再用 3 天，共用 6 次。冲击结束后再用泼尼松及雷公藤总苷口服。

此外，过敏性紫癜患儿用维生素 C 可改变血管脆性，抗组胺药如氯苯那敏等有助于脱敏。

2. 观察药物副作用

（1）雷公藤：是我国研制的一种抗风湿药，目前临床广泛应用的制剂是雷公藤总苷。雷公藤常见的副作用有色素沉着、食欲不振、腹泻、白细胞和血小板减少等，这些均可逆。需要重视的是雷公藤有抑制卵巢功能的作用，可致女性闭经，也可使男子精子数量减少、形态异常。

（2）糖皮质激素：常见的副作用有：①类肾上腺皮质功能亢进征，表现为向心性肥胖、满月脸、痤疮、多毛、乏力、水肿等；②诱发和加重感染；③影响生长发育，造成生长发育迟缓；④抑制成骨，导致骨质疏松；⑤诱发或加重消化性溃疡；⑥精神行为异常、白内障、青光眼等，但较少见。

（3）抗组胺药（氯苯那敏）：常见的副作用是镇静、嗜睡、乏力等中枢抑制现象。

（七）做好患儿及家长的心理护理

护士对待患儿要和蔼可亲、一视同仁。多与患儿交流，鼓励其表达出内心的感受。对患儿身体上的不适、对父母的想念，以及对学习的担心表示充分的理解并尽力帮助解决。给予患儿周到、细致的护理，减轻其身体的不适。鼓励患儿家长及同学、伙伴到医院探视，为他（她）们提供一个温暖、能够充分表达情感的环境。对于年长患儿，应告诉他（她）们一些自我护理知识，如皮肤护理等。在病情允许的情况下，组织患儿看书、做作业、尽量少耽误学习。

由于过敏性紫癜常反复发作，而且会累及肾脏，家长常常表现出不安和焦虑，护士应表示理解。可以向家长简单介绍过敏性紫癜的一般知识，以及患儿目前的情况。告诉家长有关疾病的护理知识，包括皮肤的护理、饮食的控制、出血倾向及药物副作用的观察等，鼓励家长参与护理。

（八）做好出院指导

1. 对有确切的实验室证据证实的过敏原，如某种食物或药物，应注意避免接触。

2. 安排好作息时间，保证患儿足够的睡眠和休息，避免过劳。

3. 保证一日三餐足够的营养摄入，给以高热量、高维生素、富含优质蛋白的食物，以满足生长发育的需要。

4. 加强体育锻炼，增强体质及机体抵抗力，预防感冒。

5. 遵医嘱按时按剂量服药。告诉家长服药的方法及注意事项，同时观察药物副反应。

6. 注意观察有无新的皮疹出现，有无腹痛和关节肿痛症状，大小便性状，出现异常及时就医。

7. 遵医嘱按时门诊复查。

七、预期结果与评价

1. 患儿皮肤无感染发生。

2. 患儿主诉腹痛、关节肿痛症状减轻，机体舒适感增强。

3. 患儿水肿减轻。

4. 患儿营养摄入满足其生长发育的需要，不出现贫血等不良症状。

5. 患儿及家长表达出内心焦虑减轻，心理舒适感增强。

6. 家长表达出对患儿所患疾病的认识和接受。

7. 家长能复述有关疾病护理要点，并能够参与患儿护理。

8. 患儿一旦出现药物副反应或出血，护士能够及时发现，及时处理。

（李　杨）